Kurzes Lehrbuch
der Immunologie

3. Auflage

Kurzes Lehrbuch der Immunologie

Ivan M. Roitt, Jonathan Brostoff, David K. Male

Deutsche Übersetzung von Ihor Harabacz

3., neubearbeitete Auflage
707 Abbildungen

1995
Georg Thieme Verlag Stuttgart · New York

Titel der Originalausgabe: Immunology

Brook House, 2–16 Torrington Place,
London WC1E 7LT, UK

1. deutsche Auflage 1987
2. deutsche Auflage 1991

Die Deutsche Bibliothek – CIP-Einheitsaufnahme

Kurzes Lehrbuch der Immunologie / Ivan M. Roitt ; Jonathan Brostoff ; David K. Male.
Dt. Übers. von Ihor Harabacz. – 3., neubearbeitete Aufl. – Stuttgart ; New York : Thieme, 1995
Einheitssacht.: Immunology ⟨dt.⟩
EST
NE: Roitt, Ivan M.; Brostoff, Jonathan; Male, David K.

Rüdigerstraße 14, D-70469 Stuttgart
Printed in Germany

Satz und Druck: Druckhaus Götz GmbH,
D-71636 Ludwigsburg
Gesetzt auf CCS Textline (Linotronic 630)

Umschlaggestaltung: Renate Stockinger

ISBN 3-13-702103-0 1 2 3 4 5 6

Wichtiger Hinweis:

Wie jede Wissenschaft ist die Medizin ständigen Entwicklungen unterworfen. Forschung und klinische Erfahrung erweitern unsere Erkenntnisse, insbesondere was Behandlung und medikamentöse Therapie anbelangt. Soweit in diesem Werk eine Dosierung oder eine Applikation erwähnt wird, darf der Leser zwar darauf vertrauen, daß Autoren, Herausgeber und Verlag große Sorgfalt darauf verwandt haben, daß diese Angabe dem Wissensstand bei Fertigstellung des Werkes entspricht.

Für Angaben über Dosierungsanweisungen und Applikationsformen kann vom Verlag jedoch keine Gewähr übernommen werden. Jeder Benutzer ist angehalten, durch sorgfältige Prüfung der Beipackzettel der verwendeten Präparate und gegebenenfalls nach Konsultation eines Spezialisten festzustellen, ob die dort gegebene Empfehlung für Dosierungen oder die Beachtung von Kontraindikationen gegenüber der Angabe in diesem Buch abweicht. Eine solche Prüfung ist besonders wichtig bei selten verwendeten Präparaten oder solchen, die neu auf den Markt gebracht worden sind. Jede Dosierung oder Applikation erfolgt auf eigene Gefahr des Benutzers. Autoren und Verlag appellieren an jeden Benutzer, ihm etwa auffallende Ungenauigkeiten dem Verlag mitzuteilen.

Vorwort des Übersetzers

Bereits von der 1. Auflage an war dieses Lehrbuch ein gelungenes Werk. Möglicherweise wäre es ausreichend gewesen, es lediglich von Zeit zu Zeit etwas zu aktualisieren. Doch dies hätte weder dem Naturell Ivan Roitts entsprochen, noch wäre man damit der Dynamik der immunologischen Forschung gerecht geworden.

Obwohl das Konzept gleich geblieben ist, sind die textlichen Änderungen in der Neuauflage derart umfangreich, daß eine komplette Neuübersetzung notwendig wurde. Die gelungene Darstellung der zahlreichen neuen Facetten der Immunologie entschädigt jedoch reichlich für diese oft sehr mühevolle Arbeit.

Vor allem möchte ich Frau Dr. Silke Bosslet danken, die ganz wesentlich an der Übersetzung der dritten Auflage beteiligt war. Ferner gilt mein Dank für die tatkräftige Unterstützung bei der Übersetzung: Herrn Dr. Hans-Joachim Gamperl, Frau Dr. Susanne Gervasini, Frau Dr. Carola Flurer und Frau Dr. Ruth Wißler.

München, im Sommer 1995 — Ihor Harabacz

Vorwort der Autoren zur 3. Auflage

An Immunologie-Lehrbüchern herrscht an sich kein Mangel. Dieses Buch aber fällt durch die optisch ansprechenden farbigen Darstellungen auf, welche die wesentlichen Aussagen des Textes begleiten. Aus diesem erfolgreichen Konzept ergab sich die Notwendigkeit einer dritten Auflage, die dem Leser den neuesten Stand auf diesem hochinteressanten Gebiet vermittelt.

Neben inhaltlichen Änderungen, bedingt durch den großen Wissenszuwachs seit Erscheinen der letzten Auflagen, wurden einige Kapitel im Aufbau modifiziert. Die Kapitel über Antikörper wurden zusammengelegt, T-Zellrezeptoren und der Haupthistokompatibilitätskomplex werden gemeinsam unter dem Themenkreis der Antigen-Rezeptormoleküle abgehandelt. Die genetische Kontrolle der Immunität und die Steuerung der Immunantwort sind nunmehr in einem Kapitel zusammengefaßt. Wegen der großen Bedeutung wurde AIDS bei der Besprechung der Immundefizienz ein eigener Abschnitt eingeräumt, dem Thema Zellmigration und Entzündung wurde ein separates Kapitel gewidmet.

Mit einigen wenigen Veränderungen konnte die bewährte Autorenriege der früheren Ausgaben beibehalten werden. Diesmal hatten wir zusätzlich Unterstützung durch eine Wissenschaftsjournalistin, Linda Gamlin, deren Aufgabe es war, den Stil der verschiedenen Beiträge zu harmonisieren, ohne die individuelle Note der einzelnen Autoren zu beeinträchtigen. Die Legenden werden in neuem Format dargestellt, um sie noch stärker als bisher vom Text abzusetzen, darüberhinaus wurden auch die Grafiken neu gezeichnet.

Die Immunologie ist ein großes und schnell expandierendes Gebiet mit vielen Teilaspekten, aber es ist unsere ernsthafte Hoffnung, daß die Art der Darstellung unseren vielen Lesern sowohl für die Ausbildung als auch in der Ausübung ihres Berufs nützlich und hilfreich ist.

Ivan M. Roitt
Jonathan Brostoff
David K. Male

Danksagung

Die Herausgeber sind Stephen McGrath, der das Buch als Projektmanager sicher durch alle Stationen des Entstehens geleitet hat, zu besonderem Dank verpflichtet. Wir möchten auch Derek Johnson, Pete Wilder, Balvir Koura, Susan Bishop und Nina Boyd für ihre wertvollen Beiträge danken. Eine besondere Anerkennung verdient die wertvolle Unterstützung durch die Herausgeberin, Fiona Foley.

Vorwort der Autoren zur 1. Auflage

Wir glauben, daß uns ein ungewöhnliches Buch geglückt ist. Die Idee war, in erster Linie die Abbildungen für sich sprechen zu lassen, die in verdichteter Form die wesentlichen Aussagen umfangreicher Forschungsarbeiten veranschaulichen. Die Abbildungen werden in den Legenden einzeln erläutert, der Zusammenhang wird über den ausführlicher ins Detail gehenden Text hergestellt.

Das Buch behandelt die Grundlagen der allgemeinen sowie der klinischen Immunologie, wobei auch auf die Grundlagenforschung eingegangen wird. Wir hoffen, daß jeder an der Immunologie Interessierte, ob Studierender, Arzt oder Naturwissenschaftler, das Buch so gut lesbar und doch informativ findet, daß er Mühe haben wird, sich davon loszureißen.

Wir möchten den zahlreichen Immunologen und Molekularbiologen danken, deren Forschungsergebnisse zum Verständnis einiger Mechanismen des Immunsystems beitragen und auch wertvolle Denkanstöße liefern konnten. Wir bewundern ihre Arbeit und hoffen, daß uns verziehen wird, wenn wir alle diese Wissenschaftler nicht einzeln erwähnen können.

In einigen Fällen haben wir zum besseren Verständnis einzelne Darstellungen aus dem Zusammenhang gerissen oder Versuche vereinfacht dargestellt. Wer sich in die genauen Einzelheiten der Experimente und Theorien vertiefen möchte, findet die entsprechenden Literaturhinweise am Ende jedes Kapitels.

Ivan M. Roitt
Jonathan Brostoff
David K. Male

Anschriften

Übersetzer:
Dr. Dr. Ihor Harabacz
Fujisawa GmbH
Berg-am-Laim-Str. 127
D-81673 München

Professor Ross St. C. Barnetson
Department of Dermatology
University of Sydney
NSW 2006, Australia

Professor Peter C. L. Beverley
Department of Oncology
Courtauld Institute of Biochemistry
London, UK

Dr. Jonathan Brostoff
Department of Immunology
University College London Medical School
London, UK

Dr. Anne Cooke
Immunology Division
Department of Pathology
University of Cambridge
Cambridge, UK

Professor Marc Feldman
Charing Cross Sunley Research Centre
Charing Cross Hospital
London, UK

Dr. David J. Gawkrodger
University Department of Dermatology
Royal Hallamshire Hospital
Sheffield, UK

Professor Carlo Enrico Grossi
Department of Human Anatomy
University of Genoa
Genoa, Italy

Dr. Tony Hall
Ciba-Geigy AG
CH-4002 Basel
Switzerland

Professor Frank C. Hay
Division of Immunology
St George's Hospital Medical School
London, UK

Dr. John Horton
Department of Biological Science
University of Durham
Durham, UK

Professor Ian V. Hutchinson
Department of Cell and Structural Biology
University of Manchester School of Biological Sciences
Manchester, UK

Dr. Peter Lydyard
Department of Immunology
University College and Middlesex School of Medicine
London, UK

Dr. Jaques F. A. P. Miller
Experimental Pathology Unit
Walter and Eliza Hall Institute of Medical Research
Melbourne
NSW 3050, Australia

Dr. David K. Male
Department of Neuropathology
Institute of Psychiatry
London, UK

Dr. Michael J. Owen
Lymphocyte Molecular Biology Laboratory
Imperial Cancer Research Fund
London, UK

Professor Norman Ratcliffe
School of Biological Science
University College of Swansea
Swansea, UK

Professor Ivan M. Roitt
Istitute of Biomedical Science
University College London Medical School
London, UK

Professor Fred S. Rosen
The Center of Blood Research
Harvard University Medical School
Boston, USA

Dr. Graham Rook
School of Pathology
University College and Middlesex School of Medicine
London, UK

Professor Michael Steward
Department of Immunology
London School of Hygiene and Tropical Medicine
London, UK

Dr. Janice Taverne
Department of Immunology
University College and Middlesex School of Medicine
London, UK

Dr. Malcom W. Turner
Hugh Greenwood Department of Immunology
Institute of Child Health
University of London
London, UK

Dr. Mark J. Walport
Royal Postgraduate Medical School
Hammersmith Hospital
London, UK

Inhaltsverzeichnis

1 Einführung in das Immunsystem

David Male und Ivan Roitt

Unsere Umwelt enthält eine große Vielfalt an infektiösen Mikroben – Viren, Bakterien, Pilze, Protozoen (*Einzeller*) und vielzellige Parasiten. Sie alle können Krankheiten verursachen, und im Falle einer unkontrollierten Vermehrung sind sie in der Lage, ihren Wirt zu töten. Bei normalen Individuen dauern die meisten Infektionen nur kurze Zeit und hinterlassen nur geringen bleibenden Schaden. Dies ist dem Immunsystem zu verdanken, welches in der Lage ist, Krankheitserreger zu bekämpfen.

Da Mikroorganismen in vielen verschiedenen Formen auftreten, wird auch ein umfangreiches Spektrum an Immunantworten benötigt, um jeder Infektionsart begegnen zu können. Die äußeren Abwehrmechanismen des Körpers bilden die erste wirksame Barriere für die meisten Organismen, und nur wenige infektiöse Partikel können die intakte Haut durchdringen (Abb. 1.**1**). Viele Krankheitserreger finden aber Zugang zum Körper über die Epitheloberfläche des Darmes oder des Urogenitaltraktes. Andere wiederum können den Nasopharynx und die Lungen befallen. Nur eine kleine Anzahl braucht den direkten Zugang zum Blut, um den Körper zu infizieren, wie z. B. die Erreger von Malaria und Hepatitis B.

Der Sitz der Infektion und der Art des Krankheitserregers bestimmen weitgehend, welche Immunantwort zur Wirkung kommen wird. Das wichtigste Unterscheidungsmerkmal ist, ob die Erreger in die Wirtszelle eindringen oder nicht. Alle Viren, einige Bakterien und einige einzellige Parasiten vermehren sich innerhalb der Wirtszelle. Um eine Infektion mit ihnen zu bekämpfen, muß das Immunsystem die befallenen Zellen erkennen und zerstören. Viele Bakterien und größere Parasiten leben in Geweben, Körperflüssigkeiten oder anderen extrazellulären Räumen, und die Antworten auf diese Krankheitserreger unterscheiden sich völlig. Im Verlauf einer Infektion müssen sich die Viren und andere intrazelluläre Pathogene jedoch durch das Blut und durch Gewebeflüssigkeit bis zu ihren Zielzellen vorarbeiten. In diesem Zeitraum sind sie anfällig für die Bestandteile des Immunsystems, die normalerweise extrazelluläre Erreger angreifen (Abb. 1.**2**).

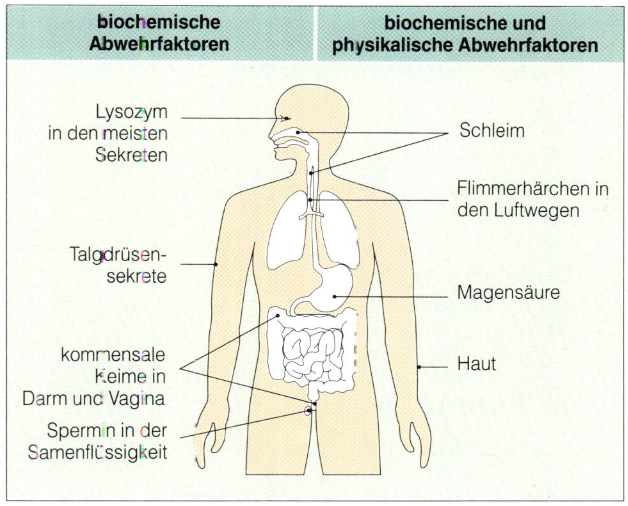

Abb. 1.**1** **Äußere Schutzbarrieren.** Die meisten Infektionserreger, die auf ein Individuum treffen, durchdringen nicht die Körperoberfläche, sondern werden von verschiedenen biochemischen und physikalischen Schutzbarrieren zurückgehalten. Der Körper toleriert eine ganze Reihe von kommensalen Organismen, die mit vielen potentiellen Pathogenen erfolgreich konkurrieren.

Dieses Kapitel stellt die Grundelemente des Immunsystems und der Immunantworten vor, die dann in den Kapiteln 2–16 ausführlich beschrieben werden. Das Im-

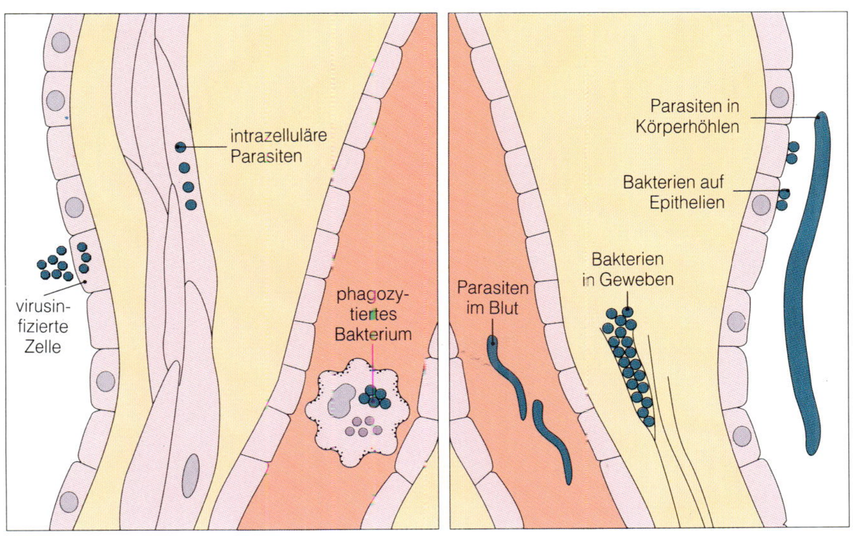

Abb. 1.**2** **Intra- und extrazelluläre Pathogene.** Das Immunsystem muß an mehreren verschiedenen Stellen Pathogene erkennen und ihnen entgegenwirken können. So müssen z. B. Viren zur Vermehrung in die Zelle eindringen, während Protozoen wie die Spezies *Plasmodium* (Malaria) und *Trypanosoma cruzi* (Chagas-Krankheit) und Bakterien, wie *Salmonella typhi*, intrazelluläre Entwicklungsstadien haben. Einige einzellige Parasiten (z. B. Afrikanische Trypanosomen) leben im Blut, viele große multizelluläre Parasiten dagegen leben in Geweben oder Organen (z. B. Bandwürmer). Viele Bakterien besiedeln Epitheloberflächen und können in den Wirt eindringen, um sich in Geweben zu vermehren.

munsystem kann auf vielfältige Art und Weise versagen, was zu immunpathologischen Reaktionen führt, über die in der zweiten Hälfte des Buches ein Überblick gegeben wird. Es ist jedoch nachdrücklich zu betonen, daß die ursprüngliche Funktion des Immunsystems darin besteht, Krankheitserreger zu eliminieren und den durch sie verursachten Schaden möglichst klein zu halten.

Erworbene und angeborene Immunität

Jegliche Immunantwort umfaßt als ersten Schritt, daß das Pathogen oder anderes Fremdmaterial erkannt wird, und als zweiten Schritt, eine Reaktion dagegen aufzubauen, um es zu beseitigen. Die verschiedenen Arten der Immunantwort lassen sich grob in zwei Kategorien einteilen: angeborene (oder nichtadaptive) Antworten und erworbene Immunantworten. Der entscheidende Unterschied zwischen den beiden ist, daß eine erworbene Immunantwort sehr spezifisch auf ein bestimmtes Pathogen reagiert. Außerdem verbessert sich die Antwort bei jedem weiteren Zusammentreffen mit dem gleichen Pathogen: In der Tat „erinnert" sich das erworbene Immunsystem an den Erreger und kann verhindern, daß er zu einem späteren Zeitpunkt eine Krankheit verursacht. Krankheiten wie z. B. Masern und Diphtherie lösen erworbene Immunantworten aus, die nach einmaliger Infektion eine lebenslange Immunität erzeugen. Die zwei Hauptmerkmale der erworbenen Immunantwort sind deshalb Spezifität und Gedächtnis.

Für die Immunantwort hauptsächlich verantwortlich sind Leukozyten, von denen es mehrere verschiedene Typen gibt. Eine wichtige Gruppe von Leukozyten sind die Phagozyten, wozu die Monozyten, Makrophagen und neutrophilen polymorphkernigen Granulozyten gehören. Sie heften sich an die Mikroorganismen an, verschlingen und zerstören sie. Da sie einfache unspezifische Erkennungsmechanismen verwenden, durch die sie sich an eine Vielzahl von mikrobiellen Produkten binden können, vermitteln sie die angeborenen Immunantworten. Sie fungieren also als erste Verteidigungslinie gegen eine Infektion.

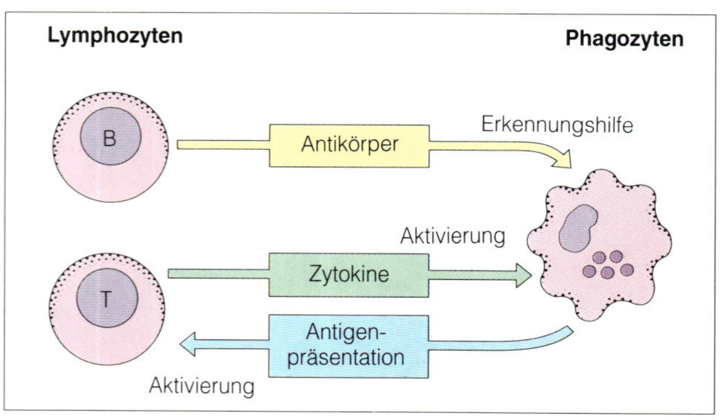

Abb. 1.**3** **Wechselwirkung zwischen Lymphozyten und Phagozyten.** B-Lymphozyten setzen Antikörper frei, die sich an Pathogene und deren Produkte anheften und damit die Erkennung durch Phagozyten unterstützen. Die aus T-Zellen abgegebenen Zytokine regen die Phagozyten dazu an, das aufgenommene Material zu zerstören. Daraufhin können mononukleäre Phagozyten wiederum das Antigen den T-Zellen präsentieren, um sie anzuregen.

Eine andere wichtige Reihe von Leukozyten sind die Lymphozyten. Sie spielen eine zentrale Rolle in allen erworbenen Immunantworten, da sie die einzelnen Pathogene ganz spezifisch erkennen, unabhängig davon, ob diese sich innerhalb der Wirtszelle befinden oder außerhalb in den Gewebeflüssigkeiten oder im Blut. Es gibt mehrere verschiedene Arten von Lymphozyten, aber sie lassen sich in zwei Hauptkategorien einteilen – T-Lymphozyten (oder T-Zellen) und B-Lymphozyten (oder B-Zellen). Die B-Zellen bekämpfen extrazelluläre Pathogene und ihre Produkte, indem sie Antikörper freisetzen. Antikörper sind Moleküle, die ein bestimmtes Zielmolekül, das Antigen, spezifisch erkennen und daran binden. Das Antigen kann ein Molekül auf der Oberfläche eines Pathogens sein oder ein Toxin, das dieses produziert. Die T-Lymphozyten haben ein breiteres Aktivitätsspektrum. Einige sind verwickelt in die Kontrolle der Entwicklung und Antikörperproduktion der B-Lymphozyten. Eine andere Gruppe von T-Zellen hilft den Phagozyten, die von ihnen aufgenommenen Pathogene zu zerstören. Eine dritte Reihe von T-Lymphozyten erkennt Zellen, die von Viren befallen sind, und zerstört sie.

Tatsächlich interagieren Lymphozyten und Phagozyten in einem beträchtlichen Ausmaß. So können z. B. manche Phagozyten Antigene aufnehmen und sie den T-Lymphozyten in einer Form präsentieren, die diese erkennen können. Diesen Vorgang nennt man Antikörperpräsentation. Daraufhin setzen die T-Lymphozyten lösliche Stoffe (Zytokine) frei, die die Phagozyten aktivieren und sie dazu veranlassen, die Pathogene, die sie inkorporiert haben, zu zerstören. In einer anderen Wechselwirkung benützen Phagozyten Antikörper, die von B-Lymphozyten freigesetzt wurden, um Pathogene wirkungsvoller erkennen zu können (Abb. 1.**3**). Aus diesen Interaktionen folgert, daß die meisten Immunantworten auf infektiöse Organismen aus einer Vielzahl von angeborenen und erworbenen Komponenten bestehen. Im Anfangsstadium einer Infektion dominieren die angeborenen Antworten, während später die Lymphozyten erworbene Immunantworten entwickeln. Sie erinnern sich dann an das Pathogen und bauen für den Fall, daß das Individuum mit dem gleichen Agens wieder infiziert wird, effektivere und schnellere Antworten auf.

Die Zellen des Immunsystems

Immunantworten werden durch eine Reihe von Zellen vermittelt und durch die löslichen Moleküle, die diese sezernieren. Obwohl die Leukozyten im Zentrum aller Immunantworten stehen, nehmen andere Zellen in den Geweben auch teil, indem sie den Lymphozyten Signale geben und auf die Zytokine reagieren, die von T-Lymphozyten und Makrophagen freigesetzt wurden. In der Abb. 1.**4** sind die für Immunantworten wichtigen Zellen und Moleküle aufgeführt.

Phagozyten

Die wichtigste Gruppe der langlebigen Phagozyten gehört zur Linie der mononukleären Phagozyten. Diese Zellen leiten sich alle von gemeinsamen Stammzellen aus dem Knochenmark ab. Ihre Funktion ist es, Partikel – dazu gehören auch Krankheitserreger – zu „fressen" und somit unschädlich zu machen. Zu diesem Zweck

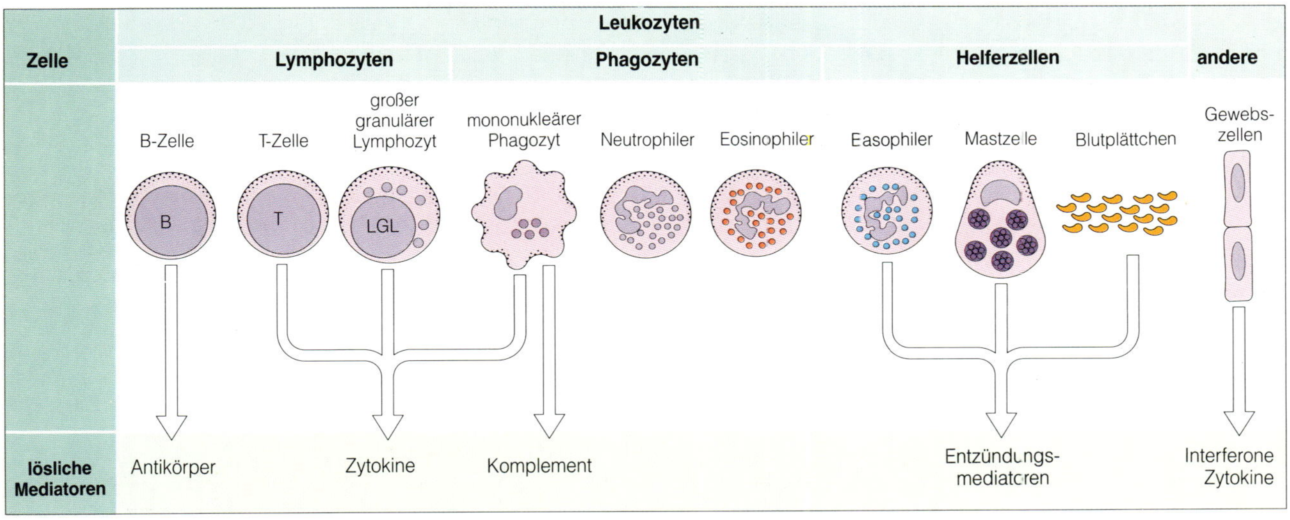

Abb. 1.**4** **Bestandteile des Immunsystems.** Die grundlegenden Bestandteile des Immunsystems sind aufgeführt, und welche Zellen welche löslichen Mediatoren produzieren. Komplement wird hauptsächlich in der Leber hergestellt, teilweise aber auch von den mononukleären Phagozyten. Es ist zu beachten, daß jede Zelle nur eine bestimmte Reihe von Zytokinen, Mediatoren usw. synthetisiert.

sind sie an strategisch wichtigen Stellen postiert, wo sie solche Partikel abfangen können. In der Leber flankieren sie z. B. als Kupffer-Zellen die blutdurchflossenen Sinusoide, während die Synovia-A-Zellen die Synovialhöhle belegen (Abb. 1.**5**). Im Blut gehören die Monozyten zu dieser Familie. Mit der Zeit wandern sie in das Gewebe aus, wo sie sich zu Gewebsmakrophagen entwickeln. Diese Zellen können den T-Lymphozyten sehr wirksam Antigene präsentieren.

Eine zweite wichtige Phagozytenzelle ist der polymorphkernige neutrophile Granulozyt, oft nur Neutrophiler oder PMN genannt (Abb. 1.**6**). Er bildet den Hauptbestandteil der Leukozyten im Blut. Wie die Monozyten wandert auch er ins Gewebe, als Antwort auf gewisse Stimuli, aber Neutrophile sind kurzlebige Zellen, die absterben, nachdem sie Material aufgenommen und zerstört haben.

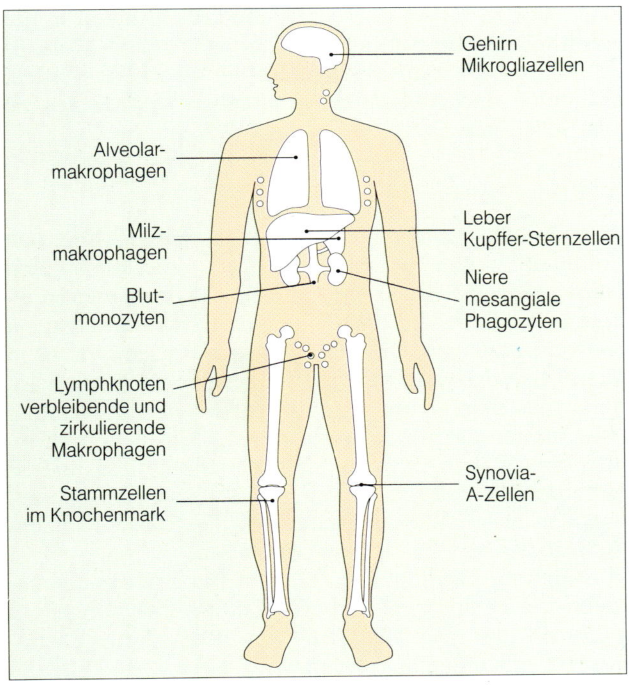

Abb. 1.**5** **Phagozyten der Monozyten-/Makrophagen-Reihe.** Viele Organe enthalten phagozytierende Zellen, die von Monozyten aus dem Blut abstammen, die wiederum im Knochenmark entstanden sind. Nach dem Austritt aus den Blutgefäßen werden Monozyten zu Gewebsmakrophagen. Früher wurden gewebeständige Phagozyten (links aufgeführt) zum retikuloendothelialen System gezählt; vermutlich gehören aber auch sie zur Monozytenzellreihe.

Lymphozyten

Lymphozyten sind vollständig für die spezifische immunologische Erkennung von Pathogenen zuständig, deshalb leiten sie erworbene Immunantworten ein. Alle Lymphozyten stammen von Knochenmarkstammzellen ab. Die T-Lymphozyten entwickeln sich dann im

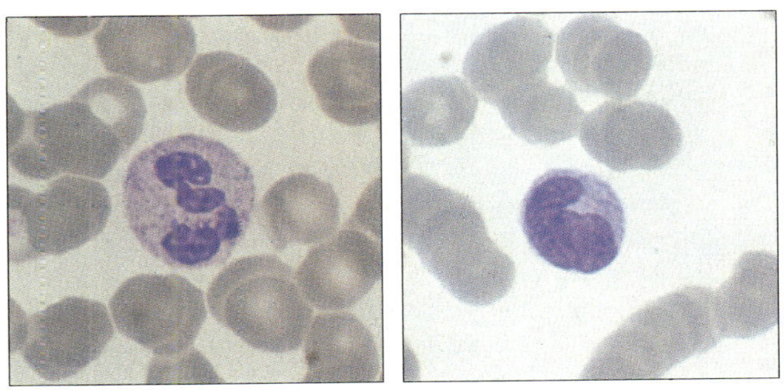

Abb. 1.**6** **Phagozyten.** Neben den fixierten Zellen sind polymorphkernige Neutrophile (links) und Blutmonozyten (rechts) zu erkennen, die beide aus Knochenmarkstammzellen abstammen. Mit freundlicher Genehmigung von Dr. P. M. Lycyard.

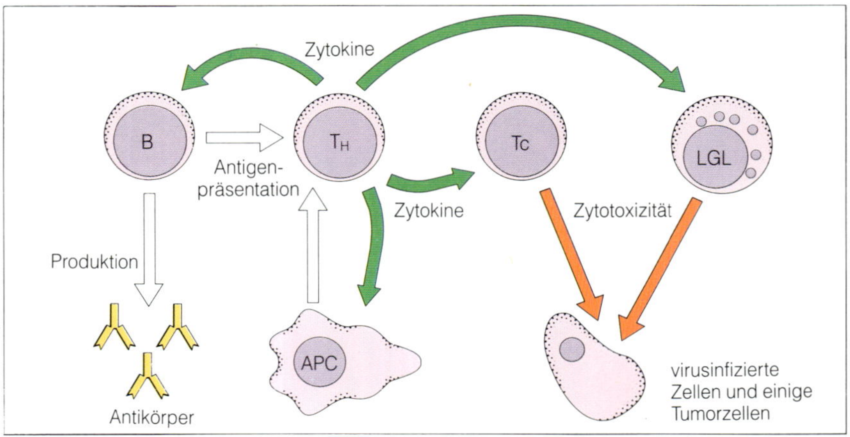

Abb. 1.**7** **Funktionen der Lymphozyten.** B-Zellen produzieren Antikörper, während T-Helferzellen (T_H) durch antigenpräsentierende Zellen (APC) und B-Zellen angeregt werden, Zytokine zu produzieren, die die Immunantworten kontrollieren. Zytotoxische T-Zellen (Tc) und große Granulozyten (LGL) können Zielwirtszellen erkennen und töten.

Thymus weiter, die B-Lymphozyten hingegen im Knochenmark (bei erwachsenen Säugetieren).

Jede B-Zelle erkennt ganz spezifisch ein bestimmtes Antigen, indem es ein Rezeptormolekül an seiner Oberfläche benutzt. Nachdem die B-Zelle ihr spezifisches Antigen erkannt hat, teilt sie sich und differenziert sich zu Plasmazellen. Diese produzieren große Mengen des Rezeptormoleküls in einer löslichen Form, so daß es sezerniert werden kann. Das ist dann der Antikörper. Diese Antikörpermoleküle sind große Glykoproteine, die man im Blut und in Gewebeflüssigkeiten findet. Sie binden an das Antigen, das die B-Zelle anfänglich aktiviert hat. Die Anwesenheit der Antikörper stimuliert andere Teile des Immunsystems, welche dann das Pathogen, das dieses Antigen trägt, eliminiert.

T-Lymphozyten kommen in verschiedenen Typen vor und haben eine Vielzahl an Funktionen. Eine Gruppe interagiert mit B-Zellen und hilft diesen, sich zu teilen, zu differenzieren und Antikörper zu produzieren. Eine andere Gruppe wirkt auf die mononukleären Phagozyten ein und hilft ihnen, Pathogene zu zerstören. Diese zwei Zellgruppen nennt man T-Helferzellen (T_H). Eine dritte Gruppe von T-Zellen ist verantwortlich für die Zerstörung von Wirtszellen, die von Viren oder anderen intrazellulären Pathogenen befallen sind – diese Wirkungsweise nennt man Zytotoxizität und diese T-Zellen folglich zytotoxische T-Zellen (Tc). Auf jeden Fall erkennen die T-Zellen Antigene, aber nur in Verbindung mit vertrauten Markern auf der Wirtszelle. Sie besitzen einen spezifischen Rezeptor dafür, den T-Zellen-Antigenrezeptor (TCR). Dieser ist sowohl in der Funktion wie von der Struktur her mit dem Oberflächenantikörper verwandt, den B-Zellen als ihren Antigenrezeptor verwenden. T-Zellen erzeugen ihre Wirkungen entweder durch Freisetzen löslicher Proteine, Zytokine genannt, oder durch direkte Zell-zu-Zell-Interaktionen. Die grundsätzlichen Funktionen von Lymphozyten sind in Abb. 1.**7** zusammengefaßt.

Zytotoxische Zellen

Einige Zelltypen haben die Fähigkeit andere Zellen zu töten. Die oben erwähnte Tc-Zelle ist wahrscheinlich die wichtigste, aber auch die mononukleären Phagozyten haben eine gewisse zytotoxische Fähigkeit, vorausgesetzt, sie können die infizierte Zielzelle erkennen. Es gibt auch eine Gruppe von Lymphozyten (große Granulozyten, LGL), die die Änderungen an der Oberfläche erkennen können, die bei einer Vielzahl von Tumorzellen und virusinfizierten Zellen auftreten. Sie schädigen diese Zielzellen, aber im Gegensatz zu Tc-Zellen wenden sie eher unspezifische Erkennungssysteme an. Diese Handlungsweise wird manchmal natürliche Killerzellaktivität (NK) genannt. Sowohl die Makrophagen wie auch die LGL können einige Zielzellen (oder Pathogene) erkennen und zerstören, die mit einem spezifischen Antikörper beladen wurden.

Polymorphkernige eosinophile Zellen (Eosinophile) sind eine spezialisierte Gruppe von Leukozyten, die die Fähigkeit haben, große extrazelluläre Parasiten, wie z. B. Schistosomen, anzugreifen und zu schädigen. Alle diese Zelltypen schädigen ihre verschiedenen Ziele, indem sie den Inhalt ihrer intrazellulären Granula in die unmittelbare Umgebung ausschütten. Andere Moleküle, die von den zytotoxischen Zellen sezerniert werden, aber nicht in den Granula gespeichert sind, tragen zu der Schädigung bei.

Weitere Zellen

Eine Anzahl weiterer Zellen trägt zur Entwicklung von Immunantworten bei. So haben z. B. die Basophilen und die Mastzellen Granula, die eine Vielzahl an Mediatoren enthalten, die eine Entzündung im umliegenden Gewebe erzeugen. Diese Mediatoren werden frei, wenn die Zellen aktiviert werden. Sie können auch Mediatoren synthetisieren und sezernieren, die die Entwicklung von Immunreaktionen kontrollieren. Mastzellen befinden sich in allen Geweben nahe der Blutgefäße, und einige der Mediatoren wirken auf Zellen in den Gefäßwänden. Basophile sind funktionell den Mastzellen ähnlich, aber sie sind zirkulierende Zellen.

Auch die Blutplättchen können Entzündungsmediatoren freisetzen, wenn sie während der Thrombogenese aktiviert sind. Das Hauptziel von Entzündungsreaktionen ist, wie unten ausgeführt wird, Leukozyten und die löslichen Immunmediatoren an den Sitz der Infektion zu locken.

Lösliche Immunmediatoren

Eine große Vielzahl an Molekülen ist an der Entwicklung der Immunantwort beteiligt. Dazu gehören Antikörper und Zytokine, die von Lymphozyten produziert

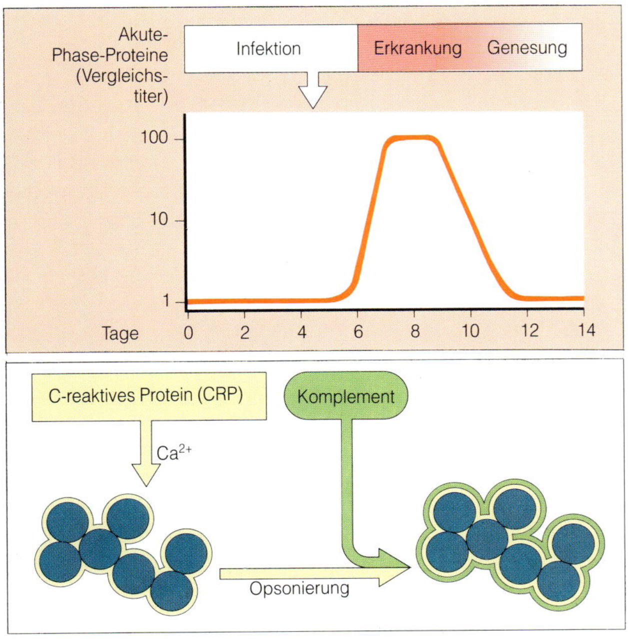

Abb. 1.**8** **Akute-Phase-Proteine.** Akute-Phase-Proteine (hier anhand des C-reaktiven Proteins erläutert) sind Serumproteine, deren Konzentration nach einer Infektion rasch ansteigt (bis auf das 100fache) (s. Zeichnung). Sie spielen eine wichtige Rolle bei der angeborenen Infektionsimmunität. Das Ca^{2+}-abhängige C-reaktive Protein (CRP) bindet an bestimmte molekulare Gruppen, die es auf einem ganzen Spektrum von Bakterien und Pilzen erkennt. Insbesondere bindet es an den Phosphorylcholinteil von Pneumokokken. Das CRP wirkt als Opsonin und aktiviert auch die Komplementkaskade.

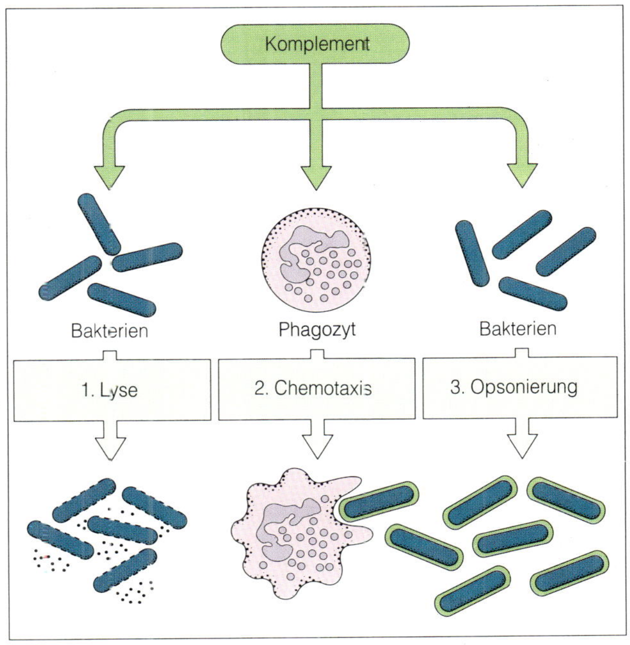

Abb. 1.**9** **Funktionen des Komplementsystems.** Das Komplementsystem besitzt die Fähigkeit, die Zellmembranen vieler Bakterienspezies zu lysieren (1). Bei dieser Reaktion werden Stoffe frei, die Phagozyten an den Reaktionsort locken – Chemotaxis (2). Komplementkomponenten umhüllen die Oberfläche von Bakterien – Opsonierung – wodurch die Bakterien von den Phagozyten erkannt und verschlungen werden können (3). Es handelt sich hierbei um Funktionen des angeborenen Immunsystems, obwohl diese Reaktionen auch vom erworbenen Immunsystem ausgelöst werden können, indem Antikörper die Bakterien einhüllen, wodurch der „klassische Pfad" aktiviert wird.

werden, und eine Reihe anderer Moleküle, die normalerweise im Serum vorhanden sind. Die Serumkonzentration einer Reihe dieser Proteine erhöht sich während einer Infektion sehr schnell. Deswegen nennt man sie die Akute-Phase-Proteine. Ein Beispiel ist das C-reaktive Protein (CRP), so genannt wegen seiner Fähigkeit, das C-Protein von Pneumokokken zu binden. An Bakterien gebundenes C-reaktives Protein begünstigt die Anlagerung von Komplement, wodurch die Phagozytose erleichtert wird (Abb. 1.**8**). Dieses Umhüllen mit Protein zur Verstärkung der Phagozytose wird Opsonierung genannt. Sowohl das CRP wie auch die Komplementproteine sollen als Opsonine wirken.

Komplement

Das Komplementsystem umfaßt eine Gruppe von etwa 20 Serumproteinen, deren Gesamtfunktion die Steuerung einer Entzündung ist. Einige der Komponenten sind Akute-Phase-Proteine. Die Komponenten interagieren untereinander und mit anderen Bestandteilen des Immunsystems. Einige Mikroorganismen aktivieren das Komplementsystem spontan über den sog. „alternativen Pfad", eine angeborene, unspezifische Reaktion. Eine Schicht von Komplementmolekülen auf dem Mikroorganismus bewirkt dann die Phagozytose. Das Komplementsystem kann auch durch Antikörper, die an die Oberfläche des Pathogens angeheftet sind, aktiviert werden (der „klassische Pfad"), wenn es eine spezifische, erworbene Antwort ausbildet.

Die Aktivierung des Komplementsystems läuft in einer Kaskade ähnlich wie bei der Blutgerinnung ab, wobei die einzelnen Komponenten sequentiell aufeinander einwirken. Beim klassischen und alternativen Komplementweg entstehen verschiedene Peptide mit folgenden Wirkungen:

1. Opsonierung (coating) von Mikroorganismen als Vorbereitung zur Phagozytose,
2. Anlocken von Phagozyten zum Infektionsort (Chemotaxis),
3. Verstärkung der Durchblutung am Reaktionsort und erhöhte Kapillarpermeabilität für Plasmamoleküle,
4. Schädigung der Plasmamembranen von Zellen, gramnegativen Bakterien, Hüllviren oder anderen Organismen, die die Aktivierung induziert haben. Das wiederum kann zur Zerstörung der Zelle führen.

Diese Funktionen sind in der Abb. 1.**9** skizziert und in Kapitel 12 ausführlich besprochen.

Zytokine

Dies ist ein allgemeiner Begriff für eine große Gruppe von Molekülen, die mit in die Signalübermittlung zwischen Zellen im Verlauf von Immunantworten einbezogen sind. Alle sind Proteine oder Peptide, einige mit gebundenen Zuckermolekülen (Glykopeptide). Die verschiedenen Zytokine werden in eine Reihe von Kategorien eingeteilt.

Interferone (IFN) sind besonders wichtig, um die Ausbreitung bestimmter viraler Infektionen zu begrenzen. Eine Gruppe (IFNα und IFNβ) wird von virusinfizierten Zellen gebildet; eine andere Art wird von bestimmten aktivierten T-Zellen freigesetzt. Nichtinfizierte Gewebszellen können durch Interferone in einen Zustand erhöhter Virusresistenz versetzt werden (Abb. 1.**10**). Sie bestimmen auch, wie effektiv die Gewebszellen auf Lymphozyten und Zytotoxzellen einwirken können. IFN werden sehr früh im Verlauf einer Infektion gebildet und sind die erste Verteidigungslinie gegen viele Viren. Interleukine stellen eine große Gruppe der Zytokine (IL-1 bis IL-10) dar. Sie werden hauptsächlich von T-Zellen produziert, einige aber auch von mononukleären Phagozyten oder von Gewebszellen. Diejenigen, die von Lymphozyten (T-Zellen) hergestellt wurden, werden oft Lymphokine genannt. Sie haben ein breites Funktionsspektrum, aber die meisten sind damit befaßt, andere Zellen bei der Teilung und Differenzierung zu lenken. Jedes Interleukin wirkt auf eine spezifische, beschränkte Gruppe von Zellen, die die passenden Rezeptoren für dieses Interleukin tragen.

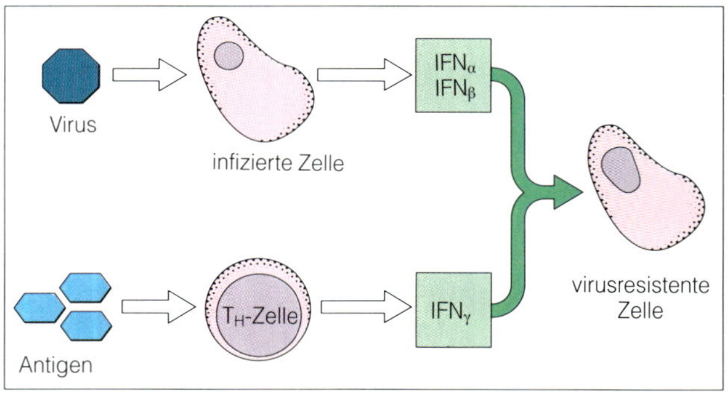

Abb. 1.**10** **Interferone.** Die Infektion durch ein Virus kann Wirtszellen zur Produktion von Interferon anregen. Je nach Zelltyp wird Interferon α (IFNα) oder Interferon β (IFNβ) gebildet; Interferon γ (IFNγ) wird von bestimmten Lymphozyten (T_H) nach Aktivierung durch ein Antigen freigesetzt. Interferone erzeugen bei anderen Wirtszellen einen Zustand erhöhter Virusresistenz. IFNγ besitzt noch zahlreiche andere Eigenschaften.

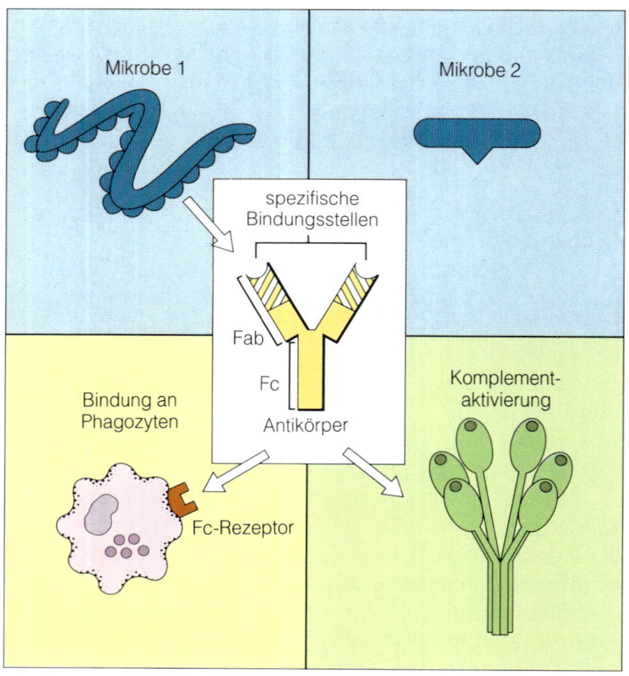

Abb. 1.**11** **Der Antikörper – ein vielseitiger Adaptor.** Ist ein Mikroorganismus nicht in der Lage, Komplement zu aktivieren oder an Phagozyten zu binden, stellt der Körper Antikörper als flexible Adaptormoleküle zur Verfügung. Der Körper verfügt über ein Repertoire von mehreren Millionen verschiedener Antikörper, die ein entsprechend großes Spektrum von Infektionserregern erkennen. In der Abbildung bindet der Antikörper an die Mikrobe 1, paßt jedoch mit seinem „antigenbindenden Anteil" (Fab) nicht zur Mikrobe 2. Der „Fc-Teil" kann Komplement aktivieren oder an Fc-Rezeptoren auf Wirtszellen, besonders Phagozyten, binden.

Die koloniestimulierenden Faktoren (CSF) beteiligen sich an der Teilung und Differenzierung der Knochenmarkstammzellen und den Vorläufern der Blutleukozyten. Das Gleichgewicht verschiedener CSF bestimmt teilweise das Verhältnis, in dem die einzelnen Zelltypen gebildet werden. Einige CSF begünstigen auch die weitere Zelldifferenzierung außerhalb des Knochenmarks.

Andere Zytokine sind der Tumornekrosefaktor (TNFα und TNFβ) und der transformierende Wachstumsfaktor β (transforming growth factor, TGFβ), die eine Vielzahl von Funktionen haben, aber besonders Entzündungs- und Zytotoxreaktionen vermitteln.

Antikörper

Antikörper (Ak), auch Immunglobuline (Ig) genannt, stellen eine Gruppe von Serummolekülen dar, die von B-Lymphozyten produziert werden. Sie sind sozusagen die lösliche Form des Antigenrezeptors von B-Zellen. Alle Antikörper haben die gleiche Grundstruktur, aber sie unterscheiden sich an der Antigenbindungsstelle. Im allgemeinen kann ein Antikörper ganz spezifisch nur ein Antigen binden.

Während ein Teil eines Antikörpers an das Antigen bindet (der Fab-Anteil), reagieren andere Teile mit anderen Elementen des Immunsystems, wie z. B. Phagozyten oder eines der Komplementmoleküle. Tatsächlich fungieren Antikörper als flexible Adaptoren, indem sie Bestandteilen des Immunsystems das Erkennen spezifischer Pathogene und ihrer Produkte ermöglichen (Abb. 1.**11**).

Der Teil des Antikörpermoleküls, der auf Zellen des Immunsystems einwirkt, wird Fc-Teil genannt. Neutrophile, Makrophagen und andere mononukleäre Phagozyten haben Fc-Rezeptoren auf ihrer Oberfläche. Folglich kann sich ein Antikörper, wenn er an ein Pathogen gebunden ist, dann über den Fc-Teil mit einem Phagozyten verbinden. Dadurch kann das Pathogen von dem Phagozyten aufgenommen und zerstört (phagozytiert) werden – der Antikörper wirkt als Opsonin. Phagozyten benutzen entweder aktiviertes Komplement (C3b) oder Antikörper als Opsonin, um Material zu erkennen, aber die Phagozytose ist am effektivsten, wenn beides anwesend ist (Abb. 1.**12**).

Phagozyt	Opsonin	Bindung
1. 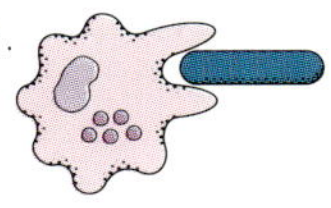	–	±
2. 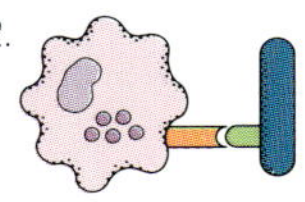	Komplement C3b	++
3. 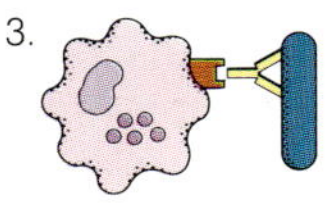	Antikörper	++
4. 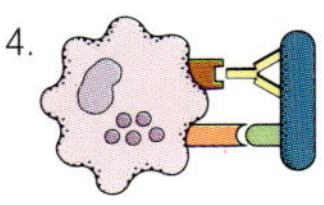	Antikörper und Komplement C3b	++++

Abb. 1.**12** **Opsonierung.** Phagozyten können bis zu einem gewissen Ausmaß von sich aus direkt an Bakterien und andere Mikroorganismen binden (1); diese Fähigkeit wird durch aktiviertes Komplement (C3b) sehr verstärkt, weil dann das Bakterium zusätzlich über den C3b-Rezeptor gebunden werden kann (2). Organismen, die nur wenig Komplement aktivieren, werden durch Antikörper (Ak) opsoniert, indem diese eine Brücke zwischen der Mikrobe und dem Fc-Rezeptor des Phagozyten bilden (3). Antikörper können auch Komplement aktivieren, und wenn Antikörper und C3b gleichzeitig die Mikrobe opsonieren, ist die Bindung sehr viel stärker (4).

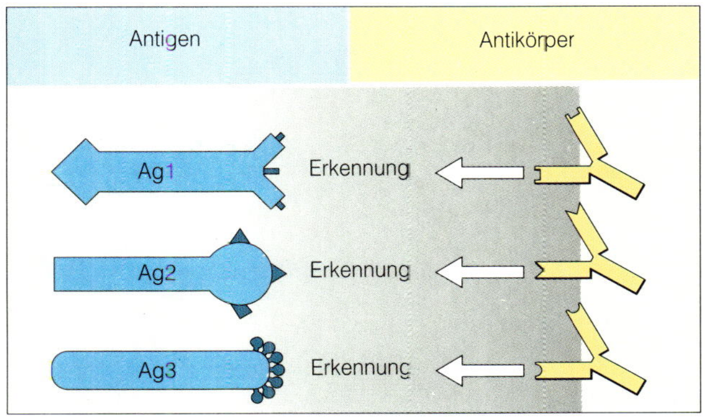

Abb. 1.**13** **Antigene.** Moleküle, die Antikörper erzeugen, werden Antigene genannt. Jedes Antigenmolekül hat einen Satz von antigenen Determinanten, auch Epitope genannt. Die Epitope auf einem Antigen (Ag1) unterscheiden sich gewöhnlich von denen eines anderen Antigens (Ag2). Auf manchen Antigenen (Ag3) wiederholen sich die Epitope. Epitope sind molekulare Strukturen, die von Antikörpern und T-Zell-Rezeptoren des erworbenen Immunsystems erkannt werden. Jeder Antikörperrezeptor erkennt eher ein Epitop als das ganze Antigen. Sogar einfache Mikroorganismen besitzen viele verschiedene Antigene.

Antigene

Ursprünglich wurde der Ausdruck Antigen für jedes Molekül verwendet, das B-Zellen dazu veranlaßt, einen spezifischen Antikörper herzustellen (Antikörpererzeuger). Jetzt wird der Begriff jedoch viel umfassender benützt, um jedes Molekül zu bezeichnen, das von den erworbenen Bestandteilen des Immunsystems, den B-Zellen oder den T-Zellen oder von beiden, spezifisch erkannt wird.

Antikörpermoleküle binden nicht an das gesamte infektiöse Agens. Jedes Antikörpermolekül bindet an eines der vielen Moleküle auf der Oberfläche des Mikroorganismus. Für ein bestimmtes Pathogen kann es mehrere verschiedene Antikörper geben, wobei jeder an ein anderes Antigen auf der Oberfläche dieses Pathogens bindet.

Die Art und Weise, wie eine ausreichende Vielfalt an Antikörpermolekülen hervorgebracht wird, um all die verschiedenen Antigene zu binden, auf die man im Laufe eines Lebens stößt, wird in Kapitel 5 erklärt. Jeder Antikörper bindet an eine spezielle Stelle des Antigens, die antigene Determinante oder Epitop genannt wird (diese Ausdrücke sind Synonyme). Ein bestimmtes Antigen kann verschiedene Epitope oder mehrere identische Epitope besitzen (Abb. 1.**13**). Die Spezifität der Antikörper bezieht sich auf die Epitope und nicht auf das gesamte Antigenmolekül.

T-Zellen erkennen auch Antigene, aber solche, die aus dem Zellinneren kommen: kleine Polypeptidfragmente, die auf der Oberfläche anderer Wirtszellen vorliegen. Z. B. wird eine Wirtszelle, die von einem Virus befallen ist, kleine Fragmente viraler Proteine auf ihrer Oberfläche exprimieren, wodurch sie sofort von zytotoxischen T-Zellen erkannt wird. Die Antigenfragmente werden auf der Oberfläche der Zelle von einer spezialisierten Gruppe von Molekülen dargeboten. Diese sind in einer Folge von Genen chiffriert, die als Haupthistokompatibilitätskomplex (HLA) bekannt sind und folglich HLA-Moleküle genannt werden. Die T-Zellen benutzen ihre antigenspezifischen Rezeptoren (TCR), um die Peptide der Antigene zu erkennen, die an diese HLA-Moleküle gebunden sind.

Das Entscheidende beim Antigen ist, daß es der Initiator und die treibende Kraft für alle erworbenen Immunantworten ist. Das Immunsystem hat sich entwikkelt, um Antigene zu erkennen, sie zu zerstören und den Grund ihrer Entstehung – Bakterien, virusinfizierte Zellen usw. – auszuschalten. Sobald das Antigen beseitigt ist, schalten sich die Immunantworten ab.

Immunantworten

Wir erinnern uns, daß es zwei Hauptphasen bei jeder Immunantwort gibt:
1. Erkennen des Antigens,
2. eine Reaktion, es auszurotten.

In erworbenen Immunantworten sind die Lymphozyten verantwortlich für die Immunerkennung. Dies wird erreicht durch klonale Selektion.

Klonale Selektion

Jeder Lymphozyt (sowohl B-Zelle wie auch T-Zelle) kann nur ein bestimmtes Antigen erkennen. Bedenkt man, daß das Immunsystem als Ganzes viele Tausende von Antigenen spezifisch erkennt, wird deutlich, daß die für ein bestimmtes Antigen zuständigen Lymphozyten jeweils nur einen ganz geringen Anteil an der Gesamtheit der Zellen ausmachen können. Wie kommt

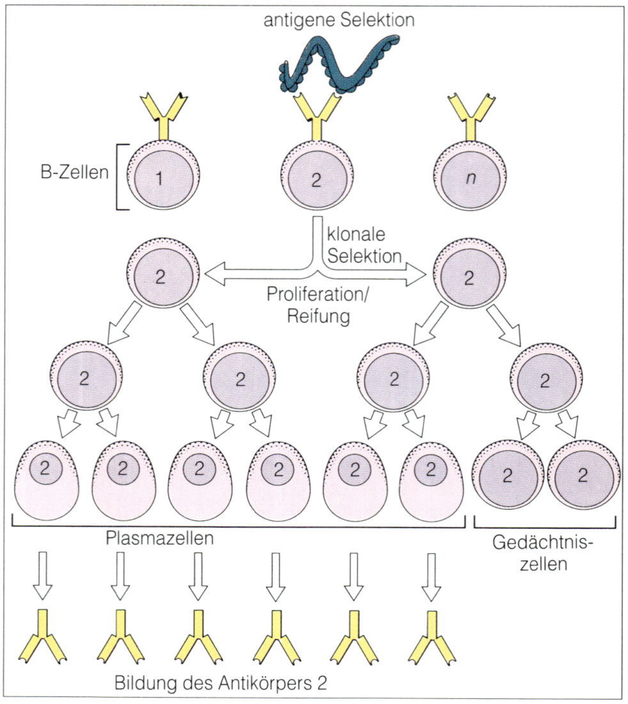

Abb. 1.**14** **Klonale Selektion.** Jede antikörperproduzierende Zelle (B-Zelle) ist auf die Herstellung eines bestimmten Antikörpers spezialisiert, der als Antigenrezeptor auf ihrer Oberfläche sitzt. Ein Antigen bindet nur an jene B-Zellen, die den passenden Oberflächenrezeptor tragen. Diese Zellen sind angeregt, zu proliferieren und zu antikörperproduzierenden Zellen und den länger lebenden Memory-Zellen zu reifen, alle mit derselben antigenbindenden Spezifität.

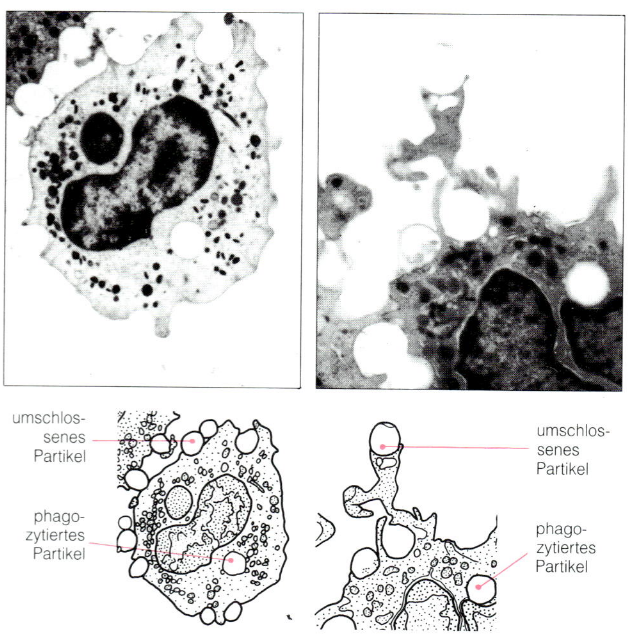

Abb. 1.**15** **Elektronenmikroskopische Untersuchung der Phagozytose.** Diese zwei Mikroskopbilder zeigen menschliche Phagozyten, die gerade Latexpartikel aufnehmen. 3000 × (links); 4500 × (rechts). Mit freundlicher Genehmigung von Professor C. H. W. Horne.

also eine angemessene Immunantwort auf ein infektiöses Agens zustande? Die Antwort ist: Wenn ein Antigen an die wenigen Zellen, die es erkennen kann, bindet, werden diese damit zur Proliferation angeregt. Innerhalb weniger Tage gibt es genug von ihnen, um eine adäquate Immunantwort zu erstellen. Mit anderen Worten, das Antigen selektiert die spezifischen Klone seiner eigenen antigenbindenden Zellen (Abb. 1.**14**): ein Vorgang, der klonale Selektion genannt wird. Das gilt für B- und T-Zellen.

Man mag sich fragen, wie das Immunsystem „wissen" kann, welche spezifischen Antikörper ein Individuum im Laufe seines Lebens brauchen wird. Tatsächlich weiß es das nicht. Das Immunsystem erzeugt Antikörper, die ein breites Spektrum von Antigenen erkennen können, noch bevor sie ihnen begegnen. Viele von ihnen werden nie zum Einsatz kommen, um das Individuum gegen eine Infektion zu schützen. Die enorme Anzahl von infektiösen Organismen und ihre Fähigkeit, ihre Antigene durch Mutation zu verändern, erfordert jedoch die Verfügbarkeit all dieser verschiedenen Antikörper.

Lymphozyten, die durch die Bindung an ihr spezifisches Antigen stimuliert wurden, unternehmen den ersten Schritt in Richtung Zellteilung. Sie exprimieren neue Rezeptoren, wodurch sie auf die Zytokine anderer Zellen, die Proliferation signalisieren, reagieren können. Die Lymphozyten können auch selbst anfangen, Zytokine zu sekretieren. Normalerweise machen sie einige Teilungszyklen durch, bevor sie zu reifen Zellen differenzieren, wieder unter dem Einfluß von Zytokinen. Beispielsweise können proliferierende B-Zellen zu antikörperproduzierenden Plasmazellen reifen. Auch wenn die Infektion überwunden ist, bleiben einige der neu produzierten Lymphozyten erhalten, um für eine Restimulation zur Verfügung zu stehen, falls das Antigen erneut auftaucht. Diese Zellen werden manchmal Memory-Zellen genannt, da sie das immunologische Gedächtnis an ein bestimmtes Antigen darstellen. Es sind die Memory-Zellen, die bleibende Immunität gegen ein Pathogen verleihen.

Immuneffektormechanismen

Es gibt viele verschiedene Arten, wie das Immunsystem Pathogene zerstören kann, wobei jede für eine bestimmte Art der Infektion in deren jeweiligem Zyklus passend ist. Diese Abwehrmaßnahmen werden oft als Effektorsystem bezeichnet.

In einem der einfachsten Effektorsysteme können Antikörper bestimmte Pathogene schon allein dadurch bekämpfen, daß sie sich an sie binden. So können z. B. Antikörper gegen die äußeren Hüllproteine einiger Rhinoviren (die Schnupfen verursachen) die Viruspartikel daran hindern, an die Wirtszellen zu binden.

Häufiger ist der Antikörper wichtig, um Komplement zu aktivieren oder als Opsonin zu wirken, um die Aufnahme durch die Phagozyten zu fördern. Phagozyten, die sich an eine antigentragende Mikrobe gebunden haben, verschlingen diese, indem sie Pseudopodien um sie herum bilden. Diese verschmelzen, und damit ist der Mikroorganismus in einem Phagosom eingeschlossen (endozytiert) (Abb. 1.**15**). Die Phagozyten haben mehrere Möglichkeiten, mit diesem Material umzugehen. Ma-

Benutzerhinweise

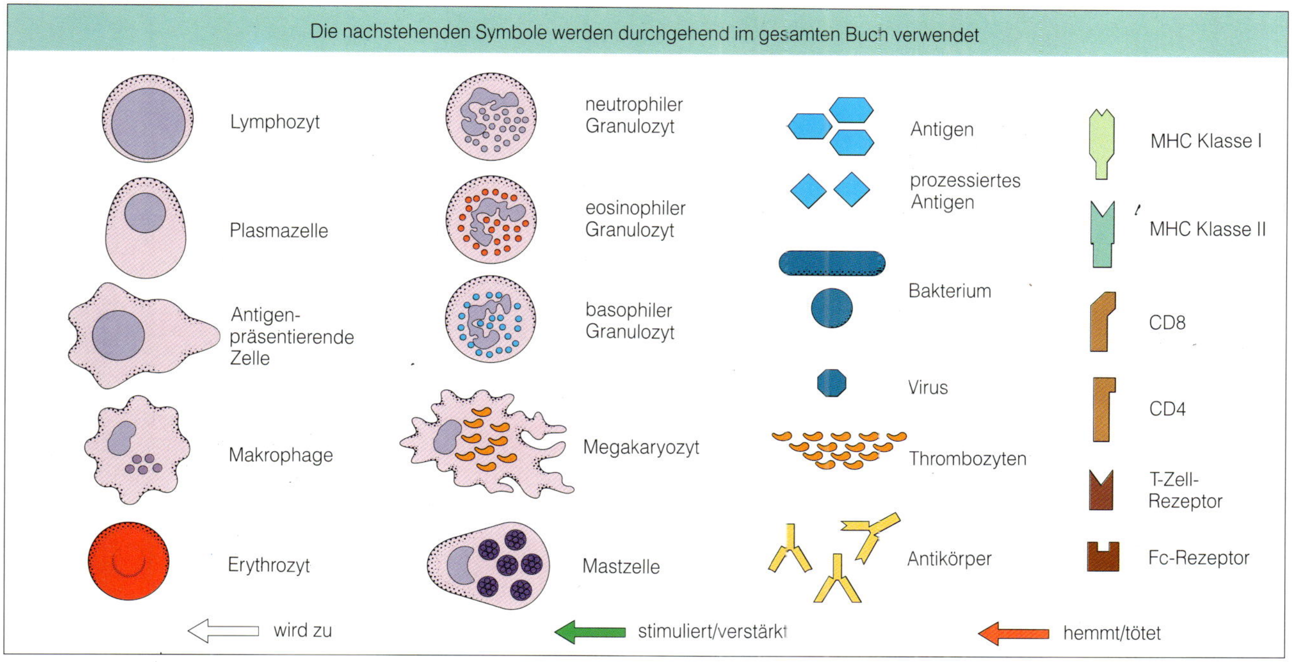

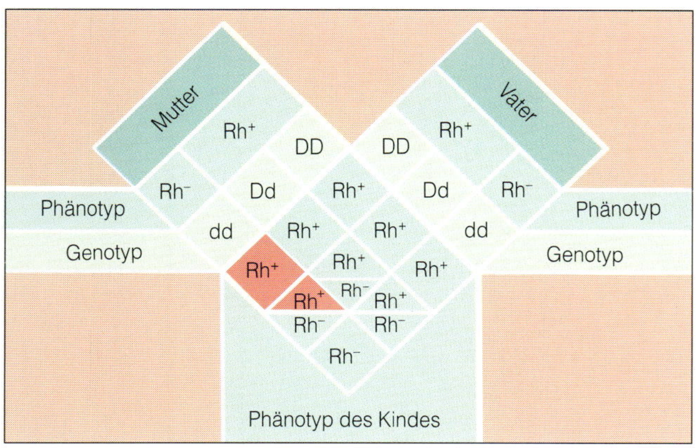

Berichtigung

Auf Seite 293 sind im rechten Teil der Abb. 20.**12** im unteren Bereich 2 Plus- und Minuszeichen vertauscht. Nebenstehend ist die Abbildung richtig wiedergegeben.

Roitt/Brostoff/Male: Kurzes Lehrbuch der Immunologie
3., neubearbeitete Auflage
ISBN 3-13-702103-0
Georg Thieme Verlag Stuttgart · New York
9/95

krophagen können z. B. reaktive Sauerstoffmetabolite (ROI) in die Phagosomen sezernieren, die für einige Bakterien giftig sind. Neutrophile können Transferrin ausschütten, das Eisen in einem Chelatkomplex bindet und einige Bakterien daran hindert, diesen essentiellen Nährstoff aufzunehmen. Granula und Lysosomen schließlich verbinden sich mit den Phagosomen und schütten Enzyme in die Phagolysosomen, die dann den Inhalt verdauen (Abb. 1.**16**). Die beteiligten Mechanismen werden ausführlich in den Kapiteln 8 und 15 beschrieben.

Zytotoxische Reaktionen sind Effektorsysteme, die gegen ganze Zellen gerichtet sind, die normalerweise für eine Phagozytose zu groß sind. Die Zielzelle kann entweder am spezifischen Antikörper erkannt werden, der an die Zelloberfläche gebunden ist, oder an den T-Zellen, wenn sie ihre speziellen TCR benutzen. In zytotoxischen Reaktionen richten die angreifenden Zellen ihre Granula gegen die Zielzelle, im Gegensatz zu der Phagozytose, wo der Inhalt in die Phagosomen geleitet wird. Die Granula von zytotoxischen T-Zellen enthalten Moleküle, Perforine genannt, die Löcher in die äußere Membran des Zieles stanzen können. (In einer ähnlichen Weise können Antikörper, die an die Oberfläche einer Zielzelle gebunden sind, mit Hilfe von Komplement Löcher in der Plasmamembran erzeugen.) Einige zytotoxische Zellen können die Zielzelle so umprogrammieren, daß diese ein Selbstzerstörungsprogramm startet, indem sie ihre eigene DNA zerstückelt, ein Prozeß, der Apoptose genannt wird.

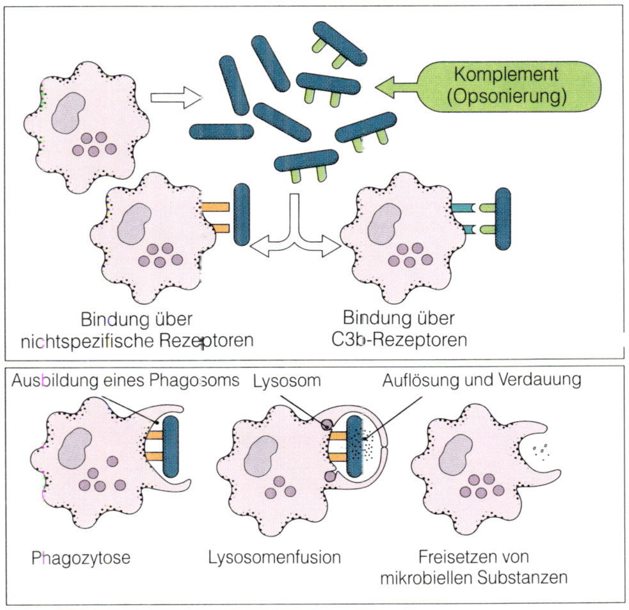

Abb. 1.**16** **Phagozytose.** Phagozyten erreichen einen Entzündungsort durch Chemotaxis. Sie können sich dann über ihre nichtspezifischen Zelloberflächenrezeptoren an Mikroorganismen anheften. Ist der Organismus durch die dritte Komponente (C3b) des Komplementsystems opsoniert, erfolgt die Anlagerung alternativ über Phagozytenrezeptoren für C3b. Wird nun die Phagozytenmembran durch das infektiöse Agens aktiviert, umschließt es dieses mit Pseudopodien in einem Phagosom. Daraufhin vereinigen sich Lysosomen mit dem Phagosom und bilden ein Phagolysosom, in dem das infektiöse Agens abgetötet wird. Unverdaute mikrobielle Produkte können nach außen abgegeben werden.

Entzündung

Die Zellen des Immunsystems sind über den ganzen Körper verteilt, aber im Falle einer Infektion ist es notwendig, sie und ihre Produkte an den Ort der Infektion zu konzentrieren. Der Vorgang, bei dem dieses passiert, manifestiert sich als Entzündung. Drei wichtige Ereignisse charakterisieren diese Antwort:

1. ein erhöhter Blutzufluß zu dem infizierten Bereich,
2. erhöhte Kapillarpermeabilität durch Retraktion der Endothelzellen. Dadurch können größere Moleküle als sonst aus den Kapillaren austreten und somit die löslichen Immunmediatoren den Sitz der Infektion erreichen.
3. Leukozyten wandern aus den Kapillaren in das umgebende Gewebe aus. In den Anfangsstadien einer Infektion sind besonders die Neutrophilen vorherrschend, später wandern auch Monozyten und Lymphozyten auf den Entzündungsort zu.

Der Vorgang der Zellmigration wird kontrolliert durch die Adhäsion von Zellen an das Endothel im entzündeten Gewebe. Dies geschieht, weil Moleküle auf der Leukozytenoberfläche mit dem aktivierten Endothel interagieren (Abb. 1.**17**). Wenn die Zellen einmal in dem Gewebe sind, wandern sie in Richtung der Infektion in einem Vorgang chemischer Anziehung, genannt Chemotaxis.

Phagozyten wandern aktiv aufwärts eines Konzentrationsgradienten bestimmter (chemotaktischer) Moleküle. Besonders aktiv ist C5a, ein Fragment eines der Komplementkomponenten (Abb. 1.**18**), das sowohl Neutrophile wie auch Monozyten anzieht. Wenn gereinigtes C5a auf die Basis eines Ulkus *in vivo* gegeben wird, kann man kurz danach Neutrophile an dem Endothel nahegelegener Kapillaren nachweisen. Die Zellen drücken sich dann zwischen die Endothelzellen und öffnen die Basalmembran der Mikrogefäße (der Prozeß wird „Diapedese" genannt), um das Gewebe zu erreichen. Dieser Vorgang wird ausführlicher in Kapitel 13 beschrieben.

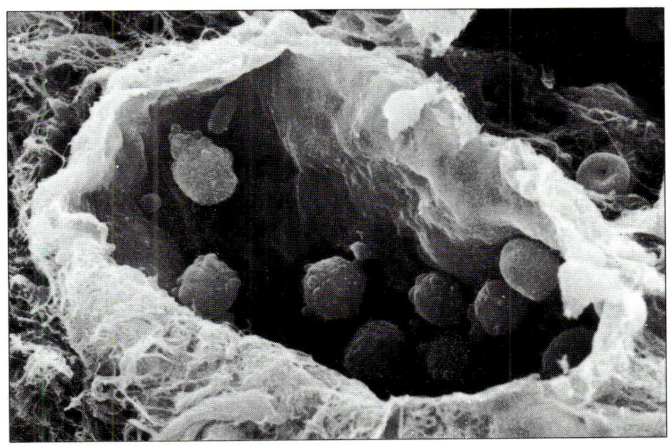

Abb. 1.**17** **Rasterelektronenmikroskopische Aufnahme von Leukozyten, die sich an die Wand einer Venole in einem entzündeten Gewebe anlagern.** 16 000 ×. Mit freundlicher Genehmigung von Professor M. J. Karnovsky.

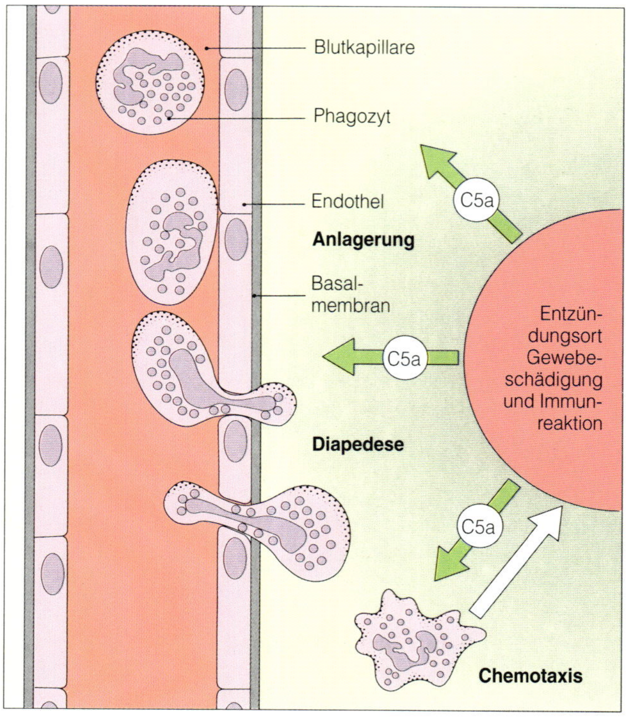

Abb. 1.**18** **Chemotaxis.** Am Entzündungsort werden durch die Gewebeschädigung und Komplementaktivierung durch das infektiöse Agens chemotaktische Peptide freigesetzt (z. B. C5a, das Fragment einer Komplementkomponente, die zu den wichtigsten chemotaktischen Peptiden gehört). Diese Peptide diffundieren zu den angrenzenden Kapillaren und bewirken eine Anlagerung der vorbeikommenden Phagozyten an das Endothel (pavementing). Die Phagozyten strecken Pseudopodien zwischen die Endothelzellen und lockern so die Basalmembran auf (Diapedese). Daraufhin können sie das Blutgefäß verlassen und entlang des Konzentrationsgradienten zu den chemotaktischen Peptiden am Entzündungsort wandern.

Abwehr gegen extrazelluläre und intrazelluläre Pathogene

Es gibt einen grundsätzlichen Unterschied zwischen den Immunantworten auf extrazelluläre und intrazelluläre Pathogene. Bei extrazellulären Pathogenen versucht das Immunsystem, das Pathogen selbst zu zerstören und seine Produkte zu neutralisieren. Im Umgang mit intrazellulären Pathogenen gibt es zwei Möglichkeiten: Entweder können die T-Zellen die infizierte Zelle zerstören – Zytotoxizität –, oder sie können die Zelle aktivieren, mit dem Pathogen selbst umzugehen. Dies passiert z. B. wenn Helfer-T-Zellen Zytokine freisetzen, die die Makrophagen aktivieren, ihre endozytierten Organismen zu zerstören.

Nachdem viele Pathogene sowohl extra- wie auch intrazelluläre Infektionsphasen haben, sind üblicherweise verschiedene Mechanismen zu verschiedenen Zeiten wirksam. So wandert z. B. das Influenzavirus durch den Blutstrom, um seine Zielzellen zu infizieren. Ein Antikörper ist besonders wirksam, diese frühe Infektionsphase zu blockieren. Bei einer bereits bestehenden Infektion jedoch müssen zytotoxische T-Zellen jede infizierte Zelle zerstören. Folglich ist die Aufgabe von Antikörpern, die Ausbreitung einer Infektion zu begrenzen und eine Reinfektion mit dem gleichen Virus zu verhindern, wohingegen zytotoxische T-Zellen wichtig sind, um mit infizierten Zellen umzugehen (Abb. 1.**19**). Diese Überlegungen spielen eine bedeutende Rolle bei der Entwicklung wirksamer Impfstoffe.

Impfung

Ein Gebiet, auf dem immunologische Untersuchungen eine sofortige und erfolgreiche Anwendung erfahren haben, ist das Gebiet der Vakzination. Das Prinzip einer

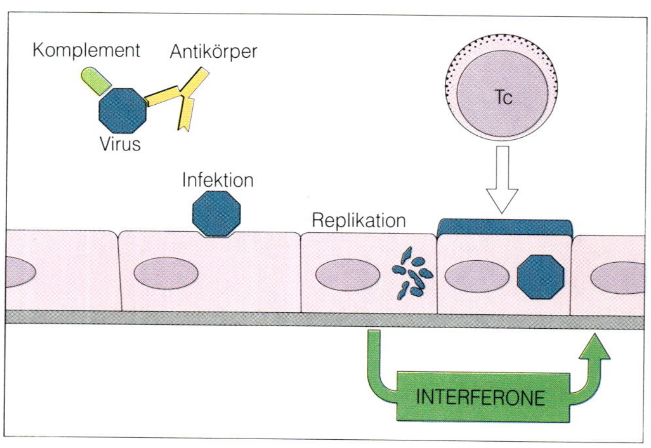

Abb. 1.**19** **Reaktion auf extrazelluläre und intrazelluläre Pathogene.** Verschiedene immunologische Systeme wirken gegen verschiedene Arten von Infektionen, hier als Virusinfektion dargestellt. Antikörper und Komplement können die extrazelluläre Phase des Lebenszyklus blockieren und die Phagozytose des Virus begünstigen. Von infizierten Zellen produzierte Interferone können anderen Zellen ein Signal geben und einen Status antiviraler Resistenz induzieren. Zytotoxische T-Zellen sind wirksam, indem sie die infizierten Zellen erkennen und zerstören.

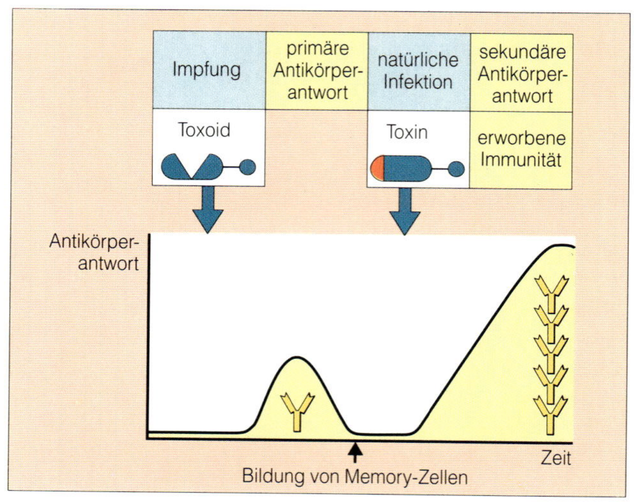

Abb. 1.**20** **Das Prinzip der Schutzimpfungen.** Am Beispiel der Immunisierung mit Diphtherietoxoid soll das Prinzip der Schutzimpfung erläutert werden. Das Diphtherietoxoid behält einige der Epitope des Toxins des Diphtheriebazillus, so daß eine Impfung mit dem Toxoid eine primäre Antikörperantwort gegen diese Epitope hervorruft. Bei einer natürlichen Infektion stimuliert das Toxin B-Gedächtniszellen zu einer raschen und starken sekundären Antikörperantwort gegen die Epitope, wodurch das Toxin neutralisiert wird.

Impfung basiert auf zwei Schlüsselelementen der erworbenen Immunität, nämlich Spezifität und Gedächtnis. Die Gedächtniszellen ermöglichen dem Immunsystem, bei einer zweiten Begegnung mit dem Antigen eine viel stärkere Antwort aufzubauen. Diese zweite Immunantwort ist sowohl schneller im Auftreten wie auch wirksamer als die erste Antwort. Die Entwicklung eines Impfstoffes zielt darauf hin, das Pathogen oder seine Toxine so zu verändern, daß sie unschädlich werden, ohne an Antigenität zu verlieren. Das ist möglich, weil Antikörper und T-Zellen bestimmte Teile von Antigenen erkennen, die Epitope, und nicht den ganzen Organismus oder das ganze Toxin. Nehmen wir als Beispiel die Impfung gegen Diphtherie. Das Diphtheriebakterium produziert ein Toxin, das Muskelzellen zerstört. Das Toxin kann durch Formalinbehandlung so verändert werden, daß es zwar seine Epitope behält, aber seine Toxizität verliert; das so gewonnene Toxoid verwendet man als Impfstoff (Abb. 1.**20**). Ganze infektiöse Agenzien, wie das Poliovirus, können attenuiert (abgeschwächt) werden, wodurch sie ihre Antigenität behalten, aber ihre Pathogenität verlieren.

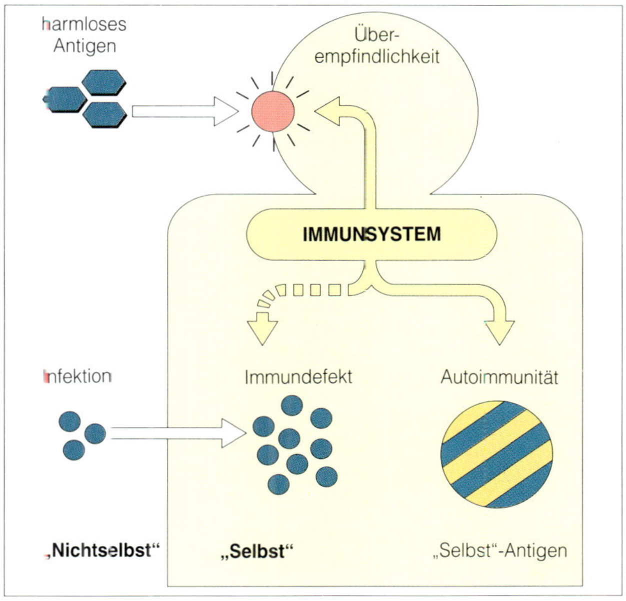

Abb. 1.**21** **Defekte des Immunsystems.** Es gibt drei grundsätzliche Arten, wie das Immunsystem fehlfunktionieren kann – Überempfindlichkeit, Immundefekt und Autoimmunität. Die ersten beiden beruhen auf einer unangemessenen (zu viel oder zu wenig) Immunantwort. Autoimmunität wird verursacht durch einen Defekt der Selbst-Nichtselbst-Unterscheidung der Immunerkennung.

Immunpathologie

Bis zu diesem Punkt wurde das Immunsystem als eine unangreifbare Sache dargestellt. Zweifellos setzt ein Defekt in irgendeinem Teil des Immunsystems das Individuum einem größeren Infektionsrisiko aus, obwohl andere Teile des Systems teilweise solche Defekte ausgleichen können. Offenbar hat starker evolutionärer Druck infektiöser Mikroben zur Entwicklung des Immunsystems in seiner gegenwärtigen Form geführt. Es gibt jedoch Anlässe, wo das Immunsystem selbst die Ursache einer Krankheit oder anderer unliebsamer Konsequenzen wird (Abb. 1.**21**).

Im wesentlichen kann das System auf dreierlei Weise fehlfunktionieren:

1. Irrtümliches Erkennen eigener Antigene – Autoimmunität. Normalerweise erkennt das Immunsystem alle fremden Antigene und geht gegen sie vor, während es körpereigene Gewebe als „Selbst“ erkennt und keine Reaktion gegen sie entwickelt. Wenn das System gegen eigene Bestandteile reagiert, kann dies eine Autoimmunerkrankung zur Folge haben. Beispiele für Autoimmunerkrankungen sind rheumatoide Arthritis und perniziöse Anämie.
2. Unwirksame Immunantwort – Immundefekt. Wenn irgendwelche Teile des Immunsystems schadhaft sind, kann das Individuum Infektionen nicht ausreichend bekämpfen. Es liegt dann ein Immundefekt vor. Einige sind angeborene Defekte, die sich kurz nach der Geburt zu etablieren beginnen, während sich andere, wie das erworbene Immundefektsyndrom (AIDS), später entwickeln.
3. Übersteigerte Immunantwort – Überempfindlichkeit. Manchmal stehen die Immunreaktionen in keinem Verhältnis zu dem Schaden, der durch das Pathogen verursacht werden könnte. Das Immunsystem kann auch auf ein harmloses Antigen, wie etwa ein Nahrungsmolekül, reagieren. Die Immunreaktionen können größeren Schaden anrichten als das Pathogen oder Antigen, und in diesem Fall sprechen wir von Überempfindlichkeit. So werden z. B. Moleküle auf der Oberfläche von Pollen von einigen Individuen als Antigene erkannt, wodurch es zu Heufieber oder Asthma kommt.

Schließlich gibt es noch Fälle, in denen das Immunsystem normal reagiert, aber die Immunantworten, die es produziert, therapeutischen Bemühungen zuwiderlaufen. Die wichtigsten Beispiele sind Bluttransfusion und Transplantatabstoßung. Dann ist es nötig, die Gewebe des Spenders und Empfängers möglichst zueinander „passend“ auszuwählen, damit das Immunsystem des Empfängers nicht das gespendete Blut oder transplantierte Gewebe angreift. Diese Probleme sind aber nur ein kleiner Preis, den man für ein unentbehrliches System des Körpers zahlen muß, das absolut lebensnotwendig ist, um den Körper gegen Infektionen zu schützen.

2 Zellen der Immunantwort

Peter Lydyard und Carlo Grossi

Das Immunsystem der Vertebraten besteht aus Organen und Geweben, die aus einer Vielzahl verschiedener Zelltypen und einer Menge aktiv zirkulierender Zellen bestehen. Dieses komplexe System ist auf vielfältige Wechselwirkungen untereinander angewiesen und hat im Lauf der Entwicklung gelernt, Mikroorganismen spezifisch zu erkennen und zu eliminieren. Im Unterschied dazu besitzen niedere Tiere primitivere Schutzmechanismen, um sich zu verteidigen. Dazu gehören lipid- und zuckerbindende Proteine (mit einer geringen Spezifität), die eine große Vielfalt von Mikroorganismen erkennen und opsonieren können, und Zellen, die in der Lage sind, Mikroben einzuschließen und zu verdauen – die Phagozyten. Diese Zellen stellen ein wichtiges Verteidigungssystem für alle Tiere dar, auch für die Vertebraten.

Das Schlüsselereignis in der Entwicklung des Immunsystems von Wirbeltieren ist die Evolution von lymphoiden Zellen und Organen gewesen. Die lymphoiden Zellen ermöglichen die hohe Spezifität des Immunsystems bei Vertebraten.

Alle Zellen des Immunsystems stammen von pluripotenten Stammzellen ab, die sich in zwei Hauptlinien differenzieren (Abb. 2.**1**):

1. die lymphatische Reihe – aus der Lymphozyten entstehen,
2. die myeloische Reihe – aus der Phagozyten (Monozyten, Makrophagen und neutrophile Granulozyten) und andere Zellen hervorgehen.

Es gibt zwei Hauptarten von Lymphozyten, die unterschiedliche Funktionen ausüben – T-Zellen und B-Zellen. Beide Zelltypen besitzen Oberflächenrezeptoren für Antigene. Die T-Zellen entwickeln sich im Thymus aus ihren Vorstufen, die B-Zellen differenzieren dagegen bei Säugetieren in der fetalen Leber und im reifen Knochenmark. Bei Vögeln werden B-Zellen in einem ihnen eigenen Organ, der Bursa Fabricii, gebildet. In diesen zentralen oder primären lymphatischen Organen erwerben die Lymphozytenvorläufer ihre Fähigkeit zur Erkennung von Antigenen, indem sie Oberflächenrezeptoren ausbilden.

Eine dritte Lymphozytengruppe, die „natürlichen Killerzellen" (NK), tragen keine Antigenrezeptoren (s. u.). Die aus dem Knochenmark stammenden NK-Zellen lassen sich funktionell von den T- und B-Zellen durch ihre In-vitro-Fähigkeit unterscheiden, bestimmte Tumorzellinien (aber keinen frischen Tumor) ohne vorherige Sensibilisierung zu lysieren. Morphologisch sind das die großen granulierten Lymphozyten (LGL).

Die Phagozyten unterteilen sich in zwei Hauptgruppen: Monozyten/Makrophagen und polymorphkernige Granulozyten. Letztere haben einen ausgeprägt gelappten, unregelmäßig geformten (polymorphen) Kern; man bezeichnet sie oft als Polymorphe oder Granulozyten. Sie können je nach Anfärbbarkeit ihrer zytoplasmatischen Granula neutrophil, basophil oder eosinophil sein. Diese drei Zelltypen haben auch unterschiedliche Funktionen. Am häufigsten sind die Neutrophilen, auch

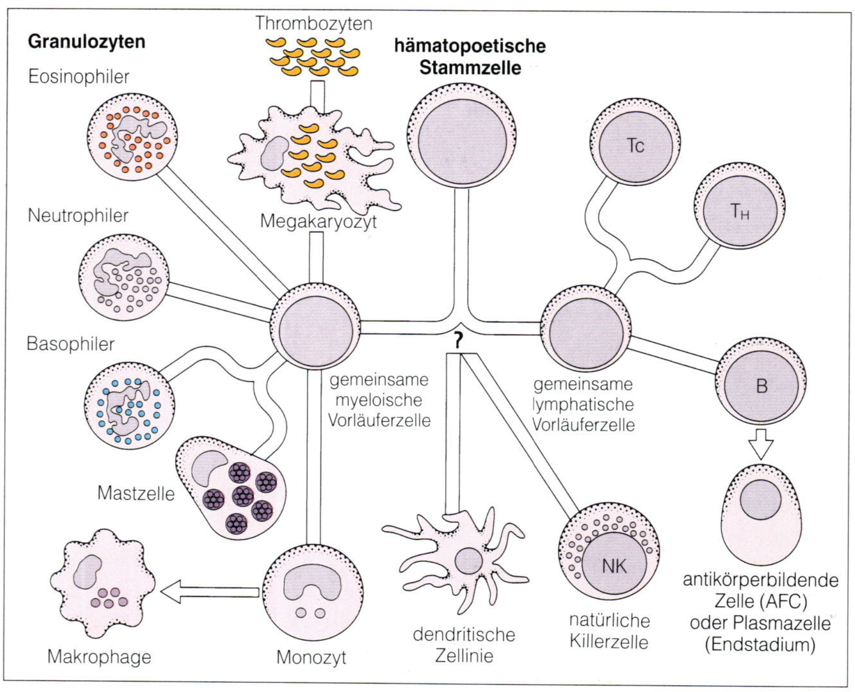

Abb. 2.**1** **Herkunft der Immunzellen.** Alle Zellen stammen von pluripotenten Stammzellen ab. Von diesen leiten sich zwei verschiedene Zelllinien ab, die lymphatischen und die myeloischen Zellen. Die lymphatische Stammzelle kann sich zur T- oder B-Zelle differenzieren, je nachdem, in welcher Umgebung sie sich entwickelt. Bei Säugetieren entwikkeln sich die T-Zellen im Thymus, die B-Zellen hingegen in der fetalen Leber und im Knochenmark. Die genaue Herkunft einiger antigenpräsentierender Zellen (APC) und der „natürlichen Killerzellen" (NK-Zellen) ist nicht genau bekannt, obwohl sie sich ursprünglich von hämatopoetischen Stammzellen ableiten. Die Differenzierung der myeloischen Zellen ist im linken Teil der Abbildung dargestellt. Der gemeinsame Ausdruck „Granulozyten" wird manchmal gleichermaßen für Eosinophile, Neutrophile und Basophile verwendet.

PMN (polymorphkernige Neutrophile) genannt, die den Großteil an Leukozyten (weißen Blutzellen) im Blut ausmachen.

Zusätzlich zu den Lymphozyten und Phagozyten gibt es noch eine Reihe von Hilfszellen; zu diesen zählen:

1. verschiedene Zellen mit der Funktion, den T-Zellen Antigene zu präsentieren, die als antigenpräsentierende Zellen bezeichnet werden (antigen-presenting cells, APC),
2. Thrombozyten, die bei der Blutgerinnung und Entzündung beteiligt sind,
3. Mastzellen, die strukturelle und funktionelle Ähnlichkeiten mit basophilen segmentkernigen Granulozyten aufweisen,
4. Endothelzellen, die mit Molekülen auf ihrer Oberfläche bestimmte Lymphozyten erkennen können und dadurch die Verteilung von Lymphozyten kontrollieren.

Die wichtigen Merkmale dieser Zelltypen sollen nun genauer beschrieben werden.

Lymphatische Zellen

Die Bildung von Lymphozyten findet mit einer hohen Produktionsrate (10^9 pro Tag) in den primären oder zentralen lymphatischen Organen (Thymus und reifes Knochenmark) statt. Einige dieser Zellen wandern über den Kreislauf in sekundäre lymphatische Gewebe ein (Milz, Lymphknoten, Mandeln und mukosaassoziiertes lymphatisches Gewebe). Ein Erwachsener besitzt im Durchschnitt etwa 10^{12} lymphatische Zellen, und das lymphatische Gewebe als Ganzes stellt etwa 2% des Körpergewichts dar. Der Anteil von lymphatischen Zellen beträgt etwa 20% aller weißen Blutzellen (Leukozyten) im Kreislauf eines Erwachsenen. Viele der reifen lymphatischen Zellen sind langlebig und können als Gedächtniszellen über mehrere Jahre oder sogar ein Leben lang bestehen bleiben.

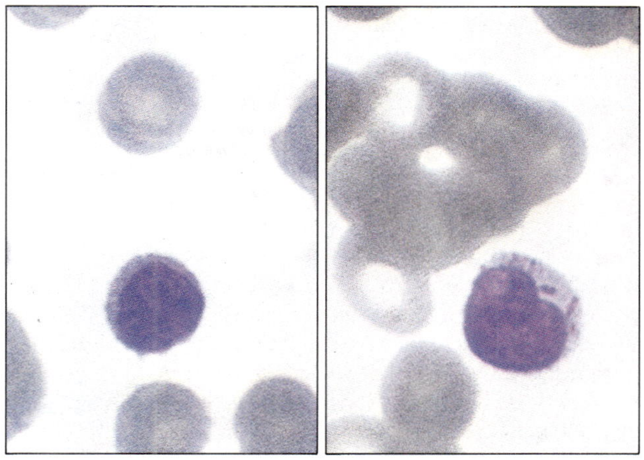

Abb. 2.2 **Morphologische Heterogenität der Lymphozyten.** Der kleine Lymphozyt (links) besitzt keine Granula und weist ein hohes Kern-Plasma-Verhältnis auf. Der große granulierte Lymphozyt (rechts) hat ein niedrigeres Kern-Plasma-Verhältnis und azurophile Granula im Zytoplasma. Das dichte Chromatin ergibt eine dunkle Kernfärbung (Giemsa-Färbung); 1000 ×.

Morphologische Heterogenität der Lymphozyten

Lymphozyten eines normalen Blutausstriches sind sowohl in der Größe (6–10 μm im Durchmesser) als auch im Aussehen heterogen. Unterschiede bestehen in der Relation von Kern zu Zytoplasma (nucleus : cytoplasma, N : C ratio), im Grad der Anfärbbarkeit des Zytoplasmas und im Vorhandensein oder Fehlen von azurophilen Granula.

Zwei verschiedene morphologische Typen von ruhenden lymphatischen Zellen können lichtmikroskopisch im gefärbten (z. B. nach Giemsa) Blutausstrich un-

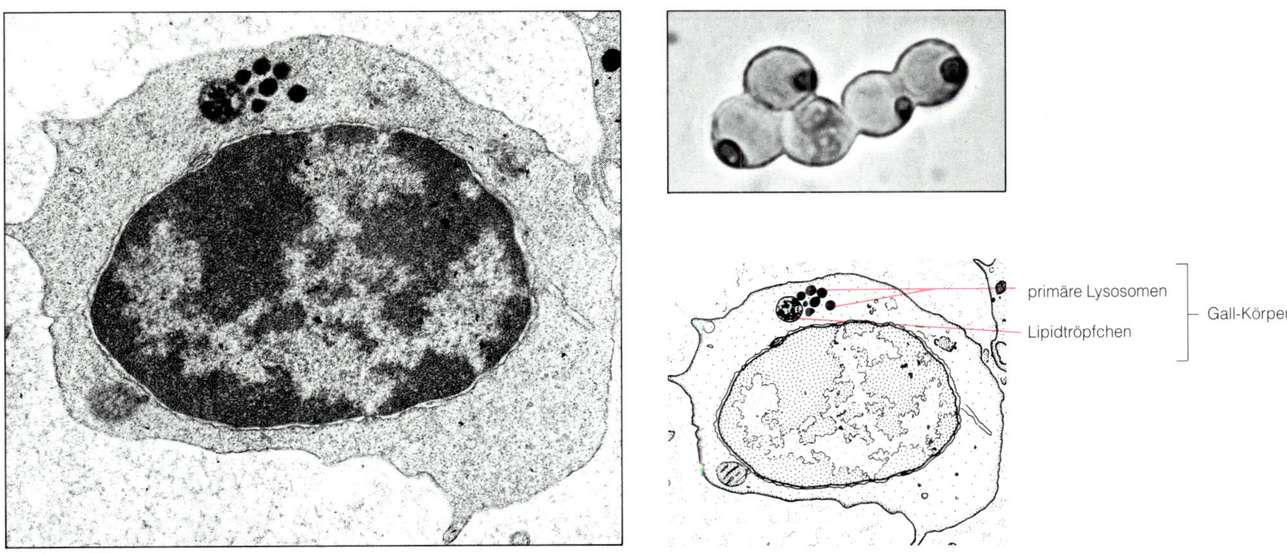

Abb. 2.3 **Ultrastruktur einer nichtgranulierten T-Zelle.** Diese elektronenmikroskopische Aufnahme zeigt den Gall-Körper, der ein Charakteristikum der meisten ruhenden T-Zellen ist (10 500 ×). Diese Struktur ist bei der unspezifischen Esterasefärbung lichtmikroskopisch als einzelner Punkt zu erkennen (kleines Bild, 400 ×).

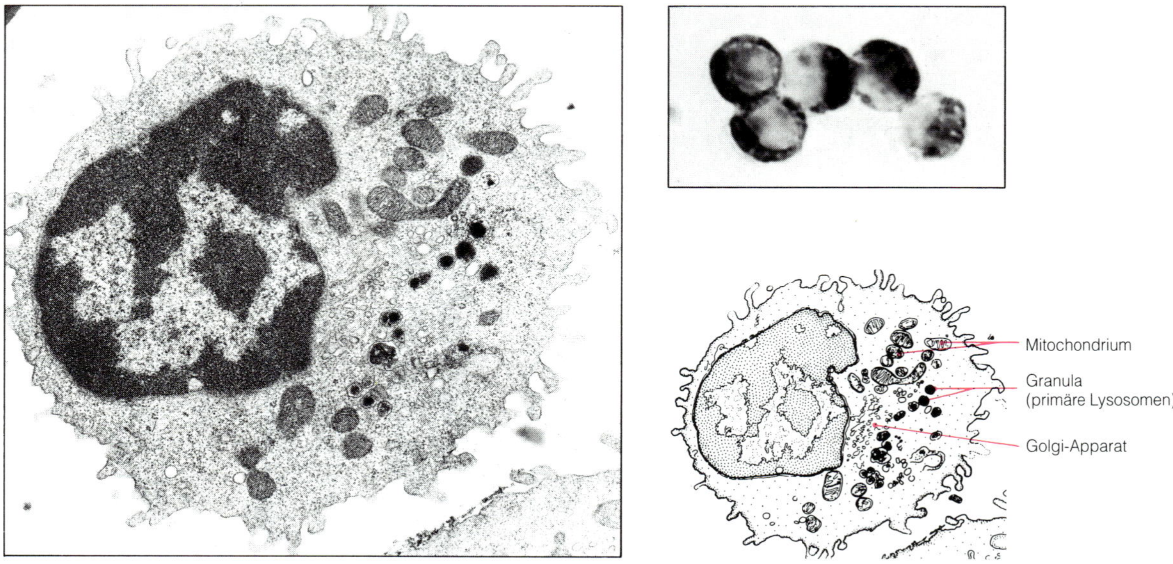

Abb. 2.4 **Ultrastruktur einer granulierten T-Zelle.** Diese Zelle besitzt charakteristischerweise elektronendichte peroxidasenegative Granula (primäre Lysosomen). Die Granula liegen im Zytoplasma verteilt, einige davon in der Nähe des gut entwickelten Golgi-Apparates. Es sind reichlich Mitochondrien vorhanden (10 000 ×). Die granuläre Struktur ist lichtmikroskopisch nach Färbung auf saure Phosphatase zu erkennen (kleines Bild, 400 ×).

terschieden werden. Der kleine Lymphozyt besitzt typischerweise keine Granula und ein höheres Kern-Plasma-Verhältnis. Den größeren mit dem niedrigeren Kern-Plasma-Verhältnis und den intrazytoplasmatischen azurophilen Granula zählt man gewöhnlich zu den großen granulierten Lymphozyten (large granular lymphocytes, LGL), nicht zu verwechseln mit Granulozyten (neutrophile, eosinophile und basophile) oder mit Monozyten, die auch azurophile Granula enthalten (Abb. 2.**2**).

T-Zellen in Ruhephase können in zwei morphologische Gruppen unterteilt werden. Die meisten sowohl der T-Helfer-(T_H-)Zellen als auch der zytotoxischen Zellen (Tc) gehören zu dem agranulierten kleinen Typ mit dem hohen Kern-Plasma-Verhältnis. Sie enthalten in ihrem Zytoplasma den sog. „Gall-Körper", der aus einer Ansammlung von primären Lysosomen mit Fetttröpfchen besteht. Der Gall-Körper kann nach enzymatischer zytochemischer Vorbehandlung elektronenmikroskopisch leicht dargestellt werden (Abb. 2.**3**). Bis zu 10% der T_H-Zellen und 35% der Tc-Zellen erscheinen morphologisch als große granulierte Lymphozyten (LGL) mit primären Lysosomen im Zytoplasma und einem gut entwickelten Golgi-Apparat (Abb. 2.**4**).

Andere T-Zellen mit LGL-Merkmalen sind die Gamma/Delta-(γδ-) oder TCR-1^+-Lymphozyten (s. u.). Diese Zellen haben im lymphatischen Gewebe ein dendritisches Aussehen (Abb. 2.**5**), und in In-vitro-Kultur können sie an das Substrat anhaften, wobei sie sich morphologisch verändern (Abb. 2.**6**).

Ruhende B-Zellen im Blut besitzen keine Gall-Körper oder LGL-Morphologie. Ihr Zytoplasma enthält vorwiegend einzeln stehende Ribosomen (Abb. 2.**7**). Gelegentlich finden sich aktivierte B-Zellen mit einem sich entwickelnden rauhen endoplasmatischen Retikulum (Abb. 2.**8**).

NK-Zellen sind, ebenso wie γδ-T-Zellen und einige Tc-Zellen, durch die LGL-Morphologie gekennzeichnet. Allerdings besitzen sie mehr azurophile Granula als die granulierten T-Zellen.

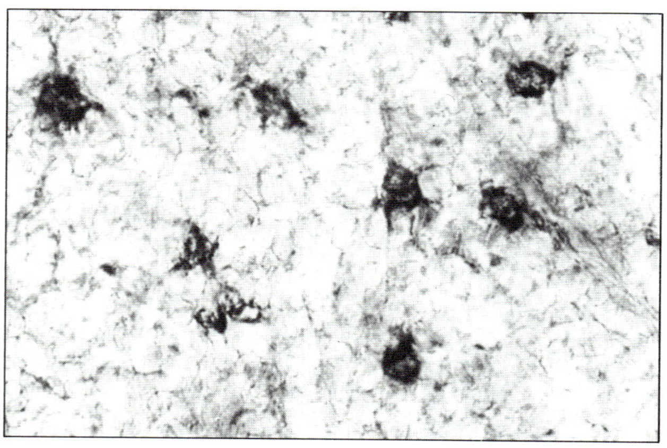

Abb. 2.5 **Dendritische Morphologie von γδ-TCR1$^+$-Zellen in den Tonsillen.** Diese T-Zellen sind vorwiegend in den interfollikulären, T-Zell-abhängigen Zonen der Lamina propria und im Oberflächenepithel lokalisiert. Beachte die dendritische Gestalt der Zellen. Anti-TCR-1 monoklonaler Antikörper und Immunperoxidase, 900 ×. Mit freundlicher Genehmigung von Dr. A. Favre, aus Europ. J. Immunol. 21 (1991) 173, mit Genehmigung.

Marker

Lymphozyten (und andere Leukozyten) exprimieren viele verschiedene Moleküle oder „Marker" auf ihrer Oberfläche, die zur Unterscheidung von Zellpopulationen dienen. Viele dieser Moleküle können jetzt durch spezifische monoklonale Antikörper identifiziert werden. Für die Zelloberflächenmarker wurde eine systematische Nomenklatur entwickelt, das CD-System, in welchem die Marker fortlaufend als CD1, CD2 usw. numeriert werden. Die Bezeichnung CD (cluster of differ-

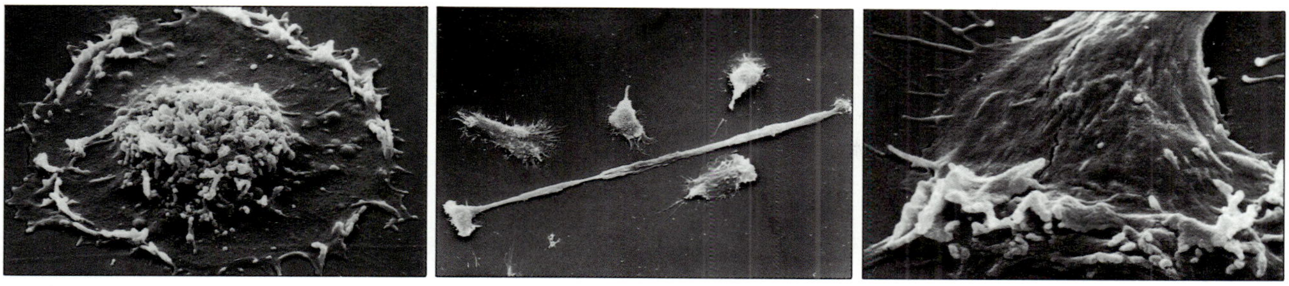

Abb. 2.6 **Morphologische Veränderungen in klonierten γδ-T-Zellen in vitro.** Die Zellen heften sich an das Substrat an wie Makrophagen (links; 6000 ×). Die Zellen werden länglich mit Uropodien und zwei polaren ausgestreckten Filopodien (Mitte, 6000 ×). An den Enden der Filopodien werden Adhäsionsplaques gebildet (rechts, 20 000 ×). Mit freundlicher Genehmigung von Dr. G. Arancia und Dr. A. Malorni, aus Europ. J. Immunol. 21 (1991) 173, mit Genehmigung.

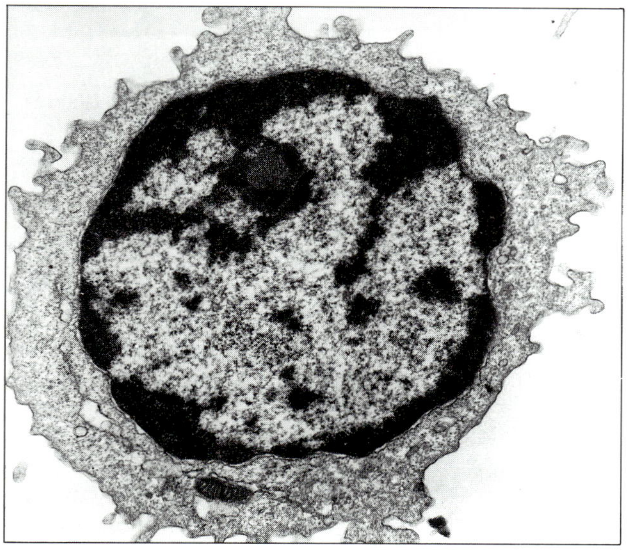

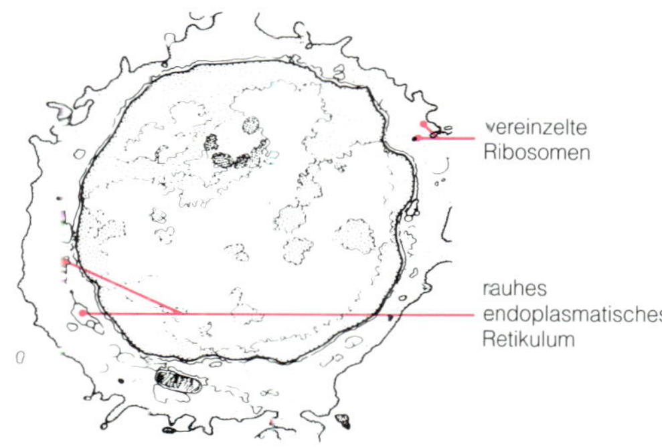

Abb 2.7 **Ultrastruktur einer ruhenden B-Zelle.** Diese Zellen besitzen keine Gall-Körper oder Granula. Im Zytoplasma sind verstreut Ribosomen und rauhes endoplasmatisches Retikulum (RER) zu erkennen. Das lysosomale Golgi-System in den B-Zellen entwickelt sich nur nach Aktivierung. 11 500 ×.

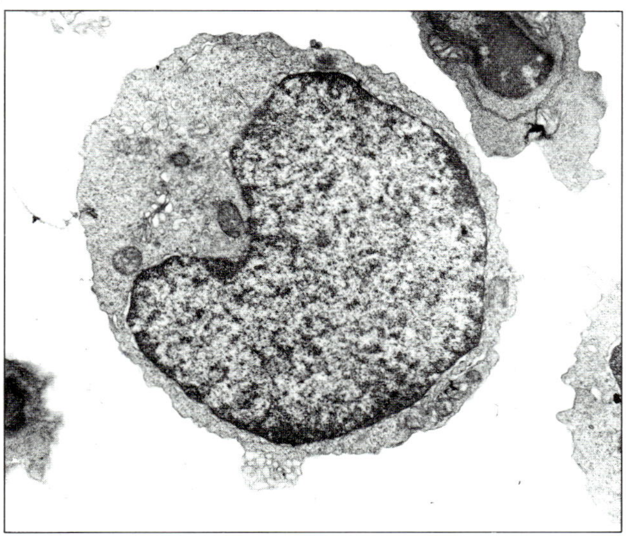

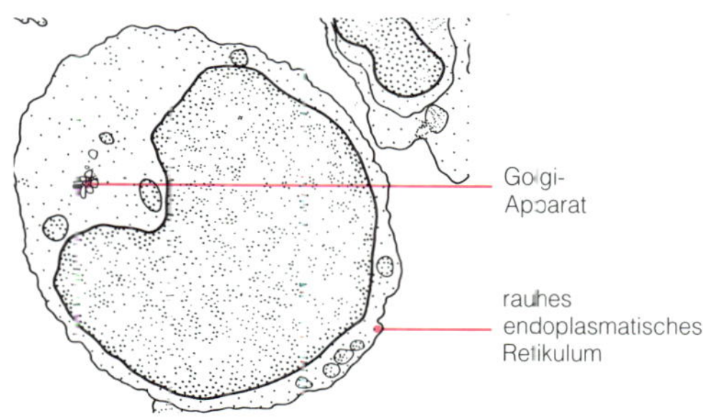

Abb. 2.8 **Ultrastruktur eines B-Zell-Blasten.** Das Hauptmerkmal aktivierter B-Zellen ist die „Produktionsanlage" für Immunglobuline. Dazu gehören das rauhe endoplasmatische Retikulum, freie Polyribosomen und der Golgi-Apparat, der an der Glykosylierung der Immunglobuline beteiligt ist (7500 ×).

entiation) bezieht sich auf Gruppen oder Cluster von monoklonalen Antikörpern, wobei jeder Cluster ganz spezifisch einen Zellmarker bindet. Das CD-System beruht auf der Computeranalyse von hauptsächlich in Mäusen produzierten monoklonalen Antikörpern gegen menschliche Leukozytenantigene. Diese Arbeit wurde in vielen Laboratorien weltweit ausgeführt, und eine Reihe internationaler Arbeitsgruppen hat das Muster der Bindung monoklonaler Antikörper an verschiedene Leukozytenpopulationen und das Molekulargewicht der Marker festgestellt. Monoklonale Antikörper mit ähnlicher Spezifität sind in einer gemeinsamen CD-Nummer zusammengefaßt. Diese Numerierung der Antikörper wird jetzt auch zur Bezeichnung der Oberflächenmoleküle verwendet, die von einer Gruppe monoklonaler Antikörper erkannt werden (im Anhang ist eine Liste der CD-Moleküle).

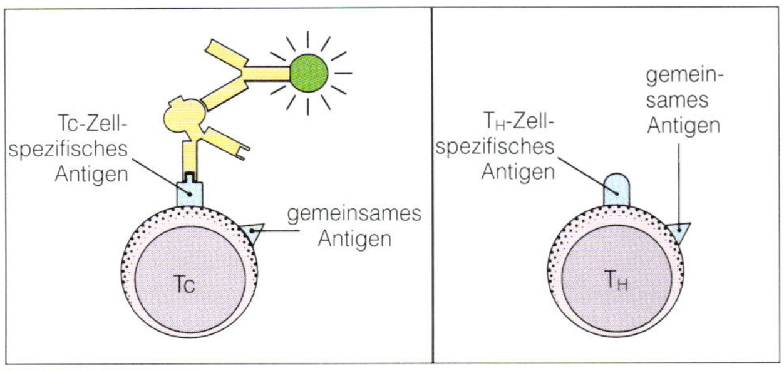

Abb. 2.**9** **Immunfluoreszenzdarstellung von T-Zell-Markern.** Mausantikörper gegen ein spezifisches Antigen einer T-Zell-Subgruppe auf einer zytotoxischen T-Zelle (Tc) bindet an solche Zellen, nicht jedoch an T-Helferzellen (T_H). Der gebundene Antikörper läßt sich mit Hilfe von fluoreszenzmarkiertem Antimausimmunglobulin nachweisen. Mit dieser Methode kann man auch T-Zell-Subgruppen zählen.

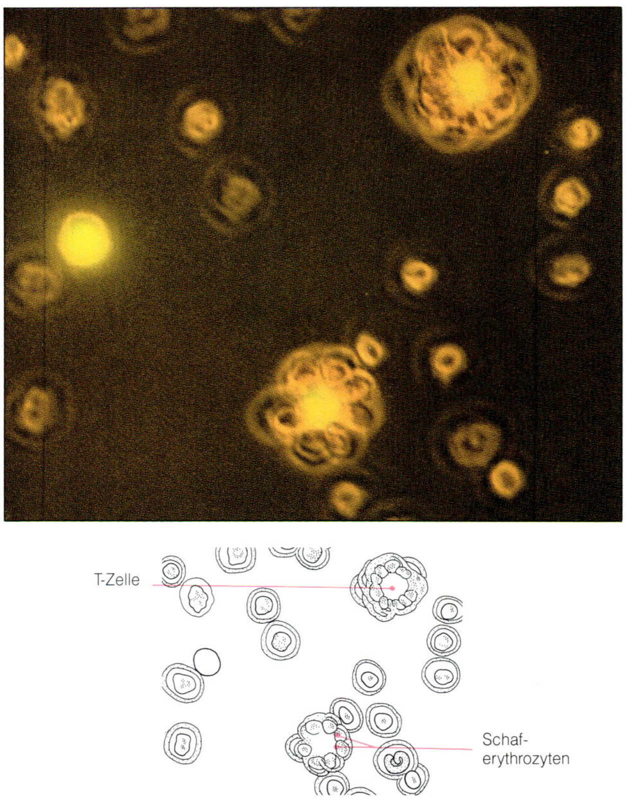

Abb. 2.**10** **Marker auf menschlichen T-Zellen.** T-Zellen aus menschlichem Blut und Gewebe besitzen zufälligerweise die Eigenschaft, an Schaferythrozyten (SE) zu binden. Nach dem Zentrifugieren erkennt man T-Zellen an ihrer Fähigkeit, „Rosetten" mit SE zu bilden. Die kernhaltigen T-Zellen unterscheiden sich von den kernlosen SE durch eine spezifische grüne Fluoreszenzfärbung der Kerne. Die „Rosettenbildung" mit SE kann auch zur physikalischen Abtrennung der T-Zellen benützt werden (s. Kap. 25).

Die verschiedenen Moleküle können charakteristisch für verschiedene Stammzellen (Stammzellmarker) oder für unterschiedliche Stadien der Zellreifung sein (Reifungsmarker). Einige Marker erscheinen nur, wenn die Zelle durch verschiedenartige Stimuli aktiviert wurde (Aktivierungsmarker). Ein Beispiel für einen Stammzellmarker ist der für T-Zellen spezifische CD3, der bei der Zellaktivierung beteiligt ist. Ein Reifungsmarker der T-Zellen ist CD1, der nur auf Zellen gefunden wird, die im Thymus reifen, nicht jedoch auf peripheren T-Zellen. Der Rezeptor für den Wachstumsfaktor der T-Zellen (IL-2-Rezeptor, CD25) ist ein Aktivierungsmarker für T-Zellen, der nur dann exprimiert wird, wenn die Zelle durch ein Antigen stimuliert wurde.

Obwohl es manchmal nützlich ist, Marker auf diese Art und Weise zu definieren, ist es doch nicht immer möglich. Manchmal ist ein Reifungsmarker für einen Stamm ein Aktivierungsmarker für einen anderen. So exprimieren z. B. B-Zellen die meiste Zeit MHC-Klasse-II-Antigene, menschliche T-Zellen dagegen nur nach Aktivierung. Außerdem können „Aktivierungs"marker schon in geringer Zahl auf der Zelle vorhanden sein und dann nach Aktivierung zunehmen. Ein Beispiel dafür ist CD11a (LFA-1) auf Monozyten.

Die Zelloberflächenmoleküle, die vielen verschiedenen Familien angehören, haben sich möglicherweise aus nur wenigen Stammgenen entwickelt. Diese Familien umfassen die folgenden großen Gruppen:

Es gibt eine Reihe von Integrin-Unterfamilien – alle Mitglieder einer Unterfamilie besitzen eine gemeinsame β-Kette, aber jedes hat eine einzigartige α-Kette.

1. Moleküle der Immunglobulinfamilie der „Supergene" haben besondere Strukturmerkmale der Immunglobuline; dazu gehören CD2, CD3, CD4, CD8, Thy-1 der Maus und viele andere.
2. Die „Integrin"-Familie besteht aus heterodimeren Molekülen mit α- und β-Ketten. Eine Unterfamilie (β_2-Integrine) benutzt CD18 als β-Kette. Diese Kette kann verbunden werden mit CD11a, CD11b oder CD11c – diese Kombinationen bilden das Lymphozytenfunktionsantigen LFA-1 bzw. die Oberflächenmoleküle Mac-1 (CR3) und p150,95 (CR4) und werden gewöhnlich auf Leukozyten gefunden. Bei der zweiten Unterfamilie (β_1-Integrin) sind verschiedene Polypeptide mit CD29 zur β-Kette verknüpft. Dazu gehören die „sehr späten" Aktivierungs-(VLA-)Marker (s. u.).

Oberflächenmoleküle (Marker) lassen sich mit Hilfe von fluoreszierenden Antikörpern darstellen (Abb. 2.**9**). Die Strömungszytometrie, mit deren Hilfe sich Zellen zählen und aufgrund ihrer Größe und Fluoreszenzintensität separieren lassen (s. Kap. 25), hat die Untersuchungen über lymphatische Zellpopulationen revolutioniert.

T-Zellen

Die zufällige Eigenschaft menschlicher T-Zellen, an Schaferythrozyten zu binden, bot die erste Möglichkeit, sie von den B-Zellen zu unterscheiden. Jetzt weiß man, daß die Schaferythrozyten an das CD2-Molekül auf den T-Zellen binden (Abb. 2.**10**). Der T-Zell-Antigenrezeptor (TCR) ist der definitive T-Zell-Stammarker. Es gibt derzeit zwei definierte Typen von TCR: TCR-2 ist ein Heterodimer aus zwei disulfidverbundenen Polypeptiden (α und β), TCR-1 ist strukturell ähnlich, enthält allerdings γ- und δ-Polypeptide. Beide Rezeptoren sind mit einem Satz von fünf Polypeptiden, dem CD3-Komplex, assoziiert, die den T-Zell-Rezeptorkomplex ausmachen (TCR-CD3-Komplex; s. Kap. 4). Eine T-Zelle ist also so definiert, daß sie entweder TCR-1 oder TCR-2 besitzt. Ungefähr 85–95% der T-Zellen im Blut exprimieren TCR-2 und bis zu 15% TCR-1^+.

TCR-2^+-T-Zellen

Die TCR-2-tragenden Zellen können weiter in zwei verschiedene, nichtüberlappende Populationen unterteilt werden: eine Untergruppe mit dem CD4-Marker, die hauptsächlich Immunantworten erzeugen hilft (T_H), und eine überwiegend zytotoxische Untergruppe mit dem CD8-Marker (Tc). Während $CD4^+$-T-Zellen ihre spezifischen Antigene in Verbindung mit dem Haupthistokompatibilitätskomplex (major histocompatibility complex, MHC) der Klasse II erkennen, gelingt dies den $CD8^+$-T-Zellen mit MHC-Klasse-I-Molekülen (s. Kap. 4). Dies nimmt Einfluß auf den Zelltyp, mit dem sie interagieren können. Die meisten zirkulierenden TCR-1^+-Zellen tragen weder den CD4- noch den CD8-Marker, obwohl einige wenige $CD8^+$ sein können.

$CD4^+$-Zellen

$CD4^+$-Zellen werden aufgrund ihrer Funktion in zwei Untergruppen unterteilt:
1. Zellen, die die Antwort von T- und B-Zellen unterstützen – die Helferzellfunktion, bezeichnet als $CD29^+$. Diese Population deckt sich praktisch mit einer niedrigmolekularen Isoform des gemeinsamen CD45-Leukozytenantigens. Diese Isoform nennt man $CD45RO^+$.
2. Zellen, die eine Suppressor- und zytotoxische Funktion in $CD8^+$-Zellen induzieren. Die Suppressor- und Induktionsfunktion ergibt eine andere Isoform des CD45-Moleküls, genannt $CD45RA^+$.

In den letzten 5 Jahren wurden die $CD45RA^+$- als „naive" und $CD45RO^+$-T_H-Zellen als „Gedächtniszellen" bezeichnet. Nach der heutigen Meinung jedoch ist die Expression von CD45RO/CD29 durch $CD4^+$-T_H-Zellen mehr für den Zustand der Aktivierung relevant (s. Aktivierungsmarker).

Die unterschiedlichen Funktionen der T-Zellen wurden auch durch die Analyse von T_H-Klonen für das Muster der Zytokinsekretion aufgezeigt. Sowohl bei der Maus wie jetzt auch noch überzeugender beim Menschen wurden zwei Gruppen von $CD4^+$-T-Zell-Klonen gefunden. Einer davon sezerniert IL-2 und IFNγ, der andere IL-4, IL-5, IL-6 und IL-10. Diese beiden Zelluntergruppen bezeichnet man als T_H1 und T_H2 (s. Kap. 8). Die T_H1-Zellen vermitteln verschiedene Funktionen im Zusammenhang mit Zytotoxizität und lokalen Entzündungsreaktionen. Daraus folgt, daß diese Zellen intrazelluläre Pathogene wie Viren, Bakterien und Parasiten bekämpfen. T_H2-Zellen stimulieren B-Zellen zur Proliferation und zur Antikörperproduktion und wirken daher primär als Schutz gegen freilebende Mikroorganismen (humorale Immunität).

Weitere Kriterien wurden herangezogen, um die $CD4^+$-Gruppe zu unterteilen. Beispielsweise gibt es eine kleine Untergruppe von $CD4^+$-Zellen mit NK-Markern, die nicht das Lymphokin IL-2 produzieren und nicht auf antigene und mitogene Reize proliferieren.

$CD8^+$-Zellen

$CD8^+$-T-Zellen können aufgrund verschiedener Kriterien und mit Hilfe verschiedener monoklonaler Antikörper in spezifische funktionelle Untergruppen unterteilt werden.

Eine Untergruppe mit CD28-Molekülen produziert IL-2 als Antwort auf Aktivierungssignale, während eine andere mit dem heterodimeren CD11b/CD18-Molekül auf IL-2 reagiert (es aber nicht produziert). Interessanterweise haben die Zellen der ersten Untergruppe einen deutlichen Gall-Körper (s. o.), die Zellen der zweiten Gruppe zeigen dagegen LGL-Morphologie. Der Inhalt der Granula ist an zytotoxischen Funktionen von T- und NK-Zellen beteiligt. Die Funktion des Gall-Körpers ist aber nicht bekannt.

TCR-1^+-T-Zellen

$CD3^+TCR-1^+$-Zellen repräsentieren nur eine Minderheit der zirkulierenden T-Zellen. Sie sind im Mukosaepithel beheimatet. Die Mehrheit der intraepithelialen Lymphozyten (IEL) sind TCR-1^+ mit einem CD8-Marker, der sich aber auf den meisten zirkulierenden TCR-1^+-Zellen nicht findet. Kürzlich konnte man zeigen, daß diese Zellen ein spezielles Repertoire an T-Zell-Rezeptoren haben, die gegen bakterielle Antigene gerichtet sind, und nach der gegenwärtigen Meinung schützen diese Zellen die Mukosaoberflächen des Körpers. Es wurde auch eine Untergruppe von zweifach negativen Zellen ($CD4^-CD8^-$) mit TCR-2 beschrieben.

Die Unterteilung der TCR-, CD4- und CD8-tragenden Zellen in unterschiedliche Funktionsgruppen ist in den Abb. 2.**11** und 2.**12** dargestellt.

Bis jetzt haben wir die Zellmarker und antigenspezifischen Rezeptoren beschrieben, die die T-Zell-Untergruppen ausmachen. Auf allen T-Zellen gibt es auch eine Anzahl anderer Oberflächenmoleküle (Pan-T-Zell-Marker), die aber auch auf Zellen anderer Abstammung

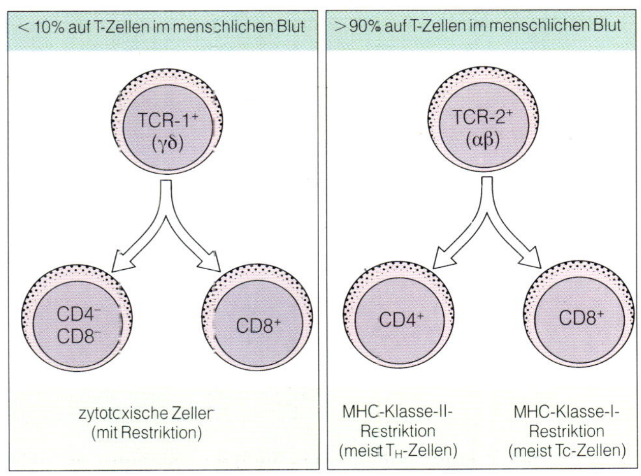

Abb. 2.**11** **T-Zell-Untergruppen.** T-Zellen können hinsichtlich der Antigenrezeptoren TCR-1 oder TCR-2 unterteilt werden. TCR-1^+-Zellen sollen ein beschränktes Repertoire haben und hauptsächlich nicht-MHC-beschränkt sein. Andererseits exprimieren TCR-2^+-Zellen entweder CD4 oder CD8, wodurch die Verbindung des Antigens entweder mit MHC-Klasse-II- oder -Klasse-I-Molekülen bestimmt wird.

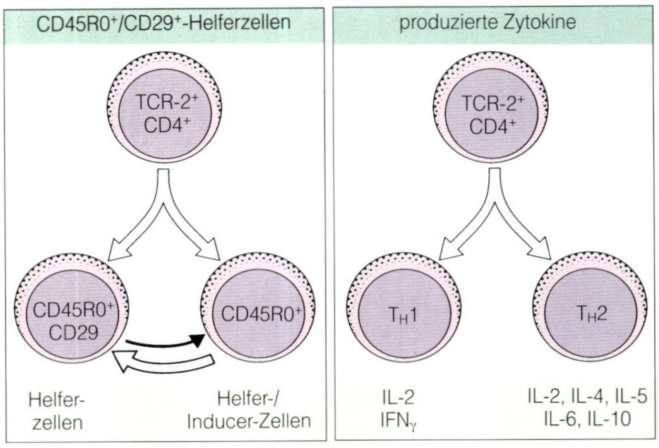

Abb. 2.**12** **Funktionelle Untergruppen von CD4$^+$-T-Zellen.** Diese MHC-Klasse-II-beschränkten T-Zellen wurden aufgrund der Expression von Isoformen der CD45- und CD29-Moleküle in Untergruppen eingeteilt (linkes Bild). Zusätzlich können sie hinsichtlich des Profils ihrer Zytokinproduktion in T_H1- und T_H2-Populationen unterteilt werden (rechtes Bild).

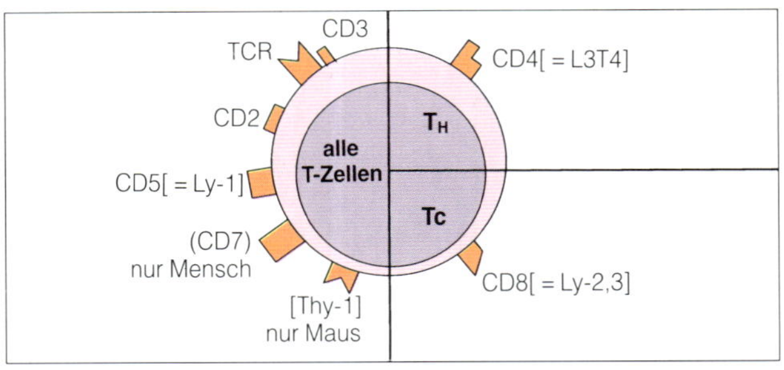

Abb. 2.**13** **Oberflächenmarker auf T-Zellen von Mensch und Maus.** Das CD7-Molekül wurde bislang nur beim Menschen entdeckt, Thy-1 dagegen ist mausspezifisch. Andere Marker in eckigen Klammern sind Mausäquivalente von menschlichen Markern. Die meisten dieser Moleküle gehören zur Immunglobulinfamilie der Adhäsionsmoleküle.

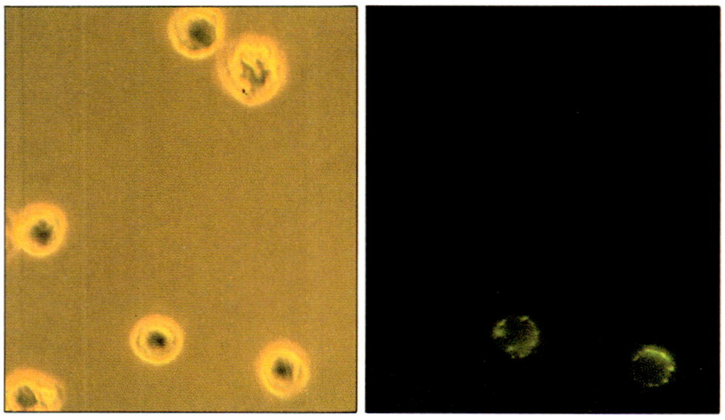

Abb. 2.**14** **Darstellung des Oberflächenimmunglobulins auf B-Zellen.** Menschliche B-Zellen aus dem Blut zeigen bei der Kaltfärbung mit fluoresceinmarkiertem antihumanem Immunglobulin eine fleckige Oberflächenfluoreszenz unter UV-Licht (rechts). Im Phasenkontrastmikroskop (links) erweisen sich nur 2 von den 6 Zellen im Gesichtsfeld als B-Lymphozyten. Bei der unteren Zelle sieht man ein „capping" (Haubenbildung) der fluoreszierenden Antikörper.

vorkommen. Die Rezeptoren für Schaferythrozyten (CD2) sind ein gutes Beispiel. Das CD2-Molekül aktiviert, wenn es an den passenden Liganden gebunden ist, in vivo normalerweise Zellen, zusammen mit dem TCR-CD3-Komplex und anderen membrangebundenen Glykoproteinen. CD2 findet sich auch auf etwa 75% der CD3-NK-Zellen. CD5, das auch T-Zellen aktiviert, findet sich auf allen T-Zellen und auf einer B-Zell-Untergruppe. Der Ligand für dieses Molekül wurde kürzlich auf B-Zellen als CD72 entdeckt. CD7 ist auf fast allen NK-Zellen vorhanden. Eine komplette Liste aller CD-Moleküle auf T-Zellen, von denen einige auch auf anderen hämopoetischen Zellen vorkommen, ist im Anhang aufgeführt.

Die auf T-Zellen von Mäusen exprimierten Marker ähneln denen auf menschlichen T-Zellen. Zusätzlich tragen alle murinen T-Zellen ein 19–35 kDa schweres Molekül, das Thy-1 oder θ; ein menschliches Äquivalent ist zwar beschrieben, aber wenig untersucht.

Es ist momentan noch unklar, ob T-Suppressorzellen wirklich als funktionell eigenständige Subpopulation existieren, aber murine T-Zellen mit Suppressoraktivität tragen I-J-Moleküle, deren Expression durch Gene des MHC kontrolliert wird (s. Kap. 10). Durch Bindung an das Lectin Vicia Villosa läßt sich beim Menschen und bei der Maus eine Zellpopulation abgrenzen, die an der „Kontrasuppression" beteiligt ist. (Ein Lectin ist ein Protein, das an bestimmte Kohlenhydratreste bindet.) Eine Zusammenfassung der wichtigsten TCR-2$^+$-Zellmarker bei Mensch und Maus ist in Abb. 2.**13** dargestellt.

B-Zellen

B-Zellen repräsentieren etwa 5–15% der zirkulierenden lymphatischen Zellen und sind klassischerweise durch die Anwesenheit von Oberflächenimmunglobulinen definiert. (Diese Immunglobulinmarker werden von der Zelle selbst produziert, im Gegensatz z. B. zu den Immunglobulinmolekülen auf Mastzellen, die woanders her stammen.) Diese Moleküle sind in die Oberflächenmembran der B-Zelle eingefügt, wo sie als spezifische Antigenrezeptoren fungieren. Auf der Oberfläche reifer Zellen können sie mit fluoreszenzmarkierten spezifischen Antikörpern gegen das Immunglobulin der untersuchten Spezies angefärbt werden. Werden die Zellen im kalten Zustand angefärbt, kommt es zu einer ringförmigen (oder fleckförmigen) Fluoreszenz an der B-Zelle (Abb. 2.**14**). Divalente Antikörper gegen das Oberflächenimmunglobulin heften an die Oberflächenrezeptoren an und gehen Kreuzbindungen ein und sind dann als „Flecken" von kreuzverbundenen Immunglobulinen auf der Zelloberfläche sichtbar. Die meisten dieser Komplexe streichen nach dem Erwärmen aktiv die Zelloberfläche entlang und erscheinen als „Haube" über einem Pol der Zelle (Abb. 2.**14**). Dieses Phänomen ist nicht nur spezifisch für Immunglobuline auf B-Zellen, sondern kann auch bei Oberflächenglykoproteinen auf B-Zellen und anderen Zelltypen gesehen werden.

Die meisten B-Zellen des Menschen exprimieren im peripheren Blut zwei Immunglobulinisotypen auf ihrer Oberfläche, das IgM und IgD (s. Kap. 4). Auf derselben Zelle sind ihre Antigenbindungsstellen identisch. Im Kreislauf erscheinen nur sehr wenig Oberflächen-IgG, IgA oder IgE, obwohl diese Moleküle vermehrt an spezifischen Stellen des Körpers zu finden sind, z. B. auf IgA-tragenden Zellen der Darmschleimhaut. Kürzlich konnte gezeigt werden, daß Oberflächen-IgM zusammen mit anderen Molekülen den Antigen-Rezeptor-Komplex auf B-Zellen bildet. Das 34 kDa schwere Molekül IgMα, Produkt des mb-1-Gens, wird zum Transport und Zusammenfügen von IgM-Monomeren in der Zellmembran benötigt. Die ca. 39 kDa schweren zusätzlichen Moleküle Igβ und eine vermutliche Isoform Igγ interagieren mit den Transmembransegmenten von IgM. Diese Moleküle helfen auch bei der B-Zell-Aktivierung.

Einige andere Marker finden sich sowohl auf Mäuse- als auch auf menschlichen B-Zellen (Abb. 2.**15**). Die Mehrzahl der B-Zellen trägt MHC-Klasse-II-Antigene, die für die Kooperation mit T-Zellen wichtig sind. Diese sind I-A- oder I-E-Antigene bei der Maus und HLA-DP-, DQ- und DR-Antigene beim Menschen. Komplementrezeptoren für C3b (CR1, CD35) und C3d (CR2, CD21) werden gewöhnlich auf B-Zellen gefunden und haben mit der Aktivierung und wahrscheinlich auch mit der Verteilung der Zellen zu tun. Die auch vorhandenen Fc-Rezeptoren für exogenes IgG (FcγRII, CD32) geben den B-Zellen negative Signale. CD19, CD20 und CD22 sind die hauptsächlich benutzten Marker zum Identifizieren menschlicher B-Zellen. Andere Moleküle für diesen Zweck sind CD72 bis 78. Das CD72 wurde auch für murine B-Zellen (Lyb-2) beschrieben, zusammen mit B220, eine mit 220 kDa schwere Isoform des CD45 (Lyb-5).

Ein ursprünglich nur auf T-Zellen gefundener Marker (Lyl, CD5) wurde jetzt auch auf einigen B-Zellen nachgewiesen, und zwar auf solchen, die Autoantikörper produzieren. Diese Zellen (kürzlich als B1-Zellen bezeichnet) werden vorzugsweise in der Peritonealhöhle von Mäusen gefunden. Es gibt Hinweise für einen von „konventionellen" B-Zellen (B2-Zellen) getrennten Differenzierungsweg. Einige menschliche B-Zellen binden an Mäuseerythrozyten (ME-R) (und bilden mit ihnen Rosetten). Diese Eigenschaft, zusammen mit der Expression vom CD5-Molekül, ist typisch für eine Untergruppe, deren Immunglobulinrepertoire in Richtung Autoantigene, einschließlich DNA, dem Fc von IgG, Phospholipiden und Komponenten des Zellskeletts geht.

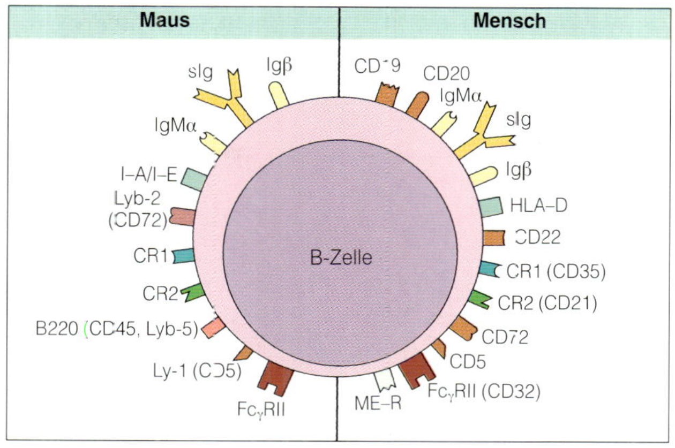

Abb. 2.**15** **Oberflächenmarker auf peripheren B-Zellen des Menschen und der Maus.** Viele der Moleküle sind homolog; sie sind in der gleichen Farbe dargestellt.

Marker	gemeinsame Spezifitäten
CD16 (FcγRIII)	Minderheit der T-Zellen, Granulozyten, einige Makrophagen
CD11b	Granulozyten, Monozyten, einige T-Zellen
CD38*	aktivierte T-Zellen, Plasmazellen, hämatopoetische Vorläuferzellen
CD2*	alle T-Zellen
CD7	alle T-Zellen
CD8*	einige T-Zellen
CD56	Minderheit der T-Zellen
CD57	einige T-Zellen
IL-2R (β-Kette, p70)	aktivierte T-Zellen

* exprimiert auf 10–80% der NK-Zellen.

Abb. 2.**16** **Oberflächenmarker von menschlichen natürlichen Killerzellen (NK).** Keiner dieser Marker ist spezifisch für eine Zellinie.

Natürliche Killerzellen

Natürliche Killerzellen (NK), die bis zu 15% der Blutlymphozyten ausmachen, können negativ definiert werden als Lymphozyten, die keinen üblichen Oberflächenantigenrezeptor (TCR oder Immunglobulin) tragen. Die meisten Oberflächenantigene, die auf NK-Zellen mittels monoklonaler Antikörper nachweisbar sind, werden mit T-Zellen oder Zellen der Myelomonozytenreihe geteilt. Die wichtigsten Marker von menschlichen T-Zellen und deren Vorkommen auf anderen Zellen sind in Abb. 2.**16** dargestellt. Zur Darstellung von NK-Zellen in gereinigten Lymphozytenpopulationen wird gewöhnlich der monoklonale Antikörper gegen CD16 (FcγRIII) verwendet. CD16 ist an einem der Aktivierungswege der NK-Zellen beteiligt. Dieser Marker wird auch von Neutrophilen, einigen Makrophagen und wahrscheinlich einigen T-Zellen exprimiert.

CD16 ist an die Oberflächenmembran von Granulozyten über ein Phosphatidylinositolglycan (PIG) gebunden, während NK-Zellen die Transmembranform des Moleküls exprimieren. Ein anderer wichtiger Marker von NK-Zellen ist das CD56-Molekül. Zur eindeutigen Bestimmung von NK-Zellen beim Menschen wird die gleichzeitige Abwesenheit von CD3 und die Anwesenheit von CD56 und/oder CD16 benutzt. Ruhende NK-Zellen exprimieren auch die α-Kette des IL-2-Rezeptors, eines 70-kDa-Rezeptors von mittlerer Affinität. Deshalb führt direkte Stimulation mit IL-2 zur Aktivierung von NK-Zellen. Interessanterweise wird dieser 70-kDa-Rezeptor auch auf all den T-Zellen exprimiert, die eine LGL-Morphologie aufweisen, also auf TCR-1$^+$-Zellen und einem Teil der TCR-2$^+$CD8$^+$-Zellen. Alle diese Zellen reagieren auf IL-2, indem sie unspezifische zytotoxische Funktionen erwerben. Diese Zellen werden gemeinsam als lymphozytenaktivierte Killerzellen (LAK) bezeichnet, die frische Tumorzellen und ein breiteres Spektrum an neoplastischen Zielen zerstören im Vergleich zu ruhenden NK-Zellen.

Murine NK-Zellen wurden ursprünglich mit Hilfe von Allo- oder Heteroantiseren definiert. Ein deutlicher Unterschied zwischen menschlichen und murinen NK-Zellen besteht darin, daß letztere weniger, aber viel grö-

Marker	gemeinsame Spezifitäten
Thy-1*	T-Zellen
Lyb-5 (B220)	B-Zellen
NK1	–
NK2	–
$Fc_{\gamma}RIII$*	einige T-Zellen, Granulozyten, einige Monozyten/Makrophagen
Asialo-GM1	–
CR3 (CD11b, MAC-1)	Granulozyten, Monozyten
* Auf einigen, jedoch nicht allen murinen NK-Zellen exprimiert	

Abb. 2.**17** **Oberflächenmarker von natürlichen Killerzellen (NK) der Maus.** Obwohl einige Moleküle mit anderen Zelltypen geteilt werden, wurden einige linienspezifische Marker gefunden.

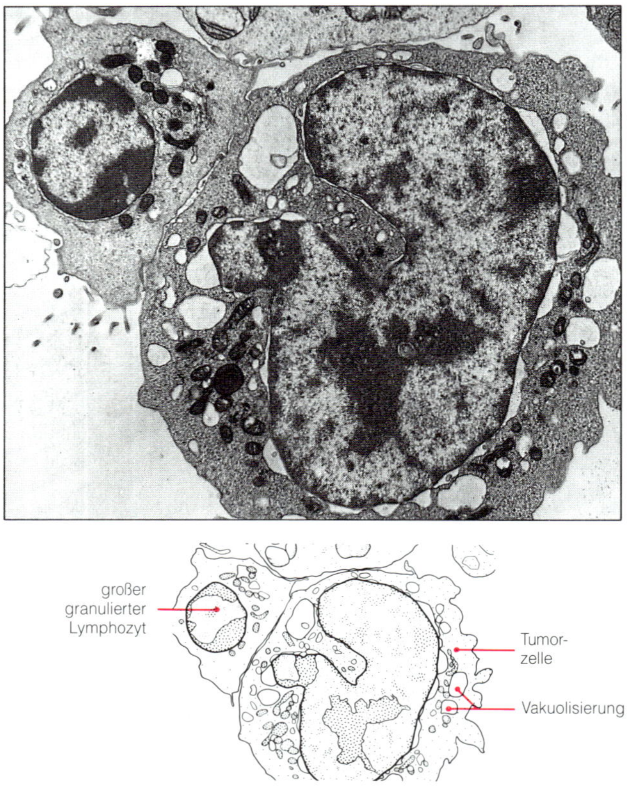

Abb. 2.**18** **Ein großer granulierter Lymphozyt (LGL) beim Abtöten einer Tumorzelle.** LGL binden an Tumorzellen, die mit IgG-Antikörpern beschichtet sind (und auch an nichtbeschichtete), und können diese abtöten. Wichtig dabei ist, daß die Membranen der beiden Zellen dicht beieinander liegen, damit der LGL seine zytotoxischen Faktoren anbringen kann. 4500 ×.

ßere, azurophile Granula besitzen. Abb. 2.**17** zeigt eine Zusammenfassung der phänotypischen Marker auf den NK-Zellen der Maus.

NK-Zellen können nicht nur bestimmte Tumorzellen töten (Abb. 2.**18**), sondern sind auch zytotoxisch für virusinfizierte Zellen und für Zielzellen, die mit IgG-Antikörpern beschichtet sind.

Diese zytotoxische Aktivität wird antikörperabhängige zelluläre Zytotoxizität (antibody-dependent cellular cytotoxicity, ADCC) genannt und ist von dem Rezeptor für IgG (FcγRIII) vermittelt. NK-Zellen können auch Interferon γ (IFNγ) und andere Zytokine (z. B. IL-1 und GM-CSF) freisetzen, die bei der Regulation der Hämatopoese und der Immunantwort eine Rolle spielen.

B-Zellen, T-Zellen und NK-Zellen besitzen überdies andere wichtige Oberflächenmoleküle, die allen Leukozyten gemeinsam sind. Z. B. findet sich das „leucocyte function antigen“ LFA-1 auch auf Granulozyten und Makrophagen, wo es für die Zelladhäsion und für die interzelluläre Kommunikation wichtig ist.

Aktivierung von Lymphozyten

Sowohl T- als auch B-Zellen werden aktiviert, wenn sie an ihre spezifischen Antigene binden. T-Zellen müssen das Antigen in Anwesenheit von MHC-Molekülen auf akzessorischen Zellen „sehen“, während B-Zellen an freie Antigene binden können, aber meistens die Hilfe von T-Zellen für ihre Aktivierung brauchen.

Die Interaktion ruhender Lymphozyten mit ihren Antigenen resultiert in einer Reihe früher biochemischer Ereignisse, die zur Bildung von „second messengers“ in der B- oder T-Zelle führen. Diese sind verantwortlich für Veränderungen an der Zell-DNA.

Sowohl T- als auch B-Zellen benutzen für diese Signalreaktionen GTP-abhängige Komponenten (oder „G-Protein“). Diese G-Proteine stimulieren den Phosphatidylinositolmetabolismus. Diese Reaktion erzeugt zwei sekundäre Botenstoffe, Inositol 1,4,5-Triphosphat (IP_3) und Diacylglycerol. Ersteres löst die Freisetzung von Ca^{2+}-Ionen aus inneren Speichern aus, während letzteres die Proteinkinase C aktiviert. Zusammen mit anderen Kinasen phosphoryliert die Proteinkinase C eine Reihe von Oberflächenmolekülen.

Gleichzeitig werden einige Oberflächenrezeptoren für Zytokine, wie IL-2, produziert. Im Zusammenwirken mit diesen Zytokinen proliferieren und reifen die Lymphozyten.

Aus der klonalen Selektion durch Antigenerkennung resultiert die Expansion von spezifischen Klonen, die entweder zu Effektorzellen differenzieren oder zu Gedächtniszellen werden (Abb. 2.**19**). Die Gedächtniszellen rezirkulieren und kehren in T- oder B-Zell-abhängige Gebiete der lymphatischen Gewebe zurück, wo sie auch bleiben, jederzeit bereit, auf das gleiche Antigen zu antworten, falls es wieder auftaucht. Antigeninduzierte Proliferation von Lymphozyten findet normalerweise in lymphatischem Gewebe statt und kann in vitro durch Inkubation von lymphatischen Zellen mit spezifischen Antigenen sichtbar gemacht werden. Sogar in Abwesenheit von Antigenen können mitogene Lectine (kohlenhydratbindende Proteine, die die Zellteilung stimulieren) lymphatische Zellen polyklonal stimulieren. Diese mitogenen Lectine (Mitogene) leiten sich von verschiedenen Pflanzen und Bakterien ab. Monoklonale Antikörper gegen die Oberflächenmoleküle CD3-TCR oder ein Epitop von CD2 sind ebenso mitogen für alle T-Zellen. Ihre Anwendung in vitro hat gezeigt, daß die Aktivierung von T- und B-Zellen zur Produktion von Zytokinen und ihren Rezeptoren führt, die zusammen die Zellen in den Zyklus (Proliferation) und schließlich zur Ausübung der Effektorfunktion (Reifung) bringen. Ak-

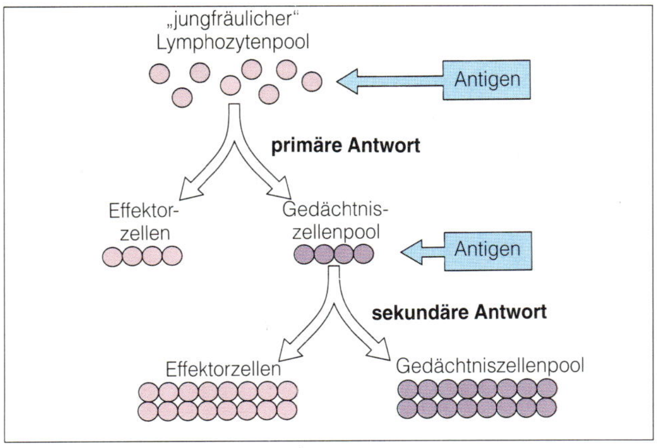

Abb. 2.**19** **Klonale Expansion von Lymphozyten.** T- und B-Zellen mit Antigenrezeptoren werden in den primären lymphatischen Organen gebildet und stellen den „jungfräulichen" lymphatischen Pool dar. Nach Stimulation durch ein spezifisches Antigen proliferieren diese Zellen und differenzieren als Klone zu: 1. Effektorzellen (z. B. T-Zellen mit zytotoxischen oder anderen Funktionen oder antikörpersezernierende Plasmazellen aus reifen B-Zellen) oder 2. Gedächtniszellen. Diese Zellproliferation ist die primäre Antwort. Bei einer wiederholten Stimulation durch Antigen proliferieren auch die Gedächtniszellen (sekundäre Antwort). Einige Zellen des Klons reifen zu Effektorzellen, andere dagegen werden wieder zu Gedächtniszellen, wodurch die Größe sowohl des Effektorzell- wie auch des Gedächtniszellpools zunimmt.

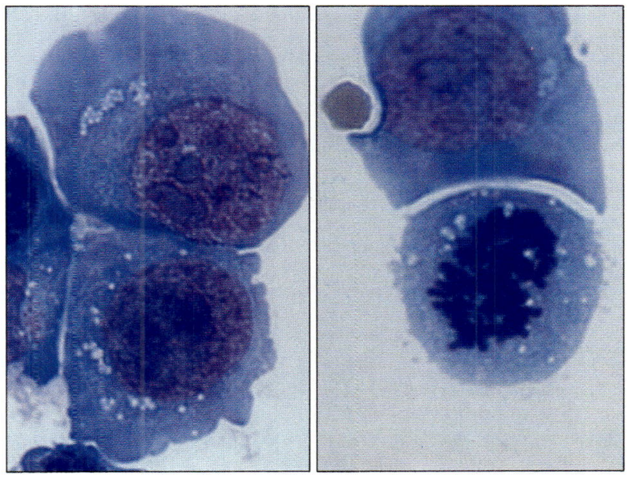

Abb. 2.**20** **Mitogen-/antigeninduzierte Blastogenese von Lymphozyten.** Die hier gezeigten menschlichen T- und B-Zellen wurden durch Pokeweed-Mitogen (PWM) stimuliert. Man sieht eine erhöhte Basophilie im Zytoplasma und eine Zunahme des Zellvolumens (links). Rechts sieht man eine Verdichtung der Chromosomen während der Metaphase. Giemsa-Färbung, 2000 ×.

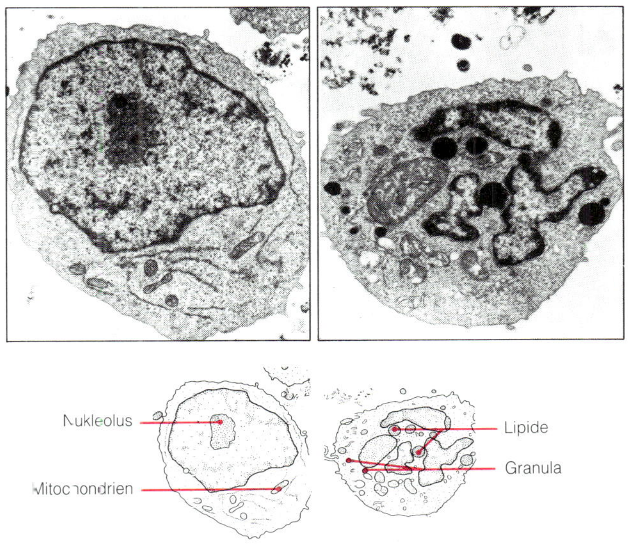

Abb. 2.**21** **Ultrastruktur von T-Zell-Blasten.** T-Zell-Blasten entwickeln sich nach antigener oder mitogener Stimulation und sind große Zellen mit vermehrtem Zytoplasma, in dem zahlreiche Organellen wie Mitochondrien und freie Polyribosomen enthalten sind. Die Blasten können granuliert (rechts) oder „agranulär" (links) sein, je nachdem, ob elektronendichte Granula vorhanden sind. Beachte auch die Lipidtröpfchen in den granulierten Blasten. Klone (Nachkommen einer einzelnen Zelle) aller menschlichen zytotoxischen T-Zellen sind granuliert. Bei der Maus zeigen sowohl zytotoxische als auch Suppressor-T-Zell-Klone eine Granulation, während Klone ohne diese Funktionen agranulär sind. 3200 ×.

tivierung von Lymphozyten durch Antigene oder Mitogene führt zu intrazellulären Veränderungen und schließlich zur Umwandlung in Lymphoblasten. Die mitogene Stimulation von Lymphozyten in vitro ahmt die Stimulation durch spezifische Antigene sehr gut nach.

T- und B-Zellen werden durch unterschiedliche Mitogene aktiviert. Phythämagglutinin (PHA) und Concanavalin A (Con A) stimulieren T-Zellen von Menschen und Mäusen. Lipopolysaccharide (LPS) wirken auf B-Zellen von Mäusen, Pokeweed-Mitogen (PWM) hingegen stimuliert menschliche T- wie auch B-Zellen (Abb. 2.**20**).

Nach einer Aktivierung von T- und B-Zellen durch ein Mitogen oder Antigen lassen sich bestimmte ultrastrukturelle Veränderungen beobachten (s. Abb. 2.**8** u. 2.**21**). Viele B-Zell-Blasten entwickeln sich letztendlich zu antikörperbildenden Zellen (antibody-forming cells, AFC), die sich in vivo zu ausdifferenzierten Plasmazellen weiterentwickeln. Einige B-Blasten zeigen keine Zisternenbildung des endoplasmatischen Retikulums. Diese Zellen finden sich in den Keimzentren und werden als Follikelzentrumzellen oder Zentroblasten bzw. Zentrozyten bezeichnet. Sie sind vermutlich die B-Gedächtniszellen, die mit der Fähigkeit des Immunsystems zusammenhängen, bleibende Immunität zu erzeugen (Abb. 2.**22**).

Lichtmikroskopisch ist das Zytoplasma der Plasmazelle basophil, was von dem großen RNA-Anteil herrührt, der für die Antikörpersynthese im rauhen endoplasmatischen Retikulum (RER) benötigt wird (Abb. 2.**23**). Die Ultrastruktur des RER zeigt oft eine parallele Anordnung (Abb. 2.**24**). Plasmazellen finden sich normalerweise in den sekundären lymphatischen Organen und Geweben und tauchen nur ausnahmsweise im Blutkreislauf auf (weniger als 0,1% der Lymphozyten). Antikörper von einer bestimmten Plasmazelle besitzen nur eine einzige Spezifität. Immunglobuline können im Zy-

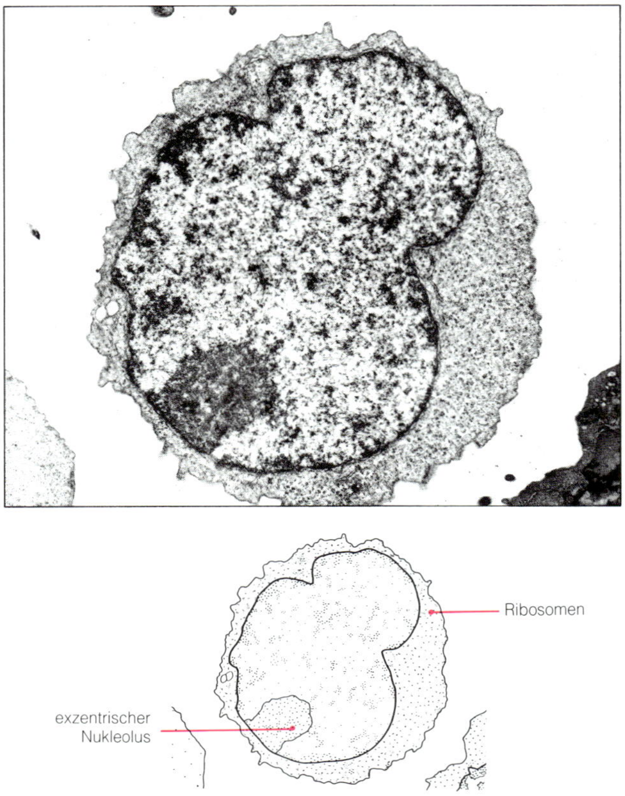

Abb. 2.**22** **Kleine Follikelzentrumszelle.** Man erkennt ein verbreitertes Zytoplasma voll mit Polyribosomen und einigen Strängen des rauhen endoplasmatischen Retikulums (ER), aber keine Zysternen (parallel zum ER). Auffallend ist der große exzentrische Nukleolus nahe der Kernhülle. Man begegnet dieser Zelle, die wahrscheinlich der B-Gedächtniszelle entspricht, häufig bei lymphoproliferativen Tumorerkrankungen. 8500 ×.

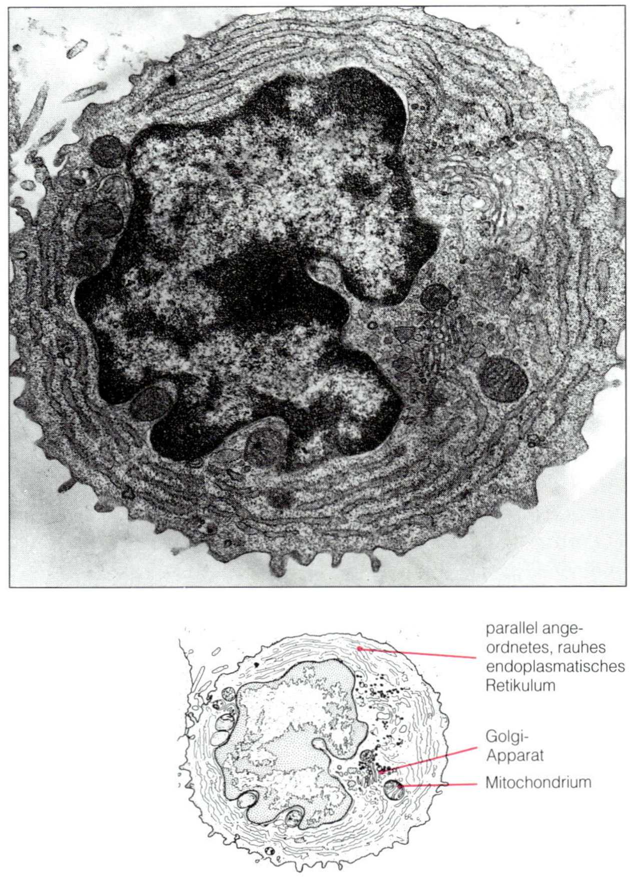

Abb. 2.**24** **Ultrastruktur der Plasmazelle.** Die Plasmazelle ist durch parallel angeordnete Stränge des rauhen endoplasmatischen Retikulums gekennzeichnet. Bei reifen Zellen sind diese Zisternen mit Immunglobulinen angefüllt und erweitert. Man erkennt Mitochondrien und einen gut entwikkelten Golgi-Apparat. 9500 ×.

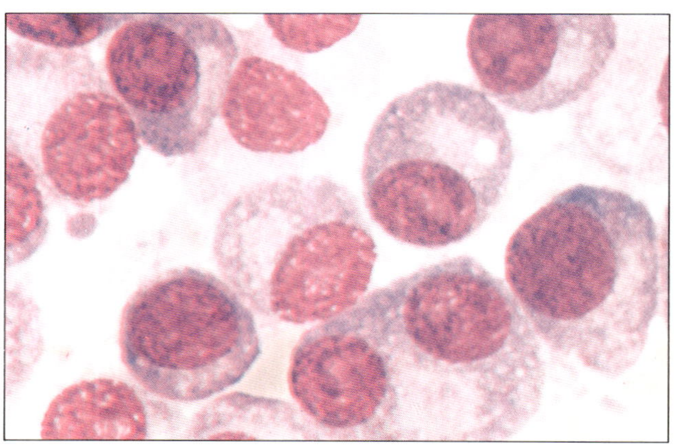

Abb. 2.**23** **Morphologie der Plasmazelle.** Die reife Plasmazelle besitzt einen exzentrischen Zellkern und eine große Menge an basophilem Zytoplasma, das von der reichlich vorhandenen RNA herrührt, das für die Proteinsynthese benötigt wird. May-Grünwald-Giemsa-Färbung. 1500 ×.

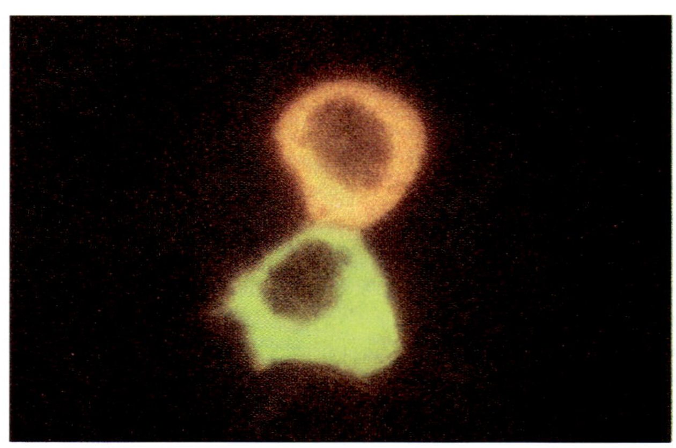

Abb. 2.**25** **Immunfluoreszenzfärbung von intrazytoplasmatischem Immunglobulin in Plasmazellen.** Menschliche Plasmazellen, die mit fluoreszierendem antihumanem IgM (grün) und rhodaminmarkiertem Anti-IgG (rot) dargestellt sind, zeigen eine starke intrazytoplasmatische Anfärbbarkeit. Die verschiedene Färbung (rot oder grün) der beiden Plasmazellen deutet darauf hin, daß Plasmazellen normalerweise nur Antikörper einer einzigen Klasse (Isotyp) herstellen. 3000 ×.

toplasma der Plasmazelle mit Hilfe von fluoresceinmarkierten spezifischen Antikörpern dargestellt werden (Abb. 2.**25**).

Aktivierungsmarker

Nach Aktivierung von T- und B-Zellen werden vorhandene Oberflächenmoleküle verstärkt exprimiert, außerdem werden zusätzliche Aktivierungsmarker induziert. Dazu gehören Adhäsionsmoleküle, die der Zelle eine wirksamere Interaktion mit anderen Zellen ermöglichen, und Rezeptoren für Wachstum und Differenzierungsfaktoren, die zur weiteren Zellproliferation und Differenzierung benötigt werden. Wie erwähnt, wird der IL-2-Rezeptor (IL-2R) auf aktivierten T-Zellen exprimiert. Er besteht aus einem niedrigaffinen Rezeptor mit 55 kDa (CD25) und einem größeren (70 kDa) Molekül von mittlerer Affinität. Beide zusammen bilden ein Heterodimer – den hochaffinen IL-2R. Auf aktivierten T-Zellen werden auch Rezeptoren für CD71 (Transferrin, wichtig für die Proliferation) und CD28 generiert. Diese beiden Marker werden auch in der frühen Phase der T-Zell-Ontogenese exprimiert, verschwinden aber im Laufe der im Thymus stattfindenden Entwicklung (s. Kap. 11). MHC-Klasse-II-Moleküle werden als späte Aktivierungsmarker von menschlichen T-Zellen exprimiert, aber nicht von murinen T-Zellen. CD29 wird als sehr später Aktivierungsmarker von T-Zellen und solchen Zellen, die zu Gedächtniszellen werden, exprimiert. Die „Gedächtnis“funktion der $CD4^+CD29^+$-Zellpopulation könnte als eine aktivierungsinduzierte Vermehrung verschiedener Adhäsionsmoleküle verstanden werden, die die Interaktion mit anderen Zellen vereinfacht, falls der Organismus wieder auf das Antigen treffen sollte.

Auf aktivierten B-Zellen finden sich hochaffine IL-2R und außerdem Rezeptoren für Wachstums- und Differenzierungsfaktoren wie IL-3, IL-4, IL-5 und IL-6 (s. Kap. 8). Diese Rezeptoren wurden erst kürzlich kloniert und sequenziert. Ferner lassen sich Transferrinrezeptoren (CD71) und vermehrt MHC-Klasse-II-Moleküle auf der Membran nachweisen. CD23 (FcεRII, ein IgE-Rezeptor mit niedriger Affinität) befindet sich auf aktivierten B-Zellen der Maus und des Menschen und induziert die Proliferation der B-Zellen. CD38 ist ein Marker der vollausgereiften Plasmazellen (wie auch bei der ganz frühen B-Zell-Entwicklung), ist aber nicht auf reifen menschlichen B-Zellen zu finden. PCA-1-Moleküle können nur während des Plasmazellstadiums bei der menschlichen B-Zell-Differenzierung gefunden werden. Gedächtniszellen in den Keimzentren der sekundären Follikel (s. Kap. 11) exprimieren kein IgD oder CD22 auf der Oberfläche.

MHC-Klasse-II-Moleküle finden sich als Aktivierungsmarker auf NK-Zellen.

Mononukleäre Phagozyten

Stammzellen aus dem Knochenmark sind die Vorläufer der Zellen des mononukleären phagozytierenden Systems, das zwei Hauptfunktionen besitzt, die von zwei verschiedenen Zelltypen wahrgenommen werden. Diese sind:

1. der „professionelle“ phagozytierende Makrophage, dessen Hauptaufgabe es ist, bestimmte Antigene zu beseitigen, und
2. antigenpräsentierende Zellen (APC), deren Aufgabe darin besteht, das Antigen den spezifischen Lymphozyten zu präsentieren.

Mononukleäres Phagozytensystem

Die phagozytierenden Gewebsmakrophagen bilden ein Netzwerk, das sich als mononukleäres Phagozytensystem (früher zusammen mit den Endothelzellen und den Polymorphen als „retikuloendotheliales System“ oder RES bezeichnet) in vielen Organen findet (Abb. 2.**26**). Intravenös injizierte Kohlepartikel reichern sich in diesen Geweben an (Abb. 2.**27**).

Die Vorläufer der Myeloidzellen werden zu Promonozyten im Knochenmark (s. Kap. 11), die zu Blutmonozyten ausdifferenzieren. Sie wandern aus einem zirkulierenden Pool (durch die Blutgefäßwände) in die verschiedenen Organe und Gewebesysteme aus und werden zu Makrophagen. Weil der Blutmonozyt die am leichtesten zugängliche phagozytierende Zelle ist, ist er auch am genauesten untersucht. Im Vergleich zum Lymphozyten ist der menschliche Blutmonozyt eine große Zelle (10–18 μm im Durchmesser), die gewöhnlich einen hufeisenförmigen Nukleus hat und oft schwach azurophile Granula enthält (Abb. 2.**28**). Die Ultrastruktur des Monozyten weist gewundene Membranen auf, einen gut entwickelten Golgi-Apparat und viele intrazytoplasmatische Lysosomen (Abb. 2.**29**). Diese Lysosomen enthalten Peroxidase und mehrere Säurehydrolasen zur intrazellulären Abtötung von Mikroorganismen.

Monozyten/Makrophagen zeigen eine starke Adhärenz an Glas- und Plastikoberflächen und können Organismen oder sogar Tumorzellen in vitro aktiv phagozytieren. Die Monozyten lagern sich an den Mikroorganismus an und verdauen ihn, wenn er an spezielle Rezeptoren der Zelle gebunden ist. Die Rezeptoren binden wahrscheinlich an bestimmte Kohlenhydrate der Mikrobenzellwand, oder an IgG und Komplement, welches den Mikroorganismus umhüllt.

Mannosyl-Fucosyl-Rezeptoren (MFR) auf menschlichen und murinen Monozyten/Makrophagen binden an diese Zucker auf der Oberfläche der Mikroorganismen. Monozyten/Makrophagen tragen auch den CD14-Rezeptor für lipopolysaccharidbindendes Protein (LBP), das normalerweise im Serum vorhanden ist und gramnegative Bakterien umhüllt. Es gibt auch drei verschiedene Fc-Rezeptoren für IgG auf Makrophagen des Menschen und der Maus. FcγRI (CD64) auf menschlichen Zellen hat eine hohe Affinität für IgG. Ebenso verhält es sich mit dem FcγRIIa-Rezeptor bei der Maus. FcγRII (CD32) besitzt eine mittlere Affinität und ist äquivalent zum FcγRIIb/1-Rezeptor in der Maus. FcγRIII (CD16) oder FcγRIIIlo (Mäuseäquivalent) besitzt eine niedrige Affinität. Diese Rezeptoren haben wahrscheinlich verschiedene Funktionen, wie die extrazelluläre Abtötung, Opsonierung und Phagozytose. Andere Rezeptoren, wie der Komplementrezeptor CR1 (C3b-Rezeptor, CD35), sind wichtig für die Aufnahme von Mikroorganismen. Andere Moleküle wie CR3 (C3bi-Rezeptor, CD11b, MAC-1), die wahrscheinlich für die Adhäsion verantwortlich sind, erscheinen vor al-

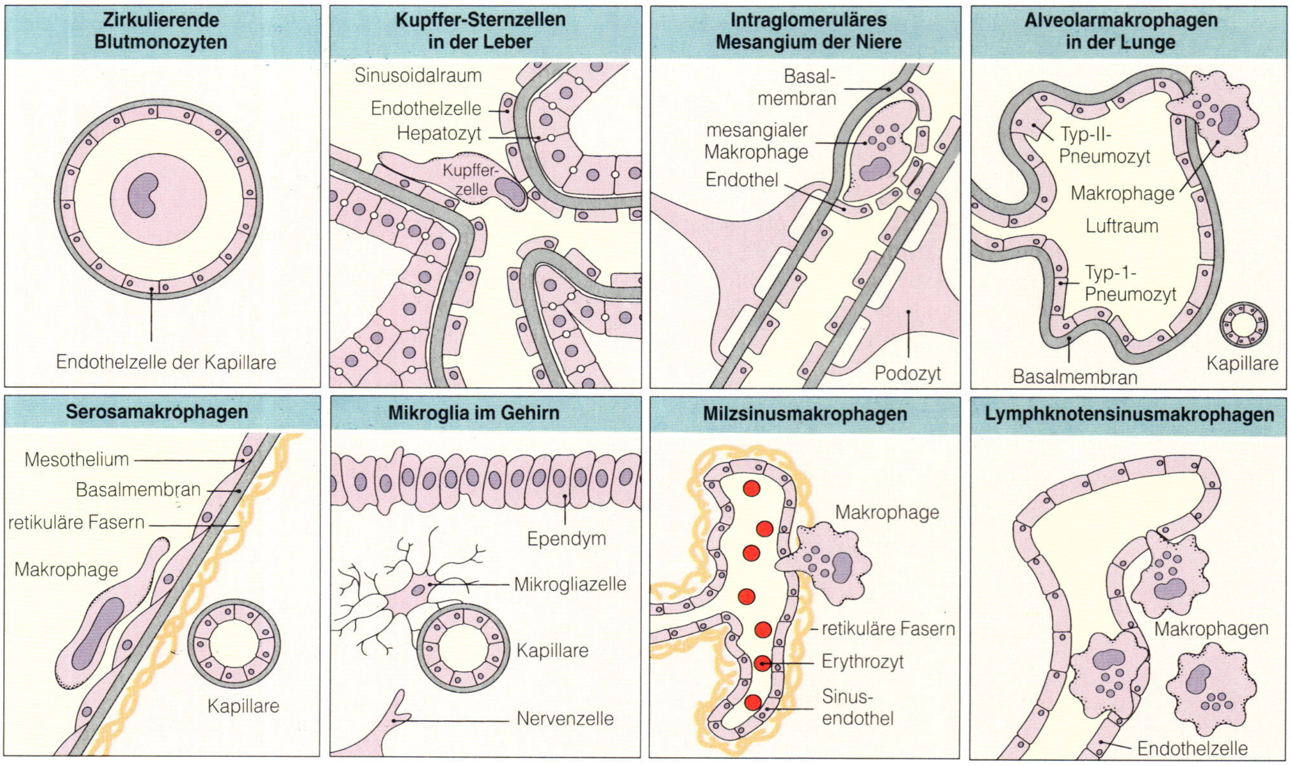

Abb. 2.**26** **Das mononukleäre Phagozytensystem.** Zu diesem System gehören zirkulierende Blutmonozyten und Phagozyten, die im Gewebe oder im Endothel der Blutkapillaren liegen. In der Leber heißen die letzteren Kupffer-Sternzellen, in der Niere sind das die intraglomerulären Mesangiumzellen. Alveolar- und Serosa- (z. B. Peritoneum-)Makrophagen sind Beispiele für „wandernde" Makrophagen, wohingegen Mikrogliazellen zum Zeitpunkt der Geburt das Gehirn besiedeln und zu gewebeständigen Zellen differenzieren.

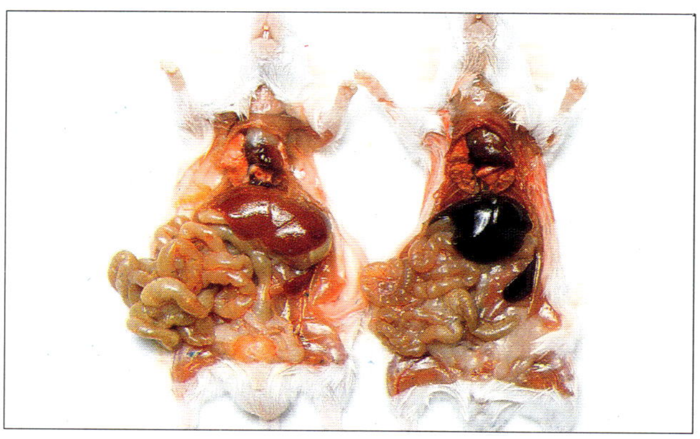

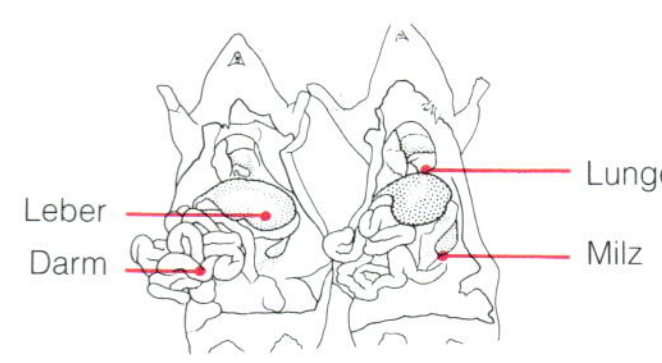

Abb. 2.**27** **Verteilung von intravenös injizierten Partikeln im RES.** Einer Maus wurden feine Kohlepartikel injiziert. Die Kohle reichert sich innerhalb von 5 Minuten in Organen an, die reich an mononukleären Phagozyten sind – Lunge, Leber, Milz und Teile der Darmwand. Links: zum Vergleich eine unbehandelte Kontrollmaus.

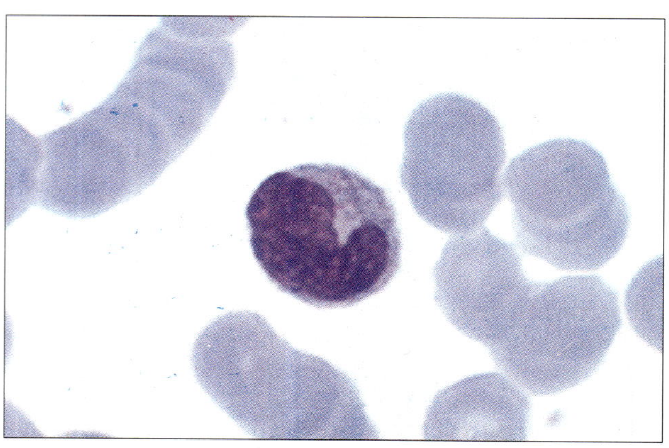

◄ Abb. 2.**28** **Morphologie des Monozyten.** Blutmonozyten haben einen charakteristischen hufeisenförmigen Kern und sind größer als die meisten zirkulierenden Lymphozyten. Giemsa-Färbung, 1200 ×.

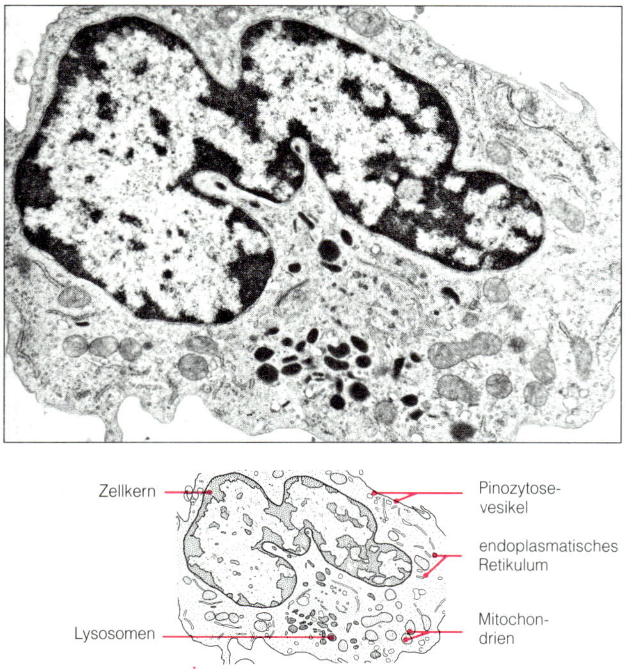

Abb. 2.**29** **Ultrastruktur des Monozyten.** Man sieht den hufeisenförmigen Kern, Pinozytosevesikel, lysosomale Granula, Mitochondrien und isolierte Zisternen des rauhen endoplasmatischen Retikulums. Mit freundlicher Genehmigung von Dr. B. Nichols, aus J. Cell Biol. 50 (1971) 498, mit Erlaubnis.

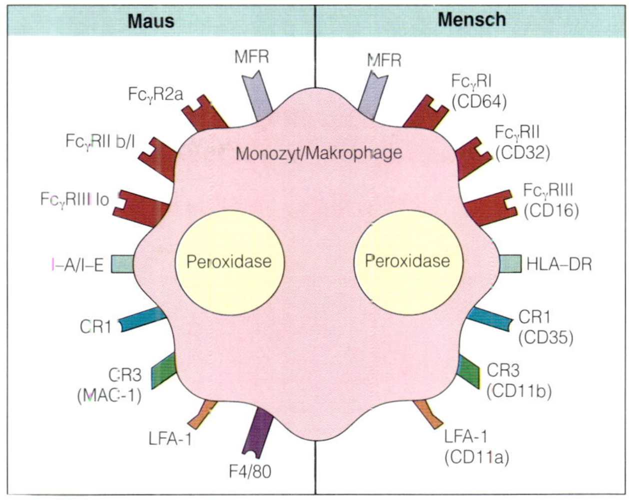

Abb. 2.**30** **Die wichtigsten Oberflächenmarker auf Monozyten/Makrophagen des Menschen und der Maus.** Einander entsprechende Moleküle sind in derselben Farbe dargestellt.

lem auf aktivierten Makrophagen; dort treten sie zusammen mit den „leucocyte function antigens" LFA-1 (CD11a) und p150/95 (CD11c) auf. Sowohl CD11b als auch CD11c finden sich in intrazytoplasmatischen Vesikeln (von Makrophagen) und werden nach Aktivierung rasch exprimiert. MHC-Klasse-II-Antigene sind bei einigen Monozyten/Makrophagen vorhanden, wo sie die Aufgabe haben, Antigene an T-Zellen weiterzureichen. Einzelne Makrophagen besitzen noch einen Rezeptor mit niedriger Affinität für den Fc-Anteil von IgE (Fc_ϵRII; CD23). Weitere auf menschlichen Makrophagen vorkommende Moleküle sind CD13, CD15, CD68 und VLA-4 (CD29/CD49d). Es ist wichtig zu erwähnen, daß keiner der bisher aufgeführten Marker für eine besondere Zellreihe spezifisch ist, obwohl FcγRI ein besonders nützlicher Marker ist. Zellreihenspezifische Marker in der Maus sind F480 (160 kDa), der Rezeptor für Schaferythrozyten (SER, nicht zu verwechseln mit CD2) und der Erythroblastrezeptor (EbR). Die wesentlichen Marker auf Monozyten von Mensch und Maus sind in Abb. 2.**30** aufgeführt.

Zusätzlich zu all diesen Molekülen tragen Monozyten und Makrophagen auch Rezeptoren für Zytokine wie IL4, IFNγ und den Migrationshemmfaktor. Mit Hilfe dieser Rezeptoren können Zytokine, die von T-Zellen abstammen, die Funktionen von Monozyten und Makrophagen verstärken. Solche „aktivierten" Monozyten/Makrophagen bilden auch Zytokine wie IFN, IL-1 und TNF (s. Kap. 8), außerdem Komplementkomponenten und Prostaglandine. Wie die Neutrophilen enthalten Monozyten und Makrophagen Peroxidase, die Peroxidionen inaktiviert, die während der Abtötung von aufgenommenen Mikroorganismen entstehen.

Antigenpräsentierende Zellen (antigen presenting cells, APC)

APC sind eine heterogene Population von Leukozyten mit hervorragend immunstimulierenden Eigenschaften. Einige spielen eine entscheidende Rolle bei der Induktion der Aktivität von T-Helferzellen; einige kommunizieren mit anderen Leukozyten. Unter dem Einfluß von Zytokinen können auch nichtleukozytäre Zellen, wie Endothelial- oder Epithelialzellen, die Fähigkeit erlangen, Antigene zu „präsentieren". Dies geht mit der Induktion von MHC-Klasse-II-Molekülen einher, und zwar auf den eben genannten Zellen, die solche Moleküle normalerweise nicht exprimieren.

Antigenpräsentierende Zellen werden primär in Haut, Lymphknoten, Milz und Thymus gefunden (Abb. 2.**31**). Die archetypische APC ist die Langerhans-Zelle in der Haut. Diese Zellen wandern als „Schleierzellen" (veiled cells) über die afferenten Lymphbahnen in den Parakortex der entsprechenden Lymphknoten. Innerhalb des Parakortex „interdigitieren" die Zellen mit vielen T-Zellen (Abb. 2.**32**). Über diesen Mechanismus kann ein Antigen von der Haut den T-Zellen im abführenden Lymphknoten präsentiert werden. Diese APC enthalten viele MHC-Antigene der Klasse II, die wichtig für die Präsentation von Antigenen an T_H-Zellen sind.

Andere spezialisierte APC, die follikulären dendritischen Zellen, werden in den sekundären Follikeln der B-Zell-Areale der Lymphknoten und Milz gefunden. Sie präsentieren den B-Zellen Antigene und haben keine MHC-Klasse-II-Moleküle, exprimieren jedoch den Komplementrezeptor CRI (CD35) für die Interaktion mit Immunkomplexen. Einige Marker auf verschiedenen APC sind in Abb. 2.**33** dargestellt.

Kürzlich konnten APC im Thymus, besonders zahlreich im Thymusmark, gefunden werden. Sie enthalten viele Selbstantigene, darunter MHC-Antigene der Klasse II. Der Thymus ist von entscheidender Wichtigkeit für die Entwicklung und Reifung von T-Zellen. Es scheint, daß die interdigitierenden Zellen diejenigen T-

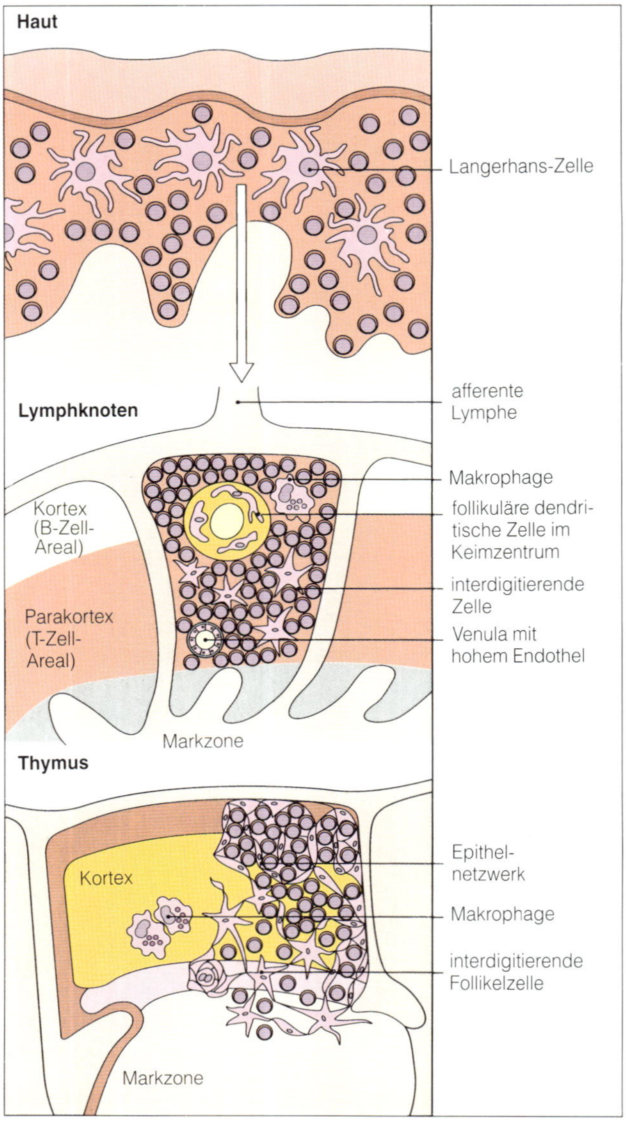

Abb. 2.**31** **Antigenpräsentierende Zellen (APC).** Aus dem Knochenmark stammende antigenpräsentierende Zellen finden sich hauptsächlich im lymphatischen Gewebe und in der Haut. In der Haut werden APC durch Langerhans-Zellen in der Epidermis repräsentiert, die sich durch eigentümliche Granula auszeichnen (die tennisschlägerförmigen Birbeck-Granula). Diese Zellen enthalten viele Ia(Maus) oder HLA-DR(Mensch)-Determinanten und dienen wahrscheinlich dem Antigentransport über afferente Lymphbahnen (wo sie als „Schleierzellen" gefunden werden) zum Parakortex der lokalen Lymphknoten, wo sie mit T-Zellen engen Kontakt aufnehmen. Diese „interdigitierenden" Zellen bieten im T-Zell-abhängigen Areal des Lymphknotens den Lymphozyten das Antigen an. Antigenpräsentation an B-Zellen findet durch follikuläre dendritische Zellen statt, die sich im B-Zell-Areal der Lymphknoten und besonders in den Keimzentren finden. Einige Makrophagen im äußeren Rindenanteil und Marginalsinus können auch als antigenpräsentierende Zellen auftreten. Im Thymus finden sich APC als interdigitierende Follikelzellen.

Zellen ausmerzen, die gegen Selbstantigene reagieren. Dieser Vorgang wird als „negative Selektion" bezeichnet (s. Kap. 10).

B-Zellen mit vielen MHC-Klasse-II-Molekülen (vor allem nach Aktivierung) können Antigen mundgerecht verarbeiten („prozessieren") und präsentieren, vor allem dann, wenn die B-Zelle die richtige Antigenspezifität besitzt (s. Kap. 7).

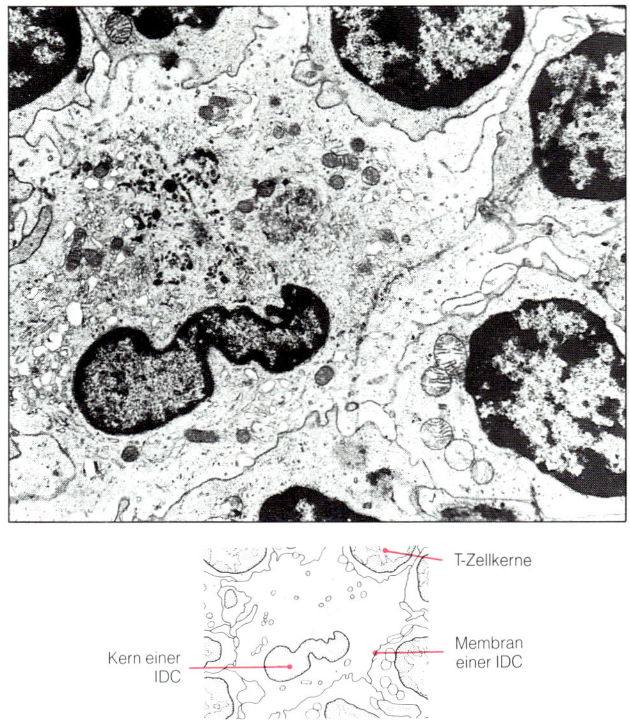

Abb. 2.**32** **Ultrastruktur einer interdigitierenden Zelle (IDC) im T-Zell-Areal eines Rattenlymphknotens.** Zu den Membranen der umliegenden T-Zellen wird enger Kontakt aufgenommen. Das Zytoplasma enthält relativ wenig Organellen und keine Birbeck-Granula, die charakteristisch für die Langerhans-Zellen in der Haut sind; diese Granula erscheinen jedoch nach antigener Stimulation. 2000×. Mit freundlicher Genehmigung von Dr. B. H. Balfour.

Somatische Zellen, die keine Immunzellen sind, exprimieren normalerweise keine MHC-Klasse-II-Moleküle. Dennoch können Zytokine wie IFNγ und TNF diese Moleküle auf manchen Zelltypen induzieren und dadurch die Präsentation des Antigens ermöglichen. Es ist denkbar, daß die Induktion solcher „unvorhergesehener" MHC-Klasse-II-Moleküle an der Pathogenese von Autoimmunerkrankungen beteiligt ist.

Polymorphkernige Granulozyten und Thrombozyten

Polymorphkernige Granulozyten (Polymorphe) werden im Knochenmark mit einer Rate von 80 Mio. pro Minute produziert und sind mit einer Lebensspanne von 2–3 Tagen recht kurzlebig im Vergleich zu Monozyten/Makrophagen, die über Monate oder Jahre leben. Granulozyten stellen etwa 60–70% der gesamten normalen Blutleukozyten, sind aber auch an extravaskulären Orten zu finden. Wie die Monozyten, können sich auch Polymorphe an Endothelzellen entlang der Blutgefäße anlagern und aus dem Gefäß auswandern (indem sie sich zwischen die Endothelzellen quetschen). Dieser Vorgang heißt Diapedese. Die Adhäsion wird durch Rezeptoren der Polymorphen und ihren Liganden an

Abb. 2.**33** **Marker auf verschiedenen antigenpräsentierenden Zellen.** Langerhans-Zellen (LC) und davon abgeleitete interdigitierende Zellen besitzen viel Klasse-II-MHC und können deshalb mit $CD4^+$-T-Zellen kommunizieren. LC haben auch Rezeptoren für IgG (FcγR) und für das Komplementprotein C3b (CR1). Die in den sekundären Follikeln beheimateten follikulären dendritischen Zellen exprimieren keine MHC-Klasse-II-Moleküle, weisen aber hohe Spiegel an FcγR und CR1 auf, was sie dazu befähigt, Immunkomplexe einzufangen und mit B-Zellen zu interagieren. B-Zellen und Makrophagen sind auch antigenpräsentierende Zellen und wurden deshalb hier der Vollständigkeit halber mit aufgeführt.

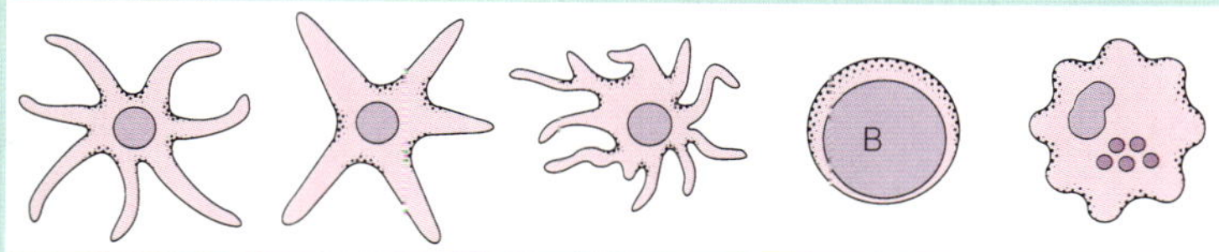

Zellmarker	Zelltyp				
	Langerhans-Zellen	interdigitierende Zellen	follikuläre dendritische Zellen	B-Zellen	Makrophagen
MHC Klasse II	+	+	–	+	(+)
Fc_γ	+	–	+	+	+
CR1 (CD35)	+	–	+	+	+
Phagozytenfunktion	–	–	–	–	+

den Endothelzellen vermittelt (s. Kap. 13). Wie der Name sagt, enthalten reife Polymorphe gewöhnlich einen gelappten Kern und viele Granula. Sie werden aufgrund der histologischen Anfärbbarkeit ihrer Granula in Neutrophile, Eosinophile und Basophile unterteilt.

Obwohl diese Zellen keinerlei Spezifität für Antigene aufweisen, spielen sie eine wichtige Rolle bei der akuten Entzündung (mit Antikörpern und Komplement zusammen) in der Abwehr von Mikroorganismen. Ihre Hauptaufgabe ist die Phagozytose. Die Bedeutung der Polymorphen zeigt sich bei Individuen mit nur wenig zirkulierenden Zellen oder bei seltenen genetischen Defekten, wo der Gefäßaustritt der Polymorphen nach chemotaktischer Reizung unmöglich ist. Bei beiden Störungen steigt die Infektionsbereitschaft stark an.

Neutrophile

Neutrophile stellen über 90% der zirkulierenden Granulozyten und haben einen Durchmesser von 10–20 μm (Abb. 2.**34**).

Zu den chemotaktischen Faktoren für Neutrophile gehören Proteinfragmente, die nach Komplementaktivierung ausgeschüttet werden (z. B. C5a), weiterhin Zwischenprodukte, die bei der Fibrinolyse und im Kininsystem entstehen. Auch die Produkte anderer Leukozyten, Thrombozyten und bestimmter Bakterien können solche Faktoren induzieren. Chemotaktische Reize führen zur Margination (Anhaftung an Endothelzellen) und Diapedese (Durchwanderung der Kapillarwände) der Neutrophilen. Diese enthalten zwei Haupttypen von Granula. In den primären (azurophilen) Granula, den

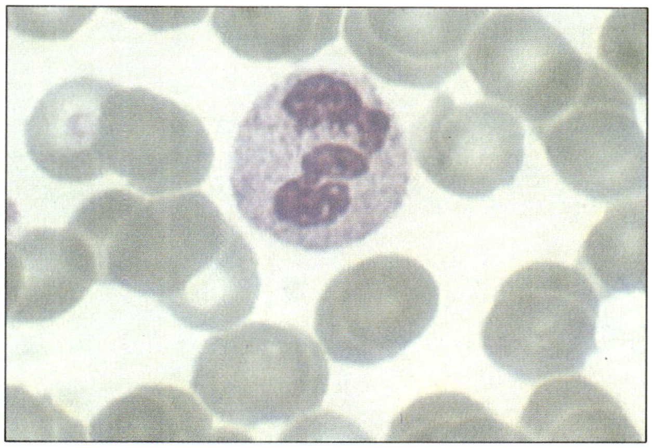

Abb. 2.**34** **Morphologie eines Neutrophilen.** Dieser Blutausstrich zeigt einen Neutrophilen mit dem charakteristischen gelappten Kern und neutrophilen Granula im Zytoplasma. Giemsa-Färbung, 1500 ×.

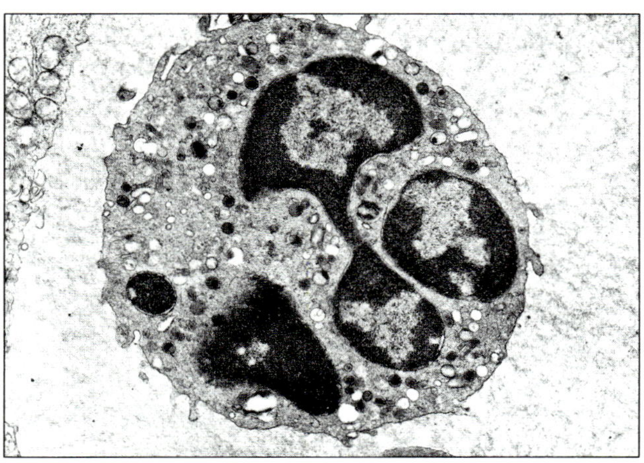

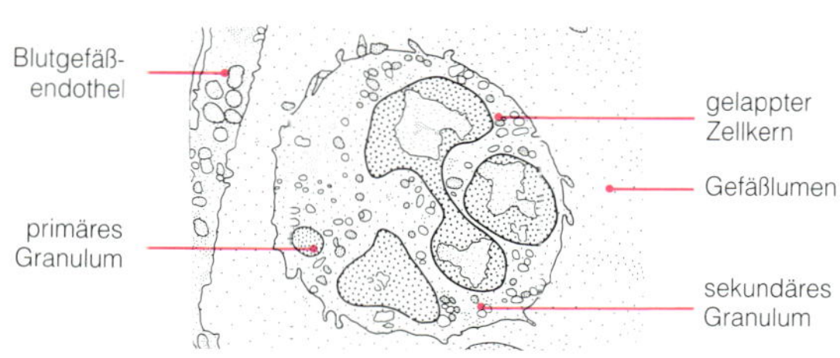

Abb. 2.**35** **Ultrastruktur eines Neutrophilen.** Dieser Neutrophile einer Maus liegt innerhalb eines Hautgefäßes. Das neutrophile Zytoplasma enthält primäre und sekundäre Granula von unterschiedlicher Elektronenopazität. 6000 ×. Mit freundlicher Genehmigung von Dr. D. McLaren.

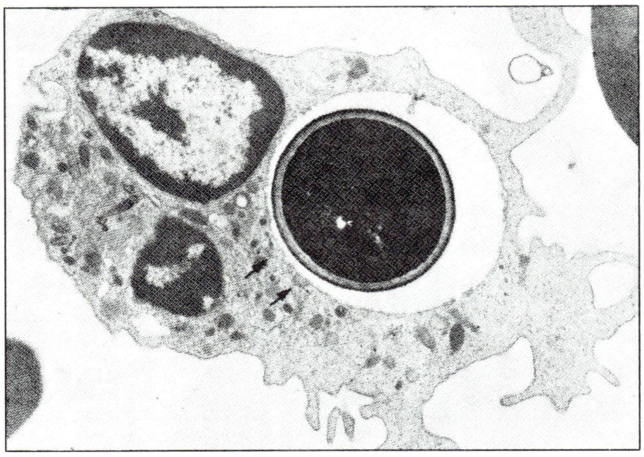

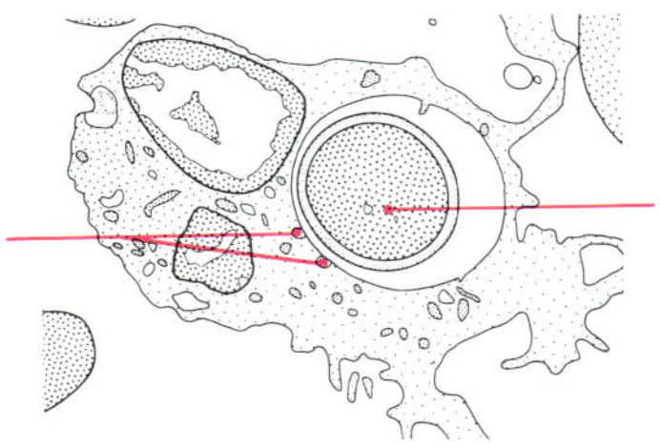

Abb. 2.**36** **Neutrophiler mit phagozytierter Candida albicans.** Man erkennt zwei lysosomale Granula, die mit der pilzhaltigen Vakuole fusionieren. 7000 ×. Mit freundlicher Genehmigung von Dr. H. Validimarsson.

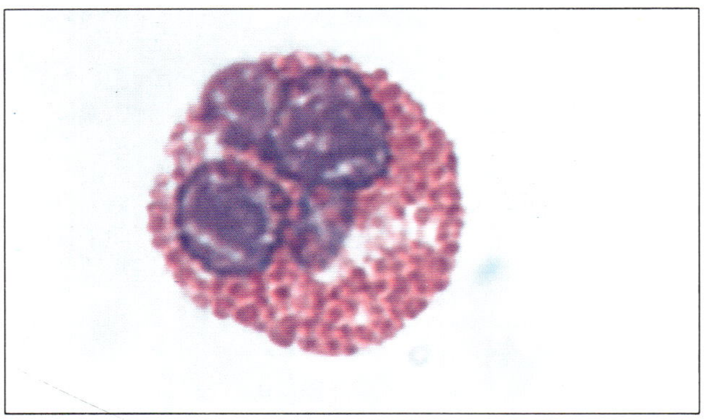

Abb. 2.**37** **Morphologie eines Eosinophilen.** Der gelappte Zellkern ist blau und die zytoplasmatischen Granula sind rot angefärbt. Leishman-Färbung, 1800 ×.

Lysosomen, befinden sich Säurehydrolasen, Myeloperoxidase und Muraminidase (Lysozym), während die sekundären oder spezifischen Granula zusätzlich zum Lysozym Lactoferrin enthalten. Diese Granula sind in Abb. 2.**35** dargestellt. Verdaute Organismen sind in Vakuolen, den sog. Phagosomen, eingeschlossen, die mit den Lysosomen verschmelzen und die Phagolysosomen bilden (Abb. 2.**36**).

Eine extrazelluläre Freisetzung von Granula und zytotoxischen Substanzen kann erfolgen, wenn Neutrophile von ihren Fcγ-Rezeptoren durch Immunkomplexe aktiviert wurden. Dies könnte ein wichtiger pathogener Mechanismus bei Immunkomplexerkrankungen sein (Typ-III-Überempfindlichkeitsreaktion, s. Kap. 21).

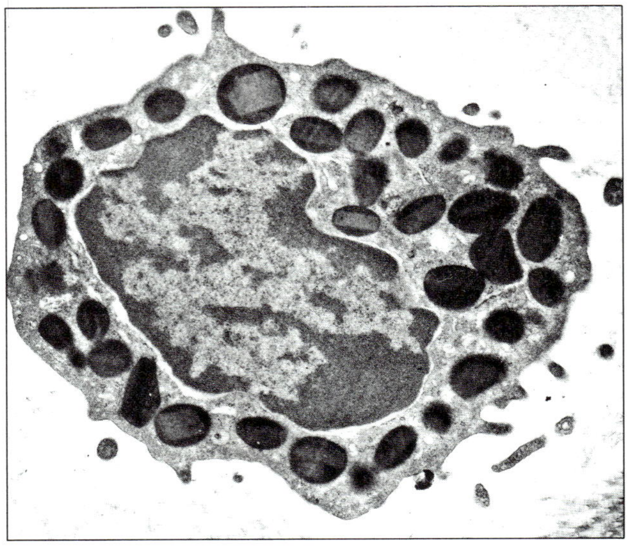

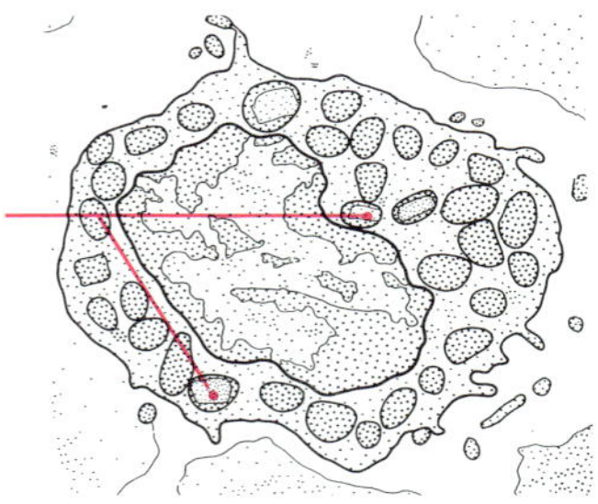

Abb. 2.**38** **Ultrastruktur eines Eosinophilen vom Meerschweinchen.** Der reife Eosinophile enthält Granula mit zentralen Kristalloiden. 8000 ×. Mit freundlicher Genehmigung von Dr. D. McLaren.

Eosinophile

Beim gesunden Nichtallergiker stellen die Eosinophilen 2–5% der Leukozyten im Blut (Abb. 2.**37**). Sie scheinen zur Phagozytose und Abtötung aufgenommener Mikroorganismen befähigt zu sein, obwohl dies nicht ihre eigentliche Funktion ist. Die Granula im reifen Eosinophilen sind membrangebundene Organellen mit einem „kristalloiden" Zentrum, das sich in seiner Elektronenopazität von der umgebenden Matrix unterscheidet (Abb. 2.**38**). Eosinophile im menschlichen Blut haben gewöhnlich einen zweigelappten Kern und viele zytoplasmatische Granula.

Eosinophile (ebenso wie Basophile und Mastzellen, die weiter unten beschrieben werden) können auf entsprechende Reize hin „degranulieren". Bei der Degranulation verschmelzen die intrazellulären Granula mit der Plasmamembran, und der Inhalt wird nach außen freigesetzt. Diese Art der Reaktion ist der einzige Weg, den diese Zellen beschreiten können, um ihre „granulierte Bewaffnung" gegen große Ziele einzusetzen, die nicht phagozytiert werden können. Eosinophilen kommt über diesen Mechanismus wahrscheinlich eine Spezialrolle bei der Immunität gegen Wurminfektionen zu (s. Kap. 16).

Eosinophile werden von Produkten angelockt, die von T-Zellen, Mastzellen und Basophilen freigesetzt werden (eosinophiler chemotaktischer Faktor der Anaphylaxie, ECF-A). Sie binden IgG- oder IgE-Antikör-

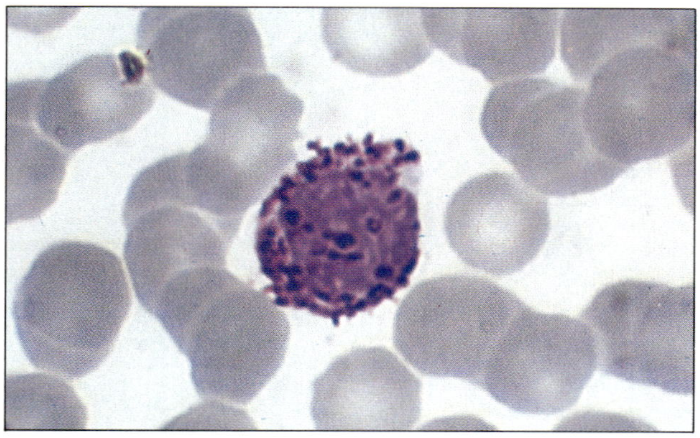

Abb. 2.**39** **Morphologie eines Basophilen.** Dieser Blutausstrich zeigt einen typischen Basophilen mit seinen dunkelvioletten Granula. Wright-Färbung, 1500 ×.

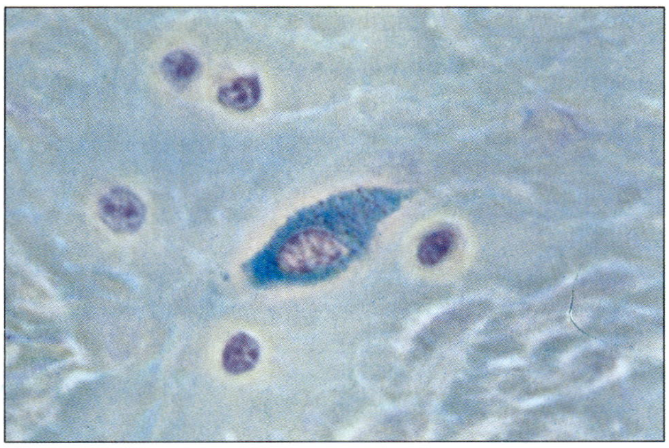

Abb. 2.**40** **Histologie der menschlichen Bindegewebsmastzelle.** Man erkennt das dunkelblaue Zytoplasma mit purpurfarbenen Granula. Alzianblau und Safranin, 600 ×. Mit freundlicher Genehmigung von Dr. T. S. Orr.

per-beschichtete Schistosomula (Wurmlarven), degranulieren und setzen ein toxisches Protein frei („major basic protein"). Eosinophile setzen auch Histaminase und Arylsulphatase frei, womit die Mastzellprodukte Histamin bzw. SRS-A, die „slow reactive substance of anaphylaxis", inaktiviert werden. Die Aufgabe dieser beiden Faktoren ist, Entzündungsreaktionen zu dämpfen und die Granulozytenmigration zum Infektionsort zu vermindern.

Basophile und Mastzellen

Basophile Granulozyten finden sich in einer sehr kleinen Anzahl im Kreislauf (weniger als 0,2% der Leukozyten) und sind durch intensiv blauviolette Granula charakterisiert (Abb. 2.**39**). Die Mastzelle, die überhaupt nicht im Kreislauf, sondern nur in Körpergeweben zu finden ist, unterscheidet sich in vielen Eigenschaften nicht von dem Basophilen. Der Verwandtschaftsgrad zum Basophilen ist nicht vollkommen klar.

Es gibt zwei verschiedene Arten von Mastzellen: Die mukosaassoziierten Mastzellen (MMC) finden sich in Schleimhäuten, der im Bindegewebe vorkommende Mastzelltyp wird als CTMC (connective tissue mast cell) bezeichnet. Die Proliferation von MMC scheint T-

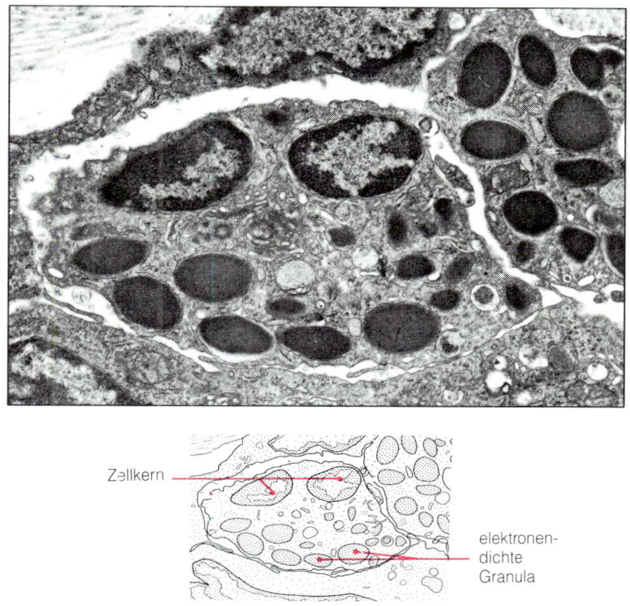

Abb. 2.**41** **Ultrastruktur eines Basophilen.** In den Basophilen aus der Meerschweinchenhaut sind die charakteristisch unregelmäßig verteilten Granula zu erkennen. 6000 ×. Mit freundlicher Genehmigung von Dr. D. McLaren.

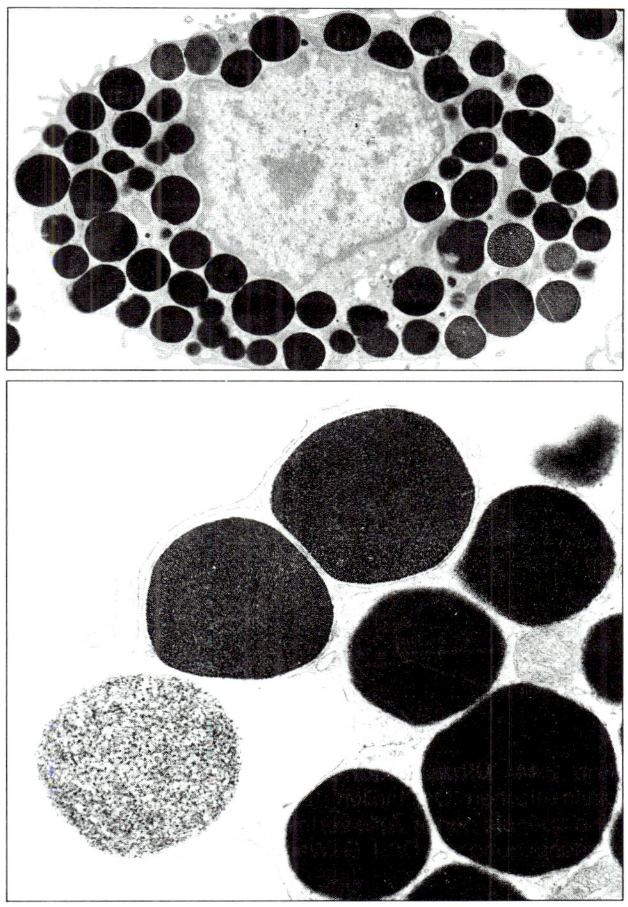

Abb. 2.**42** **Mastzellen aus dem Peritoneum der Ratte.** Man erkennt eine noch nicht degranulierte Zelle mit ihren elektronendichten Granula (oben, 6000 ×) und den Vorgang der granulären Exozytose (unten, 30 000 ×). Mit freundlicher Genehmigung von Dr. T. S. C. Orr.

Zelltyp	Oberflächenmarker									Granula		
	C5aR	CR1 (CD35)	CR3 (CD11b)	LFA-1 (CD11a)	VLA-4 (CD49d)	$Fc_{\gamma}RII$ (CD32)	$Fc_{\gamma}RIII$ (CD16)	$Fc_{\epsilon}RI$	$Fc_{\epsilon}RII$ (CD23)	Peroxidase	saure Phosphatase	alkalische Phosphatase
Neutrophile	+	+	+	+	+	+	+	–	–	+	+	+
Eosinophile	+	+	+	+	+	+	±	–	+	+	+	
Basophile	+	+	+	+	+		+	+	–	+		
Mastzellen	+	+	+	+			+	+	–		+	+

Abb. 2.**43** **Funktionelle Marker von menschlichen Granulozyten und Mastzellen.** Alle Zellen antworten auf C5a mit Chemotaxis; deshalb müssen sie einen Rezeptor dafür haben. Auch haben alle Zellen Rezeptoren für Komplement und tragen die Adhäsionsmoleküle LFA-1 (CD11a) und VLA-4 (CD49d); sie exprimieren auch FcγRII (CD32) und FcRIII (CD16). Nur Basophile und Mastzellen haben einen hochaffinen Rezeptor für IgE (FcεRI). Auf einigen Granulozyten findet man auch einige andere Glykoproteine, wie CD13 und (schwach exprimiert) CD14. Zusätzlich werden Glykolipidmoleküle wie Le-x-Hapten (CD15) und Lactosylceramid (CD17) von diesen Zellen exprimiert. Die Granula variieren in den verschiedenen Zelltypen in ihrer Enzymzusammensetzung.

Zell-abhängig zu sein, die von CTMC jedoch nicht. Lichtmikroskopisch können beide Arten mit Alzianblau angefärbt werden (Abb. 2.**40**).

Reife Basophile im Blut haben unregelmäßig verteilte Granula, die von Membranen umgeben sind (Abb. 2.**41**). Die Granula von Basophilen und Mastzellen enthalten Heparin, SRS-A und ECF-A; diese Substanzen werden auf einen entsprechenden Reiz hin bei der Degranulation freigesetzt (Abb. 2.**42**). Auslösend ist gewöhnlich ein Allergen (ein Antigen, das eine allergische Reaktion hervorruft). Um als Allergen wirksam zu sein, muß es IgE-Moleküle kreuzvernetzen, die an der Oberfläche der Mastzelle oder des Basophilen über den hochaffinen Fc-Rezeptor für IgE ($Fc_{\epsilon}RI$) gebunden sind. Bei der Degranulation der Basophilen oder der Mastzelle wird der gesamte Inhalt der Granula charakteristischerweise gleichzeitig freigesetzt, weil die Granula vor der schnellen Entleerung nach außen im Zytoplasma verschmelzen. Die bei der Degranulation freiwerdenden Mediatoren wie Histamin verursachen die unerwünschten Symptome einer Allergie, auf der anderen Seite spielen sie jedoch wahrscheinlich eine positive Rolle bei der Immunität gegen Parasiten. Funktionelle Marker von Granulozyten und Mastzellen sind in Abb. 2.**43** zusammengefaßt.

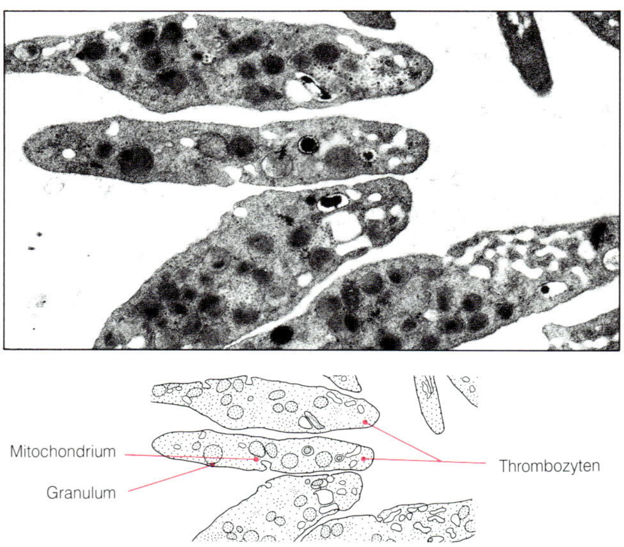

Abb. 2.**44** **Ultrastruktur eines Thrombozyten.** Die zytoplasmatischen Organellen (Granula und Mitochondrien) sind über die ganze Zelle verteilt. 20 000 ×. Mit freundlicher Genehmigung von Dr. J. G. White.

Thrombozyten

Die letzte Zelle der myeloischen Reihe, die hier vorgestellt werden soll, ist der Thrombozyt. Thrombozyten leiten sich von Megakaryozyten aus dem Knochenmark ab und enthalten Granula (Abb. 2.**44**). Neben ihrer Aufgabe bei der Blutgerinnung sind die Thrombozyten auch an der Immunantwort beteiligt, besonders bei der Entzündungsreaktion. Sie besitzen MHC-Produkte der Klasse I und Rezeptoren sowohl für IgG ($Fc_{\gamma}RII$) als auch niedrigaffine Rezeptoren für IgE ($Fc_{\gamma}RII$; CD23). Zusätzlich tragen Megakaryozyten und Thrombozyten Rezeptoren für Faktor VIII und andere Moleküle, wie z. B. den GpIIb/IIIa-Komplex (CD41) und den GpIb/GpIx-Komplex (CD42). Der GpIIb/IIIa-Komplex, auch Zytoadhäsion genannt, ist für die Bindung an Fibrinogen, Fibronectin und Vitronectin verantwortlich. Zusätzlich stellen die beiden genannten Komplexe Rezeptoren für den Willebrand-Faktor dar. Es gibt auch einen zusätzlichen Vitronectinrezeptor, CD51. Sowohl die Rezeptoren wie auch die Adhäsionsmoleküle aktivieren die Thrombozyten. Kommt es zu einer Verletzung des Endothels, lagern sich Thrombozyten an der Endotheloberfläche des geschädigten Gefäßes an und aggregieren, wobei permeabilitätssteigernde Substanzen und Faktoren freigesetzt werden, die Komplementkomponenten aktivieren und dadurch Leukozyten anlocken.

3 Das lymphatische System

Peter Lydyard und Carlo Grossi

Um ihre Aufgaben möglichst effektiv erfüllen zu können, sind die an der Immunantwort beteiligten Zellen in Gewebeverbänden und Organen zusammengefaßt. Diese Strukturen bilden in ihrer Gesamtheit das „lymphatische System".

Primäre und sekundäre lymphatische Gewebe

Das lymphatische System besteht aus Lymphozyten, Helferzellen (Makrophagen und antigenpräsentierende Zellen) und, in einigen Geweben, Epithelzellen. Es kommt entweder in Form von Organen mit einer bindegewebigen Kapsel oder als Anhäufungen von diffusem lymphatischem Gewebe vor. Lymphatische Organe enthalten Lymphozyten in verschiedenen Entwicklungsstadien; es werden primäre (zentrale) und sekundäre (periphere) lymphatische Organe unterschieden (Abb. 3.**1**).

Die primären lymphatischen Organe sind der Hauptort der Lymphopoese. Hier differenzieren sich die Lymphozyten aus den Stammzellen der lymphatischen Reihe, proliferieren und reifen zu funktionellen Effektorzellen aus. Bei Säugetieren reifen T-Lymphozyten im Thymus, die B-Lymphozyten in der fetalen Leber sowie im Knochenmark (s. Kap. 11). Vögel besitzen ein spezielles Organ für die Bildung von B-Lymphozyten, die Bursa Fabricii. In den primären lymphatischen Organen werden die Lymphozyten mit spezifischen Antigenrezeptoren ausgestattet, was das Individuum befähigt, sich mit den Antigenen auseinanderzusetzen, mit denen es im Laufe des Lebens konfrontiert wird. Die Lymphozyten lernen, zwischen körpereigenen und körperfremden Antigenen zu unterscheiden. Erstere werden toleriert, Fremdantigene im allgemeinen nicht.

Sekundäre lymphatische Organe sind Lymphknoten, die Milz und Schleimhautstrukturen wie Tonsillen und Peyer-Plaques im Darm. Das Gewebe des sekundären lymphatischen Systems bildet die Umgebung, in welcher die Lymphozyten miteinander und mit den Antigenen reagieren, und es dient dazu, eine angelaufene Immunantwort in Gang zu halten. Diese Aufgaben werden von phagozytierenden Makrophagen, antigenpräsentierenden Zellen (APC) und reifen T- und B-Lymphozyten in den sekundären lymphatischen Organen wahrgenommen.

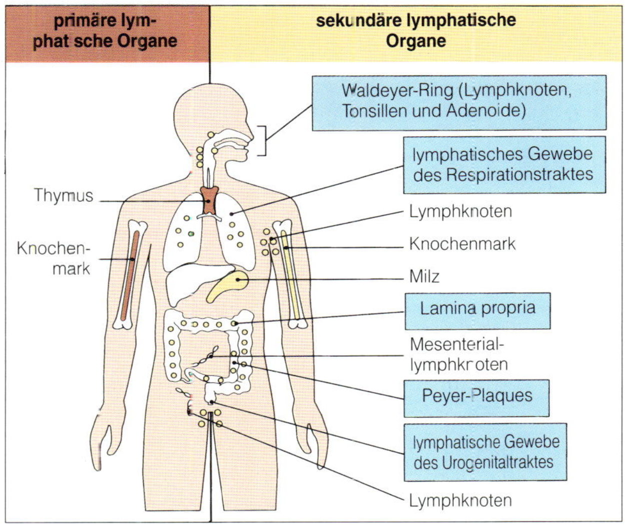

Abb. 3.1 **Die wichtigsten lymphatischen Organe und Gewebe.** Thymus und Knochenmark sind primäre lymphatische Organe. Im Thymus reifen die T-Zellen, im Knochenmark die B-Zellen. Zelluläre und humorale Immunantworten kommen in den sekundären (peripheren) lymphatischen Geweben vor; hier werden Effektor- und Gedächtniszellen generiert. Die sekundären lymphatischen Organe werden abhängig von den Körperregionen, die sie verteidigen, klassifiziert. Die Milz antwortet hauptsächlich auf Antigene, die sich im Blut befinden. Die Lymphknoten geben Immunantworten auf Antigene, die in der Lymphe zirkulieren und entweder durch die Haut (oberflächliche Knoten) oder von den inneren Organen (tiefe Lymphknoten) absorbiert wurden. Tonsillen, Peyer-Plaques und andere mukosaassoziierte lymphatische Gewebe (blaue Kästchen) antworten auf Antigene, die die Schleimhautbarrieren passiert haben. Beachte, daß das Knochenmark sowohl ein primäres als auch ein sekundäres lymphatisches Organ ist.

Primäre lymphatische Organe

Thymus

Der Thymus ist bei Säugern zweigelappt und befindet sich im Thorax über dem Herzen und den großen Blutgefäßen. Jeder Lappen ist in Läppchen unterteilt, die voneinander durch Bindegewebstrabekel getrennt sind (Abb. 3.**2**). Innerhalb eines jeden Läppchens sind die Lymphoidzellen (Thymozyten) in einer äußeren Rindenschicht (Kortex) und einer inneren Markzone (Medulla) angeordnet (Abb. 3.**3**). Die dicht gepackte Rinde enthält den Großteil der relativ unreifen proliferierenden Zellen, während das Mark die reiferen Zellen beherbergt. Dies bedeutet einen Differenzierungsgradienten vom Kortex zur Medulla an.

Reife Thymozyten in der Medulla exprimieren CD44, ein Molekül, das auf kortikalen Thymozyten nicht detektiert werden kann. Dieser Rezeptor, der an Hyaluronat und andere Bindegewebskomponenten bindet, kann auf allen sich fortbewegenden T-Zellen nachgewiesen werden. Von sessilen Lymphozyten hingegen wird er nicht exprimiert. In den Läppchen gibt es ein Netzwerk epithelialer Zellen, das eine Rolle beim Differenzierungsprozeß der vom Knochenmark kommenden Stammzellen zu T-Zellen spielt. Es können mindestens drei Arten epithelialer Zellen aufgrund ihrer Struktur, ihrer Funktion und ihres Phänotyps im Thymuslappen unterschieden werden. Dieses sind die epithelialen Nährzellen im äußeren Kortex, die das Netzwerk bildenden kortikalen epithelialen Zellen, und die medullären

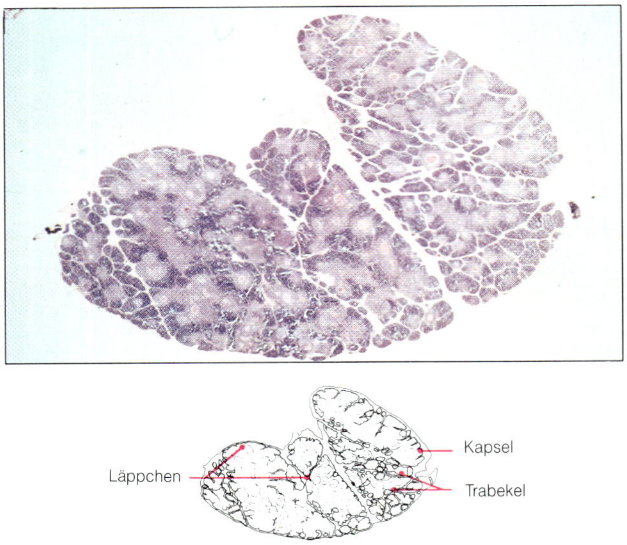

Abb. 3.**2** **Die Läppchenstruktur des Thymus im histologischen Schnitt.** Diese Übersicht zeigt im Querschnitt eine Kollagenkapsel mit Thymozyten (junge T-Lymphozyten), die in Follikeln und Läppchen organisiert und durch Bindegewebstrabekel voneinander getrennt sind. Hämatoxylin- und Eosinfärbung, 3,5 ×.

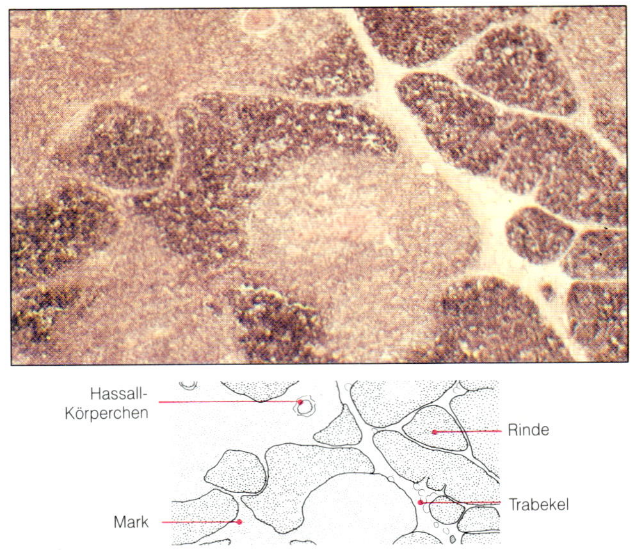

Abb. 3.**3** **Der histologische Aufbau eines Thymusläppchens.** Bei starker Vergrößerung erkennt man zwei Hauptanteile des Läppchens – eine äußere Rindenschicht (Kortex) aus sich schnell teilenden unreifen Zellen und eine innere Markschicht (Medulla) aus reiferen Zellen. Die Hassall-Körperchen sind Strukturen in der Medulla. HE-Färbung, 25 ×.

epithelialen Zellen, die meistens in Anhäufungen vorkommen (s. Kap. 11). Zusätzlich kommen interdigitierende (ID) Zellen und Makrophagen, die beide aus dem Knochenmark stammen, im Thymuslappen vor. Sie befinden sich vor allem an der kortikomedullären Verbindung. In dieser Region bewegen sich Zellen über spezialisierte Gefäße mit hohem Endothel (high endothelial venules, HEV) in den Thymus hinein und wieder aus ihm heraus. Epitheliale Zellen, ID-Zellen und Makrophagen exprimieren MHC-Moleküle, die für die T-Zell-Entwicklung unbedingt notwendig sind.

Im Thymusmark finden sich Hassall-Körperchen. Ihre Funktion ist unbekannt; sie scheinen degenerierte Epithelialzellen zu enthalten, die reich an hochmolekularen Zytokeratinen sind. Der Thymus der Säugetiere entwickelt sich mit dem Alter zurück – beim Menschen beginnt die Atrophie in der Pubertät und setzt sich das ganze Leben lang fort. Die Rückentwicklung des Thymus beginnt im Kortex. Diese Region verschwindet manchmal vollkommen, während medulläre Überreste bestehen bleiben. Die kortikale Atrophie steht in Beziehung zur Empfindlichkeit der kortikalen Thymozyten auf Corticosteroide. Daher wirken sich alle Bedingungen, die mit einem akuten Anstieg von Steroiden verbunden sind (z. B. Schwangerschaft, Streß), auf die Atrophie des Thymus aus.

Trotzdem ist es vorstellbar, daß die Generation von T-Zellen im Thymus bis in das Erwachsenenalter andauert, wenngleich auch nur mit einer geringen Rate.

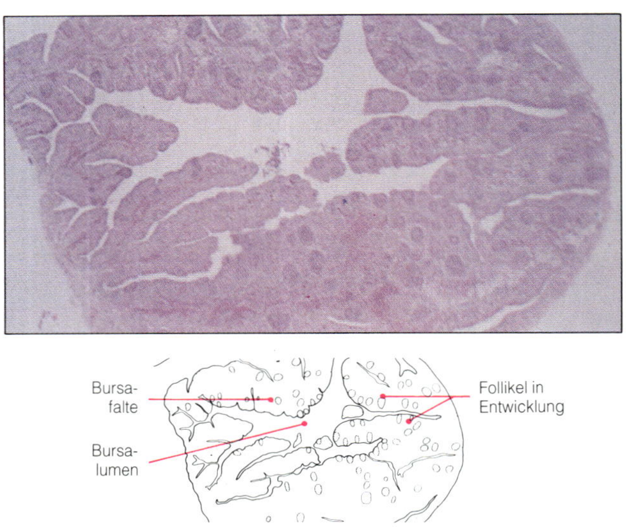

Abb. 3.**4** **Schnitt durch die follikuläre Struktur der Bursa.** Die Bursa Fabricii des Vogels ist ein lymphoepitheliales Organ (wie der Thymus) und befindet sich dorsal des Enddarms. Das Lumen der Bursa öffnet sich in die Kloake. Wie ein Thymusfollikel teilt sich ein Bursafollikel in eine äußere Rinden- und eine innere Markschicht. Ebenso wie der Thymus atrophiert die Bursa mit zunehmendem Lebensalter. HE-Färbung, 10 ×.

Bursa Fabricii und ihr Säugeräquivalent

Bei Vögeln entwickeln sich B-Zellen in der Bursa Fabricii, daher der Name „B"-Zellen. Die Bursa ist ein modifizierter Abschnitt der dorsalen Wand der Kloake – des gemeinsamen Ausgangs des intestinalen und urogenitalen Traktes bei Vögeln. Sie besteht aus Falten oder Plicae (ähnlich den Villi im Darm), die in ein zentrales Lumen ragen (Abb. 3.**4**). Die Follikel der Bursa sind in eine Mark- und eine Rindenschicht unterteilt und liegen am Rand der Falten. Entlang ihrer Oberfläche haben sie direkten Kontakt mit dem Oberflächenepithel. Säuger besitzen keine Bursa, dafür aber Inseln von hämatopoetischen Zellen in der fetalen Leber und im fetalen und adulten Knochenmark, aus denen sich direkt B-Lymphozyten entwickeln. Außerdem enthält das erwachsene Knochenmark viele reife T-Zellen und antikörperproduzierende Plasmazellen: Es ist beim Menschen also auch ein wichtiges sekundäres lymphatisches Organ.

Sekundäre lymphatische Organe und Gewebe

Nachdem die Lymphozyten in den primären lymphatischen Organen gebildet wurden, wandern sie in die sekundären peripheren Organe aus; diese Wanderung ist Teil des „Lymphozytenverkehrs", der zwischen den Organen stattfindet. Zu den sekundären lymphatischen Organen gehören die gut organisierten verkapselten Lymphknoten und die Milz, außerdem nichtverkapselte, über den ganzen Körper verteilte Ansammlungen von lymphatischem Gewebe. Ein Großteil dieses lymphatischen Gewebes findet sich auf Schleimhautoberflächen und wird als MALT (mucosa-associated lymphoid tissue) bezeichnet. Die sekundären lymphatischen Gewebe, in denen T-Zell-vermittelte und humorale Effektormechanismen generiert werden, können funktionell in systemische Organe und in ein Schleimhautsystem unterteilt werden. Unter den systemischen Organen ist die Milz verantwortlich für Antigene, die sich im Blut befinden, während die Lymphknoten den Organismus vor Antigenen schützen, die aus Geweben über das lymphatische System eindringen, sind Antikörpersekretionen in die Blutzirkulation und lokale zellvermittelte Immunantworten. Im Gegensatz dazu schützt das Schleimhautsystem den Organismus vor Antigenen, die direkt durch die Schleimhautoberfläche in den Körper eindringen. Lymphatische Gewebe befinden sich auf Schleimhautoberflächen des Darmtraktes (gut-associated lymphoid tissue, GALT), des Respirationstraktes (bronchial-associated lymphoid tissue, BALT) und des Urogenitaltraktes. Der wichtigste Effektormechanismus an diesen Stellen ist die Sekretion von sIgA direkt auf die Schleimhautoberfläche des Traktes. Es ist nicht überraschend, daß sich der Großteil der lymphatischen Gewebe auf dem Schleimhautsystem befindet, insbesondere dem GALT, da über diesen Weg die meisten Fremdantigene in den Körper gelangen.

Die systemischen lymphatischen Organe

Milz

Die Milz liegt im oberen linken Quadranten des Abdomens hinter dem Magen und nahe dem Zwerchfell. Sie wird von einer kollagenen Kapsel umgeben, von der aus feine Muskelzüge in das Parenchym des Organs einstrahlen. Zusammen mit dem retikulären Bindegewebe stabilisieren diese Trabekel die Integrität des Organs (Abb. 3.**5**). Es gibt zwei Haupttypen des Milzgewebes: die rote Pulpa, die hauptsächlich für den Abbau von verbrauchten Erythrozyten zuständig ist, und die weiße Pulpa, die das lymphatische Gewebe enthält (Abb. 3.**6**). Die rote Pulpa ist hauptsächlich für den Abbau alter Erythrozyten zuständig und ist die Notquelle für neue Erythrozyten, Granulozyten und Blutplättchen, die sofort bei Bedarf in die Zirkulation abgegeben werden können (s. u.). Die weiße Pulpa besteht aus lymphatischem Ge-

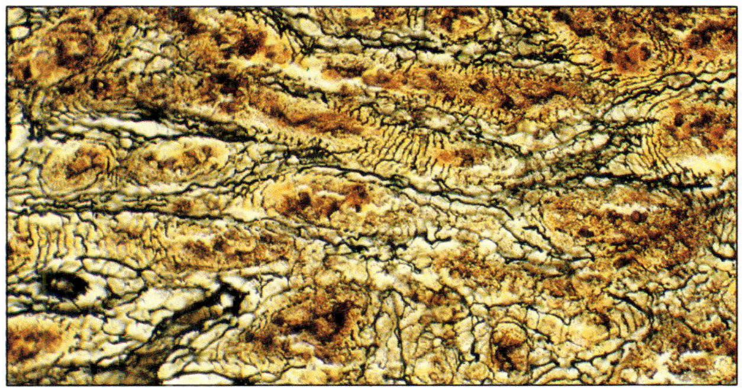

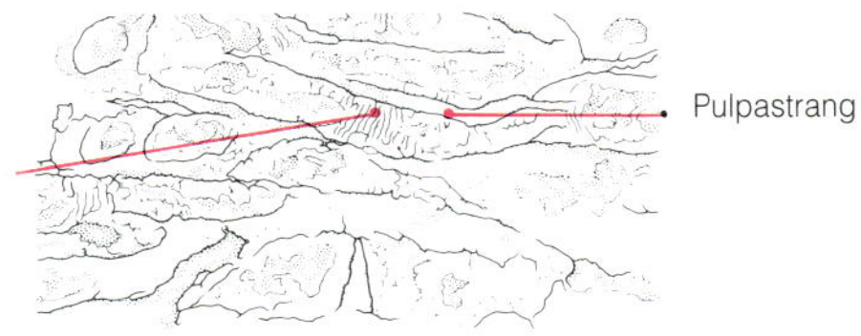

Abb. 3.**5** **Schnitt durch das Bindegewebegerüst der Milz.** In der starken Vergrößerung ist auf dem retikulingefärbten Milzpräparat der Aufbau der roten Pulpastränge und der Ringfasern zu erkennen, die als Gerüst die phagozytierenden Makrophagen unterstützen. Die Blutgefäßenden besitzen eine unterbrochene Wand, die einen freien Fluß von Plasma in ihr Lumen sowie eine selektive Passage von Zellen aus den roten Pulpasträngen ermöglicht. 125 ×.

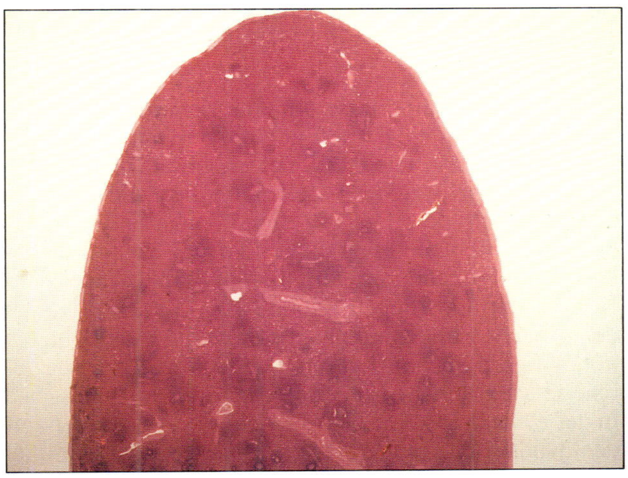

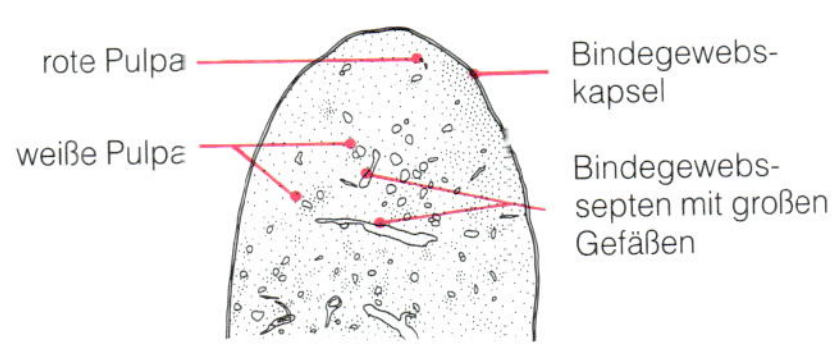

Abb. 3.**6** **Zellulärer Aufbau der Milz.** Auf dem Milzquerschnitt erkennt man in der Lupenvergrößerung das lymphatische Gewebe in der weißen Pulpa rings um die Arteriolen. Dieses lymphatische Gewebe in der periarteriolären lymphatischen Scheide (PALS) ist leicht von der roten Pulpa der Milz zu unterscheiden. Die Aufgabe der roten Pulpa besteht hauptsächlich in der Beseitigung von verbrauchten Erythrozyten und Blutplättchen, enthält aber auch einige Lymphozyten, die Mehrzahl der Plasmazellen und eine Population sessiler Makrophagen. HE-Färbung, 7 ×.

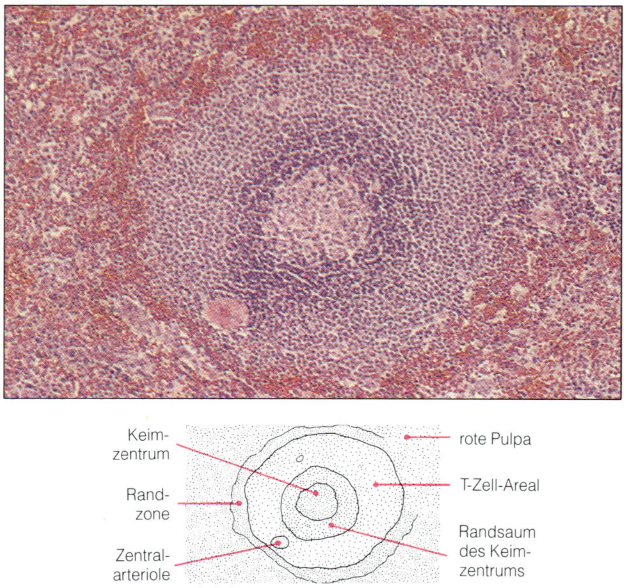

Abb. 3.**7** **Die periarterioläre lymphatische Scheide (PALS).** Die starke Vergrößerung zeigt eine Ansammlung von lymphatischem Gewebe in der Umgebung einer Arteriole. Die T-Zellen finden sich direkt neben der Zentralarteriole, im B-Zell-Areal ist ein Keimzentrum zu erkennen. In „nichtstimuliertem" Zustand besteht das B-Zell-Areal aus Primärfollikeln. Das lymphatische Gewebe ist von der roten Pulpa durch die Marginal-(oder Rand-)Zone getrennt. Diese enthält Blutgefäße und ist die Eintrittspforte für Lymphozyten aus dem Blut in die lymphatischen Areale der Milz. HE-Färbung, 125 ×.

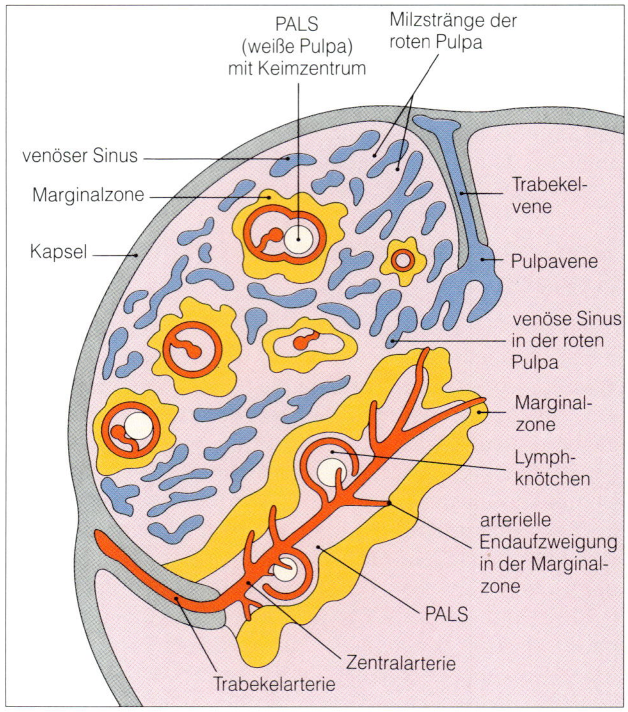

Abb. 3.**8** **Organisation des lymphatischen Gewebes in der Milz.** Die weiße Pulpa besteht aus den periarteriolären lymphatischen Scheiden (PALS), die häufig Keimzentren mit Randsaum enthalten. Die weiße Pulpa wird von der Marginalzone umgeben, die spezialisierte antigenpräsentierende Zellen, Makrophagen, langsam rezirkulierende B-Zellen und NK-Zellen enthält. In der roten Pulpa finden sich venöse Sinus, die durch Zellstränge voneinander getrennt sind. Die arterielle Blutversorgung tritt über die Trabekel ein und teilt sich in Zentralarterien mit vielen Verzweigungen auf. Einige Verzweigungen enden in der weißen Pulpa und versorgen dort die Keimzentren und Mantelzonen, der größte Teil der Endstrombahn führt jedoch zu den Marginalzonen und deren Umgebung. Einige Arteriolen führen direkt in die rote Pulpa, meistens enden sie in den Strängen. Aus den venösen Sinus fließt das Blut über die Pulpavenen ab und mündet in die Trabekelvenen.

webe, dessen Hauptmasse um eine Zentralarteriole angeordnet ist und die periarterioläre lymphatische Scheide (PALS) bildet. Die PALS besteht aus T- und B-Zell-Arealen, wobei sich die T-Zellen um die Zentralarteriole herum befinden. Die B-Zellen können entweder als primäre, „nichtstimulierte" Follikel (B-Zell-Aggregate) oder als sekundäre, „stimulierte" Follikel mit einem Keimzentrum vorliegen (Abb. 3.**7** u. 3.**8**). Follikuläre dendritische Zellen und phagozytierende Makrophagen können auch in Keimzentren gefunden werden. Spezialisierte Makrophagen sitzen in der Marginalzone – also in der Nähe der PALS. Diese Zellen sind zusammen mit den dendritischen follikulären Zellen der Primärfollikel dafür zuständig, daß den B-Zellen Antigen präsentiert wird.

Lymphozyten stehen mit der PALS über die kapillären Verästelungen der Zentralarteriolen in der Marginalzone in Verbindung; in dieser Zone halten sich sowohl T- als auch B-Zellen auf. Einige Lymphozyten, vor allem reifende Plasmablasten, können über Brücken die Marginalzone überqueren und in die rote Pulpa einwandern. Die rote Pulpa besteht aus Sinus und zellulären Knoten, die phagozytierende Makrophagen (Abb. 3.**9**), Erythrozyten, Blutplättchen, Granulozyten, Lymphozyten und zahlreiche Plasmazellen enthalten. Zusätzlich zu ihren immunologischen Funktionen dient die Milz auch als Reservoir für Blutplättchen, Erythrozyten und Granulozyten und ist die Stätte des Abbaus alter Blutplättchen und Erythrozyten. Diese Funktionen werden durch die vaskuläre Organisation der Milz ermöglicht. Zentrale Arterien, die von der PALS umgeben sind, enden in arteriellen Kapillaren, die sich frei in den Knoten der roten Pulpa öffnen. So erreichen zirkulierende Zellen diese zellulären Knoten, in denen sie zurückgehalten werden. Alte Blutplättchen und Erythrozyten werden von Makrophagen erkannt und phagozytiert; Blutzellen, die nicht zerstört wurden, können in die Blutzirkulation wieder eintreten: Sie treten leicht durch die stark unterbrochenen Wände der venösen Sinus hindurch, da das Plasma frei durch sie fließt.

Lymphknoten und lymphatisches System

Lymphknoten bilden einen Teil des Netzwerks, in welchem Antigene aus der Gewebsflüssigkeit oder Lymphe während ihrer Passage von der Peripherie zum Ductus thoracicus herausgefiltert werden (Abb. 3.**10**). Lymphknoten kommen häufig an Verzweigungen von Lymphgefäßen vor. Größere Ansammlungen sind an strategisch wichtigen Punkten plaziert, wie im Nacken, an den Achseln, in der Leistengegend, im Mediastinum

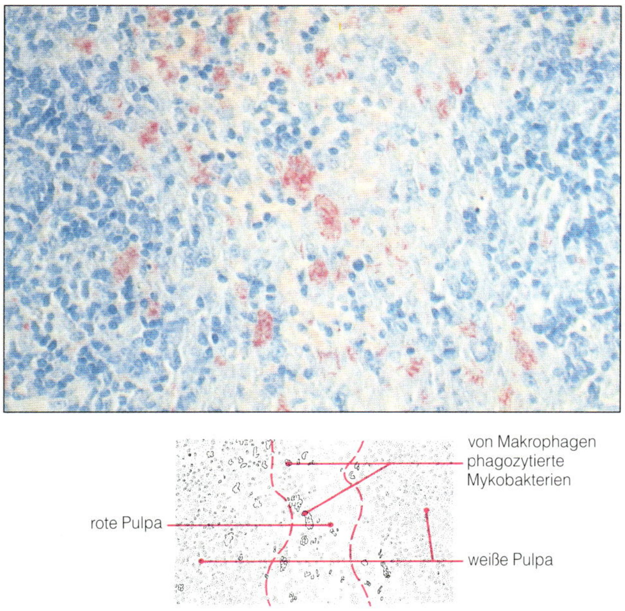

Abb. 3.9 **Milzpräparat mit Makrophagen in der roten Pulpa.** Im Blut werden Mikroorganismen von Makrophagen der roten Milzpulpa eingefangen, die zum retikuloendothelialen System gehört. Dieses Präparat zeigt intravenös injizierte Mykobakterien, die von Makrophagen der roten Pulpa phagozytiert worden sind. Modifizierte Ziehl-Neelsen-Färbung, 125 ×. Mit freundlicher Genehmigung von Dr. I. Brown.

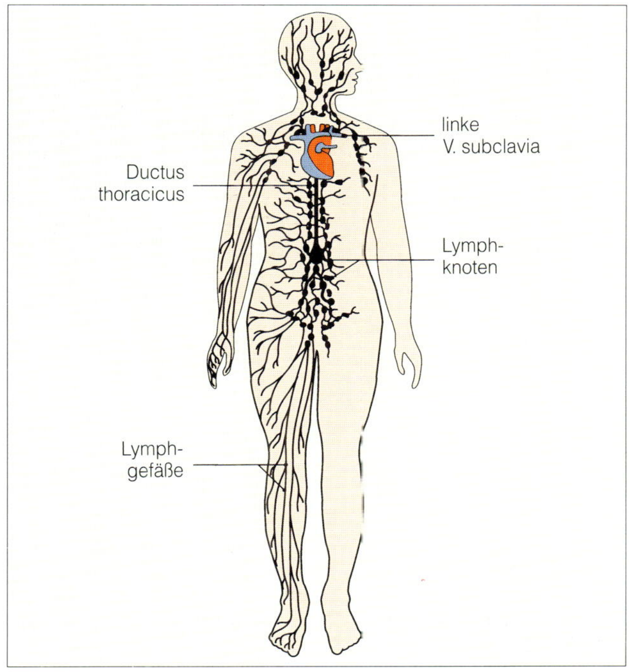

Abb. 3.10 **Das Lymphknotensystem.** Lymphknoten sitzen an Kreuzungspunkten von Lymphgefäßen und bilden ein vernetztes System, durch das aus dem Gewebe ausgetretene Lymphe drainiert und gefiltert wird. Es gibt oberflächliche und viszerale Lymphknoten, die den Abfluß der Haut oder aus tiefen Geweben und den inneren Organen übernehmen. Schließlich sammelt sich die Lymphe im Ductus thoracicus, der in die linke V. subclavia und somit zurück in den Blutkreislauf mündet.

und in der Bauchhöhle. Sie drainieren die unterschiedlichen oberflächlichen und tiefen Körperregionen. Die Lymphe erreicht den Lymphknoten über mehrere afferente lymphatische Gefäße und verläßt den Knoten durch ein efferentes lymphatisches Gefäß am Hilus. Ein typischer Lymphknoten ist, wie die Milz, von einer kollagenen Kapsel umgeben (Abb. 3.**11**). Menschliche Lymphknoten haben einen Durchmesser von 1 bis 15 mm, sind rund oder nierenförmig und weisen eine Eindellung auf, den Hilus, durch den Blutgefäße in den Knoten eintreten und ihn verlassen. Die radialen Trabekel unterstützen zusammen mit den retikulären Fasern die verschiedenen zellulären Komponenten innerhalb des Lymphknotens. Der Lymphknoten ist aus einem B-Zell-Areal (Kortex), einem T-Zell-Areal (Parakortex) und der zentralen Medulla, die T-Zellen, B-Zellen, Plasmazellen und häufig Makrophagen enthält, zusammengesetzt (Abb. 3.**12**). Der Parakortex enthält viele antigenpräsentierende Zellen (interdigitierende Zellen), die eine große Anzahl von Klasse-II-Antigenen des Haupthistokompatibilitätskomplexes auf ihrer Oberfläche tragen. Die Hauptmasse des lymphatischen Gewebes findet sich im Kortex und Parakortex. Ein Teil des lymphatischen Gewebes erstreckt sich bis zu den Bindegewebssträngen der Medulla. Diese medullären Stränge sind durch lymphatische (medulläre) Sinus getrennt. Diese drainieren in einen terminalen Sinus, den Ursprung der efferenten lymphatischen Gefäße (Abb. 3.**12**). Abräum-(„scavenger"-)Phagozyten säumen diese Lymphsinus, insbesondere in der Medulla (Abb. 3.**13** u. 3.**14**). Wäh-

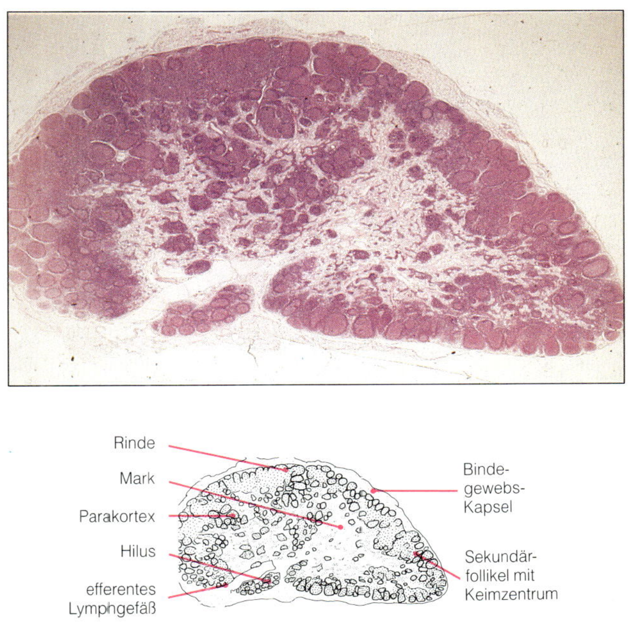

Abb. 3.11 **Schnitt durch einen Lymphknoten.** Der Lymphknoten ist von einer bindegewebigen Kapsel umgeben und zeigt eine dreiteilige Struktur: den Kortex oder Rinde (B-Zell-Areal), den Parakortex (T-Zell-Areal) und das Mark oder Medulla mit Strängen von lymphatischem Gewebe (T- und B-Zell-Areal, reich an Plasmazellen). HE-Färbung, 5 ×. Mit freundlicher Genehmigung von Mr. C. Symes.

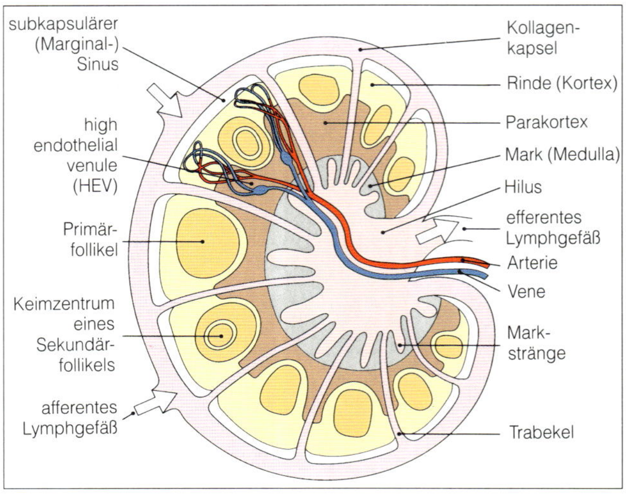

Abb. 3.**12** Unter der Kollagenkapsel liegt der subkapsuläre Sinus, der von phagozytierenden Zellen gesäumt wird. Lymphozyten und Antigene (wenn vorhanden) treten aus dem umgebenden Gewebe oder benachbarten Lymphknoten über afferente Lymphbahnen in den Sinus ein. Der Kortex enthält Ansammlungen von B-Zellen (Primärfollikel), meistens mit einem Fokus der aktiven Proliferation (Keimzentren in Sekundärfollikeln). Im Parakortex finden sich hauptsächlich T-Zellen, oft in enger Nachbarschaft zu den interdigitierenden Zellen (antigenpräsentierende Zellen). Jeder Lymphknoten verfügt über eine eigene arterielle und venöse Versorgung. Aus dem Blutkreislauf treten Lymphozyten über spezialisierte Gefäße mit hohem Endothel (high endothelial venule, HEV) in den Parakortex des Lymphknotens ein. Das Mark enthält T- und B-Zellen, die meisten Plasmazellen des Lymphknotens sind in Form von lymphatischen Strängen organisiert. Lymphozyten können nur über die efferenten Lymphbahnen den Lymphknoten verlassen.

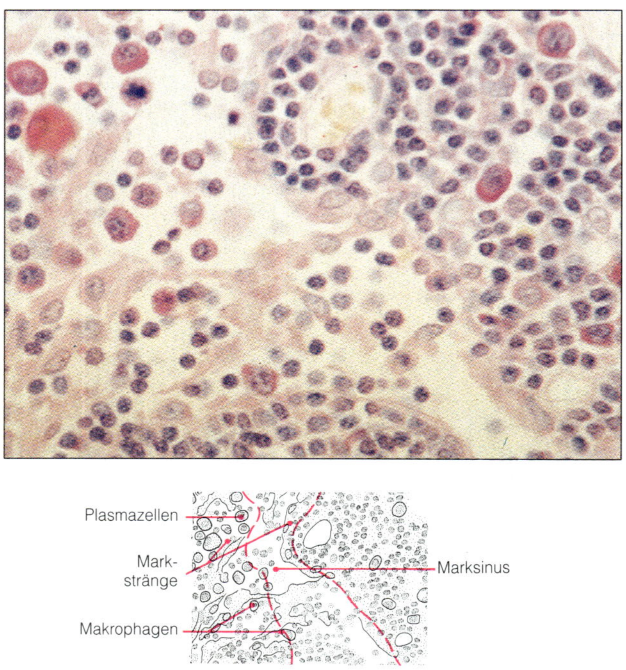

Abb. 3.**13** **Schnitt durch das Lymphknotenmark.** Dieser Schnitt zeigt typische Plasmazellen in den medullären Strängen und Sinus. Das Zytoplasma von Plasmazellen wird durch Pyronin rot angefärbt, das an die RNA bindet. In dem Ausschnitt sind auch rezirkulierende Makrophagen zu erkennen. Methylgrün-Pyronin-Färbung, 200 ×.

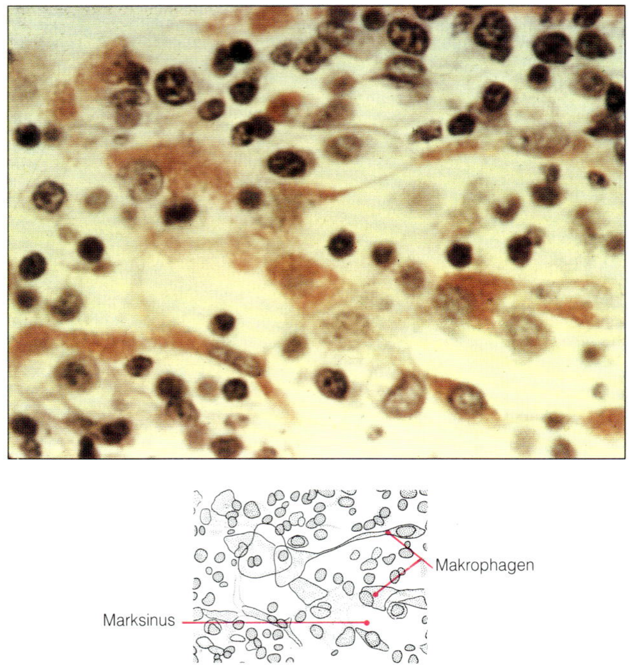

Abb. 3.**14** **Phagozytierende Makrophagen im Lymphknotenmark.** Die Makrophagen entlang den Marksinus können nach Aufnahme des Farbstoffs, Lithiumkarminrot (Gegenfärbung mit Hämatoxylin), sichtbar gemacht werden. 330 ×.

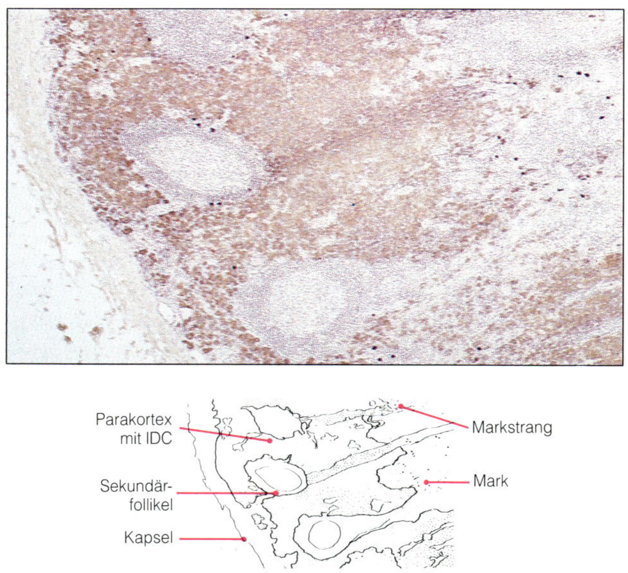

Abb. 3.**15** **Proliferation im Parakortex.** Dieser Schnitt zeigt einen Hautlymphknoten eines Patienten mit chronischem Ekzem. Antigene, die in die Haut eingedrungen sind, werden von normalerweise in der Haut vorhandenen antigenpräsentierenden Zellen – den Langerhans-Zellen – zu den Lymphknoten im Einzugsgebiet gebracht. Diese Zellen finden sich als „Schleierzellen" in den afferenten Lymphbahnen und später im Parakortex als interdigitierende Retikulumzellen (IDC). In diesem Schnitt sind sie mit peroxidasemarkierten monoklonalen Antikörpern braun angefärbt worden. Eine Proliferation von T-Zellen als Antwort auf spezifische, von IDC präsentierte Antigene führt zu einer Expansion des Parakortex. Gegenfärbung mit Hämatoxylin, 40 ×.

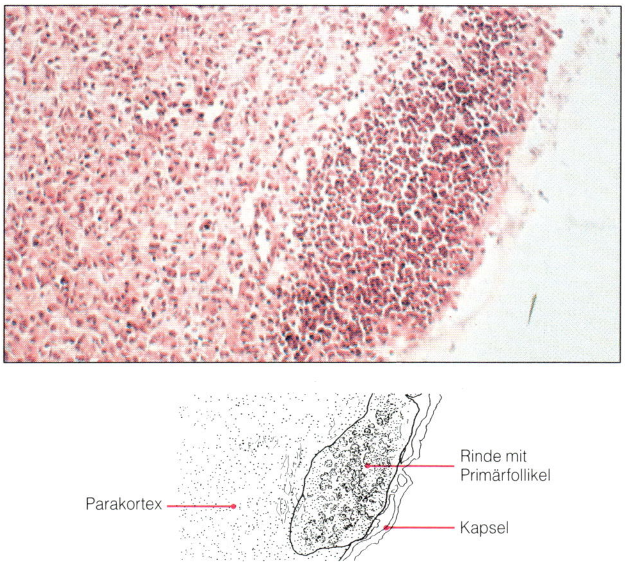

Abb. 3.**16** **Schnitt durch den Lymphknoten einer kongenital athymischen Nacktmaus mit leerem Parakortex.** Wegen eines genetischen Defekts entwickelt die Nacktmaus keinen Thymus und keine T-Zellen. Die starke Vergrößerung des Lymphknotens einer „T-losen" Maus zeigt nur wenige Zellen im T-abhängigen Parakortex. Es finden sich jedoch viele interdigitierende Retikulumzellen im Parakortex dieses Lymphknotens. Die Rinde ist ebenfalls schwach entwickelt, da für die Organisation von Follikeln T-Zellen benötigt werden. HE-Färbung, 125 ×. Mit freundlicher Genehmigung von Dr. H. Dockrell.

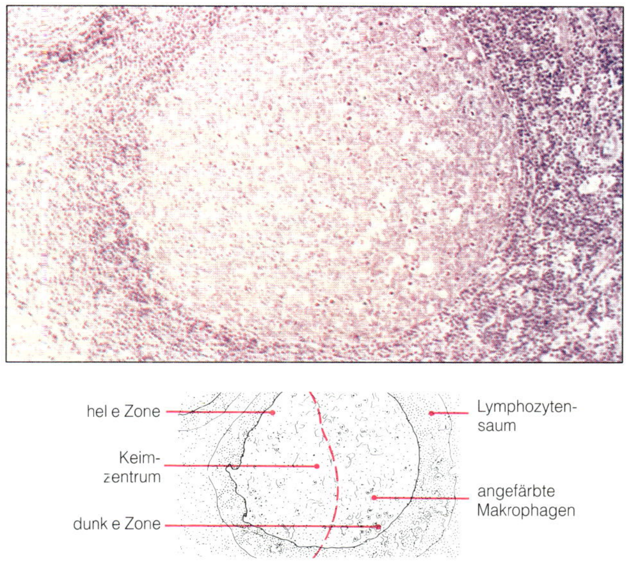

Abb. 3.**17** **Schnitt durch einen sekundären Lymphfollikel mit Keimzentrum.** Dieses menschliche Lymphknotenkeimzentrum enthält aktiv proliferierende B-Zellen. Man erkennt eine hellere Zone und einen dunkleren, proliferierenden Anteil, der die anfärbbaren Makrophagen enthält. Der gut entwickelte Randsaum – oder Korona – besteht aus kleinen ruhenden Lymphozyten, die wesentlich weniger Zytoplasma als die Lymphoblasten enthalten und eng zusammenliegen. Giemsa-Färbung, 40 ×. Mit freundlicher Genehmigung von Dr. K. McLennan.

rend der Lymphpassage vom afferenten zum efferenten Ende des Lymphknotens werden partikuläre Antigene durch diese phagozytierenden Zellen entfernt (Abb. 3.**14**).

Der Kortex enthält Aggregate von B-Zellen (primäre oder sekundäre Follikel), während T-Zellen primär im Parakortex lokalisiert sind. Wenn ein Hautareal von einem T-Zellen-abhängigen Antigen angegriffen wird, reagiert der Lymphknoten dieses Abflußgebietes mit einer aktiven T-Zell-Proliferation im Parakortex (Abb. 3.**15**). Auf der anderen Seite weisen Patienten mit angeborener Thymusaplasie (DiGeorge-Syndrom) und thymuslose Nacktmäuse oder Ratten weniger Zellen im Parakortex auf als normal (Abb. 3.**16**).

Keimzentren oder sekundäre Follikel finden sich in antigenstimulierten Lymphknoten. Sie ähneln den Keimzentren in den B-Zell-Arealen der Milz-PALS sowie der B-Zell-Areale anderer peripherer lymphatischer Gewebe. Zentroblasten sind große, Zentrozyten sind kleine Follikelzentrumszellen. Proliferierende B-Zellen innerhalb der Keimzellen besitzen eine deutlich erkennbare Zellkernform (geteilt gegen ungeteilt), die für die Bestimmung bestimmter maligner lymphoproliferativer Krankheiten wie z. B. Lymphomas nützlich ist.

Die Areale mit aktiver Proliferation sind von einem Lymphozytensaum umgeben (Abb. 3.**17**). Die B-Lymphozyten in diesem Areal besitzen viele Oberflächenantikörper der IgM- und IgD-Klasse, wie die immunhistochemische Färbung zeigt (Abb. 3.**18**). In einigen sekundären Follikeln ist dieser verdickte Saum oder „Korona" zur Kapsel des Knotens hin ausgerichtet. Sekundäre Follikel enthalten dendritische antigenpräsentierende Zellen und Makrophagen, dazu noch einige $CD4^+$-T-Zellen (Abb. 3.**19**). Diese, zusammen mit spezialisierten Marginalsinusmakrophagen, scheinen eine Rolle in der Entwicklung der B-Zell-Antwort und vor allem des B-Zell-Gedächtnisses zu spielen, was wahrscheinlich die primäre Funktion der Keimzentren ist. (Für eine detaillierte Beschreibung der zellulären Organisation der Keimzentren s. Kap. 11.)

Das mukosaassoziierte lymphatische System

Lymphatisches Gewebe auf Schleimhäuten (mucosa-associated lymphoid tissue, MALT)

Verstreut liegende Ansammlungen von nichtverkapseltem lymphatischem Gewebe kommen in vielen Organen vor, vor allem in der Lamina propria und in der Submukosa des Gastrointestinal-, Respirations- und Urogenitaltraktes (s. Abb. 3.**1**). Die lymphatischen Zellen finden sich entweder als diffuse Aggregate oder als organisierte Knoten mit Keimzentren (sekundäre Follikel). Die Tonsillen des Menschen enthalten eine beachtliche Menge lymphatischen Gewebes, das oft viele große Keimzentren enthält (Abb. 3.**20**). Ähnliche Anhäufungen von lymphatischem Gewebe befinden sich auf den Bronchien (Abb. 3.**21**) und entlang des Urogenitaltraktes. Die Abb. 3.**22** zeigt eine diffuse Akkumulation von lymphatischem Gewebe in der Lamina propria der Darmwand.

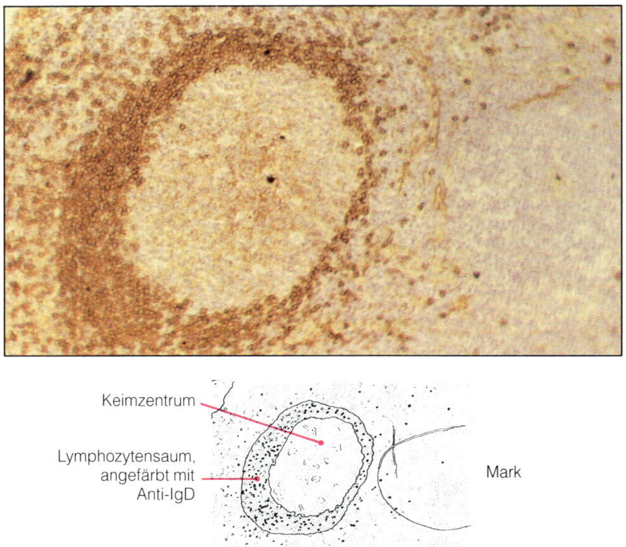

Abb. 3.**18** **Sekundärer Lymphfollikel mit lymphozytärem Randsaum um das Keimzentrum.** Vergrößerung des Keimzentrums eines menschlichen Lymphknotens, der mit meerrettichperoxidasemarkierten antihumanen IgD-Antikörpern gefärbt ist. Im Zentrum selbst befinden sich nur wenige IgD-positive Zellen (beide Bereiche enthalten aber IgM-positive Zellen). 40 ×. Mit freundlicher Genehmigung von Dr. K. McLennan.

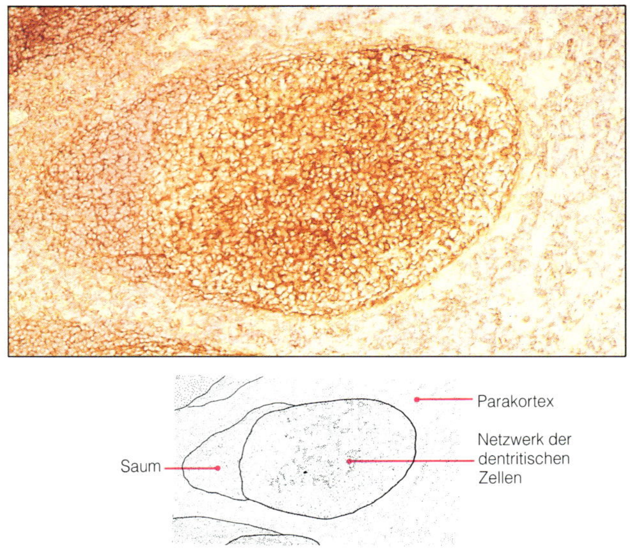

Abb. 3.**19** **Netzwerk der retikulären Zellen im sekundären Lymphfollikel.** Dieses Lymphknotenkeimzentrum ist mit peroxidasemarkierten monoklonalen Antikörpern gegen dendritische Zellen und Makrophagen angefärbt. Die Retikulumzellen reichen bis in den Randsaum. Gegenfärbung mit Hämatoxylin, 40 ×. Mit freundlicher Genehmigung von Dr. K. McLennan.

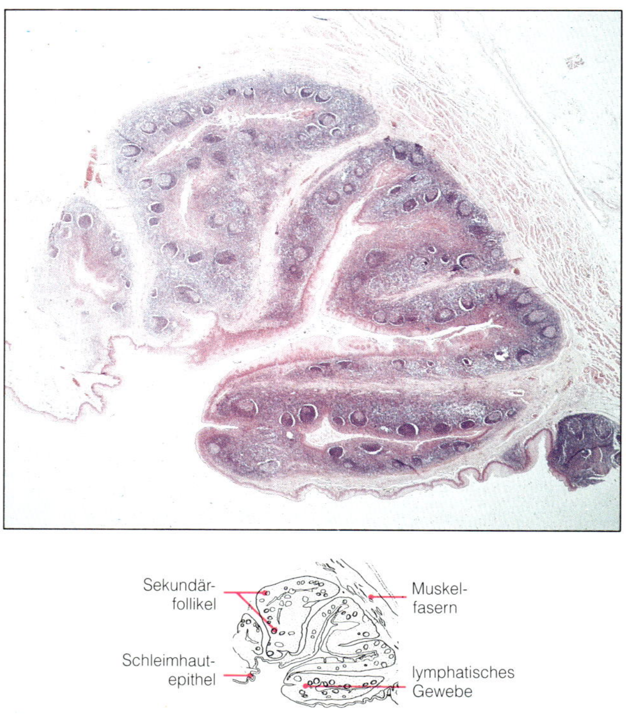

Abb. 3.**20** **MALT in der menschlichen Tonsille.** Die Übersichtsvergrößerung zeigt eine große Anzahl von Keimzentren, wie sie häufig im lymphatischen Gewebe der Tonsille gefunden werden. HE-Färbung, 4 ×. Mit freundlicher Genehmigung von Mr. C. Symes.

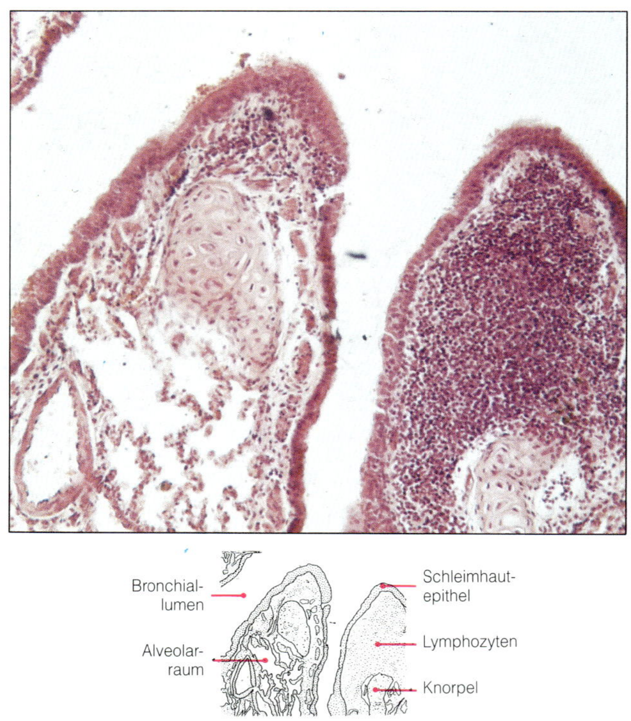

Abb. 3.**21** **MALT im Lungenpräparat.** Auf diesem Schnitt ist eine diffuse Ansammlung von Lymphozyten in der Bronchialwand zu erkennen. HE-Färbung, 40 ×.

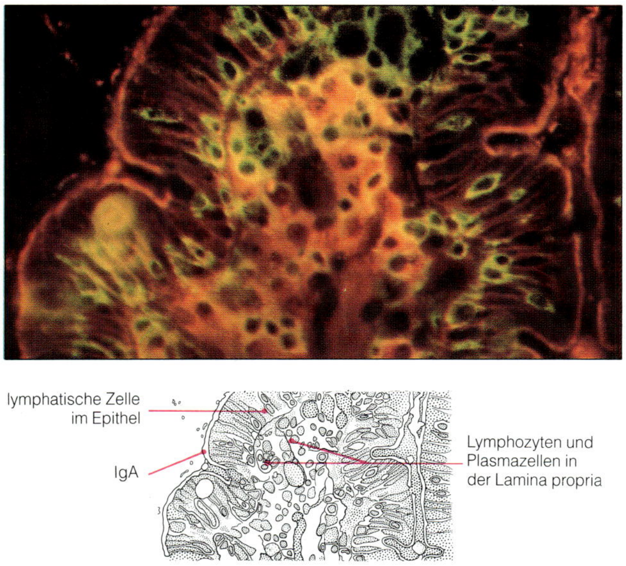

Abb. 3.**22** **MALT im menschlichen Jejunum.** Lymphatische Zellen im Epithel und in der Lamina propria fluoreszieren grünlich (Verwendung eines antileukozytären monoklonalen Antikörpers, 2D1). Die rote Färbung des Zytoplasmas stammt von den Anti-IgA-Antikörpern, mit denen Plasmazellen in der Lamina propria und IgA im Schleim dargestellt werden können. Mit freundlicher Genehmigung von Prof. G. Janossy.

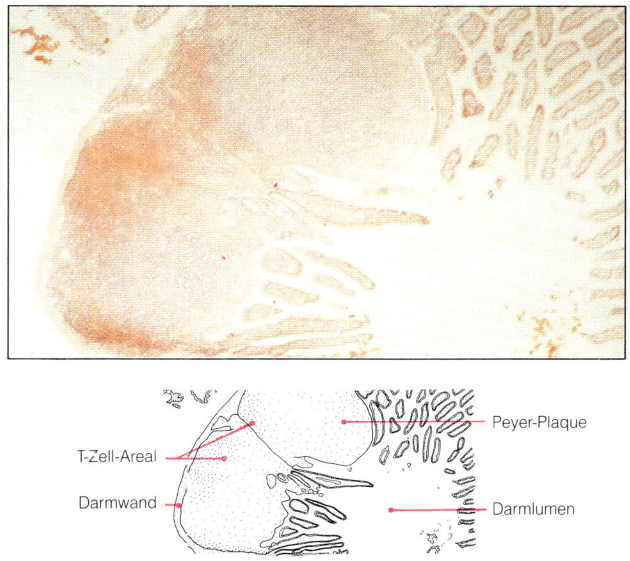

Abb. 3.**23** **Peyer-Plaques im MALT eines Mäuseileums.** Der Schnitt zeigt lymphatisches Gewebe, das in der Darmwand in Form von Peyer-Plaques organisiert ist. Die T-Zell-Areale sind mit peroxidasemarkierten monoklonalen Antikörpern gegen Thy-1-Antigen auf der T-Zelle gefärbt. Gegenfärbung mit Hämatoxylin, 40 ×. Mit freundlicher Genehmigung von Dr. E. Andrew.

Die Peyer-Plaques des unteren Ileums sind am deutlichsten bei jungen Tieren ausgeprägt und enthalten häufig Sekundärfollikel (Abb. 3.**23**). Das über den Peyer-Plaques liegende Darmepithel ist darauf spezialisiert, Antigene in das lymphatische Gewebe hineinzulassen. Diese spezielle Aufgabe wird von epithelialen Zellen ausgeführt, die wegen der zahlreichen Mikroeinstülpungen auf ihrer luminalen Oberfläche „M"-(microfold-)Zellen genannt werden. M-Zellen absorbieren und transportieren Antigene. Sie sind auch möglicherweise in der Lage, Antigene zu prozessieren und sie subepithelialen lymphatischen Zellen zu präsentieren. Humorale Immunantworten auf den Schleimhäuten werden meistens von Antikörpern des IgA-Isotyps vermittelt. Sekretorische IgA-Antikörper können Schleimhautmembranen passieren und helfen, den Eintritt von infektiösen Mikroorganismen zu verhindern (Abb. 3.**24**).

Mukosaassoziierte Lymphozyten

Zusätzlich zu dem organisierten lymphatischen Gewebe, das das MALT-System bildet, gibt es eine Anzahl von Lymphozyten in der Schleimhaut des Bauches, des Dünn- und Dickdarmes, der Bronchien und einiger anderer Organe. Die Lymphozyten befinden sich im Bindegewebe der Lamina propria und innerhalb der Epithelschicht. Bei den Lamina-propria-Lymphozyten (LPL) handelt es sich vorwiegend um aktivierte T-Zellen, obwohl auch einige aktivierte B-Zellen und Plasmazellen nachgewiesen werden konnten. Diese speziellen Plasmazellen sekretieren hauptsächlich IgA, das durch die Epithelzellen transportiert und in das Lumen (s. o.)

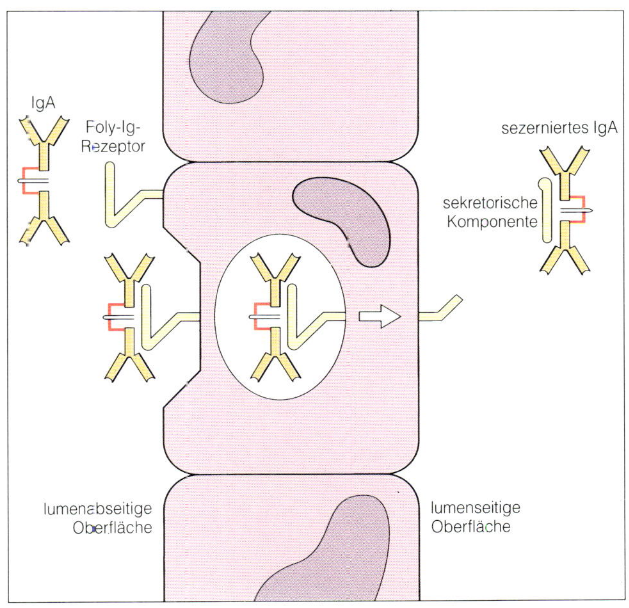

Abb. 3.**24** **Transport von IgA durch das Mukosaepithel.** Von Plasmazellen in das Interstitium sezernierte IgA-Dimere binden an Membranrezeptoren auf der inneren (lumenabseitigen) Oberfläche des Epithels. Der IgA-Rezeptor-Komplex wird über Endozytose aufgenommen und – an die Membran von Transportvesikeln gebunden – durch die Zelle geschleust. Die Vesikel fusionieren mit der lumenseitigen Zellmembran und setzen die IgA-Dimere zusammen mit einer sekretorischen Komponente – die ein Spaltprodukt des Rezeptors ist – in das Lumen frei. Außerhalb der Zelle wird das dimere IgA wahrscheinlich durch diese sekretorische Komponente vor der Verdauung durch proteolytische Enzyme geschützt.

Zelltyp	TCR $\alpha\beta$	TCR $\gamma\delta$	CD4	CD8
Lamina-propria-Lymphozyten	>95%	<5%	70%	30%
intraepitheliale Lymphozyten	60–90%	10–40%	<10%	70%

Abb. 3.**25** **Phänotypische Unterschiede zwischen humanen LPL und IEL.** Im allgemeinen ist der Phänotyp von Lamina-propria-Lymphozyten (LPL) vergleichbar mit dem von Zellen, die im peripheren Blut zirkulieren. Ein höherer Prozentsatz der intraepithelialen Lymphozyten (IEL) sind TCR-positive Zellen, und die meisten dieser Untergruppe exprimieren CD8.

abgegeben wird. Die intraepithelialen Lymphozyten (IEL) sind meistens T-Zellen, die deutlich andere phänotypische Merkmale als die LPL zeigen (Abb. 3.**25**). Der Phänotyp von LPL ähnelt dem der im peripheren Blut zirkulierenden Zellen. Ein hoher Prozentsatz von IEL sind TCR-$\gamma\delta$-positive Zellen. Die meisten exprimieren CD8. Dieser Marker kann auf dem Großteil der $\gamma\delta$-T-Zellen in der Zirkulation nicht nachgewiesen werden. Die Expression von CD8 auf $\gamma\delta$-IEL steht anscheinend in Beziehung zu ihrem Aktivierungszustand.

Die meisten LPL- und IEL-T-Zellen gehören zur CD45R0-Untergruppe der Gedächtniszellen. Sie können nur sehr schlecht mit Antikörpern gegen CD3 stimuliert werden, werden aber wahrscheinlich über andere Auslösemechanismen aktiviert (z. B. über CD2 oder CD28).

HML-1, ein monoklonaler Antikörper der gegen IEL gerichtet ist, erkennt ein Molekül, das sich nicht auf zirkulierenden T-Zellen befindet, aber nach Stimulation mit Phythämagglutinin (PHA) exprimiert wird. Dieser Antikörper ist mitogen und induziert die Expression des IL-2-Rezeptors (CD25) auf peripheren Blut-T-Zellen. Erst kürzlich konnte gezeigt werden, daß HML-1 (Antigen) eine neue α-Kette der Integrinfamilie ist, die mit einer β_7-Kette zu einem αHML-1/β_7-Heterodimer verbunden ist. Dieses Integrin wird von IEL und anderen aktivierten Leukozyten exprimiert.

Es ist bekannt, daß IEL Zytokine sezernieren, IFNγ und IL-5 eingeschlossen. Eine mögliche Funktion von IEL ist die immunologische Überwachung mutierter oder virusinfizierter Wirtszellen.

Wanderung der Lymphozyten

Die Migration der Lymphozyten vom primären zum sekundären lymphatischen Gewebe wurde bereits beschrieben. Sind die Lymphozyten im sekundären Gewebe angelangt, bleiben sie nicht einfach dort, sondern viele ziehen über das Blut und die Lymphe von einem lymphatischen Organ zum anderen. Die Wege des Kreislaufs sind in Abb. 3.**26** aufgezeichnet.

Obwohl einige Lymphozyten den Blutkreislauf über jede beliebige Venole verlassen könnten, werden als Austrittspforten spezialisierte postkapilläre Venolen, die ein hohes Endothel besitzen (high endothelial venule, HEV), bevorzugt (Abb. 3.**27**). In den Lymphknoten befinden sich die HEV hauptsächlich im Parakortex, einige auch im Kortex; im Areal der Medulla gibt es diese Blutgefäße nicht. Einige Lymphozyten, vor allem T-Zellen, kommen über die afferenten Lymphbahnen aus dem Einzugsgebiet des Lymphknotens; dies ist normalerweise der Weg, über den Antigene den Lymphknoten erreichen. Entlang der HEV befinden sich kubische, aktivierte Epithelzellen. Sie exprimieren eine Reihe von Adhäsionsmolekülen, die auf den flachen ruhenden Endothelzellen normaler Venolen nicht vorhanden sind. Endothelzellen können möglicherweise durch lokal produzierte Zytokine aktiviert werden. IFNγ, IL-1 und TFN bewirken die Aktivierung von Endothelzellen, die sich dann an Stellen chronischer entzündlicher Reaktionen zu HEV entwickeln können, z. B. in der Haut und im Synovium, wo normalerweise keine HEV vorkommen. Dieser Vorgang wiederum kann möglicherweise spezifische Lymphozytenuntergruppen in das Gebiet führen, in dem die HEV gebildet werden. Die Molekü-

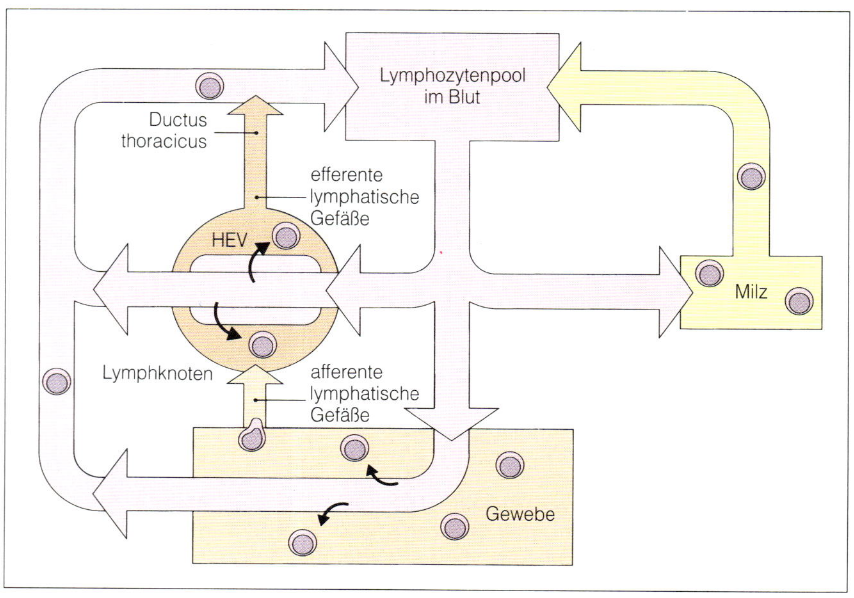

Abb. 3.**26** **Wanderung der Lymphozyten durch die systemischen lymphatischen Gewebe und Organe.** Die Lymphozyten eines erwachsenen Tieres bewegen sich durch die Zirkulation und treten in Gewebe und Lymphknoten über spezialisierte Endothelzellen der postkapillaren Venolen (HEV) ein. Sie verlassen diese Gebiete über efferente lymphatische Gefäße, passieren andere Lymphknoten und gelangen schließlich in den Ductus thoracicus, der an der linken V. subclavia in die Blutzirkulation mündet (beim Menschen). Lymphozyten gelangen in die Gebiete der weißen Pulpa der Milz in der Marginalzone, sie passieren die Sinusoide der roten Pulpa und verlassen die Milz über die Milzvene.

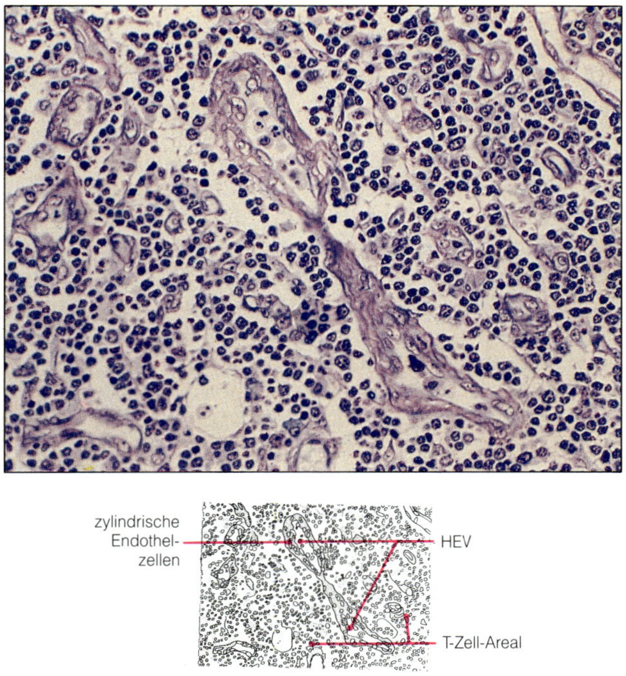

Abb. 3.**27** **Venole mit hohem Endothel (HEV) im Lymphknoten.** Im Parakortex dieses Lymphknotenschnittes sind die spezialisierten hohen Endothelzellen entlang der HEV zu erkennen, über die Lymphozyten den Blutkreislauf verlassen und in den Lymphknoten übertreten. Giemsa-Färbung, 180 ×. Mit freundlicher Genehmigung von Dr. K. McLennan.

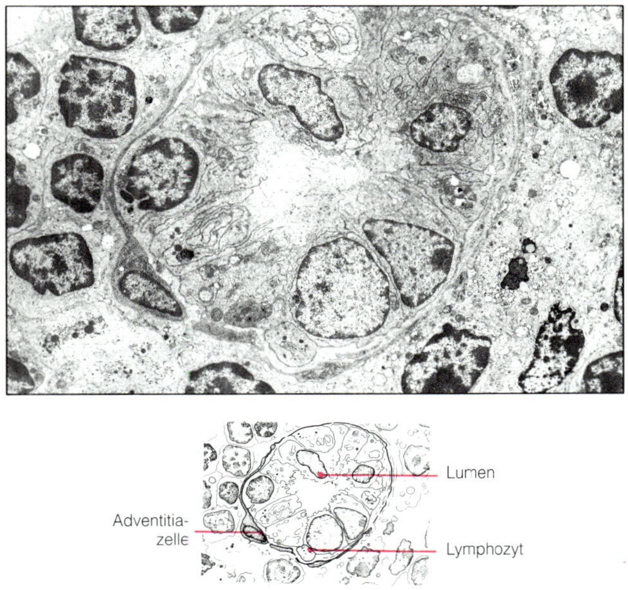

Abb. 3.**28** **Elektronenmikroskopische Aufnahme einer Venole mit hohem Endothel (HEV) im thymusabhängigen Areal eines Lymphknotens.** Es ist ein Lymphozyt nahe der Basallamina zu erkennen, der sich gerade aus dem Lumen der HEV bewegt. Die HEV ist teilweise mit Adventitiazellen umgeben. 1600 ×.

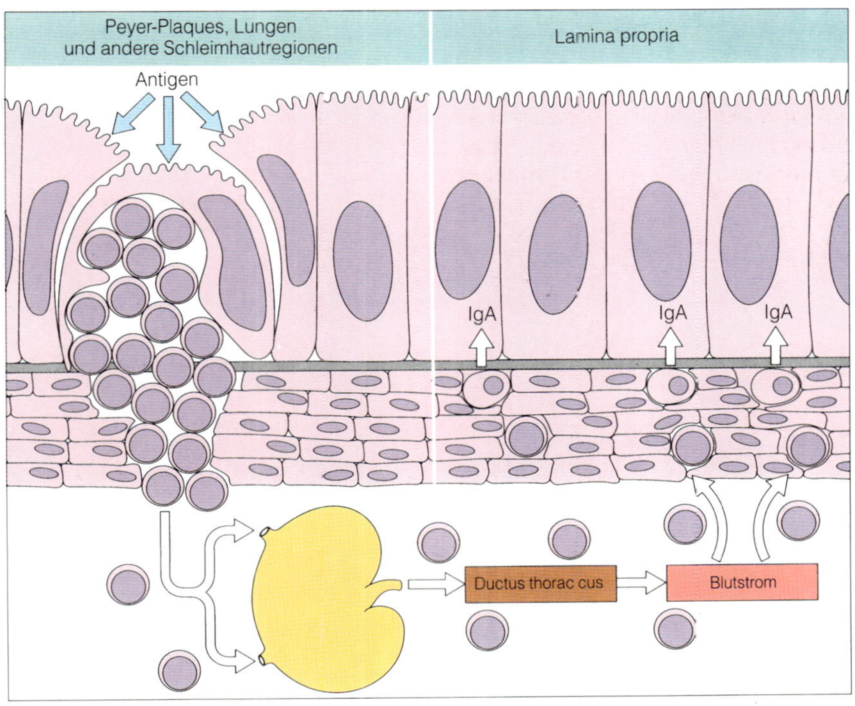

Abb. 3.**29** **Die Zirkulation von Lymphozyten innerhalb des mukösen lymphatischen Systems.** Lymphatische Zellen werden mit Antigen in den Peyer-Plaques stimuliert (wahrscheinlich auch in Lungen und in anderen Schleimhautregionen), wandern über die regionalen Lymphknoten und den Ductus thoracicus in den Blutstrom und gelangen anschließend zur Lamina propria des Darmes und wahrscheinlich auch zu anderen Schleimhautoberflächen. Lymphozyten, die auf Schleimhäuten stimuliert werden, kehren also wieder zu Schleimhautregionen zurück.

le, die von den aktivierten Endothelzellen exprimiert werden, gehören zur Immunglobulin-Superfamilie, wie z. B. ICAM-1 (CD54), ICAM-2 und VCAM, und zur Selectinfamilie, wie z. B. E-Selectin (ELAM-1) und P-Selectin (CD62, GMP-140). P-Selectin wird in den Weibel-Palade-Körperchen der Endothelzellen gespeichert und wird nach Aktivierung sehr schnell zur Zelloberfläche transportiert (s. Kap. 13). Das Molekül CD44, ein 90-kDa-Protein, das von allen Leukozyten exprimiert wird, spielt eine wichtige Rolle bei der Adhäsion von Lymphozyten an HEV. Anhand dieser Daten ist erkennbar, daß mehrere Rezeptor-Liganden-Interaktionen zwischen Lymphozyten und Endothelzellen stattfinden. Diese Interaktionen führen Lymphozyten nicht nur zu spezifischen Zielorganen, sondern fördern auch spezifische Funktionen während der unterschiedlichen Phasen der Lymphozytenwanderung aus den Blutgefäßen (Extravasation). Diese Phasen beinhalten die Zellmargination, das Bewegen über die Endotheloberfläche und das Festsetzen und die Diapedesis zwischen den Endothelzellen (Abb. 3.**28**). Seltener wandern Zellen durch Emperipolesis, bei der sich Lymphozyten durch die Endothelzellen bewegen. Dies ist der normale Weg ins ZNS, wo das Endothel nicht unterbrochen ist.

Lymphatische Zellen innerhalb der Lymphknoten kehren in die Blutzirkulation über die efferenten Lymphbahnen zurück, die über den Ductus thoracicus in die linke V. subclavia münden.

Pro Stunde rezirkulieren auf diesem Weg etwa 1–2% aller Lymphozyten. Insgesamt hat dieser Vorgang den Sinn, daß eine große Anzahl von antigenspezifischen Lymphozyten in der Mikroumgebung der peripheren lymphatischen Organe Kontakt mit ihren Antigenen aufnehmen kann. Dies ist besonders wichtig, da lymphatische Zellen monospezifisch sind und nur eine begrenzte Anzahl von Lymphozyten fähig ist, eine bestimmte antigene Form zu erkennen.

Unter normalen Bedingungen findet zwischen den Lymphknoten ein ständiger aktiver Austausch von Lymphozyten statt, aber wenn ein Antigen einen Lymphknoten eines Tieres erreicht, das bereits auf dieses Antigen sensibilisiert ist, gibt es einen vorübergehenden Verkehrsstau, der etwa 24 Stunden dauert. Dann werden antigenspezifische Lymphozyten in denjenigen Lymphknoten festgehalten, welche die Antigenquelle drainieren; vor allem Blastenzellen scheinen in einem solchen Fall am Standort zu verharren.

Der Hauptstrom der Lymphozytenwanderung von der Blutzirkulation in die Milz erfolgt über den Marginalsinus (der venöse Sinus, der die Marginalzone der PALS umgibt). Die Lymphozyten verlassen die Milz über Kanäle, die die Marginalzone überbrücken, fließen in die Sinus der roten Pulpa und anschließend in die Milzvene ab.

Ein Grund dafür, das MALT als separates System – abgegrenzt von den systemischen lymphatischen Organen – zu betrachten, ist, daß mukosaassoziierte lymphatische Zellen hauptsächlich innerhalb des mukösen lymphatischen Systems rezirkulieren. Folglich gelangen in Peyer-Plaques stimulierte lymphatische Zellen über regionale Lymphknoten in den Blutstrom und kehren anschließend zu anderen mukösen Regionen wieder zurück (Abb. 3.**29**). Die spezifische Rezirkulation kommt durch lymphatische Zellen zustande, die in der Lage sind, spezifische Adhäsionsmoleküle zu erkennen. Diese Moleküle werden spezifisch von Endothelzellen der mukösen postkapillaren Venolen exprimiert, fehlen aber den HEV der Lymphknoten. Basierend auf diesem Mechanismus führt die Antigenstimulation in einem mukösen Gebiet auch zu einer Antikörperantwort in anderen mukösen Gebieten.

4 Rezeptormoleküle, die Antigene binden

Malcolm Turner und Michael Owen

Die Erkennung von fremden Antigenen ist das besondere Merkmal der spezifischen adaptierten (angepaßten) Immunantwort. Zwei verschiedene Molekülarten sind an diesem Prozeß beteiligt – die Immunglobuline und die T-Zell-Antigenrezeptoren (TCR) (Abb. 4.**1**). Diversität und Heterogenität sind die charakteristischen Eigenschaften beider Molekülarten. Weitere Ähnlichkeiten existieren auch auf genetischer Ebene: Beide zeigen ein hohes Maß an Genrekombination. Damit können verschiedene Immunglobuline oder Zelloberflächenrezeptoren generiert werden, die zur Erkennung vieler unterschiedlicher Antigene fähig sind.

Die Immunglobuline oder Antikörper sind eine Gruppe von Glykoproteinen, die in Serum und Körperflüssigkeit aller Säugetiere vorhanden sind. Einige befinden sich als Rezeptoren auf Zelloberflächen. Andere kommen frei in Blut und Lymphe vor (Antikörper). Sie werden in großer Menge von Plasmazellen produziert, die sich aus Vorläufer-B-Lymphozyten entwickelt haben. „Plasmazelle“ ist der ursprüngliche histologische Ausdruck für antikörperbildende Zellen (antibody-forming cells, AFC) in Blut und Geweben. Vorläufer-B-Lymphozyten tragen membrangebundenes Immunglobulin, das die gleiche Bindungsspezifität besitzt wie das, welches von der AFC produziert wird. Ein Kontakt dieser B-Lymphozyten mit fremdem Antigen ist für die Induktion der Antikörperbildung notwendig. Die T-Zell-Rezeptoren werden ausschließlich auf der Membranoberfläche von T-Lymphozyten exprimiert; es werden keine den Antikörpern vergleichbare lösliche Moleküle gebildet. T-Zell-Erkennung von Antigen durch den T-Zell-Rezeptor ist die Grundlage für eine Reihe immunologischer Phänomene, nämlich T-Zell-Helfer- und Suppressoraktivität, Zytotoxizität und möglicherweise NK-(natural-killer-)Aktivität.

Immunglobuline

Bei den meisten höher entwickelten Säugetieren kennt man fünf verschiedene Klassen von Immunglobulinmolekülen, nämlich IgG, IgA, IgM, IgD und IgE. Sie unterscheiden sich voneinander in Größe, elektrischer Ladung, Zusammensetzung der Aminosäuren und in ihrem Kohlenhydratanteil.

Zusätzlich zu den Unterschieden zwischen den verschiedenen Klassen sind die Immunglobuline innerhalb jeder Klasse auch sehr heterogen. Elektrophoretisch zeigen die Immunglobuline ein sehr weites Spektrum, welches von der γ- bis zur α-Fraktion des normalen Serums reicht (Abb. 4.**2**). Nach Absorption mit Antigen zeigt sich ein deutlicher Rückgang dieser Fraktionen, was dafür spricht, daß sie an der Immunantwort beteiligt sind.

Abb. 4.**3** zeigt die Grundstruktur eines Immunglobulinmoleküls, das aus 4 Polypeptidketten besteht.

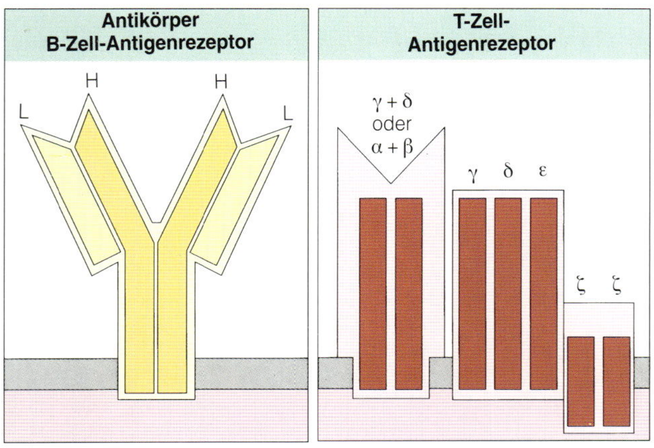

Abb. 4.**1** **Antigenerkennende Moleküle.** Die Antigenrezeptoren der T- und B-Lymphozyten stammen wahrscheinlich von einem gemeinsamen Vorfahren ab und gehören beide zur Immunglobulin-Superfamilie. Antikörper bestehen aus zwei identischen schweren (H) Ketten und zwei identischen leichten (L) Ketten. Die Antigenbindungsstelle des T-Zell-Rezeptors besteht aus einer α- und β-Kette (oder einer γ- und δ-Kette), die mit vier anderen, von den Ketten des Rezeptors strukturell verschiedenen Transmembranpolypeptiden (γ, δ, ϵ und ξ) assoziiert sind. Zirkulierende Antikörper sind mit den B-Zell-Antigenrezeptoren strukturell identisch, ihnen fehlen jedoch die transmembranen und intrazytoplasmatischen Abschnitte.

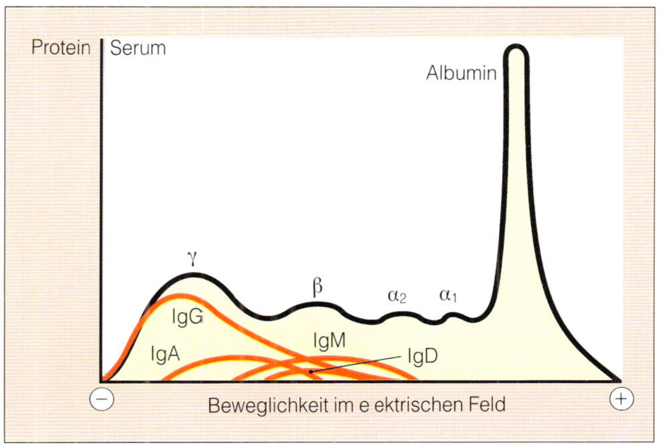

Abb. 4.**2** **Verteilung der wichtigsten Immunglobuline des Menschen.** Die Serumproteine werden nach ihrer elektrischen Ladung und ihrer Wanderungsgeschwindigkeit im elektrischen Feld in α_1-, α_2-, β- und γ-Fraktionen aufgetrennt (die IgE-Klasse hat eine ähnliche Mobilität wie IgD, kann wegen des geringen Serumspiegels jedoch nicht quantitativ dargestellt werden). IgG weist die größte Heterogenität in der Ladung auf, bei den anderen Klassen findet man eine stärker eingeschränkte Mobilität in den langsamen β- und schnellen γ-Banden.

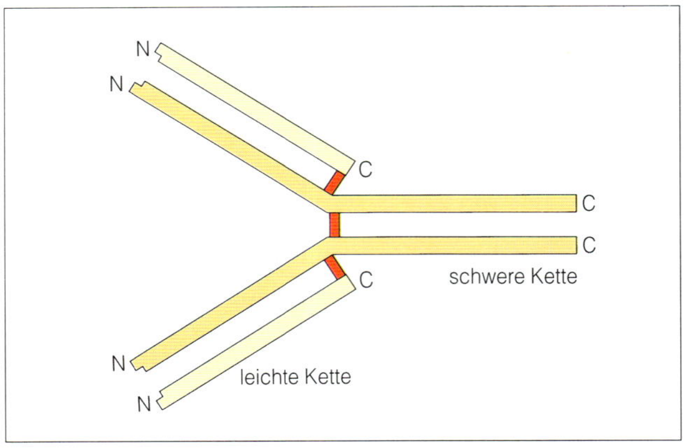

Abb. 4.**3** **Die Grundstruktur der Immunglobuline.** Das Gerüst besteht aus zwei identischen leichten Polypeptidketten und zwei identischen schweren Polypeptidketten, die durch Disulfidbrücken (rot) miteinander verbunden sind. Beachte die Position der amino-(N-) und carboxy-(C-)terminalen Enden der Peptidketten.

Funktion der Antikörper

Grundsätzlich hat jedes Immunglobulinmolekül zwei Aufgaben; ein Teil des Moleküls bindet das Antigen, während ein anderer Teil sog. Effektorfunktionen ausübt. Diese beinhalten die Bindung des Immunglobulins an das Wirtsgewebe, d. h. an verschiedene Zellen des Immunsystems, einige phagozytierende Zellen, und die erste Komponente (C1q) des klassischen Komplementsystems.

Immunglobulinklassen und Subklassen

Die Grundstruktur aller Immunglobulinmoleküle ist eine Einheit aus zwei identischen leichten Polypeptidketten und zwei identischen schweren Polypeptidketten, die untereinander durch Disulfidbrücken verbunden sind. Die Klasse und Subklasse eines Immunglobulinmoleküls sind durch den Typ ihrer schweren Kette festgelegt. So sind die vier IgG-Subklassen beim Menschen (IgG 1, IgG 2, IgG 3 und IgG 4) durch ihre schweren Ketten definiert, die γ_1, γ_2, γ_3 und γ_4 genannt werden und sich nur unwesentlich voneinander unterscheiden; alle sind erkennbar γ-Schwerketten.

Die vier Subklassen des menschlichen IgG stehen ungefähr im Verhältnis 66 : 23 : 7 : 4 zueinander. Man kennt zwei Subklassen des menschlichen IgA (IgA 1 und IgA 2), bei IgM, IgD und IgE wurden noch keine Subklassen eindeutig identifiziert.

Die Immunglobulinsubklassen scheinen erst nach der Differenzierung der verschiedenen Spezies aufgetreten zu sein; deshalb können die menschlichen Subklassen nicht mit z. B. den vier Subklassen des IgG der Maus verglichen werden.

Allgemeine Eigenschaften der Immunglobuline

Alle Immunglobuline gehören zu den Glykoproteinen; allerdings variiert der Kohlenhydratgehalt von 2–3% für IgG bis zu 12–14% für IgM, IgD und IgE. Die physikochemischen Eigenschaften der Immunglobuline sind in Abb. 4.**4** zusammengefaßt.

IgG ist das Hauptimmunglobulin im normalen menschlichen Serum und macht 70–75% des gesamten Immunglobulinpools aus. IgG ist ein monomeres Protein mit einem Sedimentationskoeffizienten von 7 S und einem Molekulargewicht von 146 000. Wegen der etwas schwereren γ_3-Kette sind IgG 3-Proteine etwas größer als die der anderen Subklassen. Die IgG-Klasse findet sich im intra- und extravaskulären Pool gleichmäßig verteilt; sie ist der wichtigste Antikörper der sekundären Immunantwort und ist außerdem die Klasse, zu der alle Antitoxine gehören.

IgM stellt etwa 10% des gesamten Immunglobulinpools. Das Molekül hat eine pentamere Struktur, in welcher die einzelnen schweren Ketten ein Molekulargewicht von etwa 65 000 aufweisen und das ganze Molekül ein Molekulargewicht von 970 000 besitzt. Dieses Protein findet sich hauptsächlich im intravaskulären Pool und ist der vorherrschende „frühe" Antikörper ge-

Eigenschaft	Immunglobulintypen									
	IgG1	IgG2	IgG3	IgG4	IgM	IgA1	IgA2	sIgA	IgD	IgE
schwere Kette	γ_1	γ_2	γ_3	γ_4	μ	α_1	α2	α_1/α_2	δ	ε
mittlere Serum-konzentration (mg/ml)	9	3	1	0,5	1,5	3,0	0,5	0,05	0,03	0,00005
Sedimentations-konstante	7S	7S	7S	7S	19S	7S	7S	11S	7S	8S
Molekulargewicht	146 000	146 000	170 000	146 000	970 000	160 000	160 000	385 000	184 000	188 000
Halbwertszeit (Tage)	21	20	7	21	10	6	6	?	3	2
Verteilung (% intravaskulär)	45	45	45	45	80	42	42	Spuren	75	50
Kohlenhydratanteil (%)	2–3	2–3	2–3	2–3	12	7–11	7–11	7–11	9–14	12

Abb. 4.**4** **Physikochemische Eigenschaften der menschlichen Immunglobulinklassen.** Jede Klasse besitzt einen charakteristischen Typ der schweren Kette. So hat IgG γ-Ketten, IgM μ-Ketten, IgA α-Ketten, IgD δ-Ketten und IgE ε-Ketten. Eine Variation in der Struktur der schweren Kette innerhalb einer Klasse führt zur Bildung von Immunglobulinsubklassen; z. B. besteht das menschliche IgG aus vier Subklassen, d. h., es gibt vier verschiedene Typen von γ-Ketten. Die physikochemischen Eigenschaften der Immunglobuline sind bei den verschiedenen Klassen unterschiedlich. IgA kommt in Sekreten in einer dimeren Form vor (sIgA) und ist mit einer Proteinkette, dem sog. Sekretionsstück, assoziiert. Die Serumkonzentration von sIgA ist sehr gering, die Konzentrationen in intestinalen Sekreten können jedoch sehr hoch sein.

gen infektiöse Organismen, die eine komplexe antigene Struktur aufweisen.

IgA repräsentiert 15–20% des menschlichen Immunglobulinpools im Serum. Beim Menschen kommt IgA zu mehr als 80% als Monomer in der vierkettigen Grundstruktur vor, bei den meisten Säugern hingegen findet man IgA im Serum meist in der polymeren Form, am häufigsten als Dimer. IgA ist das vorherrschende Immunglobulin in seromukösen Sekreten wie Speichel, Kolostrum, Milch, Tracheobronchialsekret und urogenitalen Sekreten. Sekretorisches IgA (sIgA) liegt in jeder Subklasse (IgA 1 oder IgA 2) hauptsächlich in der 11-S-dimeren Form vor und hat ein Molekulargewicht von 385 000. sIgA findet sich in großer Menge in seromukösen Sekreten; durch die Kombination mit einem anderen Protein – der sekretorischen Komponente – ist es vor Proteolyse geschützt.

IgD macht weniger als 1% des totalen Plasmaimmunglobulins aus, ist aber in großer Menge auf den Membranen vieler zirkulierender B-Lymphozyten vorhanden. Die genaue biologische Funktion dieser Klasse ist nicht bekannt, aber sie könnte eine Rolle bei der antigeninduzierten Differenzierung von Lymphozyten spielen.

IgE, als Serumprotein nur in Spuren nachweisbar, findet sich bei allen Individuen auf der Oberflächenmembran von Basophilen und Mastzellen. Sie sensibilisieren auch Zellen auf Schleimhautoberflächen wie z. B. den Schleimhäuten der Bindehaut, der Nase und der Bronchien. Diese Klasse ist wahrscheinlich bei der Immunität gegen Wurmparasiten beteiligt, aber in westlichen Ländern kennt man sie mehr in Verbindung mit der Überempfindlichkeitsreaktion vom Soforttyp, wie Asthma und Heuschnupfen.

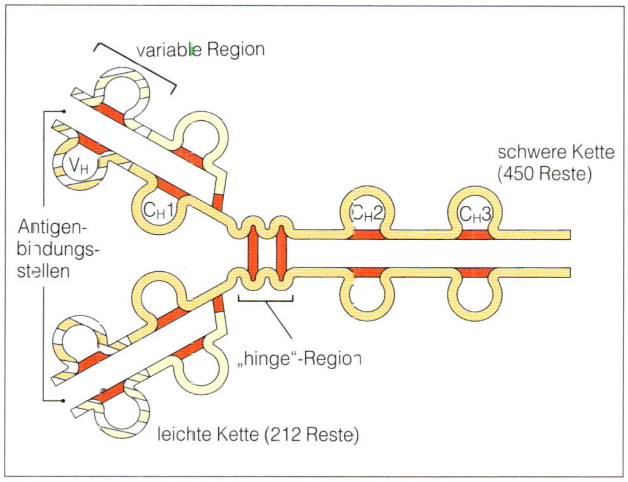

Abb. 4.**5** **Die Grundstruktur des IgG.** Das aminoterminale Ende von IgG1 zeichnet sich durch eine Sequenzvariabilität (V) in den schweren (heavy: H) und leichten (light: L) Ketten aus, die als V_H- bzw. V_L-Regionen bezeichnet werden. Der Rest des Moleküls besitzt eine relativ konstante (C) Struktur. Der konstante Anteil der leichten Kette ist die C_L-Region. Der konstante Anteil der schweren Kette unterteilt sich strukturell in drei verschiedene Regionen: C_H1, C_H2 und C_H3. Diese globulären Regionen, die durch Disulfidbrücken in sich stabilisiert werden, sind die sog. „Domänen". Die Orte, an denen die Antikörper-Antigen-Bindung erfolgt, befinden sich in den variablen Domänen. Die „Türangel"-(hinge-)Region ist ein (nicht sehr exakt definiertes) Segment der schweren Kette zwischen der C_H1- und C_H2-Domäne. Die Beweglichkeit in dieser Region erlaubt eine Änderung des Abstandes zwischen beiden Antigenbindungsorten, wodurch sie unabhängig voneinander verfügbar sind. Mit Ausnahme der C_H2-Region sind die Domänen dicht gepaart (s. Abb. 4.**8**). Kohlenhydratanteile finden sich außen an den C_H2-Domänen.

Struktur der Antikörper

1962 schlug Rodney Porter für Immunglobulinmoleküle ein Grundmodell aus vier Ketten vor (Abb. 4.**5**), welches auf zwei verschiedenen Typen von Polypeptidketten basiert. Die kleinere (leichte) Polypeptidkette hat ein Molekulargewicht von 25 000 und ist bei allen Klassen von Immunglobulinen gleich, während die größere (schwere) Kette ein Molekulargewicht von 50 000–77 000 hat und in jeder Klasse oder Subklasse anders strukturiert ist. Die Polypeptidketten der Immunglobuline werden durch kovalente und nichtkovalente Kräfte zusammengehalten. Das am häufigsten vorkommende Immunglobulin, IgG, kann in der „hinge"-Region proteolytisch mit Papain gespalten werden. Es entstehen zwei identische Fragmente, die Antigen binden können – Fab (fragment antigen binding) – und ein drittes Fragment, das kein Antigen binden kann – Fc (fragment crystallizable).

Pepsin spaltet an einer anderen Stelle, und es entstehen ein $F(ab')_2$- und ein Fc-Teil. Der $F(ab')_2$-Anteil ist divalent und kann Antigene wie der ursprüngliche Antikörper binden (s. Abb. 4.**19**).

Die leichten Ketten der meisten Vertebraten existieren in zwei verschiedenen Formen, der Kappa- ($\varkappa$-Typ) und Lambda-(λ-Typ)Form. Sie werden aufgrund ihrer Antigeneigenschaften unterschieden – ein Antiserum gegen den einen Typ reagiert nicht mit dem anderen. Jeder Typ der leichten Kette ist mit jedem der schweren Ketten frei kombinierbar, in einem Molekül gehören aber beide leichte Ketten zum selben Typ, und normalerweise werden keine Hybridmoleküle gebildet.

Von Hilschmann, Craig u. a. wurde 1965 durch Sequenzanalyse ermittelt, daß leichte Ketten desselben Typs aus zwei verschiedenen Regionen bestehen. Die eine Hälfte der Kette mit der Carboxylgruppe (ungefähr 107 Aminosäurereste) ist konstant – außer einigen bestimmten allotypischen und isotypischen Variationen (s. u.) – und wird die C_L-(constant-light-chain-)Region genannt, während die Kettenhälfte mit der endständigen Aminogruppe eine große Variabilität in der Sequenz zeigt und als V_L-(variable-light-chain-)Region bekannt ist.

Das IgG-Molekül kann als typisches Beispiel für die Grundstruktur eines Antikörpers herangezogen werden. Wie in Abb. 4.**6** und 4. **7** gezeigt, hat IgG innerhalb der leichten Ketten zwei Disulfidbrücken – eine in der variablen und eine in der konstanten Region. In ähnlicher Weise gibt es vier solcher Brücken in der schweren (γ-)Kette, welche doppelt so lang ist wie eine leichte Kette. Jede Disulfidbrücke schließt eine Peptidschleife von 60–70 Aminosäureresten ein, und beim Vergleich der Aminosäuresequenzen dieser Schleifen stellt man einen verblüffenden Grad an Übereinstimmung fest. Das heißt im wesentlichen, daß jede Peptidkette des Immunglobulins aus einer Reihe von globulären Regionen

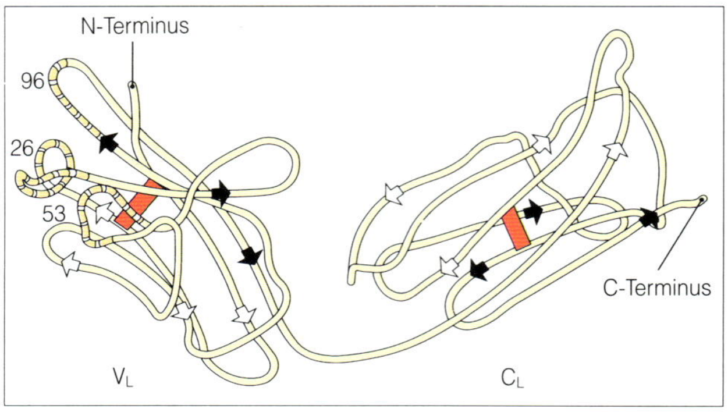

Abb. 4.**6** **Die Faltstruktur der variablen und konstanten Domänen der leichten Kette.** In den letzten 10 Jahren wurde die tertiäre Struktur der Immunglobuline mit Röntgenstrahlendiffraktionstechniken untersucht. Diese Untersuchungen haben gezeigt, daß die Faltstrukturen der Immunglobulindomänen alle ein ähnliches Grundmuster besitzen: Mehrere gerade Segmente der Polypeptidkette liegen parallel zur langen Achse der Domäne. In der Abbildung ist eine leichte Kette mit zwei Domänen gezeigt, einer konstanten und einer variablen Domäne. Innerhalb jeder Domäne besteht das Grundgerüst aus zwei Lagen von Polypeptidketten, die in entgegengesetzte Richtungen verlaufen. Viele hydrophobe Aminosäureseitenketten liegen zwischen den Lagen. Eine Lage hat vier Segmente (weiße Pfeile), die andere drei (schwarze Pfeile); beide sind über eine einzelne Disulfidbrücke verbunden (rot). Durch die Faltung der V_L-Domänen bilden die hypervariablen Regionen drei Schleifen, die räumlich nahe beieinanderliegen. Auf den hypervariablen Regionen ist je eine Molekülgruppe mit ihrer fortlaufenden Nummer dargestellt.

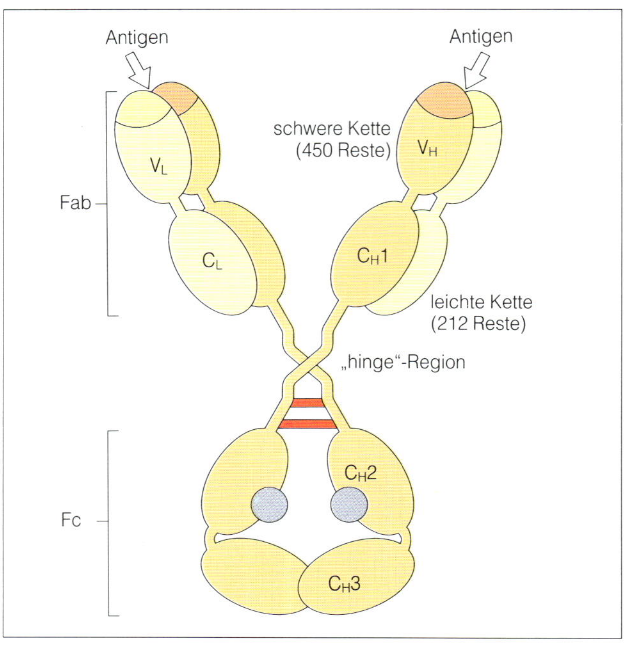

Abb. 4.**7** **Struktur des IgG1.** Dieses Modell veranschaulicht die globulären Domänen der schweren (H) und leichten (L) Ketten von IgG1. Beachte die unterschiedliche räumliche Anordnung der C_H3-Domänen und der C_H2-Domänen zueinander. Der Kohlenhydratanteil liegt zwischen den C_H2-Domänen. In dieser und den folgenden Abbildungen sind die Disulfidbrücken zwischen den H- und L-Ketten nicht eingezeichnet.

mit einer sehr ähnlichen Sekundär- (Faltblatt) und Tertiärstruktur zusammengesetzt ist. Für die leichte Kette ist dies in Abb. 4.**6** gezeigt. Die Peptidschleifen innerhalb der Disulfidbrücken stellen den zentralen Anteil einer „Domäne" mit etwa 110 Aminosäureresten dar. In der schweren und leichten Kette entspricht die erste Domäne jeweils der variablen Region, V_H und V_L (Abb. 4.**7**). In den schweren Ketten von IgG, IgA und IgD gibt es drei weitere Domänen, die den konstanten Anteil darstellen und C_H1, C_H2 und C_H3 genannt werden.

μ- und ε-Ketten enthalten eine zusätzliche Domäne nach C_H1. Aus diesem Grund ist die carboxyterminale Domäne der schweren Ketten von IgM und IgE (bezeichnet als Cμ4 und Cε4) homolog zu der C_H3-Domäne von IgG (Cγ3).

Abb. 4.**7** zeigt die Struktur eines IgG 1-Moleküls in einer Form, die der richtigen Struktur des Moleküls näher kommt als Abb. 4.**5**. Obwohl Abb. 4.**7** ein nützliches Modell für alle Immunglobuline ist, gibt es dennoch in jeder Klasse und in jeder Unterklasse Unterschiede im Detail.

IgG: Bei menschlichem IgG gibt es keine zwei Subklassen, die in der Anzahl und der Verteilung der Disulfidbrücken zwischen den Ketten identisch sind. Meist befinden sich die Brücken zwischen der leichten und der schweren Kette am Gelenk zwischen der variablen und der konstanten Region der schweren Ketten, wie dies bei IgG 2, -3 und -4 der Fall ist. Die Anzahl der Verbindungen der schweren Ketten untereinander kann zwei (IgG 1 und IgG 4), vier (IgG 2) oder 15 (IgG 3) betragen (Abb. 4.**8**).

IgM: Obwohl es normalerweise als Pentamer vorliegt (Abb. 4.**9**), gibt es Hinweise darauf, daß einige IgM-Moleküle der Maus und des Menschen auch als Hexamer vorkommen können. Die μ-Ketten unterscheiden sich nicht nur in der Aminosäuresequenz von den γ-Ketten, sondern auch in der Anzahl der Domänen der konstanten Region. Die Untereinheiten werden durch Disulfidbrücken zwischen den Cμ3-Domänen und möglicherweise durch Disulfidbrücken zwischen den C-terminalen 18 Aminosäureresten des Schwanzstückes zusammengehalten. Wie elektronenmikroskopische Aufnahmen zeigen, besteht das ganze Molekül aus einer dicht gepackten zentralen Region mit ausstrahlenden Armen. Auf Aufnahmen von IgM-Antikörpern, die gerade an bakterielle Geißeln binden, sieht man Moleküle, die zwei Geißeln über Kreuz verbinden, und Moleküle, die wie eine Klammer konfiguriert sind (Abb. 4.**10**). Letzteres legt die Vermutung nahe, daß die Flexion bereits zwischen den Cμ2- und Cμ3-Domänen stattfindet, obwohl diese Region mit der IgG-„Türangel" (hinge) strukturell nicht homolog ist. Die Dislokation, die der „Klammerkonfiguration" zugrundeliegt, scheint mit der Aktivierung von Komplement durch IgM in Beziehung zu stehen. Zwei andere Merkmale charakterisieren das IgM-Molekül: Ein Überschuß an Oligosaccharideinheiten, die mit der μ-Kette assoziiert sind, und eine zusätzliche Peptidkette, die man die J-(joining-)Kette nennt; dieser wird eine Mithilfe beim Polymerisationsprozeß zugeschrieben, der vor der Sekretion durch die antikörperproduzierende Zelle stattfindet. Die J-Kette ist ein cysteinreiches Peptid aus 137 Aminosäureresten. Eine J-Kette ist in die IgM-Struktur durch Disulfidbrückenbindungen an die aus 18 Aminosäureresten bestehenden

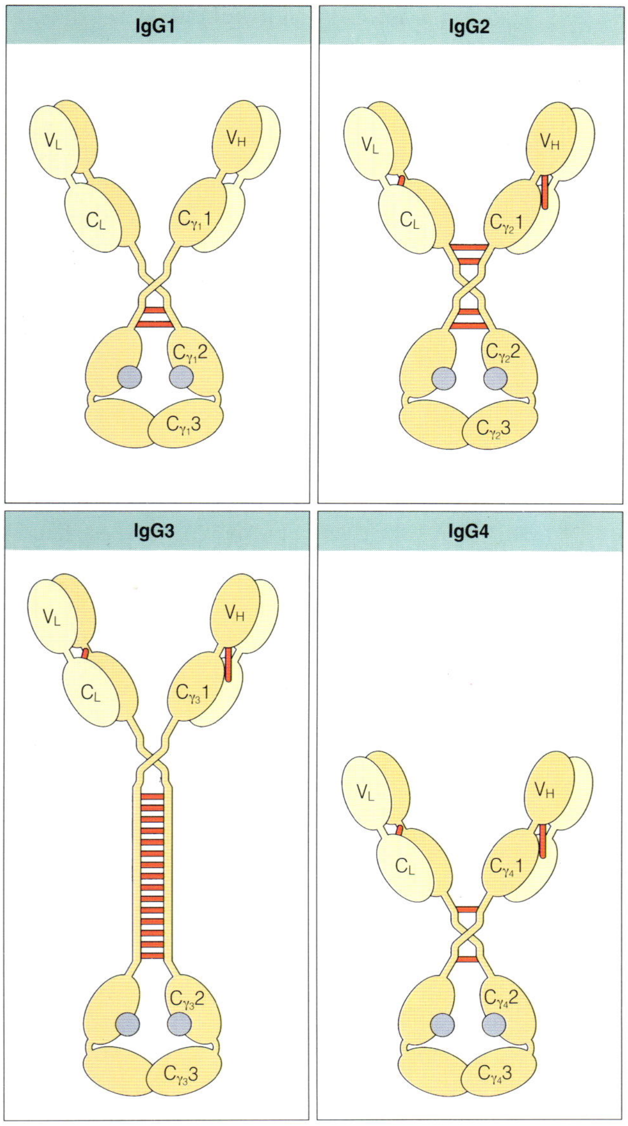

Abb. 4.**8** **Struktur der Polypeptidketten der vier menschlichen IgG-Subklassen.** Anzahl und Anordnung der Disulfidgruppen zwischen den Ketten sind bei den einzelnen Subklassen unterschiedlich.

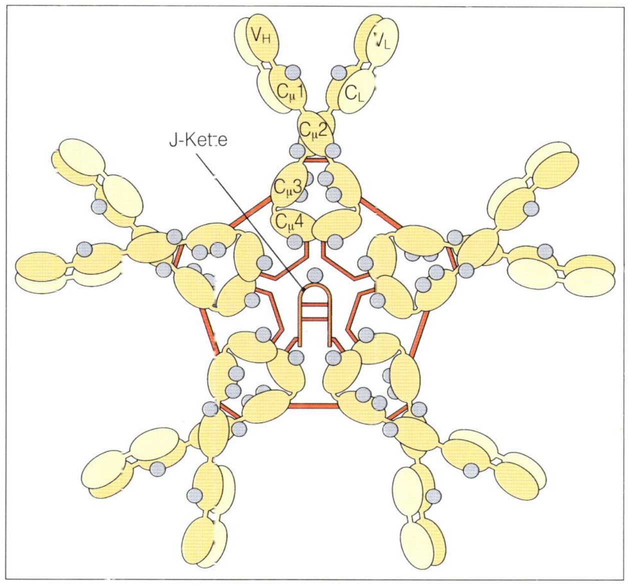

Abb. 4.**9** **Die pentamere Struktur der Polypeptidkette des menschlichen IgM.** Die schweren Ketten des IgM bestehen aus 5 Domänen. Über Disulfidbrücken sind benachbarte Cμ3- und Cμ4-Domänen verschiedener Einheiten verbunden. Es sind auch die Kohlenhydratseitenketten violett und die mögliche Lokalisation der J-Kette eingezeichnet. Es gibt keine ausgedehnten „hinge"-Regionen. Trotzdem sind Bewegungen an den Cμ2-Domänen möglich.

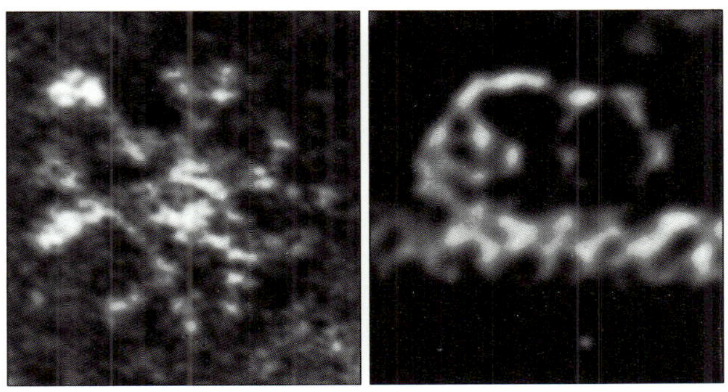

Abb. 4.**10** **Elektronenmikroskopische Aufnahmen von IgM-Molekülen.** In freier Lösung zeigen die Moleküle die charakteristische sternförmige Konfiguration (links, 5,2 $\times 10^6$; mit freundlicher Genehmigung von Dr. R. Dourmashkin) und ein „krabbenförmiges" Aussehen bei der Kreuzvernetzung mit einer einzelnen Geißel (rechts, 5,2 $\times 10^6$; mit freundlicher Genehmigung von Dr. A. Feinstein).

Schwanzstücke der einzelnen Monomere eingebaut. Die Bindung erfolgt an die vorletzten Cysteinreste des Schwanzstückes. Wenn J-Ketten nicht frei verfügbar sind, scheint die hexamere Form von IgM der pentameren vorgezogen zu werden.

IgA: Polymeres Serum-IgA und alle sekretorischen IgA-Moleküle enthalten auch die J-Kette, die bei IgM vorhanden ist. Die 472 Aminosäurereste der α-Kette sind in vier Domänen angeordnet V_H, Cα1, Cα2 und Cα3 (Abb. 4.**11**). Eine Gemeinsamkeit mit IgM besteht in dem zusätzlichen C-terminalen Peptid aus 18 Aminosäureresten mit einem Cysteinrest an vorletzter Stelle, der sich kovalent an die J-Kette unter Bildung von Dimeren binden kann. Elektronenmikroskopische Aufnahmen von IgA-Dimeren zeigen doppelt Y-konfigurierte Strukturen, was darauf hinweist, daß die monomeren Untereinheiten End zu End über die C-terminalen Cα3-Regionen miteinander verbunden sind (Abb. 4.**12**). Die Cα1- und Cα2-Domänen besitzen eine zusätzliche Disulfidbrücke innerhalb der Kette, und in jeder Cα2-Domäne finden sich noch 2 Cysteinreste mit unbekannter Funktion.

Sekretorisches IgA (sIgA) existiert hauptsächlich in der Form eines Moleküls, das bei 11S sedimentiert und ein Molekulargewicht von 380 000 hat. Das gesamte Molekül besteht aus zwei 4-Ketten-Einheiten von IgA, einer sekretorischen Komponente (Molekulargewicht

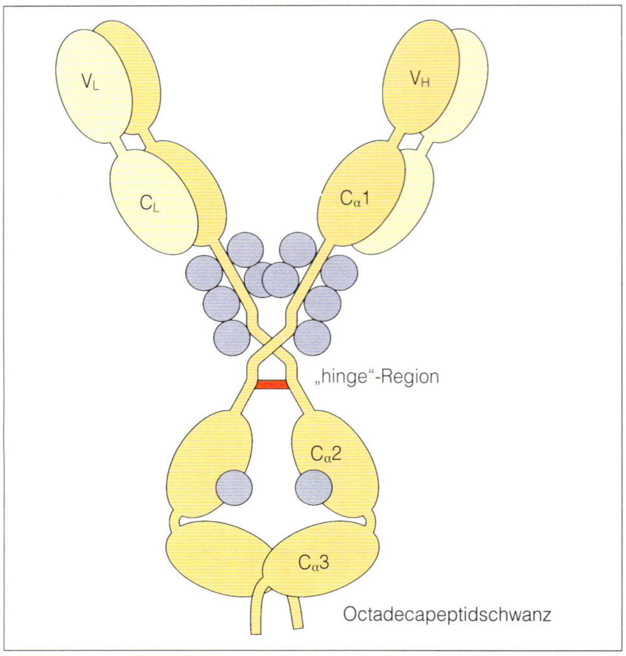

Abb. 4.**11** **Struktur des menschlichen IgA1.** Die Abbildung zeigt die Domänenstruktur und die mögliche Lokalisation der Kohlenhydratgruppen violett. Beachte das Vorhandensein des C-terminalen Octadecapeptidschwanzes (eine mit IgM geteilte Eigenschaft) und einer „hinge"-Region.

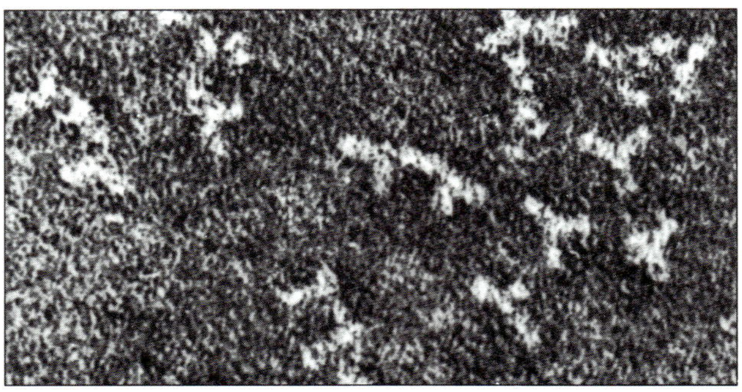

Abb. 4.**12** **Elektronenmikroskopische Aufnahme eines menschlichen dimeren IgA-Myelomproteins.** Die Form eines doppelten Y läßt darauf schließen, daß die monomeren Untereinheiten über die C-terminale Cα3-Domäne End zu End gekoppelt sind. 1,6 × 10⁶. Mit freundlicher Genehmigung von Dr. R. Dourmashkin.

70 000) und einer J-Kette (Molekulargewicht 15 000) (Abb. 4.**13**). Es ist nicht klar, wie die verschiedenen Peptidketten miteinander verbunden sind. Im Gegensatz zu der J-Kette wird die sekretorische Komponente nicht von den Plasmazellen synthetisiert, sondern von Epithelzellen. IgA, dessen dimere Konfiguration durch eine J-Kette zustande kommt, wird von submukösen Plasmazellen sezerniert und bindet aktiv die sekretorische Komponente (SC), wenn es epitheliale Zellschichten durchdringt. Gebundenes SC kann sowohl den Transport von sekretorischem IgA in das Sekret erleichtern als auch das Immunglobulin vor proteolytischem Angriff schützen. IgA 1 ist die vorherrschende Subklasse im Serum, während sich IgA 2 hauptsächlich in Sekreten befindet. Das ist möglicherweise damit zu erklären, daß viele Mikroorganismen, die im respiratorischen und gastrointestinalen Trakt vorkommen, Proteasen freisetzen, die IgA 1 spalten können.

IgD liegt im Serum nur in Spuren vor (weniger als 1%). Das Protein ist anfälliger für die Proteolyse als IgG 1, IgG 2, IgA oder IgM und hat auch eine Tendenz zur spontanen Proteolyse. Abb. 4.**14** zeigt in etwa die Struktur von IgD. Es gibt zwischen den δ-Ketten eine einzige Disulfidbrücke, und der Kohlenhydratanteil in den verschiedenen Oligosaccharideinheiten ist hoch. Eine dieser Einheiten besitzt viel N-Acetylgalactosamin, ein Zucker, der auch im IgA 1 vorkommt, aber sonst in keinem anderen bekannten Immunglobulin.

IgE: Die Struktur von IgE ist in Abb. 4.**15** dargestellt. Das höhere Molekulargewicht der ε-Kette (72 500) weist darauf hin, daß die schwere Kette aus ungefähr 550 Aminosäureresten besteht, die über die fünf Domänen verteilt sind (V_H, Cε1, Cε2, Cε3 und Cε4).

Genetische Grundlage der Antikörperheterogenität

Die mRNA für ein Immunglobulinpolypeptid wird von einer B-Zelle durch Spleißen von mehreren mRNA-Teilstücken hergestellt, die verschiedene Teile des Polypeptids kodieren. Z. B. werden beim Entstehen einer mRNA einer leichten Kette zwei mRNA-Segmente miteinander verspleißt – eines für die V-Domäne und eines für die C-Domäne. Das Segment der DNA, das die V-Gene kodiert, entsteht wiederum durch die Rekombination von zwei Keimbahngenen (s. Kap. 5). Die Tatsache, daß ein einziges Polypeptid von mehreren Genen produziert wird, schafft Probleme bei der Analyse der

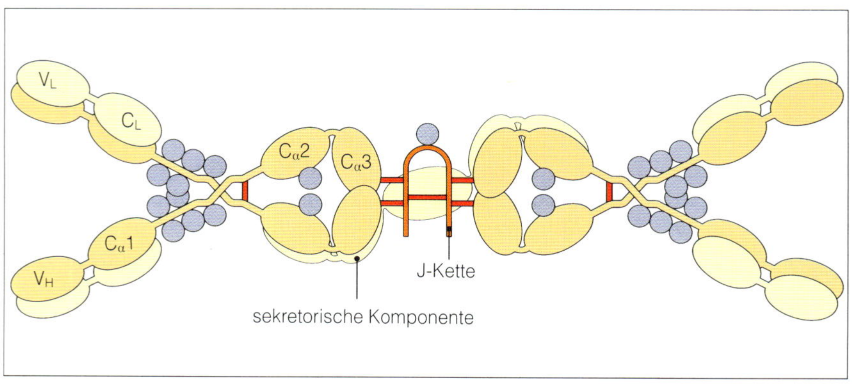

Abb. 4.**13** **Struktur des menschlichen sekretorischen IgA1 (sIgA1).** Die sekretorische Komponente wickelt sich wahrscheinlich – wie in der Abbildung dargestellt – um das sIgA-Dimer, wobei sie durch Disulfidbindungen an die Cα2-Domäne jedes IgA-Monomers angeheftet ist. Die J-Kette ist für die Verbindung der beiden Untereinheiten nötig.

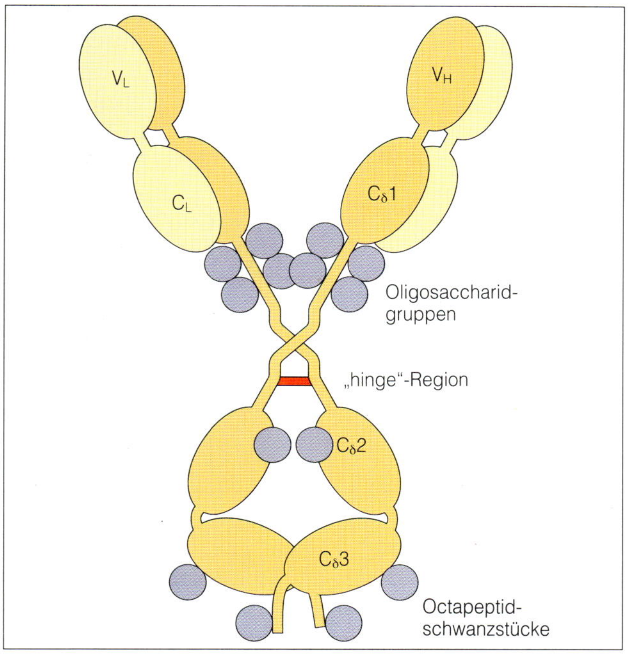

Abb. 4.**14** **Struktur des menschlichen IgD.** Die Abbildung zeigt die Domänenstruktur und die charakteristische große Anzahl von Oligosaccharidgruppen. Beachte das Vorhandensein einer „hinge"-Region und die kurzen Octapeptidschwanzstücke.

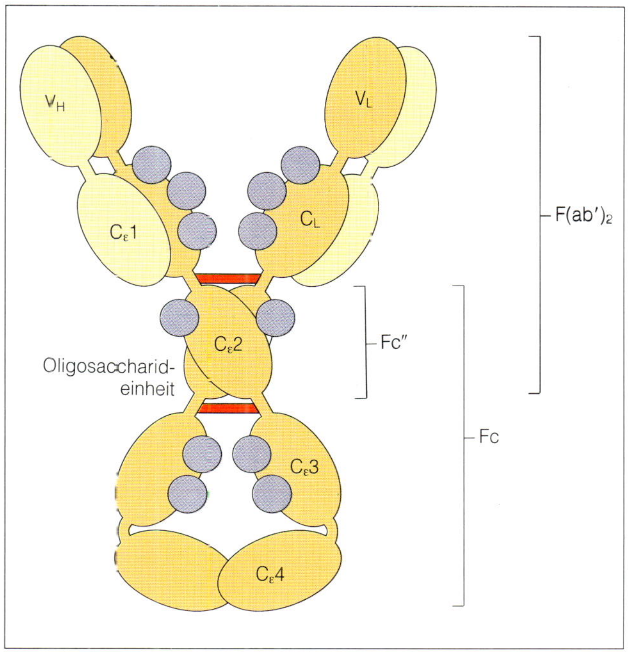

Abb. 4.**15** **Struktur des menschlichen IgE.** Nach Aufspaltung durch Enzyme ergibt IgE die Fragmente $F(ab')_2$ (Fab = fragment antigen binding), Fc (Fc = fragment crystalline) und Fc". Beachte die Abwesenheit einer „hinge"-Region.

genetischen Variabilität des einzelnen Polypeptids. Dennoch kann die Variabilität von Antikörpern in drei Typen unterteilt werden: isotypisch, allotypisch und idiotypisch (Abb. 4.**16**).

Isotypische Variation: Die Gene für die isotypischen Varianten sind bei *allen* gesunden Vertretern einer Spezies vorhanden. Zum Beispiel sind die Gene für γ_1-, γ_2-, γ_3-, γ_4-, μ-, α_1-, α_2-, δ-, ε-, $\varkappa$- und λ-Ketten alle im menschlichen Genom vorhanden und stellen deshalb Isotypen dar.

Allotypische Variation: Die allotypische Variation ist die genetische Variation innerhalb einer Spezies hinsichtlich der verschiedenen Allele eines gegebenen Genlocus. Z. B. ist die Variante von IgG 3, genannt G3m (b^0) durch das Vorhandensein von Phenylalanin in Position 436 seiner schweren Kette charakterisiert. Es wird nicht bei allen Menschen gefunden und ist deswegen ein Allotyp. Allotypen kommen meistens als Varianten der konstanten Abschnitte von schweren Ketten vor.

Idiotypische Variation: Eine Variation in der variablen Domäne (besonders in den stark variablen Segmenten, die hypervariable Regionen genannt werden) führt zur Bildung von Idiotypen. Diese bestimmen die Bindungsspezifität der Antigenbindungsstelle. Idiotypen sind gewöhnlich spezifisch für individuelle B-Zell-Klone („private" Idiotypen), können aber auch bei mehreren B-Zell-Klonen auftreten (ubiquitäre, kreuzreagierende oder rekurrente Idiotypen). Die genaue genetische Basis der idiotypischen Variabilität ist nur teilweise aufgeklärt.

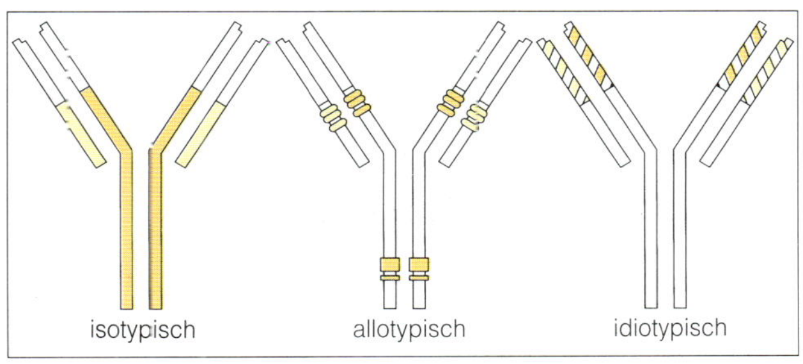

Abb 4.**16** **Varianten der Antikörper.** Die *isotypische* Variation entspricht den unterschiedlichen Klassen und Subklassen der verschiedenen schweren und leichten Ketten: Die Varianten sind bei *allen* gesunden Vertretern einer Spezies anzutreffen. Meist findet die *allotypische* Variation in der konstanten Region statt: Hier findet man *nicht alle* Varianten bei allen gesunden Individuen. Die *idiotypische* Variation betrifft nur die variable Region, wobei jedes einzelne Antikörpermolekül seinen spezifischen Idiotyp besitzt.

Effektorfunktionen der Antikörper

Wie wir schon festgestellt haben, ist die Primärfunktion eines Antikörpers die Bindung von Antigen; abgesehen von den Fällen, in denen Antikörper eine direkt neutralisierende Wirkung haben (z. B. bei bakteriellen Toxinen, bei Befall mit bestimmten Viren) würden solche Interaktionen grundsätzlich bedeutungslos sein, wenn nicht die sekundären „Effektorfunktionen" in Gang gesetzt werden würden (Abb. 4.**17**).

Effektorenfunktionen	Immunglobulin							
	IgG1	IgG2	IgG3	IgG4	IgM	IgA	IgD	IgE
Komplementbindung	++	+	+++	–	+++	–	–	–
Plazentagängigkeit	+	+	+	+	–	–	–	–
Bindung an Staphylokokkenprotein A	+++	+++	–*	+++	–	–	–	–
Bindung an Staphylokokkenprotein G	+++	+++	+++	+++	–	–	–	–

Abb. 4.**17** **Die wichtigsten Eigenschaften der menschlichen Antikörperklassen und Subklassen.** Klassen und Subklassen zeigen Unterschiede in der Komplementbindung, hinsichtlich der Plazentagängigkeit und in der Reaktion mit verschiedenen bakteriellen Proteinen. Diese Funktionen werden von unterschiedlichen Teilen der Fc-Region vermittelt. Z. B. bindet das Staphylokokkenprotein A (ein Zellwandprotein der Staphylokokken) an die Fc-Region bestimmter Immunglobuline und ist somit ein natürlicher Rezeptor für Antikörper. (* IgG3 mit G3m(g)- und G3m(b)-Allotyp, das in den Sera der meisten Kaukasier gefunden wird, bindet nicht. IgG3 G3m(st), das charakteristisch für die orientalische Bevölkerung ist, bindet.)

Die Aktivierung des Komplementsystems ist einer der wichtigsten Effektormechanismen von IgG 1- und IgG 3-Molekülen. Das Komplementsystem ist eine komplexe Gruppe von Serumproteinen, die Entzündungsreaktionen vermitteln. An Antigen gebunden, können IgM, IgG 1 und IgG 3 die Kaskade der Komplementenzyme aktivieren. IgG 2 scheint weniger effektiv bei der Aktivierung von Komplement zu sein, während IgG 4, IgA, IgD und IgE in dieser Hinsicht vollkommen wirkungslos sind.

Beim Menschen können IgG-Moleküle aller Subklassen die Plazentaschranke überwinden und vermitteln dem Neugeborenen ein hohes Ausmaß an passiver Immunität. Bei anderen Spezies (z. B. beim Schwein) erreicht das mütterliche Immunglobulin das Neugeborene erst nach der Geburt in Form von IgG in der Muttermilch, welches selektiv den Gastrointestinaltrakt passieren kann.

Die Immunglobuline stehen mit verschiedenen Zelltypen in einem komplexen Wechselspiel (Abb. 4.**18**). Drei Gruppen humaner Fc_γ-Rezeptoren sind nun auf Zelloberflächen bekannt: Fc_γRI (CD64), Fc_γRII (CD32) und Fc_γRIII (CD16). Alle besitzen extrazelluläre Domänen, die signifikante Homologie mit den V-Regionen der Immunglobuline aufweisen. Sie gehören also zur Immunglobulin-Superfamilie, wie auch Fc_αR, ein vierter Rezeptortyp. Im Gegensatz dazu gehört Fc_εRIII zur Familie der Serumlectine (Moleküle, die Zucker binden).

Struktur und Funktion der Immunglobuline

Die pflanzliche Proteinase Papain spaltet das IgG-Molekül in der „hinge"-(Türangel-)Region zwischen den Cγ1- und Cγ2-Domänen, und man erhält zwei identische Fab-Fragmente und ein Fc-Fragment. Die durch Papain hergestellten Fragmente waren von enormem Wert bei der Untersuchung von Struktur und Funktion des Antikörpermoleküls. Man fand heraus, daß die Fab-Region für die Antigenbindung zuständig ist, während die Fc-Region Effektorfunktionen wie Komplementfixierung, Monozytenbindung und Übertragung durch die Plazenta vermittelt. Papain erzeugt nach längerer Verdauungszeit auch ein Abbaufragment der Cγ3-Region, das als Fc′-Fragment bezeichnet wird. Einige dieser Hauptstellen für die enzymatische Spaltung werden in Abb. 4.**19** gezeigt.

Ein anderes nützliches Enzym für solche Untersuchungen ist Pepsin, welches zwei größere Fragmente produziert: das $F(ab')_2$-Fragment, das die über die „hinge"-Region miteinander verbundenen zwei Fab-Regionen umfaßt, und das pFc′-Fragment, welches der Cγ3-Domäne des Moleküls entspricht.

Auch von anderen Enzymen ist bekannt, daß sie Immunglobulinmoleküle aufspalten können. Durch kurze Trypsinverdauung eines säurebehandelten Fc-Fragments erhält man die Cγ2-Domäne. Die Isolation dieses Fragments ermöglichte ausführliche strukturelle und funktionelle Vergleichsuntersuchungen mit anderen Subfragmenten, wie etwa pFc′.

Innerhalb der variablen Regionen von schweren und leichten Ketten gibt es einige kurze Peptidsegmente, die eine außerordentliche Variabilität aufweisen. Diese Segmente, die hypervariable Regionen genannt werden, befinden sich in der Nähe der Aminosäurereste mit den Positionen 30, 50 und 95 (Abb. 4.**20**). Da diese hypervariablen Regionen die Antigenbindungsstellen hervorbringen, werden sie manchmal auch als „complementarity determining regions" (CDR) bezeichnet. Die dazwischenliegenden Peptidsegmente werden „framework regions" (FR, Grundgerüst) genannt. In den V-Re-

Rezeptor		Immunglobulin									
		IgG1	IgG2	IgG3	IgG4	IgM	IgA1	IgA2	sIgA	IgD	IgE
mononukleäre Zellen	Fc_γRI	+++	–	+++	++	–	–	–	–	–	–
	Fc_γRIIa	+	–	+	–	–	–	–	–	–	–
	Fc_γRIII	+	–	+	–	–	–	–	–	–	–
	Fc_μR	–	–	–	–	+	–	–	–	–	–
	Fc_εRII	–	–	–	–	–	–	–	–	–	++
Neutrophile	Fc_γRIIa	+	–	+	–	–	–	–	–	–	–
	Fc_γRIII-1	+	–	+	–	–	–	–	–	–	–
	Fc_αR	–	–	–	–	–	++	++	++	–	–
Mastzellen/ Basophile	Fc_εRI	–	–	–	–	–	–	–	–	–	+++

Abb. 4.**18** **Fähigkeit menschlicher Immunglobuline, an bestimmte Zellen zu binden.** Eine umfangreiche Familie von Rezeptormolekülen mit der Fähigkeit, Immunglobuline zu binden, läßt sich erahnen (ausgewählte Beispiele sind aufgeführt). FcμR wird von aktivierten B-Zellen, aber nicht von T-Zellen oder Monozyten exprimiert. FcεRII wird auch von Eosinophilen, Blutplättchen, T-Zellen und B-Zellen exprimiert. Ein Rezeptor mit der Bezeichnung FcγRIII-2 wurde auf NK-Zellen identifiziert.

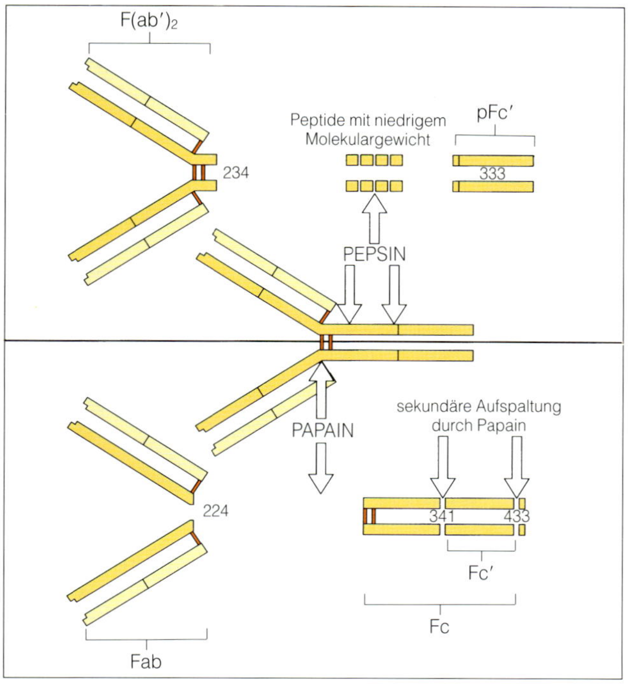

Abb. 4.**19** **Enzymatische Spaltung von menschlichem IgG1.** Pepsin spaltet die schwere Kette an den Aminosäureresten 234 und 333, was die F(ab')$_2$- und pFc'-Fragmente ergibt. In weiteren Schritten wird das zentrale Fragment zu niedermolekularen Peptiden abgebaut. Papain spaltet das Molekül in der „hinge"-Region (in Position 224) und setzt damit zwei Fab-Fragmente und das Fc-Fragment frei. Weitere Spaltung des Fc-Fragments bei 341 und 433 ergibt Fc'.

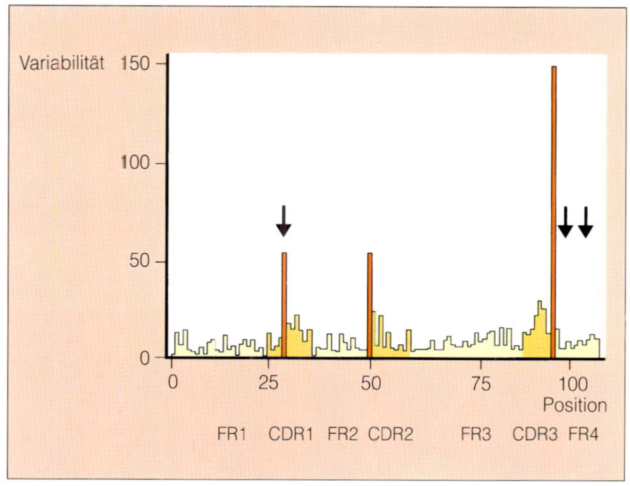

Abb. 4.**20** **Variabilität der Aminosäuren in der variablen Region der leichten Ketten von Immunglobulinen.** Die Variabilität wird durch den Vergleich der Sequenzen vieler individueller Ketten errechnet; sie ist gleich dem Quotienten zwischen der Summe aller Aminosäuren an einer bestimmten Position und der Frequenz der häufigsten Aminosäure an derselben Position. In der V_L-Domäne sitzen drei Abschnitte mit sehr hoher Variabilität, die hypervariablen Regionen. Manchmal findet man bei der Sequenzanalyse zusätzliche Aminosäuren, die wegen der besseren Übersichtlichkeit in der Abbildung lediglich mit Pfeilen markiert sind. Hypervariable Regionen sind orange eingezeichnet (CDR), die am stärksten hypervariablen Positionen sind rot markiert. Die vier „framework"-Regionen (FR) sind gelb dargestellt. Mit freundlicher Genehmigung von Prof. E. A. Kabat.

gionen der schweren und leichten Ketten gibt es je drei CDR (CDR1–CDR3) und vier FR (FR1–FR4).

Die variablen Regionen der leichten und schweren Ketten sind derart gefaltet, daß die hypervariablen Regionen zusammen kommen und gemeinsam die Oberflächenstruktur für die Antigenbindung bilden. Diese Regionen finden sich im allgemeinen an den Faltstellen der Polypeptidkette (Abb. 4.**6**).

Mit der Röntgenkristallographie können Daten über die Struktur des gesamten IgG-Moleküls gewonnen werden, aus denen ein angenähertes α-Kohlenstoffskelett und mit Hilfe von Computern ein Atommodell dieser Klasse konstruiert werden können (Abb. 4.**21** u. 4.**22**). Solche Modelle zeigen die Y-förmige Grundstruktur mit drei Armen, die auch schon elektronenmikroskopisch sichtbar gemacht werden konnte.

Homologe Domänen der leichten und schweren Ketten liegen paarweise in den Fab-Regionen, ähnlich wie die Cγ3-Domänen der schweren γ-Ketten; die Cγ2-Domänen sind oft durch die Kohlenhydratanteile getrennt. Trotz ihrer strukturellen Ähnlichkeit gibt es bei den Domänen verblüffende Unterschiede hinsichtlich ihrer Interaktion. Zum Beispiel assoziieren die variablen Domänen über ihre dreisegmentige Schicht, während es die konstanten Domänen über die viersegmentige Schicht tun. Im Gegensatz zu der schnellen Entwicklung bei der Lokalisierung der Antigenbindungsstelle von Antikörpern ist die präzise strukturelle Lokalisation der meisten Effektorfunktionen sehr schwierig. Enzymatische Subfragmente und Peptidinhibitionsstudien ergaben vorläufige Daten, aber die weitere Entwicklung bis zur Anwendung der ortsspezifischen Mutagenese (site-directed mutagenesis) war langsam. Durch die selektive Veränderung einzelner Aminosäuren an verschiedenen Positionen in der bekannten Aminosäuresequenz war es möglich, die Bedeutung spezifischer Aminosäurereste für bestimmte Funktionen zu beurteilen.

Eine der ersten Applikationen war die Untersuchung zur Komplementaktivierung durch IgG. Frühere Studien ließen bereits vermuten, daß die C1q-Komplementkomponente von C1 mit der Cγ2-Domäne von IgG interagiert. Die Bindungsstelle von C1q an drei Seitenketten der Cγ2-Domäne, Glu 318, Lys 320 und Lys 322, wurde mit der ortsspezifischen Mutagenese lokalisiert. Das Muster dieser IgG-Sequenz scheint allgemein für die Interaktionen zwischen C1q mit IgG-Molekülen wichtig zu sein. Im Falle von IgM allerdings verläuft die Aktivierung von Komplement anscheinend über einen anderen Mechanismus. Frei zirkulierendes, sternförmiges IgM ist eindeutig unfähig, Komplement zu aktivieren, wohingegen ein einzelnes, an Antigen gebundenes IgM ein potenter Aktivator ist. Feinstein u. Mitarb. (1986) haben vorgeschlagen, daß bei der Bindung von IgM an polymeres oder vernetztes Antigen die F(ab')$_2$-Einheit aus ihrer ursprünglichen Ebene disloziert, was zu der sog. Klammer-(„staple"-)Konfiguration führt. Diese Struktur kann elektronenmikroskopisch sichtbar gemacht werden (s. Abb. 4.**10**). Es wird angenommen, daß diese Konformationsänderungen einen Ring von C1q-Bindungsstellen enthüllt, der vorher

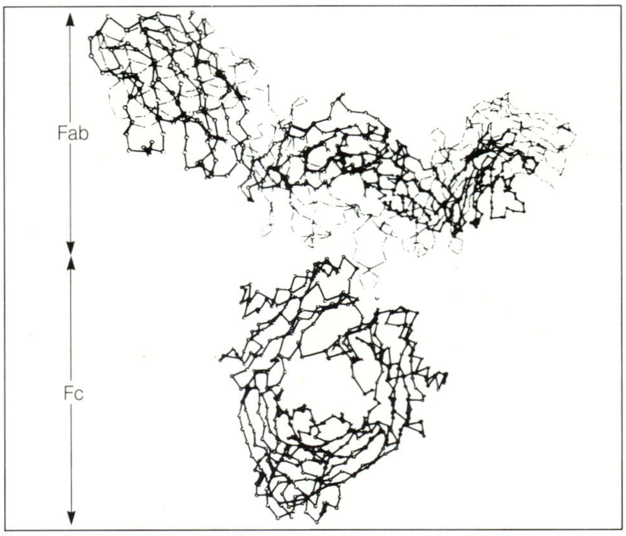

Abb. 4.**21** **Modell des α-Kohlenstoffskeletts des menschlichen IgG1.** Dieses Modell basiert auf röntgenkristallographischen Untersuchungen, mit denen gezeigt werden konnte, daß sich die Polypeptide zu globulären Domänen falten und eine Y-förmige Struktur ergeben. Die antigenbindenden Oberflächen sitzen an den Enden der Arme der variablen Regionen der leichten und schweren Ketten. Das Modell zeigt deutlich die „hinge"-Region zwischen den Fab- und Fc-Regionen; ebenso ist aus der Darstellung ersichtlich; daß zwischen den Cγ2-Domänen eine schwache und zwischen den Cγ3-Domänen eine starke Interaktion herrscht. Mit freundlicher Genehmigung von Prof. R. Huber.

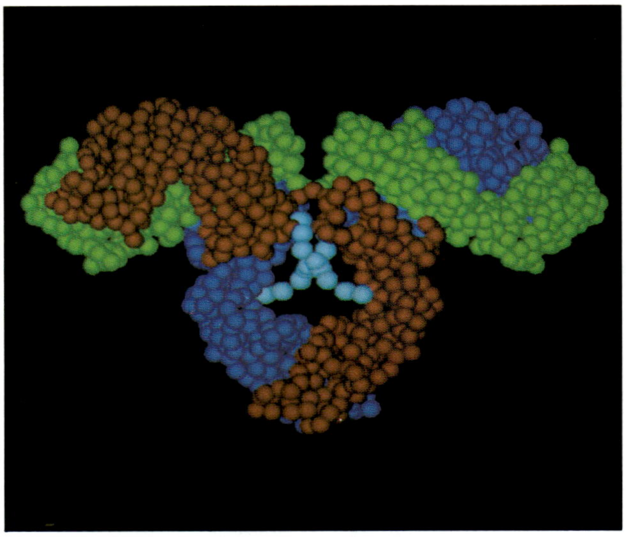

Abb. 4.**22** **Computergeneriertes Modell des menschlichen IgG1-Protein-Dob, dem die „hinge"-Region fehlt.** Das Bild zeigt eine schwere Kette in Blau, die andere in Rot und die zwei leichten Ketten in Grün. An den Fc-Teil gebundene Kohlenhydrate sind in Türkis dargestellt. Die Struktur dieses Immunglobulins, dem die „hinge"-Region fehlt, wurde von David R. Davis u. Mitarb. (Proc. nat. Acad. Sci. 74 [1977]) entdeckt. Die Computergraphik entstand nach dem System von Richard J. Feldmann vom National Institute of Health.

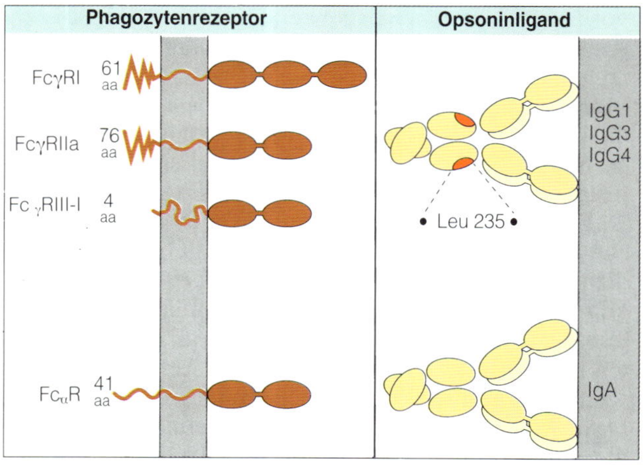

Abb. 4.**23** **Die Interaktionen einiger Phagozytenrezeptoren mit Immunglobulinen.** Die Abbildung zeigt die Strukturen der Rezeptoren FcγRI (exprimiert von Monozyten), FcγRIIa (exprimiert von Neutrophilen) und FcγRIII-I (experimentiert von Neutrophilen). FcγRIII-I ist über einen Phosphatidylinositolglycananker (PIG) befestigt, wohingegen der gleiche Rezeptor auf NK-Zellen als normales Transmembranprotein exprimiert wird. Die Anzahl intrazytoplasmatischer Aminosäurereste, die mit jedem Rezeptor assoziiert sind, ist angegeben (links). Jeder Rezeptor gehört zur Immunglobulin-Superfamilie und exprimiert zwei oder drei extrazelluläre immunglobulinähnliche Domänen. An der Interaktion von FcγRI mit IgG ist wahrscheinlich eine spezifische Aminosäuresequenz um den Aminosäurerest Leu 235 auf der C_H2-Domäne des IgG (rot) beteiligt.

durch das enge Nebeneinander der Untereinheiten im sternförmigen IgM versteckt war. IgG-Moleküle interagieren mit einer großen Anzahl von zellulären Fc-Rezeptoren, um die Phagozytose (Neutrophile, Makrophagen, Monozyten), die antikörperabhängige Zytotoxizität (NK-Zellen, Monozyten) und die Plazentagängigkeit (plazentaler Synzytiotrophoblast) zu fördern. Untersuchungen mit der ortsspezifischen Mutagenese lassen vermuten, daß der hochaffine $Fc_{\gamma}RI$-Rezeptor der Monozyten mit einer spezifischen Aminosäuresequenz in der Nähe eines Leucinrestes an Position 235 der schweren Kette von IgG zwischen der Cγ2-Domäne und der „hinge"-Region interagiert (Abb. 4.**23**). Die Lokalisierung weiterer spezifischer Aminosäuresequenzen, die mit anderen Fc-Rezeptoren interagieren, wird vermutlich ähnliche experimentelle Ansätze benötigen.

Mit einem anderen Versuchsansatz der Gentechnik wurde die Aminosäuresequenz des IgE-Moleküls untersucht, die mit Mastzellen über den $Fc_{\varepsilon}RI$-Rezeptor oder mit B-Zellen über den FcRII-Rezeptor interagiert. Rekombinante Peptide, die Sequenzen von ε-Ketten enthielten, wurden synthetisiert, in Escherichia coli exprimiert und dann für die Inhibition der IgE-Rezeptor-Interaktion eingesetzt. Im Falle der Interaktion von $Fc_{\varepsilon}RI$ scheint ein Peptid mit 76 Aminosäureresten, das sich über die Cε2-Cε3-Verbindung erstreckt, wichtig zu sein (Abb. 4.**24**). Im Gegensatz dazu erkennt die Bindungsstelle des $Fc_{\varepsilon}RII$ anscheinend eine spezifische Aminosäuresequenz, die die Aminosäurereste Lys 367 – Val 370 der Cε3-Domänen beider Ketten enthält (Abb. 4.**25**). Eine weitere Bindungsstelle für Effektorfunktionen wurde im Detail untersucht. Die Interaktion zwischen Protein A von Staphylococcus aureus und der Fc-

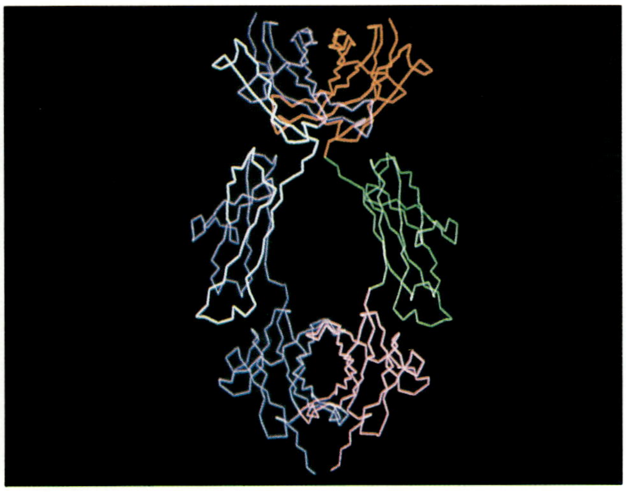

Abb. 4.**24** **Vorgeschlagene Lokalisation der Bindungsstelle für den Mastzellrezeptor ($Fc_\epsilon RI$) auf menschlichem IgE.** Bei den abgebildeten Fc-Domänen handelt es sich um Cϵ2, Cϵ3 und Cϵ4 (von oben nach unten). Das weiße Segment, das sich von Aminosäurerest Gln 301 bis Arg 376 erstreckt, zeigt die Peptidstelle an, die vermutlich an der Bindung beteiligt ist. Mit Erlaubnis von Helm, B., u. Mitarb. reproduziert.

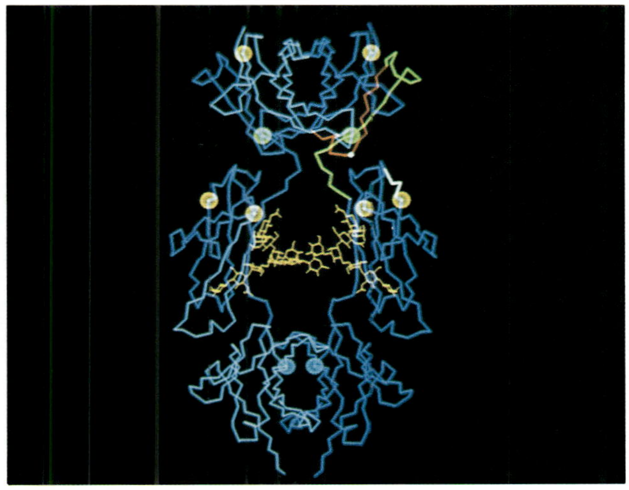

Abb. 4.**25** **Vorgeschlagene Lokalisation der Bindungsstelle für die B-Zelle (FcϵRII) auf menschlichem IgE.** Das Modell des Fc-Teils von IgE zeigt Cϵ2 oben, Cϵ3 in der Mitte und Cϵ4 unten. Die Aminosäurereste Lys 367–Val 370 beider ϵ-Ketten (in weiß dargestellt) scheinen für die Struktur der Bindungsstelle wichtig zu sein. Mit Erlaubnis von Vercelli, D., u. Mitarb. reproduziert.

Region von IgG wurde mit röntgenkristallographischen Untersuchungen und Zirkulardichroismus untersucht. Die Daten lassen vermuten, daß drei Kontaktstellen, die sich über die Cγ2-Cγ3-Verbindung in der Fc-Struktur erstrecken, existieren. Dabei handelt es sich um die Aminosäurereste 252–254 und 308–312 der Cγ2-Domäne und die Aminosäurereste 433–436 der Cγ3-Domäne. An Position 435 scheint Histidin unbedingt benötigt zu werden. Der Austausch von Histidin gegen Arginin an Position 435 in der Sequenz der γ_3-Kette bewirkt, daß kaukasisches IgG3 nicht an Protein A binden kann.

Die T-Zell-Antigenrezeptoren

Die Antigenerkennung durch T-Lymphozyten ist ein zentrales Ereignis für die Generierung und Regulierung einer effektiven Immunantwort. Viele wichtige Fragen der Immunologie haben sich um die Natur der Rezeptoren auf T-Zellen, die die spezifische Antigenerkennung vermitteln, konzentriert. Zuerst wurde ein T-Zell-Rezeptor (TCR) definiert und mit Hilfe von spezifischen Antikörpern, die gegen klonspezifische (das Äquivalent von idiotypisch) Determinanten auf T-Zellen gerichtet waren, gereinigt. Er wurde αβ-TCR genannt, da es sich um ein heterodimeres Molekül handelte, das aus zwei über eine Disulfidbrücke miteinander verbundenen Ketten, α und β, bestand. Unabhängig davon wurden mutmaßliche TCR-α- und -β-cDNA-Klone entweder durch subtraktive oder differentielle Hybridisierung aus cDNA-Bibliotheken isoliert. Die Aminosäuresequenz, die aus der Nukleotidsequenz der cDNA-Klone geschlossen werden konnte, stimmte mit den partiellen Sequenzen, die man von mit monoklonalen Antikörpern gereinigten α- und β-TCR-Proteinen erhalten hatte, überein. So hatten also zwei verschiedene Versuchsansätze zur Identifizierung der gleichen Einheit geführt. In weiteren Experimenten wurde ein zweiter TCR, γδ genannt, isoliert.

Der CD3-Komplex

Struktur der CD3-Polypeptide

Beide Formen des TCR, αβ und γδ, sind mit einer Reihe von Polypeptiden assoziiert, dem CD3. Diese Assoziation ist für die Oberflächenexpression des TCR-Komplexes auf der T-Zell-Oberfläche nötig. Die Komponenten des CD3 zeigen auf unterschiedlichen T-Zellen keine Aminosäurevariabilität und können demnach auch keine Diversität wie die der TCR generieren. Vielmehr wird die CD3-Komponente des TCR wahrscheinlich für die Signalübertragung, die der Antigenerkennung durch das TCR-Heterodimer folgt, benötigt. CD3 besteht aus mindestens 5 unveränderlichen Polypeptiden, die γ, δ, ε, ζ und η genannt werden (Abb. 4.**26**).

Die γ-, δ- und ε-Ketten des CD3 sind die Produkte von drei eng verbundenen Genen und zeigen in ihrer Primärsequenz einen deutlichen Verwandtschaftsgrad untereinander. Die Polypeptide sind Mitglieder der Immunglobulin-Superfamilie.

Jedes besitzt eine externe Domäne, eine Transmembranregion und ein hochkonserviertes Schwanzstück aus 40 oder mehr Aminosäureresten. Eine ungewöhnliche Eigenschaft der Transmembranregionen ist, daß jede eine negativ geladene Aminosäure enthält, statt völlig apolar zu sein.

Die ζ- und η-Polypeptide des CD3 sind Produkte eines einzigen Gens und unterscheiden sich an ihren C-terminalen Enden aufgrund eines unterschiedlichen Spleißvorganges der entsprechenden mRNA. Das CD3-ζη-Gen liegt auf einem anderen Chromosom als der CD3-γδε-Gen-Komplex. Die ζη- und γδε-Polypeptide

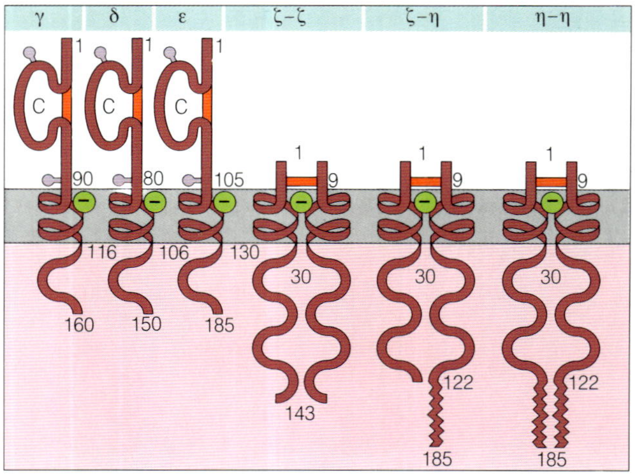

Abb. 4.**26** **Struktur der CD3-Polypeptide.** Die γ-, δ- und ε-Ketten von CD3 bestehen aus einer externen immunglobulinähnlichen Domäne (C), einem Transmembransegment mit einem negativ geladenen Aminosäurerest (–) und einem zytoplasmatischen Schwanzstück. Die Zahlen geben die Positionen der Aminosäurereste an den Grenzen der verschiedenen Domänen an. Die externen Domänen sind glykosiliert (rot). Die ζ- und η-Ketten bilden über Disulfidbrücken verbundene Dimerkombinationen. Diese beiden Ketten sind bis zum Aminosäurerest 122 identisch.

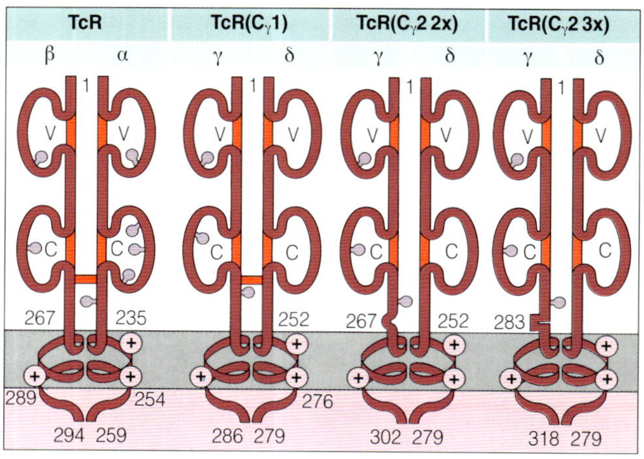

Abb. 4.**27** **Struktur des menschlichen TCR-Heterodimers.** Die α- und β-Ketten des TCR bestehen jeweils aus zwei extrazellulären immunglobulinähnlichen Domänen (V und C), einem Transmembransegment mit einem (β) oder zwei (α) positiv geladenen Aminosäureresten (+) und einem kurzen zytoplasmatischen Schwanzstück. Die Aminosäurepositionen an den Grenzen der Domänen sind angegeben. Die α- und β-Ketten sind über Disulfidbrücken verbunden. Der menschliche γδ-TCR-Rezeptor kommt in unterschiedlichen Formen vor. Die Formen mit einer Cγ1-konstanten Region besitzen eine Disulfidbrücke zwischen den Ketten, wohingegen Cγ2-Formen nicht über Disulfidbrükken verbunden sind. Unterschiedliche Formen des γ-Proteins werden durch Duplikation (2 ×) oder Triplikation (3 ×) eines Abschnittes der γ-Kette erzeugt.

sind strukturell nicht verwandt. Die ζ- und η-Ketten bestehen aus einer kleinen extrazellulären Domäne aus nur 9 Aminosäureresten, einem Transmembransegment mit einem negativ geladenen Aminosäurerest und einem langen zytoplasmatischen Schwanzstück. Die zytoplasmatischen Domänen der ζ- und η-Ketten divergieren am C-terminalen Ende. Die zytoplasmatische Domäne von CD3-η ist um 42 Aminosäurereste länger als die von CD3-ζ. Die CD3-ζ- und -η-Ketten existieren als über Disulfidbrücken verbundene Dimere. Es gibt drei dimere Formen (ζ-ζ, η-η, ζ-η). Es wird vermutet, daß sie unterschiedliche Funktionen ausüben; vielleicht beeinflussen sie die Auswirkungen der Antigenerkennung durch TCR in unterschiedlichen Stadien der Thymozytenentwicklung.

Die Stöchiometrie des TCR-Komplexes und die Art, in der vermutlicherweise die CD3-Ketten mit den αβ- oder γδ-Heterodimeren interagieren, wird weiter unten diskutiert.

CD3-Phosphorylierung

Während der T-Zell-Aktivierung werden verschiedene Komponenten des CD3-Komplexes an ihren zytoplasmatischen Anteilen phosphoryliert. Die murinen und humanen CD3-γ-Ketten werden sehr schnell bei Mitogen- oder Antigenstimulation phosphoryliert; diese Phosphorylierung wird von einem Enzym, der Proteinkinase C, vermittelt. Geringfügige Phosphorylierung der murinen δ-Kette kann auch vorkommen. Die Proteinkinase-C-vermittelte Phosphorylierung von CD3 scheint eine Rolle bei der Unterdrückung des TCR-Komplexes auf der Zelloberfläche zu spielen. Sie findet sofort nach der Besetzung des TCR durch Antigen/MHC statt. Die Abnahme des Oberflächen-TCR-Gehaltes kann an der Desensibilisierung von T-Zellen beteiligt sein, die nach der auslösenden Antigenstimulation zu beobachten ist.

Die Immunaktivierung von T-Zellen bewirkt auch eine schnelle und vorübergehende Tyrosinphosphorylierung von CD3-ζ. Zwei Tyrosinkinasen, $p56^{lck}$ und c-fyn, sind für die T-Zell-Aktivierung von Bedeutung. Das Produkt des c-fyn-Onkogens ist mit dem TCR-Komplex assoziiert und stellt deshalb einen möglichen Kandidaten für die Kinase, die CD3-ζ phosphoryliert, dar. Sehr wahrscheinlich ist die Tyrosinphosphorylierung von CD3-ζ ein Teil des Signalübertragungsweges, der Signale von der T-Zell-Oberfläche zum Nukleus übermittelt, da sowohl CD3-ζ als auch c-fyn für die T-Zell-Aktivierung essentiell sind.

Struktur des αβ-TCR-Heterodimers

Der αβ-TCR ist ein Heterodimer, das aus einer über Disulfidbrücken verbundenen α-(40–50 kDa) und β-(35–47 kDa)Untereinheit besteht. Die strukturellen Eigenschaften des αβ-Heterodimers werden in Abb. 4.**27** vorgestellt. Jede Polypeptidkette besteht aus zwei immunglobulinähnlichen Domänen mit ungefähr 110 Aminosäureresten, einem in der Plasmamembran verankerten Transmembranpeptid und einem kurzen zytoplasmatischen Schwanzstück. Die Unterschiede im Molekulargewicht der α- und β-Kette kommen durch zusätzliche N-verknüpfte Kohlenhydrate an der α-Kette zustande.

Die Variabilität der Aminosäuresequenz beschränkt sich auf die N-terinalen Domänen der α- und β-Polypeptide, die den variablen Domänen der Immunglobuline homolog sind. Die Domäne der β-Kette wird durch rearrangierte V-, D- und J-Gen-Segmente kodiert, die Domäne der α-Kette durch rearrangierte V- und J-Gen-Segmente (s. Kap. 5). Die Analyse verschiedener Sequenzen von TCR-V-Domänen hat gezeigt, daß Gebiete höherer Variabilität, die den hypervariablen Regionen der Immunglobuline (CDR) entsprechen, vorhanden sind.

Die Disulfidbrücke, die die α- und β-Kette miteinander verbindet, liegt in einer Peptidsequenz zwischen der konstanten Domäne und dem Transmembranpeptid. Eine ungewöhnliche Eigenschaft der Transmembranregionen beider Ketten ist das Vorhandensein positiv geladener Aminosäurereste (Abb. 4.**27**). Diese geladenen Reste sind an der Zusammensetzung und am intrazellulären Transport des TCR-Komplexes beteiligt.

Struktur des TCR-Komplexes

Die Stöchiometrie und die Interaktionen der Untereinheiten der Komponenten des TCR-Komplexes sind Gegenstand extensiver Forschung. Untersuchungen mit In-vitro-Mutagenese haben gezeigt, daß die geladenen Aminosäurereste innerhalb der Transmembranregionen wesentlich für die Zusammensetzung und die Oberflächenexpression des TCR-Komplexes sind. Vermutlich ist an diesen Prozessen die Ausbildung von Ionenpaaren zwischen den basischen Aminosäuren der TCR-αβ-Peptide und der komplementären sauren Reste der CD3-Ketten innerhalb der Lipiddoppelschicht beteiligt. Die immunglobulinähnlichen extrazellulären Domänen des TCR (αβ und γδ) und der CD3-Polypeptide (γ, δ und ε) assoziieren möglicherweise ebenfalls. Insbesondere von den V-Domänen der αβ- und γδ-TCR nimmt man an, daß sie ähnlich den V_H/V_L-Domänen der Ig-Moleküle assoziieren: Durch das Zusammenbringen der sechs hypervariablen Regionen des TCR wird die Antigenbindungsstelle gebildet. Im Fall der T-Zellen muß diese Bindungsstelle auch an bestimmte Stellen des MHC-Moleküls binden, das sich längs des Antigenepitops befindet. Allerdings gibt es bis jetzt noch keine strukturellen Daten, die diese Behauptung unterstützen, obwohl die für die V_H/V_L-Interaktionen essentiellen Aminosäurereste in den V-Domänen der TCR konserviert sind.

Die Stöchiometrie der Untereinheiten des TCR-CD3-Komplexes konnte bis jetzt nicht genau geklärt werden, obwohl verschiedene Modelle vorgeschlagen worden sind. Untersuchungen mit transgenen Mäusen legen nahe, daß jeder Komplex zwei CD3-ε-Ketten enthält (Abb. 4.**28**).

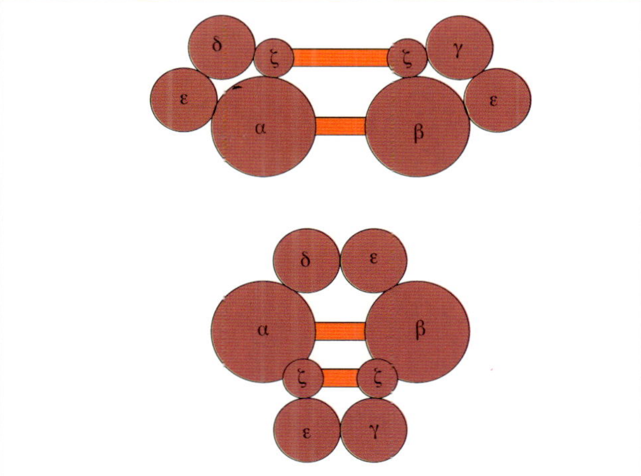

Abb. 4.**28** **Vermutete Interaktionen der Untereinheiten innerhalb des αβ-TCR-CD3-Komplexes.** Die präzise Anordnung der verschiedenen Untereinheiten des TCR-CD3-Komplexes ist unbekannt. Aufgrund von biosynthetischen Experimenten wurden verschiedene Modelle vorgeschlagen. Zwei Alternativen sind in der Abbildung dargestellt. Die α-, β- und CD3-ξ-Komponenten bilden Disulfidpaare. Andere Interaktionen (aneinanderstoßende Kreise) basieren auf nichtkovalenten Bindungen. Die TCR-Komplexe bilden möglicherweise Formen höherer Strukturen in der Plasmamembran. (Nach Manolios u. Mitarb.)

Struktur des γδ-TCR-Heterodimers

Die Grundstruktur des γδ-TCR ist der des αβ-Gegenstücks ähnlich: Jede Kette ist in externe V- und C-Domänen, ein Transmembransegment mit positiv geladenen Aminosäureresten und in ein kurzes zytoplasmatisches Schwanzstück unterteilt (Abb. 4.**27**). Die Struktur des humanen TCR ist strukturell variabler als die des murinen Rezeptors. Die humanen γ- und δ-Ketten sind, je nachdem ob Cγ1 oder Cγ2 in der konstanten Region vorkommt, über Disulfidbrücken verbunden oder nicht: Nur Cγ2 besitzt einen Cysteinrest im zweiten Exon der konstanten Region. (Siehe Kap. 5, dort wird die Organisation der TCR-Gene erklärt.) TCR-γ-Ketten mit einer Cγ2-konstanten Region variieren im Molekulargewicht, da das zweite Exon oft als Duplikat oder Triplikat vorkommt. Die biologische Bedeutung dieser strukturellen Unterschiede ist bisher nicht bekannt. In der Maus wurden bis jetzt keine Formen des TCR, die nicht über Disulfidbrücken verbunden waren, nachgewiesen.

Verteilung der αβ- und γδ-Formen des TCR

Die zwei Formen des TCR zeigen eine komplett unterschiedliche Gewebeverteilung. Der αβ-TCR kommt auf mehr als 95% der peripheren T-Zellen und auf der großen Mehrheit der TCR-exprimierenden Thymozyten vor. Im Gegensatz dazu befinden sich T-Zellen, die den γδ-Rezeptor exprimieren, an ganz bestimmten anatomischen Stellen. Obwohl γδ-T-Zellen nur einen kleinen Anteil der T-Zellen im Thymus und in den sekundären lymphatischen Organen darstellen, kommen sie sehr häufig in verschiedenen Epithelien wie der Epidermis (in Mäusen, aber nicht im Menschen), dem Darmepithel, dem Uterus und der Zunge vor.

Die anatomisch charakterisierten Untergruppen des γδ-TCR unterscheiden sich strukturell durch die Expression verschiedener V-Regionen untereinander. Die Expression unterschiedlicher V-Gen-Segmente der einzelnen γδ-Untergruppen spiegelt möglicherweise ihre Ontogenie wider. Zum Beispiel exprimieren γδ-T-Zellen in der Mäusehaut (dendritische epidermale Zellen, DEC) ausnahmslos Vγ3- und Vδ1-Regionen (s. Kap. 5). Umgekehrt exprimieren intraepitheliale Lymphozyten (IEL) des Darmepithels ausnahmslos die Vγ5-Region (hauptsächlich in Kombination mit Vδ4, Vδ5, Vδ6 oder Vδ7). Es wird vermutet, daß diese Populationen während unterschiedlicher Stadien der intrathymischen T-Zell-Entwicklung entstehen.

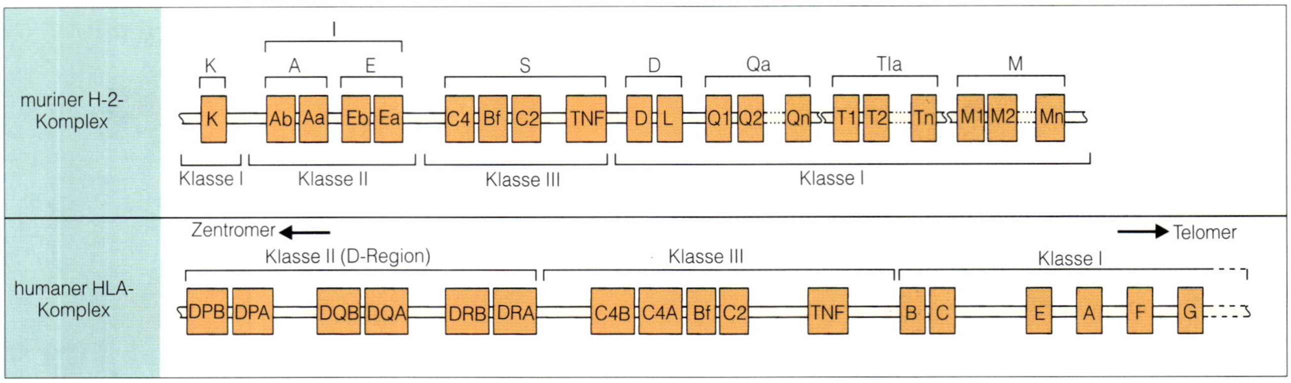

Abb. 4.**29** **Anordnung der murinen und humanen MHC.** Die Abbildung zeigt die Lokalisation der Subregionen der murinen und humanen MHC. Die Positionen der wichtigsten Gene innerhalb dieser Subregionen sind dargestellt. Das humane Anordnungsmuster, bei dem die Klasse-II-Loci zwischen den zentromeren und den Klasse-I-Loci lokalisiert sind, kommt in jeder anderen bisher untersuchten Säugetierart vor.

Antigene des Haupthistokompatibilitätskomplexes

Die genetischen Loci, die an der Abstoßungsreaktion von fremden oder nichteigenem Gewebe beteiligt sind, bilden eine Region, die als Haupthistokompatibilitätskomplex (*m*ajor *h*istocompatibility *c*omplex, MHC) bekannt ist. Die an der Abstoßungsreaktion beteiligten, hochpolymorphen Zelloberflächenstrukturen werden MHC-Antigene genannt und wurden anfangs mit Hilfe von Alloantikörpern charakterisiert. Diese Antikörper wurden in einem ingezüchteten Mäusestamm durch Immunisierung mit Zellen anderer, sich nur im MHC unterscheidender Mäusestämme produziert. Anschließend wurden für die genaue Kartierung des MHC spezifische Antikörper gegen Moleküle, die in Subregionen des MHC kodiert werden und durch Schwesterchromatidaustauschreaktionen (Crossover-Studien) an Inzuchtstämmen bekannt waren, verwendet. Vergleichbare Techniken wurden für die Genkartierung des humanen MHC, das auch humanes Leukozytenantigensystem (human leucocyte antigen, HLA) genannt wird, angewendet. Die allgemeine Anordnung des humanen und murinen MHC ist in Abb. 4.**29** gezeigt. Drei Hauptgruppen von Molekülen werden innerhalb der murinen und humanen MHC kodiert: Klasse-I-, Klasse-II- und Klasse-III-Antigene. Klasse-I- und Klasse-II-Moleküle unterscheiden sich strukturell voneinander, d. h., obwohl innerhalb des MHC multiple Klasse-I- und Klasse-II-Gene existieren, besitzen jeweils alle Klasse-I- bzw. alle Klasse-II-Genprodukte untereinander eine vergleichbare allgemeine Struktur. Im Gegensatz dazu umfaßt die Klasse-III-Region eine sehr unterschiedliche Ansammlung von über 20 Genen. Sie schließt auch die Gene, die die Komponenten für die alternative Komplementaktivierung kodieren, mit ein. Es existieren keine etablierten funktionellen oder strukturellen Ähnlichkeiten zwischen den Klasse-III-Genprodukten und den Klasse-I- oder Klasse-II-Molekülen. Deshalb werden nur diejenigen Loci, die an der Verstärkung der T-Lymphozyten-Antwort beteiligt sind, in diesem Kapitel beschrieben: die Klasse-I- und Klasse-II-Gene und ihre Genprodukte.

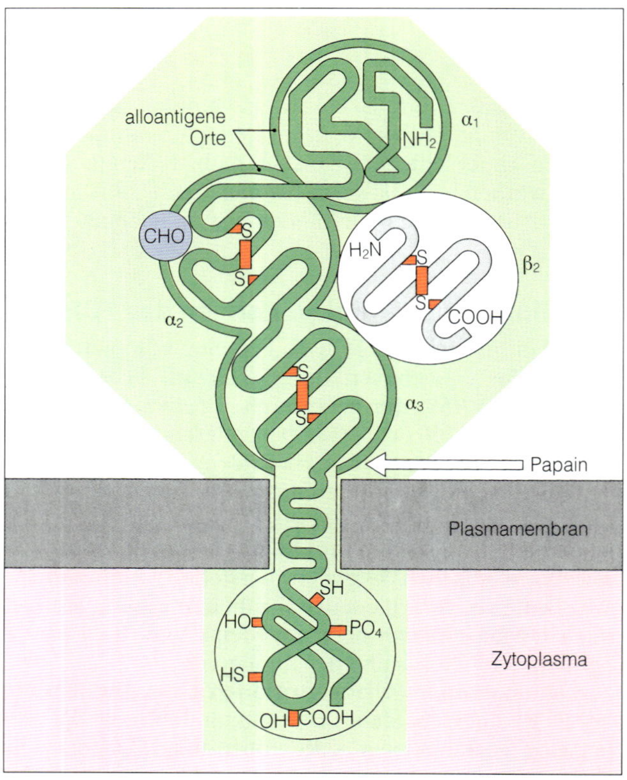

Abb. 4.**30** **Struktur eines intakten humanen MHC-Klasse-I-Antigens.** Die drei globulären Domänen des MHC (α_1, α_2 und α_3) sind in der Abbildung grün dargestellt. Die α_3-Domäne ist mit dem nicht-MHC-kodierten Peptid, β_2-Mikroglobulin (grau), eng assoziiert. β_2-Mikroglobulin ist durch eine Disulfidbrücke innerhalb der Kette (rot) stabilisiert und besitzt eine immunglobulinähnliche Tertiärstruktur. Alloantigene Orte (die die für jedes Individuum spezifischen Determinanten tragen) befinden sich auf den α_1- und α_2-Domänen. Die α_2-Domäne trägt eine Kohlenhydratgruppe (CHO). Papain spaltet das Molekül direkt an der Außenseite der Plasmamembran (Pfeil).

Struktur der Klasse-I-Moleküle

Die Struktur der MHC-Klasse-I-Moleküle ist schematisch in Abb. 4.**30** gezeigt. Jedes Klasse-I-Molekül besteht aus einer glykosylierten schweren Polypeptidkette (45 kDa), die nichtkovalent mit β_2-Mikroglobulin (12 kDa) assoziiert ist. β_2-Mikroglobulin kommt auch

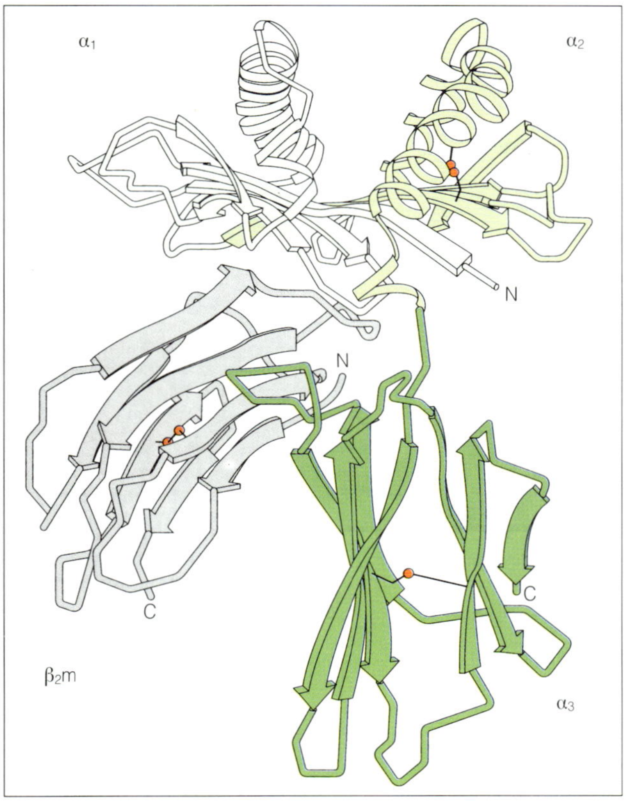

Abb. 4.**31** **Extrazelluläre Domänen eines MHC-Klasse-I-Moleküls.** Die Abbildung zeigt die Peptidstruktur des HLA-A2. Jede der drei Domänen der schweren Kette interagiert mit β_2-Mikroglobulin. Die Spalte, die von der α_1- und α_2-Domäne gebildet wird, ist deutlich erkennbar.

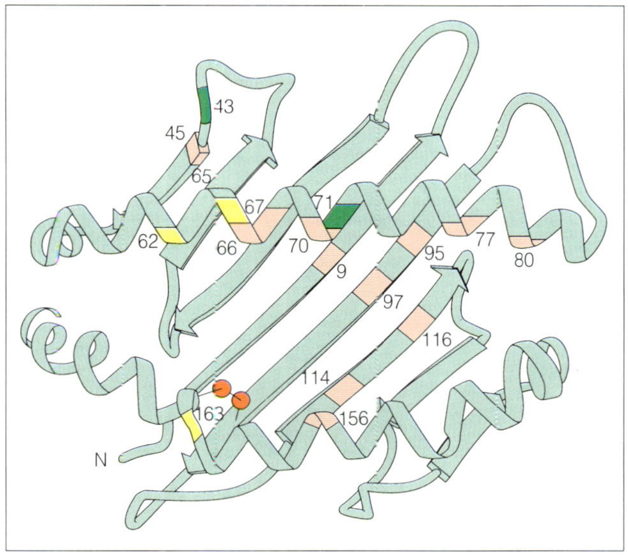

Abb. 4.**32** **Die obere Oberfläche von HLA-A2.** Abgebildet ist die Bindungsspalte für antigene Peptide im HLA-A2 aus der „Sicht" des T-Zell-Rezeptors. Die α_1- und α_2-Domänen bestehen jeweils aus 4 antiparallelen β-Strängen sowie einer sich anschließenden langen α-helikalen Region. Beide Domänen paaren sich und bilden zusammen eine einzige Lage aus 8 β-Strängen, auf der die α-Helices entlang laufen. Die Lokalisation der meisten polymorphen Aminosäurereste ist hervorgehoben. Fünf Aminosäurereste auf dem zentralen β-Strang der α_1-α_2-β-Lage befinden sich zwischen den helikalen Regionen und kontaktieren wahrscheinlich gebundene antigene Peptide. Sechs Reste liegen auf den α-helikalen Seiten der Bindungsspalte (rot). Drei Aminosäurereste befinden sich auf den Helices und könnten für den direkten Kontakt mit dem T-Zell-Rezeptor verantwortlich sein (gelb). Grün markierte Aminosäurereste befinden sich in Positionen, die keine Auswirkungen auf die Bindung von antigenen Peptiden haben. (Nach Bjorkman u. Mitarb.)

frei im Serum vor. Die schwere Kette des Klasse-I-Moleküls besteht aus drei extrazellulären Domänen, gekennzeichnet als α_1 (N-terminal), α_2 und α_3, einer Transmembranregion und einem zytoplasmatischen Schwanzstück. Jede der drei extrazellulären Domänen besteht aus ungefähr 90 Aminosäureresten und kann mit Hilfe des proteolytischen Enzyms Papain von der Oberfläche abgespalten werden. Die α_2- sowie die α_3-Domäne besitzt jeweils eine Disulfidbrücke innerhalb der Kette. Dies führt zur Bildung einer Schleife, die aus 63 (α_2) bzw. 86 Aminosäureresten (α_3) besteht. Die α_3-Domäne ist mit den konstanten Domänen der Immunglobuline homolog. Der extrazelluläre Anteil der Klasse-I-schweren Kette ist glykosyliert; der Grad der Glykosylierung ist dabei abhängig von der Spezies und dem Haplotyp. Die 25 Aminosäurereste umfassende, hauptsächlich hydrophobe Transmembranregion durchdringt die Lipiddoppelschicht wahrscheinlich als α-Helix. Die hydrophile zytoplasmatische Domäne, die aus 30–40 Aminosäureresten besteht, wird möglicherweise in vivo phosphoryliert.

β_2-Mikroglobulin (β_2m) ist beim Menschen ein nichtpolymorphes Protein, bei der Maus hingegen ist es dimorph (ein einziger Aminosäurewechsel in der Position 85). Seine Struktur ist vergleichbar mit der Struktur der konstanten Regionen der Immunglobulindomänen. Auch diese Moleküle assoziieren mit einer Reihe von anderen Klasse-I-verwandten Strukturen, z. B. mit den Genprodukten der CD1-Gene auf Chromosom 1 im Menschen sowie mit dem Fc-Rezeptor, der die Aufnahme von IgG-Molekülen aus der Milch in die intestinalen Zellen von neonatalen Ratten mediiert. Mäusemutanten, denen das β_2m-Gen fehlt, zeigen, daß β_2m für die Expression aller Klasse-I-Antigene sowie für den Fc-Rezeptor auf der Zelloberfläche des Darmes benötigt wird.

Die dreidimensionalen Strukturen der extrazellulären Anteile (α_1-, α_2-, α_3-Domänen und β_2m) einiger humaner Klasse-I-Moleküle wurden durch Röntgenstrahldiffraktionsmessungen aufgeklärt (Abb. 4.**31**). Wie vorhergesagt, besitzen die α_3- und β_2m-Domänen eine immunglobulinähnliche Faltung. Allerdings interagieren sie nicht so, wie es von den konstanten Domänen der Antikörper bekannt ist: Das β_2m-Molekül sitzt in einem Winkel unter den α_1- und α_2-Domänen.

Die α_1- und α_2-Domänen bilden eine Plattform aus 8 antiparallelen β-Strängen, auf der sich zwei antiparallele α-Helices befinden (Abb. 4.**32**). Die Disulfidbrückenbindung in der α_2-Domäne verbindet den N-terminalen β-Strang mit der α-Helix der α_2-Domäne.

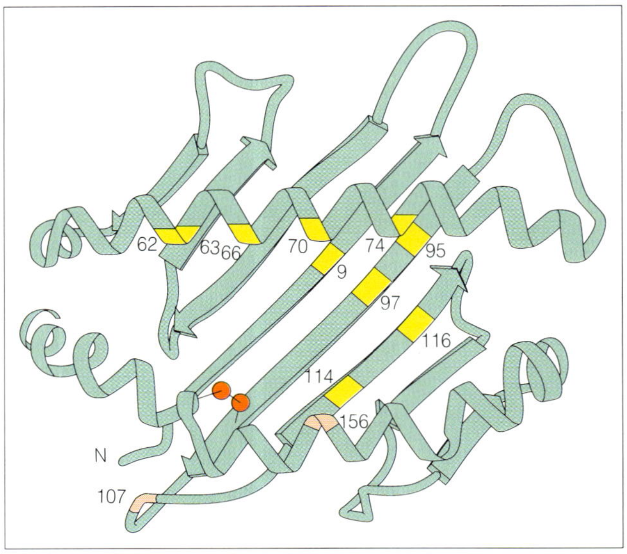

Abb. 4.**33** **HLA-A2 und HLA-Aw68** unterscheiden sich in 13 Aminosäureresten. Zwölf von ihnen liegen innerhalb der α_1- und α_2-Domänen. Die zehn Aminosäureresteveränderungen, die sich entlang der Peptidbindungsspalte befinden, sind gelb dargestellt. (Nach Parham.)

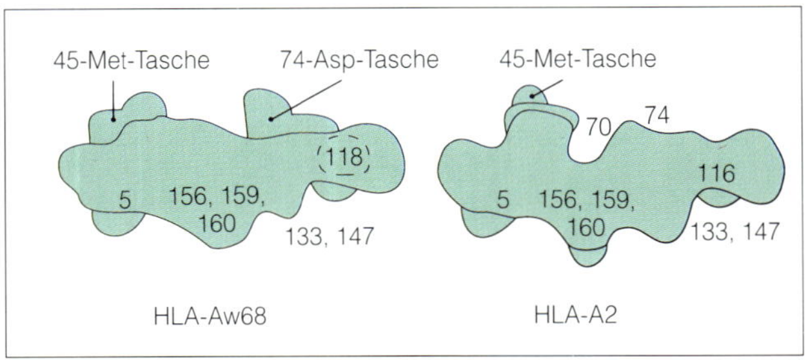

Abb. 4.**34** **Vergleich der Bindungsstellen von HLA-Aw68 und HLA-A2.** In der Abbildung sind die schematischen Umrisse der Peptidbindungsspalten von HLA-Aw68 und HLA-A2 dargestellt. Die Taschen, in die vermutlich bestimmte Aminosäurereste der antigenen Peptide hineinpassen, sind angegeben.

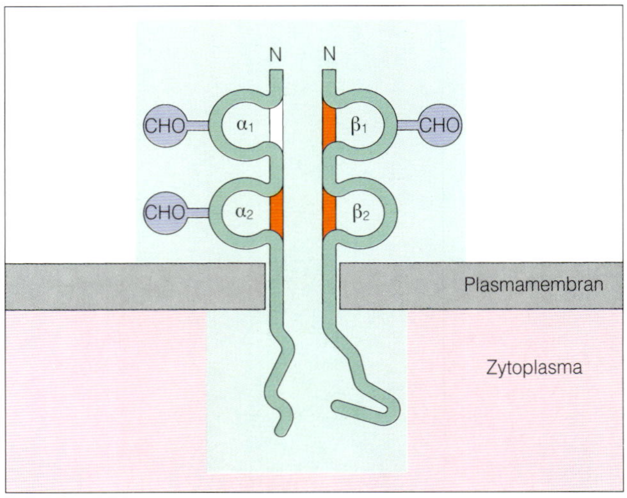

Abb. 4.**35** **Schematische Darstellung eines Klasse-II-Antigens.** Die HLA-DR-Antigene bestehen aus zwei nichtidentischen Peptiden (α und β), die nichtkovalent verbunden sind und mit ihrem C-terminalen Ende die Plasmamembran durchdringen. Beide Ketten besitzen zwei globuläre extrazelluläre Domänen. Die jeweils der Plasmamembran direkt benachbarte Domäne beider Ketten zeigt eine strukturelle Verwandtschaft mit den Immunglobulindomänen. Alle Domänen, abgesehen von der α_1-Domäne, werden durch Disulfidbrücken (rot) stabilisiert. Beide Ketten tragen Kohlenhydratgruppen (CHO). Die kürzere β-Kette (Molekulargewicht 28000) enthält die alloantigenen Bindungsorte, obwohl auch die α-Kette einiger Klasse-II-Moleküle einen gewissen strukturellen Polymorphismus aufweist.

Eine lange Spalte separiert die α-Helices der α_1- und α_2-Domänen. Die ursprüngliche Kristallstruktur des HLA-A2-Moleküls zeigte eine diffuse, zusätzliche Elektronendichte in der Spalte. Daraus wurde geschlossen, daß es sich bei dieser Spalte um die Bindungsstelle für prozessiertes Antigen handelt. Diese Behauptung wurde durch die Beobachtung, daß der Großteil polymorpher Aminosäurereste und T-Zell-Epitope auf Klasse-I-Molekülen innerhalb oder in der Nähe der Spalte lokalisiert sind, bekräftigt (Abb. 4.**32**).

Ein Vergleich der Strukturen von HLA-A2 und HLA-Aw68 hat die strukturelle Basis für die Bindung von Peptiden an Klasse-I-Antigene weiter verfeinert. Die Unterschiede zwischen HLA-A2 und HLA-Aw68 resultieren aus Veränderungen der Aminosäurereste an 13 Positionen: 6 befinden sich in der α_1-, 6 in der α_2- und 1 in der α_3-Domäne (Aminosäurerest 245, der an der Interaktion mit CD8 beteiligt ist). 10 der veränderten Aminosäurereste innerhalb der α_1- und α_2-Domäne befinden sich an Positionen, die den Boden oder die Seiten der Spalte bilden (Abb. 4.**33**). Diese Aminosäureveränderungen führen zu dramatischen Formveränderungen der Spalte und beeinflussen so entscheidend, welches Peptid gebunden wird. Interessanterweise besitzt die Spalte keine glatte Struktur, sondern weist eine Reihe von Unebenheiten und Taschen auf, die mit peptidischen Aminosäureseitenketten interagieren könnten (Abb. 4.**34**). Z. B. reichen zwei Taschen unter die Helix der α_1-Domäne, in die Aminosäureseitenketten oder Peptidenden hineinreichen könnten. Eine Veränderung der Aminosäurereste innerhalb der Spalte kann zu Positionsveränderungen der Taschen führen (Abb. 4.**34**) und so die strukturelle Voraussetzung für unterschiedliche Peptidbindungsaffinitäten bilden, die wiederum die Art der Immunantwort bestimmen.

Struktur der Klasse-II-Moleküle

Die Produkte der Klasse-II-Gene (A und E bei der Maus; DR, DQ und DP beim Menschen) sind Heterodimere aus schweren (α) und leichten (β) Glykoproteinketten. Die α-Ketten besitzen ein Molekulargewicht von 30–34 kDa; das Molekulargewicht der β-Ketten variiert unabhängig vom betreffenden Locus zwischen 26–29 kDa. Untersuchungen deuten darauf hin, daß die allgemeine Struktur der α- und β-Ketten ähnlich ist. Der extrazelluläre Anteil besteht aus zwei Domänen (α_1 und α_2 bzw. β_1 und β_2) und ist über eine kurze Sequenz mit der Transmembranregion, die aus 30 Aminosäureresten besteht, sowie mit der anschließenden zytoplasmatischen Domäne aus 10–15 Aminosäureresten verbunden. Eine schematische Darstellung der Klasse-II-Moleküle zeigt Abb. 4.**35**.

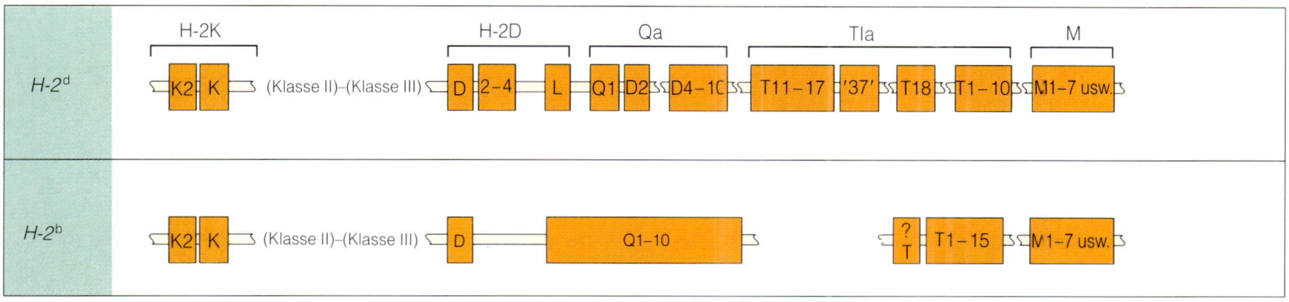

Abb. 4.**36** **Gene innerhalb der murinen Klasse-I-Region.** Abgebildet ist die Anordnung der MHC-Klasse-I-Region zweier Haplotypen: BALB/c (H-2^d) und B10 (H-2^b). Die Klasse-II-Klasse-III-Region spaltet die H-2K- von der H-2D-Region ab. Die Klammern bezeichnen Lücken, die hinzugefügt wurden, um die Allele beider Haplotypen vergleichen zu können. Die T1a-Region umfaßt die größte Anzahl von Klasse-I-Genen.

Die α_2- und β_2-Domänen ähneln der α_3-Domäne und β_2m der Klasse-I-Moleküle, da sie ebenfalls die strukturellen Eigenschaften von den konstanten Domänen der Immunglobuline aufweisen. Die β_1-Domäne besitzt eine Disulfidbrücke, die eine Schleife aus 64 Aminosäureresten bildet. Der Molekulargewichtsunterschied zwischen den α- und β-Ketten der Klasse-II-Moleküle beruht hauptsächlich auf der unterschiedlichen Glykosilierung: α_1-, α_2- und β_1-Domänen sind im Gegensatz zur β_2-Domäne N-glykosyliert.

Obwohl bei oberflächlicher Betrachtung die α_1- und β_1-Domänen der Klasse-II-Moleküle nur geringe strukturelle Ähnlichkeiten mit den α_1- und α_2-Domänen der Klasse-I-Moleküle (die die Peptidbindungsspalte bilden) aufweisen, läßt das Vorhandensein bestimmter konservierter Aminosäurereste die Vermutung zu, daß dennoch einige strukturelle Eigenschaften der Domänen gleich sind. Unter der Annahme, daß die vier extrazellulären Domänen der Klasse-II-Moleküle (α_1, α_2, β_1, β_2) in ähnlicher Weise assoziieren wie die Klasse-I-Moleküle, wurden molekulare Modellierungen ausgeführt. Wenn die Strukturen von Klasse-II-Molekülen und die HLA-A2-Struktur übereinander modelliert werden (s. Abb. 4.**31**), erscheint eine analoge Spalte, die von den C-terminalen Enden der α-helikalen α_1- und β_1-Domänen gebildet wird. Die unter der Spalte liegende Schicht besteht aus den N-terminalen β-Strängen der Domänen. Der strukturelle Polymorphismus von Klasse-II-Molekülen ist auf die Spalte und ihre engere Umgebung beschränkt, genauso wie es bei den Klasse-I-Molekülen der Fall ist. Falls die vorgeschlagene strukturelle Analogie mit den Klasse-I-Molekülen korrekt ist, handelt es sich bei dieser Spalte um die Antigenbindungsstelle der Klasse-II-Moleküle. Allerdings muß als formeller Beweis noch eine hochauflösende Analyse von Klasse-II-Kristallen durchgeführt werden.

Genomische Organisation des MHC

Murine Klasse-I-Loci

Das murine haploide Genom besteht aus ungefähr 30 Klasse-I-Genen. Diese Zahl schwankt allerdings bei den Haplotypen verschiedener Inzuchtstämme. Die Klasse-I-Gene kodieren die klassischen, serologisch definierten H-2-Loci: H-2K, H-2D und H-2L. Die Bedeutung der meisten verbleibenden Gene, die innerhalb der Qa-, T1a- und M-Regionen liegen, ist unbekannt (Abb. 4.**36**). Allerdings ist es möglich, die T-Zell-Aktivierung mit Hilfe des Qa-2-Moleküls zu verstärken.

Die Anordnung der H-2K-Region ist in allen untersuchten Stämmen ähnlich. Sie besteht aus zwei Klasse-I-Genen, die K und K2 genannt werden (Abb. 4.**36**). Das H-2K-Gen kodiert immer das entsprechende H-2K-Antigen, wohingegen das H-2K2-Gen verschiedene Expressionsmuster in unterschiedlichen Stämmen zeigt.

Die Anzahl von Klasse-I-Genen in der H-2D/H-2L-Region variiert zwischen den H-2^d- und H-2^b-Haplotypen (Abb. 4.**36**). Fünf Klasse-I-Gene liegen in der D/L-Region von BALB/c-H-2^d-Mäusen, zwei Gene kodieren die serologisch bestimmbaren H-$2D^d$- und H-$2L^d$-Antigene. Nur ein B10-H-$2D^b$-Gen wurde identifiziert. Drei zusätzliche Gene wurden innerhalb der 170 kb langen DNA zwischen den proximalen H-$2D^d$ und den distalen H-$2L^d$-Genen gefunden. Die Funktion dieser Gene, die $D2^d$, $D3^d$ und $D4^d$ genannt werden, ist unbekannt.

Anfangs war die murine Tla-Region nur für die Kodierung des TL-(thymus leucaemia-)Antigens bekannt. Nachträglich konnte jedoch gezeigt werden, daß sie die größte Anzahl von Klasse-I-Genen enthält sowie die größten Anordnungsunterschiede der einzelnen Loci zwischen den B10- und BALB/c-Haplotypen aufweist (Abb. 4.**36**).

Die M-Region ist distal zur Tla-Region lokalisiert und besteht aus einer Reihe von neuen Klasse-I-Genen, die mit M1-M7 bezeichnet werden. Diese Gene weisen einen geringen Polymorphismus auf. Eines von ihnen ist mit dem mütterlich-übertragenden Antigen (maternally transmitted antigen, Mta) assoziiert. Wie man jetzt weiß, besteht Mta aus zwei Komponenten: aus MTF, einem hydrophoben Peptid vom N-terminalen Ende des von den Mitochondrien kodierten ND1-Proteins, sowie aus dem Produkt des Klasse-I-ähnlichen Gens der M-Region.

Humane Klasse-I-Loci

Die humane Klasse-I-Region enthält drei Loci, die HLA-A, HLA-B und HLA-C genannt werden. Diese drei Loci kodieren die klassischen Haupttransplantationsantigene und erstrecken sich über eine Länge von 1,5 Mio. DNA-Basenpaare (Abb. 4.**37**). Mehrere zusätzliche Klasse-I-Gene wurden durch weitergehende Untersuchungen dieser Region entdeckt. Die HLA-E-, HLA-F- und HLA-G-Gene regeln möglicherweise die Synthese von Klasse-I-Proteinen. Das Genprodukt von

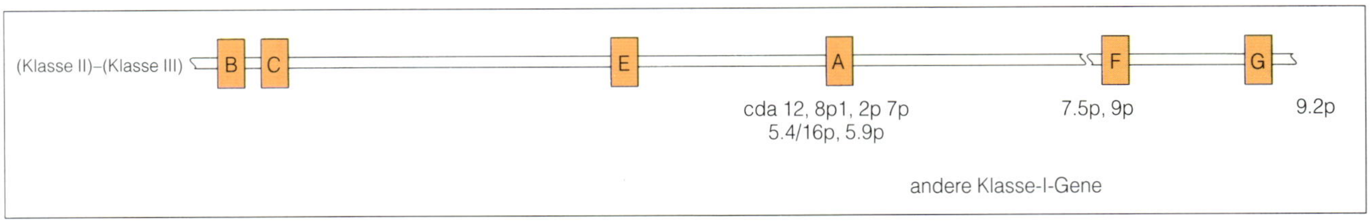

Abb. 4.**37** **Gene innerhalb der humanen Klasse-I-Region.** Die humane Klasse-I-Region liegt am telomeren Ende der Klasse-II-Klasse-III-Region. Zusätzlich zu den Genen, die die klassischen Transplantationsantigene (HLA-A, HLA-B und HLA-C) kodieren, konnten weitere Klasse-I-ähnliche Gene identifiziert werden. Bei diesen Genen handelt es sich wahrscheinlich um die Äquivalente zu der murinen T1a/Qa-Region. Die Orientierung der in Klammern angegebenen Gebiete ist nicht bekannt.

HLA-G konnte in extravillösen, vom Zytotrophoblasten abgeleiteten Choriokarzinomzellinien und bei den Tamarinen (einer Gruppe der Neuweltaffen) nachgewiesen werden. Ein nichtklassisches Klasse-I-Gen, cda12, wurde innerhalb eines 50-kDa-Stücks von HLA-A lokalisiert. Andere Klasse-I-Gene, bei denen es sich eventuell um die humanen Gegenstücke der murinen Qa-, T1a- und M-Gene handelt, sind in der Nähe der HLA-G- und HLA-A-Gene lokalisiert.

Murine Klasse-II-Loci

Die α- und β-Ketten muriner Klasse-II-Moleküle werden von unterschiedlichen Genen kodiert, die in der I-Region des H-2-Komplexes lokalisiert sind. Eine schematische Darstellung ist in Abb. 4.**38** gezeigt, die gleichzeitig einen Vergleich mit den humanen MHC-Genen gibt. Die Ab- und Aa-Gene kodieren das A-Molekül und die Eb- und Ea-Gene das E-Molekül. Mehrere andere α- und β-Ketten-Gene wurden kloniert, deren Genprodukte unbekannt sind. Bei einem von ihnen, Pb, handelt es sich um ein Pseudogen, wohingegen zwei andere, Ob und Eb2, möglicherweise aktiv sind. Die beiden letzten Gene zeigen einen geringen Polymorphismus und werden transkribiert. Es ist bis jetzt nicht bekannt, ob sie auch translatiert werden. Fast die gesamte H-2I-Region wurde kartiert, und es wurde festgestellt, daß sie mit der Klasse-I-H-2K-Subregion verbunden ist.

Mäuse mit b-, s-, f- und q-Haplotyp können keine I-E-Klasse-II-Produkte exprimieren. Die b- und s-Haplotypen sind nicht in der Lage die Ea-Gene zu transkribieren, stellen aber normale zytoplasmatische Level von Eβ-Ketten her. Mäuse mit f- und q-Haplotyp produzieren weder Eα- noch Eβ-Ketten.

Humane Klasse-II-Loci

Humane Klasse-II-Gene sind in der HLA-D-Region lokalisiert, die mindestens 6 α- und 10 β-Ketten-Gene kodiert (s. Abb. 4.**38**). Drei Loci, DR, DQ und DP, kodieren die hauptsächlich von der humanen Klasse-II-Region exprimierten Produkte, aber auch weitere zusätzliche Gene konnten identifiziert werden. Die DR-Familie besteht aus einem einzelnen α-Gen (DRA) und bis zu vier β-Genen (DRB1-4). Im Gegensatz dazu besitzen die DQ- und DP-Familien jeweils ein exprimiertes α- und β-Gen sowie ein zusätzliches Genpaar, das aktiv oder inaktiv ist. Genau wie ihre murinen Gegenstücke assoziieren die DR-, DQ-, und DP-α-Ketten in der Zelle hauptsächlich mit β-Ketten ihres eigenen Locus. Die Genprodukte von DPA1 und DPB1 assoziieren und bilden HLA-DP-Klasse-II-Moleküle, die mit Hilfe spezifischer Antikörper entdeckt wurden. In ähnlicher Weise kodieren DQA1 und DQB1 die HLA-DQ-Antigene. Innerhalb des DR-Locus werden hauptsächlich DRA, DRB1 und DRB3 oder DRB4 exprimiert. DRB2 ist ein

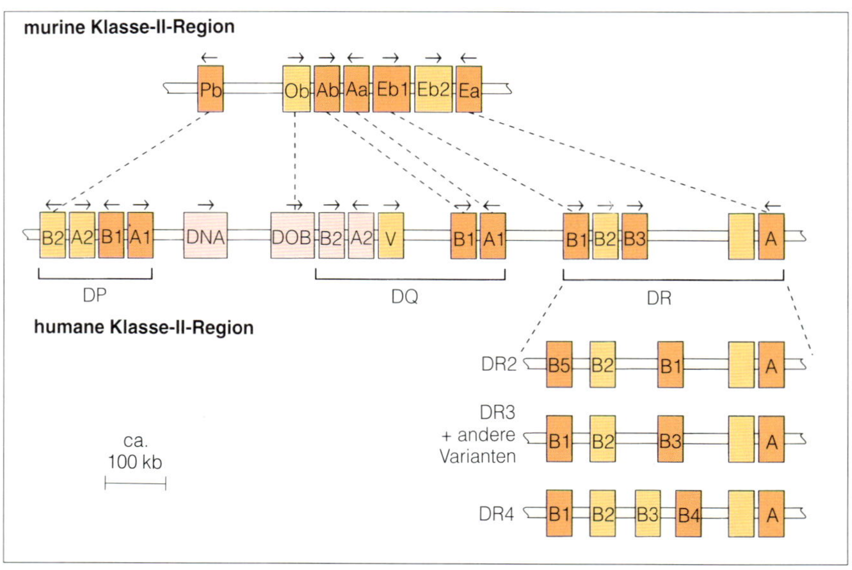

Abb. 4.**38** **Gene innerhalb der humanen und murinen Klasse-II-Regionen.** Die Abbildung zeigt die Anordnung der Gene innerhalb des humanen und murinen MHC. Homologe Gene zwischen den beiden Spezies sind angegeben. Exprimierte Gene sind orange und Pseudogene gelb dargestellt. Rosa Bereiche zeigen Gene an, bei denen es sich vermutlich nicht um Pseudogene handelt, deren Genprodukte aber bisher nicht identifiziert worden sind. Die unterschiedlichen Anordnungen der DR-Haplotypen sind ebenfalls abgebildet.

Pseudogen. Die Organisation und Länge der DRB-Region variiert bei den unterschiedlichen Haplotypen. Die DPA2-, DPB2-, DVB- und DRB2-Gene sind meistens Pseudogene und werden deshalb nicht exprimiert. Im Gegensatz dazu sind die DNA-, DOB-, DQB2- und DQA2-Gene möglicherweise aktiv. Die Anordnung aller bekannter HLA-Klasse-II-Gene wurde mit Hilfe einer Technik ermittelt, mit der lange DNA-Stücke kartiert werden können (long-range genetic mapping technique). Die Region erstreckt sich über ein 1000 kb langes DNA-Stück, und die Reihenfolge der verschiedenen Loci ist ähnlich der entsprechenden homologen Loci innerhalb der murinen Klasse-II-Region.

MHC-Polymorphismus

Ein besonderes Kennzeichen des MHC ist der extreme Gehalt an genetisch determiniertem Polymorphismus. Der Polymorphismus ist nicht gleichmäßig über den gesamten MHC verteilt. Die Klasse-I-ähnlichen Qa-, Tla- und M-Antigene sind weit weniger polymorph als die klassischen Klasse-I- und Klasse-II-Antigene. Eine Aufstellung der aktuellen Spezifitäten, mit den allelen Varianten, die bei HLA-Klasse-I- und -Klasse-II-Antigenen entdeckt wurden, ist in Abb. 4.**39** dargestellt.

Innerhalb eines bestimmten Klasse-I- oder Klasse-II-Moleküls tritt der strukturelle Polymorphismus in genau definierten Regionen des Moleküls gehäuft auf. Die Variabilität der Aminosäuresequenz von Klasse-I-Antigenen kommt in drei Hauptregionen der α_1- und α_2-Domänen vor. Die α_3-Domäne ist eher konserviert. Bei Klasse-II-Molekülen ist das Ausmaß der Variabilität von der Subregion und von der Polypeptidkette abhängig. Z. B. tritt innerhalb humaner Klasse-II-Moleküle der Polymorphismus meist in DR- und DQβ-Ketten auf, während DPβ-Ketten weniger polymorph sind. DQα ist polymorph, wohingegen DRα-Ketten nahezu invariant sind und DRα-Ketten durch zwei Allele repräsentiert werden. In ausgezüchteten Populationen, in denen Individuen zwei MHC-Haplotypen besitzen, können hybride Klasse-II-Moleküle mit je einer Kette von jedem Haplotyp produziert werden. Dadurch wird zusätzlich strukturelle Diversität der exprimierten Moleküle erzeugt.

Wie oben erläutert wurde, kommen die meisten polymorphen Aminosäurereste der Klasse-I- und Klasse-II-Antigene an der Spitze des Moleküls innerhalb der großen Spalte, die als Peptidbindungsstelle fungiert, gehäuft vor. Die Variation ist somit fast ausnahmslos auf den Boden der Antigenbindungsspalte oder auf die Seiten der α-helikalen Region beschränkt. Die Bedeutung dieser Konzentration polymorpher Aminosäurereste für die T-Zell-Antigen-Erkennung wird ausführlich in Kapitel 6 diskutiert.

5 Entstehung der Antikörperdiversität

Frank Hay

Die Fähigkeit des Immunsystems, Antigene zu erkennen, ist abhängig von den Antikörpern, die von den B-Zellen gebildet werden, und von den Antigenrezeptoren, die von den T-Zellen exprimiert werden. Obwohl die Art und Weise der Antigenerkennung von B- und T-Zellen verschieden ist, sind beide Zellpopulationen in der Lage, eine große Vielzahl von Antigenen zu erkennen. Dieses Kapitel beschäftigt sich mit den Wegen des Immunsystems, die es ermöglichen, eine große Vielfalt von Antikörpern und T-Zell-Antigenrezeptoren mit verschiedenen antigenen Spezifitäten zu generieren. Trotz der Unterschiede zwischen Antikörpern und T-Zell-Rezeptoren sind die zellulären und molekularen Prozesse, die die Diversität generieren, für die beiden Molekültypen sehr ähnlich.

Antikörper sind außerordentlich vielfältig; sie verfügen über genügend verschiedene Bindungsstellen (combining sites), um die Millionen von antigenen Formen in der Umwelt zu erkennen, und darüber hinaus hat jede einzelne Antikörperklasse noch eine jeweils unterschiedliche Effektorregion; so kann z. B. IgE an die Fc-Rezeptoren von Mastzellen binden, während sich IgG in ähnlicher Weise an Phagozyten anlagert. Man vermutet, daß ein Individuum mehr Formen von Antikörpern produziert als alle anderen Proteine des Körpers zusammengenommen. Anders ausgedrückt, produzieren wir mehr Typen von Antikörpern, als wir Gene in unserem Genom haben. Wie kann eine solche Vielfalt zustande kommen? Die Ideen über das Zustandekommen von Antikörpern haben sich im Laufe der Jahre beträchtlich verändert, und es ist erstaunlich, wie nahe Ehrlich der Wahrheit kam, als er zu Anfang dieses Jahrhunderts seine Seitenkettentheorie aufstellte (Abb. 5.**1**). Seine Vorstellung der antigeninduzierten Selektion ist nicht sehr weit von unserer heutigen Betrachtungsweise der klonalen Selektion entfernt, mit dem Unterschied, daß er mehrere verschiedene Rezeptoren auf derselben Zelle vermutet hat.

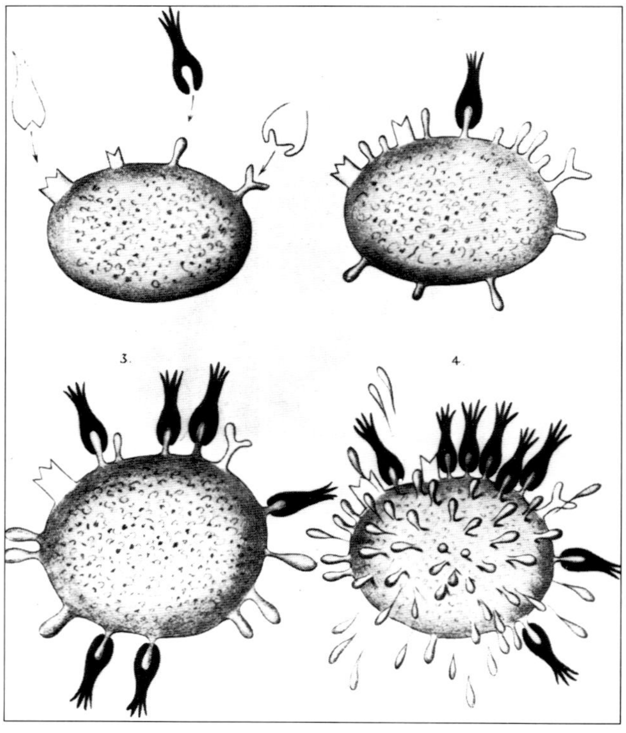

Abb. 5.**1** **Die Seitenkettentheorie von Ehrlich.** Ehrlich vermutete, daß die Kopplung eines Antigens an einen vorgeformten B-Zell-Rezeptor (jetzt als Antikörper bekannt) die Zelle dazu anregt, mehr dieser Rezeptoren zu produzieren und zu sezernieren. Obwohl er glaubte, daß eine Zelle mehrere Typen von Antikörpern für verschiedene Antigene produzieren kann, hatte Ehrlich damals schon die Theorie der klonalen Selektion und die Idee, daß das Immunsystem bereits vor dem Kontakt mit einem Antigen Rezeptoren bilden kann, vorweggenommen.

Theorien über die Antikörperbildung

Nach Ehrlich wurde die Lage komplizierter. Das Problem war, daß viele neue organische Chemikalien synthetisiert wurden, und trotzdem – wie Landsteiner aufzeigte – das Immunsystem auf jeden neuen Stoff mit der Bildung von spezifischen Antikörpern reagieren konnte. Man konnte sich einfach nicht vorstellen, daß das Immunsystem über die natürliche Selektion Gene für alle diese Antikörper gegen neue, künstliche Substanzen in sich gespeichert haben könnte. Dies führte zur Entwicklung der instruktiven Theorie; diese besagt, daß der Kontakt mit einem Antigen dazu führt, daß ein flexibles Antikörpermolekül einen komplementären Bindungsbereich ausbildet. Mit dem spektakukären Fortschritt der Molekularbiologie in den 50er und 60er Jahren wurde die instruktive Theorie unhaltbar. Der Kreis schloß sich, und selektive Theorien wurden wieder favorisiert, vor allem durch Jerne und Burnet, die unabhängig voneinander die Idee der klonalen Selektion vertraten: Jeder Lymphozyt produziert nur einen Typ von Immunglobulin, und das Antigen selektiert und stimuliert Zellen, die diesen Immunglobulintyp tragen.

Das Problem der Vielfalt (Diversität) der Antikörper war damit nicht geklärt. Am einfachsten war der Vorschlag, daß es für jede Antikörperspezifität ein eigenes Gen gibt. Dies ergab aber sofort ein Problem: Betrachtet man die Struktur einer leichten Kette, ist die eine Hälfte der Kette in der Aminosäuresequenz variabel, die andere Hälfte aber konstant. Ähnlich verhält es sich mit schweren Ketten: Ein Viertel der Kette ist variabel, während der Rest konstant ist. Wenn so viele verschiedene Gene beteiligt sind, wie ist es dann möglich, in den konstanten Regionen diese Beständigkeit in den Sequenzen aufrechtzuerhalten? Dreyer und Bennett boten einen Lösungsvorschlag für dieses Problem an, indem sie vorschlugen, daß die konstante und die variable Por-

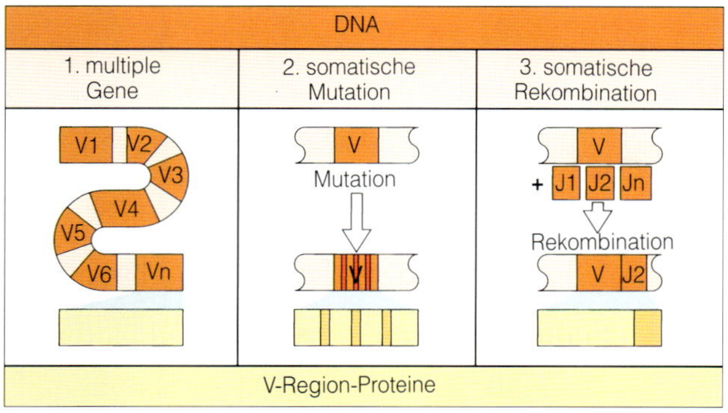

Abb. 5.**2** **Entstehung der Antikörperdiversität.** Es stehen drei Mechanismen zur Diskussion, mit denen das Immunsystem verschiedene V-Regionen auf den H- und L-Ketten der Immunglobuline generieren könnte.
1. Multiple Gene. Sehr viele verschiedene Gene (V1–Vn) kodieren jeweils für eine V-Region-Domäne.
2. Somatische Mutation. Ein primordiales V-Gen mutiert während der Ontogenese der B-Zelle und produziert so verschiedene Gene in verschiedenen B-Zell-Klonen.
3. Somatische Rekombination. Mehrere Gensegmente (J1–Jn) rekombinieren und fügen sich mit dem Hauptstück des V-Region-Gens zusammen. Dies geschieht während der Ontogenese der B-Zelle und führt zur Bildung eines Proteins, welches Elemente enthält, die von verschiedenen Gensegmenten kodiert sind. Heute weiß man, daß alle drei Mechanismen bei der Entstehung der Antikörpervielfalt beteiligt sind.

Peptide	Maus	Mensch
IgH	12	14
λ	16	22
κ	6	2
TCRα	14	14
TCRβ	6	7
TCRγ	13	7
TCRε	14	14
MHC	17	6
β_2-Microglobulin	2	15

Abb. 5.**3** **Chromosomenlokalisation des MHC und von Antigen-Rezeptor-Genen.** Die Zahlen beziehen sich auf das Chromosom, auf welchem die Gene für das aufgeführte Peptid gefunden wurden. Beachte, daß sowohl bei der Maus als auch beim Menschen die Gene auf verschiedenen Chromosomen lokalisiert sind. Einzige Ausnahme ist die δ-Kette des T-Zell-Rezeptors (TCR); sie liegt innerhalb der TCRα-Genloci.

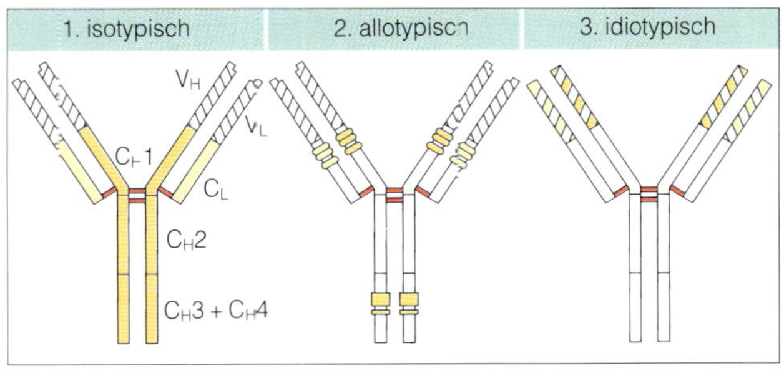

Abb. 5.**4** **Variabilität der Immunglobulinstruktur.** Alle Immunglobuline haben die gleiche vierkettige Grundstruktur. Bei der Variabilität lassen sich drei Typen unterscheiden.
1. Die isotypische Variation der Keimbahn findet bei allen Vertretern einer Spezies statt und betrifft die schweren (μ, δ, γ, ε, α) und leichten (κ, λ) Ketten sowie die „framework"-Regionen der V-Region (Subgruppen).
2. Die allotypische Variation bezieht sich auf die allele Variabilität innerhalb einer Spezies.
3. Die idiotypische Variation meint die Diversität am Bindungsort und betrifft insbesondere die hypervariablen Segmente des Bindungsortes (Paratop) des Antikörpers.

tion der Ketten von verschiedenen Genen kodiert werden, wobei eines oder nur wenige Gene die konstante Region und viele Gene die variable Region kodieren. Diese Keimbahntheorie mußte also nur noch die vielen variablen Regionen erklären! Eine zweite Lösung des Problems der Diversität bot die Idee der somatischen Mutation. Relativ wenige Keimbahngene wären der Ausgangspunkt für viele mutierte Gene, die während der gesamten Lebensdauer des Individuums auftreten. Darüber hinaus wurde noch vorgeschlagen, daß eine Anzahl von Gensegmenten über Rekombination ein vollständiges V-Gen liefern könnte.

Das ergibt drei mögliche Lösungen für das Problem der Entstehung der Diversität:
1. multiple V-Region-Gene in der Keimbahn,
2. somatische Rekombination zwischen Elementen, die die V-Region-Gene bilden,
3. somatische Mutation.

Es ist nun bekannt, daß Säugetiere alle drei Mechanismen nutzen, um die Diversität zu generieren (Abb. 5.**2**). Interessanterweise besitzen Haie eine sehr große Anzahl von Antikörpergenen, und somatische Rekombination findet nicht statt, während Vögel eine kleine Anzahl von Antikörpergenen besitzen, die einer sehr hohen somatischen Rekombinationsrate unterliegen (s. Kap. 14).

Variabilität von Immunglobulinen

Immunglobuline sind aus schweren und leichten Ketten zusammengesetzt, wobei die leichten Ketten entweder κ oder λ genannt werden. Da praktisch jede leichte Kette mit jeder schweren Kette kombinierbar ist, ist die Anzahl der möglichen Antigenbindungsstellen (combining sites) das Produkt aus der Anzahl der schweren und der leichten Ketten. Ein Teil der Variabilität der Immunglobulinstruktur leitet sich von der Interaktion zwischen diesen einzelnen Polypeptidketten ab. Wenn es z. B. 10^4 verschiedene leichte Ketten gibt, von denen jede eine Bindung mit einer der 10^4 verschiedenen schweren Ketten eingehen kann, können theoretisch 10^8 verschiedene Antikörperspezifitäten entstehen. Für jede der Ketten existieren verschiedene Mechanismen der Variation, da sie auf verschiedenen Chromosomen kodiert werden (Abb. 5.**3**).

Polymorphe Formen der Immunglobuline leiten sich von der Variation in vielen Teilen des Moleküls ab (Abb. 5.**4**). Es ist die idiotypische Variabilität, die zur Entstehung der Antigenbindungsstelle beiträgt und mit der wir uns zuerst befassen wollen. Kabat und Wu haben die Aminosäuresequenzen von vielen leichten und

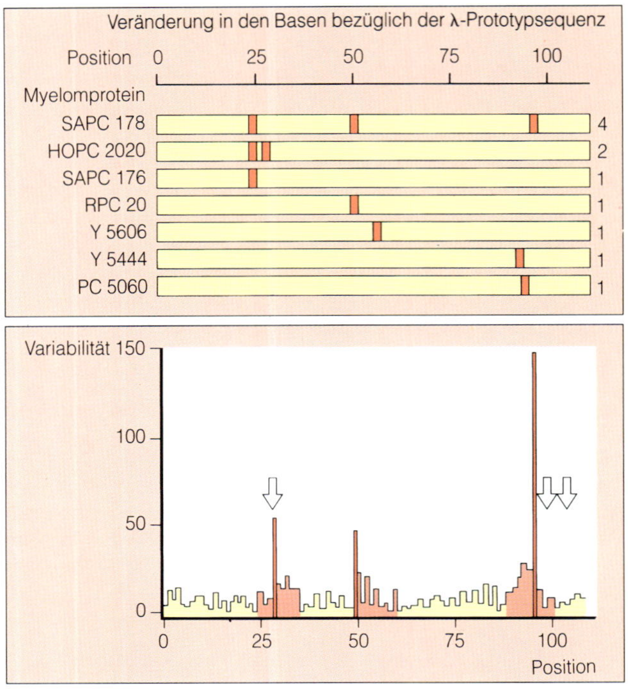

Abb. 5.5 **Variabilität der λ-leichten Ketten.** Es sind die Aminosäuresequenzen von sieben λ1-Myelomproteinen aufgeführt. Die gelben Positionen sind identisch mit der Prototypsequenz (MOPC 104 E), die abweichenden Positionen sind rot eingezeichnet. Rechts steht die Anzahl der Basenänderungen in der DNA, die für die entsprechende Änderung der Aminosäurestruktur benötigt werden. Das Diagramm (unten) von Kabat und Wu stellt die Variabilität der leichten Ketten dar. Die Pfeile geben zusätzliche Basen in einigen Sequenzen an.

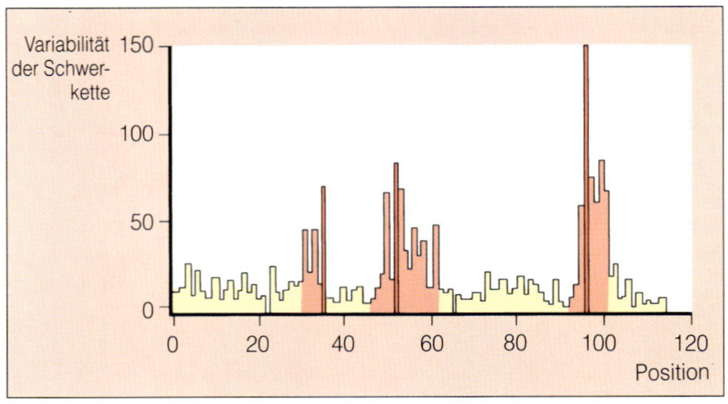

Abb. 5.6 **Variabilität der schweren Ketten.** Nach diesem Diagramm von Kabat und Wu ist die Variabilität auf drei Stellen der variablen Region der schweren Ketten konzentriert. Die Methode zur Bestimmung der Variabilität ist in Kapitel 4 beschrieben.

schweren Ketten analysiert. Beim Vergleich der variablen Regionen der leichten Ketten aus Myelomen wurde deutlich, daß die Variabilität der Aminosäuresequenz auf drei hypervariable Regionen konzentriert war, die von relativ gleichbleibenden Rahmen-(framework-)Resten umgeben werden. (Ein Myelom ist ein monoklonaler antikörperproduzierender B-Zell-Tumor.) Diese hypervariablen Regionen erwiesen sich als die Stellen, die Kontakt mit dem Antigen aufnehmen (complementarity determining regions, CDR). Bei der Maus besitzen weniger als 5% der Antikörper leichte λ-Ketten, und die Diversität ist entsprechend geringer. (Es konnte später gezeigt werden, daß dies an der geringen Anzahl von V-Genen bei der Maus liegt.) Von 19 leichten λ1-Ketten, deren Sequenzen untersucht wurden, erwiesen sich 12 als identisch, die anderen 7 wichen nur in einigen wenigen Resten voneinander und von der Prototypsequenz ab (Abb. 5.**5**).

Die Variabilität in der schweren Kette ist in ähnlicher Weise auf drei hypervariable Regionen konzentriert, wobei es noch eine Hintergrundvariabilität auf jeder Seite der CDR gibt (Abb. 5.**6**). Die Gruppierung der Rahmenregionen (frameworks) der schweren Ketten ergibt sich aufgrund der Ähnlichkeit – und in einigen Fällen Identität – der Sequenzen (Abb. 5.**7**).

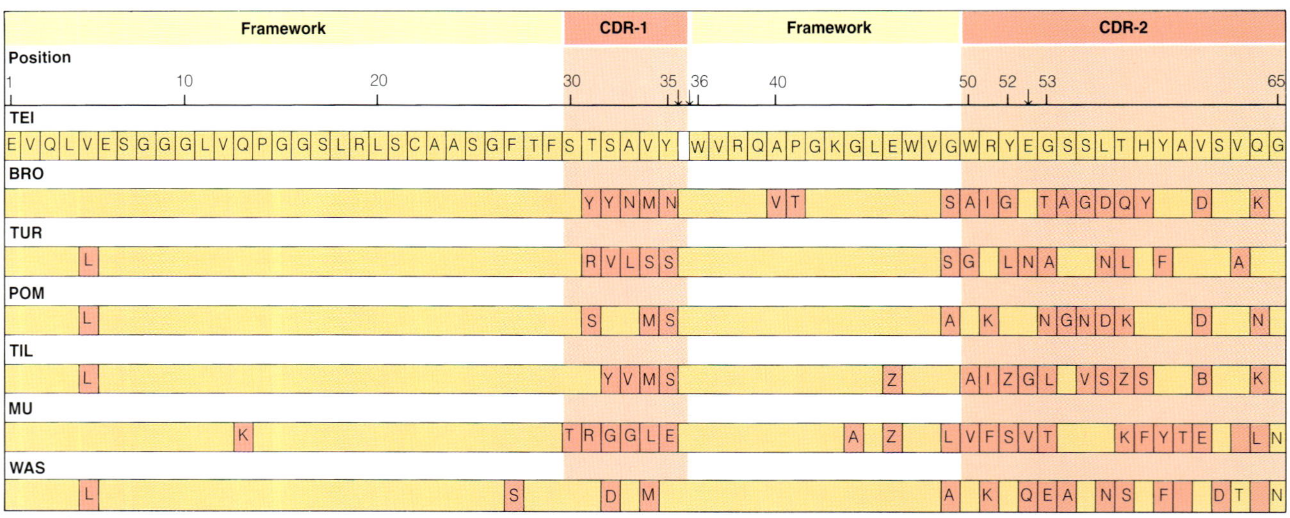

Abb. 5.7 **Menschliche schwere Ketten der V_HIII-Gruppe.** Die 65-N-terminalen Aminosäuren von sechs menschlichen Myelomen aus der V_HIII-Gruppe sind schematisch mit der Prototypsequenz TEI verglichen. Mit der TEI-Sequenz identische Aminosäuren sind gelb, abweichende orange dargestellt. Der Großteil der Unterschiede innerhalb einer Gruppe findet sich in den hypervariablen Regionen CDR-1 und CDR-2.

Genrekombination bei leichten Ketten

Mit der Entwicklung von rekombinanten DNA-Techniken in den 70er Jahren wurde es möglich, die antikörperkodierenden Gene zu analysieren. Wegen seiner geringeren Heterogenität wurde zuerst das λ1-System (das erste von vier Gruppen von λ-Genen bei der Maus) untersucht, wobei Restriktionsendonukleasen zur Verdauung der DNA verwendet wurden. Es zeigte sich, daß konstante und variable Regionen nicht nur von zwei getrennten Segmenten auf der DNA kodiert werden, sondern auch, daß diese Gensegmente in Zellen, die keine Antikörper produzieren, auf dem Chromosom räumlich weit auseinanderliegen; in antikörperbildenden Zellen sind diese Segmente viel enger benachbart. Sogar in einem voll differenzierten B-Lymphozyten stehen diese zwei Gensegmente nicht in direktem Kontakt, sondern liegen etwa 1500 Basenpaare weit auseinander. Zwischen den V- und C-Segmenten, verbunden mit dem V-Segment auf dem rearrangierten Chromosom, liegt eine besonders kurze DNA-Sektion, das J-Segment.

Im Prinzip kodiert das V-Segment die V-Region der leichten Kette bis einschließlich zur Aminosäure 95, und das Gen des J-Segments kodiert den Rest der V-Region (Abb. 5.**8**). Im Gegensatz zum Menschen, ist bei der Maus die Gesamtzahl der Gensegmente, die dem System der leichten λ-Kette angehören, im Vergleich zu anderen Immunglobulinen oder zu den T-Zell-Rezeptoren (TCR) limitiert. Es wurden 3 V-Segmente und 4 J_λ-c_λ-Cluster beschrieben (Abb. 5.**8**). Eines dieser J-Segmente, $J_\lambda 4$, ist ein Pseudogen. Rekombination findet fast ausschließlich innerhalb des V-J-C-Clusters statt, so daß nur vier Kombinationen möglich sind: $V_\lambda 2 J_\lambda 2$, $V_\lambda X J_\lambda 2$, $V_\lambda 1 J_\lambda 3$ und $V_\lambda 1 J_\lambda 1$. Jedem V-Segment geht eine Signal- oder Leitsequenz voraus, die eine kurze hydrophobe Sequenz kodiert, die während der Translation für den Transport des Antikörpermoleküls durch die Membran des endoplasmatischen Retikulums zuständig ist. Nach der Synthese der Kette wird die Leitsequenz abgespalten. Beachte, daß die J-Segmente, die einen Teil der V-Domänen darstellen, etwas ganz anderes sind als die J-Ketten im IgM und dimeren IgA.

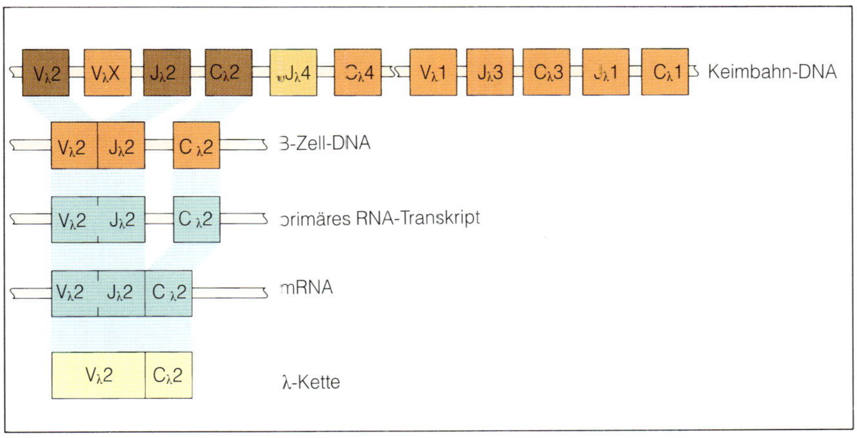

Abb. 5.**8** **Entstehung der λ-Kette bei der Maus.** Während der B-Zell-Differenzierung rekombiniert eines der V_λ-Keimbahngene ($V_{\lambda 2}$) mit seinem J-Segment und bildet eine V-J-Kombination. Das rearrangierte Gen wird komplett mit Introns (nichtkodierende Segmente zwischen den Genen), Exons (die das Protein kodieren) und dem Poly-A-Ende in ein primäres RNA-Transkript umgeschrieben. Durch Spleißen dieses primären RNA-Transkripts, unter Verlust der Introns, wird die Messenger-RNA (mRNA, Boten-RNA) gebildet, die wiederum in Protein übersetzt (translatiert) wird. Exons sind in der Abbildung dunkler dargestellt als Introns. Rot = DNA, grün = RNA, gelb = Immunglobulinpeptide.

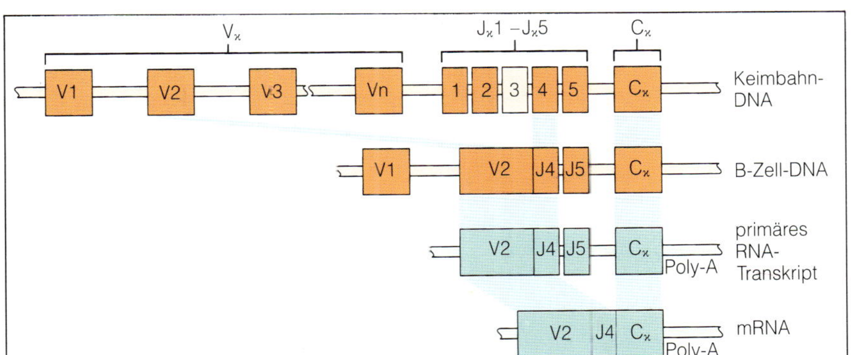

Abb. 5.**9** **Entstehung der κ-Kette bei der Maus.** Während der Entwicklung des B-Zell-Vorläufers wird eines von mehreren V_κ-Genen auf der Keimbahn-DNA ($V_1 - V_n$) rekombiniert und neben einem J_κ-Segment ($J_\kappa 1 - J_\kappa 5$) plaziert. Jedem κ-Gen geht eine Leitsequenz voraus (L). Die B-Zelle schreibt ein DNA-Segment in ein primäres RNA-Transkript um, welches eine lange Zwischensequenz aus zusätzlichen J-Segmenten und Introns enthält. Dieses Transkript wird durch Zusammenspleißen der Exons zu einer mRNA verarbeitet und durch Ribosomen in κ-Ketten übersetzt. Beachte, daß dem J3-Gen die nötigen Basensequenzen zur Rekombination fehlen und es deshalb eigentlich ein Intron ist. Das dargestellte Rearrangement ist nur eine von vielen möglichen Rekombinationen.

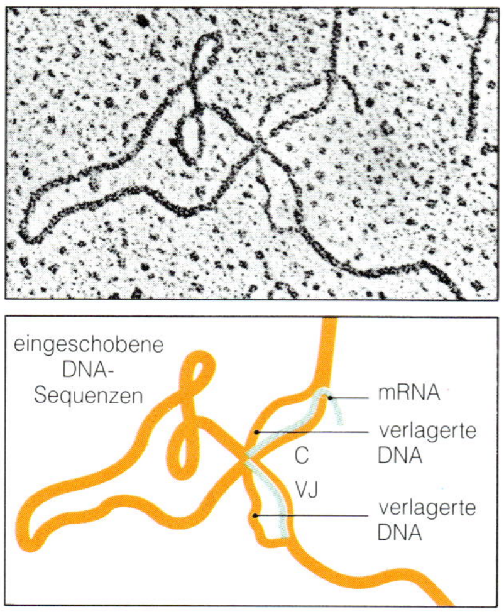

Abb. 5.**10** **Heteroduplexanalyse einer ϰ-V-C-Region.** Die mRNA für ein ϰ-Gen wird mit denaturierter einzelsträngiger Keimbahn-DNA aus einem Plasmozytom (ein Plasmazelltumor) inkubiert; es entsteht das oben abgebildete Heteroduplexgebilde (elektronenmikroskopische Aufnahme). In dieser aktiven B-Zelle sitzt ein großes Intron in der DNA zwischen V-J und C, jedoch kein Intron zwischen V und J.

Das ϰ-Kettensystem ist heterogener, da es mehrere V-Segment-Gene aufweist, aber nur ein Gen für die konstante Region (Abb. 5.**9**). In einer embryonalen oder nichtlymphatischen Zelle sind die $V_{\varkappa}$-Segment-Gene (von denen es etwa 350 gibt) auf dem Chromosom wiederum in einigem Abstand vom C-Gen angeordnet. Bei der Maus sind diese V-Segment-Gene zu Sets organisiert, wobei ein Set etwa 7 Gene enthält. Dazwischen und näher zum C-Gen befinden sich 5 J-Gene (eines der J-Gene ist ein Pseudogen und wird nie exprimiert). Während der Differenzierung der lymphatischen Zellen findet ein Rearrangement der DNA statt, so daß eines der V-Segment-Gene an ein J-Segment-Gen gehängt wird. Die Anzahl der möglichen variablen Regionen auf ϰ-Ketten beträgt also ungefähr 1400 (350 × 4). Zwischen den J-Segment-Genen und dem Gen für die C-Region besteht immer noch eine Lücke oder Intron. Das ganze DNA-Stück, vom Leitsegment bis zum Ende des C-Gens (einschl. der Introns), wird dann in heterogene nukleäre RNA transkribiert, d. h., in unprozessierte Messenger-RNA (mRNA). Durch Spleißen der RNA werden die Introns entfernt, und zurück bleibt die Boten-RNA für die Translation zu Protein. Dieses Ausspleißen der Introns kann durch eine Heteroduplexanalyse sichtbar gemacht werden, indem die mRNA mit denaturierter einsträngiger DNA aus antikörperbildenden Zellen vermischt und nach dem Abkühlen elektronenmikroskopisch dargestellt wird. V- und C-Regionen hybridisieren leicht miteinander und enthüllen das zwischen ihnen liegende Intron (Abb. 5.**10**).

Genrekombination bei schweren Ketten

Die schwere Kette wird ebenfalls durch Gene für V- und J-Segmente kodiert. Eine zusätzliche Diversität wird durch ein drittes Gensegment eingebracht, nämlich das D-Segment-Gen (Abb. 5.**11**).

In der Familie der dextranbindenden monoklonalen Antikörper endet das Gensegment für die V_H-Domäne am Kodon 99, während das Gensegment für das J_H-Segment am Kodon 102 beginnt. Dazwischen liegen 2 Kodons, die weder zu V- noch zu J-Segmenten gehören; diese bilden das zusätzliche D-(Diversitäts-)Segment. Diese Sektion variiert sehr stark hinsichtlich der Sequenzen und der Anzahl der Kodons. Dextranbindende Antikörper enthalten in dieser Sektion 2 Aminosäuren, phosphorylcholinbindende Antikörper bis zu 8 Aminosäuren; bei Antikörpern gegen Levan fehlt diese Sektion vollständig. Mehrere D-Segmente können sich zu einer vergrößerten D-Region verbinden. Um die Diversität zu erhöhen, kann die D-Region in allen drei möglichen Leserastern abgelesen werden, ohne daß Stoppkodons entstehen. Bis jetzt wurden 30 Keimbahn-D-Segmente, 100–200 verschiedene V_H-Segmente, 6 funktionelle J-Segmente sowie 3 J-Pseudogene identifiziert. Allerdings läßt eine Analyse, die in Lösung durchgeführt wird, vermuten, daß es wahrscheinlich mehr als 1000 murine V_H-Segmente gibt. Die Kombination von V-, D- und J-Segmenten in der schweren Kette bestimmt die dritte CDR, die einen wesentlichen Teil der Antigenbindungsstelle ausmacht. Tatsächlich sind in einigen Systemen, wie in der Familie der Antidextranantikörper, die Unterschiede zwischen den Antikörpern fast alle in dieser Region lokalisiert.

Zufälliges oder programmiertes Ablesen der V-Region?

Wenn Tiere als Fetus oder kurz nach ihrer Geburt mit ausgesuchten Antigenen immunisiert werden, entwikkelt sich die Fähigkeit, auf jedes Antigen zu antworten, in einer genauen Reihenfolge. Dies läßt vermuten, daß es ein programmiertes Entwicklungsmuster gibt. Die V-Regionen, die den J-Regionen direkt benachbart sind,

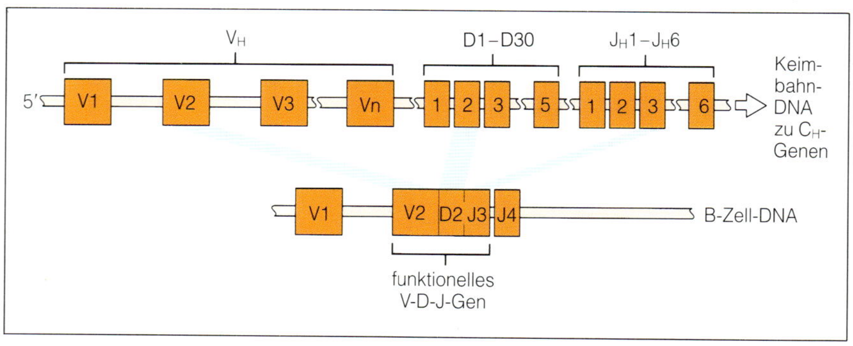

Abb. 5.**11** **V-D-J-Rekombination bei der Maus.** Aus 3 Genloci der schweren Kette wird das Exon (V-D-J-Gen) kombiniert, welches die V_H-Domäne kodiert. Eines von mehreren hundert V-Genen rekombiniert mit einem der 30 D-Segmente und einem der 6 J-Segmente; daraus entsteht ein funktionelles V-D-J-Gen in der B-Zelle. Das abgebildete Rearrangement ist nur eine von vielen tausend Möglichkeiten.

werden als erste benutzt. Interessanterweise ist das unmittelbar benachbarte V_H-Gen V1 eine einzelne, konservierte Sequenz. In allen untersuchten Primatenarten ist davon nur eine einzige Kopie vorhanden, und innerhalb einer Spezies gibt es keine Sequenzvariation. Zwischen Menschen und anderen Primaten variieren nur 2% der Nukleotide.

Dieses fetale Repertoire ist in Autoantikörpern überrepräsentiert. Dies deutet an, daß Autoimmunität teilweise das Ergebnis einer Regulationsstörung dieser frühen Sequenzen sein könnte. Es gibt eine vergleichbare Überrepräsentation bestimmter V-Segmente in Tumoren früher B-Zellen: 20 V-Segment-Gene machen 85% der chronischen lymphatischen Leukämien aus.

Rekombinationssequenzen

Ein Schlüsselereignis bei der Entstehung eines funktionellen Gens für die variablen Regionen der leichten und schweren Ketten ist die Rekombination von Gensegmenten. Der genaue Mechanismus dieser Rekombination ist unbekannt, es wurden aber bereits spezifische Basensequenzen identifiziert, die offenbar ein Signal für die Verbindung liefern (Abb. 5.**12**). Auf der J-Seite („flußabwärts") eines jeden V- und D-Segment-Gens (in Richtung J-Gen) finden sich zwei Signalsequenzen, die beide hoch konserviert sind. Die erste besteht aus 7 Nukleotiden, einem Heptamer CACAGTG (bzw. dem entsprechenden Analogon), gefolgt von einer unkonservierten Spacersequenz und von einem Nonamer ACAAAAACC (oder dem entsprechenden Analogon). Allen D- und J-Segmenten der Keimbahn gehen ebenfalls zwei Signalsequenzen unmittelbar voraus, zuerst ein Nonamer und dann ein Heptamer, wiederum durch eine zwischengeschaltete unkonservierte Sequenz voneinander getrennt. Die einem V_L-, V_H- oder D-Segment folgenden heptameren und nonameren Sequenzen sind komplementär zu denjenigen, die den J_λ-, D- oder J_H-Segmenten vorausgehen und mit denen sie rekombinieren. Alle funktionellen $V_\varkappa$-, J_λ- und D-Spacer bestehen aus 12 Basenpaaren, während alle funktionellen V_λ-, V_H- und J_H-Spacer 22–24 Basenpaare lang sind. Dies führte zur Vermutung, daß die Rekombination durch ein Rekombinaseenzym zustande kommen könnte, welches 2 DNA-bindende Proteine besitzt, von denen eines das Heptamer und Nonamer mit einem 12-Basenpaar-Spacer und das andere das Heptamer und Nonamer mit einem 23-Basenpaar-Spacer erkennt. Als Alternative könnte die Basenpaarung direkt zwischen Heptameren und Nonameren stattfinden, und das rekombinierende Enzym (oder die Enzyme) erkennt dann die gepaarte Gesamtstruktur.

Es ist von bemerkenswertem Interesse, daß 12 Basenpaare eine Runde und 23 Basenpaare zwei Runden der DNA-Helix darstellen.

Zusätzliche Diversität

Variable Rekombination

Als ob die durch einfache Rekombination entstehende Diversität nicht schon genug wäre, kann der genaue Ort, an dem sich V- und J-Segment-Gene verbinden, etwas variieren. Der 95. Rest der leichten $\varkappa$-Kette wird vom letzten Kodon des V-Segment-Gens, der 96. Rest häufig vom ersten $J_\varkappa$-Triplett kodiert. Manchmal aber wird die 96. Aminosäure von einem zusammengesetzten Triplett kodiert, welches von der zweiten und dritten Base (oder dritten allein) des ersten $J_\varkappa$-Tripletts gebildet wird, während die anderen Basen des Tripletts aus zusätzlichen Basen des Introns 3′ aus dem V-Segment-Gen stammen (Abb. 5.**13**). Dies führt zu Variationen der Aminosäuresequenz an dieser Stelle. Damit eine funktionierende leichte Kette entsteht, muß natürlich das richtige Leseraster erhalten sein. Die Gensegmente können sich jedoch auch außer der Reihe verbinden, wodurch funktionslose Lymphozyten gebildet werden.

Eine ähnliche Ungenauigkeit geschieht bei der Verbindung der D- und J_H-Segment-Gene auf dem Chromosom der schweren Ketten; sie kann sich sogar bis über 10 Nukleotide erstrecken (Abb. 5.**14**). Außerdem können möglicherweise einige wenige Nukleotide auch ohne Matrix zwischen D und J_H und zwischen V_H und D

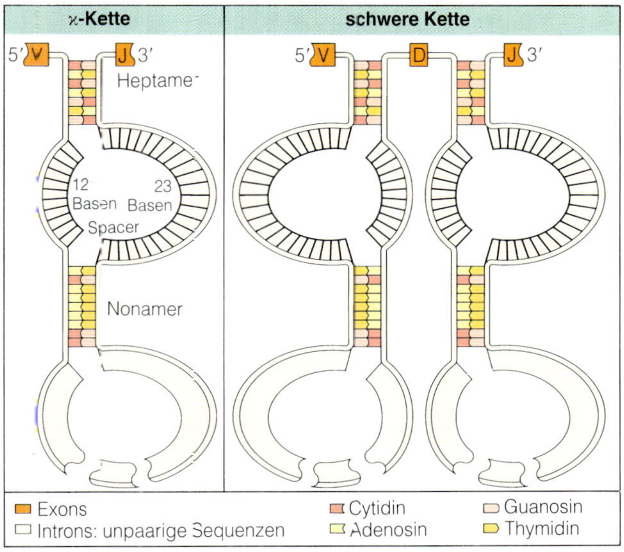

Abb. 5.**12** **Rekombinationssequenzen.** Das Schema zeigt die Sequenzen der Introns, die den V- und J-Genen ($\varkappa$-leichte Ketten) sowie den V-, J- und D-Genen (schwere Ketten) benachbart und an deren Rekombination beteiligt sind. Das Spleißen von V-J und V-D-J wird durch die Basensequenzen der Introns erleichtert, die an das 3′-Ende von V und D anschließen und ihre entsprechenden Partnerbasen vor dem 5′-Ende von J und D finden. Durch eine Paarung dieser Basensequenzen werden die Exons aneinandergereiht. Die einzelnen Basenpaarungen können manchmal etwas von diesem Schema abweichen, das Grundmuster Heptamer-Spacer-Nonamer bleibt jedoch konstant. Vermutlich wird der Zusammenschluß durch ähnliche Enzyme vermittelt, die auch an der Reparatur von DNA beteiligt sind.

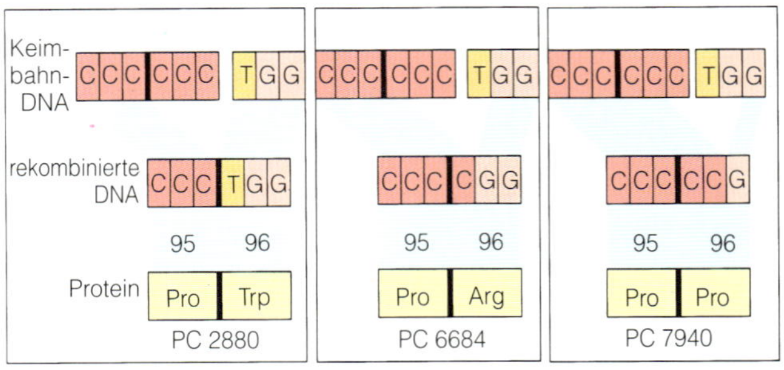

Abb. 5.**13** **Diversität der leichten Kette durch variable Rekombination.** Aus den gleichen $V_{\varkappa}21$- und J1-Sequenzen der Keimbahngene entstehen in den Proteinen PC 2880, PC 6684 und PC 7940 durch variable Rekombination 3 verschiedene Aminosäuresequenzen. PC 2880 hat an den Positionen 95 und 96 Prolin und Tryptophan, was durch eine Rekombination am Ende des CCC-Kodons bedingt ist. Findet die Rekombination an der nächstgelegenen Base statt, entsteht in PC 6684 Prolin und Arginin, und eine Rekombination 2 Basen hinter dem $V\varkappa 21$-Ende führt zur Bildung von Prolin und Prolin in PC 7940.

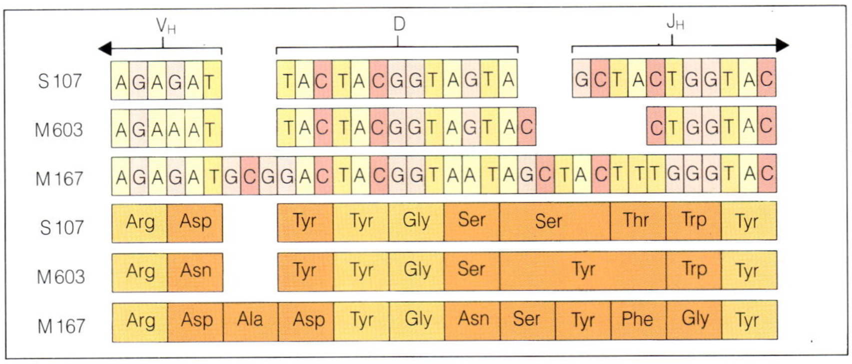

Abb. 5.**14** **Diversität der schweren Kette durch variable Rekombination.** Die Abbildung zeigt die DNA-Sequenzen (oben) und die Aminosäuresequenzen (unten) von 3 schweren Ketten des Antiphosphorylcholins. Die variable Rekombination zwischen den Keimbahnregionen V, D und J bedingt eine Variation (rot) in den Aminosäuresequenzen. In einigen Fällen (z. B. bei M 167) sind zusätzliche Kodons eingeschoben, die jedoch das Leseraster insgesamt nicht verändern.

inseriert werden. Diesen Vorgang ermöglicht das Enzym Deoxynucleotidyltransferase. Die Addition dieser neuen Nukleotide ist als N-Region-Diversität bekannt.

In Mäusen nimmt die Aktivität der terminalen Deoxynucloetidyltransferase mit dem Alter zu. So entstehen lange „N"-Segmente in erwachsenen Tieren. Die Variabilität der Rekombination kann so groß sein, daß kein erkennbares D-Gen-Segment verbleibt.

SCID- (severe combined immune deficiency) Mäuse können wegen eines Defektes bei der V-(D)-J-Rekombination keine funktionellen T- oder B-Zellen generieren.

Somatische Mutation

Die Idee, daß somatische Mutationen während der Lebenszeit eines Individuums die Diversität von Antikörpern erhöhen, wurde über viele Jahre sehr kontrovers diskutiert. Wie wir früher gesehen haben (s. Abb. 5.**5**), sind die meisten V_{λ}-Sequenzen, abgesehen von einigen Variationen in den CDR, identisch und ergeben insgesamt 8 Sequenzen; da aber nur ein $V_{\lambda}1$-Gen-Segment pro haploidem Genom gefunden wurde, welches der allgemeinen Prototypsequenz entspricht, müssen alle abweichenden Sequenzen durch somatische Mutationen generiert worden sein. Alle Varianten könnten durch einfachen Basenaustausch entstanden sein. Ähnliche somatische Mutanten wurden in leichten $\varkappa$-Ketten und in schweren Ketten gefunden.

Die Familie der phosphorylcholinbindenden Antikörper ist sehr genau untersucht worden, und 19 V_H-Segmente von phosphorylcholinbindenden Antikörpern konnten vollständig aufgeschlüsselt werden. 10 von ihnen haben eine identische Sequenz, während die anderen 9 in einem bis 8 Aminosäureresten differieren. Das Keimbahngenom (aus Spermien) wurde darauf untersucht, ob jede einzelne dieser Sequenzen durch eine eigene DNA-Sequenz kodiert wird. Tatsächlich konnte nur DNA gefunden werden, die für die Prototyphauptsequenz kodiert, was zeigt, daß die anderen Sequenzen durch somatische Mutation entstanden sein müssen (Abb. 5.**15**). Erstaunlicherweise gehörten alle mutierten Formen ausschließlich zur IgA- und IgG-Klasse, was nahelegt, daß die Mutation mit dem Umschalten von einer Immunglobulinklasse auf die andere („switch") im Zusammenhang steht. Wahrscheinlich werden die somatischen Varianten mit der besseren Paßform für das Antigen bevorzugt, und sicherlich haben die phosphorylcholinbindenden somatischen Varianten eine größere Affinität als die keimbahnkodierten Antikörper.

Einiges deutet darauf hin, daß die DNA-Region, welche die variable Region kodiert, besonders mutationsanfällig ist. Z. B. zeigt die Analyse der Nukleotidsequenzen zweier Antikörper gegen Phosphorylcholin (T15-Idiotyp) eine hohe Mutationsrate gegenüber der Keimbahnsequenz (3,8% der Basen im Protein M167 sind mutiert). Diese Mutationen kommen in Introns und Exons der Region vor, was zeigt, daß die ganze DNA-Region besonders mutationsfreudig ist, im Gegensatz zu den benachbarten DNA-Regionen, wo keine Mutationen gefunden wurden (Abb. 5.**16**).

Die Antikörperdiversität entsteht also auf verschiedenen Ebenen. Zuerst rekombinieren Gene der verschiedenen variablen Regionen mit J- und D-Segmenten. Darüber hinaus erzeugt die Ungenauigkeit der Rekombination eine zusätzliche Variation. Auf dieser Ebene sind die Strukturen der ersten und zweiten hypervariablen Regionen gänzlich durch Keimbahngene kodiert, während die dritte CDR größtenteils durch Rekombination entsteht. Zusätzlich ergeben Punktmutationen in der gesamten variablen Region feine Unterschiede in

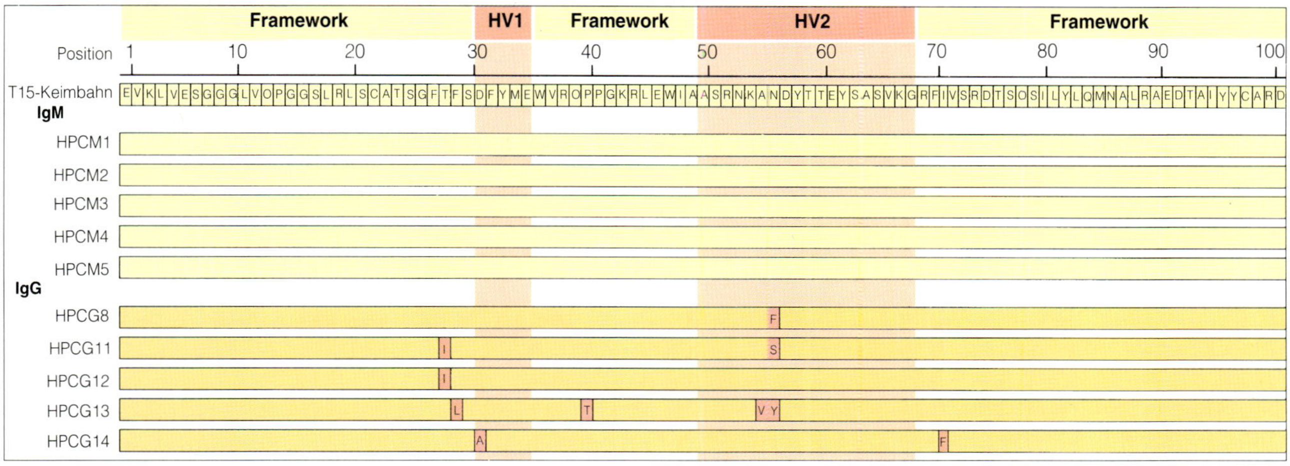

Abb. 5.**15** **Somatische Mutation.** Die Aminosäuresequenzen von 5 IgM- und 5 IgG-V_H-Regionen von Hybridoma-Antiphosphorylcholin-Antikörpern sind der primären Aminosäurestruktur der Keimbahn-DNA von T15 gegenübergestellt, die durch Sequenzanalyse der DNA von Spermienzellen ermittelt worden ist. Positionen, die mit der Keimbahn übereinstimmen, sind gelb dargestellt; abweichende Aminosäuren sind rot hervorgehoben. Hypervariable Areale sind mit HV1 bzw. HV2 gekennzeichnet. Mutationen fanden nur in den IgG-Molekülen statt, und zwar sowohl in den hypervariablen als auch in den Framework-Segmenten.

der Spezifität. Da praktisch jede leichte Kette mit jeder schweren Kette ein Paar bilden kann, wird durch die Zahl der möglichen Kombinationen von schweren mit leichten Ketten die Diversität enorm erhöht (Abb. 5.**17**). Somatische Hypermutationen machen wahrscheinlich nur 5% der gesamten Sequenzvariabilität aus, aber bis zu 90% aller B-Zellen exprimieren somatisch mutierte V_H-Gene.

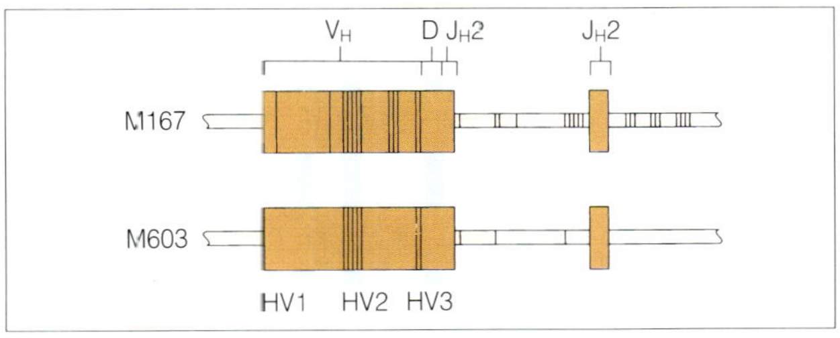

Abb. 5.**16** **Mutationen in der DNA zweier V_H-T15-Gene.** Die Abbildung zeigt die DNA zweier Antiphosphorylcholinantikörper mit dem T15-Idiotyp (die schwarzen Striche bezeichnen die Positionen, in denen das Genom durch Mutation von der Keimbahnsequenz abweicht). In den Introns und Exons beider Gene, und hauptsächlich in der zweiten hypervariablen Region HV2, haben zahlreiche Mutationen stattgefunden. Im Gegensatz dazu finden sich keine Mutationen in den Genen, welche die konstanten Regionen kodieren.

Diversität bei Haien, Vögeln und Hasen

Haie

Die Entwicklung eines ausgedehnten Antikörperrepertoires war von großer Bedeutung für die Evolution der Vertebraten. Allerdings haben die verschiedenen Gruppen das Problem auf unterschiedliche Weise gelöst. Bei den Elasmobranchiern, die Haie und Rochen umfassen, haben sich die Gene für die schweren Ketten nach dem Muster der murinen λ-leichten Kette entwickelt. Eine Basiseinheit von V_H-D_H1-D_D2-J_H-C_H ist vielfach wiederholt. Da die Rekombination aber nur innerhalb jeder Wiederholungseinheit stattfinden kann und es keine Möglichkeit der Rekombination zwischen verschiedenen Gensegmenten gibt, ist das Repertoire limitiert.

Vögel

Im Gegensatz zu den Haien besitzen Hühner eine extrem limitierte Anzahl von Genen, die für Immunglobuline kodieren. Im System der leichten Kette gibt es nur ein V-, ein J- und ein C-Segment-Gen. Die schweren Ketten sind mit einzelnen V- und J-Segmenten ähnlich restringiert. Es sind zwar ungefähr 15 D_H-Segmente vorhanden, da aber alle eine sehr ähnliche Sequenz besitzen, tragen sie nicht viel zur Diversität bei. Trotz dieser strengen Limitation können Hühner eine große Vielfalt an Antikörperantworten aufbauen und in der Sequenz sich unterscheidende Antikörpermoleküle produzieren. „Flußaufwärts" des V_λ-Gens befindet sich eine Region mit 25 Sequenzen, die den V_λ-Regionen sehr ähnlich

Entstehung der Immunglobulindiversität

1. multiple Keimbahn-V-Gene
2. V–J- und V–D–J-Rekombinationen
3. Ungenauigkeiten bei der Rekombination
4. somatische Punktmutationen
5. Zusammenbau der leichten und schweren Ketten

Abb. 5.**17** **Fünf Mechanismen für die Entstehung der Antikörperdiversität.** Da jeder der Mechanismen mit den anderen kombinierbar ist, multipliziert sich das Potential für eine Diversität mit jedem Schritt während der Bildung von Immunglobulin.

sind; jeder fehlt allerdings ein Führungsexon und eine Promotorregion. Auch die charakteristischen Heptamer-Spacer-Nonamer-Sequenzen, die für das V-J-Rearrangement benötigt werden, sind nicht vorhanden. Diese

Pseudogene sind nicht nutzlos; sie werden bei der Genkonversion gebraucht, wenn Abschnitte des Pseudogens in die variable V_L-Region inseriert werden. Dabei handelt es sich um einen kontinuierlichen Prozeß, der auch andauert, nachdem die B-Zellen die Bursa verlassen haben. Multiple Konversionen können während der gesamten Lebensspanne einer B-Zelle stattfinden.

Ähnliche Prozesse finden auch am Genlocus der schweren Kette statt. Bis zu 100 V_λ-Pseudogene sind hier an der Erhöhung der Diversität durch vergleichbare Konversionsmechanismen beteiligt.

Kaninchen

Die Immunglobuline der Kaninchen gaben schon immer Rätsel auf, besonders große aber die Regulation der Allotypen. Obwohl die Kaninchen viele V_H-Gene besitzen, wird bei den meisten B-Zellen der Kaninchen nur das V_H-Gen benutzt, das dem D-Segment direkt benachbart ist. Neueste Erkenntnisse lassen vermuten, daß die Kaninchen ebenfalls einen Genkonversionsmechanismus zur Diversifikation dieses einzelnen V_H-Gens benutzten.

Pseudogene bei der humanen Diversifikation

Einige V- und J-Segment-Gene kommen auch als Pseudogene vor. Ob Genkonversionen an der Entstehung humaner V-Regionen beteiligt sind, ist Gegenstand von Spekulation und Interesse.

Gene der konstanten Region der schweren Ketten

Alle verschiedenen Klassen der Immunglobuline benutzen dasselbe Set von Genen für die variable Region. Wenn die Klasse von einer B-Zelle, die zu einer antikörperbildenden Zelle gereift und daher auf ein bestimmtes Antigen festgelegt ist, verändert wird, muß nur die konstante Region der schweren Kette umgeschaltet werden. Dies weiß man durch die Analyse von Doppelmyelomen, bei denen zwei verschiedene monoklonale Antikörper gleichzeitig im Serum gefunden werden. Bei der Sequenzanalyse von IgM- und IgG-Antikörpern eines Patienten mit einem multiplen Myelom konnte nachgewiesen werden, daß sie identische leichte Ketten und V_H-Regionen hatten, lediglich die konstanten Regionen waren von μ nach γ umgeschaltet. Häufig findet man auf der Lymphozytenoberfläche gleichzeitig IgM und IgD. Bei der Beschichtung dieser Rezeptoren mit Antigen („capping") zeigte sich, daß IgM und IgD dieselbe Antigenspezifität aufweisen, was auf eine Ähnlichkeit in den V_H-Regionen der beiden Klassen hinweist (Abb. 5.**18**).

Alle Gene der konstanten Region sind „flußabwärts" von den J-Segment-Genen angeordnet. In der Maus gibt es je ein Gen für die μ-, δ-, ε- und α-Isotypen und ein Y-gen für jede der vier verschiedenen IgG-Isotypen (Abb. 5.**19**). Beim Menschen sind die Gene für die konstante Region komplizierter angeordnet, und es hat

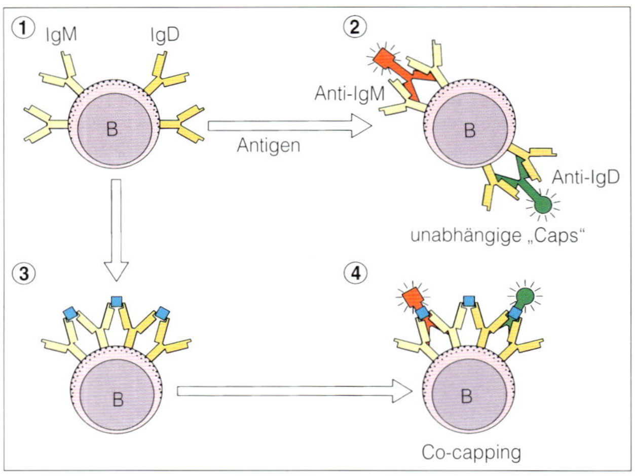

Abb. 5.**18** **Gleichzeitige Beschichtung von IgM und IgD mit Antigen („co-capping").** Einige B-Zellen tragen auf ihrer Oberfläche sowohl IgM- als auch IgD-Antikörper (1). Dies kann demonstriert werden, indem die Zellen mit rhodaminiertem Anti-IgM (rot) und fluoresceinmarkiertem Anti-IgD (grün) behandelt werden; die konjugierten Antikörper aggregieren getrennt mit IgM und IgD auf der Oberfläche und erscheinen auf der Zelle als rote bzw. grüne Hauben (2). Wird der Versuch wiederholt, nachdem die Zellen zuerst mit Antigen (blau) behandelt worden sind (3) und erst dann Anti-IgM und Anti-IgD zugesetzt wurde, bilden rotes Anti-IgM und grünes Anti-IgD eine gemeinsame Haube auf der Zelle. IgM und IgD wurden also auf der Zelloberfläche durch Antigen kreuzvernetzt (4). Dies kann nur der Fall sein, wenn IgM und IgD dieselbe Antigenbindungsspezifität besitzen. Der Versuch beweist, daß verschiedene konstante Regionen (μ und δ) mit einer gemeinsamen V-Region verbunden sein können.

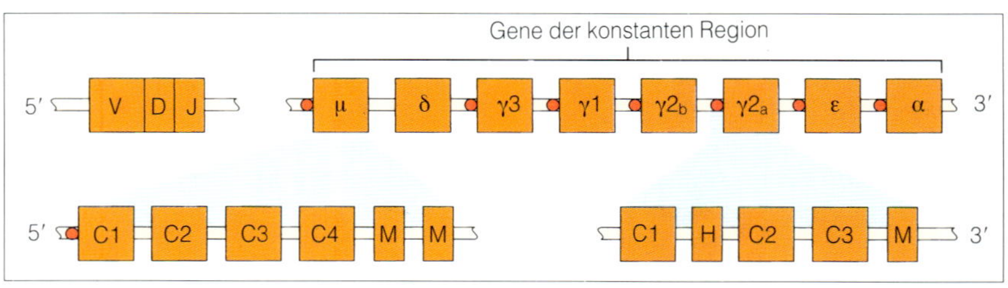

Abb. 5.**19** **Gene der konstanten Region bei der Maus.** Die Gene der konstanten Region bei der Maus sind 6,5 Kilobasen „flußabwärts" des rekombinierten V-D-J-Segments angeordnet. Jedes C-Gen (außer dem für δ) beginnt mit einer oder mehreren Umschaltsequenzen (rote Kreise), die einer Sequenz am 5'-Ende des μ-Gens entspricht. Dadurch kann jedes einzelne C-Gen mit V-D-J rekombinieren. δ-Gene scheinen dieselbe Umschaltsequenz wie μ zu benützen, beim Prozessieren der RNA während der Bildung von IgD geht das μ-Gen allerdings verloren. In den C-Genen (für μ und γ2a vergrößert dargestellt) sind die Exons jeder Domäne (C1, C2 usw.) durch Introns getrennt. Bei den γ-Genen kodiert ein eigenes Exon die Hinge-Region (H), und alle Gene besitzen eines oder mehrere Exons, welche das membrangebundene Immunglobulin (M) kodieren.

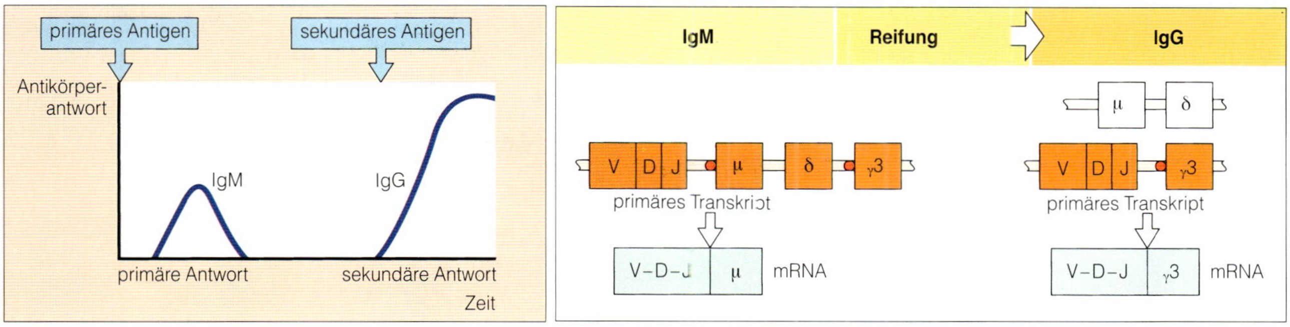

Abb. 5.**20** **Reifung der Immunantwort und Umschalten („switch") auf eine andere Ig-Klasse.** Wie in der Abbildung dargestellt, besteht die Antikörperantwort nach einer ersten Injektion des Antigens hauptsächlich aus IgM, während nach einer zweiten Antigeninjektion zum größten Teil IgG gebildet wird. Der zugrundeliegende zelluläre Mechanismus für dieses Umschalten von einer Klasse auf eine andere ist rechts dargestellt. Bei der Primärantwort wird die V-D-J-Region mit einem μ-Gen transkribiert, und nach Herausspleißen der Introns während des Prozessierens wird mRNA für sekretorisches IgM gebildet. Während der Reifung, welche die T-Zell-Hilfe und möglicherweise auch die Aktivierung eines Mutationsmechanismus für das V-D-J-Segment beinhaltet, wird ein anderes C-Gen (in diesem Beispiel Cγ3) mit dem μ-Gen an seiner Switch-Region (rot) ausgetauscht. Die μ- und δ-Gene gehen wahrscheinlich verloren; über Transkription und Prozessieren wird mRNA für IgG3 hergestellt.

den Anschein, daß ein Teil dieser Region eine Genduplikation und Diversifikation mitgemacht hat. Die Anordnung der Gene beim Menschen ist folgendermaßen: μ, δ [γ3, γ1, ε1, α1], γ, [γ2, γ4, ε, α2]. Die beiden Regionen innerhalb der Klammern geben die möglichen Gebiete für die Reduplikation an. Die Gene ε1 und γ sind Pseudogene und werden nicht exprimiert. „Flußaufwärts" (5′) des μ-Gens folgt eine Umschaltsequenz (S), die sich am 5′-Ende jedes Gens der konstanten Region, außer δ, wiederholt. Diese S-Region ist ein Rekombinationsort, der die Klassenumschaltung auf die anderen Gene der konstanten Regionen vermittelt (Abb. 5.**20**). Die Umschaltung von einer Klasse auf die andere ist bei der Reifung der Immunantwort wichtig, und somatische Mutationen können diesen Vorgang begleiten oder ihm vorhergehen. Zuerst wird eine vollständige DNA-Sektion, bestehend aus der rekombinierten V_H-Region mit δ- und μ-konstanten Regionen, transkribiert, dann entstehen durch differenziertes Spleißen zwei Messenger-RNA-Moleküle, die dieselbe V_H-Region, aber als konstante Regionen entweder μ oder δ haben. Man glaubt, daß manchmal auch viel größere DNA-Stücke zusammen transkribiert werden, wobei durch differenziertes Spleißen verschiedene Immunglobulinklassen mit gemeinsamen V_H-Regionen entstehen (Abb. 5.**21**). Dies wurde bei Zellen beobachtet, die gleichzeitig IgM und IgE produzieren. Häufiger wird offenbar das Umschalten von einer Klasse auf die andere durch eine Rekombination zwischen S-Rekombinationsorten vermittelt, wobei sich ein DNA-Stück ausklinkt und deletiert wird und andere Gene der C-Region näher an das V-D-J-Gen kommen (Abb. 5.**22**). Als weitere Möglichkeit wurde ein Austausch zwischen Schwesterchromatiden vorgeschlagen.

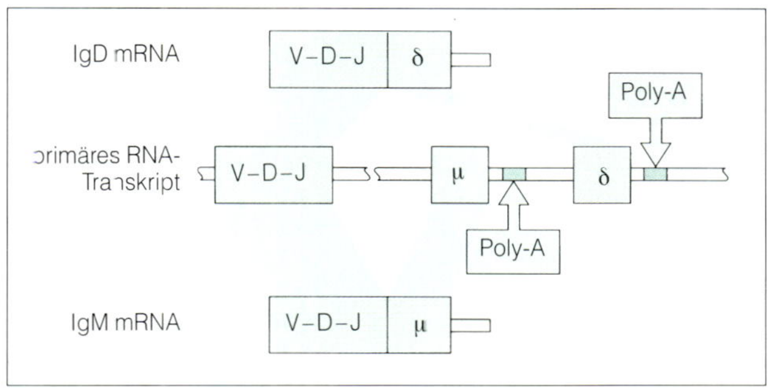

Abb. 5.**21** **Switch der Isotypen durch unterschiedliches Spleißen der RNA.** Einzelne B-Zellen können mehr als einen Antikörperisotyp aus einem langen primären RNA-Transkript produzieren. In dieser Abbildung ist ein Transkript gezeigt, welches μ und δ enthält. Polyadenylierung kann an verschiedenen Stellen stattfinden (schwarze Rechtecke) und so zu unterschiedlichen Formen des Spleißens führen: Es wird mRNA für IgD (oben) oder mRNA für IgM (unten) produziert. Sogar in dieser Region gibt es noch zusätzliche Polyadenylierungsstellen, die bestimmen, ob membranständiges oder sezerniertes Immunglobulin gebildet wird.

Membranständiges und sezerniertes Immunglobulin

Das von einer Zelle als Antigenrezeptor gebildete membranständige Immunglobulin unterscheidet sich vom sezernierten Immunglobulin lediglich in einem Aminosäurestück am C-terminalen Ende der schweren Ketten. Membranständige Immunglobuline sind größer als ihre sezernierten Gegenstücke, und ihre zusätzlichen Aminosäuren durchdringen die Zellmembran, wodurch das Molekül verankert wird. Ein Beispiel ist das Membran-IgM, wo eine Sektion von hydrophoben (lipophilen) Aminosäuren von zwei hydrophilen Resten flankiert wird, die sich jeweils auf unterschiedlichen Seiten der Membran befinden (Abb. 5.**23**). Die hydrophoben Reste bilden wahrscheinlich eine α-Helix innerhalb der Membran. Membranständige Immunglobuline bilden keine Polymere der 4-Ketten-Grundeinheit.

Die beiden Formen der Immunglobuline entstehen durch differenzierte Transkription der Keimbahngene der C-Region, die auf zwei verschiedene Arten umgeschrieben werden können (Abb. 5.**24**). Man vermutet, daß die Poly-A-Sequenz wichtig für die Entscheidung

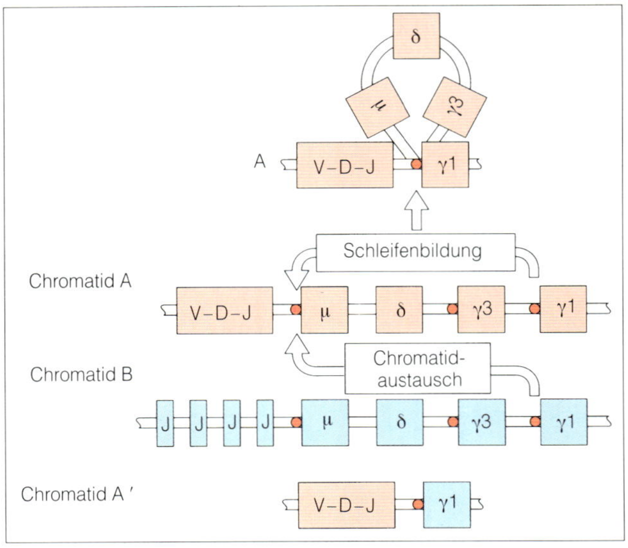

Abb. 5.**22** **Verlust von Genen.** A und B sind Chromatide auf dem Chromosomenabschnitt für die Immunglobulingene. Das Chromatid A enthält das rearrangierte V-D-J-Segment. Eine Vorstellung ist, daß ein Abschnitt der C-Gene (μ, δ, γ3) eine Schleife bildet („looping out") und verlorengeht. Nach einer anderen Hypothese findet ein Austausch von Chromatiden statt, wobei wegen der Ähnlichkeit der Umschaltsequenzen eine ungleiche somatische Rekombination zwischen mütterlichen und väterlichen Chromatiden ermöglicht wird. Das A-Chromatid rekombiniert mit einem anderen Abschnitt des nichtrearrangierten B-Chromatids. Der Verlust von Gensegmenten führt zu einem „switch" von IgM nach IgG1, in der Abbildung als A' bezeichnet. Die „verlorengegangenen" zwischengeschalteten C-Gene finden sich auf dem anderen, nichtfunktionellen Chromatid B' (nicht in der Abbildung gezeigt) wieder, welches nun zwei Kopien mehrerer C-Gene enthält (z. B. nichtrearrangierte V, D, J, μ, δ, γ3, μ, δ, γ3, γ usw.).

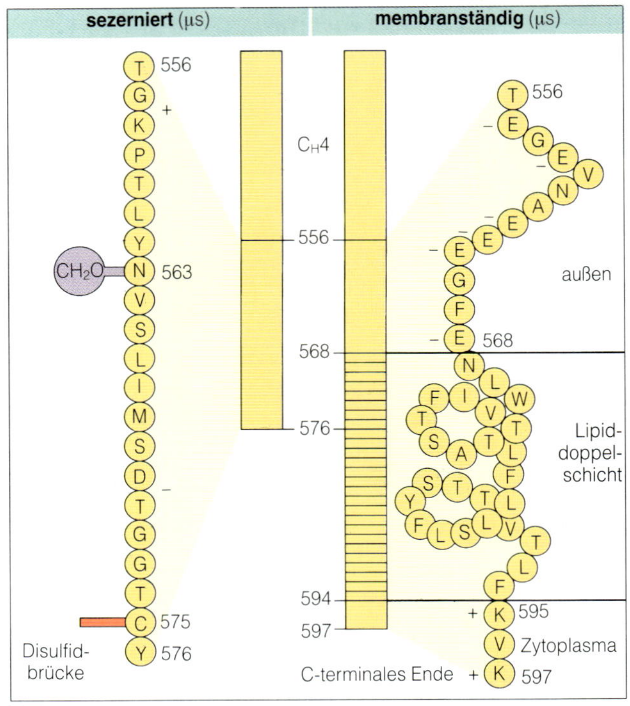

Abb. 5.**23** **Membranständiges und sezerniertes IgM bei der Maus.** Das Schema zeigt die C-terminalen Aminosäuresequenzen von sezernierten bzw. membrangebundenen IgM-Molekülen. Bis zum 556. Rest sind beide Moleküle identisch. Sezerniertes IgM besitzt 20 weitere Reste. An Position 563 (Asparagin) hängt eine Kohlenhydratgruppe, und Rest 557 ist ein Cystein, welches an der Bildung von Disulfidbrücken innerhalb der Kette beteiligt ist. Membranständiges IgM setzt sich nach 556 mit 41 weiteren Aminosäureresten fort. Zwischen 568 und 595 liegt ein Streifen aus 26 hydrophoben Resten; die diesem Stück beidseits benachbarten Sequenzen enthalten elektrisch geladene Reste. Es wurde vorgeschlagen, daß dieses hydrophobe Stück die Form einer doppelt gewundenen α-Helix hat und den transmembranen Anteil des Moleküls darstellt. Ein kurzes, positiv geladenes Stück liegt innerhalb des Zytoplasmas.

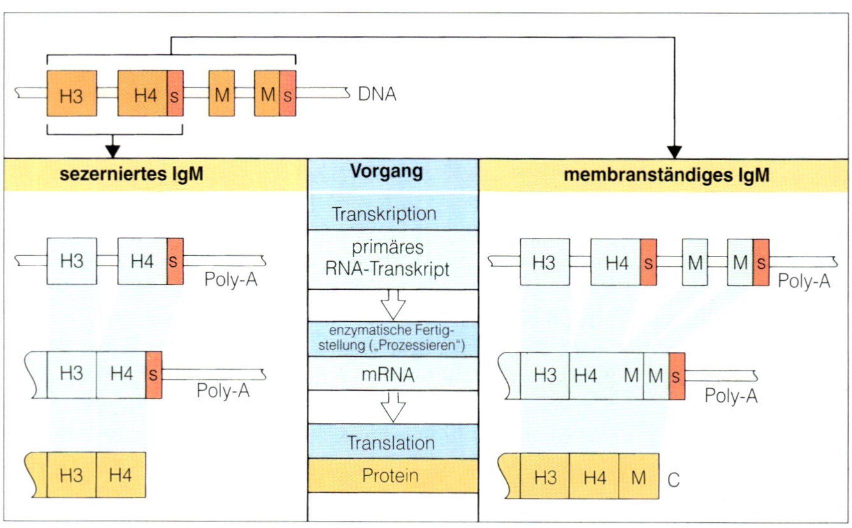

Abb. 5.**24** **Membranständiges und sezerniertes IgM.** Das Schema zeigt einen Ausschnitt aus der DNA, über die IgM kodiert wird. H3 und H4 sind die Exons für die μ3- und μ4-Domänen, M ist das intramembranöse Segment des membranständigen IgM. Stoppsequenzen (s) für die Translation finden sich jeweils am Ende von H4 und des zweiten Membransegments. Die DNA kann auf zweierlei Weise umgeschrieben werden. Stoppt die Transkription nach H4, besitzt das prozessierte Transkript ein Poly-A-Ende und produziert eine mRNA für sezerniertes IgM. Läuft die Transkription weiter bis zu den Membransegmenten, werden die Kodons für die terminalen Aminosäuren und das Stoppsignal von H4 beim Prozessieren entfernt, und es entsteht ein Protein mit einem anderen C-Ende.

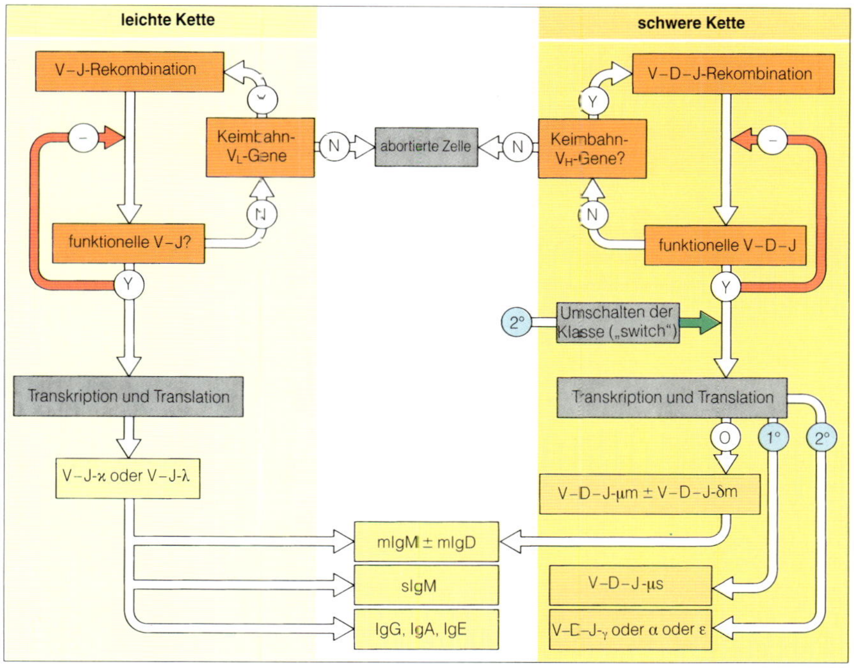

Abb. 5.**25** **Die Bildung von Immunglobulinen: Fakten und Hypothesen im Überblick.** Die hier zusammengefaßten Entwicklungsschritte können zu unterschiedlichen Endprodukten führen. B-Zell-Vorläufer versuchen die Rekombination eines V-J aus Keimbahngenen (links). Entsteht ein funktionelles V-J, wird es umgeschrieben und in eine leichte Kette übersetzt (Y). Ist eine funktionelle Rekombination zustande gekommen, verhindert ein Rückkopplungsmechanismus (–) weitere Rearrangements. Erweist sich das V-J als nicht funktionell (N), unternimmt die Zelle einen weiteren Versuch. Wenn die Zelle ihren Vorrat an Keimbahngensegmenten erschöpft hat, stirbt sie ab. Bei der Herstellung der schweren Ketten läuft ein ähnlicher Vorgang ab (rechts), und die frühe B-Zelle exprimiert mIgM und/oder mIgD. Dies geschieht ohne antigene Stimulation (O). Nach einer primären antigenen Stimulation (1°) wird aufgrund einer veränderten Transkription sezerniertes IgM freigesetzt. Bei einer sekundären antigenen Stimulation (2°) und mit Hilfe von T-Zellen wird nach einem DNA-Rearrangement auf eine andere Klasse umgeschaltet (switch), wobei V_H und V_L möglicherweise mutieren. Als Endprodukte entstehen Zellen, die IgG, IgA oder IgE tragen bzw. sezernieren.

ist, welche RNA-Transkription ablaufen soll; wie dies kontrolliert wird, ist jedoch noch nicht genau bekannt.

Offenbar ist der Mechanismus, mit dem die Zelle reguliert, welches Immunglobulin produziert werden soll, sehr kompliziert. Der erste Schritt ist das Rearrangement von D und J der schweren Kette, dem die Verknüpfung mit V folgt; die μ-Kette stimuliert den κ-Locus, um ein V-J-Rearrangement der leichten Kette zu erreichen, gefolgt von einer Stimulierung des λ-Locus, wenn es nötig ist. Man nimmt an, daß sich dieser Vorgang beim mütterlichen und väterlichen Chromosom so oft wiederholt, bis ein funktionelles Gen rekombiniert ist oder bis das genetische Material aufgebraucht und die Zelle erschöpft ist. Wenn die V-Regionen dieser Zelle determiniert sind, verbleiben sie danach im wesentlichen unverändert (außer einigen somatischen Mutationen). Die C_H-Gene können aber noch auf die Produktion eines anderen Isotyps umschalten, und bei entsprechender Aktivierung der Zelle kann sezerniertes Immunglobulin gebildet werden.

Eine Zusammenstellung von bekannten Tatsachen und Hypothesen zeigt die Abb. 5.**25**.

Bildung von Immunglobulin

Die bisher besprochenen Vorgänge betreffen die Rekombination in der DNA von B-Zellen und die Transkription von RNA. Vor der Synthese des Antikörperproteins steht notwendigerweise ein Herausspleißen der Introns aus dem primären RNA-Transkript. Man hat gefunden, daß am Anfang und am Ende eines jeden Introns bestimmte RNA-Basensequenzen sitzen, die man vielleicht mit den beiden Steckerenden eines Verlängerungskabels vergleichen könnte („donor and acceptor junctions“). Man glaubt, daß die „Steckerenden“ untereinander und auch mit den Ribonukleoproteinen im Zellkern Kontakt aufnehmen, dadurch die Introns entfernt werden und durch den Zusammenschluß der beiden Enden die mRNA gebildet werden kann. Natürlich ist es wichtig, daß dies sehr genau abläuft, damit das Leseraster der mRNA unverändert bleibt.

Die Translation der mRNA für Immunglobuline läuft über die Membranen des endoplasmatischen Retikulums; danach assoziieren die schweren und leichten Ketten (Abb. 5.**26**). Zelluläres und sezerniertes Immunglobulin werden unterschiedlich prozessiert, damit sie an ihrem richtigen Wirkungsort ankommen. Welche Mechanismen dabei beteiligt sind, ist gegenwärtig unbekannt.

Gene des T-Zell-Antigenrezeptors

Es gibt vier verschiedene Gruppen von Genen, die den Antigen/MHC-Bindungsstellen-Anteil des T-Zell-Rezeptors generieren. Das sind die Gruppen der α- und β-Gene, die von der Mehrheit der peripheren T-Zellen exprimiert werden, und die Gruppen der γ- und δ-Gene, die von einer Subpopulation thymischer T-Zellen sowie von einer kleineren Population der peripheren T-Zellen exprimiert werden. Diese Ketten assoziieren mit den γ- und δ-, ε- und ζ-Ketten des CD3-Moleküls und bilden zusammen den kompletten T-Zell-Rezeptor, wie in Kapitel 4 beschrieben.

Das generelle Arrangement der T-Zell-Rezeptorgene ist dem der schweren Ketten der Immunglobuline bemerkenswert ähnlich. In Abb. 5.**27** ist das Arrangement der α- und β-Gene der Maus dargestellt. Interessanterweise liegen die δ-Gene des T-Zell-Rezeptors mit ihren eigenen D-, J- und C-Segmenten in der Mitte der α-Gene.

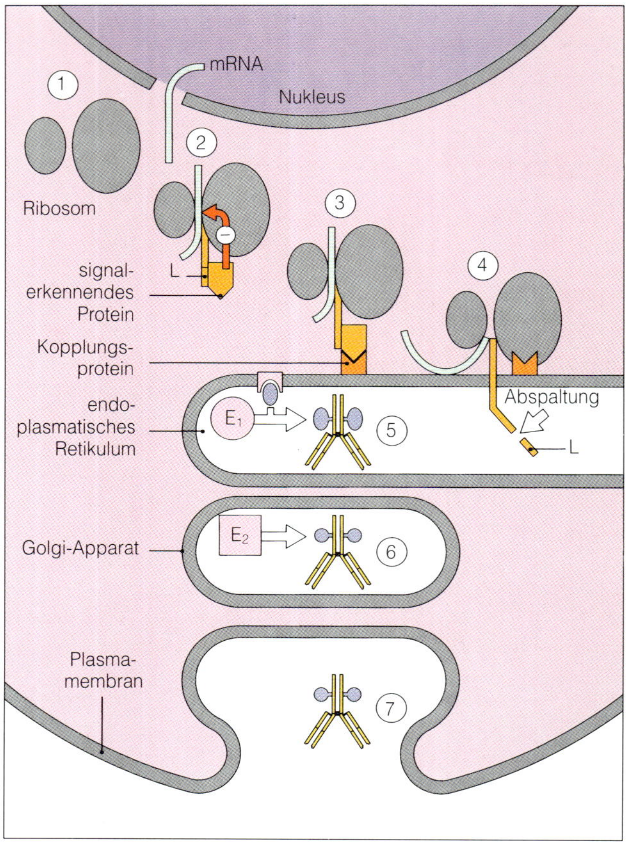

Abb. 5.**26** **Die Bildung von sezerniertem Immunglobulin.** Boten-RNA für eine sezernierte schwere Kette tritt aus dem Zellkern in das Zytoplasma über, wo sie von einem Ribosom gebunden wird (1). Die Leitsequenz (L) wird translatiert, und es lagert sich ein Signalerkennungsprotein (SRP) an, welches eine weitere Translation blockiert (2). Der Ribosom-SRP-Komplex wandert zum endoplasmatischen Retikulum (ER), wo SRP an ein Kopplungsprotein an einer freien Stelle des ER bindet (3). Nun kann die Translation stattfinden, und die entstehende Kette tritt durch die Membran hindurch in das ER (4). Nach Verlust der Leitsequenz vereinigt sich die Kette mit anderen H- und L-Ketten zu einer Untereinheit des Immunglobulins (5). Durch Enzyme (E_1), werden Kohlenhydrate angefügt, während sich das ER zum Golgi-Apparat (6) zusammenschnürt. Im Golgi-Apparat werden die Kohlenhydrate durch weitere Enzyme (E_2) modifiziert, bevor das fertige Molekül über eine umgekehrte Pinozytose (7) nach außen sezerniert wird.

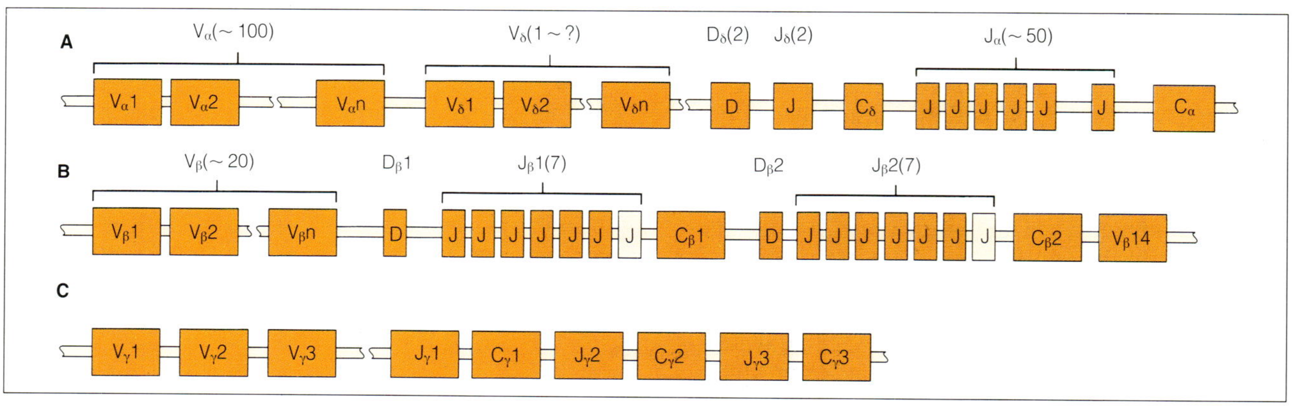

Abb. 5.**27** **Die Gene des T-Zell-Rezeptors.** Die allgemeine Anordnung der TCR-Gene ist ähnlich der Anordnung der schweren Ketten der Immunglobuline. Die Gene der murinen α- und β-Polypeptide des T-Zell-Rezeptors sind abgebildet. Beachte die Lokalisation des δ-Locus innerhalb der α-Loci und die Tandemduplikation, die im β-Ketten-Locus stattgefunden hat. Das letzte J_β-Gen jeder J_β-Gen-Gruppe ist ein Pseudogen.

Rekombination der T-Zell-Rezeptorgene

Diversifikation der T-Zell-Rezeptorgene geschieht durch Rekombination zwischen V-, D- und J-Segmenten, mit kleinen Variationen im Detail für jeden Locus. Die α-Kette ist oberflächlich einfach organisiert, abgesehen von der Komplikation, daß die δ-Kette zwischen den V- und J-Loci liegt. Wie im ϰ-Locus wird eine komplette variable Region durch Rearrangement eines V_α-Segments mit einem J_α-Segment produziert. Durch die ungewöhnlich große Anzahl von J-Segmenten wird die Diversität deutlich erhöht.

Der β-Locus beinhaltet zwei Gruppen von D-, J- und C-Genen. Die meisten V_β-Gene liegen zusammen; nur eines ($V_\beta 14$) liegt am extremen 3′-Ende des Locus. Die Tandemduplikation der D_β-, J_β- und C_β-Gene muß sehr früh in der Evolution stattgefunden haben, da sie sowohl bei Mäusen als auch beim Menschen zu finden ist. Durch die Rekombination der einzelnen Segmente wird eine außerordentliche Diversität erzielt, da nicht nur V-D-J-Arrangements möglich sind, sondern auch V-J- und V-D-D-J-Verbindungen. Die D-Segmente werden in allen drei Leserastern benutzt und tragen so noch weiter zur Diversität der β-Kette bei.

Der γ-Ketten-Locus ist bei Mäusen und Menschen sehr unterschiedlich angeordnet. Der murine Locus hat mit 4 C_γ-Genen (eines ist ein Pseudogen), von denen jedes mit 1 J_γ-Gen und 1–4 V_γ-Genen assoziiert ist, auffallende Ähnlichkeit mit dem Locus der leichten Kette. Es gibt keine D-Gene. Beim Menschen gibt es 8 V_γ-Gene, denen „flußaufwärts" (5 ′) 3 J_γ-Gene und das erste C_γ-Gen folgen; vor $C_\gamma 2$ liegen noch 2 weitere J_γ-Gene. Ungenaues Verbinden der V- und J-Segmente und Insertionen an der Verbindungsstelle sind für die Entstehung der Diversität wichtig.

Der δ-Locus wurde während der Untersuchungen des α-Locus entdeckt. Mit nur 5 V_δ-, 2 D_δ- und 6 J_δ-Genen ist er relativ einfach organisiert. Es konnte aber errechnet werden, daß durch Ungenauigkeit bei der Rekombination, Insertion von zusätzlichen Resten und der Benutzung des D-Gens in allen drei Leserastern 10^{14} verschiedene δ-Ketten produziert werden können.

Da die Gene ähnliche flankierende Muster von Heptameren, 12 oder 23 Basenpaarspacern und Nonamersequenzen besitzen, scheint der Mechanismus der Genrekombination des T-Zell-Rezeptors dem der B-Zelle sehr ähnlich zu sein. In B- und T-Zellen arbeiten ähnliche oder identische Rearrangementenzyme: Experimente zeigen, daß nach Transfektion TCR, D_β und J_γ auch in B-Zellen korrekt rearrangiert werden. Die Entwicklung der N-Region ist besonders markant und trägt viel zur Diversität bei. Obwohl die somatische Mutation einen wichtigen Mechanismus für die Entstehung der Immunglobulindiversität darstellt, kommt sie bei den Genen des T-Zell-Rezeptors nicht vor. Dies ist möglicherweise mit der Notwendigkeit verbunden, die Selbsttoleranz und die Erkennung des MHC durch T-Zellen aufrechtzuerhalten.

Größenordnung der Diversität

Die Diversität ist abhängig von der einfachen Kombination von V-, D- und J-Regionen sowie von der Diversifikation der N-Region, von der Variation der Verbindungsstellen und von den multiplen D-Regionen. Der Abstand zwischen dem Ende der Keimbahn-V- und dem Anfang der Keimbahn-J-Region ist variabel; er beträgt ungefähr 6–15 Aminosäurereste für $V\beta$ und ungefähr 3–7 Aminosäurereste für $V\alpha$. Hunkapiller u. Hood (1990) haben errechnet, daß es möglich ist, $4{,}4 \times 10^{13}$ verschiedene Formen von $V\beta$ zu bilden und $6{,}5 \times 10^{12}$ verschiedene Formen von $V\alpha$. Die Autoren schätzen, daß selbst wenn nur 1% der Sequenzen funktionsfähige Proteine kodieren, immer noch $2{,}9 \times 10^{18}$ Rezeptoren gebildet werden können. Unter der Annahme, daß 99% dieser Sequenzen abgestoßen werden, da sie für Autoantigene oder andere Defekte kodieren, verbleiben immerhin noch $2{,}9 \times 10^{20}$ potentielle TCR. Da während der Lebensspanne einer Maus weniger als 10^9 Thymozyten den Thymus verlassen, stellt sich die Frage, wie zufällig die Generation der Rezeptoren ist. Ein ähnliches Problem ergibt sich mit den Immunglobulinen: Das potentielle Repertoire ist um viele Größenordnungen höher als die Anzahl der B-Zellen, die je produziert werden.

6 Antigenerkennung

Michael Owen und Michael Steward

Antikörper und T-Zell-Antigenrezeptoren stimmen in vielen Eigenschaften überein. Beide besitzen variable (V) und konstante (C) Domänen, und auch die Entstehung der variablen Domänen aus V-, D- und J-Gen-Segmenten läuft bei beiden Rezeptoren in ähnlicher Weise über die Rekombination von Genen ab. Die Voraussetzungen, unter denen B- bzw. T-Zellen Antigen erkennen, sind jedoch ganz unterschiedlich. Antikörper erkennen das native Antigen in Lösung oder auf Zelloberflächen, während der T-Zell-Rezeptor ein Antigen nur dann erkennt, wenn es zusammen mit MHC-Molekülen auf Zelloberflächen erscheint. Häufig sind die von T-Zellen erkannten Antigene bereits halb verdaut oder sonstwie verändert, so daß sich der Antigenrezeptor der T-Zelle mit einem Bruchstück des ursprünglichen Antigens begnügen muß und deshalb nur bestimmte Determinanten erkennt.

Ein weiterer Unterschied zwischen Antikörpern und T-Zell-Antigenrezeptoren ist, daß es zwei Arten von Antikörpern – nämlich B-Zell-Antigenrezeptor und sezernierte Antikörper – gibt, während es sich beim T-Zell-Antigenrezeptor um ein integriertes Membranprotein handelt. Sezernierte Antikörper sind grundsätzlich bifunktionale Moleküle, bei denen die V-Domänen hauptsächlich die Antigenbindung übernehmen und die C-Domänen mit Rezeptoren auf körpereigenem Gewebe interagieren.

In diesem Kapitel wird beschrieben, wie die V-Domänen von Antikörpern und T-Zell-Antigenrezeptoren eine Antigenbindungsstelle bilden und wie sie anschließend mit den spezifischen Antigenen oder den Antigen-MHC-Komplexen interagieren. Diese Vorgänge sind die Grundlage der adaptiven Immunantwort.

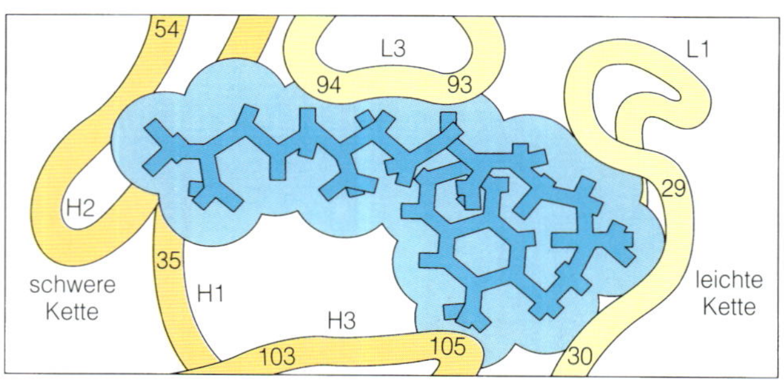

Abb. 6.**1** **Die Antikörperbindungsstelle.** Das Antigenmolekül ist in der Bindungsstelle des Antikörpers wie in einer Tasche eingebettet. Das hier aufgeführte Beispiel zeigt die Bindung von menschlichem IgG (das Myelomprotein NEW) an γ-Hydroxy-Vitamin K. Der Kontakt mit dem Antigen wird über 10–12 Aminosäuren in den hypervariablen Regionen der schweren und leichten Ketten hergestellt. Die Zahlen bezeichnen die Aminosäuren, die in direktem Kontakt mit dem Antigen stehen.

Antigen-Antikörper-Bindung

Mit der Röntgenkristallographie konnte gezeigt werden, daß die hypervariablen Regionen an den Enden der Fab-Arme sitzen und daß innerhalb dieser Regionen bestimmte Molekülgruppen mit Antigenen interagieren (Abb. 6.**1**). Obwohl die restlichen Framework-Strukturen der V-Region nicht in direkten Kontakt mit dem Antigen kommen, sind sie wichtig für das Zustandekommen der Faltung der V-Domänen und damit für die Aufrechterhaltung der Integrität der Bindungsorte.

Die Bindung von Antigen an den Antikörper geschieht über die Ausbildung von vielen nichtkovalenten Bindungen zwischen dem Antigen und den Aminosäuren des Bindungsortes. Obwohl jede der dabei beteiligten Bindungskräfte (Kohlenstoffbrücken, elektrostatische und Van-der-Waals-Kräfte, hydrophobe Bindungen) für sich im Vergleich zu kovalenten Bindungskräften schwach ist, ergibt die Summe aller dieser Bindungen eine beachtliche Bindungsenergie. Die nichtkovalenten Kräfte sind ganz wesentlich abhängig vom Abstand (distance, d) zwischen den reagierenden Gruppen. Die Energie ist proportional $1/d^2$ bei elektrostatischen Kräften und $1/d^7$ bei Van-der-Waals-Kräften; d. h., die beteiligten Gruppen müssen molekular eng beieinanderstehen, damit diese Kräfte wirksam werden können (Abb. 6.**2**). Damit eine antigene Determinante (Epitop) mit einem Antigenbindungsort (Paratop) eine Verbindung eingehen kann (Abb. 6.**2**), müssen sich die passenden Atomgruppen an den entsprechenden Orten des Antigens und des Antikörpers gegenüberstehen und die Form des Bindungsortes muß zum Antigen passen, damit gleichzeitig mehrere nichtkovalente Bindungen zustande kommen.

Wenn Antigen und Bindungsort solcherart komplementär sind, ist die Bindungsenergie groß genug, um ein thermodynamisches Aufreißen der Bindung zu verhindern. Wenn sich jedoch die Elektronenwolken des Antigens und des Antikörpers zufällig überlappen, treten sterische Abstoßungskräfte auf, die umgekehrt proportional zur 12. Potenz des Abstands zwischen den Wolken sind ($F \propto 1/d^{12}$). Diese Kräfte prägen sehr wahrscheinlich entscheidend die Spezifität des Antikörpermoleküls für ein bestimmtes Antigen und die Fähigkeit, zwischen Antigenen zu unterscheiden, weil jede Abweichung von der idealen komplementären Form einen Abfall der totalen Bindungsenergie durch erhöhte Abstoßungskräfte und erniedrigte Anziehungskräfte zur Folge hat. Beispiele für gutes und schlechtes Zusammenpassen von Antigen und Antikörper zeigt die Abb. 6.**3**.

Kürzlich konnte gezeigt werden, wie Proteinantigene mit spezifischen Antikörpern interagieren. Bei dem Antigen Lysozym beispielsweise zeigt der Fab-Teil des entsprechenden Antikörpers eine zum Antigen komplementäre Oberfläche, die sogar über die hypervariablen Regionen hinausreicht. In diesem Fall haben 17 Aminosäuren auf dem Antikörper mit 16 Aminosäuren auf

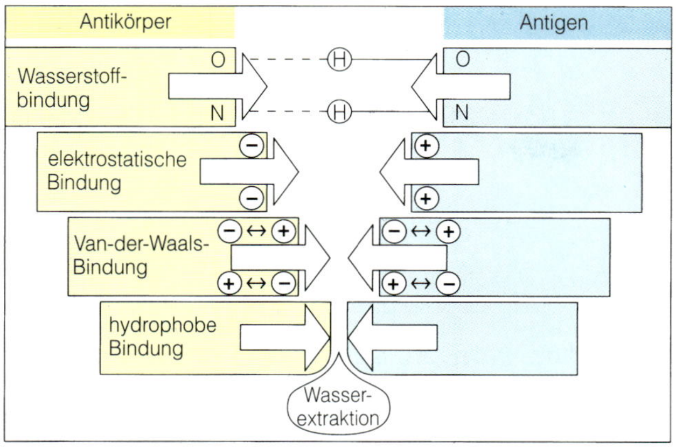

Abb. 6.**2** **Die intermolekularen Anziehungskräfte.** Diese Kräfte können nur bei einer starken räumlichen Annäherung der interagierenden Gruppen wirksam werden. Die *Wasserstoffbindung* ist eine Brückenbildung zwischen entsprechenden Atomen; *elektrostatische Kräfte* entstehen bei der gegenseitigen Anziehung von elektrisch entgegengesetzt geladenen Gruppen auf zwei Proteinseitenketten; *Van-der-Waals-Kräfte* resultieren aus der Interaktion zwischen Elektronenwolken (in diesem Fall oszillierende Dipole); *hydrophobe Bindungen* (die bis zu 50% der Antigen-Antikörper-Bindung ausmachen können) basieren auf einer Verdrängung von Wassermolekülen durch apolare, hydrophobe Gruppen. Der für eine Bindung optimale Abstand zwischen den interagierenden Gruppen ist bei den einzelnen Bindungstypen unterschiedlich.

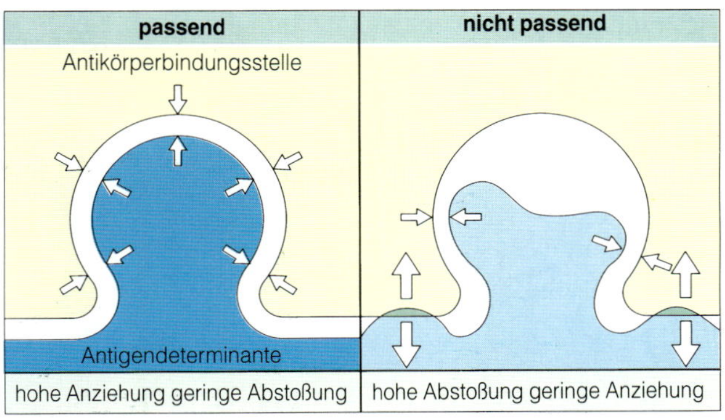

Abb. 6.**3** **Zusammenpassen von Antigen und Antikörper.** Passen antigene Determinante und Bindungsstelle des Antikörpers gut zueinander, wird die zwischenmolekulare Anziehung auf Kosten der Abstoßung begünstigt. Anders herum dominieren bei einer schlechten Paßform die Abstoßungskräfte der sich überlappenden Elektronenwolken über die nur geringen Anziehungskräfte.

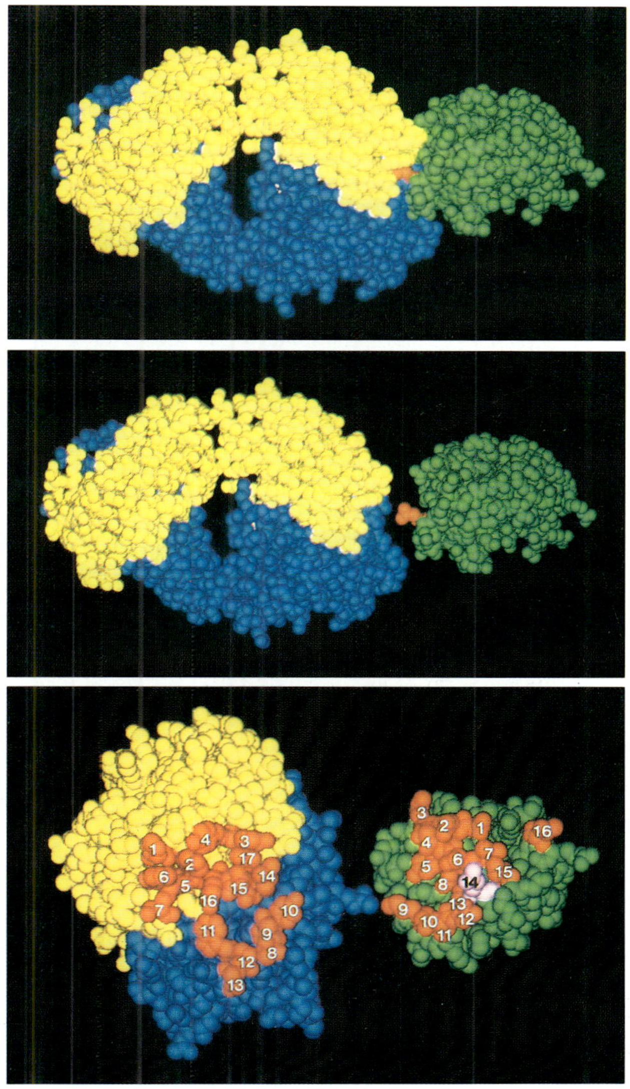

Abb. 6.**4** **Der Fab-Lysozymkomplex.** Die obere Abbildung zeigt Lysozym (grün), welches an die hypervariablen Regionen der schweren (blau) und leichten (gelb) Ketten des Fab-Fragments des Antikörpers D1.3 bindet. Im mittleren Bild ist der Komplex mit Glu 121 (rot) aufgespalten worden. Diese chemische Struktur paßt in das Zentrum der Bindung zwischen den schweren und leichten Ketten. In der unteren Abbildung sind die Moleküle um 90 Grad nach vorn gedreht, um die Kontaktstellen der Antigen-Antikörper-Bindung sichtbar zu machen. Mit freundlicher Genehmigung von Dr. R. J. Poljak; mit Genehmigung von *Science* 233 (1986) 747.

dem Antigen Kontakt (Abb. 6.**4**). Alle hypervariablen Regionen sind an der Antigenbindungsstelle beteiligt. Die dritte hypervariable Region, die vom V-D-J-Segment des Gens der schweren Kette gebildet wird, scheint jedoch die wichtigste zu sein. Dies könnte mit der größeren Variabilität zusammenhängen, die durch Rekombination der V-, D- und J-Segmente ermöglicht wird.

Antikörperaffinität

Die Kraft einer einzelnen Antigen-Antikörper-Bindung nennt man die Antikörperaffinität, und diese ist – wie oben beschrieben – die Summe der anziehenden und abstoßenden Kräfte (Abb. 6.**5**). Die Interaktion des Antikörperbindungsortes mit einem Antigen kann thermodynamisch untersucht werden. Um die Affinität eines einzelnen Bindungsortes zu messen, braucht man ein monovalentes Antigen oder sogar eine einzelne isolierte Antigendeterminante, ein Hapten. Da die nichtkovalenten Bindungen zwischen Antikörper und Hapten dissoziierbar sind, muß die Gesamtbindung zwischen Antigen und Antikörper auch reversibel sein; so kann man das Massenwirkungsgesetz auf die Reaktion anwenden und die Gleichgewichtskonstante K ermitteln. Dies ist die Affinitätskonstante (Abb. 6.**6**).

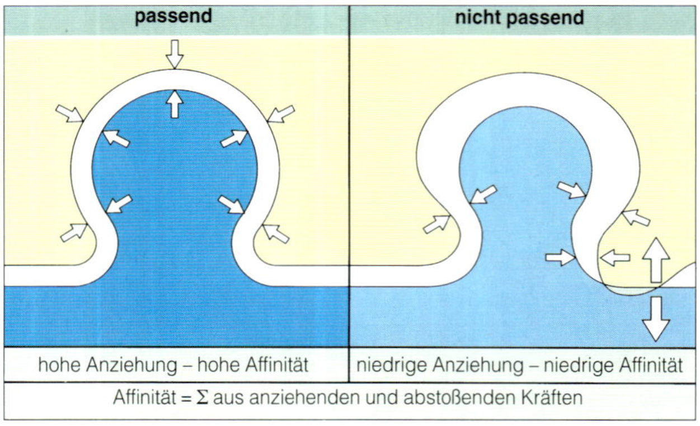

Abb. 6.5 **Antikörperaffinität.** Die Affinität eines Antikörpers zu einem Antigen resultiert aus dem Gleichgewicht zwischen anziehenden und abstoßenden Kräften. Eine hohe Affinität des Antikörpers zum Antigen setzt eine gute Paßform voraus, umgekehrt paßt ein niedrigaffiner Antikörper nur schlecht zu dem betreffenden Antigen.

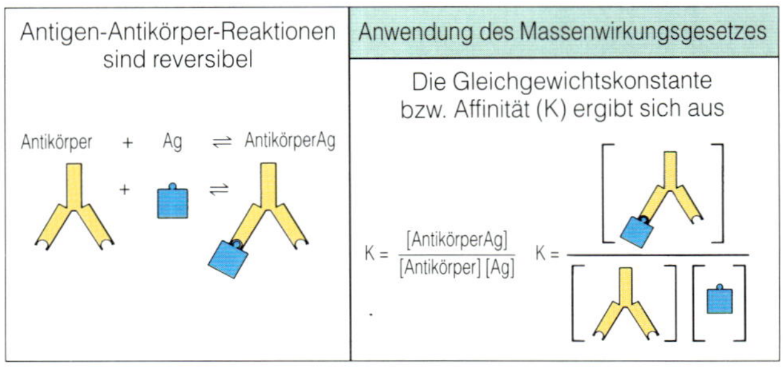

Abb. 6.6 **Berechnung der Antikörperaffinität.** Jede Antigen-Antikörper-Reaktion ist reversibel und unterliegt dem Massenwirkungsgesetz, nach dem die Antikörperaffinität (gegeben durch die Gleichgewichtskonstante K) im Zustand des Gleichgewichts berechnet werden kann (die Konzentrationen der Reaktionspartner stehen in eckigen Klammern).

Affinität und Avidität

Da jede vierpolypeptidkettige Antikörpereinheit zwei Antigenbindungsorte hat, ist die Reaktion von Antikörpern mit Antigen potentiell multivalent. Darüber hinaus kann das Antigen selbst monovalent oder auch multivalent sein. Ein Hapten hat nur eine einzige antigene Determinante und kann so nur mit einem Antigenbindungsort reagieren – es ist deshalb monovalent. Viele Moleküle haben jedoch mehr als eine antigene Determinante. Mikroorganismen weisen auf ihren Oberflächen eine sehr große Anzahl von antigenen Determinanten auf, sie sind also alle multivalent. Wenn ein multivalentes Antigen sich mit mehr als einem Bindungsort des Antikörpers verbindet, ist die entstehende Bindungsenergie beträchtlich größer als die Summe der beteiligten Einzelbindungen, da alle Antigen-Antikörper-Bindungen gleichzeitig aufgebrochen werden müssen, wenn Antigen und Antikörper sich wieder trennen sollen.

Die Kraft, mit der ein multivalenter Antikörper ein multivalentes Antigen bindet, nennt man Avidität, in Unterscheidung zur Affinität, die sich auf die Bindung zwischen einer einzelnen antigenen Determinante und dem entsprechenden Bindungsort bezieht. Die Avidität eines Antikörpers für sein Antigen hängt zwar von den

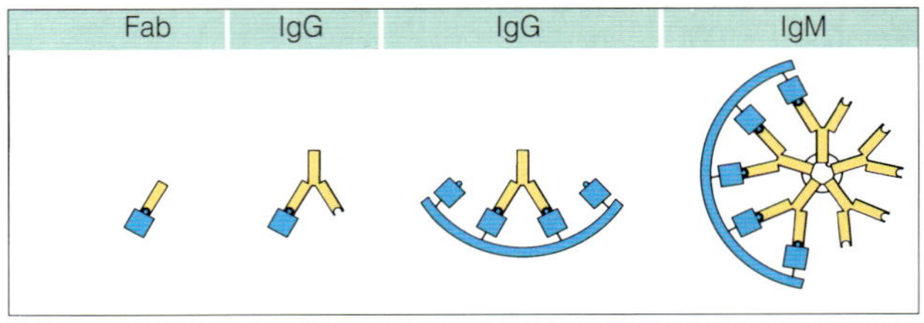

Antikörper	Fab	IgG	IgG	IgM
effektive Antikörpervalenz	1	1	2	bis 10
Antikörpervalenz	1	1	n	n
Gleichgewichtskonstante (L/M)	10^4	10^4	10^7	10^{11}
Vorteil der Multivalenz	–	–	10^3fach	10^7fach
Definition der Bindung	Affinität	Affinität	Avidität	Avidität
	intrinsische Affinität		funktionelle Affinität	

Abb. 6.7 **Affinität und Avidität.** Eine multivalente Bindung zwischen Antikörper und Antigen (Avidität oder funktionale Affinität) besitzt – wie die Ermittlung der Gleichgewichtskonstante zeigt – im Vergleich zu einer einfachen monovalenten Bindung (Affinität oder intrinsische Affinität, hier wurde 10^4 L/M als Referenzwert gewählt) eine beträchtlich höhere Stabilität. Dies wird manchmal als der „Bonuseffekt" der multivalenten Bindung bezeichnet. Die Bindungsenergie von IgG kann auf das 10^3fache ansteigen, wenn beide Valenzen (Bindungsstellen) beteiligt sind, und sogar auf das 10^7fache bei der multivalenten Bindung von IgM an Antigen.

Affinitäten der entsprechenden Bindungsorte für die Determinanten des Antigens ab, ist jedoch größer als die Summe aller dieser Affinitäten, wenn Antigen und Antikörper multivalent sind (Abb. 6.7). Unter physiologischen Verhältnissen spielt die Avidität wahrscheinlich eine wichtigere Rolle, da normalerweise vorkommende Antigene multivalent sind. Hapten-Antikörper-Reaktionen vermitteln jedoch einen besseren Einblick in die immunchemische Natur der Antigen-Antikörper-Reaktion.

Kinetik von Antikörper-Antigen-Reaktionen

„Affinität" ist die Bereitschaft von Antikörpern, mit dem entsprechenden Antigen Komplexe zu bilden. Die Affinität wird im Zustand des Fließgleichgewichts gemessen. Bei vielen biologischen Prozessen kann die Kinetik der Antikörperreaktion von Bedeutung sein. Unter Kinetik versteht man das Verhältnis zweier Konstanten, $K_{1,2}$ ($mol^{-1}s^{-1}$) und $K_{2,1}$ (s^{-1}), welches die Umsetzungsrate nach beiden Richtungen („vorwärts" und „rückwärts") bestimmt. Im Zustand des Gleichgewichts ist das Verhältnis der beiden Konstanten gleich der Gleichgewichtskonstanten oder der „Affinität" des Antikörpers. Man glaubte, daß Unterschiede der Affinität hauptsächlich aus unterschiedlichen „Rückwärts"-Raten resultieren, neuerdings konnte allerdings gezeigt werden, daß auch die „Vorwärts"-Rate die Affinität beeinflussen kann.

Nach neueren Erkenntnissen werden Selektion und Stimulation von B-Zellen bei der Entstehung einer Antikörperantwort von zwei Faktoren beeinflußt, nämlich wie schnell ein Antikörper an Antigen bindet (kinetische Selektion) und wie fest diese Bindung ist (thermodynamische Selektion).

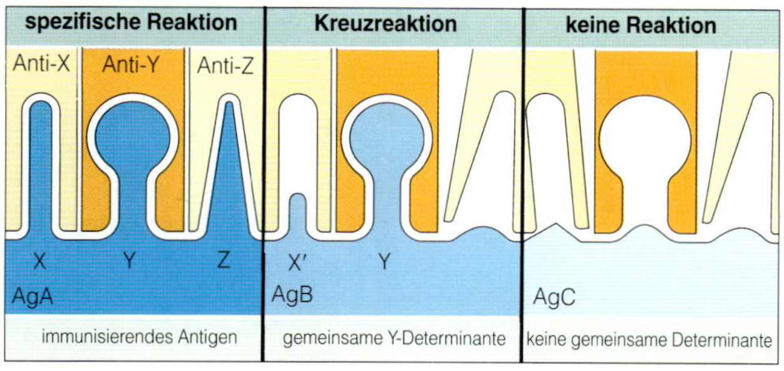

Abb. 6.**8** **Spezifität, Kreuzreaktivität und Nichtreaktivität.** Die Spezifität eines Antiserums kommt dadurch zustande, daß eine Population bestimmter Antikörpermoleküle (Anti-X, Anti-Y und Anti-Z) auf verschiedene Determinanten (X, Y, Z) des Antigenmoleküls (AgA) trifft. Antigen A (AgA) und Antigen B (AgB) besitzen eine gemeinsame Determinante Y. Ein gegen AgA (Anti-XYZ) gebildetes Antiserum reagiert nicht nur *spezifisch* mit AgA, sondern kann auch mit AgB *kreuzreagieren,* indem es die gemeinsame Determinante Y und in gewissem Ausmaß auch die Determinante X' erkennt. Dieses Antiserum zeigt keine Reaktion mit AgC (keine gemeinsamen Determinanten).

Antikörperspezifität

Antigen-Antikörper-Reaktionen können in einem hohen Grad spezifisch sein. Als Beispiel binden Masernantikörper nur an das Masernvirus und bewirken eine Immunität gegen diese Krankheit, binden aber nicht an ein nicht verwandtes Virus, wie etwa Polio, und können auch keine Schutzwirkung ausüben.

Die Spezifität eines Antiserums resultiert aus der Summation der Einzeleffekte der verschiedenen beteiligten Antikörper, von denen jeder mit einem anderen Anteil des Antigenmoleküls, sogar mit verschiedenen Teilen derselben Determinanten reagiert (Abb. 6.**8**). Wenn nun Antigen A und Antigen B einige gemeinsame Determinanten haben, wird ein Anteil der Antikörper gegen A auch mit B reagieren. Dies nennt man *Kreuzreaktivität.* Die Spezifität und Kreuzreaktivität eines Antiserums wird von den Eigenschaften der darin enthaltenen Antikörpermoleküle bestimmt.

Anscheinend erkennt der Antikörper eher die gesamte Konfiguration eines Epitops anstatt einzelne chemische Gruppen (Abb. 6.**9**). Antikörper können eine bemerkenswerte Spezifität zeigen und kleine Abweichungen in der Primärstruktur (Aminosäuresequenz) von Proteinen, in der Ladung, der räumlichen Konfiguration und der sterischen Anordnung unterscheiden (Abb. 6.**10**). Eine der Konsequenzen dieser Spezifität ist, daß viele Antikörper nur an natives Antigen binden bzw. an Antigenfragmente, deren Struktur noch soweit erhalten ist, daß die multiplen Interaktionen einer Antikörper-Antigen-Bindung möglich sind. Diese Spezifität kann ein Problem sein, wenn man Antikörper für immunologische Untersuchungen produzieren möchte. So ist es z. B. viel leichter, Antikörper gegen kurze synthetische Peptide von Antigenen mit bekannter Primärstruktur (die in großen Mengen verfügbar sind) darzustellen als ausreichende Mengen des nativen Antigens für eine Immunisierung zu reinigen. Antikörper gegen solche Polypeptide binden oft nicht gut oder vorhersehbar an natives Antigen.

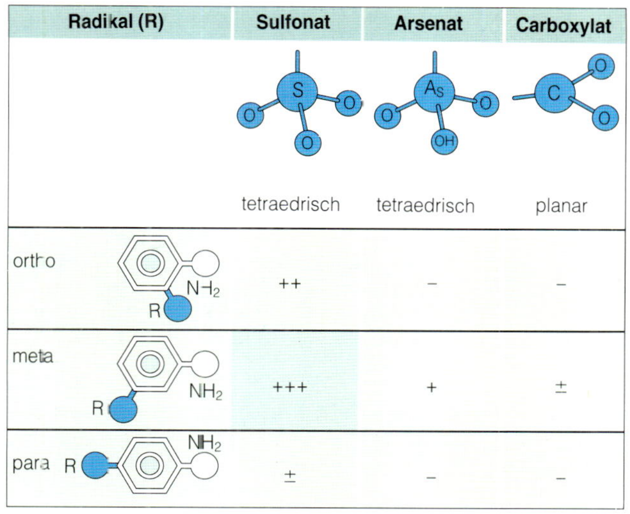

Abb. 6.**9** **Spezifität und Kreuzreaktivität.** Durch Immunisierung mit dem Metaisomer von Aminobenzolsulfonat wird ein Antiserum gegen diese Substanz hergestellt. Dieses Antiserum wird mit den Ortho- und Paraisomeren des Aminobenzolsulfonats und ebenso mit den drei Isomeren (ortho, meta, para) zweier verschiedener, aber miteinander verwandter Antigene in Reaktion gebracht: Aminobenzolarsenat und Aminobenzolcarboxylat. Das Antiserum reagiert spezifisch mit der Sulfonatgruppe (die eine Tetraederstruktur besitzt) in Metastellung, und liefert eine (schwächere) Kreuzreaktion mit Sulfonat in Orthostellung. Ferner sind schwache Kreuzreaktionen möglich, wenn dieses Antiserum mit der tetraedrischen Arsenatgruppe oder der planaren Carboxylatgruppe in Metastellung zusammenkommt, nicht jedoch, wenn diese in Ortho- oder Parastellung vorliegen. Die Arsenatgruppe ist größer als das Sulfonat und besitzt ein zusätzliches H-Atom; das Carboxylat ist kleiner und planar. Daraus ist ersichtlich, daß die Gesamtkonfiguration des Antigens genauso wichtig ist wie seine chemische Zusammensetzung.

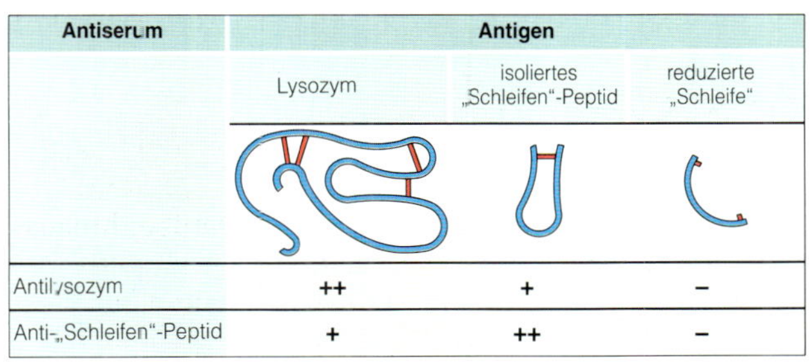

Abb. 6.**10** **Konfigurationsspezifität.** Durch die Bindung (rot) im Lysozymmolekül entsteht eine Schleife in der Peptidkette. Sowohl gegen das ganze Lysozym (Antilysozym) als auch gegen die isolierte Schleife (Anti-„Schleifen"-Peptid) können Antiseren hergestellt werden, die zwischen beiden Antigenen unterscheiden können. Kein Antiserum reagiert mit der isolierten Schleife, wenn diese in einer linearen, reduzierten Form vorliegt. Dies zeigt die Bedeutung der Tertiärstruktur für die Antikörperspezifität.

Designer-Antikörper

Die Molekularbiologie hat den Weg für die Produktion von monoklonalen Antikörpern mit definierter Spezifität, Affinität und Immunglobulinisotyp geebnet. Es ist möglich, Antikörpergene zu entwerfen, die z. B. aus mu-

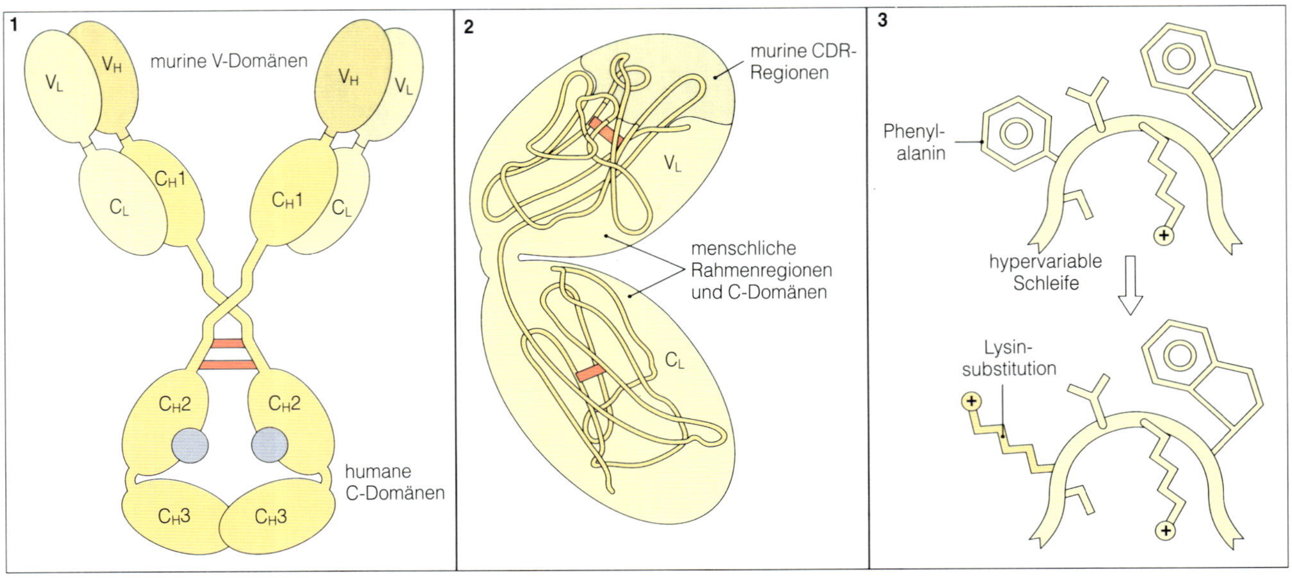

Abb. 6.**11** **Designer-Antikörper.** Es ist möglich, Gene einer murinen V-Domäne auf humane C-Gene zu spleißen und anschließend Zellen zu transfizieren, die dann chimäre Maus-Mensch-Antikörper produzieren (1). Alternativ können auch nur die benötigten CDR-Regionen auf ein anderes Grundgerüst („framework") gespleißt werden (2). Die Affinität einer Bindungsstelle kann auch durch Punktmutationen in der DNA der hypervariablen Regionen modifiziert werden – hier dargestellt als Phe-Lys-Wechsel (3).

rinen V-Domänen und humanen C-Regionen bestehen. Dies erlaubt Immunologen, chimäre Maus-Mensch-Antikörper zu entwickeln: Die in einer Maus erlangte Spezifität eines Antikörpers wird anschließend auf einen humanen Antikörper übertragen. Dieser hat eine geringere Antigenität im Menschen und kann in Patienten in vivo eingesetzt werden. Wenn man auf einer noch kleineren Ebene arbeitet, können auch die hypervariablen Domänen (CDR) von einer Spezies in die entsprechenden Grundgerüst-(„framework"-)Regionen der V-Domänen einer anderen Spezies übertragen werden. Auf der kleinsten Ebene ist es möglich, einzelne Reste in der Bindungsstelle zu verändern, um die Affinität eines Antikörpers zu erhöhen (Abb. 6.**11**).

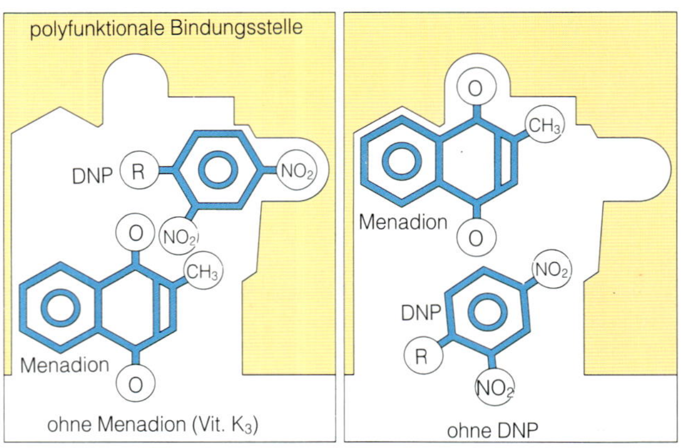

Abb. 6.**12** **Kompetitive Bindung.** Die Bindungsstelle eines Antikörpers kann mehr als eine Antigendeterminante binden. Z. B. besitzt der Antikörper 460 zwei verschiedene Bindungsorte, die im Bindungsbereich 1,2–1,4 nm voneinander entfernt liegen. Der Antikörper bindet die Haptene Menadion und DNP kompetitiv, d. h., die Bindung des einen schließt die Bindung des anderen aus. Bindungsorte, die mehr als eine antigene Determinante spezifisch binden können, nennt man polyfunktionale Bindungsorte.

Polyfunktionelle Bindungsstellen

Forschungsergebnisse der letzten Jahre weisen darauf hin, daß ein Antikörpermolekül komplementär zu mehreren einander unähnlichen Antigenen sein kann. Die Bindung an diese Antigene ist kompetitiv, und es scheint, daß es innerhalb der Bindungsorte verschiedene, räumlich getrennte Positionen gibt (Abb. 6.**12**).

So gesehen wäre die Spezifität einer Antikörperpopulation gar nicht notwendig, da ja *alle* Antikörper die gleiche Spezifität aufweisen; wenn aber von einer großen Anzahl verschiedender polyfunktionaler Antikörper alle in der Lage wären, mit einem bestimmten Antigen A eine Bindung einzugehen, würde im Endeffekt die Reaktivität dieser Antikörper gegenüber A hoch sein, aber niedrig gegenüber allen anderen Antigenen. Dann wäre die Spezifität ein Populationsphänomen, also der Durchschnitt der Merkmale aller Antikörper in einem Antiserum (Abb. 6.**13**).

Physiologische Bedeutung von Antikörpern mit hoher und niedriger Affinität

Die Bindungsaffinität ist nicht nur von theoretischem Interesse, da Affinität und Avidität die physiologischen und pathologischen Eigenschaften der Antikörper mitbestimmen. Ein hochaffiner Antikörper ist einem niedrigaffinen Antikörper in einer Reihe von biologischen Reaktionen überlegen (Abb. 6.**14**). Im Tierexperiment persistieren Antigen-Antikörper-Komplexe, die niedrigaffine Antikörper enthalten, im Kreislauf schlagen sich an der glomerulären Basalmembran der Niere nieder und rufen eine Nierenfunktionsstörung hervor. Hochaffine Komplexe verschwinden eher aus dem Kreislauf, setzen sich lediglich im renalen Mesangium fest und stören die Funktion der Niere nur unwesentlich.

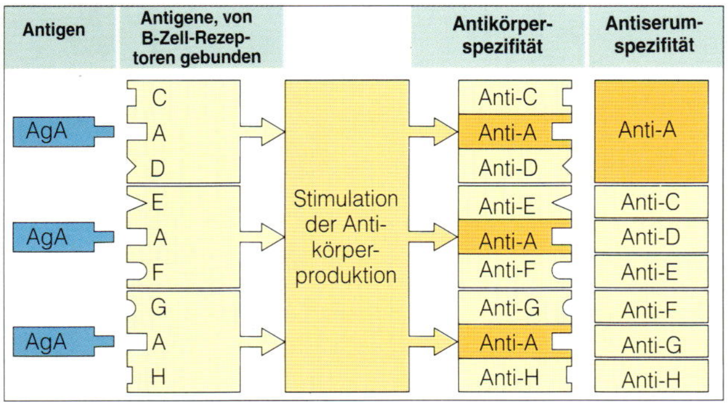

Abb. 6.**13** **Polyfunktionale Bindungsorte.** Spezifität ist ein Populationsphänomen. Ein einzelnes Antigen (AgA) kann an Antikörpermoleküle verschiedener B-Zellen binden, die nicht nur für A, sondern auch für andere Antigene (C, D, E, F usw.) spezifisch sind, d. h., die Rezeptoren besitzen polyfunktionale Bindungsorte. Jede durch AgA stimulierte B-Zelle bildet Antikörper, die nicht nur für AgA, sondern auch für andere Antigene spezifisch sind. Da jede einzelne stimulierte B-Zelle AgA-spezifisch ist, aber nicht jede Zelle auch spezifisch für die anderen Antigene ist, ist die Konzentration der AgA-Antikörper höher als die der Antikörper gegen andere Antigene.

Hämagglutination
Hämolyse
Komplementbindung
passive kutane Anaphylaxie
immunologische Beseitigung des Antigens
Membranschädigung
Virusneutralisation
Schutz vor Bakterien und Viren
Enzymaktivierung

Abb. 6.**14** **Vorteile hochaffiner Antikörper gegenüber niedrigaffinen Antikörpern bei einigen biologischen Reaktionen.**

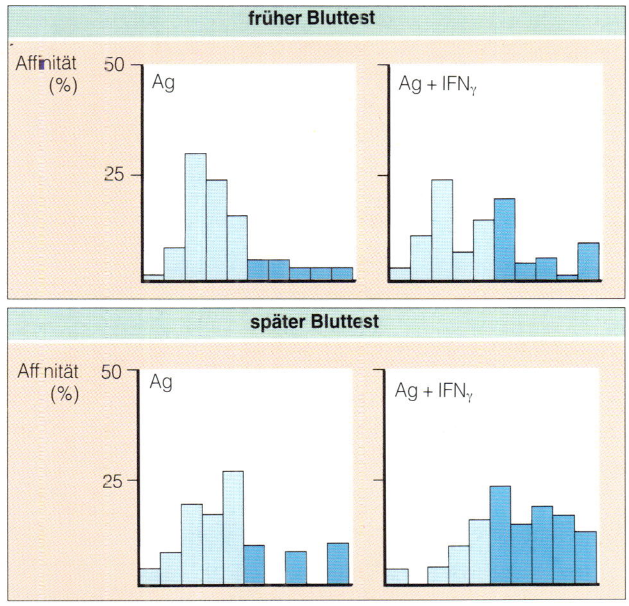

Abb. 6.**15** **Reifung der Affinität in vivo.** Mäuse wurden entweder mit Antigen allein (Ag) oder mit Antigen plus 30 000 Einheiten IFNγ (Ag + IFNγ) immunisiert. Die Affinität der Antikörper wurde früh und spät nach der Immunisierung getestet. Mäuse, die IFNγ erhalten hatten, besitzen sowohl im frühen als auch im späten Bluttest mehr hochaffine Antikörper (dunklere Balken) als Mäuse, denen nur das Antigen allein gegeben wurde.

Die Antikörperaffinität zu den meisten T-abhängigen Antigenen nimmt während der Immunantwort zu. Ein ähnlicher Effekt kann auch durch bestimmte Immunisierungsprotokolle produziert werden. Zum Beispiel werden hochaffine Antikörpersubpopulationen nach einer Immunisierung mit Antigen und IFNγ vermehrt (Abb. 6.**15**). Eine Reihe von Adjuvanzien können den Antikörperlevel erhöhen, aber nur wenige besitzen auch die Eigenschaft, die Antikörperaffinität zu steigern. Da die Affinität merklich die biologische Effektivität von Antikörpern beeinflußt, könnte IFNγ ein wichtiges Adjuvans bei Vakzinierungen werden.

Bestimmung der Affinität und Avidität

Es gibt eine Anzahl von Methoden zur Bestimmung der Affinität und Avidität. In jedem Verfahren wird ein System benutzt, in dem sich Antikörper und Antigen in einem Gleichgewicht darstellen: $Ak + Ag \rightleftarrows AkAg$. Die Mengen von freiem und gebundenem Antigen werden dann gemessen, ohne das Gleichgewicht zu stören. Dies kann auf verschiedene Weise geschehen, etwa indem freies von gebundenem Antigen durch physikalische Methoden wie Dialyse, Gelfiltration, Zentrifugation und selektive Präzipitation getrennt wird oder durch Messung der Fluoreszenz des gebundenen Antigens oder Antikörpers. Die gewonnenen Daten können durch Anwendung des Massenwirkungsgesetzes mit Hilfe der Affinitätskonstante K analysiert werden:

$$K = \frac{[AkAg]}{[Ak]\,[Ag]}$$

wobei [AkAg] die Konzentration des gebundenen Antigens ist, [Ag] die Konzentration des freien Antigens und [Ak] die Konzentration der freien Bindungsorte im Gleichgewicht. Wenn die Hälfte der Bindungsorte des Antigens besetzt ist, gilt [Ak] = [AkAg], und daraus folgt K = 1/[Ag]. Mit anderen Worten braucht ein hochaffiner Antikörper (einer mit einem hohen K-Wert) nur eine geringe Antigenkonzentration, um die Hälfte der Bindungsorte abzusättigen, wohingegen ein niedrigaffiner Antikörper viel höhere Antigenkonzentrationen benötigt, um dies zu erreichen.

Heterogenität der Antikörperaffinität

Wenn Enzyme mit ihren Substraten reagieren, ist die Gleichgewichtskonstante (K-Wert) der Reaktion bei verschiedenen Substratkonzentrationen unverändert. Bei der Reaktion zwischen Antigen und Antiserum ist dies anders: K ändert sich mit der Antikörperkonzentration und spiegelt damit die Heterogenität einer normalen Antikörperpopulation wider. Lange Jahre hat man geglaubt, daß bei jeder Population von Antikörpern die Affinität einer Gauß-(Normal-)Verteilung folgt. Dies ist allerdings nicht der Fall. Die durchschnittliche Affinität (K_0) ist definiert als der reziproke Wert der Konzentration des freien Antigens im Gleichgewicht, wenn die Hälfte der Bindungsorte besetzt ist:

$$K_0 = \frac{1}{[\text{Ag frei}]}$$

Bei der Ermittlung der Gleichgewichtskonstante für die Reaktion zwischen einem Antiserum und dem Antigen erhält man (bei verschiedenen Antigenkonzentrationen) eine Verteilung von K-Werten (Affinitäten), die nicht der Gauß-Verteilung entspricht (Abb. 6.**16**).

Die Heterogenität der Antikörperaffinität kann experimentell nur schwer gemessen werden. Eine präzise mathematische Beschreibung dieses Parameters ist wegen des Unwissens über die Verteilung der Affinitäten eines bestimmten Serums (normal, verzerrt, biphasisch oder polyphasisch) nicht möglich. Komplizierte Computeranalysen der Bindungskurven wurden benutzt, um die Heterogenität zu definieren; allerdings unter der Annahme, daß die Verteilung normal ist. Ein einfacher experimenteller Ansatz zur Abschätzung der Heterogenität, der sich nicht auf solche Annahmen stützt, wurde beschrieben. Bei dieser Technik werden geeignete Antikörperverdünnungen und serielle Verdünnungen freien Antigens in Lösung in antigenbeschichtete Mikrotiterplatten gegeben. (Das freie Antigen blockiert die Bindung des Antikörpers an das Antigen auf der Platte.) Die prozentuale Inhibition bei jeder Konzentration an freiem Antigen wird errechnet und die molare Konzentration bei 50% Inhibition bestimmt ($I_{0,5}$). Für jede eingesetzte freie Antigenkonzentration wird die perzentile Inhibition berechnet, und die Werte werden benutzt, um die Heterogenität mittels eines Histogramms zu analysieren. Aus diesen Werten kann ein mathematischer Wert errechnet werden, der die Heterogenität beschreibt (Shannon-Index). Hohe Werte zeigen eine weite Spanne von Affinitäten an, niedrige Werte das Gegenteil.

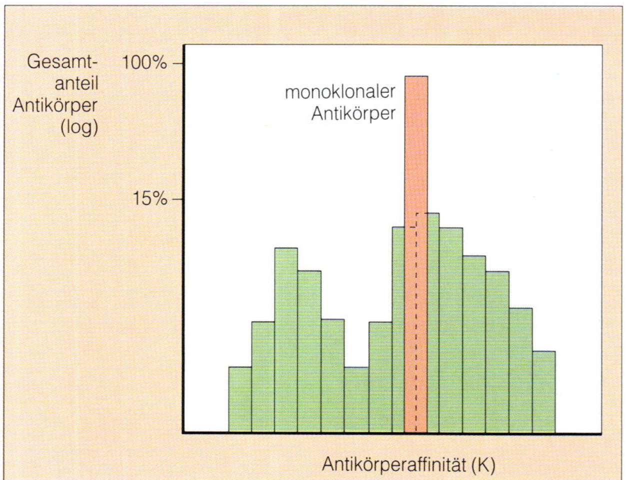

Abb. 6.**16** **Heterogenität der Affinität.** Dieses Histogramm zeigt eine typische Verteilung von Antikörperaffinitäten (K) eines Antiserums für eine antigene Determinante im Vergleich zur exklusiven Affinität, mit der ein monoklonaler Antikörper seine antigene Determinante bindet. Beachte, daß die Verteilung der Antikörperaffinitäten nicht einer Normalverteilung entspricht.

Die Struktur von Antigenen

Gegen ein Antigen können viele verschiedene Antikörper gebildet werden, da Antigene dreidimensionale Strukturen sind und somit den antikörperproduzierenden B-Zellen viele verschiedene Konfigurationen anbieten. Gegen ein Antigen gerichtete Antikörper besetzen Epitope, die sich auf der Oberfläche des Antigens überlappen können. Auf diese Weise binden verschiedene Antikörper an eine bestimmte antigene Region auf dem Molekül, ohne exakt dieselbe antigene Determinante (Epitop) zu besetzen.

Obwohl es möglich ist, Antikörper gegen fast jede Struktur auf dem Antigen zu erzeugen, geschieht dies bei einer Immunantwort normalerweise jedoch nicht. Gewöhnlich sind bestimmte Stellen auf dem Antigen besonders immunogen, so daß der Großteil der Antikörper an diese Regionen bindet. Diese sog. immundominanten Regionen auf dem Antigen befinden sich oft an exponierten Regionen auf der Außenseite, besonders wenn dort Polypeptidschleifen vorhanden sind, die nicht in einer besonderen Tertiärstruktur fixiert sind.

In einigen Fällen entsprechen die immundominanten Regionen den am meisten veränderlichen Anteilen auf der Oberfläche des Moleküls. Diese Beobachtung führte zu der Vermutung, daß die Interaktion zwischen Antikörper und Antigen nicht unbedingt der Vorstellung von Schlüssel und Schloß folgen muß, die eine perfekte komplementäre Paßform zwischen Antikörper und Antigen unterstellt. Vielmehr scheint es eine gewisse Flexibilität sowohl der Antigenepitope als auch der hypervariablen Regionen zu geben, wodurch eine optimale Bindungsenergie aufgebaut wird. Die röntgenkristallographische Analyse von Komplexen aus Fab-Bindungsstücken und dem Antigen Neuraminidase konnte diese Vermutung weitgehend bestätigen.

Die unterschiedlichen Faktoren, die an der Komplementarität beteiligt sind, wurden an anderer Stelle zusammengefaßt (s. Abb. 6.**3**, 6.**4** u. 6.**5**).

Antigenerkennung durch T-Zellen

T-Zellen erkennen membrangebundenes Antigen in Assoziation mit MHC-Molekülen. MHC-Klasse-I- und -Klasse-II-Antigene agieren als Führungssystem für T-Zellen. Dieser Prozeß wird MHC-Restriktion genannt. Das Prinzip der MHC-Restriktion zeigte anfänglich ein Schlüsselexperiment, in dem die Immunantwort muriner zytotoxischer T-Zellen auf virusinfizierte Zielzellen getestet wurde (Abb. 6.**17**). Es zeigte, daß zytotoxische T-Zellen (Tc) eines virusinfizierten Tieres darauf geprägt sind, nur mit dem gleichen Virus infizierte Zellen des gleichen H-2-Haplotyps zu töten. Sie sind nicht in der Lage, Zellen, die zwar mit dem gleichen Virus infiziert sind, aber einen anderen Haplotyp besitzen, abzutöten. Eine mögliche Erklärung für die Evolution dieses kombinierten Erkennungssystems ist, daß durch die Erkennung viralen Antigens in Verbindung mit MHC-Molekülen die Rezeptoren auf T-Zellen nicht mit freiem Virus saturiert werden können: Die Sättigung würde die T-Zellen daran hindern, virusinfizierte Zellen zu töten.

Ähnliche Prinzipien der MHC-restringierten Erkennung wurden anschließend auch bei T-Helfer-(T_H-)Zellen gezeigt, die Antigene auf Makrophagen und B-Zellen in Assoziation mit MHC-Klasse-II-Molekülen erkennen. In diesem Fall agieren Regionen der Klasse-II-Moleküle als Erkennungssignale zwischen antigenpräsentierender Zelle (wie Makrophagen) und T_H-Zellen.

Prozessierung von Antigen und Antigenpräsentation

Antikörperantworten und zellvermittelte Immunreaktionen sind generell gegen unterschiedliche Determinanten eines Antigens gerichtet. Z. B. erkennen murine B-Zellen ein Epitop am N-Terminus von Glucagon, T-Zellen jedoch Determinanten in der Nähe des C-Terminus (Abb. 6.**18**). Der Grund dieser Dichotomie ist, daß Antigene von MHC-Antigenen nicht als intakte Proteine auf der Zelloberfläche präsentiert werden, sondern als prozessierte, d. h. partiell abgebaute Formen. Zellen, die Antigen in dieser Weise prozessieren, sind entweder spezialisierte antigenpräsentierende Zellen (APC), die fähig sind, die Teilung von T-Zellen zu stimulieren, oder jede virusinfizierte Zelle innerhalb des Körpers, die dann zu einer Zielzelle für zytotoxische T-Zellen wird. Das Prozessieren von Antigen beinhaltet den Abbau des Antigens zu Peptidfragmenten. Daher sind die Mehrzahl der Epitope, die von T-Zellen erkannt werden, lineare Fragmente der Peptidkette, die im intakten Protein meist sterisch verhindert sind. Nur eine Minderheit der Peptidfragmente eines Proteinantigens kann an ein bestimmtes MHC-Molekül binden. Ferner binden verschiedene MHC-Moleküle unterschiedliche Gruppen von Peptiden. So wurde z. B. durch den Gebrauch eines viralen Antigens von Mäusestämmen mit unterschiedlichen Haplotypen (die unterschiedliche MHC-Moleküle besitzen) herausgefunden, daß T_H-Zellen mit unterschiedlichem Haplotyp verschiedene Peptide dieses Antigens erkennen. Dies ist größtenteils von der Fähigkeit bestimmter Peptide abhängig, an bestimmte MHC-Klasse-II-Moleküle zu binden (Abb. 6.**19**). Ein anderes Beispiel für das Prinzip dieser Epitopselektion durch unterschiedliche MHC-Moleküle ist die Immunantwort von Hasen auf basisches Myelinprotein (MBP) (Abb. 6.**20**). Die unterschiedlichen Hasenstämme antworten jeweils auf verschiedene Regionen des MBP.

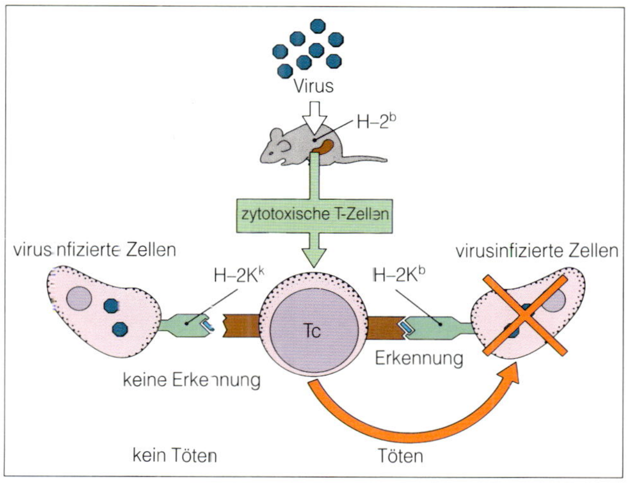

Abb. 6.**17** **Töten virusinfizierter Zellen und haplotyprestringiertes Töten.** Eine Maus mit H-2b-Haplotyp wird mit einem Virus infiziert und die generierten, virusgeprägten Tc-Zellen anschließend isoliert. Diese T-Zellen werden dann auf ihre Fähigkeit getestet, Zellen mit H-2b- oder H-2k-Haplotyp, die mit dem gleichen Virus infiziert sind, zu töten. Die Tc-Zellen töten die H-2b-Zellen, aber keine Zellen des anderen H-2k-Haplotyps. Daraus kann gefolgert werden, daß die T-Zelle eine spezifische Struktur erkennt, die aus der Assoziation des Klasse-I-H-2K-(oder -H-2D-)Produktes mit viralem Antigen (z. B. Virus/H-2K-Komplex) resultiert. Als Kontrolle werden beide Gruppen mit einem Antivirusantikörper behandelt der keine Haplotypestriktion besitzt: Die infizierten Zellen beider Haplotypen werden durch den Antivirusantikörper und Komplement getötet.

Glucagon N	1 – 17	18 – 29 C
Antikörperantwort	+++	+
Lymphozytenstimulation	–	+++
Reaktion vom verzögerten Typ	+	+++

Abb. 6.**18** **T-Zell- und B-Zell-Epitope sind verschieden.** Dargestellt ist die Immunantwort auf zwei Peptide des Antigens Glucagon. Antikörper (B-Zell-Antwort) richten sich hauptsächlich gegen Epitope auf dem N-Terminus, während das C-terminale Peptid 18–29 eine T-Zell-Antwort stimuliert (Lymphozytenstimulation in vitro und die Reaktion vom verzögerten Typ in vivo).

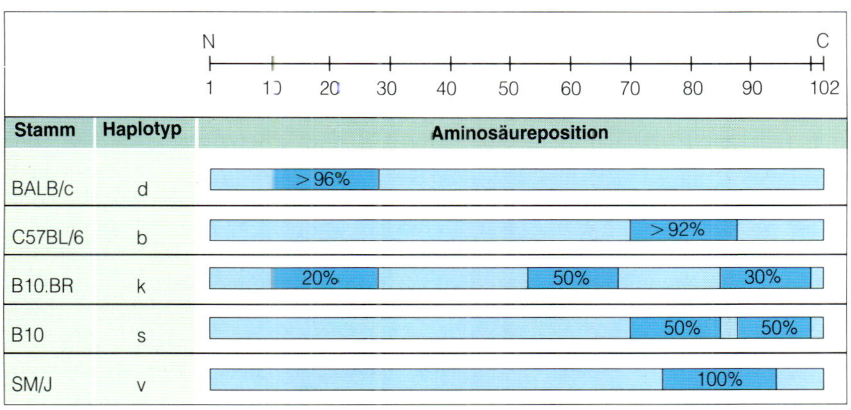

Abb. 6.**19** **T-Zell-Bindungsstellen auf dem λ-Repressor-Protein.** Diversität antigener Peptide in Beziehung zu MHC-Klasse-II. Mäuse wurden mit λ-Repressor-Protein immunisiert. Die aus den Mäusezellen hergestellten T-Zell-Hybridome wurden mit einer Reihe von sich überlappenden Peptiden getestet, die zusammen das gesamte Protein umfaßten. Die Positionen antigener Peptide sind in dunkelblau dargestellt, und der Prozentsatz ist angegeben, mit dem das Protein und das Fragment erkannt wurden. Ein Peptid war immer immundominant, obwohl mehr als ein Peptid in einigen Mäusestämmen antigen war. (Nach Roy u. Mitarb.)

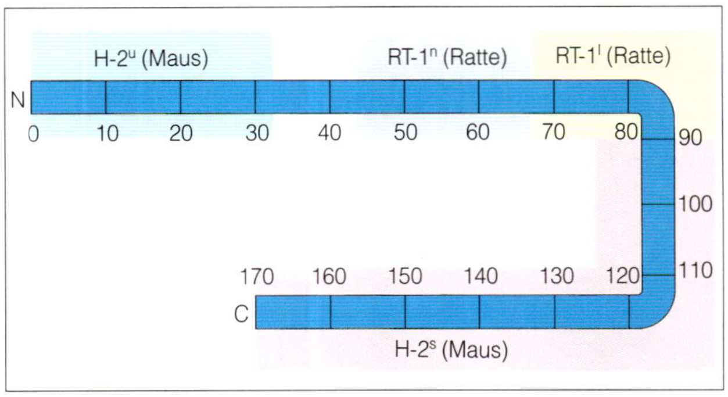

Abb. 6.**20** **T-Zell-Antwort auf antigene Peptide.** Dargestellt ist die T-Zell-Antwort von Mäusen und Ratten auf basisches Myelinprotein. Mäuse vom Haplotyp H-2^u reagieren auf Determinanten am N-Terminus (0–32), während SJL-Mäuse (H-2^s) auf eine Determinante im Peptid 90–170 ansprechen. Die Peptide, die von Lewis-Ratten (RT-1^l) und dem Stamm Brown Norway (RT-1^n) erkannt werden, sind auch markiert. RT-1 ist der MHC der Ratte.

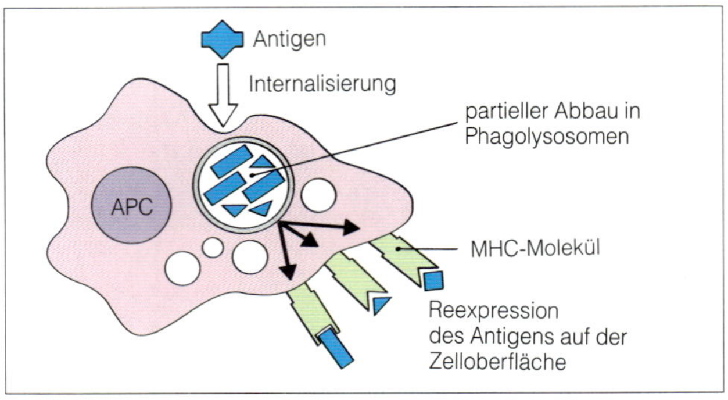

Abb. 6.**21** **Prozessieren von Antigenen.** Antigene werden von antigenpräsentierenden Zellen (APC) internalisiert und anschließend von proteolytischen Enzymen in spezialisierten intrazellulären Kompartimenten abgebaut. Antigene Peptide, die als lineare Fragmente vorliegen, assoziieren mit MHC-Klasse-II-Molekülen. Sie kreuzen den endozytotischen Weg auf ihrer Wanderung zur Zelloberfläche.

Peptide	Aminosäuresequenz
Myoglobin	69–78 102–118 132–145
Influenza-Hämagglutinin	109–119 130–140 302–313
Hepatitis-B-Oberflächenantigen	38–52 95–109 140–154
Hepatitis-B-Prä-S	120–132
MKS/IPV	141 –160
Tollwutvirus-Vorläufer	32–44

* bei 6 weiteren Proteinen, die auf diese Weise untersucht wurden, konnten 18 von 23 Sequenzen richtig vorhergesagt werden

Abb. 6.**22** **T-Zell-Bindungsstellen auf Proteinen.** In der Tabelle sind Peptide aufgeführt, die T-Zellen stimulieren. Die Peptide stammen von mehreren Proteinen. Synthetische Peptide, die der gesamten Aminosäuresequenz eines Proteinantigens entsprechen, können benutzt werden, um spezifische T-Zellen zu stimulieren. Normalerweise sind nur ein oder wenige Peptide eines Proteins Stimulatoren.

Prozessieren von Antigenen

Das Prozessieren von Antigenen, durch das Peptide entstehen, die an MHC-Moleküle binden können, findet in intrazellulären Organellen statt (Abb. 6.**21**). Der interne Abbau durch antigenpräsentierende Zellen kann durch den Gebrauch von synthetischen Peptiden umgangen werden. Dadurch war es möglich, Epitope zu identifizieren, die von T-Zellen unterschiedlicher Spezifität erkannt werden (Abb. 6.**22**). Die relative Bedeutung verschiedener Aminosäuren innerhalb eines definierten Epitops kann auch durch Ersetzen von Aminosäuren an unterschiedlichen Stellen untersucht werden. Durch den Gebrauch definierter Peptide konnte auch die direkte Bindung an MHC-Klasse-I- und MHC-Klasse-II-Antigene gezeigt werden. Die Effekte von Aminosäuresubstitutionen auf die Bindung an MHC und auf die T-Zell-Reaktivität wurden verglichen. Dies hat vorsichtige Rückschlüsse auf die Aminosäuren, die mit dem MHC-Molekül bzw. mit dem T-Zell-Rezeptor kontaktieren, ermöglicht. Es konnte z. B. gezeigt werden, daß ein Peptid aus den Aminosäureresten 52–61 des Hühnereiweißlysozyms von H-2-IA^k-restringierten T-Zellen erkannt wird. Dieses Peptid bindet mit einer Dissoziierungskonstanten von ungefähr 3 μmol/10^{-6} an IA^k-Moleküle. Aus Daten über die direkte Bindung an MHC und funktionellen Daten wurde geschlossen, daß drei Aminosäurereste innerhalb des Peptids mit Ia interagieren sowie drei weitere Reste mit dem T-Zell-Rezeptor. Die Aminosäurereste, die mit dem TCR und dem MHC Kontakt haben, liegen getrennt an sich gegenüberliegenden Stellen, wenn das Peptid als α-Helix dargestellt wird (Abb. 6.**23**). Trotzdem sind die Konformationen, die von antigenen Peptiden bei der Bindung an MHC-Moleküle angenommen werden, strittig. Dieser Punkt wird weiter unten in Zusammenhang mit der Struktur der MHC-Bindungsfurche diskutiert.

Struktur der Klasse-I-Antigene

Die Kenntnisse der dreidimensionalen Struktur der MHC-Klasse-I-Antigene und die Lokalisation der Peptidbindungsstelle als eine Furche, die von den α_1- und α_2-Domänen gebildet wird, hat geholfen, diese Beobachtungen zu erklären (Abb. 6.**24**). Die Struktur der Peptidbindungsfurche der Klasse-I- und – durch Schlußfolgerung – der Klasse-II-Antigene wurde in Kapitel 4 ausführlich diskutiert. Die Peptidbindungsstelle ist eine Struktur mit vielen Taschen, Spalten, Höhenzügen, Einstülpungen und Vertiefungen. Ihre genaue Topologie ist teilweise von der Art der Aminosäurereste innerhalb der Furche abhängig; diese variiert von einem Haplotyp zum anderen. Ob also ein Peptid an ein bestimmtes MHC-Molekül bindet, ist abhängig von der Art der Aminosäurereste des Peptids und ihrer Komplementarität zu der Bindungsfurche der MHC-Moleküle. Einige Aminosäurereste des Peptids werden sich außerhalb der Bindungsfurche befinden und könnten mit dem TCR kontaktieren.

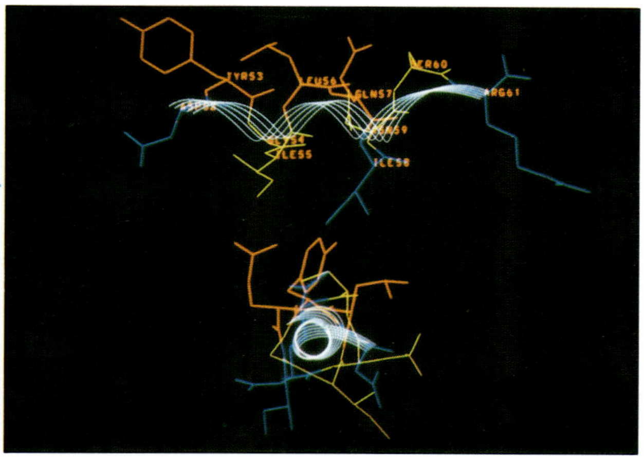

Abb. 6.**23** **T-Zell-Rezeptor und Klasse-II-Kontaktstellen.** Dieses Modell zeigt das Peptid 52–61 aus Hühnereilysozym in Seitenansicht (oben) und von vorn (unten). Zu erkennen sind die α-Helix-Struktur und der N-Terminus auf der linken Seite (Kontaktanteile des T-Zell-Rezeptors sind rot, Klasse-II-Kontaktstellen blau, andere Reste gelb dargestellt). Die α-Helix ist als weißes Band gezeichnet. Anteile des Epitops und des Agretops finden sich bevorzugt auf gegenüberliegenden Seiten des Antigens. Mit freundlicher Genehmigung von Prof. P. M. Allen; aus Nature 327 (1987) 714.

Neuere Untersuchungen haben ergeben, daß Experimente mit synthetischen Peptiden keine perfekten Modelle für die T-Zell-Erkennung in vivo darstellen. Fortschritte in der Technik der Proteinreinigung und in der Genauigkeit der Proteinsequenzierung haben es ermöglicht, Peptide zu untersuchen, die von der Zelle produziert und dann durch den MHC an der Zelloberfläche gebunden werden. Die an der Zelloberfläche exprimierten Peptide schließen nicht nur fremde Peptide von internalisierten Antigenen oder viralen Partikeln ein, sondern auch zelleigene Moleküle, die innerhalb der Zelle produziert oder aus der extrazellulären Flüssigkeit endozytiert wurden. Als zelleigene Peptide von MHC-Klasse-I-Molekülen getrennt, gereinigt und sequenziert wurden, fand man heraus, daß sie aus einer Kette von 9 Aminosäureresten bestanden. Dieser Befund steht im Gegensatz zu den Untersuchungen mit den synthetischen Peptiden, bei denen eine Länge von 12–15 Aminosäureresten als optimal für das Epitop bestimmt worden war. Interessanterweise konnten die „natürlichen", von den MHC-Molekülen entfernten Peptide genauer definiert werden, als erwartet wurde. So konnten durch das Sequenzieren von Peptiden, die an bestimmte MHC-Moleküle gebunden waren, charakteristische Aminosäurereste identifiziert werden – einer am C-Terminus und einer nahe des N-Terminus des Peptids. Anhand dieser Aminosäuren können Gruppen innerhalb der gebundenen Peptide für jeweils verschiedene Klasse-I-Moleküle unterschieden werden (Abb. 6.**25**). Es wird angenommen, daß diese charakteristischen Muster als Ankeraminosäurereste für das Peptid in der Bindungsfurche dienen. Neue Analysen der dreidimensionalen Struktur des HLA-B27-Moleküls haben ein sehr genaues Bild des in der Bindungsfurche liegenden Peptids ergeben. Es ist eine langgestreckte (nicht-α-helikale) Kette aus 9 Aminosäureresten, die mit ihren Enden an den sich gegenüberliegenden Seiten der Bindungsfurche befestigt ist und mit den Seitenketten einiger Aminosäurereste in die Taschen reicht, die innerhalb der variablen Region der Klasse-I-schweren Kette gebildet werden. Dieses strukturelle Bild stimmt mit den charakteristischen Mustern, die an den Enden der vom MHC entfernten Peptide bestimmt wurden, überein. Es ist bis jetzt nicht be-

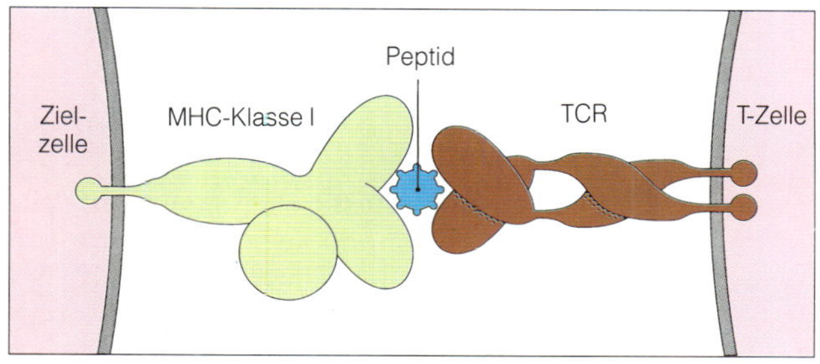

Abb. 6.**24** **MHC-Klasse-I-Peptid-Komplex.** Dargestellt ist ein Schema für die Struktur des ternären Komplexes aus MHC-Klasse-I-Peptid und TCR. Das Peptid liegt in der Bindungsfurche, die von der α_1- und α_2-Domäne des MHC-Klasse-I-Moleküls gebildet wird. Diese Region kontaktiert mit der von den 6 hypervariablen Regionen der Vα- und Vβ-Domänen gestalteten Bindungsstelle des TCR.

Restriktions-element	Muster	Position								
		1	2	3	4	5	6	7	8	9
H-2D^b	dominante Ankerreste					N				M
	stark		M	I L P V	K E Q V		L F			I
H-2K^b	dominante Ankerreste					F Y			L	
	stark			Y					M	
H-2K^d	dominante Ankerreste		Y							I L
	stark			N I L	P	M	K F	T N		
HLA-A2	dominante Ankerreste		L							V
	stark		M		E K		V		K	

Abb. 6.**25** **Bindungspeptide für Klasse-I-Moleküle.** Allelspezifische Muster von Peptiden, die aus MHC-Molekülen entfernt wurden, sind dargestellt. Klasse-I-Moleküle mit unterschiedlichen Haplotypen wurden aus Extrakten kultivierter Zellinien immunpräzipitiert. Die an diese Moleküle gebundenen Peptide wurden gereinigt und sequenziert. Aminosäurereste, die immer an bestimmten Positionen gefunden werden, wurden als dominante Ankerreste klassifiziert. Aminosäurereste, die ziemlich oft an einer Bindungsstelle vorkommen, sind als „stark" gezeigt. Positionen, für die keine Aminosäurereste angegeben sind, können mit verschiedenen unterschiedlichen Aminosäuren in gleicher Frequenz besetzt sein. Es wird der Ein-Buchstaben-Kode für Aminosäuren verwendet.

kannt, ob die gleichen Beschränkungen auch für die Bindung von Peptiden an Klasse-II-Moleküle gelten.

MHC-Peptid-Assoziation

Das Bild einer langen Bindungsfurche, die an der Spitze des MHC-Moleküls liegt und spezifische Gruppen von Peptiden selektiert, entsteht durch eine Kombination biochemischer und röntgenstrahlkristallographischer Untersuchungen. Die selektierte Gruppe ist abhängig von der genauen Struktur der Bindungsfurche, die wiederum durch die sie umgebenden polymorphen Aminosäurereste vorbestimmt ist.

Wie und wo werden die Peptide mit den MHC-Molekülen assoziiert? Es gibt Anhaltspunkte dafür, daß die Peptid-MHC-Assoziation in spezifischen, intrazellulären Organellen stattfindet und daß die Interaktion der Peptide mit Klasse-I- und Klasse-II-Antigenen an unterschiedlichen Stellen innerhalb der Zelle geschieht.

Wie nun bekannt ist, können Zellen nicht nur Fremdantigene, sondern auch Peptidfragmente ihrer eigenen Moleküle präsentieren. Allerdings reagiert das Individuum wegen der Mechanismen der Eigentoleranz nicht gegen Selbstmoleküle. Von diesen Mechanismen ist die Erziehung der T-Zellen während ihrer Reifung im Thymus am wichtigsten. Sie führt zu einer Deletion von T-Zellen, die mit Selbstpeptiden auf Selbst-MHC-Molekülen reagieren (s. Kap. 11).

Klasse-I-Peptid-Assoziation

Wie eine Reihe von Experimenten belegt, erkennen Klasse-I-restringierte T-Zellen (Tc-Zellen) endogene, innerhalb der Zelle synthetisierte Antigene, wohingegen Klasse-II-restringierte T-Zellen (T_H-Zellen) exogen zugeführtes Antigen erkennen. Experimentell kann durch die Manipulation der Proteinlokalisation bestimmt werden, ob eine Klasse-I- oder Klasse-II-restringierte Antwort hervorgerufen wird. Zum Beispiel ruft das Influenzavirus-Hämagglutinin (HA), ein Glykoprotein, das mit der Membran der Wirtszellen assoziiert ist, normalerweise nur eine schwache Tc-Zell-Antwort hervor. Allerdings kann Influenza-HA auch im Zytoplasma durch eine Deletion der cDNA-Sequenz, die für das N-terminale Signalpeptid von HA kodiert, generiert werden. Dies führt zu einer starken Tc-Zell-Antwort gegen HA. In ähnlicher Weise führt die Einschleusung von Ovalbumin in das Zytoplasma einer Zielzelle mit Hilfe der Technik des osmotischen Schocks zu Tc-Zellen, die Ovalbumin erkennen, wohingegen die Addition von exogenem Ovalbumin ausschließlich eine T_H-Zell-Antwort hervorruft.

Prozessieren von zytoplasmatischem Antigen

Zytoplasmatische Antigene werden durch zytoplasmatische Proteasen vor ihrem Transport in das rauhe endoplasmatische Retikulum (RER) der Zelle zu Peptiden prozessiert. In diesem Organell werden Membranproteine, Klasse-I- und Klasse-II-Antigen eingeschlossen, synthetisiert und zusammengefügt. Es wird angenommen, daß die Peptide, sobald sie sich innerhalb des RER befinden, mit neu synthetisierten Klasse-I-Molekülen effizient assoziieren. Wahrscheinlich bedingt das Peptid den Zusammenbau der MHC-schweren Kette und β_2m, da „leere" Klasse-I-Komplexe, denen das Peptid fehlt, unstabil sind und β_2m und die schwere Kette bei physiologischen Temperaturen schnell dissoziieren.

Man hat jetzt bessere Kenntnisse über die Proteine, die Antigene prozessieren und die zytoplasmatische, an Klasse-I-gebundene Peptide transportieren. Bemerkenswerterweise werden einige dieser Proteine innerhalb des MHC kodiert. Es wird angenommen, daß zytoplasmatische Antigene, wenigsten zum Teil, von einem Organell, das als Proteosom bekannt ist, prozessiert werden. Proteosome sind multikatalytische Proteinasekomplexe, die ubiquitär exprimiert und im ganzen Tierreich gefunden werden. Zwei Gene, die Komponenten humaner und muringer Proteosome kodieren, sind innerhalb des Locus der MHC-Klasse-II-Region lokalisiert worden.

Transmembrantransporter

Zwei Gene, die für Mitglieder der sog. „ABC"-Transmembrantransporter-Superfamilie kodieren, sind auch innerhalb des Locus der MHC-Klasse-II-Region lokalisiert worden. Diese ABC-Proteine stellen eine große Familie von Proteinen dar, die eine Reihe von Substraten, Peptide eingeschlossen, ATP-abhängig durch zelluläre Membranen transportieren. Den deutlichsten Anhaltspunkt für eine Beteiligung der von diesen Genen kodierten Proteine an Transportprozessen liefern Arbeiten mit mutierten Zellinien. Diese können bei 37 °C keine Klasse-I-Antigene auf ihrer Oberfläche exprimieren. Die Reexpression der Klasse-I-Moleküle kann allerdings durch Wachstum der Zellen bei 30 °C oder durch Zugabe hoher Konzentrationen exogenen Peptids wieder hergestellt werden. Die bei 30 °C exprimierten MHC-Klasse-I-Moleküle sind „leer"; sie tragen keine endogenen Peptide. Der Defekt dieser Mutanten scheint daher die Unfähigkeit zu sein, Peptide auf Klasse-I-Antigene übertragen zu können. Diese Mutanten besitzen charakteristische Deletionen innerhalb der Klasse-II-Region. Bei mindestens einer dieser Mutanten kann die Klasse-I-Expression durch die Einführung eines DNA-Stückes, das die MHC-gebundenen Transportergene kodiert, wieder hergestellt werden.

Die Positionen der murinen und humanen MHC-kodierten Transporter- und Proteosomengene sind in Abb. 6.**26** gezeigt. Die Größe des MHC und die Wahrscheinlichkeit, daß diese Region noch eine Reihe bis jetzt unbekannter Gene kodiert, erhöht die Möglichkeit, noch andere Gene innerhalb des MHC zu finden, die an der Antigenprozessierung und -präsentation beteiligt sind.

Abb. 6.**27** gibt den heutigen Wissensstand über das Prozessieren von Peptiden und ihre Bindung an MHC-Klasse-I-Moleküle wieder. Virale oder andere im Zytoplasma synthetisierte Proteine werden durch Proteosomkomplexe prozessiert. Die Peptide werden in das RER mit Hilfe von ABC-Transportern transportiert, wo einige mit dem Klasse-I-β_2m-Komplex assoziieren und ihn dadurch stabilisieren. Nur die Peptide, die die sterischen Voraussetzungen für die Bindung an die Bindungsfurche erfüllen, werden gebunden. Es ist nicht bekannt, ob Peptide als Nonamere in das RER transportiert werden oder ob auch größere Formen an Klasse-I-Moleküle binden können, die erst im nachhinein verkürzt werden. Der ternäre Komplex wird zur Zelloberfläche transportiert. Klasse-I-Moleküle, denen gebunde-

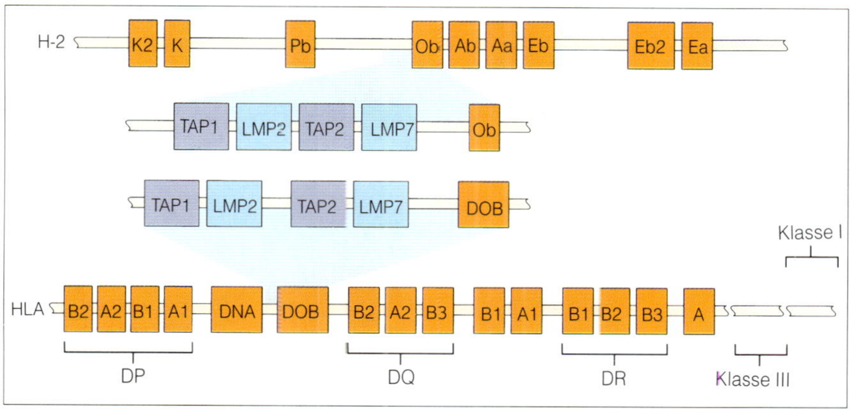

Abb. 6.**26** **MHC-Gene, die an der Antigenprozessierung und -präsentation beteiligt sind.** Gene, die ein Peptidtransportermolekül (TAP) und Komponenten eines Organells, das Proteosom benannt wird (LMP) kodieren, liegen innerhalb der Loci der murinen und humanen Klasse-II-Region.

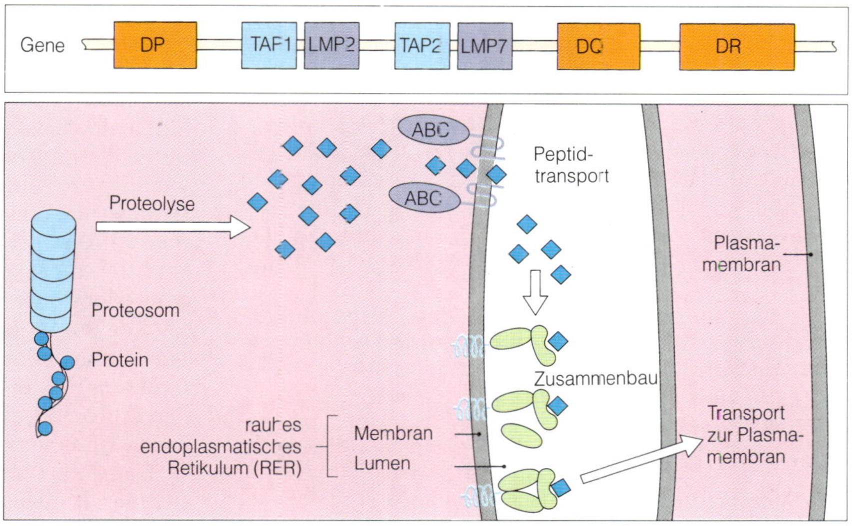

Abb. 6.**27** **Zusammenbau endogener Peptide mit MHC-Klasse-I-Antigenen.** Es wird angenommen, daß zytoplasmatische Antigene durch Proteosomen prozessiert werden, die aus zwei innerhalb des MCH-Locus kodierten Untereinheiten bestehen. Vermutlich werden die Peptide von zwei Mitgliedern der „ABC"-Transportmolekül-Superfamilie transportiert, die ebenfalls innerhalb des MHC-Locus kodiert werden. Antigene Peptide assoziieren mit der Klasse-I-schweren Kette und β_2m im RER. Stabilisierte Klasse-I-Moleküle werden dann zur Zelloberfläche transportiert (s. Abb. 6.**12**).

nes Peptid fehlt, dissoziieren (und werden wahrscheinlich abgebaut) sofort oder an der Zelloberfläche.

Klasse-II-Moleküle werden ebenfalls im RER synthetisiert und zusammengesetzt. Daraus ergibt sich eine wichtige Frage: Warum binden Klasse-II-Moleküle anscheinend keine aus dem Zytoplasma stammenden Peptide innerhalb des RER? Wahrscheinlich ist die Bindungsstelle der Klasse-II-Moleküle in diesem Stadium physikalisch blockiert, und es können deshalb keine Peptide gebunden werden.

Klasse-II-Peptid-Assoziation

Die α- und β-Ketten der Klasse-II-Moleküle kommen im RER als Komplex zusammen mit einem zusätzlichen Polypeptid, der unveränderlichen Kette (Ii), vor. Dieses Protein wird von einem Gen außerhalb des MHC-Locus kodiert. Der αβ-Ii-Komplex wird zu einem sauren endosomalen oder lysosomalen Kompartiment transportiert. Dort findet die Dissoziation von Ii statt. Bevor er die Zelloberfläche erreicht, verbleibt der αβ-Komplex 1–3 Stunden in diesem Kompartiment. Wahrscheinlich wird er hier erst mit Peptid beladen. Experimente belegen, daß sich die Bindungen von Peptid und Ii an Klasse-II-Moleküle gegenseitig ausschließen. Es wird daher angenommen, daß die Dissoziation von Ii in der sauren Umgebung des endosomalen/lysosomalen Kompartimentes erst die Bindung des Peptids ermöglicht. Wie treffen antigene Peptide, die von endogenen Peptiden stammen, Klasse-II-Antigene im entsprechenden Kompartiment? Die Antwort auf diese Frage liegt in den intrazellulären Verkehrswegen der MHC-Antigene. Nach ihrer Synthese im RER werden beide MHC-Antigen-Klassen in das Golgi-Kompartiment transportiert: Klasse-I-Moleküle in Assoziation mit antigenem Peptid und Klasse-II-Moleküle mit gebundener unveränderlicher Kette. Innerhalb des Golgi-Komplexes werden dann die Klasse-I- und Klasse-II-Antigene voneinander getrennt; Klasse-I-Moleküle werden direkt zur Zelloberfläche transportiert, und Klasse-II-Moleküle gelangen in das lysosomenähnliche Kompartiment.

Vermutlich treffen MHC-Klasse-II-Moleküle exogene Antigene in diesem Kompartiment. Exogene Antigene, die durch Endozytose aufgenommen wurden, könnten sich durch die Zelle zum sauren Kompartiment bewegen, wo die Dissoziation von Ii der Klasse-II-Moleküle stattfindet. Proteasen entlang des endozytotischen Weges könnten das exogene Protein prozessieren und Peptide für die Präsentation generieren. Durch den Austausch antigenen Peptids gegen Ii würde ein stabiles Klasse-II-Molekül gebildet, das dann zur Zelloberfläche transportiert wird. Die Voraussetzungen für die Bindung eines Peptids an die MHC-Klasse-II-Bindungsfur-

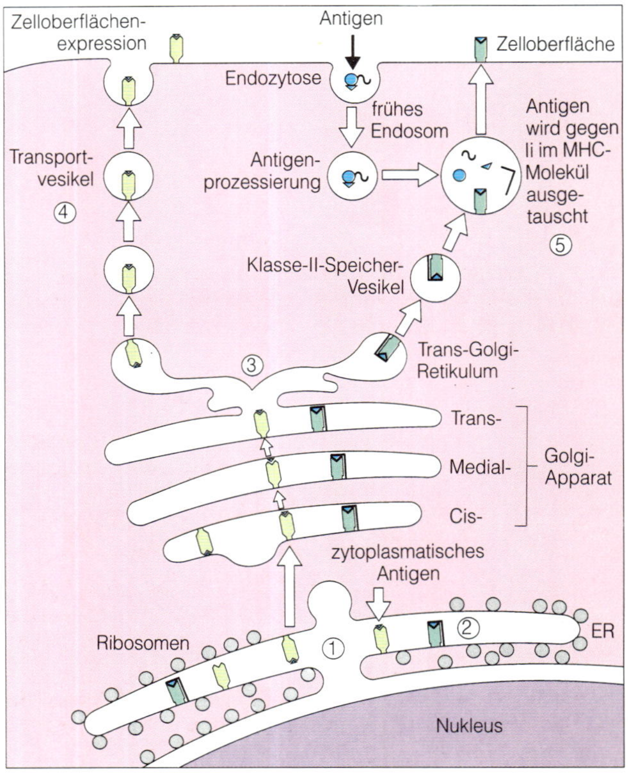

Abb. 6.**28** **Vorgeschlagene Wege des intrazellulären Verkehrs von MHC-Molekülen, die an der Antigenpräsentation beteiligt sind.** Neu synthetisierte Klasse-I-Moleküle werden mit Peptid beladen (1). Klasse-II-Moleküle assoziieren mit Ii im RER (2). Ii verhindert das Beladen mit Peptid und enthält Sequenzen, die den Klasse-II-Molekülen den Austritt aus dem RER ermöglichen. Klasse-I- und Klasse-II-Moleküle trennen sich nach der Passage durch den Golgi-Apparat (3); Klasse-I-Moleküle werden direkt zur Zelloberfläche transportiert (4), und Klasse-II-Moleküle gelangen in ein saures Kompartiment, wo sie mit Peptid, das von exogenem Antigen stammt, beladen werden (5).

che sind wahrscheinlich in groben Zügen die gleichen wie für die Bindung von Peptiden an Klasse-I-Moleküle. Es gibt jedoch Anhaltspunkte dafür, daß die Klasse-II-Bindungsstellen größer und für synthetische Peptide zugänglicher sind.

Die intrazellulären Transportwege für MHC-Antigene in B-Zellen und die vorgeschlagene Stelle für die Peptidbindung an Klasse-II-Antigene werden in Abb. 6.**28** dargestellt. Der Kern dieses Modells ist, daß die intrazelluläre Verteilung von Klasse-I- und Klasse-II-Molekülen die Zweiteilung der Präsentation von Antigen endogenen und exogenen Ursprungs widerspiegelt. Weitere Arbeiten müssen zeigen, ob auch andere antigenpräsentierende Zellen wie Makrophagen, dendritische Zellen und Langerhans-Zellen diesen Mechanismus der Peptid-Klasse-II-Interaktion benutzen.

Bedeutung der akzessorischen Moleküle

Die Spezifität der T-Zell-Interaktionen mit Zielzellen kommt deutlich durch die Interaktion des TCR mit peptidbeladenen Klasse-I- oder Klasse-II-Antigenen zustande. Allerdings besitzt diese Interaktion oft eine zu geringe Affinität für die Aktivierung der T-Zelle. Daher werden akzessorische Moleküle benötigt, die insgesamt die Avidität erhöhen. Es gibt eine Reihe von Molekülen, die an antigenunspezifischen Interaktionen beteiligt sind und Adhäsionsfunktionen ausüben. Die beiden wichtigsten Moleküle auf T-Zellen sind CD2, das mit seinem Liganden LFA-3 auf der Zielzelle interagiert, und LFA-1, dessen Liganden ICAM-1 und ICAM-2 sind. LFA-1 ist ein Mitglied der Integrin-Superfamilie der Adhäsionsmoleküle und kommt auf den meisten Leukozyten vor. ICAM-1 und ICAM-2 befinden sich auf endothelialen Geweben; ICAM-1 wird auch von aktivierten T- und B-Zellen exprimiert. Zusätzlich zu seinen Adhäsionseigenschaften trägt CD2 vielleicht auch durch Signalübertragungen in die T-Zelle zur T-Zell-Aktivierung bei. LFA-1 könnte eine ähnliche Funktion besitzen.

Die akzessorischen Moleküle CD4 und CD8 haben eine schwache Affinität für MHC-KLasse-II- bzw. -Klasse-I-Moleküle. Neue Untersuchungen haben gezeigt, daß CD4- oder CD8-Antigene mit dem TCR-MHC-Peptid-Komplex assoziieren. Da die Affinität der Interaktion zwischen CD4 oder CD8 mit den MHC-Molekülen nur gering ist, tragen sie vermutlich nicht zur Avidität der T-Zelle zur Zielzelle bei. Trotzdem kann die Ansammlung von CD4- und CD8-Molekülen um den Antigen-Rezeptor-Komplex intrazelluläre Reaktionen stimulieren, die für den Aktivierungsprozeß wichtig sind. Diese Aspekte der T-Zell-Aktivierung werden ausführlicher in Kapitel 7 diskutiert.

7 Zellkooperation bei der Antikörperantwort

Marc Feldman

Das organisierte lymphatische Gewebe, wie Lymphknoten und Milz, besteht aus einer Anhäufung von Immunzellen, ähnlich wie an einem Entzündungsort. Lymphatische Zellen wirken nicht isoliert. Sie interagieren in einer gut organisierten Ereigniskette, die die Antikörperbildung anregt, zu Überempfindlichkeitsreaktionen vom verzögerten Typ oder anderen Arten der Immunreaktion führen kann. In diesem Kapitel werden die Grundlagen der Zellinteraktionen im Immunsystem beschrieben, auch einige Konsequenzen (z. B. Reifung der Affinität, immunologisches Gedächtnis) und einige der beteiligten Moleküle, wie die Zytokine.

Zusammenwirken zwischen verschiedenen Zellarten

Antigenpräsentierende Zellen (APC) und T-Zellen

Wegen seiner grundlegenden Bedeutung wurde das Zusammenspiel zwischen T-Zellen und der heterogenen Gruppe von Zellen, die zusammengefaßt „antigenpräsentierende Zellen“ genannt werden, von allen Zellinteraktionen im Immunsystem am intensivsten untersucht. Nach einem Antigenkontakt ist es die erste Interaktion von Zellen, die die folgenden Ereignisse weitestgehend prägt: Falls genügend $CD4^+$-T-Helferzellen (T_H) angeregt wurden, folgt die Aktivierung von B-Zellen oder die Reaktion vom verzögerten Typ ziemlich sicher nach. Falls keine T_H-Zellen angeregt wurden oder eine immunologische Toleranz, bekannt als „klonale Anergie“ (s. Kap. 10) vorliegt, gibt es keine weiteren immunologischen Reaktionen.

Antigenpräsentierende Zellen (APC)

Ein großes Spektrum von Zellen kann Antigen präsentieren, abhängig davon, wo und wie das Antigen zuerst auf Immunzellen stößt (Abb. 7.**1**). In der T-Zell-abhängigen Region der Lymphknoten und der Milz gibt es reichlich interdigitierende dendritische Zellen (interdigitating dendritic cells, IDC), die als die wichtigsten Zellen für die anfängliche Aktivierung von ruhenden $CD4^+$-T-Zellen angesehen werden. Obwohl die IDC große Mengen Klasse-II-MHC-Antigene exprimieren, ist das nicht die Erklärung für ihre größere Wirksamkeit bei der Antigenpräsentation, weil Makrophagen und B-Lymphozyten das auch tun.

Es wird angenommen, daß die IDC (interdigitierende dendritische Zellen) die wichtigsten antigenpräsentierenden Zellen bei der primären Immunantwort sind, weil sie die T-Zell-Proliferation wirksam anregen. Die Zellproliferation ist ein Schlüsselereignis, da es die Anzahl der antigenspezifischen T-Zellen vergrößert. Das ist aber nur ein Aspekt bei der effektiven Anregung von T-Zellen – Makrophagen können vielleicht sogar effektiver als IDC die primäre T-Helferfunktion aktivieren, aber dafür lösen sie eine geringere Proliferation aus als

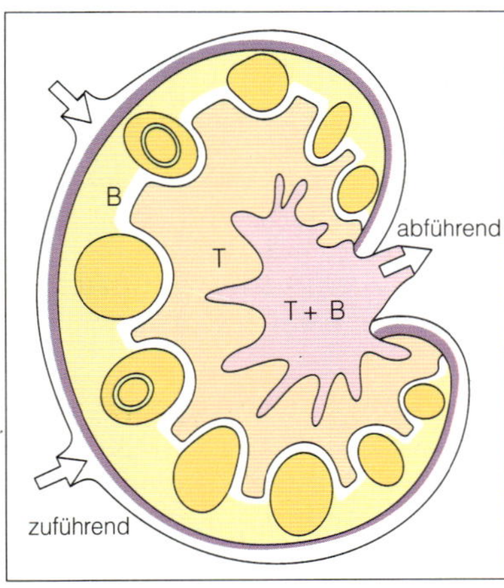

Areal	antigenpräsentierende Zellen	Antigen	Persistenz des Antigens
subkapsulärer (Marginal-)Sinus	Marginalzonenmakrophagen	Polysaccharide Ficoll (T_{ind})	++++
Follikel und B-Zell-Areale	follikuläre dendritische Zellen	Antigen-Antikörper-Komplexe mit Komplementbindung	+++
Mark	klassische Makrophagen	die meisten Antigene	+
T-Zell-Areale	interdigitierende dendritische Zellen	die meisten Antigene	++

Abb. 7.**1** **Die Lokalisation von Antigen im Lymphknoten im Zusammenhang mit antigenpräsentierenden Zellen (APC).** Links ist ein Lymphknoten schematisch dargestellt mit zu- und abführenden Lymphgefäßen, Follikeln, der äußeren B-Zell-Region im Kortex und dem T-Zell-Areal im Parakortex. Verschiedene antigenpräsentierende Zellen herrschen in diesen Arealen vor (obwohl die Abgrenzung nicht fest ist) und nehmen selektiv verschiedene Antigenarten auf, die dann für einen gewissen Zeitraum auf der Oberfläche der Zellen bleiben. Viele Polysaccharide, die bevorzugt von Makrophagen der Randzone aufgenommen werden, können über Monate oder Jahre bestehen bleiben, während Antigene auf den rezirkulierenden Makrophagen in der Medulla vielleicht nur ein paar Tage oder Wochen persistieren. Retikuläre „verschleierte“ Zellen (Langerhans-Zellen), die wahrscheinlich aus der Haut stammen, ändern ihr Aussehen und werden im Lymphknoten zu interdigitierenden dendritischen Zellen. Diese beiden Zellen und die follikulären dendritischen Zellen haben lange Fortsätze, die in engem Kontakt mit Lymphozyten stehen.

	Phagozytose	Art	Lokalisation	Klasse-II-Expression
Phagozyten (Monozyten-Makrophagen-Stamm)	+	Monozyten	Blut	(+)→+++ induzierbar
		Makrophagen	Gewebe	
		Randzonen-makrophagen	Milz und Lymphknoten	
		Kupffer-Sternzellen	Leber	
		Mikroglia	Gehirn	
nichtphagozytierende antigenpräsentierende Zellen	–	Langerhans-Zellen	Haut	++ wesentlich
		interdigitierende dendritische Zellen (ICD)	lymphatisches Gewebe	
		follikuläre dendritische Zellen	lymphatisches Gewebe	–
Lymphozyten	–	B- und T-Zellen	lymphatisches Gewebe und am Ort von Immunreaktionen	–→++ induzierbar
fakultativ antigen-präsentierende Zellen	+	Astrozyten	Gehirn	induzierbar
	–	follikuläre Zellen	Schilddrüse	induzierbar
		Endothel	Gefäßgewebe und lymphatisches Gewebe	–→++ induzierbar
		Fibroblasten	Bindegewebe	
		andere Arten in entsprechendem Gewebe		

Abb. 7.**2** **Antigenpräsentierende Zellen.** Viele APC können das Antigen nicht phagozytieren, es aber in anderer Weise aufnehmen. Unter bestimmten Umständen können Zellen, die eigentlich nicht zum „Immunsystem" gehören, wie APC agieren. Endothelzellen, die von Interferon γ (IFNγ) angeregt wurden, MHC-Klasse-II-Moleküle zu exprimieren, können manchmal als APC agieren. Bestimmte Epithelzellen, vorausgesetzt sie exprimieren Klasse II, können auch als APC wirken. Das ausgiebigst studierte Beispiel dieses Phänomens stellen die Follikelzellen der Schilddrüse dar, die bei der Pathogenese der Basedow-Autoimmunthyreoiditis als APC fungieren.

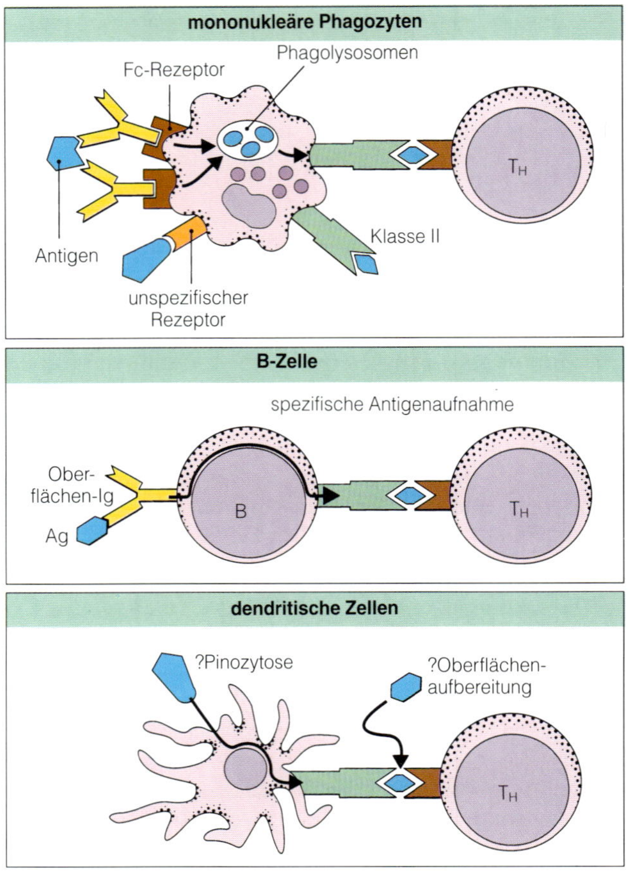

Abb. 7.**3** **Antigenpräsentation.** Mononukleäre Phagozyten (oben), B-Zellen (Mitte) und dendritische Zellen (unten) können MHC-Klasse-II-restringierten T-Helferzellen (T_H) Antigen präsentieren. Makrophagen nehmen Antigen über unspezifische Rezeptoren oder als Immunkomplex auf, und wahrscheinlich arbeiten sie das Antigen erst auf, bevor sie Fragmente davon zusammen mit Klasse-II-Molekülen an die Zelloberfläche zurückbringen. Aktivierte B-Zellen können das Antigen über ihre Oberflächenimmunglobuline aufnehmen und es mit Klasse-II-Molekülen den T-Zellen präsentieren. Die dendritischen Zellen exprimieren im wesentlichen Klasse-II-MHC-Moleküle, aber phagozytieren nicht. Vermutlich nehmen sie das Antigen entweder über Pinozytose auf oder bereiten es auf der Zelloberfläche auf.

IDC. Beim Menschen, bei dem üblicherweise die lymphatischen Blutzellen untersucht werden, sind die Blutmonozyten die am intensivsten untersuchten APC, die sowohl die T-Zell-Proliferation anregen als auch Helferfunktionen ausführen können. B-Lymphozyten tragen auf ihrer Oberfläche Immunglobuline, die an das Antigen binden und die B-Zelle dazu veranlassen, es aufzunehmen. Die Zelle zerstückelt das Antigen zu Peptiden, die an Klasse-II-MHC gekoppelt werden. Wenn die Antigenkonzentrationen sehr niedrig sind, sind die B-Zellen mit hochaffinen (IgM oder IgD) spezifischen Rezeptoren die wirksamsten APC, weil andere APC nicht genug Antigen abfangen können. Nachdem in der primären Immunisierung die Anzahl antigenreaktiver B-Zellen zugenommen hat, sind für sekundäre Antworten die B-Lymphozyten eine Hauptform der APC. Die Eigenschaften und Funktionen der APC sind in Abb. 7.**2** u. 7.**3** zusammengefaßt.

Welche wichtigen molekularen Interaktionen gibt es zwischen Antigenpräsentation und T-Zellen?

Der T-Zell-Rezeptor für Antigen (TCR) erkennt Peptide, die in den peptidbindenden Anteil von MHC-Molekülen eingelagert sind. Diese Wechselwirkung erzeugt immunologische Spezifität, da ein Peptid, das mit einem MHC-Molekül eines bestimmten Haplotypen assoziiert ist, eine einzigartige Struktur darstellt, das vom TCR erkannt wird. Unterstützende Beweise für diese These stammen aus Experimenten, in denen komplementäre DNA (cDNA), die menschliche MHC-Moleküle kodiert, in Fibroblasten von Mäusen transfiziert wurde, die daraufhin menschliche MHC-Moleküle produzierten. Diese konnten dann als menschliche APC fungieren, aber mit einer geringeren Effizienz als Zellen, die auch andere relevante Moleküle exprimieren. Ein solches Molekül ist das interzelluläre Adhäsionsmolekül 1 (ICAM-1), das bekanntermaßen mit dem Lymphozytenfunktionsantigen 1 (LFA-1) interagiert, das auf allen Immunzellen vorkommt. Wenn Mäusezellen sowohl mit MHC und ICAM-1 vom Menschen transfiziert werden, steigt deren Fähigkeit, wie menschliche APC zu handeln.

Das CD2-Molekül auf T-Zellen ist auch an der T-Zell-Aktivierung beteiligt, und zwar in Verbindung mit dem TCR. CD2 ist ein Rezeptor für das Lymphozytenfunktionsantigen 3 (LFA-3), das auf Zellen weit verbreitet ist und auf allen APC vorkommt. Die Anwesenheit von LFA-3 auf Schaferythrozyten ist verantwortlich für die Rosettenreaktion dieser Zellen (E-Rosette), die häufig benutzt wird, um T-Zellen vor dem Zusatz von monoklonalen Antikörpern zu reinigen. In Abb. 7.**4** sind die Moleküle aufgeführt, die bei der APC-Funktion beteiligt sind.

Es ist wahrscheinlich, daß andere Zelloberflächenmoleküle bei der Antigenpräsentation von großer Bedeutung sind, aber noch sind sie nicht bekannt. Es wird vermutet, daß ein noch unbekanntes Molekül gebraucht wird, um das Signal vom TCR zu verstärken und die Aktivierung von T-Zellen in die Wege zu leiten; das wird als „zweites Signal" bezeichnet. Ohne dieses Signal können T-Zellen nicht antworten, und wenn sie einmal ihr Antigen erkannt haben, ohne stimuliert zu sein, werden sie inaktiviert und erzeugen immunologische Toleranz. Diese Toleranz ist spezifisch und betrifft nur T_H-Zellen, die auf ein bestimmtes Antigen reagieren, daher der Ausdruck „klonale Anergie".

Abgesehen von ihren Zelloberflächeninteraktionen sind die Zytokine auch bei der T-Zell-Aktivierung beteiligt. Das Interesse hat sich dabei auf IL-1 und IL-6 konzentriert, Moleküle, die von bestimmten APC produziert werden, z. B. Makrophagen. Die T-Zellen brauchen nicht immer von diesen Molekülen stimuliert zu werden – wenn sie sich schon teilen, ist es nicht nötig. In ruhenden T-Zellen induzieren IL-1 und IL-6 die Expression von Rezeptoren für den T-Zell-Wachstumsfaktor IL-2.

Während das Zusammenwirken zwischen $CD4^+$-T-Zellen und APC einigermaßen gut untersucht ist, versteht man das Zusammenspiel zwischen $CD8^+$-T-Zellen und APC weniger. Man weiß, daß $CD4^+$-Zellen bei der Aktivierung der meisten $CD8^+$-T-Zellen hilfreich sind. Da eine einzige interdigitierende dendritische Zelle (IDC) viele T-Zellen binden kann, hat man angenommen, daß die Aktivierung von $CD8^+$ zusammen mit $CD4^+$-Zellen stattfindet, und zwar auf der Oberfläche einer oder mehrerer IDC.

Die Aufbereitung (Prozessierung) von Antigen

Die Pionierarbeiten von Ada und Nossal zeigen, daß nur ein geringer Teil (< 1%) eines injizierten Antigens an der Immunantwort beteiligt ist, während der Rest schnell abgebaut und ausgeschieden wird. Das erklärt, warum die Antigenpräsentation den limitierenden Schritt in Immunreaktionen darstellt. Mit Aufbereitung von Antigen meint man den Abbau von Antigenfragmenten in Peptide, die an MHC-Klasse-I- oder -Klasse-II-Moleküle gebunden werden. Das sind die kritischen antigenen Fragmente für die Aktivierung von T-Zellen, deren Rezeptoren eher die Aminosäuresequenz erkennen als die räumliche Konfiguration. Bei B-Zell-Immunglobulinen ist das anders. B-Zellen werden über Antigen-Antikörper-Komplexe und Komplement aktiviert, und zwar in den Keimzentren von Lymphknoten in der Nähe von dendritischen Follikelzellen. Einzelheiten über die Antigenprozessierung sind in Kapitel 6 dargestellt.

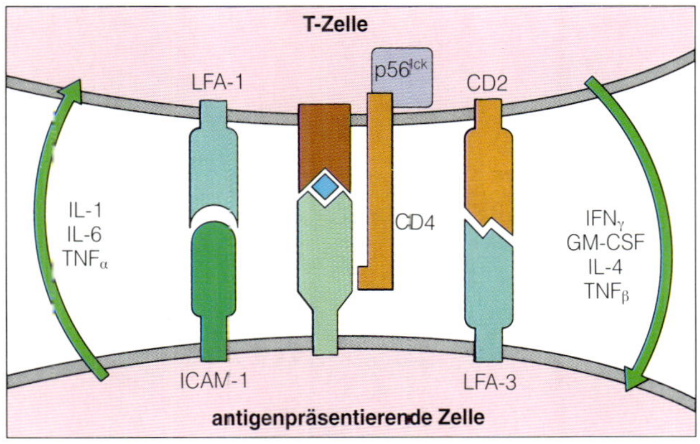

Abb. 7.**4** **Schlüsselmoleküle bei der Antigenpräsentation.** Moleküle, die an der Interaktion zwischen T-Zellen und APC beteiligt sind. Die verschiedenen Zytokine und ihre Wirkungsrichtung sind ebenfalls dargestellt.

Wechselwirkungen zwischen B-Zellen und T-Zellen

Antigenspezifische T-Zellen lassen sich in Gegenwart von Antigen, APC und IL-2 kultivieren. Deshalb ist es heute möglich, die T-B-Interaktion *in vitro* direkt zu beobachten. Die Zellen werden polarisiert, wobei sich die T-Zell-Rezeptoren auf der B-Zell-Seite konzentrieren. Die B-Zelle wird ebenfalls polarisiert und exprimiert in der Nachbarschaft der T-Zellen vorwiegend Klasse-II-Antigen. In diesen Clustern scheint ein intensiver Informationsaustausch stattzufinden, welcher zwei wichtige Ereignisse im B-Zell-Lebenszyklus, nämlich die Proliferationsinduktion und die Differenzierung in antikörperbildende Zellen, zur Folge hat.

Die Interaktion zwischen T- und B-Zellen ist ein zweigleisiger Vorgang, bei dem B-Zellen Antigen an T-Zellen präsentieren und von den T-Zellen Signale zur Zellteilung und -differenzierung erhalten. Die zentrale Wechselwirkung findet zwischen MHC-Klasse-II-Antigen und dem TCR statt; sie wird durch Interaktionen zwischen LFA-3 und CD2 sowie ICAM-1 und LFA-1 verstärkt (Abb. 7.**5**). Es sind außerdem verschiedene andere Zelloberflächenmoleküle beteiligt. Das B7/B1-Oberflächenantigen der B-Zellen interagiert mit CD28, welches in den T-Zellen eine Stabilisierung der mRNA für IL-2 und andere Zytokine zur Folge hat und somit die Bereitstellung von Aktivierungssignalen verlängert. Außerdem interagiert CD5 (T-Zelle) mit CD72 (Lyb2 bei der Maus) auf der B-Zell-Oberfläche. Aus einigen B-Zellen freigesetztes IL-1 und IL-6 beschleunigen die Exprimierung von IL-2-Rezeptoren auf den T-Zellen. Da jedoch nur einige wenige B-Zellen diese Zytokine produzieren, ist anzunehmen, daß die meisten B-Zellen lediglich präprimierte T-Zellen oder Memory-T-Zellen in ausreichendem Maß aktivieren können.

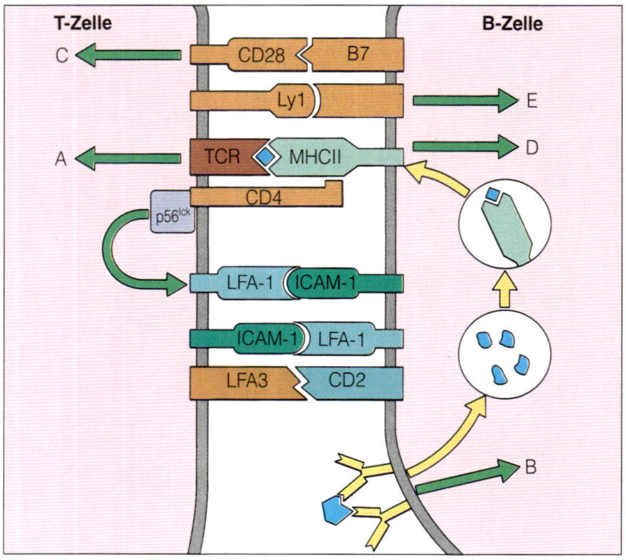

Abb. 7.5 **An den Interaktionen von B-Zellen und T_H-Zellen beteiligte Zelloberflächenmoleküle.** Der gelbe Pfeil repräsentiert die membranimmunglobulin-gerichtete (mIg-gerichtete) Freisetzung von Antigen (Ag) in ein intrazelluläres Kompartiment. Dort wird es degradiert, und die Peptide können mit MHC-Klasse-II-Molekülen binden. Die anderen Pfeile markieren einzelne nachgewiesene Signaltransduktionsabläufe. A und B stellen die Antigenrezeptor-Signaltransduktionsabläufe dar, hierbei sind Tyrosinphosphorylierung und Phosphoinositidabbau beteiligt. Die Antigenrezeptoren regulieren außerdem, möglicherweise mittels Signaltransduktionsabläufen, die Affinität von LFA-1 für ICAM-1. In der T-Zelle schickt CD28 ebenfalls ein spezifisches Signal an die T-Zelle (C). In der B-Zelle scheinen MHC-Klasse-II-Moleküle und Lyb2 (CD72 beim Menschen) bestimmte Signalabläufe zu induzieren (D und E). Der Austausch löslicher Interleukine und die Bindung an korrespondierende Rezeptoren der anderen Zelle sind nicht dargestellt. (Nach DeFranco.)

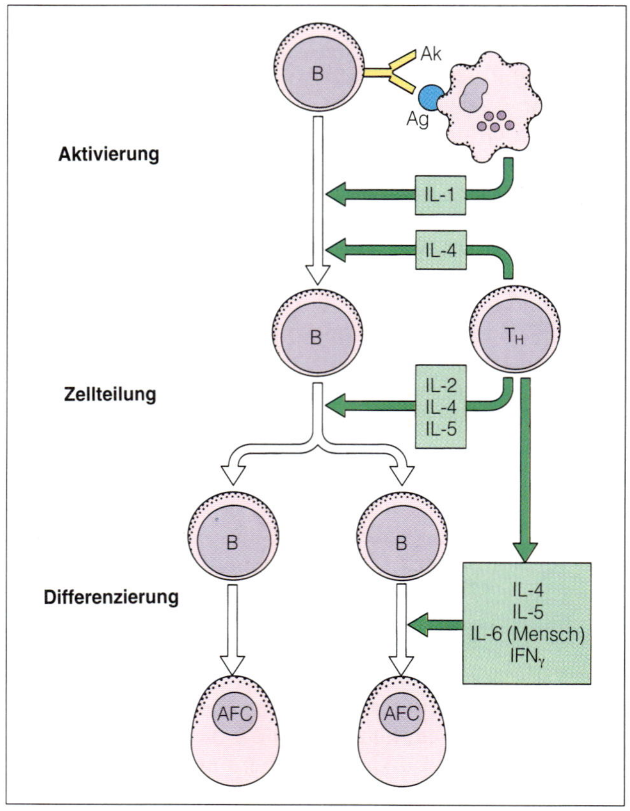

Abb. 7.6 **Stadien der Aktivierung und Entwicklung von B-Zellen.** B-Zellen werden in Gegenwart von IL-1 und IL-4 durch Antigen auf antigenpräsentierende Zellen (APC) wie z. B. Makrophagen aktiviert. Dies bewirkt die Expression von Rezeptoren für IL-2 und andere Zytokine. IL-2, IL-4 und IL-5 (bei der Maus) steuern die Zellteilung. Obwohl normalerweise mehrere Zyklen ablaufen, ist hier nur ein einziger Zellzyklus abgebildet. Die Differenzierung zu antikörperbildenden Zellen wird durch IL-4, IL-5, IL-6 (beim Menschen) und IFN bewirkt.

Zytokinsekretion und -wirkung

Im Verlauf der Interaktion können T-Zellen verschiedene Zytokine, die eine ausgeprägte Wirkung auf B-Zellen haben, sekretieren. Hierzu zählen IL-2, das ein Proliferations-Inducer sowohl für B- als auch für T-Zellen ist, IL-4, welches bei der initialen Aktivierung der B-Zell-Proliferation wirkt, IL-5, das bei der Maus (nicht beim Menschen) ein starker B-Zell-Aktivator ist, und IL-6, das das stärkste Signal für die B-Zell-Differenzierung darstellt (Abb. 7.**6**).

T-Zellen produzieren außerdem die Tumornekrosefaktoren α und β. Diese Moleküle scheinen auch für das Wachstum der B-Zellen von Bedeutung zu sein. Trotz der zahlreichen Moleküle, die als B-Zell-Trigger agieren, gibt es weitere Signale, deren Identifizierung noch aussteht. Eines der stärksten Signale für die Langzeitproliferation von B-Zellen ist der Antikörper, der das B-Zell-CD40-Antigen erkennt. CD40 besitzt die Struktur eines Zelloberflächenrezeptors – ähnlich dem TFN-Rezeptor –, aber der erkennende Ligand ist noch unbekannt. Für die B-Zell-Aktivierung scheint dies ein bedeutendes Molekül zu sein, welches zudem das für die initiale B-Zell-Aktivierung verantwortliche Signal darstellen könnte.

Folgen der Interaktion von B- und T-Zellen

Die bisherige Beschreibung der Interaktion von B- und T-Zellen ist unvollständig. Sie läßt die Schlußfolgerung zu, daß das einzig mögliche Resultat der B-T-Interaktion die Aktivierung der B-Zellen sei. Dies ist jedoch nicht der Fall. Ebenso wie eine APC-T-Zell-Interaktion zwei diametral entgegengesetzte Folgen haben kann (T-Zell-Aktivierung oder -Inaktivierung – klonale Anergie), werden B-Zellen häufig anerg. Dies ist von Bedeutung, da eine Affinitätsreifung der B-Zellen während der Immunreaktion infolge rascher Mutation der Gene, die die variablen Antikörperregionen kodieren, leicht zur Bildung hochaffiner Autoantikörper führen könnte. Somit ist die klonale Anergie in der Peripherie ein wichtiges Instrument, um derartige potentiell schädliche Klone stillzulegen. Die Details dieser Abläufe sind bisher jedoch nicht genauer bekannt. In ähnlicher Weise ist die Rolle von IgM und IgD, den beiden B-Zell-Oberflächenrezeptoren für Antigen, nicht nur als Aktivierung oder Inaktivierung zu verstehen. Sowohl IgM als auch IgD sind offensichtlich in der Lage, Signale für beide Funktionen zu übermitteln.

T-abhängige und T-unabhängige Antigene

Die Immunantwort auf die meisten Antigene basiert darauf, daß diese von T- und B-Zellen erkannt werden. Solche Antigene nennt man T-abhängig (T-dependent, T_{dep}). Außerdem gibt es eine kleine Anzahl von Antigenen, die die Bildung von Antikörpern ohne Hilfe von T-Zellen durch B-Zellen anregen können und deshalb T-unabhängige Antigene heißen (T-independent, T_{ind}). Die T-unabhängigen Antigene weisen eine Anzahl gemeinsamer Eigenschaften auf (Abb. 7.**7**). Sie sind große polymere Moleküle mit repetitiv antigenen Determinanten. Viele von ihnen besitzen die Fähigkeit – in hohen Konzentrationen – B-Zell-Klone, die für andere Antigene spezifisch sind, zu aktivieren (polyklonale B-Zell-Aktivierung). In niedrigen Konzentrationen aktivieren sie nur diejenigen B-Zellen, die spezifische Antigenrezeptoren tragen. Viele der T_{ind}-Antigene sind besonders widerstandsfähig. Die primäre Antikörperantwort auf T_{ind}-Antigene verläuft in vitro grundsätzlich schwächer als auf T_{dep}-Antigenen und erreicht ihr Maximum etwas eher (Abb. 7.**8**).

Antigen	Polymerisation	polyklonale Aktivierung	Resistenz gegen Spaltung
Lipopolysaccharide (LPS)	+	+++	+
Ficoll	+++	–	+++
Dextran	++	+	++
Levan	++	+	++
Poly-D-Aminosäuren	+++	–	+++
polymeres bakterielles Flagellin	++	++	+

Abb. 7.**7** **T-Zell-unabhängige Antigene.** Es sind die Hauptmerkmale einiger wichtiger T-unabhängiger Antigene aufgezählt (beachte, daß Poly-L-Aminosäuren und *monomeres* bakterielles Flagellin T-abhängige Antigene sind).

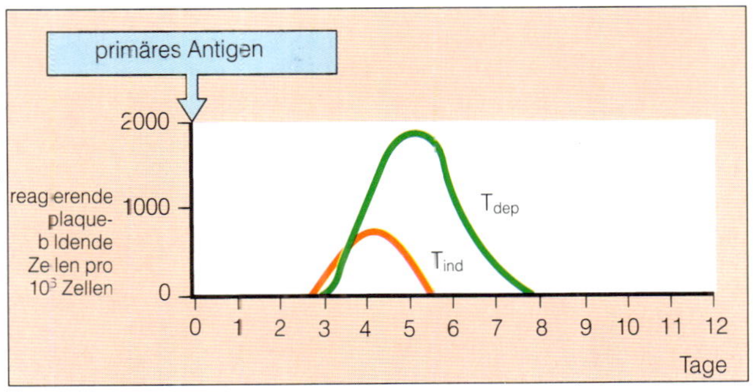

Abb. 7.**8** **Immunantwort auf T-abhängige und T-unabhängige Antigene (in vitro) im Vergleich.** Dargestellt ist die primäre Antwort im Hämolyse-Plaque-Test auf ein T-abhängiges und ein T-unabhängiges Antigen. Die Antwort auf T-unabhängige Antigene ist schwächer und erreicht schneller ihren Höhepunkt.

Sekundärantwort in vitro

Auch die Sekundärantwort auf T_{dep}- und T_{ind}-Antigene verläuft in vitro unterschiedlich. Die Sekundärantwort auf T-unabhängige Antigene ähnelt der Primärantwort, indem sie schwächer und fast vollständig auf die IgM-Produktion beschränkt ist, während die sekundäre IgG-Antwort auf T_{dep}-Antigene wesentlich stärker ist und früher einsetzt (Abb. 7.**9**). So scheint es, daß T_{ind}-Antigene normalerweise keine Antwort mit Umschaltung auf IgG und Erhöhung der Affinität hervorrufen, wie dies bei T_{dep}-Antigenen der Fall ist. Die Memory-Ausbildung ist ebenfalls relativ schwach. Der Mechanismus, mit dem T_{ind}-Antigene B-Zellen ohne Mithilfe von T-Helferzellen anregen, ist nicht vollständig bekannt. Es ist wahrscheinlich, daß ihre polymere Struktur die T_{ind}-Antigene zur B-Zell-Rezeptor-Kreuzvernetzung befähigt und dieser Prozeß durch ihre Degradationsresistenz erleichtert wird. Viele T_{ind}-Antigene sind Bakterienprodukte, z. B. Endotoxine, Dextrane und Levane, oder Bestandteil der bakteriellen Zellwände wie das polymerisierte Flagellin, das von Flagellaten stammt.

Die potentiellen Überlebenschancen sind größer, wenn die Immunantwort gegen Bakterien nicht von komplexen Zellinteraktionen abhängt und somit rascher erfolgen kann. Zahlreiche bakterielle Antigene sind in der Lage T-Helferzellen zu umgehen, da sie sehr wirksame Inducer für die Zytokinproduktion der Makrophagen darstellen – sie induzieren bei den Makrophagen IL-1, IL-6 und TNFα. Die kurzanhaltende Antwort und der Mangel an IgG entstehen möglicherweise infolge eines IL-2-, IL-4- und IL-5-Mangels, welche T-Zellen sonst als Antwort auf das T_{dep}-Antigen produzieren. T_{ind}-Antigene aktivieren häufig eine Untergruppe CD5-exprimierender B-Zellen.

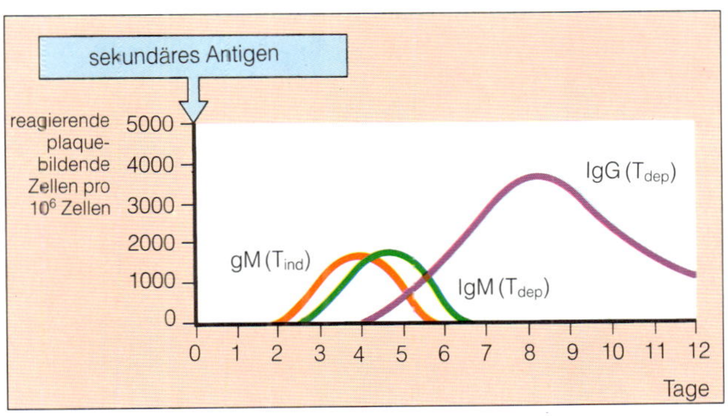

Abb. 7.**9** **Sekundäre Immunantwort auf T-abhängige und T-unabhängige Antigene (in vitro) im Vergleich.** Die IgM-PFC-Antwort ist bei T-abhängigen und T-unabhängigen Antigenen ähnlich, eine IgG-PFC-Antwort liefern jedoch nur T-abhängige Antigene.

Haptene und Carrier

In den späten 60er und frühen 70er Jahren brachten die Untersuchungen mit chemisch modifizierten Proteinen von Mitchison u. Mitarb. signifikante Fortschritte für das Verständnis darüber, welche Strukturen von Lymphozyten erkannt werden sowie über die spezialisierten T- und B-Zell-Funktionen.

Um eine optimale Sekundärantwort auf eine kleine chemische Determinante oder ein Hapten (welches nur immunogen wirkt, wenn es an einen Protein-Carrier gebunden ist) zu erzielen, muß das Versuchstier primär und sekundär mit dem gleichen Hapten-Carrier-Konju-

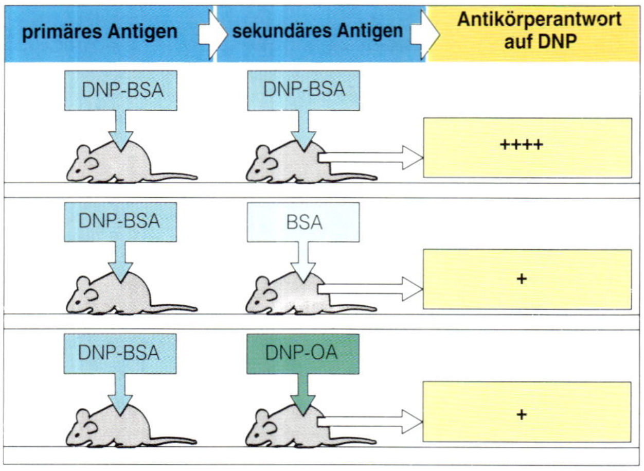

Abb. 7.**10** **Der Carrier-Effekt.** Drei Gruppen von Mäusen wurden mit dinitrophenyliertem, bovinem Serumalbumin (DNP-BSA) als primärem Antigen immunisiert und erhielten danach als sekundäre Antigenbelastung entweder DNP-BSA, BSA oder DNP-OA (dinitrophenyliertes Ovalbumin). Im Anschluß daran wurde die Antikörperantwort auf das DNP-Hapten gemessen. Die optimale Antikörperantwort auf DNP lieferten diejenigen Tiere, die zweimal mit demselben Antigen immunisiert worden waren. BSA dient als spezifischer Carrier für die Antikörperantwort auf DNP.

gat geimpft werden, nicht lediglich mit dem gleichen Hapten (Abb. 7.**10**). Dies nennt man den „Carrier-Effekt", und es impliziert, daß B-Zellen und T-Zellen mindestens zwei verschiedene Antigenbestandteile erkennen.

Weitere Untersuchungen ergaben, daß die Antwort auf die Sekundärexposition nicht vom primären Carrier-Protein abhing, wenn das Tier kurz zuvor mit dem sekundären Protein-Carrier allein geprägt wurde oder Milzzellen von einem Spender erhielt, der von dem sekundären Carrier geprägt wurde (Abb. 7.**11**). Durch Entfernung der T-Zellen aus den Spendermilzzellen konnte man zeigen, daß T-Helferzellen für die Erkennung des Carriers verantwortlich sind, wohingegen B-Zellen das Hapten identifizieren.

Eine Konsequenz dieses Systems ist, daß eine individuelle B-Zelle von T-Zellen, die spezifisch für verschiedene Carrier-Determinanten sind, unterstützt wird, vorausgesetzt, die B-Zelle kann diese Determinanten jeder T-Zelle präsentieren. Man nimmt an, daß bei der In-vivo-Immunantwort T-Zellen an der Wechselwirkung von T- und B-Zellen, welche die B-Zell-Teilung und -Differenzierung steuert, beteiligt sind, die bereits durch Antigenkontakt mit anderen APC (z. B. dendritische Zellen) stimuliert wurden (Abb. 7.**12**). Es ist klar, daß zur Aktivierung einer B-Zelle zwei Signaltypen erforderlich sind, um auf ein T_{dep}-Antigen zu reagieren.

Aus diesen Ergebnissen wurde ein Schema der Zellinteraktionen während der Antikörperantwort abgeleitet, das in Abb. 7.**12** dargestellt ist. Man stellt sich vor, daß ein Antigen, wenn es in den Körper eindringt, von antigenpräsentierenden Zellen empfangen wird, die es den T-Helferzellen und B-Zellen in einer hochimmunogenen Form präsentieren. Die T-Zellen erkennen andere Determinanten auf dem Antigen als die B-Zellen, unterstützen aber die entsprechenden B-Zellen bei ihrer Ausdifferenzierung und Teilung zu antikörperbildenden Zellen. Daraus entstand das Konzept, daß zwei Typen von Signalen zur Aktivierung von B-Zellen notwendig sind:

1. Das Antigen interagiert mit Immunglobulinrezeptoren von B-Zellen.
2. Ein zweites stimulierendes Signal (oder mehrere Signale) kommt von T-Helferzellen.

Für optimales Wachstum und Differenzierung von B-Zellen sind eine Vielzahl von T-Zell-Stimuli notwendig (Abb. 7.**5**).

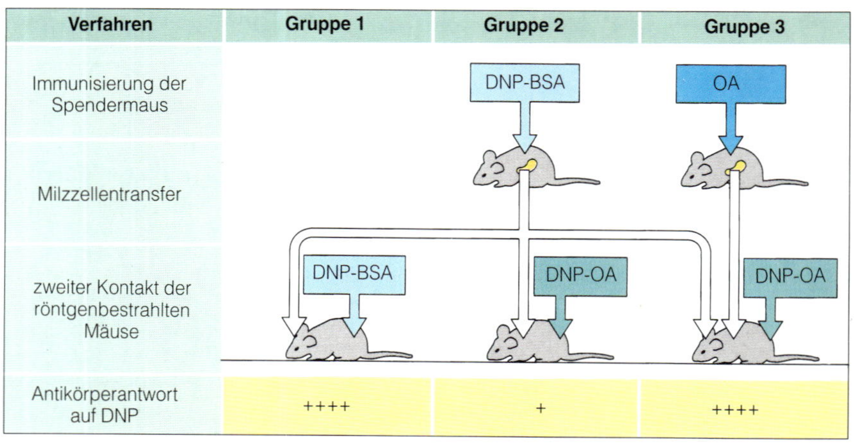

Abb. 7.**11** **Prägung auf die Trägersubstanz (carrier priming).** Drei Gruppen von bestrahlten Mäusen wurden mit antigengeprägten Milzzellen (d. h. Milzzellen, die bereits Kontakt mit dem Antigen hatten) rekonstituiert und mit demselben Antigen belastet. Gruppe 1 erhielt DNP-BSA-geprägte Zellen und lieferte bei Belastung mit DNP-BSA eine starke Antikörperantwort gegen DNP. Gruppe 2 wurde mit DNP-BSA-geprägten Zellen rekonstituiert und mit DNP-OA belastet. In dieser Gruppe gab es nur eine schwache Antikörperantwort, was die Bedeutung des Carriers zeigt. Gruppe 3 erhielt Zellen, die sowohl auf DNP-BSA als auch auf OA geprägt worden waren: Nach Belastung mit DNP-OA konnte in dieser Gruppe eine starke Antwort gegen DNP beobachtet werden; dieser Versuch demonstriert, daß die Immunisierung gegen die Carrier-Komponente durch den passiven Transfer carriergeprägter Milzzellen ersetzt werden kann.

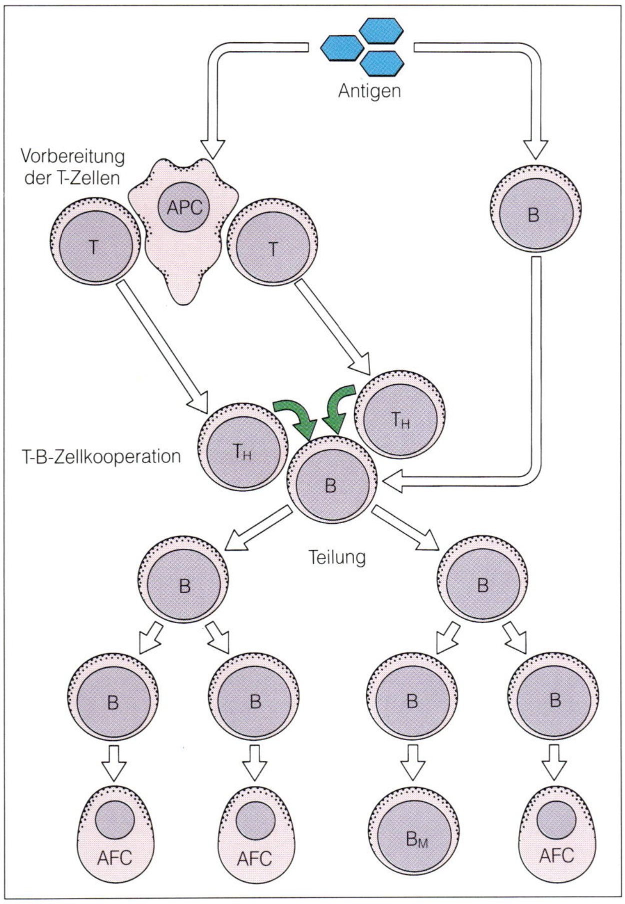

Abb. 7.**12** **Zellkooperation während der Antikörperantwort.** Antigen wird von APC, wie z. B. den dendritischen Zellen, an jungfräuliche T-Zellen präsentiert. B-Zellen nehmen das Antigen ebenfalls auf und präsentieren es den T-Zellen. B-Zellen erhalten von den T-Zellen Signale zur Zellteilung und Differenzierung in antikörperbildende Zellen (AFC) und Memory-B-Zellen (B_M).

Zellaktivierung

Im Verlauf von Immunantworten werden T- und B-Zellen sowie APC in verschiedenen Teilen des Immunsystems und zu unterschiedlichen Zeitpunkten aktiviert. Die Aktivierung der APC geschieht sehr rasch und kann durch die immunogene Einheit selbst, wie z. B. im Fall der Bakterien, oder durch die Hilfskomponenten einer Vakzine erfolgen. Der größte Teil der APC-Aktivierung geschieht jedoch durch Zytokine der T-Zellen. Die am besten untersuchten, makrophagenaktivierenden Faktoren sind Interferon γ (IFNγ), der granulozytenmakrophagen-koloniestimulierende Faktor (GM-CSF) und der Tumornekrosefaktor (TNFα). (Wie anhand dieser Moleküle deutlich wird, ist die Zytokinnomenklatur, basierend auf dem ersten Molekül-Assay, keine gute Beschreibung der tatsächlichen Funktionen.) Werden die APC aktiviert, so exprimieren sie mehr MHC Klasse I und II, mehr Rezeptoren für den FC-Anteil von Immunglobulin und mehr Adhäsionsmoleküle. Sie produzieren außerdem zahlreiche Zytokine (IL-1, IL-6, TNFα) und Enzyme.

Die Aktivierung der Lymphozyten führt zu zwei partiell konkurrierenden Prozessen: Zellproliferation und Differenzierung in Effektorzellen. Im Endstadium der Differenzierung können Zellen so hochspezialisiert sein, daß sie wie die höchstdifferenzierten antikörperbildenden Zellen – die Plasmazellen – Oberflächenmoleküle wie Klasse II verlieren und somit außerstande sind, auf Regulationssignale zu reagieren oder zu proliferieren. Das Schicksal der auf Antigen reagierenden Lymphozyten ist unterschiedlich. Einige können lange Zeit als Memory-Zellen persistieren. Die Lebensspanne von Memory-Zellen beträgt beim Menschen unter Umständen mehr als 40 Jahre, wie aus der Untersuchung von Chromosomenabnormalitäten (z. B. Crosslinking der DNA, die eine Mitose verhindert) in den Blutzellen von Hiroshima-Überlebenden hervorgeht. Andere weisen eine kürzere Lebensspanne auf, was wiederum erklärt, warum eine mäßig antigene Stimulation nicht zu Lymphoidvergrößerung führt. Eine kurze Lebensspanne ist jedoch ausreichend für die Ausbildung von wirksamen zellvermittelten und antikörpervermittelten Antworten.

Antigenspezifische Lymphozytenaktivierung

Wie in Kapitel 4 dargestellt, sind die TCR mit variablen Ketten, α und β oder γ und δ, mit Molekülen behaftet, die Signale in das Zellinnere übermitteln. Es handelt sich um die CD3-γ-, -δ- und -ε-Moleküle, die ζ- und η-Ketten sowie die CD4- oder CD8-Proteine, die an das Tyrosinkinaseenzym $p56^{lck}$ gebunden sind (diese Abkürzung steht für ein Protein von 56 kDa, eine lymphozytenspezifische Kinase, ein phosphorylierendes Enzym). Man weiß heute, daß auch B-Zellen eine Familie an Molekülen haben, die auf der Oberfläche von IgM und IgD haften und an der Signaltransduktion beteiligt sind (s. Kap. 6). Es ist jedoch immer noch nicht genau bekannt, was ein effektives antigenes Signal ist. Für eine T-Zelle ist die Interaktion an einer einzelnen TCR nicht ausreichend; wie viele Interaktionen notwendig sind, kann jedoch davon abhängen, welche anderen lymphozytenstimulierenden Signale vorhanden sind sowie vom Typ und Aktivierungsstadium der zu stimulierenden T-Zelle. Es ist bekannt, daß murine Zellhybriden (entstanden aus der Fusion normaler T-Zellen mit einer T-Zell-Tumorzelle) leicht anregbar sind. Ein für sie effektives APC (z. B. ein Makrophage) muß über 60 Klasse-II-Antigenfragmentkomplexe tragen, um die T-Zelle zu stimulieren. Ein schwaches APC, wie z. B. ein Klasse-II-transfizierter Fibroblast, benötigt allerdings 5000 dieser Komplexe. Dies legt nahe, daß unter normalen Umständen für eine wirksame Auslösung einige zehn bis einige hundert TCR aktiviert werden müssen. Dieser Informationstyp steht den B-Zellen, mit Ausnahme des Triggers durch T_{ind}-Antigene, bei denen eine Bindung an einen einzelnen Rezeptor nicht ausreicht, eine Bindung an mehrere zehn bis hundert dagegen möglicherweise ausreichend ist, nicht zur Verfügung.

Mitogene stellen eine Klasse an Molekülen dar, die in der Lage sind, B- und T-Zellen in einer nichtantigenspezifischen Weise zu aktivieren. Sie sind für experimentelle Studien über die T- und B-Zell-Aktivierung geeignet. Die Mehrzahl der T-Zellen ist durch Phythämagglutinin (PHA), das aus roten Kidney-Bohnen extrahiert wurde sowie durch Concanavalin A (Con A), das aus Rizinusbohnen stammt, stimulierbar. Dieser Mecha-

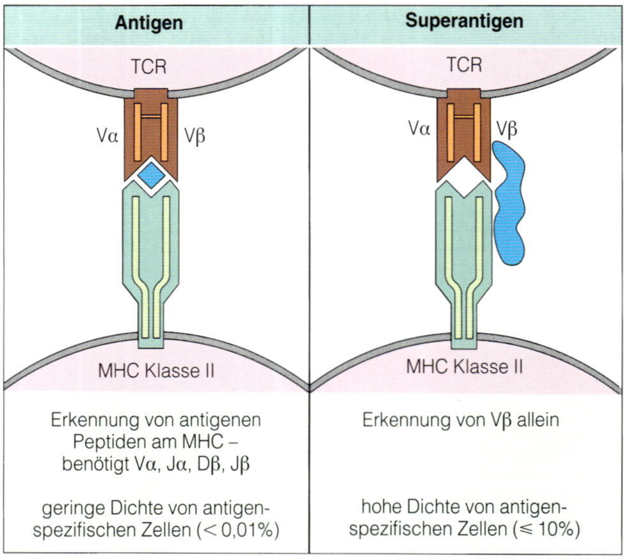

Abb. 7.**13** **Unterschiede zwischen Antigen und Superantigen.** Für eine Anregung der TCR müssen Antigenpeptide umgewandelt werden. Dagegen werden Superantigene wie Staphylokokkenenterotoxine nicht verändert und binden direkt an Klasse II und Vβ. Jedes Superantigen aktiviert eine bestimmte Gruppe an Vβ-exprimierenden T-Zellen.

nismus wurde eingehend untersucht, und es stellte sich heraus, daß diese Moleküle an T-Zell-Oberflächenmoleküle binden, die an der Aktivierung beteiligt sind, wie z. B. TCR und CD2.

Eine weitere Gruppe von Molekülen, die T-Zellen unspezifisch aktivieren können, sind die „Superantigene", welche meist bakteriellen Ursprungs sind. Zu ihnen zählen Staphylokokkenenterotoxine (verantwortlich für einige Formen der akuten Lebensmittelvergiftung), das „toxic-shock-syndrome"-Toxin (verantwortlich für den Tamponsepsisschock), das Exfoliative-dermatitis-Toxin wie auch einige virale Proteine. Superantigene binden auf den APC an Klasse-II-Moleküle und werden von den TCR erkannt. Die Erkennung geschieht jedoch nicht in der gleichen Weise wie bei den Klasse-II-Antigen-Peptidkomplexen. Die Bindung erfolgt ausschließlich an die Vβ-Kette, dies reicht jedoch für eine Aktivierung der T-Zellen aus. Je nach Experimentbedingungen sind die Effekte dieselben wie beim Antigen, es wird also entweder eine Immunantwort induziert, oder es tritt eine klonale Anergie auf (Abb. 7.**13**).

Kostimulatorische Signale

Die Interaktion am TCR oder Membranimmunglobulin allein kann kein positives Aktivierungssignal an T- oder B-Zellen vermitteln. Sie kann für ein „negatives" oder tolerogenes Signal ausreichen, aber sogar dies ist zweifelhaft. Derzeit geht man davon aus, daß an der Lymphoidaktivierung mehrere Interaktionen beteiligt sind, wobei jede eine potentielle Signalwirkung hat. Man nannte Interaktionen, bei denen keine antigenspezifischen Rezeptoren beteiligt sind, Kostimulatoren.

An diesen Interaktionen können sekretierte Moleküle wie Zytokine oder Zelloberflächenmoleküle, die die Bindungsaffinität erhöhen und kollektiv als „Adhäsionsmoleküle" bezeichnet werden, beteiligt sein. Diese sog. Adhäsionsmoleküle sind nicht nur für die Bindung verantwortlich, ihre zytoplasmatischen Bereiche sind an der Signalgebung beteiligt. Dies konnte anhand der Eliminierung der intrazytoplasmatischen Bereiche, welche mit der Aktivierung interferierten, gezeigt werden, obwohl die Adhäsionsfunktion unverändert blieb.

Die am besten dokumentierten „kostimulatorischen Signale" für die T-Zell-Aktivierung sind die Zytokine IL-1 und IL-6 bestimmter APC. Es ist allerdings merkwürdig, daß es bisher niemandem gelang, die Produktion dieser Zytokine durch die APC, welche für die T-Zell-Aktivierung als hochwirksam erachtet werden, nachzuweisen. Wahrscheinlich gibt es weitere kostimulatorische Zytokine. So induziert z. B. IL-7 bei den T-Zellen die IL-2-Rezeptor-Expression wirksamer als IL-1 oder IL-6, es ist jedoch nicht bekannt, ob IL-7 von APC produziert wird.

Zytokine

Zytokine sind Proteine (üblicherweise Glykoproteine) von relativ niedriger Molekularmasse (selten mehr als 8-25 kDA) und bestehen häufig nur aus einer Kette. Sie regulieren alle wichtigen biologischen Vorgänge – Zellwachstum, Zellaktivierung, Entzündung, Immunität, Gewebsreparation, Fibrose und Morphogenese. Einige Zytokine haben auf spezifische Zelltypen außerdem chemotaktische Wirkung.

Obwohl man die Zytokine „einer Familie" zuordnet, so beschreibt dies eher eine funktionelle als eine strukturelle Gemeinsamkeit, da diese Proteine nicht alle chemisch verwandt sind. Dennoch gibt es Zytokinpaare, die etwa 30% gleiche Sequenzen aufweisen, z. B. IL-1α und IL-1β, TNFα und TNFβ, EGF und TGFα. Es gibt auch stark homologe (über 80%) Subfamilien. IFNγ mit ca. 20 Mitgliedern ist ein Beispiel für eine große Subfamilie. Die Eigenschaften der am besten untersuchten Zytokine sind in Abb. 7.**14** zusammengefaßt.

Interferone

Diese Proteine wurden zunächst mit Hilfe antiviraler Assays bestimmt, sie sind zudem potente Immunregulatoren und Wachstumsfaktoren. Sie werden in drei Gruppen unterteilt: IFNα, das größte der Gruppe (20 Varianten), das von Leukozyten als Antwort auf Viren oder Nucleinsäuren produziert wird, INFβ, ein von Fibroblasten als Reaktion auf Viren oder Nucleinsäuren produziertes Einzelprotein, INFγ, ein von Lymphozyten (T und LGL) produziertes Einzelprotein als Antwort auf Immunstimuli. Alle diese Interferone besitzen antivirale Aktivität (INFγ erheblich weniger als INFα und INFβ). Die das Zellwachstum hemmende Wirkung von INFα und INFβ findet bei bestimmten seltenen Krebsarten wie Nierenzellkrebs und Haarzelleukämie klinische Anwendung.

INFγ wird von aktivierten T-Zellen und natürlichen Killerzellen (NK) produziert. Ein bestimmter Grad an Immunaktivierung führt deshalb zu INFγ-Produktion, einem Anstieg der APC-Funktion (z. T. durch Induktion von Klasse-II-Molekülen) und zur Möglichkeit, T-Zellen weiter zu aktivieren. Auf diese Weise agiert INFγ als ein positives Feedback-Signal. Außerdem aktiviert INFγ generell Makrophagen und verstärkt möglicher-

Zytokine	Molekulargewicht	Ursprungszelle(n)	Hauptzielzelle(n)	Hauptaktion (-wirkung)
IFN_{γ}	40–50 000 (Dimer)	T-Zellen, NK-Zellen	Lymphozyten, Monozyten, Gewebszellen	Immunregulation, B-Zell-Differenzierung, einige antivirale Aktionen
$IL\text{-}1_{\alpha}$ $IL\text{-}1_{\beta}$	33 000 17 500	Monozyten, dendritische Zellen, einige B-Zellen, Fibroblasten, Epithelzellen, Endothelzellen, Astrozyten, Makrophagen	Thymozyten, Neutrophile, T- u. B-Zellen, Gewebszellen	Immunregulation, Entzündung, Fieber
IL-2	15 000	T-Zellen NK-Zellen	T-Zellen, B-Zellen, Monozyten	Proliferation, Aktivierung
IL-3	15 000	T-Zellen	Stammzellen, Zellvorläufer	panspezifischer kolonie-stimulierender Faktor
IL-4	15 000	T-Zellen	B-Zellen, T-Zellen	Teilung und Differenzierung
IL-5	? 15 000 (153 Aminosäuren)	T-Zellen	B-Zellen, Eosinophile	Differenzierung
IL-6	20 000	Makrophagen, T-Zellen, Fibroblasten, einige B-Zellen	T- u. B-Zellen, Thymozyten, Hepatozyten	Differenzierung, Proteinsynthese in der Akutphase
IL-8 (Familie)	8000	Makrophagen, Hautzellen	Granulozyten, T-Zellen	Chemotaxis
TNF_{α}	50 000	Makrophagen, Lymphzellen	Fibroblasten, Endothelzellen	Entzündung, Katabolismus (Kachexie), Fibrose; Produktion anderer Zytokine (IL-1, IL-6, GM-CSF) und Adhäsionsmoleküle
TNF_{β} (Lymphotoxin)	50 000 (Trimer)			

Abb. 7.**14** **Die Haupteigenschaften der am besten untersuchten Zytokine.** In einigen Fällen wurde das Molekulargewicht anhand der DNA-Sequenzen bestimmt. Es sind lediglich die wichtigsten Zielzellen und Wirkungsweisen dargestellt.

weise deren Kapazität, als APC zu agieren. Die Eigenschaften von INFγ sind in Abb. 7.**15** dargestellt. INFγ ist möglicherweise bei vielen Zelltypen für die Regulierung der APC-Funktion verantwortlich, hierzu zählen Astrozyten, Mikroglia, Endothelzellen und Thymozyten. Wie sich in experimentellen Tiermodellen und bei transgenen Mäusen herausstellte, kann die übermäßige INFγ-Produktion bei der Induktion einer Autoimmunität eine Rolle spielen.

Interleukine

Interleukine (bezeichnet mit den Abkürzungen IL-1 bis IL-11) erhielten ihren Namen 1981. Sie wurden als Moleküle definiert, welche von Leukozyten produziert werden, die auf Leukozyten reagieren. Obwohl die nachfolgenden Forschungen ergaben, daß einige dieser Moleküle ebenfalls von Nicht-Leukozyten produziert werden und daß einige (die Interferone) auf Nicht-Leukozyten reagieren, beließ man es bei dieser Nomenklatur. Die Hauptziele ihrer Aktivität reichen von T- und B-Zellen bis zu Fibroblasten und Endothelzellen. Die wichtigsten Eigenschaften dieser Moleküle werden im folgenden zusammengefaßt.

IL-1 (bisher als endogenes Pyrogen, lymphozytenaktivierender Faktor oder Katabolin bezeichnet) wird von vielen Zellen produziert (z. B. Endothelzellen, B-Zel-

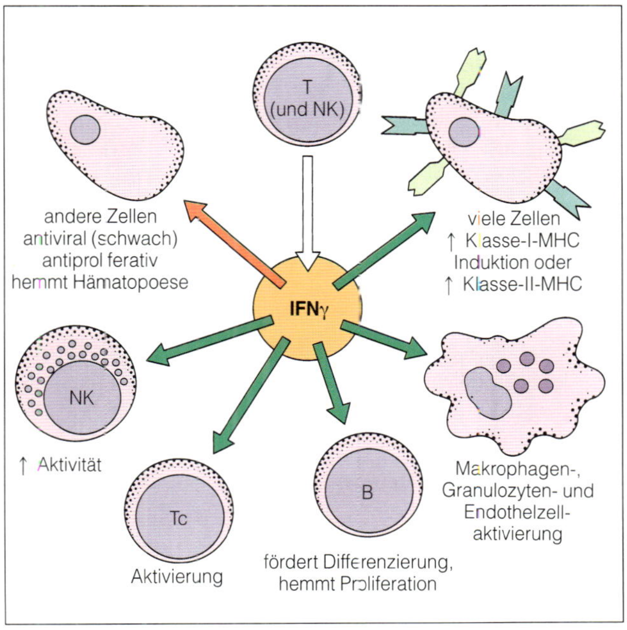

Abb. 7.**15** **Wirkung von IFNγ.** Interferon γ (IFNγ) hat zahlreiche immunregulatorische Wirkungen. Seine antiviralen und antiproliferativen Aktivitäten sind schwächer als jene von IFNα und IFNβ. Außerdem ist seine Induktion natürlicher Killerzellen (NK) nicht so wirksam wie IFNα. Dennoch ist es der wirksamste Inducer der Makrophagenaktivierung sowie der Klasse-II-Moleküle auf Gewebezellen. In dieser Hinsicht und im Hinblick auf andere Funktionen wirkt es mit TNFα und TNFβ synergistisch.

Gewebe/Zelltyp	Prostaglandin-Synthese	Proliferation	Protein-synthese	andere Wirkung
Gehirn	+	Astrozyten-tumoren	–	Fieber, Somnolenz, Anorexie
Synoviazellen	+	–	Kollagenase	Freisetzung proteo-lytischer Enzyme
Knochen/ Osteoklasten	–	–	Kollagenase	–
Knorpel/ Chondrozyten	+	–	Kollagenase, Plasminogen-aktivator	–
Muskelzellen	+	–	–	Freisetzung proteo-lytischer Enzyme
Fibroblasten	+	+	Kollagenase	–
Endothel	+	+	prokoagulatorische Aktivität	verstärkt die Makrophagen- und Neutrophilenadhäsion
Epithelzellen	–	+	Typ-IV-Kollagen	–
Leber/ Hepatozyten	–	–	Proteine der Akutphase	–

Abb. 7.**16** **Wirkung von IL-1 auf Nichtimmunzellen.** Il-L wirkt auf zahlreiche, nicht dem Immunsystem zugehörige Zellen als Entzündungsmediator. In vielen Zelltypen induziert IL-1 die Produktion anderer Zytokine, z. B. TNF, GM-CSF und IL-6, welche auf Hautzellen eine sekundäre Wirkung haben. Die klassische Wirkung von IL-1 ist die eines Pyrogens, dies ist auch seine Wirkung auf das Gehirn. In den Zellen des muskuloskelettalen Systems induziert es außerdem die Prostaglandinsynthese. Seine proliferative Wirkung wird speziell bei Astrozytentumoren, aber auch an den Gefäßendothelien und den Fibroblasten beobachtet. Charakteristisches Merkmal IL-1-induzierter Reaktionen ist die Proteinsynthese, wie z. B. Kollagenase, und die Produktion von „Proteinen der Akutphase" durch die Hepatozyten.

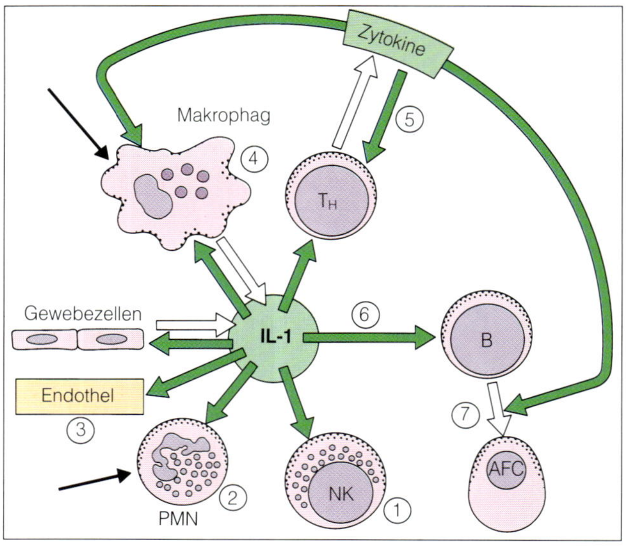

Abb. 7.**17** **Wirkung von IL-1 auf Zellen des Immunsystems.** IL-1 wird von zahlreichen Zelltypen als Antwort auf Traumen, Infektionen oder Antigene produziert. Es beeinflußt viele Zellen und Prozesse: 1 NK-Zell-zytozide Aktivität steigt an. 2 PMN werden metabolisch aktiviert und wandern chemotaktisch zum Ort der IL-1-Produktion (schwarzer Pfeil). 3 Im Endothel werden Adhäsionsmoleküle und Prokoagulanzien induziert, die Permeabilität wird erhöht. 4 In Makrophagen steigen die Prostaglandinproduktion und die zytozide Aktivität an. Außerdem wird die Chemotaxis angeregt (schwarzer Pfeil). 5 T_H-Zell-Proliferation, IL-2-Rezeptor-Expression und Zytokinproduktion werden gefördert. 6 B-Zell-Proliferation und Differenzierung in AFC werden angeregt und durch andere Zytokine (7) reguliert.

len und Makrophagen), vorwiegend jedoch von Makrophagen. Es stimuliert B- und T-Zellen und induziert Entzündungsreaktionen wie die Produktion von Prostaglandinen und katabole Enzyme wie Kollagenase. Man nimmt an, daß es bei der Knochen- und Knorpeldestruktion eine besondere Rolle spielt. Es gelangt ins Gehirn, induziert Fieber und trägt zur verstärkten Corticosteroidfreisetzung bei. In der Leber induziert es die Produktion von Proteinen der „Akutphase", welche als Reaktion auf ein Trauma freigesetzt werden. Augenscheinlich haben alle Zellen des Körpers IL-1-Rezeptoren und sind in der Lage, auf IL-1 zu reagieren (Abb. 7.**16** u. 7.**17**).

IL-2 (bisher als T-Zell-Wachstumsfaktor bezeichnet). Es wird von T-Zellen, hauptsächlich von $CD4^+$, aber auch von $CD8^+$ und LGL produziert. Es wirkt auf eine beschränkte Anzahl von Zellen, hauptsächlich auf T-Zellen (alle Typen), dort ist es der wirksamste Wachstumsfaktor und Aktivator (Abb. 7.**18**). Es wirkt außerdem auf LGL und B-Zellen, wo es Wachstum und Differenzierung induziert, und aktiviert zudem Makrophagen und Oligodendrozyten. IL-2 wird in der experimentellen Krebstherapie, speziell bei Nierenzellkrebs, eingesetzt. Die Wirksamkeit ist hier möglicherweise seiner Aktivierung zahlreicher verschiedener Zellen, die einen zytotoxischen „Anti-Krebs"-Effekt haben, z. B. die lymphokinaktivierten Killerzellen (LAK), zuzuschreiben.

IL-3 (bisher als multispezifisches Hämopoetin bezeichnet) stimuliert das Wachstum der Vorstufen aller Zellen der hämatopoetischen Linie (Erythrozyten, Granulozyten, Makrophagen und wahrscheinlich Lymphozyten). Eine kleinere T-Zell-Population ($CD4^-$-$CD8^-$-T-Zellen mit αβ-TCR) reagiert ebenfalls auf IL-3.

IL-4 (bisher als B-Zell-aktivierender oder -differenzierender Faktor bezeichnet) induziert in B-Zellen Aktivierung und Differenzierung und führt speziell zur Produktion von IgG1 und IgE. Es agiert außerdem als T-Zell-Wachstums- und Aktivierungsfaktor. Bei den Makrophagen induziert es eine MHC-Klasse-II-Expression, hemmt jedoch die Zytokinproduktion. Ein Überschuß an IL-4 spielt bei allergischen Erkrankungen eine Rolle und hat eine erhöhte IgE-Produktion zur Folge.

IL-5 ist beim Menschen hauptsächlich ein Wachstums- und Aktivierungsfaktor der Eosinophilen. Bei der Maus

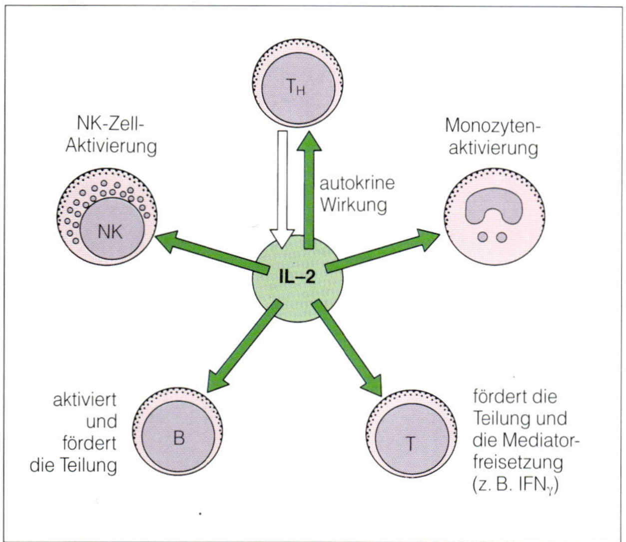

Abb. 7.**18** **IL-2-Wirkung.** IL-2 wird von T_H-Zellen produziert. Zusätzlich zu seiner essentiellen Funktion als Förderer der T-Zell-Teilung und Mediatorfreisetzung wird IFNγ regt IL-2 außerdem das B-Zell-Wachstum an. Für die Regulierung der Immunantwort ist die Aktivierung von Monozyten und natürlichen Killerzellen (NK) von Bedeutung. Bei Patienten mit Nierenzellkarzinom können autologe NK-Vorläufer in vitro durch hohe Dosen IL-1 (1000 IE/ml) zur Produktion von sog. lymphokinaktivierten Killerzellen (LAK), die in der experimentellen Krebstherapie Einsatz finden, angeregt werden.

induziert es auch Wachstum und Differenzierung der B-Zellen. IL-5 ist für die parasitär bedingte Eosinophilie verantwortlich.

IL-6 (bisher als B-Zell-differenzierender oder hepatozytenstimulierender Faktor bezeichnet) wird von zahlreichen Zellen wie T-Zellen, Makrophagen, B-Zellen, Fibroblasten und Endothelzellen produziert. Es wirkt auf die meisten Zellen, spielt jedoch eine spezielle induzierende Rolle bei der B-Zell-Differenzierung zu antikörperformierenden Zellen (AFC). In der Leber stimuliert es die Produktion der Proteine der Akutphase. IL-6 wird als bedeutender Wachstumsfaktor für das multiple Myelom, eine maligne Veränderung von Plasmazellen, angesehen.

IL-7 wurde zunächst als ein aus dem Knochenmark stammender Prä-B-Zell-Wachstumsfaktor beschrieben. Das vom Thymusgewebe produzierte IL-7 wirkt auf Thymozyten und ist ein T-Zell-Wachstums- und -Aktivierungsfaktor sowie ein Makrophagenaktivierungsfaktor.

IL-8 gehört in die große Familie (mehr als 15 Mitglieder) der Zytokine mit niedrigem Molekulargewicht (ca. 8 kDa). Sie werden von Makrophagen und Endothelzellen produziert und sind an Entzündung und Zellmigration beteiligt, wobei speziell IL-8 ein sehr wirksamer Inducer der Neutrophilen- und T-Zell-Chemotaxis ist. Die verwandte RANTES wirkt als Chemotaxis-Inducer der Memory-T-Zellen und der Monozyten.

IL-9 (auch als Zytokinsyntheseinhibitionsfaktor bekannt) hemmt die Produktion von INFγ, die Antigenpräsentation sowie IL-1, IL-6- und TNFα-Produktion der Makrophagen und ist an der IgE-Regulierung beteiligt.

Hämatopoese

Die Hämatopoese wird durch ein breites Zytokinspektrum reguliert. IL-1 und IL-6 sind an der Aktivierung ruhender Stammzellen (selbsterneuernde Zellen), die in den Zellzyklus gelangen sollen, beteiligt. IL-3 trägt, ebenso wie der granulozyten-makrophagen-koloniestimulierende Faktor (GM-CSF), zum Wachstum der Vorläufer aller hämatopoetischen Linien bei. Bei der Zelldifferenzierung spielen linienspezifische Zytokine die wichtigste Rolle; Erythropoetin (EPO) für Erythrozyten, makrophagenkoloniestimulierender Faktor (M-CSF) für Makrophagen, granulozytenkoloniestimulierender Faktor (G-CSF) für Granulozyten. Bisher ist über die Regulation der Thrombozytenproduktion wenig bekannt. GM-CSF, M-CSF und G-CSF wirken auf reife Zellen außerdem als Aktivierungsfaktoren.

Inhibitorische Zytokine

Derzeit sind nur einige wenige Zytokine mit hemmenden Eigenschaften für das Immunsystem bekannt. IL-10 wurde bereits beschrieben. Der transformierende Wachstumsfaktor β ($TGF_β$) ist eine Familie von 5 nahe verwandten Molekülen, die Bindegewebswachstum und Kollagenformierung stimulieren, aber augenscheinlich alle Immun- und Hämatopoesefunktionen hemmen.

$INF_α$, $INF_β$ und $INF_γ$ können mit der Immunzellproliferation interferieren. $INF_α$ und $INF_β$ hemmen die Klasse-II-Induktion durch $INF_γ$. $INF_γ$ kann mit der B-Zell-Klasse-II-Induktion durch IL-4 interferieren.

Zytokinrezeptoren

Zytokine sind in sehr geringen Konzentrationen, häufig bei einigen wenigen pg/ml (10^{-12} g/ml), wirksam. Dies beruht auf ihrem Aktionsmodus, zu dem die Bindung an hochaffine Rezeptoren auf der Zelloberfläche, welche die Zytokinsignale an den Zellkern übermitteln, gehört. Während die Fortschritte in der Biochemie, speziell im Bereich der Genklonierung, dazu beigetragen haben, die Struktur vieler Zytokinrezeptoren zu erkennen, ist unsere Kenntnis, auf welche Weise sie diese Signale übermitteln, noch höchst unzureichend. Dies liegt wahrscheinlich an der Tatsache, daß bisher lediglich die zytokinbindenden Ketten erforscht wurden. Die assoziierten Ketten, die für die Signalübermittlung verantwortlich sind, müssen noch größtenteils definiert werden.

Während die Zytokinproteine keinerlei strukturelle Ähnlichkeiten aufweisen, gehören viele der Zytokinrezeptoren zu Familien mit – zumindest in den extrazellulären Bereichen – entfernter Verwandtschaft (Abb. 7.**19**). Die größte Gruppe ist die Hämatopoetinfamilie. Diese weist zwei charakteristische Hauptmerkmale auf: 4 gleichbleibende Aminosäuren, die aus 2 Tryptophandubletten und einem Serin in der Nähe des transmembranären Bereiches bestehen, und bestimmten konservierten Cysteinen. Die Rezeptoren für Erythropoetin (EPO), G-CSF, GM-CSF, IL-3, IL-4, IL-2 (β-Kette), IL-5, IL-6 und IL-7 gehören zu dieser Familie.

Die Rezeptoren für IL-1, IL-6 und M-CSF zählen zur Immunglobulin-Superfamilie der Moleküle, zu der außerdem zahlreiche andere wichtige Moleküle wie MHC, TCR und die Immunglobuline selbst gehören.

Familie	Mitglieder	Eigenschaften
Ig	M-CSF, IL-6, IL-1	Ig-V- oder Ig-C-ähnliche Bereiche, IL-6 hat außerdem einige Hämopoetin-eigenschaften
Hämopoetin	IL-2_{β}, IL-3, 4, 5, 6, 7, EPO, GM-GSF, G-CSF	Trp-Ser × 2, konservierte Cysteine
TNF/NGF	TNF, NGF, CD40	4 cysteinreiche (6 cys) Regionen im extrazellulären Bereich

Abb. 7.**19** **Zytokinrezeptorfamilien.** Einige Zytokinrezeptoren weisen Sequenzhomologie mit anderen auf. Dies ermöglicht eine Einteilung in Familien. Der IL-6-Rezeptor besitzt die Eigenschaften von 2 Familien.

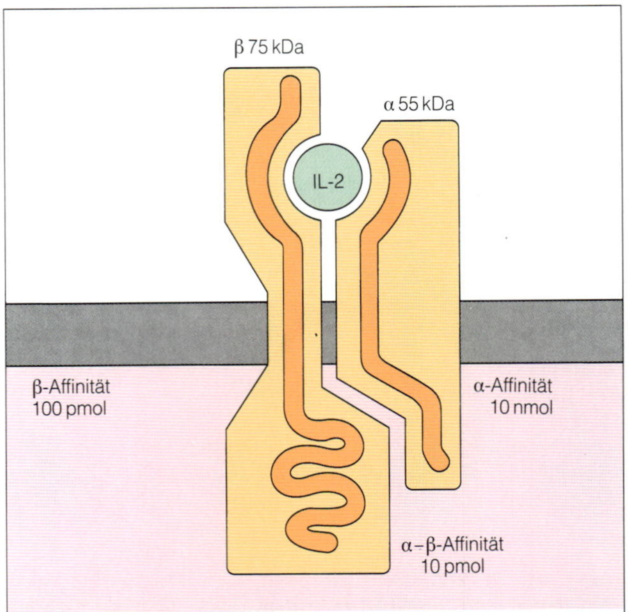

Anzahl pro Zelle	α-Kette	β-Kette
im Ruhestand	0	500
bei maximaler Aktivierung	50 000	5000

Abb. 7.**20** **Struktur des hochaffinen IL-2-Rezeptors.** Der hochaffine IL-2-Rezeptor besteht aus zwei Ketten, von denen jede für sich allein IL-2 nur schwach binden kann. Ruhende T-Zellen exprimieren keine α-Kette, können jedoch nach Aktivierung bis zu 50 000 Ketten/Zelle (Maximum) exprimieren. Einige dieser Ketten assoziieren zur Bildung des hochaffinen IL-2-Rezeptors mit der β-Kette.

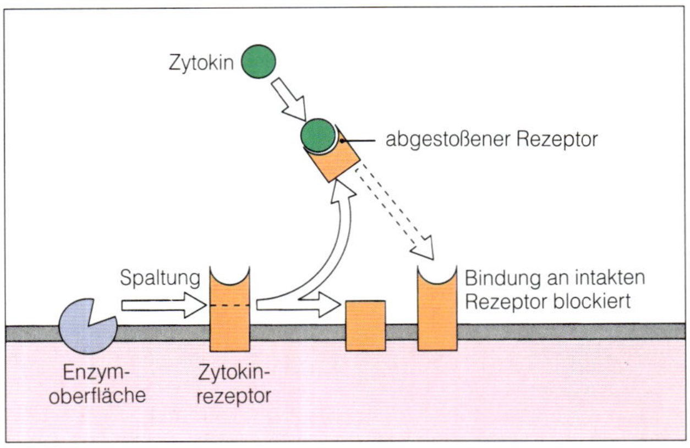

Abb. 7.**21** **Struktur der Rezeptoren für TNF.** Enzymspaltung des Extrazellulärbereichs eines Rezeptors (z. B. TNF, IFNγ, IL-6 oder IL-2-[p55-]Rezeptor) setzt das Bindungsfragment frei. Für TNF (und möglicherweise andere) behält dieser lösliche Rezeptor seine hochaffinen Bindungskapazitäten. Er ist in der Lage, den Liganden zu neutralisieren, indem er dessen Zugang zu intakten Rezeptoren in der Membran blockiert.

Rezeptoren für Nervenwachstumsfaktor (NGF) und TNF sowie einige Oberflächenantigene (z. B. CD40) gehören zu anderen Familien.

Im Gegensatz hierzu sind die intrazytoplasmatischen Bereiche nicht homolog, dies läßt den Schluß zu, daß es zahlreiche unterschiedliche Mechanismen der Signalübermittlung an die Zelle gibt. Zwei Rezeptoren, IL-2 und IL-6, sind besser erforscht, der IL-2-Rezeptor wird in Abb. 7.**20** schematisch dargestellt. Der IL-6-Rezeptor besitzt eine zytokinbindende Kette, deren Affinität durch gp130, ein an der Signalübermittlung beteiligtes Transmembranprotein, verstärkt wird.

Zytokinantagonisten

Kürzlich wurden zwei Gruppen zytokininhibitierender Proteine beschrieben. Eine Gruppe besteht aus Molekülen, die als Rezeptorantagonisten wirksam sind, aber die Zelle nicht aktivieren. So ist der IL-1-Rezeptor-Antagonist (IL-1ra) z. B. ein Protein von 18 kDa, das von IgG-adhärenten Monozyten produziert wird. Dieses Protein bindet an den IL-1-Rezeptor, hat keine agonistische Aktivität und bindet nicht an das Zytokin selbst. In Experimenten, bei denen menschliche Rekombinationsrezeptorantagonisten an Mäuse im Anschluß an eine letale Injektion von *Escherichia-coli*-Endotoxin (Lipopolysaccharid, LPS) verabreicht wurden, zeigte sich wirksame Protektion. Dies liefert den direkten Beweis, daß die letale Wirkung von LPS möglicherweise durch die IL-1-Aktion vermittelt wird. IL-1ra könnte deswegen eine neue Behandlungsstrategie für zytokinvermittelte Krankheiten darstellen.

Der größte Anteil der Zytokininhibitoren bindet nicht an den Rezeptor, sondern an das Zytokin selbst. Mittels Klonierung der cDNA für Rezeptoren und Bestimmung ihrer Aminosäuresequenz stellte man fest, daß die löslichen Seruminhibitoren der Zytokine häufig Fragmente aus dem extrazellulären Bereich der Rezeptoren – durch enzymatische Spaltung – sind (Abb. 7.**21**). Unter den im Serum gefundenen löslichen Rezeptoren sind jene für IL-2 (nur p55-Niedrigaffinitätskette), IL-4, IL-6 (nicht als inhibitorisch bekannt), IL-7, IFN und beide TNF-Rezeptoren (Abb. 7.**22**). Es gibt außerdem lösliche Rezeptorformen für Hormone, z. B. für das Wachstumshormon, und für Adhäsionsmoleküle wie ICAN-1.

Intrazelluläre Wege der Aktivierung

Die T-Zell-Aktivierung scheint ähnlichen Mechanismen zu unterliegen, wie sie bei anderen Zelltypen beobachtet werden. Die TCR-Bindung führt zur Aktivierung

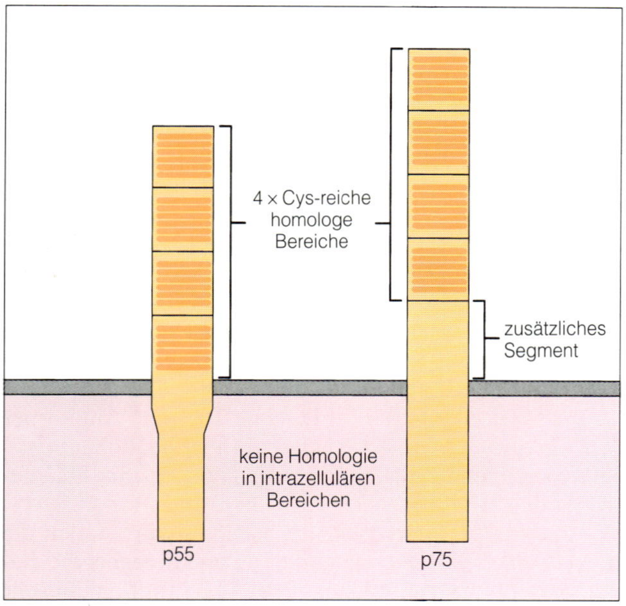

Abb. 7.**22** **TNF-Rezeptoren.** Es existieren zwei Rezeptoren, wobei jeder dieser beiden TNFα und TNFβ (Lymphotoxin) mit hoher Affinität bindet. Ihre extrazellulären Bereiche sind homolog. Jeder besitzt 4 Subbereiche aus 40 Aminosäuren, die 6 Cysteine enthalten. Man nimmt an, daß sie durch Genduplikation entstanden sind. Im Gegensatz hierzu ist der intrazytoplasmatische Bereich nicht homolog, was darauf hinweist, daß ihre Mechanismen der Signaltransduktion unterschiedlich sind.

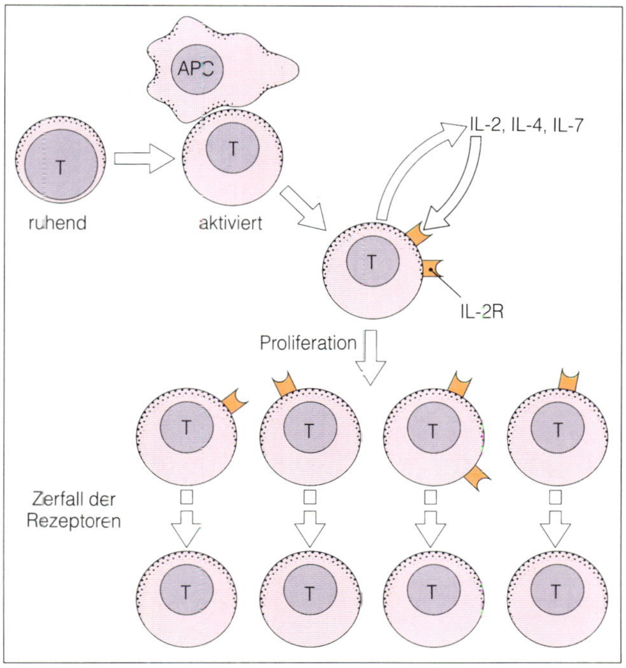

Abb. 7.**23** **T-Zell-Proliferation.** Ruhende T-Zellen produzieren keine Wachstumsfaktorzytokine (IL-2, IL-4 oder IL-7) und exprimieren keine große Anzahl von Rezeptoren für diese Moleküle. Es sind einige IL-4- und IL-7-Rezeptoren vorhanden, jedoch keine für IL-2. Nur die p75-Kette des IL-2-Rezeptors, welche eine mittlere Affinität aufweist, liegt vor. Die Aktivierung induziert die p55-Kette, und diese bildet in Kombination mit p75 einen hochaffinen IL-2-Rezeptor. Die Aktivierung führt zur Produktion von mRNA und Protein für IL-2 und IL-4. Die Sekretion von IL-2 und IL-4 und die Interaktion mit den Rezeptoren induziert Wachstum. Dies erfolgt „autokrin" (Wirkung auf die gleiche Zelle) oder „parakrin" (Wirkung auf die Nachbarzelle). Ist die Antigenstimulation beendet, so verringert sich die IL-2-Rezeptor-Population, dies führt zur Beendigung der proliferativen Phase der Immunantwort.

von Phospholipase C, welche die Produktion von Inositoltriphosphat (IP_3) und Diacylglycerol (DAG) zur Folge hat. IP_3 initiiert eine Freisetzung von Ca^{2+} aus intrazellulären Speichern, wohingegen DAG an der Aktivierung der Proteinkinase C (PKC) beteiligt ist. Der Aktivierungsprozeß erfolgt unter Beteiligung einer komplexen Abfolge an Phosphorylierungen von TCR-Komponenten (CD3) wie auch CD4 (oder CD8) sowie dem Leukozytenantigen CD45, das mit CD4 assoziiert und selbst eine Phosphatase ist. Zusätzlich zur PKC sind an diesen Schritten zwei weitere Kinasen ($p56^{lck}$, assoziiert mit CD4 oder CD8, und $p59^{fyn}$) beteiligt.

Zellproliferation

Die Proliferation der Lymphozyten ist ein komplexer und indirekter Vorgang. So hat z. B. die Stimulation einer T-Zelle durch eine APC nicht automatisch eine Lymphozytenproliferation zur Folge. Eine effektive Interaktion an der TCR führt zur Produktion der p55-Kette des Rezeptors für den T-Zell-Wachstumsfaktor (IL-2), der zusammen mit der vorhandenen p75-Kette einen hochaffinen Rezeptor bildet. Bei allen T-Zellen induziert die TCR-Aktivierung außerdem die Zytokinproduktion. Bei den meisten $CD4^+$- und $CD8^+$-T-Zellen besteht für 1–2 Tage eine vorübergehende IL-2-Produktion. In diesem Zeitraum ruft die Interaktion von IL-2 mit dem hochaffinen IL-2-Rezeptor ein T-Zell-Wachstum und eine T-Zell-Aktivierung hervor (Abb. 7.**23**).

IL-4 stellt für T-Zellen einen schwächeren Wachstumsfaktor dar, seine Produktion ist ebenfalls induzierbar. Der Oberflächen-IL-4-Rezeptor wird ebenfalls durch TCR-Aktivierung vermehrt. Ein weiterer Wachstumsfaktor für T-Zellen ist IL-7, und es ist wahrscheinlich, daß diese drei T-Zell-Wachstumsfaktoren im Verlauf der Immunantwort eine sensible Regulierung des Wachstums und der Aktivierung von T-Zellen ermöglichen. Die vorübergehende, nach der Stimulation der TCR nur 1 oder 2 Wochen andauernde Expression des hochaffinen IL-2-Rezeptors trägt dazu bei, das T-Zell-Wachstum zu limitieren.

Antikörperreaktionen in vivo

In den frühesten Studien beschäftigte man sich mit der Bindung spezifischer Antikörper bei Tieren, die mit T_{dep}- oder T_{ind}-Antigenen immunisiert wurden. Mit der verbesserten Kenntnis der B-Zell-Entwicklung und -Reifung gelingt es heute, die Bestandteile der Immunantworten in vivo anhand der zugrundeliegenden zellulären Geschehnisse nachzuvollziehen. Zu den Bestandteilen der Antikörperantworten in vivo, die mit den bisher beschriebenen Abläufen in Beziehung stehen, zählen:

1. die beschleunigte Sekundärantwort,
2. Isotypenklassenwechsel,
3. Affinitätsreifung,
4. Memory-Entwicklung.

Einige dieser Abläufe können jedoch nur verstanden werden, wenn man die B-Zell-Population als Gesamteinheit betrachtet, weniger als eine Ansammlung individueller Zellen. Die Elemente der Antikörperantwort werden im folgenden detailliert dargestellt.

Im Anschluß an eine primäre Antigenbelastung, indem z. B. einer Maus Schaferythrozyten injiziert werden, besteht eine initiale Verzögerungsphase, in der keine Antikörper nachweisbar sind. Dieser folgen Phasen, in denen der Antikörpertiter logarithmisch bis auf ein Plateau ansteigt und danach wieder abfällt. Der Titerabfall tritt infolge des natürlichen Antikörperabbaus oder der Bindung an Antigen und Elimination aus dem Blutkreislauf auf (Abb. 7.**24**).

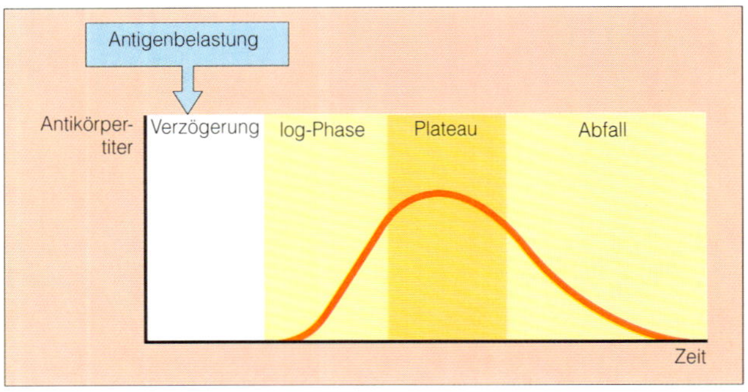

Abb. 7.**24** **Die 4 Phasen der primären Antikörperantwort.** Nach Antigenbelastung erfolgt die Antikörperantwort in 4 Phasen:

1. Verzögerungsphase, in der kein Antikörper nachweisbar ist;
2. „log"-Phase, in der der Antikörpertiter logarithmisch ansteigt;
3. Plateauphase, in deren Verlauf sich der Antikörpertiter stabilisiert;
4. Abfallphase, in deren Verlauf der Antikörper entfernt oder katabolisiert wird.

Die jeweilige Zeitspanne und die erzielten Titer hängen von der Art der Antigenbelastung und der Natur des Wirtes ab.

Eine Untersuchung der Antworten nach primärer und sekundärer Antigenbelastung ergab, daß sich die Antworten in bezug auf vier Hauptaspekte unterscheiden.

1. Zeitlicher Ablauf. Die Sekundärantwort weist eine kürzere Verzögerungsphase sowie eine verlängerte Plateau- und Titerabfallphase auf.
2. Antikörpertiter. Die Plateauwerte der Antikörper sind bei der Sekundärreaktion erheblich höher, typischerweise um ein 10faches oder höher als die Plateauwerte der Primärantwort.
3. Antikörperklasse. Bei der Primärantwort stellen die IgM-Antikörper den Hauptanteil, wohingegen die Sekundärantwort fast vollständig aus IgG, mit einem sehr geringen IgM-Anteil, besteht.
4. Antikörperaffinität. Die Affinität der Antikörper ist bei der Sekundärantwort gewöhnlich erheblich größer. Dies wird als „Affinitätsreifung" bezeichnet.

Die charakteristischen Merkmale der primären und der sekundären Antikörperantwort werden in Abb. 7.**25** gegenübergestellt.

Nach Antikörperbelastung können in der Milz mittels Plaque-forming-cell-Assays (s. Kap. 25) AFC nachgewiesen werden. Untersuchungen ergaben, daß das Auftreten von AFC in der Milz dem Anstieg des Serumantikörpertiters ca. einen Tag vorangeht.

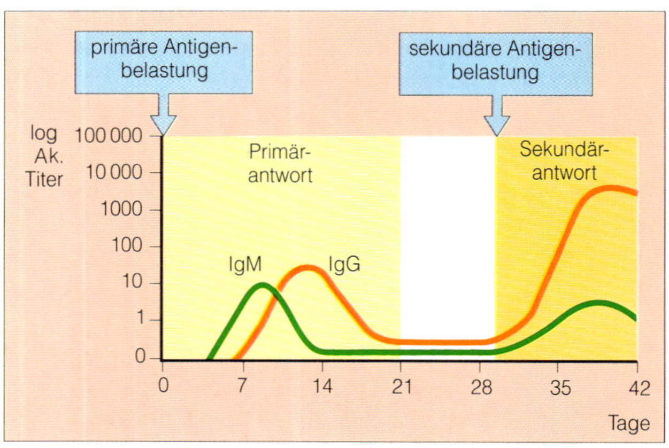

Abb. 7.**25** **Primäre und sekundäre Antikörperantwort.** Im Vergleich zur Antikörperantwort nach primärer Antigenbelastung zeigt der Antikörperspiegel nach sekundärer Antigenbelastung eine typische Immunantwort:

1. tritt rascher ein und hält länger an,
2. erzielt einen höheren Titer,
3. besteht vorwiegend aus IgG.

In der primären Antwort geht IgM dem Auftreten von IgG voraus.

Klassenwechsel

Im Verlauf einer T-abhängigen Immunantwort tritt ein zunehmender Wechsel der vorherrschenden Immunglobulinklasse von spezifischen Antikörpern, gewöhnlich der IgG, auf. Im Gegensatz hierzu stehen T-unabhängige Antworten, in denen das vorherrschende Immunglobulin gewöhnlich IgM bleibt.

Der Isotypenwechsel von IgM zu IgG ist kein zufälliges Ereignis. Die von den Plasmazellen produzierten IgG-Subklassen variieren je nach Stimulus. So führt bei der Maus das komplette Freund-Adjuvans vorwiegend zu IgG2-Antikörpern, während das alumpräzipitierte Proteinantigen vorwiegend zu IgG1-Antwort führt. Ein Wechsel von IgA oder IgE ist auch zu beobachten. Zellen, die diese Isotypen produzieren, sind im mukosaassoziierten Lymphgewebe konzentriert.

Es gibt vermehrt Anhaltspunkte, die die molekularen Mechanismen des Isotypenwechsels (s. Kap. 6) erklären. Obwohl man sich insgesamt darüber einig ist, daß T-Zellen für die Regulation dieses Phänomens von Bedeutung sind, sind die den Wechsel regulierenden Signale nicht vollständig bekannt. Das von den T-Zellen produzierte IL-4 ist für die Produktion von IgG1 und IgE wichtig. IL-5 hat für den Wechsel zur IgA-Produktion Bedeutung, und INFγ fördert bei Mäusen die Produktion von IgA2a.

Reifung der Affinität

Die in einer Sekundärantwort auf ein T-abhängiges Antigen gebildeten Antikörper weisen eine höhere durchschnittliche Affinität auf als Antikörper der Primärantwort. Dies geht mit einer Umschaltung von IgM auf IgG einher, da bei der IgM-Antwort keine Reifung der Affinität stattfindet.

Der Grad der Affinitätsreifung ist von der Höhe der Antigendosis abhängig. Hohe Antigendosen bewirken eine schlechte Reifung und geringere Affinität als niedrige Antigendosen (Abb. 7.**26**). Dafür gibt es eine plausible Hypothese: In Anwesenheit niedriger Antigenkonzentrationen binden sich nur B-Zellen mit hochaffinen Rezeptoren an das Antigen und werden zur Teilung und Differenzierung angeregt. Ist das Antigen in hohen Konzentrationen vorhanden, so werden auch niedrigaffine B-Zellen mit einbezogen (Abb. 7.**27**).

Obwohl individuelle B-Zellen ihre Spezifität gewöhnlich nicht verändern, kann wie bereits erwähnt die Affinität eines Antikörperklons aufgrund von somatischen Hypermutationen in den rekombinierten Antikörpergenen variabel sein. Bei der Affinitätsreifung scheinen zwei Mechanismen von Bedeutung zu sein:

1. die Entstehung von B-Zell-Klonen mit höherer Affinität durch geringfügige Änderung der Antikörperstruktur in der späten Phase der Primärantwort auf ein T-abhängiges Antigen,
2. die selektive Expansion von Klonen mit hoher Affinität nach Kontakt mit dem Antigen.

Somatische Hypermutationen von AFC kommen während einer T-abhängigen Immunantwort häufig vor und sind für die Bildung von Antikörpern mit hoher Affinität von Bedeutung. In diesem Zusammenhang handelt es sich um einen normalen und sinnvollen Vorgang. Derselbe Prozeß kann aber auch gelegentlich zur Bildung von hochaffinen IgG-Autoantikörpern, z. B. Anti-DNA, führen und erheblichen Schaden anrichten. Derartige Mutationen konnten experimentell in Langzeitkulturen beobachtet werden, aber ihre Rolle bei der Entstehung von Autoimmunkrankheiten ist noch nicht abgeklärt. Dies wurde bisher bei Anti-DNA-Hybridomen der Maus beobachtet.

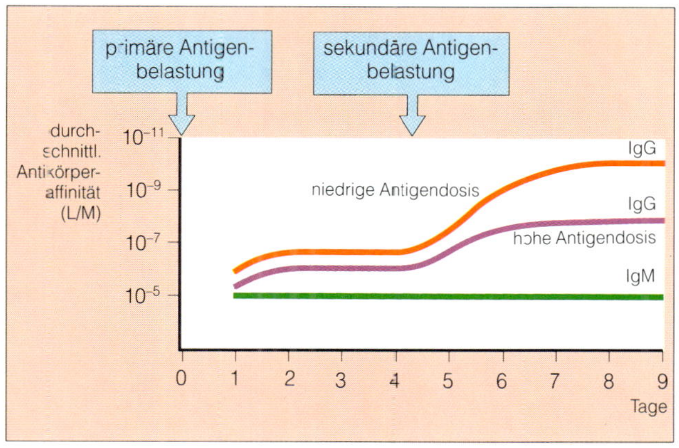

Abb. 7.**26** **Reifung der Affinität.** Dargestellt ist die durchschnittliche Affinität der IgM- und IgG-Antikörperantwort nach primärer und sekundärer Belastung mit einem T-abhängigen Antigen. Die Affinität der IgM-Antwort ist durchweg konstant. Die Affinitätsreifung der IgG-Antwort hängt von der Antigendosis ab. Niedrige Antigendosen bewirken eine höhere Affinität des Immunglobulins als hohe Antigendosen.

Immungedächtnis

Die Fähigkeit zu einer sekundären Antwort basiert auf dem „Immungedächtnis" und ist Grundlage der Impfung.

Auf zellulärer Ebene ist das Immungedächtnis die Expansion einer Population von antigenspezifischen Lymphozyten während der Primärantwort, was zu einer Vermehrung derjenigen B- und T-Zellen führt, die in Zukunft auf dieses bestimmte Antigen reagieren können. B-Gedächtniszellen unterscheiden sich insofern qualitativ von „jungfräulichen" B-Zellen, als sie IgG schneller bilden können und aufgrund der Selektion während der Primärantwort Rezeptoren besitzen, die gewöhnlich eine höhere Affinität für das Antigen haben.

Ob die Rezeptoren von T-Gedächtniszellen eine höhere Affinität als die Rezeptoren von T-Zellen ohne vorausgegangenen Antigenkontakt haben, ist nicht bekannt, da es keine Methode gibt, die Affinität von TCR zu messen.

T-Gedächtniszellen sind jedoch in der Lage, auf geringere Antigendosen zu reagieren, was einen Hinweis auf eine größere Effektivität ihrer Rezeptoren liefert. Heute weiß man, daß das „Gedächtnis" nicht einfach auf einer größeren Anzahl der gleichen Zellen beruht. Es treten Veränderungen der Eigenschaften auf, die sich an der Zelloberfläche und in Form der sekretorischen Aktivitäten manifestieren. So zeigen Memory-$CD4^+$-T-Zellen im Vergleich zu „jungfräulichen" T-Zellen ebenfalls Unterschiede zu CD45 und sind in der Lage, Zytokine eher und rascher zu synthetisieren.

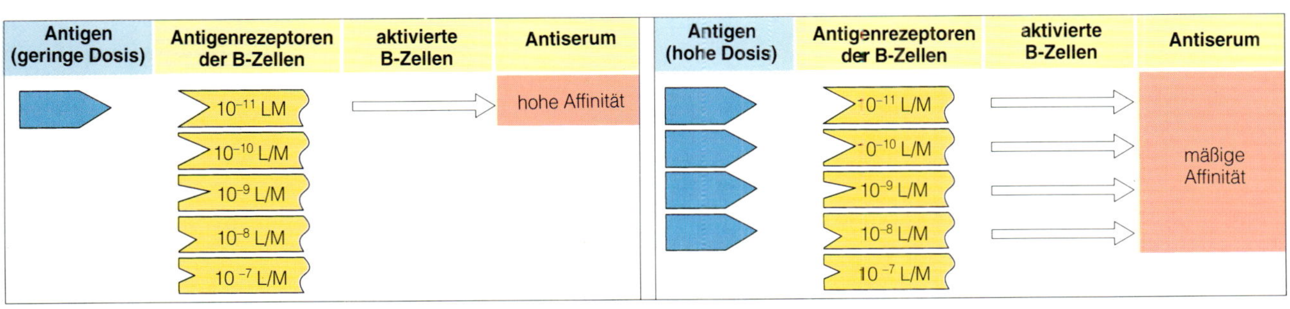

Abb. 7.**27** **Klonale Selektion durch hohe und niedrige Antigendosen.** Niedrige Antigendosen (links) erfassen nur B-Zellen mit hochaffinen Rezeptoren. Dagegen werden durch hohe Antigendosen (rechts) mehr B-Zell-Klone angeregt, wodurch die Antikörperantwort eine niedrigere Durchschnittsaffinität erreicht.

8 Zellvermittelte Immunantwort

Graham Rook

Der Ausdruck „zellvermittelte Immunität" (im angelsächsischen Schrifttum wird oft die Abkürzung CMI für „cell mediated immunity" gebraucht) wurde ursprünglich für diejenigen lokalen Reaktionen gegen Organismen – gewöhnlich intrazelluläre Pathogene – geprägt, die in erster Linie durch Lymphozyten und Phagozyten und weniger durch Antikörper (humorale Immunität) hervorgerufen werden. Mittlerweile wird dieser Ausdruck in einem allgemeineren Sinn für jede Immunantwort gebraucht, bei der Antikörper eine untergeordnete Rolle spielen. Zellvermittelte und antikörpervermittelte Reaktionen können jedoch nicht vollkommen voneinander getrennt betrachtet werden. Bei der Entstehung von Antikörperreaktionen sind Zellen beteiligt, und der Antikörper dient in einigen zellvermittelten Reaktionen als wesentliches Verbindungsglied. Es ist sogar unwahrscheinlich, daß eine zellvermittelte Reaktion in Gang kommt, wenn Antikörper, die zelluläre Reaktionen auf verschiedenartige Weise beeinflussen können, vollkommen fehlen. Z. B. können sich während einer Immunantwort Antigen-Antikörper-Komplexe bilden, was zu einer Freisetzung von chemotaktischen Molekülen, Aggregation von Zellen und lokaler Entzündung führt. Antikörper können Antigendeterminanten blockieren, welche andernfalls von Zellen erkannt worden wären, oder solche Determinanten von den Zellmembranen der Zielzellen ablösen („stripping") bzw. verändern. Sie können auch bei der Kopplung von Antigenen an T-Zellen über deren Fc-Rezeptoren beteiligt sein, was die Reaktion der Zellen beeinflußt. Im Falle von phagozytierenden Zellen und Killerzellen verbinden Antikörper die Zellen mit ihren Zielstrukturen.

Gleichermaßen sollte nicht angenommen werden, daß die zellvermittelte Immunität von der Funktion der T-Zellen abhängig ist. Es wird oft vergessen, daß der Großteil der ersten Abwehrreaktion gegen Mikroorganismen von der Erkennung mikrobieller Komponenten durch Rezeptoren abhängig ist, die nicht mit den antigenspezifischen Rezeptoren der T- und B-Zellen verwandt sind. In SCID-(severe combined immunodeficiency)Mäusen, die keine reifen T-Zellen besitzen, führen die schnellen T-Zell-unabhängigen Mechanismen zu einer erstaunlich effektiven Immunität gegen einige Pathogene.

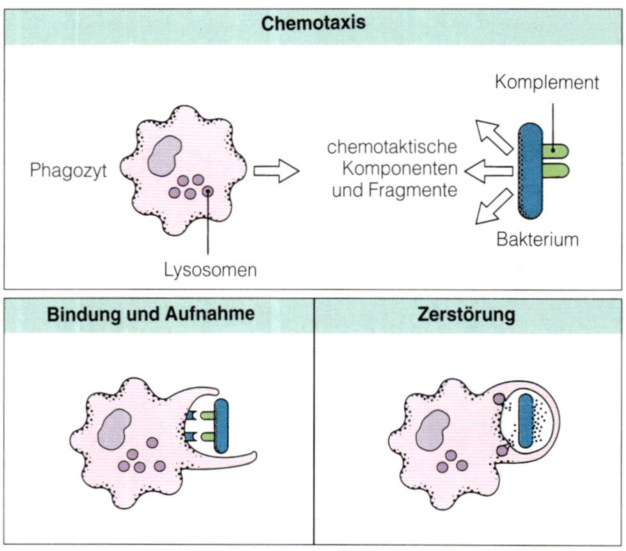

Abb. 8.**1** **T-Zell-unabhängige zellvermittelte Funktionen: 1. Phagozytose.** Die meisten Effektoren der T-Zell-unabhängigen zellvermittelten Immunität sind in Tieren, die keine T-Zellen besitzen, funktionell aktiv; in normalen Tieren übernehmen sie den Schutz solange, bis die T-Zell-vermittelte Antwort aufgebaut ist. Anschließend werden diese Funktionen durch Mediatoren, die von T-Zellen freigesetzt und als Zytokine bezeichnet werden, verstärkt. Die meisten mikrobiellen Organismen setzen Faktoren frei, die für Phagozyten chemotaktisch sind. Sie werden durch Phagozytose aufgenommen und ohne eine weitere Phagozytenstimulation zerstört. Dieser Vorgang wird durch den antikörperunabhängigen alternativen Komplementweg unterstützt.

T-Zell-unabhängige zellvermittelte Abwehrmechanismen

Phagozytose

Chemotaxis

Eine große Anzahl mikrobieller Komponenten bewirkt die Chemotaxis von Phagozyten zur Infektionsstelle (Abb. 8.**1**). Einige, wie z. B. das bakterielle Endotoxin, erzielen diesen Vorgang durch Aktivierung des alternativen Komplementweges und setzen so C5a und C3a frei. Andere mikrobielle Komponenten sind von sich aus chemotaktisch. Zum Beispiel sind Formylpeptide sowohl chemotaktisch als auch direkt phagozytenstimulierend. Phagozyten besitzen Rezeptoren für diese bakteriellen Produkte.

Bindung und Aufnahme der Mikroorganismen

Der nächste Schritt bei der Phagozytose eines Organismus ist seine Bindung an die Zelloberfläche. Diese Bindung wird erleichtert, wenn bereits Komplement entweder über den klassischen oder den alternativen Komplementweg aktiviert wurde. Dies führt zu einer Ablagerung von C3b auf dem Organismus, und durch die Interaktion zwischen C3b und dem CR3-Rezeptor werden antimikrobielle Mechanismen im Phagozyten effizient aktiviert und verstärkt. In ähnlicher Weise sind Fc-Rezeptoren des Phagozyten an der Aufnahme beteiligt, wenn Antikörper an das Pathogen gebunden haben. Einige Organismen haben einen Mechanismus entwickelt, der ihnen zwar eine Bindung an die Oberflächenstrukturen, die normalerweise zu einer Aufnahme führen, ermöglicht, ohne daß gleichzeitig mikrobizide Abwehrmechanismen stimuliert werden. Diese Punkte sowie die Eigenschaften der mikrobiziden Mechanismen werden ausführlicher in Kapitel 15 beschrieben.

Freisetzung von Zytokinen

Ein anderer Mechanismus, der von T-Zell- oder Antikörperantworten unabhängig ist und eine wichtige Rolle in den Anfangsstadien einer Infektion spielt, ist die Freisetzung von Zytokinen durch Makrophagen. Alle Organismen scheinen Moleküle zu besitzen oder auszuschütten, die diese Freisetzung erzielen können (s. Kap. 15). Zytokine sind Peptid- oder Glykopeptidmediatoren, die von den entsprechend stimulierten Zellen freigesetzt werden. Die ersten identifizierten Zytokine stammten von Lymphozyten und wurden Lymphokine genannt. Der Ausdruck „Zytokine" umfaßt nun Lymphokine (einige von ihnen tragen die Interleukinbezeichnung, IL), Interferone (IFN), koloniestimulierende Faktoren (CSF) und Tumornekrosefaktoren (TNF). Dieses Thema wird am Ende dieses Kapitels ausführlicher diskutiert. Der wichtigste Mediator, der als Antwort von Makrophagen auf mikrobielle Komponenten freigesetzt wird, ist TNFα. Er bewirkt synergistisch mit anderen Mediatoren einige schnelle protektive Effekte.

Schnelle, protektive Wirkung der Zytokinfreisetzung

1. TNFα erhöht die mikrobizide Kapazität von Makrophagen und Neutrophilen.
2. TNFα bewirkt zusammen mit nichtidentifizierten bakteriellen Komponenten die Freisetzung von IFNγ aus NK-Zellen. Dadurch wird die mikrobizide Aktivität von Makrophagen erhöht (Abb. 8.**2**).
3. TNFα bewirkt Veränderungen von Endothelzellen und Phagozyten, die zu einer größeren Adhäsion der Phagozyten an die Blutgefäßwände führen. Dadurch wird der Eintritt von Zellen an den entzündlichen Stellen erhöht.

Diese Mechanismen erklären möglicherweise die paradoxe Resistenz von SCID-Mäusen, denen funktionelle T-Zellen vollkommen fehlen, gegen bestimmte bakterielle Infektionen.

Immunregulatorische Bedeutung der Zytokinfreisetzung

Die Zusammensetzung der unterschiedlichen, in frühen Stadien freigesetzten Zytokine beeinflußt wahrscheinlich die anschließenden Mechanismen der Immuneffektorsysteme. Dies ist ein sehr wichtiges Gebiet, über das bisher nur wenig bekannt ist. Z. B. kann eine Injektion von TNFα die Entwicklung der Kontaktsensitivität blockieren. Wenn TNFα in dieselbe Stelle wie das Antigen injiziert wird, kann der sich anschließend entwickelnde Typus der T-Helfer-(T_H-)Zelle beeinflußt und verändert werden.

T-Zell-abhängige zellvermittelte Antworten

In Abb. 8.**3** sind die wichtigsten Funktionen immunologisch aktiver Zellen (einzelne Zellen können möglicherweise mehr als eine Funktion ausüben) illustriert, und die zentrale organisierende Bedeutung der T-Helfer-

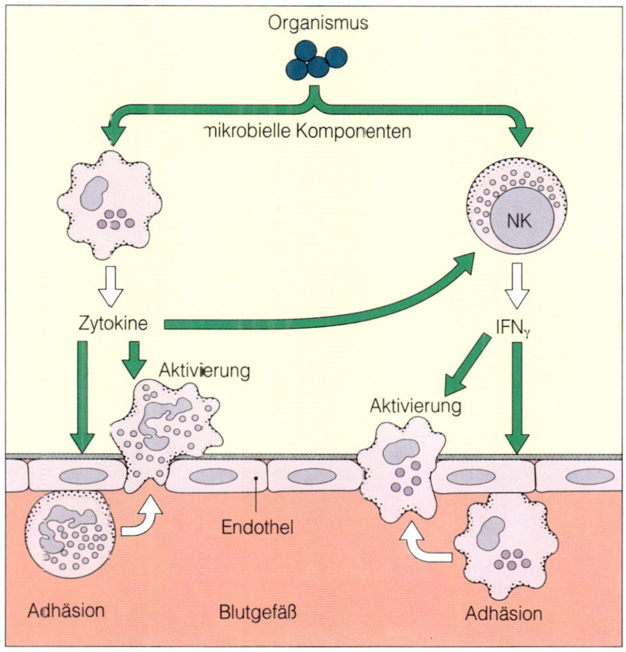

Abb. 8.**2** **T-Zell-unabhängige zellvermittelte Funktionen: 2. Zytokinfreisetzung.** Ein zweiter früher protektiver Mechanismus ist die Verstärkung der Zytokinfreisetzung aus Makrophagen und NK-Zellen (wird später diskutiert) durch mikrobielle Komponenten allein oder durch eine synergistische Wirkung mikrobieller Komponenten mit TNFα. Dadurch wird sehr schnell das mikrobizide Potential der Phagozyten sowie ihre Adhäsion an Endothelzellen erhöht. Die Zusammensetzung der freigesetzten Zytokine beeinflußt wahrscheinlich auch die sich anschließend entwickelnde T-Zell-vermittelte Antwort.

(T_H-)Zellen ist hervorgehoben. Verschiedene Untergruppen der T_H-Zellen modulieren die unterschiedlichen Arten zellulärer Kooperation und produzieren unterschiedliche Zusammensetzungen von Zytokinen. Abb. 8.**3** beinhaltet keine sekundären Effekte, die durch die Aktivitäten dieser Zelltypen hervorgerufen werden, wie z. B. die Hypersensitivität vom verzögerten Typ und die Granulombildung (s. Kap. 22) oder die gewebeverletzende Immunpathologie (weiter unten diskutiert sowie ausführlicher in Kap. 15 beschrieben).

Die regulatorische Bedeutung von T-Helferzellen

Die T_H-Zellen übernehmen einige wichtige Rollen bei der zellvermittelten Immunität:

1. Sie sind für die genaue Spezifität einer Antwort zuständig; sie bestimmen z. B., welche Antigene und welche Epitope erkannt werden.
2. Sie sind an der Auswahl der Effektormechanismen gegen bestimmte Zielantigene beteiligt.
3. Sie unterstützen die Proliferation der entsprechenden Effektorzellarten.
4. Sie erhöhen die Funktionen von Phagozyten und anderen Effektorzellen.

Diese Punkte sind in Abb. 8.**3** dargestellt und werden unten erklärt. Es ist wichtig, T_H-Zellen, die die Entwicklung der Immunantwort kontrollieren und modulieren, von zytotoxischen T-Zellen (Tc-Zellen – auch be-

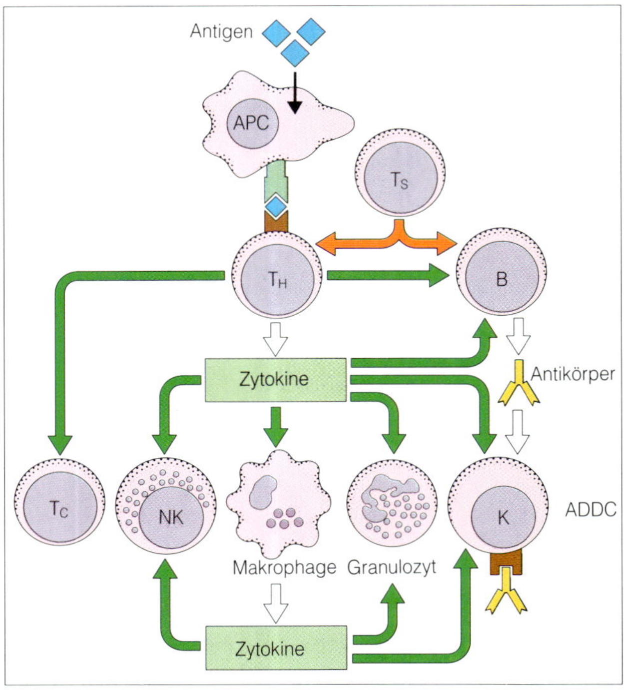

Abb. 8.**3** **Zentrale Bedeutung der T-Helferzellen für die zellvermittelte Immunität.** Antigenpräsentierende Zellen (APC) präsentieren vorbereitetes („prozessiertes") Antigen an T-Helferzellen (T_H), die eine zentrale Rolle in der Entstehung einer Immunantwort einnehmen. Diese Zellen erkennen bestimmte Epitope und wählen so die Zielstrukturen für die relevanten Effektorfunktionen aus. Sie selektieren und aktivieren die geeigneten Effektorzellen. Sie helfen B-Zellen bei der Antikörperbildung und modulieren andere Effektorzellen, z. B. zytotoxische T-Zellen (Tc), natürliche Killerzellen (NK), Makrophagen, Granulozyten und antikörperabhängige zytotoxische (K) Zellen. Viele Effekte werden über Lymphokine vermittelt, aber auch Zytokine aus anderen Zellen, vor allem Makrophagen, spielen eine wichtige Rolle. T- wie auch B-Zellen werden ihrerseits durch T-Suppressorzellen (Ts) beeinflußt.

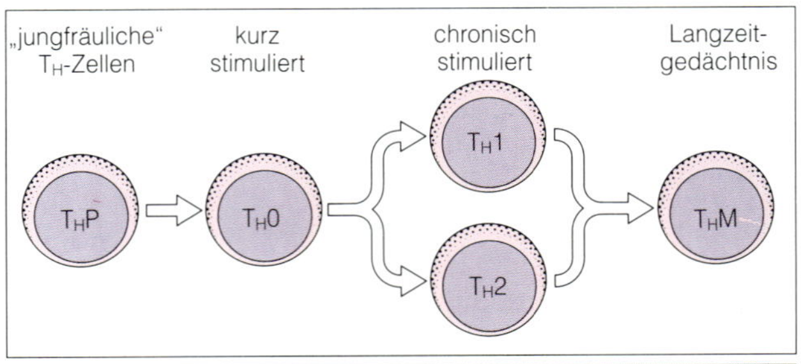

freigesetzte Zytokine				
T_HP	**T_H0**	**T_H1**	**T_H2**	**T_HM**
	IFN_γ	IFN_γ		
IL-2	IL-2	IL-2		IL-2
	IL-4		IL-4	
	IL-5		IL-5	
			IL-6	
	IL-10		IL-10	

Abb. 8.**4** **Differenzierung muriner T-Helferzellen.** Dargestellt ist die vorgeschlagene Differenzierung muriner T_H-Zellen in Untergruppen, die sich aufgrund der Lymphokinmischung, die sie freisetzen, unterscheiden. Ähnliche Untergruppen sind beim Menschen bekannt, wenn die Zellen nicht aus dem Blut, sondern von chronischen Entzündungsstellen genommen werden.

kannt als zytotoxische T-Lymphozyten oder CTL), die als Effektorzellen infizierte oder allogene Zielzellen erkennen oder abtöten können, zu unterscheiden. Die Tc-Zellen werden später abgehandelt.

Die Bedeutung von T-Helferzellen für die Auswahl von Effektormechanismen, die gegen Zielantigene gerichtet sind

T_H-Zellen haben durch ihre Interaktion mit antigenpräsentierenden Zellen, die die antigenen Peptide in Assoziation mit MHC-Klasse-II-Molekülen präsentieren, eine große Bedeutung für die Bestimmung der Epitope, die zu Zielen für Immunantworten werden. Dies ist in Kapitel 7 im Detail diskutiert. Wenn allerdings das Immunsystem mit einem invasiven Organismus konfrontiert wird, muß es eine zweite, vielleicht sogar wichtigere „Entscheidung" treffen. Es muß Effektormechanismen auswählen, die genau für die in Frage kommende Infektion richtig sind. Nicht alle der in Abb. 8.**3** dargestellten Effektormechanismen werden bei einer Immunantwort gleichzeitig aktiviert.

Die drei am leichtesten erkennbaren, auswählbaren Effektormechanismen (und es gibt möglicherweise viele andere) sind:

1. zytotoxische T-Zellen,
2. Antikörper plus Mastzellen und Eosinophile,
3. Aktivierung von Makrophagen und Hypersensitivität vom verzögerten Typ.

Diese „Entscheidung" ist so wichtig, weil die Aktivierung eines inadäquaten Effektormechanismus zu einer erhöhten Empfindlichkeit gegenüber dem Pathogen statt zum Schutz führen kann. Z. B. hat Mechanismus 1 in einem Modellversuch einer Influenzavirusinfektion eine protektive Wirkung, während Mechanismus 3 die Anfälligkeit erhöht. In ähnlicher Weise werden BALB/c-Mäuse durch Mechanismus 3 vor Infektionen mit Leishmania major geschützt, während Mechanismus 2 für sie schädlich ist.

Die regulatorische Bedeutung von Zytokinen

Es ist bis heute unklar, auf welche Weise die Auswahl des Effektormechanismus zuerst getroffen wird (obwohl die Zusammensetzung der durch die Pathogene freigesetzten Zytokine eine Rolle spielen wird; s. Abb. 8.**2**). Letztendlich ist sie mit T_H-Zellen assoziiert, die die verschiedenen Zytokine freisetzen. Die Untergruppen der T_H-Zellen repräsentieren möglicherweise nur verschiedene Differenzierungstypen eines identischen Vorläufers, aber es ist auch vorstellbar, daß diese Untergruppen von unterschiedlichen Zellinien abstammen. Für die Maus wurde vorgeschlagen, daß ungeprägte, „jungfräuliche" (T_HP) Zellen, die zuvor noch nicht stimuliert worden waren, nur IL-2 freisetzen. Kurze Stimulation führt zur Entwicklung von T_H0-Zellen, die ein weites Spektrum von Zytokinen freisetzen können (Abb. 8.**4**). Nach chronischer Stimulation entstehen die

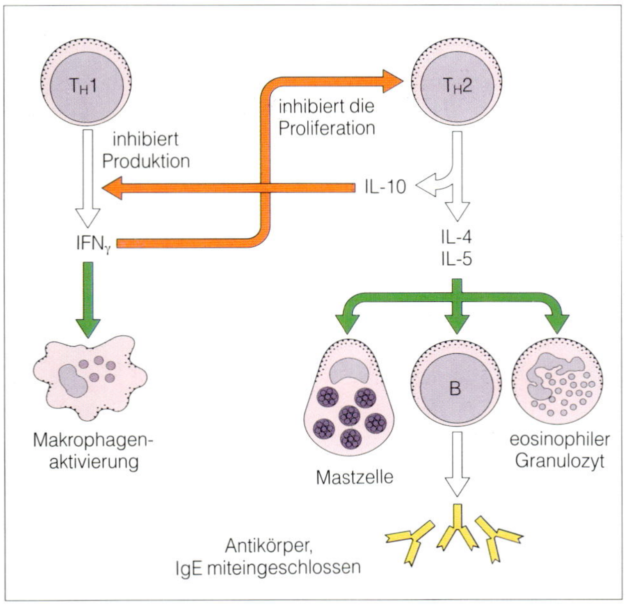

Abb. 8.**5** **Selektion von Effektormechanismen durch T_H1- und T_H2-Zellen.** Die von T_H1- und T_H2-Zellen freigesetzten Lymphokine aktivieren nicht nur unterschiedliche Effektormechanismen, sondern inhibieren auch gegenseitig die Funktionen beider Zelltypen.

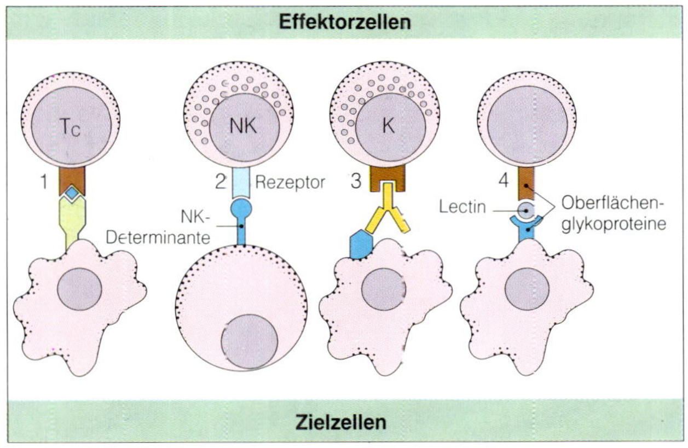

Abb. 8.**6** **Zellvermittelte Zytotoxizität.** Bei der zellvermittelten Zytotoxizität lassen sich vier verschiedene Arten der Zellbindung unterscheiden:
1. Zytotoxische T-Zellen (Tc) binden ihre Zielzellen, indem sie Determinanten des Antigens und des MHC erkennen.
2. NK-Zellen erkennen Determinanten auf neoplastisch veränderten Zellen.
3. K-Zellen erkennen den Fc-Anteil eines an die Oberfläche der Zielzelle gebundenen IgG-Antikörpers.
4. Glykoproteine auf der Oberfläche von Effektor- und Zielzellen können experimentell durch Lectine kreuzvernetzt werden.

spezialisierten T_H1- und T_H2-Zellen. Einige Zytokine werden von beiden Zelltypen freigesetzt (IL-3, GM-CSF und TNFα), andere nicht. T_H1-Zellen setzen IL-2 und IFNγ frei, während T_H2-Zellen IL-4, IL-5, IL-6 und IL-10 ausschütten. Abb. 8.**5** zeigt, daß durch die unterschiedlichen Zusammensetzungen sezernierter Zytokine die Antwort bestimmter Effektormechanismen hervorgerufen werden kann. Z. B. aktivieren T_H1-Zellen Makrophagen; es ist auch bekannt, daß sie besonders gut auf Antigen, das von diesen Zellen präsentiert wird, reagieren. Auf der anderen Seite tendieren T_H2-Zellen dazu, die Produktion von Eosinophilen und Mastzellen zu erhöhen sowie die Antikörperproduktion, IgE eingeschlossen, zu steigern. Diese Zellen antworten gut auf Antigene, die von B-Zellen präsentiert werden. Nach der Induktion einer bestimmten Antwort kann jeder der gewählten Antwortmechanismen andere unterdrücken: IFNγ der T_H1-Zellen inhibiert die Proliferation der T_H2-Zellen, und IL-10 der T_H2-Zellen reduziert die Zytokinsekretion der T_H1-Zellen und möglicherweise auch der zytotoxischen T-Zellen und NK-Zellen (Abb. 8.**5**).

Die Spezialisierung der T_H-Zellen wurde zuerst in der Maus untersucht, mittlerweile ist sie auch im Menschen klar gezeigt. So ähneln T-Zell-Klone von Augenlidern von Patienten mit schwerer Pollenallergie, die zu vernaler Konjunktivitis führt, oder auch Klone aus der Haut von Patienten mit atopischer Dermatitis T_H2-Zellen. Klone des ZNS von Patienten mit multipler Sklerose, einer primären zellulären Antwort, ähneln murinen T_H1-Zellen. Allerdings besteht die Möglichkeit, daß es noch mehr T_H-Zell-Typen beim Menschen (und vielleicht sogar bei der Maus) gibt, weil viele klinisch erkennbare Entzündungsmuster (z. B. in den Gelenkspalten von Patienten mit rheumatoider Arthritis) nicht mit der T_H1/T_H2-Klassifikation übereinstimmen. Zudem ist der T_H-Zelltyp oder die Zytokinkombination unbekannt, die eine hauptsächlich aus Tc-Zellen bestehende Antwort selektieren kann.

Zellvermittelte Zytotoxizität

Alle Effektorzellen, die auf Abb. 8.**3** unten abgebildet sind, können Zielzellen lysieren, wenn sie eng genug gebunden sind. Die zellvermittelte Zytotoxizität ist also nicht nur auf Tc-Zellen beschränkt, sondern ist auch eine Eigenschaft von bestimmten anderen Subpopulationen lymphatischer Zellen und unter Umständen auch myeloischer Zellen. Allerdings ist die Funktionsweise der Zelltypen nicht notwendigerweise identisch, und es gab Unklarheiten, weil unter dem Ausdruck „zellvermittelte Zytotoxizität" mehrere unterschiedliche Phänomene zusammengefaßt werden. Es können unterschiedliche Rezeptoren an der Bindung der zytotoxischen Zelle an die Zielzelle sowie an der Verstärkung des Tötungsmechanismus beteiligt sein. Folgende Typen der Rezeptor-Liganden-Interaktionen sind hauptsächlich beteiligt (Abb. 8.**6**):

1. spezifische Antigene (z. B. virale Antigene auf infizierten Zellen), die von MHC-restringierten T-Zell-Rezeptoren auf Tc-Zellen erkannt werden,
2. Determinanten (z. B. solche auf Tumorzellen), die von Rezeptoren auf NK-Zellen erkannt werden,
3. Antikörper, die bereits Antigen gebunden haben (z. B. virale Antigene auf infizierten Zellen, die von Fc-Rezeptoren auf K-Zellen erkannt werden) (antikörperabhängige zellvermittelte Zytotoxizität = antibody-dependent cell-mediated cytotoxicity, ADCC).

Die drei aufgeführten Zellbindungsarten sind in Wirklichkeit komplexer, weil sie funktionelle Kategorien darstellen und nicht auf bestimmte, morphologisch charakterisierte Immunzellarten beschränkt sind. Ein bestimmter morphologisch-charakterisierter Zelltypus kann z. B. mehrere Zielzellinteraktionstypen ausführen. Zusätzlich können auch andere Rezeptor-Liganden-Interaktionen, wie z. B. die in Abb. 8.**7** gezeigten, helfen, die Bindung zwischen zytotoxischer Zelle und Zielzelle zu stabilisieren und auch den Tötungsmechanismus zu verstärken. So ist es z. B. experimentell durch die Zugabe von Antikörpern zu CD3, CD2 oder CD16 (ein IgG-Fc-Rezeptor) und zu Tc-Zellen möglich, das Abtöten von gebundenen Zellen zu verstärken. Es ist wahrscheinlich, daß die Bindung physiologischer Liganden ebenfalls die Aktivität zytotoxischer Zellen verstärkt.

Antikörperunabhängige zellvermittelte Zytotoxizität

MHC-restringierte zytotoxische T-Zellen

MHC-restringierte zytotoxische T-Zellen sind eine Subpopulation kleiner Lymphozyten, die sich von nichtlysierenden, strahlenempfindlichen Vorläuferzellen ableiten. Der Großteil ist $CD8^+$ und erkennt Antigene in Verbindung mit Klasse-I-MHC-Molekülen; ein fremder Klasse-I-MHC auf allogenen/xenogenen Zellen reicht schon zur Erkennung aus, weil „Klasse I fremd" genauso behandelt wird wie „Klasse I syngen + Antigen". Ungefähr 10% der MHC-restringierten zytotoxischen T-Zellen sind $CD4^+$- und Klasse-II-restringiert. Die Interaktion zwischen CD4 und CD8 mit dem entsprechenden MHC-Molekül dient wahrscheinlich der Erkennung von Zellen untereinander, und Antikörper gegen diese Zelloberflächenmoleküle können die zytotoxische Funktion hemmen. Die wichtigste Aufgabe dieser Zellen ist vermutlich die Eliminierung von virusinfizierten Zellen (s. Kap. 15).

Es ist sinnvoll, daß Tc-Zellen dazu tendieren, von MHC-Klasse-I-Molekülen präsentiertes Antigen zu erkennen, weil diese Moleküle von fast allen kernhaltigen Zellen exprimiert werden.

Nichtspezifische zytotoxische Zellen ohne MHC-Restriktion

Einige Zellpopulationen, die sich teilweise überlappen, besitzen die Fähigkeit, ohne MHC-Restriktion und nichtspezifisch Zellen zu töten. Dazu gehören:
1. normalerweise in der Milz und im peripheren Blut vorkommende sog. natürliche Killerzellen (NK),
2. durch relativ hohe Konzentrationen von Interleukin 2 (IL-2) in Zellkultur aktivierte Zellen: lymphokinaktivierte Killer-(LAK-)Zellen,
3. gemischte Lymphozytenpopulationen, die in Kultur nichtspezifisch zytotoxisch sind, oder mit dem Lectin Phythämagglutinin (PHA) stimulierte Kulturen.

NK-Zellen. Diese Zellen leiten sich zum größten Teil vom „großen granulierten Lymphozyten" (LGL) ab, der etwa 5% der lymphatischen Zellen im menschlichen peripheren Blut ausmacht (Abb. 8.**8**). Die meisten NK-Zellen sind $CD3^-CD16^+CD56^+$ (CD16 = IgG-Fc-Rezeptor); ein Rearrangement der T-Zell-Rezeptorgene findet bei diesen Zellen nicht statt. Bei Nagern exprimieren NK-Zellen Asialo-GM1, welches sich auch auf Makrophagen und Granulozyten findet, obwohl die Gewebeverteilung von NK-Zellen anders ist als die von Makrophagen. Konierte NK-Zellen haben kein einheitliches Spektrum von Zielzellen. Es ist immer noch nicht klar, ob NK-Zellen eine eigene Zellinie mit klonal exprimierter Rezeptordiversität sind oder ob es sich um mehrere Linien handelt. Denkbar ist auch, daß die Diversität in Wirklichkeit Ausdruck unterschiedlicher Aktivierungszustände ist und daß noch weitere Rezeptoren an der Bindung an die Zielzelle und der Auslösung des Tötungsmechanismus beteiligt sind.

LAK-Zellen. Es wird allmählich immer deutlicher, daß die erhöhte Zytotoxizität von peripheren Blutzellen oder Milzzellen nach Inkubation mit IL-2 hauptsächlich von Vorläuferzellen herstammt, die nicht von NK-Zellen zu unterscheiden sind. Demnach stellen LAK-Zellen wahrscheinlich keine eigene Zellinie dar, son-

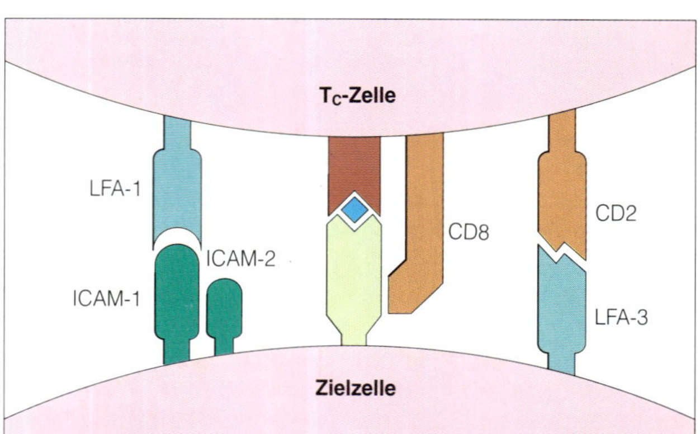

Abb. 8.**7** **Interaktionen zwischen Tc-Zellen und Zielzellen.** Es sind Liganden dargestellt, die an der Interaktion von zytotoxischen Zellen mit ihren Zielzellen beteiligt sind.

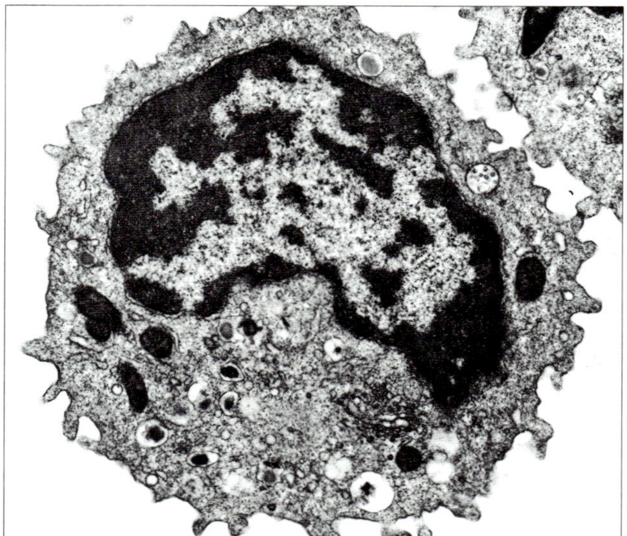

Abb. 8.**8** **Ein großer granulierter Lymphozyt (LGL).** LGL lassen sich durch Dichtegradientenzentrifugation isolieren; sie enthalten den Großteil der NK-Effektoraktivität im Serum.

dern erlangen diese Qualität als Folge der Aktivierung. Unterschiede in der Spezifität könnten ebenfalls vom Aktivierungsgrad abhängen, außerdem noch von der Verteilung von zusätzlichen Rezeptoren. In klinischen Untersuchungen wird geprüft, ob dieser Zelltyp zur Krebstherapie beim Menschen geeignet ist: Vom Patienten stammende T-Zellen werden in vitro mit IL-2 stimuliert und dann dem Patienten reinfundiert.

Gemischte Zellpopulationen mit nichtspezifischer zytotoxischer Aktivität. Durch Stimulation von peripheren Blutzellen mit autologen Tumorzellen, gemischten Lymphozytenkulturen oder Phythämagglutinin lassen sich zahlreiche $CD3^+$- und $CD8^+$-Zellen mit typischen Merkmalen der Klasse-I-restringierten Zytotoxizität generieren. Bei der klonalen Analyse dieser gemischten Kulturen zeigen sich allerdings zytotoxische Effekte von $CD3^+$-Zellen (die entweder α- und β-, oder γ- und δ-Ketten des T-Zell-Rezeptors exprimieren), die offenbar nicht der MHC-Restriktion unterliegen; dies ist vor allem dann der Fall, wenn PHA zur Stimulation verwendet wird. Vielleicht werden in diesem Fall solche Determinanten erkannt, die auf Zielzellen allgemein weitverbreitet sind, oder es ist ein bisher noch nicht definiertes Restriktionselement beteiligt. Die Situation wird dadurch weiter kompliziert, daß solche Kulturen auch LAK-Zellen enthalten; diese sind wahrscheinlich aus NK-Zellen in Anwesenheit von endogen in die Kultur freigesetztem IL-2 entstanden.

Antikörperabhängige zellvermittelte Zytotoxizität (ADCC)

Potentiell zytotoxische Zellen mit Fc-Rezeptoren für IgG können Zielzellen binden und lysieren, wenn diese mit Antikörpern der entsprechenden Klasse versehen sind (Abb. 8.**9**). Einige zytotoxische T-Lymphozyten (CTL) und NK-Zellen besitzen Fc-Rezeptoren und können deshalb diese Funktion erfüllen. Üblicherweise spricht man in diesem Zusammenhang von Killerzellaktivität, obwohl es mittlerweile klar ist, daß Killer-(K-)Zellen keine morphologische Gruppe darstellen, sondern eine funktionelle Kategorie. Untersuchungen an Einzelzellen haben bewiesen, daß ein und dieselbe Zelle sowohl K- als auch NK-Aktivitäten entfalten kann. Die gebräuchlichsten Modelle verwenden antivirale Antikörper, die auf der Membran der Zielzelle exprimiert werden, tumor- oder MHC-assoziierte Determinanten, membrankonjugierte Haptene wie TNP oder

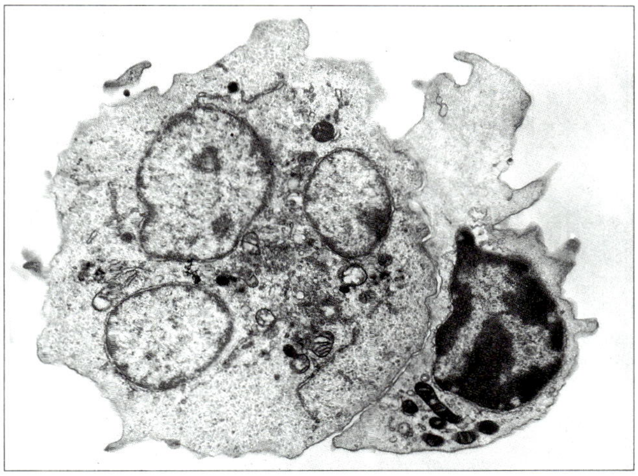

Abb. 8.**9** **K-Zell-Aktivität.** Elektronenmikroskopische Aufnahme einer K-Zelle (rechts) bei der Auseinandersetzung mit einer Zielzelle (links). 2500 ×. Mit freundlicher Genehmigung von P. Penfold.

Membranen von kernhaltigen Vogelerythrozyten. Genaugenommen können myeloische Zellen, die Fc-Rezeptoren exprimieren, ebenfalls eine K-Zell-Aktivität zeigen, es ist jedoch nicht sicher, ob sie sich derselben Tötungsmechanismen bedienen; diese Zellen werden später gesondert abgehandelt.

Auch Monozyten und – was allerdings umstritten ist – polymorphkernige Zellen können gegen antikörperbeschichtete Tumorzellen aktiv werden. Gut bekannt ist die Wirkung von myeloischen Zellen (Monozyten und eosinophilen Granulozyten) gegen mit Antikörpern opsonierte Schistosomenlarven (s. Kap. 16). In diesem System (dies gilt auch für einige andere Parasiten) sind solche Antikörperklassen beteiligt, die auch bei anaphylaktischen Reaktionen eine Rolle spielen (IgE bei allen Spezies, IgG bei der Maus, IgG2a bei der Ratte). Folgender Mechanismus ist denkbar: IgE löst aus Mastzellen die Freisetzung eines chemotaktischen Faktors für eosinophile Zellen aus, die, auch wiederum über IgE, an die Zielzelle binden (Abb. 8.**10**).

Dieser Effektormechanismus wird charakteristischerweise hervorgerufen, wenn die T_H-Zell-Antwort von T_H2-Zellen dominiert wird (s. Abb. 8.**5**): Die von diesen Zellen freigesetzten Zytokine IL-4 und IL-5 erhöhen die Generation von Eosinophilen, Mastzellen und IgE.

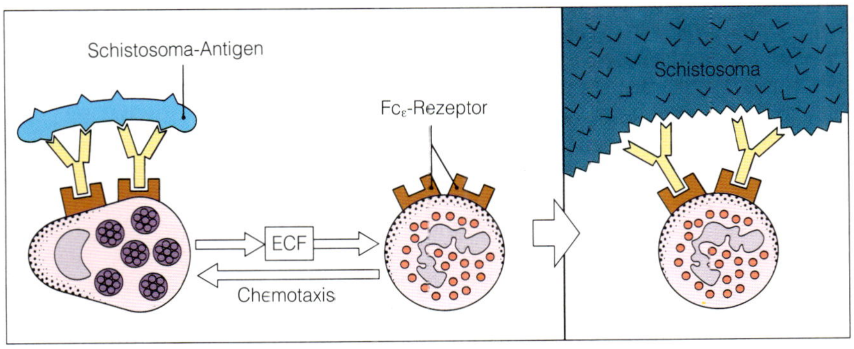

Abb. 8.**10** **Die duale Rolle von Antikörpern bei Immunreaktion gegen Schistosomen.** Nach einem Kontakt mit dem Antigen setzen mit Antischistosomen-IgE sensibilisierte Mastzellen einen auf Eosinophile wirkenden chemotaktischen Faktor (ECF) frei (links). Die angelockten Eosinophilen lagern sich über ihre Fc-Rezeptoren an den antikörperbeschichteten Wurm an und sind wichtige Effektorzellen bei der Zerstörung des Parasiten (rechts). Dieser Mechanismus ist daher eine Art der ADCC, die von Zellen myeloischen Ursprungs vermittelt wird.

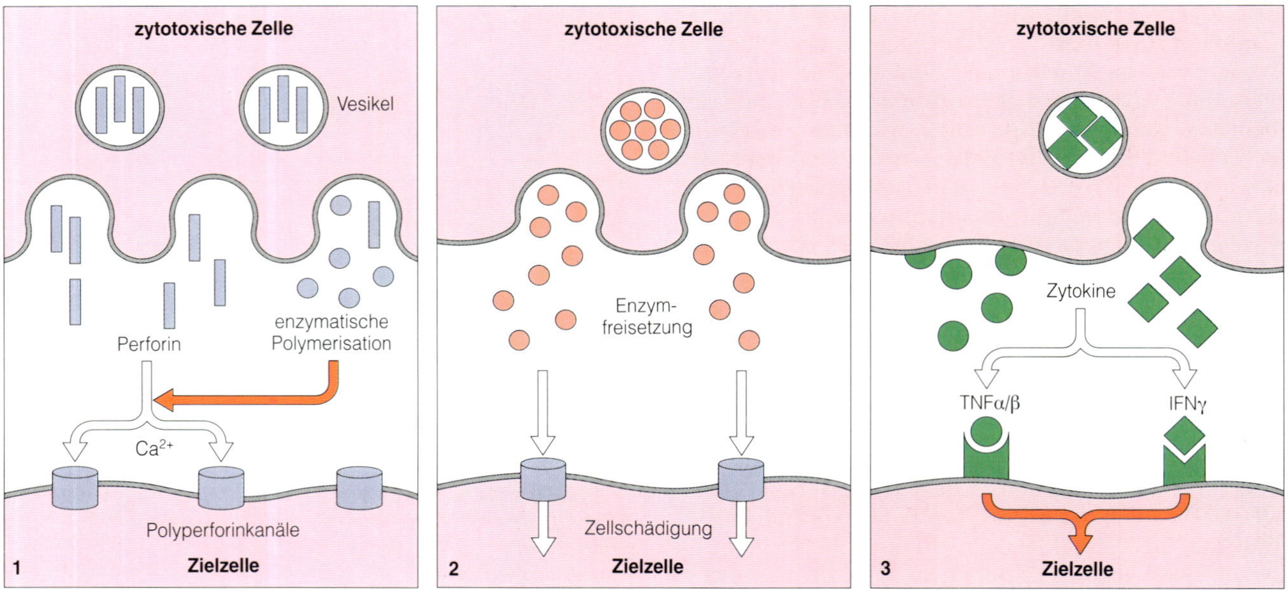

Abb. 8.**11** **Zellvermittelte Zytotoxizität.** Es sind drei mögliche Mechanismen der Zerstörung von Zielzellen dargestellt.
1. Die zytotoxische Zelle degranuliert und setzt Perforin und verschiedene Enzyme in die unmittelbare Umgebung der Membran der Zielzelle frei. In Anwesenheit von Ca^{2+} polymerisiert das Perforin enzymatisch und bildet Polyperforinkanäle auf der Zielzelle. Ein Schutzmechanismus verhindert die Selbstzerstörung der zytotoxischen Zelle.
2. Lysierende Enzyme verlassen die zytotoxische Zelle und werden durch die Kanäle in die Zielzelle eingeschleust.
3. TNFα und TNFβ aus der zytotoxischen lymphatischen Zelle oder aus Makrophagen sowie IFNγ aus der zytotoxischen Zelle oder aus in der Nähe befindlichen lymphatischen Zellen können die Zielzelle über ihre Rezeptoren beeinflussen. Anfällige Zellen sterben ab. Dieser Prozeß dauert länger als unter 1 oder 2 beschrieben.

Mechanismus der zellvermittelten Zytotoxizität

Die zytotoxischen Mechanismen von Tc-Zellen, NK- und lymphatischen K-Zellen scheinen einem ähnlichen Grundmuster zu folgen, auch wenn die Interaktionen zwischen Rezeptor und Zielzelle unterschiedlich sind (Abb. 8.**11**). Zellen der myeloischen Reihe benutzen andere Mechanismen. Ein Abtötungsvorgang lymphatischer Zellen verläuft in drei Phasen:

1. Bindung an die Zielzelle,
2. Ca^{2+}-abhängige Sekretion des Vesikelinhalts, wodurch die Zelle für die Lyse vorbereitet wird,
3. Lyse der Zielzelle.

Dieses Modell basiert auf der Beobachtung, daß die Granula von LGL, NK-Zellen und einigen Tc-Zellen Perforin enthalten, ein mit der lytischen Komponente (C9) des Komplements verwandtes monomeres, porenbildendes Protein. Die Vesikel enthalten außerdem eine Serinesterase (vgl. Enzyme des Komplementsystems), die möglicherweise an der Zusammensetzung des lytischen Komplexes beteiligt ist. In Anwesenheit von Ca^{2+} binden Perforinmonomere an die Membran der Zielzelle und polymerisieren zu transmembranen Kanälen. Die zytotoxische Zelle überlebt diesen Vorgang und kann sich weiteren Zielzellen zuwenden. Der Schutz vor Selbstzerstörung wird einem Proteoglycan (Chondroitinsulfat A) aus den Granula zugeschrieben, welches an Perforin bindet.

Hierbei handelt es sich um einen grundlegend anderen Mechanismus als bei der Lyse durch Komplement. Beim zytotoxischen Mechanismus findet eine sog. „Apoptosis" statt, bei der die DNA in einzelne Stücke zerfällt, die als „apoptotische Körperchen" in der Zellmembran gefunden werden. Daneben gibt es Tc-Zellen, die offenbar kein Perforin enthalten und auch in Abwesenheit von Calcium Zellen lysieren können. Dies erstaunt vor allem bei primären Tc-Zellen, die in vivo generiert worden sind. Für diese Zellen muß ein anderer Mechanismus postuliert werden (s. Abb. 8.**11**), und wahrscheinlich wird der Perforinweg nur dann beschritten, wenn die Effektorzellen hohen Konzentrationen von IL-2 ausgesetzt gewesen sind.

Die Granula können auch Tumornekrosefaktor α (TNFα), Lymphotoxin (LT oder TNFβ) und den NK-zytotoxischen Faktor (NKCF) enthalten, welcher durch Anti-TNF-Antikörper teilweise neutralisiert werden kann. Die Rolle dieser Zytokine ist nicht klar, denn sie brauchen zur Entfaltung des zytotoxischen Effekts viel länger als die 3–4 Stunden, die von zytotoxischen Lymphozyten benötigt werden.

Bei myeloischen Zellen ist TNFα allerdings mit Gewißheit in vielen Beispielen für das Abtöten von Tumorzellen durch Makrophagen verantwortlich. IFNγ (freigesetzt durch T-Zellen oder NK-Zellen) wirkt beim Abtöten von empfindlichen Tumoren mit TNFα stark synergistisch. Es ist nicht genau bekannt, wie diese Zytokine ihr Ziel vernichten. Die Aktivität der zelleigenen Cyclooxygenase und Lipooxygenase ist erhöht, und als Konsequenz davon werden freie Radikale in der Zelle freigesetzt. Dies scheint in einigen Fällen von Bedeutung zu sein. Außerdem gibt es Veränderungen in der Proteinbiosynthese.

TNFα stellt nicht den einzigen Tötungsmechanismus myeloischer Zellen dar. Sie verfügen über eine große Anzahl anderer potentieller zytotoxischer Mechanismen, und es ist oft schwer, genau zu bestimmen, welcher dieser Mechanismen in dem jeweiligen experimentellen System relevant ist. Die Mechanismen beinhalten reaktive Stickstoffintermediate und reaktive Sauerstoffintermediate (oft bezeichnet als Reactive nitrogen intermediates, RNI oder entsprechend Reactive oxygen intermediates, ROI), kationische Proteine und hydrolytische Enzyme. Sie werden ausführlich in Kapitel 15 in Bezug zum Abtöten von Bakterien diskutiert. Für alle Mechanismen konnte allerdings manchmal gezeigt werden, daß sie auch für Säugerzellen zytotoxisch sind.

Die unterschiedlichen Zytotoxizitätsmechanismen lymphatischer und myeloischer Zellen sind in den Abb. 8.**12** bzw. 8.**13** dargestellt. Allerdings benötigen einige dieser Mechanismen eine lymphokinvermittelte Makrophagenaktivierung, die im nächsten Abschnitt besprochen wird.

Lymphokinvermittelte Aktivierung von Makrophagen

Makrophagen sind an allen Stadien der Immunantwort beteiligt: Zuerst sind sie, wie bereits beschrieben, an dem schnellen, protektiven Mechanismus, der vor der T-Zell-vermittelten Amplifikation stattfindet, beteiligt. Anschließend nehmen sie an der Auslösung der T-Zell-Aktivierung teil, indem sie Antigen prozessieren und präsentieren (s. Kap. 6). Zuletzt sind sie in der Effek-

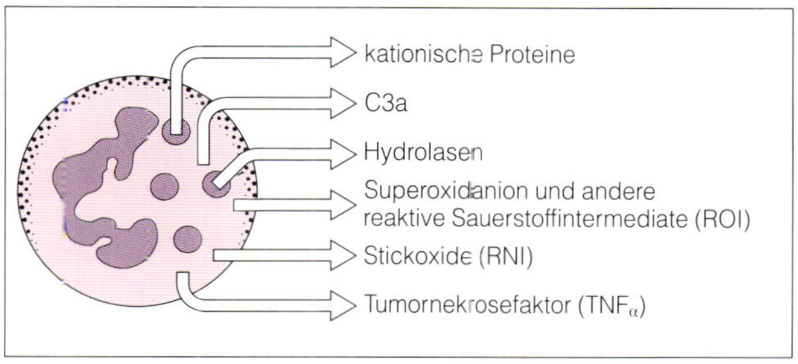

Abb 8.**12** **Mechanismen, die an der Zytotoxizität myeloischer Zellen beteiligt sind.** Zusätzlich zur zytokinvermittelten Reaktion werden die Zielzellen durch reaktive Sauerstoffintermediate (ROI), reaktive Stickstoffintermediate (RNI), kationische Proteine, hydrolytische Enzyme und Komplementproteine, die von myeloischen Zellen freigesetzt werden, zerstört.

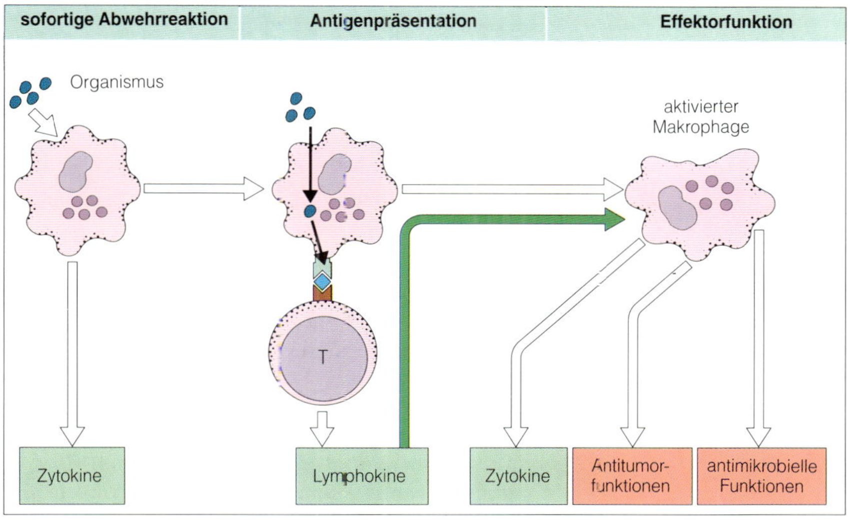

Abb. 8.**13** **Die zentrale Bedeutung von Makrophagen innerhalb des Immunsystems.** Die Makrophagen spielen zuerst eine Rolle bei der primären Reaktion auf eine Infektion, bevor die T- und B-Zell-verstärkte Immunität stattfindet. Anschließend sind sie für die Antigenprozessierung und Antigenpräsentation von Bedeutung. Später, wenn die T-Zellen auf Antigen antworten und Lymphokine freisetzen, werden die Makrophagen durch diese Lymphokine aktiviert.

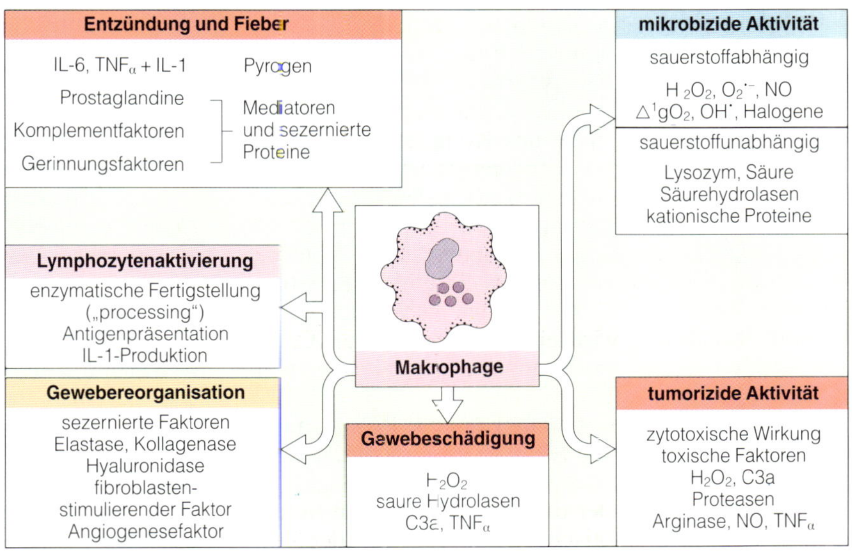

Abb. 8.**14** **Die zentrale Bedeutung von Makrophagen bei der Immunität und bei entzündlichen Reaktionen.** Makrophagen und ihre hier aufgeführten Produkte spielen eine wichtige Rolle bei der Induktion einer Entzündung und den verschiedenen Phasen der Organheilung (links); darüber hinaus können sie Effektorfunktion wahrnehmen (rechts). Als Folge der Effektoraktivität kann eine Gewebeschädigung wie bei Überempfindlichkeitsreaktionen vom verzögerten Typ entstehen.

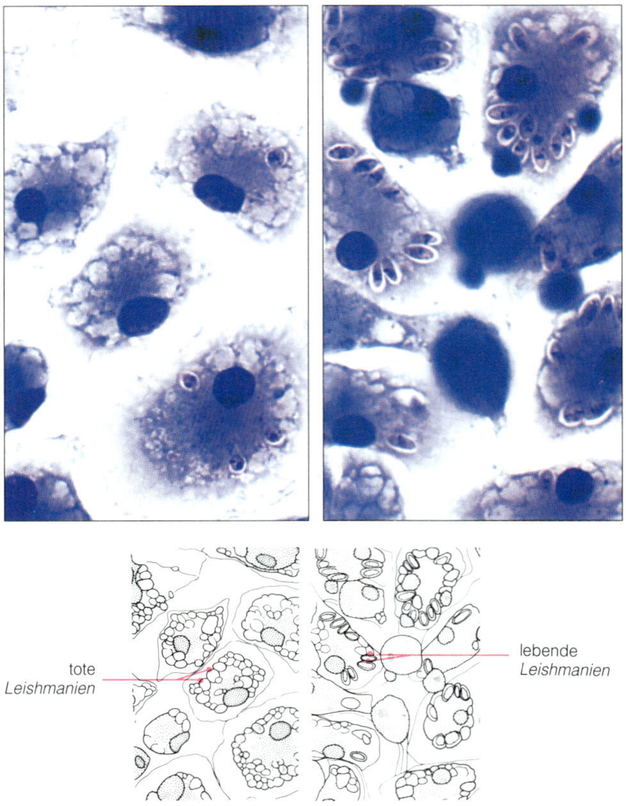

Abb. 8.**15** **Abtötung von Leishmanien durch aktivierte Makrophagen.** Lymphokine begünstigen die Zerstörung von Leishmania enrietti durch Makrophagen (aus einer C57-Maus). Die linke Aufnahme zeigt parasitenhaltige Makrophagen, die 48 Std. mit einem lymphokinhaltigen Lymphozytenüberstand inkubiert wurden. Im Gegensatz dazu sind in der Kontrollkultur (rechts), die ohne Lymphokin angesetzt wurde, noch lebende Leishmanien zu erkennen. Giemsa-Färbung, 800 ×. Mit freundlicher Genehmigung von Dr. J. Manuel.

torphase der zellvermittelten Antwort, die der T-Zell-vermittelten Aktivierung folgt, als tumorizide, mikrobizide und Entzündungszellen von Bedeutung. Die zentrale Bedeutung der Makrophagen innerhalb der Immunantwort ist in Abb. 8.**13** dargestellt, ihre Bedeutung für die Entzündungs- und Reparaturmechanismen ist in Abb. 8.**14** gezeigt.

Die in Abwesenheit von T-Zellen exprimierten Effektorfunktionen von Makrophagen wurden bereits früher beschrieben (s. Abb. 8.**2**). Zirkulierende Monozyten besitzen die Fähigkeit, einige Organismen abzutöten (s. Kap. 16). Diese Fähigkeit geht verloren, wenn Monozyten in vitro kultiviert werden. Werden sie allerdings Lymphokinen, insbesondere IFNγ, ausgesetzt, erlangen sie nicht nur diese Fähigkeit wieder, sondern es werden auch andere zusätzliche Tötungsmechanismen aktiviert, die normale Monozyten nicht exprimieren. Die lymphokinvermittelte Aktivierung wird für die Zerstörung vieler intrazellulärer Parasiten und einiger Tumorzellen in vitro benötigt (Abb. 8.**15**). Dies belegt das klassische Experiment, in dem Tiere mit BCG immunisiert und mit PPD, dem T-Zell-stimulierenden Antigen von BCG. geboostert werden. Wie gezeigt werden kann, sind diese Tiere auch gegen Listeria monocytogenes geschützt. Aus diesen Experimenten wurde der Schluß gezogen, daß die Aktivierung von Makrophagen durch einen antigenspezifischen Mechanismus ausgelöst wird, der zu einer verstärkten mikrobiziden Aktivität führt, die sich nicht spezifisch auf dieses eine Antigen beschränkt. Man wußte, daß die Antigenspezifität eine Eigenschaft von Lymphozyten ist und die mikrobizide Aktivität eine Eigenschaft der Makrophagen. Der nächste Schritt war der In-vitro-Nachweis, daß Lymphozyten von BCG-immunen Mäusen nach Inkubation mit dem entsprechenden Antigen (z. B. PPD) Mediatoren freisetzen, welche nichtspezifisch die Fähigkeit von Makrophagen erhöhen, solche Mikroorganismen und auch andere, die nicht mit ihnen verwandt sind, abzutöten. Später konnte gezeigt werden, daß es sich bei den fraglichen Mediatoren um Lymphokine handelt.

Heterogenität aktivierter Makrophagen

Die Makrophagenaktivierung ist ein komplexes Phänomen. Aktivierte Makrophagen können nicht alle Mikroorganismen gleich gut abtöten. Es ist möglich, murine Makrophagen derart zu aktivieren, daß sie nur Listeria monocytogenes besser abtöten können, ohne daß Tumorzellen oder Mykobakterien vermehrt angegriffen werden. In ähnlicher Weise wirkt IFNγ auf humane Monozyten: Legionella wird abgetötet, während Mycobacterium tuberculosis ungehindert weiterwächst. Es gibt mehrere Gründe für diese Komplexität.

1. Aktivierte Makrophagen können eine Vielzahl verschiedener Effektorfunktionen exprimieren, die in Abb. 8.**14** abgebildet sind. Die antimikrobiellen Funktionen werden genauer in Kapitel 15 behandelt.
2. Die Monozyten-Makrophagen-Reihe ist sehr heterogen. Zellen aus verschiedenen Geweben unterscheiden sich in wichtigen Merkmalen wie der Expression von MHC-Klasse-II-Molekülen und von Fc-Rezeptoren, Reaktivität auf Lymphokine und Produktion von Peroxidase. Die meisten Autoren neigen trotzdem zu der Ansicht, daß es nur eine einzige Makrophagenreihe gibt und daß die Unterschiede auf Umgebungs- und Entwicklungseinflüssen beruhen.
3. Die aktivierten Funktionen sind wahrscheinlich nicht nur vom bestehenden Funktions- und Reifungszustand des Makrophagen abhängig, sondern auch von der genauen Zusammensetzung der Lymphokine und der Entzündungsstimuli, die auf sie einwirken. Zum Beispiel werden murine Makrophagen, die mit dem lymphokinreichen, ungereinigten Überstand von Milzzellen inkubiert wurden, resistent gegen nachfolgende Infektionen mit Leishmania, Candida, Trypanosoma cruzi, Rickettsia und Legionella. Mit diesem Experiment läßt sich die synergistische Interaktion von Lymphokinen belegen, da die gereinigten Faktoren IL-2, IL-4, GM-CSF oder IFNγ als Einzelsubstanzen diesen Effekt nicht erzielen. Eine Kombination von IFNγ mit einem der genannten Faktoren ist dagegen wirksam. Der einzige Mediator, der in diesem System allein aktiv war, ist TNFα.

Verschiedene Schemata lymphokinvermittelter Effekte sind erkennbar:

1. Effekte, die nur von einem einzelnen Lymphokin vermittelt werden,
2. quantitative Effekte, die je nach dem Status der sekundären Signale erhöht oder erniedrigt werden,
3. kooperative (synergistische) Effekte, bei denen ein Mediator erst bei Anwesenheit eines zweiten Mediators

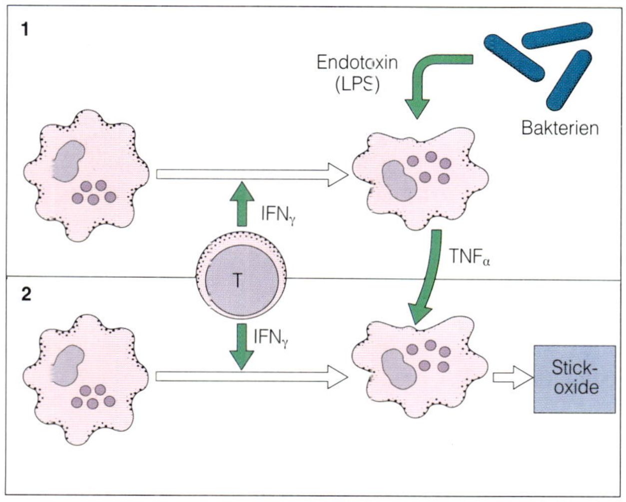

Abb. 8.**16** **Die Aktivierung von Makrophagen** benötigt die Interaktion von mehreren Lymphokinen und mikrobiellen Faktoren.
1. Eine optimale Freisetzung von TNFα aus Makrophagen wird durch eine Aktivierung mit IFNγ und nachfolgender Inkubation mit mikrobiellen Komponenten, die die Zytokinfreisetzung verstärken (z. B. Endotoxin), erreicht. Wenn genug TNFα freigesetzt wird, kann Mechanismus 2 verstärkt werden.
2. IFNγ aktiviert einen Mechanismus, der zur Produktion von Stickoxiden führt. Allerdings wird TNFα als Signalverstärkungsfaktor benötigt.

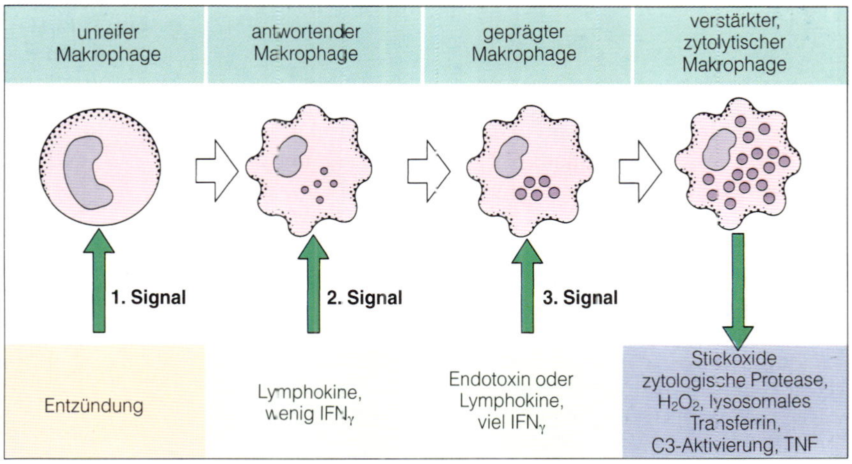

Abb. 8.**17** **Die schrittweise Aktivierung muriner Makrophagen.** In diesem hypothetischen Schema ist dargestellt, wie murine Peritonealmakrophagen durch eine schrittweise Aktivierung ihre tumorizide Wirkung erlangen könnten.

oder eines bakteriellen Produkts seine Wirkung entfalten kann.

Z. B. wird der Weg, der zur Bildung von Stickoxiden führt, durch IFNγ aktiviert, aber eine anschließende Gabe von TNFα vergrößert die aktuelle Verstärkung der Stickoxidfreisetzung um ein Vielfaches (Abb. 8.**16**). Man nimmt an, daß die Aktivierung in aufeinanderfolgenden Schritten abläuft und sequentielle Stimuli wie Lymphokine, Endotoxin, verschiedene Mediatoren und Regulatoren entzündlicher Prozesse benötigt (in vitro sind Plastik- oder Glasoberflächen und Gewebekulturmedien wichtig). Die verschiedenen Effektorfunktionen können in jedem Stadium aktiv werden, und es zeigen sich charakteristische Veränderungen im Erscheinungsbild und in der Physiologie der Makrophagen. In Abb. 8.**17** ist ein Aktivierungsschema der tumoriziden Funktionen von murinen Peritonealmakrophagen unter der Annahme einer sequentiellen Wirkung mehrerer Faktoren dargestellt.

Die Bedeutung von Calcitriol für die Aktivierung humaner Makrophagen

Wenn humane (aber offensichtlich keine murinen) Makrophagen IFNγ ausgesetzt werden, exprimieren sie eine 1-Hydroxylase. Mit Hilfe dieses Enzyms können sie das inaktive zirkulierende 25-Hydroxycholecalciferol in das aktive Metabolit, 1,25-Dihydroxycholecalciferol (auch bekannt als Vitamin D_3 oder Calcitriol) umbauen. Makrophagen besitzen Rezeptoren für dieses Derivat, das zusätzliche, aktivierende Effekte auf diese Zellen ausübt (Abb. 8.**18**) und möglicherweise eine negative Rückkopplung (feedback) auf Lymphozyten hat. Dieser Stoffwechselweg im Menschen ist von Bedeutung, da die Produktion von Calcitriol so groß sein kann, daß

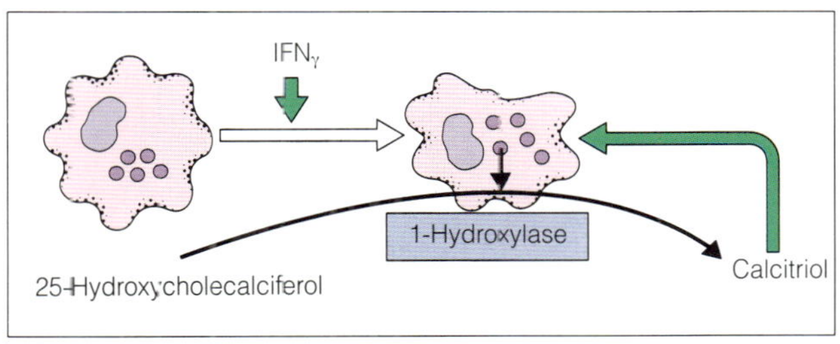

Abb. 8.**18** **Die Bedeutung von Calcitriol (1,25-Dihydroxycholecalciferol) für die Aktivierung humaner Makrophagen.** Die Inkubation humaner Makrophagen mit IFNγ führt zu einer erhöhten Expression des Enzyms 1-Hydroxylase, das inaktives, zirkulierendes 25-Hydroxycholecalciferol in Calcitriol umbauen kann. Da dadurch der Makrophage weiter aktiviert wird, ist dieser Vorgang ein Beispiel für einen autokrinen Feedback-Mechanismus.

es vom Ort der Makrophagenaktivierung in die Blutzirkulation gelangt, wo es seine besser bekannten Effekte auf das Gleichgewicht von Calcium und Phosphat ausübt. Daraus kann eine erkennbare Hyperkalzämie resultieren.

Negative Regulation der Effektorfunktionen von Makrophagen

Es gibt auch Hinweise darauf, daß Makrophagen deaktiviert werden können. Dieser Effekt wird Prostaglandin E zugeschrieben. Einige Effektormechanismen (nicht alle) sind steroid-sensitiv. Kürzlich wurde ein Makrophagendeaktivierungsfaktor (MDA) aus dem Kulturüberstand einer Tumorzelle gereinigt. Dieser Faktor blockiert die Aktivierung durch IFNγ, die zu einer Erhöhung der Produktion von ROI und zu einem gewissen Ausmaß von Stickoxiden (Abb. 8.**19**) führt. Den gleichen Effekt besitzen IL-4, CGRP (ein Peptid, das mit dem Calcitoningen verwandt ist), TGFβ1, TGFβ2 und TGFβ3.

Granulombildung

In manchen Fällen kann die zellvermittelte Antwort den infizierenden Organismus nicht schnell genug eliminieren, oder antigenes Material kann nicht entfernt werden, weil es gegen den Abbau resistent ist oder von Eigenkomponenten stammt. Eine fortdauernde T-Zell-Akkumulation und Lymphokinfreisetzung führt dann zur Granulombildung. Granulome sind charakteristisch für Infektionen mit Organismen, die mindestens teilweise intrazellulär leben (z. B. Mycobacterium tuberculosis, Mycobacterium leprae, Leishmania und Listeria monocytogenes) oder groß und widerstandsfähig sind (z. B. Schistosomeneier). Granulome bestehen charakteristischerweise aus Zelltypen mit unbekannter Funktion, die von Makrophagen abstammen, wie Epitheloidzellen und mehrkernige Riesenzellen (Abb. 8.**20**). Ihre Morphologie läßt eher auf eine sekretorische als auf eine phagozytierende Bedeutung schließen. Man nimmt an, daß sie durch die chronische Lymphokinstimulation aus Makrophagen entstehen.

Experimentell kann ein Granulom mit löslichem Antigen, das kovalent an unlösliche Partikel, wie z. B. Sepharosekügelchen, gebunden ist, induziert werden. Die antigenbeschichteten Kügelchen rufen im Gegensatz zu nichtbeschichteten Kontrollkügelchen T-Zell-abhängige Granulome in entsprechend immunisierten Mäusen hervor. Die Analyse von T-Zellen in granulomatösen Foci hat ergeben, daß CD4-positive Zellen im Zentrum und CD8-positive Zellen in der Peripherie lokalisiert sind. Daraus kann geschlossen werden, daß CD4-positive Zellen (T-Helferzellen) von besonderer Bedeutung für die Induktion der Akkumulation und für die Aktivierung anderer Lymphozyten und Makrophagen sind (Abb. 8. **21**). Die Kultivierung solcher Granulome in vitro hat gezeigt, daß Lymphokine mit makrophagenaktivierenden und chemotaktischen Eigenschaften freigesetzt werden. In Mäusen können T-Zell-abhängige Granulome durch Schistosomeneier induziert werden, die aber unter dem Einfluß von Suppressor-T-Zellen wieder verschwinden können.

Immunpathologie

Es gibt einige Umstände, unter denen die zellvermittelte Antwort selbst für die teilweise oder vollständige Gewebeverletzung, die aus der Infektionskrankheit resultiert, verantwortlich ist. Autoimmunität kann ebenfalls beteiligt sein (Abb. 8.**22**). Die Mechanismen werden genauer in den Kapiteln 15 und 22 beschrieben. In Kürze:
1. Zytotoxische Zellen töten virusinfizierte Zielzellen, die für das Überleben des Wirtes essentiell sind, wie z. B. die Zellen des zentralen Nervensystems. Wenn

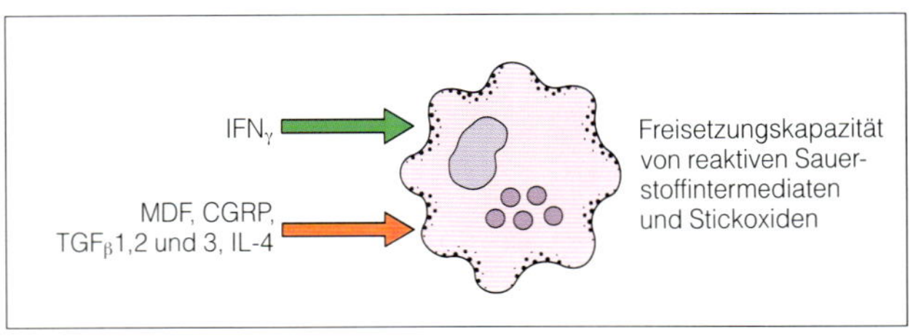

Abb. 8.**19** **Negative Regulation der Makrophagenaktivierung.** Die Inkubation von Makrophagen mit IFNγ erhöht das Freisetzungspotential von reaktiven Sauerstoffintermediaten und von Stickoxiden. Einige andere Faktoren wirken dieser Aktivierung entgegen.

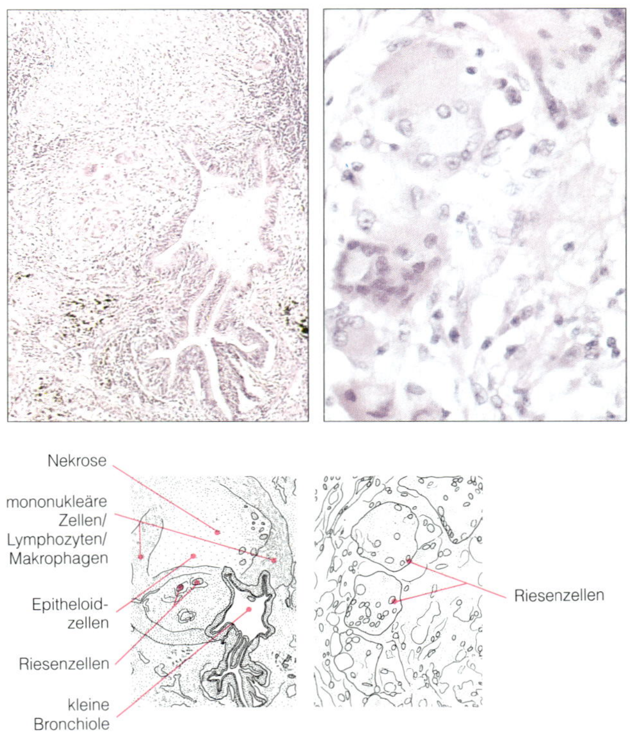

Abb. 8.**20** **Granulomatöse Reaktion bei Lungentuberkulose.** Ein Zentrum der Verkäsung, in dem die meisten zellulären Strukturen zerstört sind, ist charakteristisch für Lungentuberkulose. Der Mechanismus ist in Kapitel 15 beschrieben. Abgesehen von dieser Nekrose ist auch die Histologie charakteristisch für chronische T-Zell-abhängige „tuberkulöse" Granulomata. Die Läsion ist von einem Ring aus Epitheloidzellen und mononukleären Zellen umgeben. Ebenfalls sind vielkernige Riesenzellen, die wahrscheinlich durch Fusion von Epitheloidzellen entstanden sind, vorhanden (links, 170 ×). Rechts eine stärkere Vergrößerung der Riesenzellen (270 ×). Hämatoxylin- und Eosinfärbung. Mit freundlicher Genehmigung von Dr. G. Boyd.

dies geschieht, ohne daß der Virus selbst den Zelltod oder eine Dysfunktion verursacht, liegt eine immunpathologische Gewebeverletzung vor.

2. Zellvermittelte Mechanismen können gegen Autoantigene gerichtet sein (oder gegen unidentifizierte kryptische Infektionen und kommensale Organismen) und so chronische gewebeverletzende Entzündungen verursachen (wie bei rheumatoider Arthritis, Morbus Crohn, Sarkoidose, Psoriasis, multipler Sklerose usw.). Oft ist die Bedeutung vermeintlicher Infektionen und anschließender Autoimmunität, wie z. B. bei der Zerstörung der Langerhans-Inselzellen im Pankreas, die zur insulinabhängigen Diabetes führt, unbekannt.

3. Allein die Größe der Granulome kann die Funktion des Wirtsgewebes gefährden. Granulome, die durch Mycobacterium leprae hervorgerufen werden, können Nerven verletzen, in denen sie gebildet werden. Granulome in der Retina oder im Gehirn können funktionelle Abnormalitäten verursachen.

4. Exzessive Freisetzung von Zytokinen (insbesondere von TNFα) kann zu Schocksyndromen, hämorrhagischen Nekrosen und der Shwartzman-Reaktion führen. Sie ist auch an der Nekrose innerhalb von Infektionsherden (Koch-Phänomen) beteiligt. Alle genannten Mechanismen werden in Kapitel 15 behandelt.

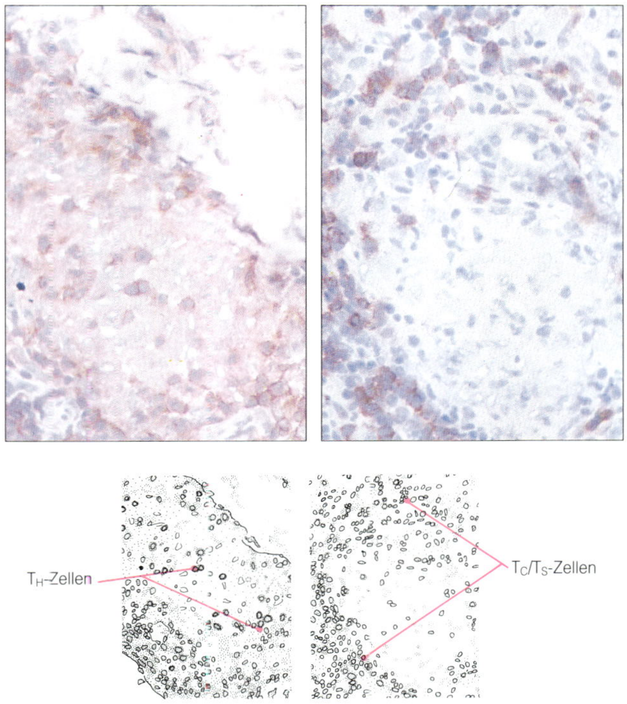

Abb. 8.**21** **Färbung eines Granuloms auf CD4 und CD8.** Abgebildet ist ein Hautgranulom eines Patienten mit tuberkulo der Borderline-Lepra. Das Präparat ist mit an Peroxidase gekoppelten Antikörpern gegen CD4 (links) und gegen CD8 (rechts) rot gefärbt. $CD4^+$-T-Helferzellen finden sich über die gesamte Läsion verteilt, während die $CD8^+$-zytotoxischen Suppressor-T-Zellen hauptsächlich an der Peripherie sitzen. Mit freundlicher Genehmigung von Dr. R. L. Modlin und Dr. T. H. Rea.

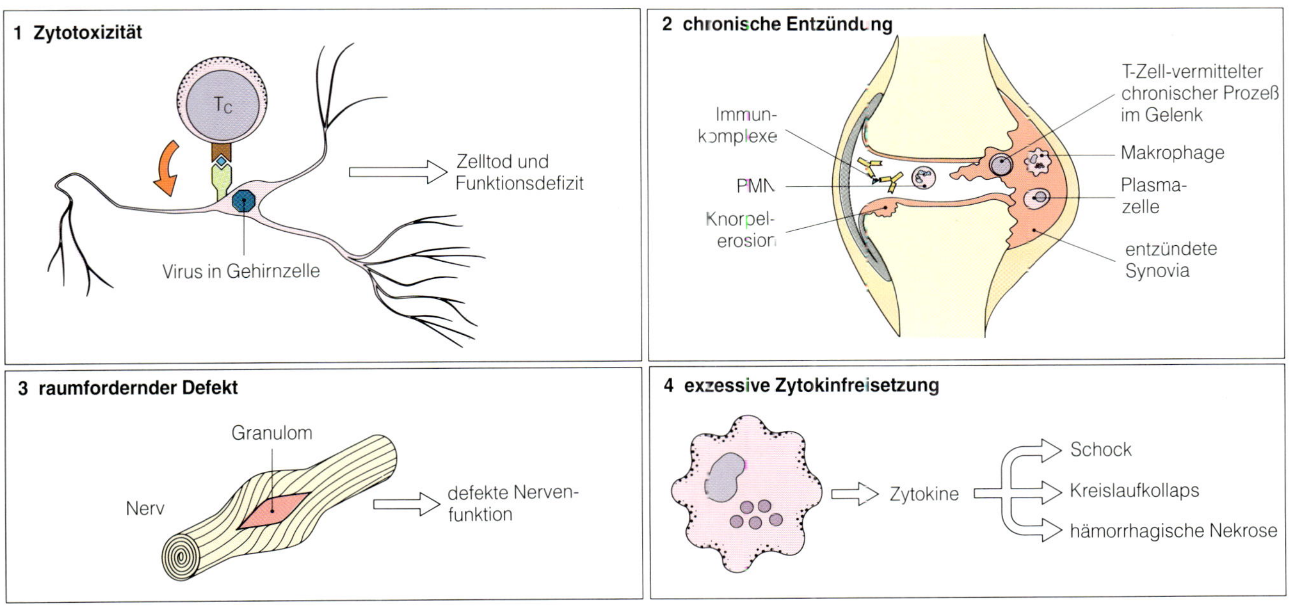

Abb. 8.**22** **Stoffwechselwege der zellvermittelten Immunpathologie.**

1. Zytotoxische Zellen können virusinfizierte Wirtszellen töten, die für das Überleben essentiell sind.
2. Die Antwort kann gegen Autoantigene (oder vielleicht gegen unidentifizierte, kryptische Infektionen und kommensale Organismen) gerichtet sein und zu chronischen Entzündungen führen.
3. Ein Granulom kann zu einer großen raumfordernden Läsion führen, die die Funktion sensitiver Gewebe, wie z. B. Gehirn, Retina oder Nerven, beeinträchtigt.
4. Exzessive Freisetzung von Zytokinen kann zu einigen gewebeverletzenden Syndromen führen, die ausführlich in Kapitel 15 besprochen werden.

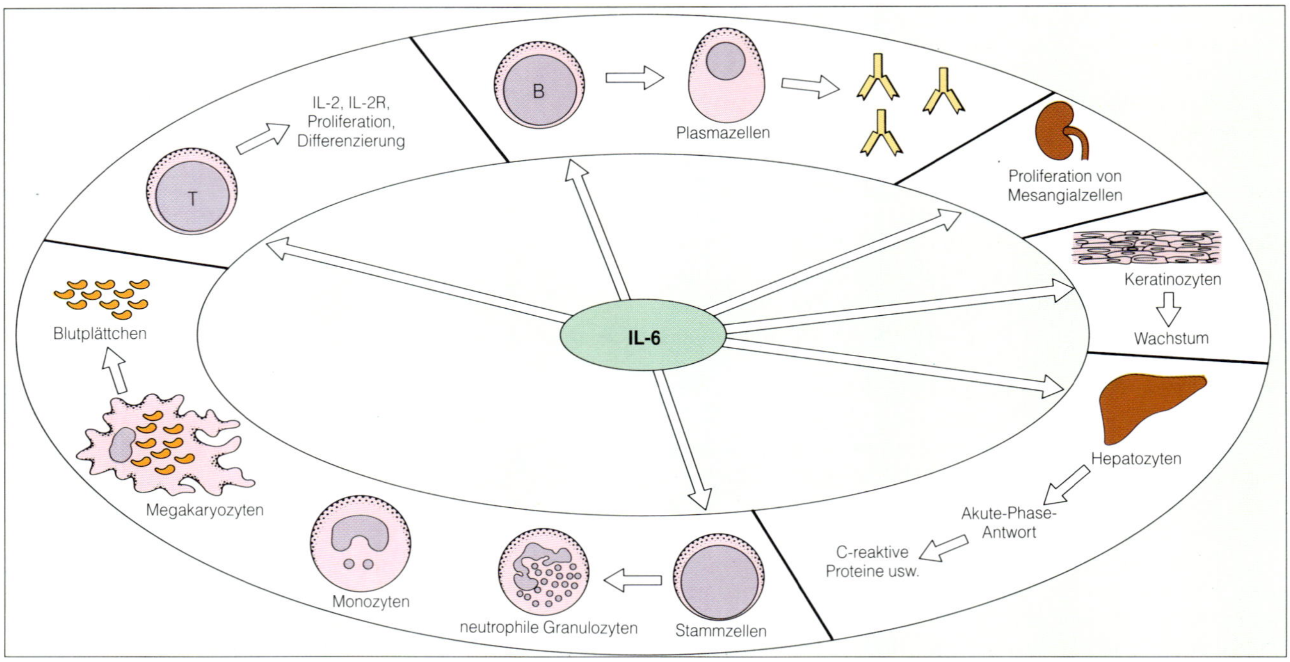

Abb. 8.**23** **Die Effekte von Interleukin 6.** Dieses typische Zytokin besitzt eine Reihe von Effekten auf viele Organsysteme.

Das Zytokinnetzwerk

Zytokine (Lymphokine und Interleukine eingeschlossen) sind hormonähnliche Peptide oder Glykopeptide. Sie wurden in diesem Kapitel immer wieder erwähnt, da sie zusammen mit anderen Signalen, die durch direkten Zell-Zell-Kontakt entstehen, eine Art Kommunikationsnetzwerk, das an jeder Funktion der Immunantwort beteiligt ist, aufbauen. Der Ausdruck „Lymphokine" bezog sich ursprünglich auf Mediatoren, die von Lymphozyten freigesetzt werden. Das Wort „Interleukin" wurde in der Hoffnung gewählt, daß durch eine Numerierung der Mediatoren (Interleukin 1, Interleukin 2 usw.) eine universelle Nomenklatur aufgebaut werden könnte. Der Ausdruck „Interleukin" ist dabei etwas unglücklich gewählt, da er vermuten läßt, daß diese Mediatoren nur als Signale zwischen weißen Blutkörperchen fungieren: Obwohl viele von ihnen diese Funktion besitzen, haben die meisten ebenfalls Funktionen, die Leukozyten überhaupt nicht betreffen. Der beste Ausdruck ist „Zytokin". Er kann unabhängig vom Zelltyp für jeden Mediator, der als Signal zwischen Zellen dient, benutzt werden.

Zur Konfusion um die Nomenklatur trägt vor allem bei, daß die Zytokine multifunktionell sind. Viele Zytokine wurden voneinander unabhängig in unterschiedlichen Laboren, die mit vollkommen verschiedenen experimentellen Systemen arbeiteten, entdeckt. Interleukin 6 (IL-6) ist ein gutes Beispiel. Es wurde als hepatozytenstimulierender Faktor, B-Zell-stimulierender Faktor, Hybridoma-Plasmazytoma-Wachstumsfaktor, Monozyten-Granulozyten-Wachstumsfaktor und als β_2-Interferon identifiziert. Das Klonieren der einzelnen Gene hat gezeigt, daß alle genannten Faktoren identisch sind (Abb. 8.**23**). TNFα wurde fast gleichzeitig in zwei Laboren entdeckt, von denen eines den Gewichtsverlust bei chronischen Infektionen untersuchte und dieses Zytokin „Cachectin" nannte.

Das Aufkommen reiner rekombinanter Zytokine hat die Identifizierung von Zytokinfunktionen in vitro sehr erleichtert. Allerdings können solche Experimente, wenn sie vorbehaltlos auf In-vitro-Situationen ausgeweitet werden, zu Fehlinterpretationen führen. Dafür gibt es mehrere Gründe:

1. Zytokine arbeiten in vivo nicht allein. Man sollte jedes Zytokin als ein „Wort" in einem „Satz" von Zytokinen verstehen. Jede Zelle antwortet auf den ganzen „Satz". Sogar die Reihenfolge, in der Zellen diesen Mediatoren ausgesetzt sind, ist entscheidend. Eine Mischung von Zytokinen bewirkt einen Effekt, der nicht zu beobachten ist, wenn jedes Zytokin einzeln benutzt wird. Es gibt sowohl synergistische als auch antagonistische Effekte (Abb. 8. **24**), wie bereits bei der Bedeutung der T_H1/T_H2-Dichotomie (s. Abb. 8.**5**) oder bei der Makrophagenaktivierung (s. Abb. 8.**19**) gezeigt wurde.
2. Es gibt Zytokininhibitoren in vivo. Drei verschiedene Typen können unterschieden werden (Abb. 8.**25**):
a) Zytokinähnliche Mediatoren, die an den Zytokinrezeptor binden, aber keine Signaltransduktion bewirken. Es gibt z. B. einen IL-1-Inhibitor, der mit IL-1 verwandt ist und mit IL-1 um den IL-1-Rezeptor kompetitiert.
b) Extrazelluläre Domänen von Zytokinrezeptoren, die von der Zelle abgeschilfert wurden. Sie können an Zytokine binden und dadurch die Interaktion des Zytokins mit dem Rezeptor auf den Zellmembranen verhindern. Dafür ist der lösliche TNFα-Rezeptor ein Beispiel.
c) Ein Zytokin kann die Antwort auf ein anderes Zytokin abstellen, indem es über einen anderen Rezeptor wirkt.

Zytokine bewirken oft autokrine Effekte (d. h. Effekte auf die Zelle ihres Ursprungs). Diese Tatsache ist sinnvoll, wenn man bedenkt, daß es In-vivo-Inhibitoren gibt und daß der autokrine Feedback-Mechanismus von inhibitorischen Produkten anderer Zellen „abgefangen" und moduliert werden kann.

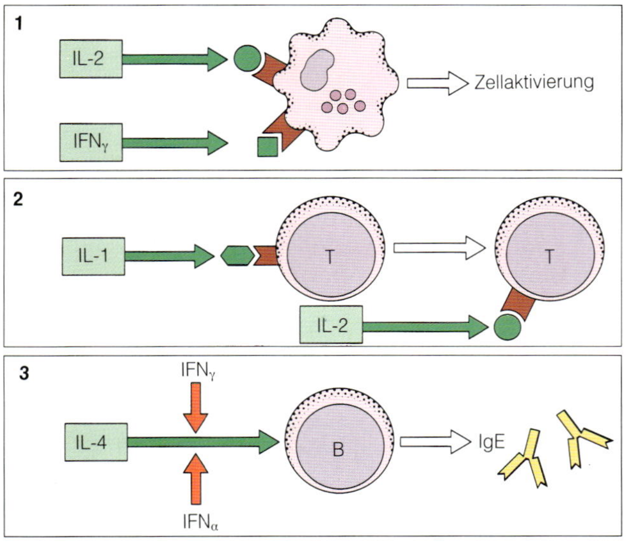

Abb. 8.**24** **Beispiele für Interaktionen zwischen Zytokinen.**
1. Synergismus. Einige Zytokine, wie z. B. IL-2 und IFNγ, wirken synergistisch, um die Zellaktivität zu erhöhen.
2. Rezeptorinduktion. Einige Zytokine bewirken die Induktion eines anderen Rezeptors, eine Art sequentiellen Synergismus (ein Kaskadeneffekt).
3. Antagonismus. Einige Zytokine wirken direkt antagonistisch, wie z. B. die entgegengesetzten Effekte von IL-4 und IFNγ auf die Produktion von IgE zeigen.

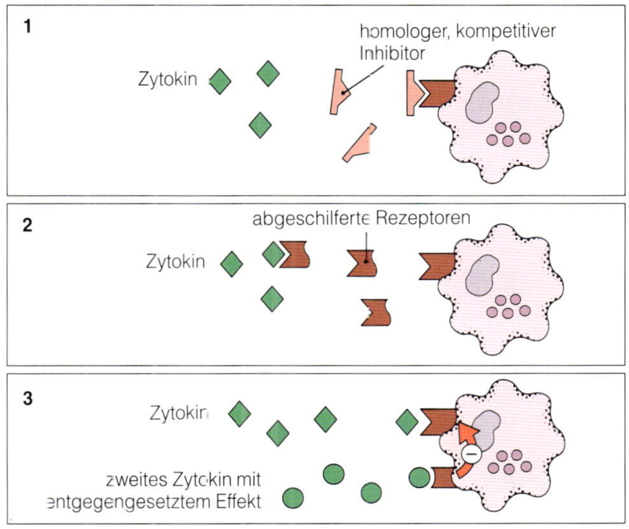

Abb. 8.**25** **Drei Arten von Zytokininhibitoren.**
1. Zytokinhomologe Moleküle, die an den Zytokinrezeptor binden, ohne eine Signaltransduktion zu erzielen, agieren als kompetitive Inhibitoren. Das Gen eines IL-1-Inhibitors, der diesem Typ entspricht, wurde kloniert. Es gibt wahrscheinlich auch inhibitorische Glykosylierungsvarianten einiger Mediatoren.
2. Die extrazelluläre Domäne des TNF-Rezeptors und des IL-1-Rezeptors können abgeschilfert werden. Dadurch binden sie ihr Zytokin in der flüssigen Phase und verhindern die Bindung des Zytokins an den membranständigen Rezeptor.
3. Mediatoren, die über unterschiedliche Rezeptoren wirken, können entgegengesetzte Effekte auf die Zelle ausüben (s. auch Abb 8.**5** u. 8.**21**).

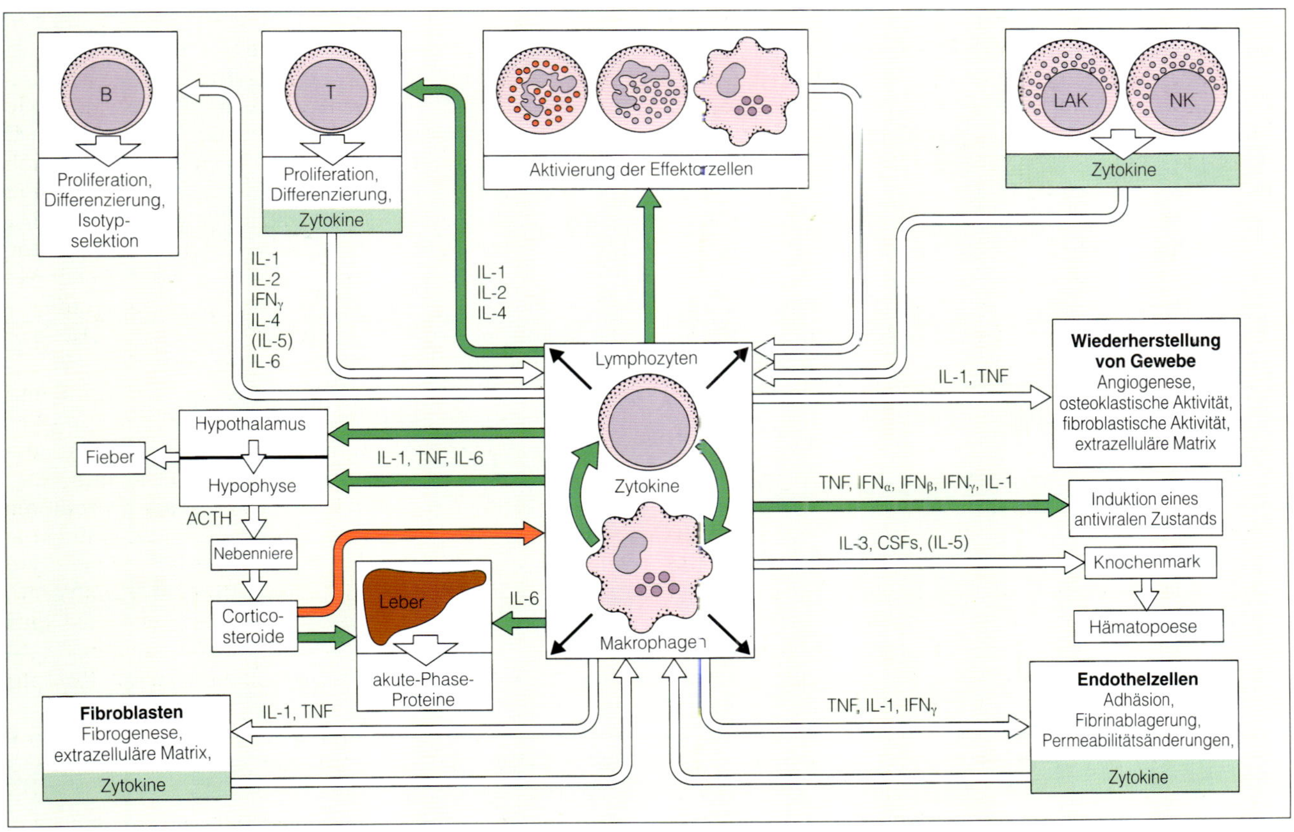

Abb. 8.**26** **Die physiologische Bedeutung des Zytokinnetzwerkes.** Zytokine als Kommunikationssignale innerhalb des Immunsystems sowie zwischen dem Immunsystem und anderen Organen.

Mit In-vivo-Experimenten konnte teilweise die richtige biologische Bedeutung der multifunktionellen Zytokine gezeigt werden. Zytokine können injiziert oder aus implantierten osmotischen Minipumpen langsam freigesetzt werden. Andererseits können transgene Tiere hergestellt werden, die das gewählte Zytokin überexprimieren. Eine weitere Möglichkeit ist, Tiere mit einem neutralisierenden Antikörper gegen das Zytokin zu behandeln. Ein besonders erfolgreiches Experiment war die schwache Injektion von Kaninchen-IgG-Antikörpern gegen murine Zytokine in Mäuse, die vorher gegen Kaninchen-IgG tolerant gemacht worden waren.

Diese Experimente führten zu unerwarteten Ergebnissen, die sich nicht aus den In-vitro-Experimenten ableiten ließen. Z. B. war bekannt, daß IL-6 multifunktionell ist. Trotzdem hat erst die Entwicklung transgener Mäuse, die das humane IL-6-Gen überexprimierten, ergeben, daß IL-6 starke Effekte sowohl auf die Produktion von Megakaryozyten als auch auf die Produktion von Blutplättchen hat. Aber auch die vollständige Inter-

Zytokine	Ursprungszellen des Immunsystems	andere Zellen	Hauptziele	Hauptwirkungen
IL-1α IL-1β	Makrophagen, LGL, B-Zellen	Endothel, Fibroblasten, Astrozyten usw.	T-Zellen, B-Zellen, Makrophagen, Endothel, Gewebezellen	Lymphozytenaktivierung, Makrophagenstimulation, ↑ Adhäsion von Leukozyten an Endothel, Pyrexie, Akute-Phase-Proteine
IL-2	T-Zellen		T-Zellen	T-Zell-Proliferation und -Differenzierung, Aktivierung von zytotoxischen Lymphozyten und von Makrophagen
IL-3	T-Zellen		Stammzellen	Multi-Kolonie-stimulierender Faktor
IL-4	T-Zellen		B-Zellen, T-Zellen	B-Zell-Wachstumsfaktor, Isotypselektion, IgE, IgG1
IL-5	T-Zellen		B-Zellen	B-Zell-Wachstum/Differenzierung, IgA-Selektion
IL-6	T-Zellen, B-Zellen, Makrophagen	Fibroblasten	B-Zellen, Zepatozyten	B-Zell-Differenzierung, Akute-Phase-Antwort
IL-7		Knochenmark, Stromazellen	Prä-B-Zellen, T-Zellen	B- und T-Zell-Proliferation
IL-8	Monozyten		Neutrophile, Basophile	Chemotaxis
IL-10	T-Zellen		T_H1-Zellen	Inhibierung der Zytokinsynthese
TNFα	Makrophagen, Lymphozyten, Mastzellen		Makrophagen, Granulozyten, Gewebezellen	Aktivierung von Makrophagen, Granulozyten und zytotoxischen Zellen; ↑ Adhäsion von Leukozyten an Endothel, Kachexie, Pyrexie, Induktion der Stimulation der Akute-Phase-Antwort, Stimulation der Angiogenese, Erhöhung der Produktion von MHC-Klasse-I-Molekülen
TNFβ (LT)	T-Zellen			
IFNα	Leukozyten	Epithelien, Fibroblasten	Gewebezellen	MHC-Klasse-I-Induktion, antiviraler Effekt, Stimulation von NK-Zellen
IFNβ				
IFNγ	T-Zellen, NK-Zellen	Epithelien, Fibroblasten	Leukozyten und Gewebezellen	MHC-Induktion, Makrophagenaktivierung, ↑ Adhäsion von Lymphozyten an Endothelzellen
M-CSF	Monozyten	Endothel, Fibroblasten		Proliferation von Makrophagenvorgängern
G-CSF	Makrophagen	Fibroblasten	Stammzellen	Stimulation der Teilung und Differenzierung
GM-CSF	T-Zellen, Makrophagen	Endothel, Fibroblasten		Proliferation von Granulozyten- und Makrophagenvorgängern und -aktivatoren
MIF	T-Zellen		Makrophagen	Hemmung der Migration

Abb. 8.**27** **Aufstellung der wichtigsten Zytokine.** Mit Ausnahme von MIF sind die aufgelisteten Zytokine über Klonierung ihres Genoms identifiziert worden. Diese Aufstellung enthält nur die wichtigsten Ursprungszellen, Zielzellen und Wirkungen. In vivo sind die biologischen Effekte das Ergebnis der Zusammenarbeit mehrerer Zytokine.

pretation der In-vivo-Experimente ist schwierig. Ein beobachteter Effekt kann auch sekundär sein: nicht bewirkt durch das injizierte oder überexprimierte Zytokin, sondern durch einen anderen, möglicherweise unidentifizierten Mediator (Kaskadeneffekt).

Die Bedeutung des Zytokinnetzwerkes

Es wurde oft darauf hingewiesen, daß das Immunsystem in bezug auf seine Evolution und seine Funktion sehr viele Parallelen mit dem Nervensystem aufweist. Z. B. besitzen beide Systeme Lern- und Gedächtnisfunktionen, die auf eine Zell-Zell-Kommunikation gestützt sind, und sie teilen sich viele Mediatoren, Rezeptoren und Antigene. Im gegenwärtigen Zusammenhang ist es von Bedeutung, daß beide Systeme ein internes Kommunikationsnetzwerk sowie ein Kommunikationsnetzwerk für die Kontrolle und Interaktion mit anderen Organen benötigen. Das Nervensystem ist mit den meisten anderen Organen über die Nerven sozusagen „verdrahtet", benutzt aber auch die Hypothalamus-Hirnanhangdrüse-Nebennieren-Achse, um Signale in die Peripherie zu senden. Im Gegensatz dazu ist das Immunsystem hauptsächlich aus freien, beweglichen Zellen zusammengesetzt: Zell-Zell-Interaktionen sind intermittierend und meist auf die interne Kommunikation beschränkt. Die Kommunikation mit anderen Organen wird größtenteils über Zytokine vermittelt. Das Immunsystem teilt mit dem Nervensystem die Fähigkeit, Signale über die Hypothalamus-Hirnanhangdrüse-Nebennieren-Achse zu senden, da einige Zytokine wie z. B. IL-1, IL-6 und TNF direkte Effekte auf den Hypothalamus oder die Hirnanhangdrüse haben. In Abb. 8.**26** ist die Verbindung beider Systeme schematisch dargestellt.

Abb. 8.**27** ist ein Versuch, die bekannten Funktionen der charakterisierten Zytokine zusammenzufassen. Die bereits oben gemachten Kommentare sollten dem Leser allerdings die Notwendigkeit deutlich gemacht haben, die Tabelle mit Vorsicht zu interpretieren. Nicht alle der angegebenen Funktionen werden physiologisch von Bedeutung sein, da viele nur durch In-vitro-Experimente mit einzelnen rekombinanten Zytokinen entdeckt wurden.

9 Regulation der Immunantwort

Anne Cooke

Wie alle biologischen Systeme unterliegt auch die Immunantwort einer Vielzahl von Kontrollmechanismen, die dazu dienen, das Immunsystem wieder in den Ruhezustand zu versetzen, wenn eine Antwort auf ein bestimmtes Antigen nicht mehr benötigt wird. Eine effektive Immunantwort ist das Endresultat von Interaktionen zwischen dem Antigen und einem Netzwerk immunologisch kompetenter Zellen. Die Art der Immunantwort, qualitativ wie auch quantitativ, wird durch viele Faktoren bestimmt, wie z. B. der Art und Weise der Antigengabe, dem genetischen Hintergrund des Individuums und einer früheren Gabe dieses Antigens oder kreuzreagierender Antigene oder eben Antikörpern gegen das Antigen. Einige dieser Faktoren werden in den Kapiteln 10, 15, 18 und 22 beschrieben. Sie werden hier nur kurz behandelt.

Regulatorischer Effekt von Antigenen

Nach einer effektiven Stimulation antigenspezifischer Rezeptoren wird die Immunantwort von T- und B-Zellen durch eine erneute Stimulation mit Antigen verstärkt. Im Fall der T-Zellen geht diese Stimulation nicht vom Antigen direkt aus, sondern von prozessierten antigenen Peptiden, die mit MHC-Klasse-I- oder MHC-Klasse-II-Molekülen assoziiert sind (s. Kap. 6). Auf die erneute Stimulation antwortet die T-Zelle mit der Produktion von Zytokinen sowie ihrer entsprechenden Rezeptoren und ermöglicht so die klonale Expansion und die Expression von Effektorfunktionen. Im Fall der B-Zellen sind die Expression von Zytokinrezeptoren, die klonale Expansion und die Differenzierung ebenfalls Konsequenzen der erneuten Stimulation mit Antigen. Die resultierende antikörperbildende Zelle (antibody-forming cell, AFC) sezerniert große Mengen Antikörper, die für das bestimmte Antigen spezifisch sind. Eine effektive Immunantwort entfernt das Antigen aus dem System, und die Zellen kehren in ihren Ruhezustand zurück. Nur durch eine wiederholte Antigenexposition können T- und B-Zellen in einer aktiven expandierenden Phase gehalten werden. Einige Antigene (z. B. von intrazellulären Parasiten) können nicht effizient entfernt werden, und so entsteht eine anhaltende Immunantwort, die oft pathologische Konsequenzen nach sich zieht (s. Kap. 16).

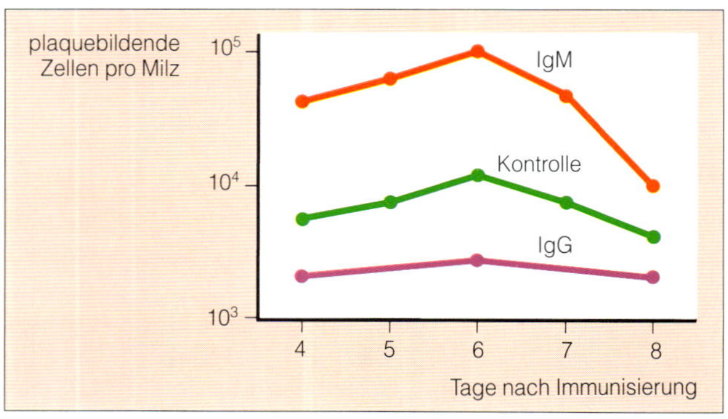

Abb. 9.**1** **Rückkopplungskontrolle durch Antikörper.** Drei Mäusegruppen erhielten jeweils einen monoklonalen IgM-anti-Schaferythrozyten-(sheep red blood cell, SRBC-)Antikörper, einen IgG-anti-SRBC-Antikörper oder nur Medium (Kontrolle). Zwei Stunden später wurden alle Gruppen mit SRBC immunisiert. Die in den folgenden 8 Tagen gemessene Antikörperantwort wurde durch IgM erhöht und durch IgG unterdrückt.

Regulatorischer Effekt von Antikörpern

Antikörper selbst können eine Art von Rückkopplungskontrolle ausüben. Passive Gabe von IgM-Antikörpern zusammen mit Antigen verstärkt die Immunantwort gegen das Antigen, wohingegen IgG-Antikörper die Antwort unterdrücken. Obwohl die ursprünglichen Experimente mit polyklonalen Antikörpern durchgeführt wurden, konnten die Ergebnisse mit monoklonalen Antikörpern reproduziert werden (Abb. 9.**1**). Die Fähigkeit von passiv gegebenen (statt endogen produzierten) Antikörpern, die Immunantwort zu unterdrücken, hat klinische Folgen. Bestimmte Vakzine (z. B. Mumps und Masern) werden in der Regel erst Kindern, die über ein Jahr alt sind, verabreicht, da die Konzentration von mütterlichem IgG mindestens noch für 6 Monate nach der Geburt sehr hoch bleibt. Die Anwesenheit dieses passiv erworbenen IgG zum Zeitpunkt der Vakzinierung würde zur Entwicklung einer inadäquaten Immunantwort im Baby führen. Allerdings kann die Unterdrückung der Immunantwort durch passiv verabreichte Antikörper auch als Vorteil genutzt werden. Bei Rhesus-(Rh-)Unverträglichkeit werden Rh^--Müttern Anti-D-Antikörper verabreicht. Dadurch wird die primäre Sensibilisierung durch fetale Rh^+-Blutzellen verhindert. Man nimmt an, daß dies durch die Entfernung des fremden Antigens, in diesem Fall der fetalen Erythrozyten, aus der mütterlichen Blutzirkulation geschieht.

Der Mechanismus, mit dem Antikörper die Immunantwort modulieren, ist nicht genau bekannt. Für die IgM-Erhöhung gibt es zwei mögliche Interpretationen. Die eine beruht auf der Entwicklung einer antiidiotypischen Antwort gegen den verabreichten monoklonalen Antikörper, die zu einer Verstärkung der Immunantwort führt (s. u.). Die andere beinhaltet Effekte des passiv gegebenen Antikörpers auf die Aufnahme, das Prozessieren und die Präsentation des Antigens. Diese Effekte könnten aufgrund der Bindung von IgM-enthaltenden Immunkomplexen an die Fc-Rezeptoren bestimmter antigenpräsentierender Zellen (APC) erzielt werden.

Antikörperunterdrückung

Bei der durch IgG vermittelten Unterdrückung der Immunantwort sind ebenfalls mehrere Reaktionsweisen

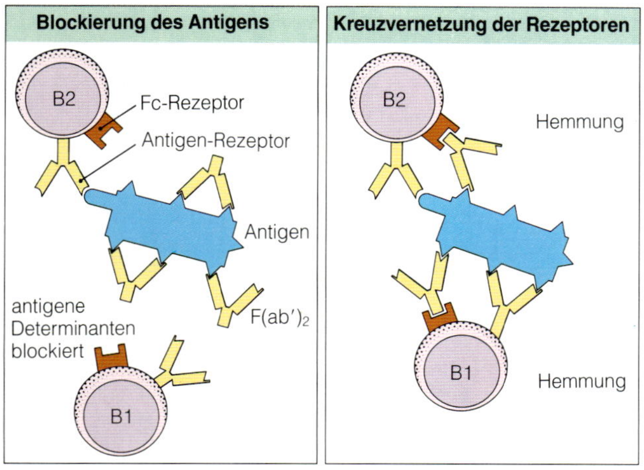

Abb. 9.**2** **Antikörperabhängige Unterdrückung von B-Zellen.**
Blockade des Antigens: Hohe Dosen von Antikörpern (oder ihrer F[ab′]$_2$-Fragmente) blockieren die Interaktion zwischen einer antigenen Determinante (Epitop) und den entsprechenden B-Zell-Rezeptoren, die dann außerstande sind, das Antigen (B1) zu erkennen. Dieser Mechanismus der Rezeptorblockade verhindert auch die Prägung von B-Zellen. B-Zellen mit Rezeptoren für andere Epitope sind nicht betroffen (B2).
Kreuzvernetzung von Rezeptoren: Geringe Antikörperdosen – nicht jedoch F(ab′)$_2$ – ermöglichen eine Kreuzvernetzung zwischen den Fc-Rezeptoren einer B-Zelle und ihren Antigenrezeptoren. Dadurch wird die Antikörpersynthese verhindert, nicht jedoch die Prägung der B-Zelle. Dieser Effekt ist nicht epitopspezifisch.

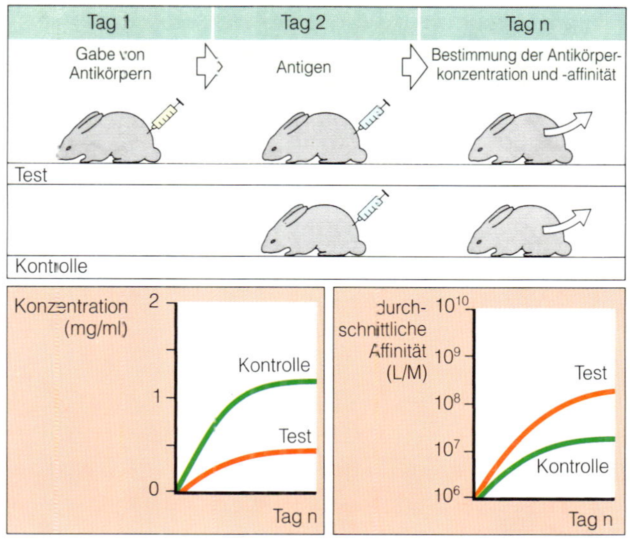

Abb. 9.**3** **Affinität durch Antikörperrückkopplung.** Auswirkung eines passiven Antikörpers auf die Affinität und Konzentration von sezernierten Antikörpern. Einem von zwei Kaninchen wurde am Tag 1 Antikörper injiziert (passiver Antikörper). Am Tag 2 wurden beide Tiere mit einem Antigen immunisiert und später (Tag n) Affinität und Konzentration der antigenspezifischen Antikörper gemessen. Durch passiv zugeführte Antikörper wird die Konzentration der neugebildeten Antikörper erniedrigt, deren Affinität jedoch erhöht.

der Antikörper bekannt. Z. B. kann der passiv verabreichte Antikörper mit der B-Zelle um die Antigenbindung kompetitieren (Abb. 9.**2**). Das Aufeinandertreffen von IgG hängt in diesem Fall von der Antikörperkonzentration und seiner Affinität zu dem Antigen, verglichen mit der Affinität der B-Zell-Rezeptoren, ab. Nur hochaffine B-Zellen könnten erfolgreich um das Antigen konkurrieren. Dieser Mechanismus ist vom Fc-Teil der Antikörper unabhängig. Es sind aber auch Fc-Teil-abhängige Effekte von IgG-Antikörpern bekannt. Die entsprechenden Experimente wurden in vitro ausgeführt, da das Arbeiten mit F(ab′)$_2$-Fragmenten wegen ihrer schnellen Eliminierung in vivo problematisch ist. Die Experimente zeigen, daß Immunglobuline die B-Zell-Differenzierung durch eine Kreuzvernetzung der Antigenrezeptoren mit den B-Zell-Rezeptoren inhibieren können (s. Abb. 9.**2**). Niedrige Antikörperkonzentrationen, die die Antikörperproduktion nicht vollständig inhibieren können, erhöhen deren durchschnittliche Affinität, da nur B-Zellen mit hochaffinen Rezeptoren erfolgreich mit dem freien Antikörper um das Antigen kompetitieren können. Aus diesem Grund nimmt man an, daß die Antikörperregulation einen wichtigen Faktor für die Entwicklung der Affinitätsreifung darstellt (Abb. 9.**3**).

Regulatorischer Effekt von Immunkomplexen

Wir haben im vorangehenden Kapitel gesehen, daß Antikörper (entweder IgM oder IgG) über den Fc-abhängigen Mechanismus B-Zellen erst dann beeinflussen können, nachdem sie mit dem Antigen einen Immunkomplex gebildet haben. Immunkomplexe können die Immunantwort unterdrücken oder verstärken (Abb. 9.**4**).

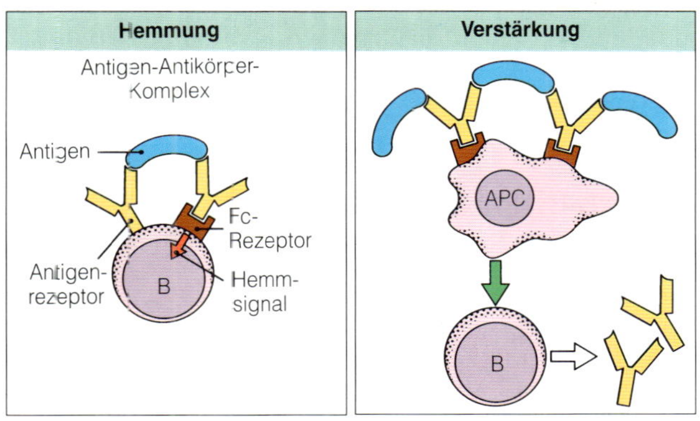

Abb. 9.**4** **Die regulative Wirkung von Immunkomplexen.**
Hemmung: Nach Kreuzvernetzung des Fc-Rezeptors der B-Zelle mit seinem Antigen (über einen Antigen-Antikörper-Komplex) empfängt die B-Zelle ein Signal, das die Einleitung der Phase der Antikörperproduktion verhindert.
Verstärkung: Ein über Fc-Rezeptoren an eine antigenpräsentierence Zelle (APC) gebunderer Antikörper unterstützt die Präsentation eines Antigens an eine B-Zelle. (Komplexe können auch Komplement aktivieren und auf eine analoge Weise über ihre C3b-Rezeptoren APC binden.) Passives IgM kann diesen Effekt ausüben.

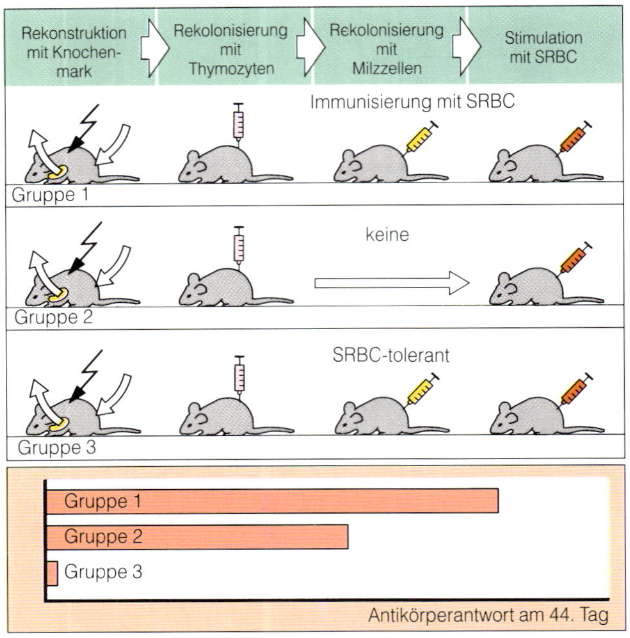

Abb. 9.**5** **Bedeutung von Suppressorzellen bei der immunologischen Toleranz.** Thymektomierte und bestrahlte Mäuse wurden mit Knochenmarkzellen rekonstituiert. Nach 30 Tagen wurden sie mit Thymozyten und Milzzellen rekolonisiert und mit Schaferythrozyten (sheep red blood cells, SRBC) stimuliert. Am 44. Tag gaben die Mäuse, die Milzzellen erhalten hatten und die mit einer immunogenen Dosis von SRBC immunisiert worden waren, eine starke Immunantwort (1). Tiere, die keine Milzzellen erhalten hatten, zeigten eine mittelmäßige Immunantwort (2). Tiere, die Zellen aus einer Maus erhalten hatten, die gegen SCBR tolerant war (durch eine hohe Antigenkonzentration), antworteten nicht (3). Dieses Ergebnis zeigt, daß Zellen aus toleranten Tieren aktiv die Antwort in einem Empfänger unterdrücken können.

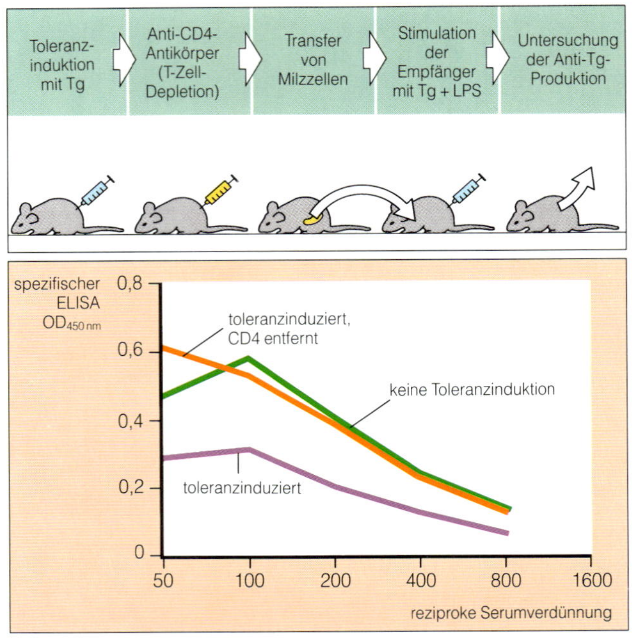

Abb. 9.**6** **Transfer von Toleranz durch CD4⁺-T-Zellen.** Mäusen wurde 200 µg murines Thyroglobulin (Tg) injiziert, um Toleranz zu induzieren. (Bei einer Kontrollgruppe wurde keine Toleranz induziert.) Ein Teil der toleranzinduzierten Gruppe wurde ferner in vivo mit Anti-CD4-Antikörpern behandelt, um eine T-Zell-Depletion zu induzieren. Von jeder Maus wurden Milzzellen in einen bestrahlten syngenen Empfänger transferiert. Diese Empfänger wurden dann mit murinem Thyroglobulin und LPS stimuliert und ihre Anti-Tg-Antikörperantwort mit der ELISA-Technik untersucht (s. Kap. 25). Durch die Anti-CD4-Behandlung ging die Fähigkeit der Toleranzübertragung verloren.

Die Immunantwort von Patienten mit malignen Tumoren ist oft unterdrückt. Es wird vermutet, daß dieser Zustand aus der Gegenwart zirkulierender Immunkomplexe, die aus Antikörpern und Tumorzellantigenen bestehen, resultiert.

Regulatorischer Effekt von Lymphozyten

Die T-Zellen modulieren die Immunantwort in einem positiven Sinn, indem sie T-Zell-Hilfe vermitteln. Die Art der Hilfe (T_H1 gegen T_H2) beeinflußt die Art der Immunantwort, so daß entweder humorale oder zellvermittelte Immunität bevorzugt wird. Zusätzlich gibt es deutliche Anhaltspunkte dafür, daß T-Zellen die Immunantworten regulieren können (Abb. 9.**5**). Von großem Interesse war die Beobachtung aus vielen experimentellen Modellen für Autoimmunerkrankungen, daß $CD4^+$-T-Zellen, die nach der Gabe hoher Autoantigenkonzentrationen (meist in löslicher oder deaggregierter Form gegeben) erzeugt wurden, eine weitere Induktion von Autoimmunität verhindern. Z. B. konnte gezeigt werden, daß $CD4^+$-T-Zellen die Entwicklung von Autoantikörpern gegen Thyroglobulin verhinderten (Abb. 9.**6**). Der genaue Mechanismus dieses negativen Einflusses von T-Zellen ist noch nicht aufgeklärt. Allerdings lassen neue Experimente vermuten, daß die von T-Zellen produzierten Zytokine wie TGFβ, IL-4 und IL-10 die Immunantwort entweder teilweise oder vollkommen unterdrücken können. Die Produktion unterschiedlicher Zytokine durch verschiedene T_H-Zell-Populationen kann möglicherweise eine Erklärung für bestimmte Beobachtungen in Zusammenhang mit der Regulation der IgE-Synthese geben. IgE-Antworten dauern im allgemeinen nicht lange an, da die Hauptantwort gegen das Antigen von IgG-Antikörpern gebildet wird. Allerdings konnte gezeigt werden, daß die IgE-Antwort durch bestimmte, gegen T-Zellen gerichtete Behandlungsverfahren, wie Antithymozytenserum, subletale Bestrahlung, adulte Thymektomie und Splenektomie erhöht werden kann. Die so erhaltene erhöhte Immunantwort kann durch einen Transfer von T-Zellen wieder unterdrückt werden. (Abb. 9.**7**). Es ist bekannt, daß die von T-Zellen produzierten Zytokine IL-4 oder IFNγ (s. Kap. 8) die Produktion von IgE beeinflussen: IL-4 erhöht die Produktion und IFNγ unterdrückt sie. Daher scheint es wahrscheinlich, daß die T-Zellen durch ihre IFNγ-Produktion eine Unterdrückung der IgE-Synthese bewirken.

Neue Experimente haben gezeigt, daß unregulierte Immunantworten in Ratten entstehen, wenn $CD4^+$-T_H2-

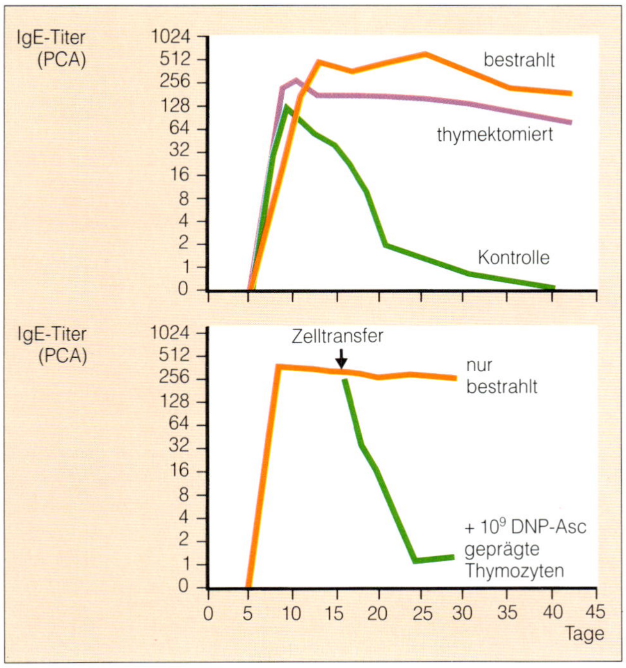

Abb. 9.7 **Von T-Zellen vermittelte isotopspezifische Suppression.** Oben: Ratten, die mit DNP, gekoppelt an Askarisantigen (DNP-Asc) in Pertussisadjuvans immunisiert wurden, entwickeln eine kurzzeitige IgE-Antwort nach 5 Tagen, die bis zum 35. Tag schwächer wird (Kontrolle). Wenn Tiere bestrahlt oder thymektomiert werden, bleibt die IgE-Antwort bestehen.

Unten: In einem zweiten Experiment wurden Thymozyten aus einem Tier, das mit DNP-Asc in komplettem Freund-Adjuvans immunisiert worden war, in ein Tier transferiert, das bestrahlt und mit DNP-Asc in Pertussisadjuvans immunisiert worden war. Die transferierten Thymozyten konnten die IgE-Antwort unterdrücken. Das Ausmaß der Suppression ist abhängig von der Anzahl transferierter Zellen. In zusätzlichen Experimenten konnte gezeigt werden, daß Milzzellen genauso effektiv wie Thymozyten sind.

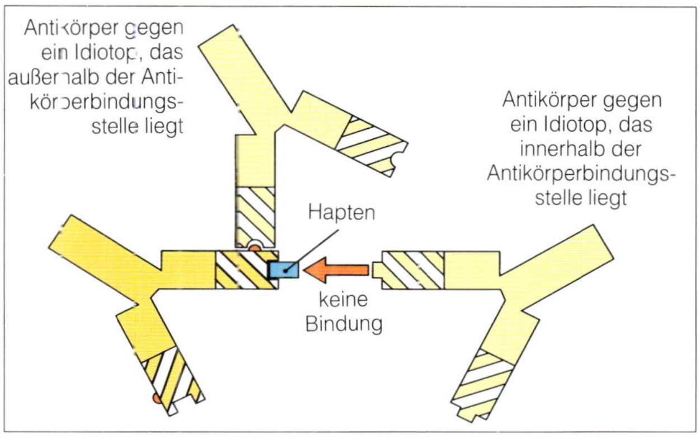

Abb. 9.8 **Idiotope innerhalb und außerhalb der Antikörperbindungsstelle.** Ein Antiidiotypserum kann Antikörper enthalten, die gegen unterschiedliche Stellen auf dem Immunglobulinmolekül gerichtet sind. Stellen, die mit der Bindungsstelle assoziiert sind, werden als bindungsstellenassoziierte Idiotope bezeichnet (das Idiotop liegt innerhalb der Antikörperbindungsstelle). Die Bindung an diese Idiotope kann durch das Hapten inhibiert werden. Antikörper, die gegen Idiotope, die nicht mit der Bindungsstelle assoziiert sind, gerichtet sind, können nicht mit Hapten blockiert werden (das Idiotop liegt außerhalb der Antikörperbindungsstelle).

Zellen, die normalerweise IL-4 und IL-10 synthetisieren, entfernt werden. Daraus kann geschlossen werden, daß die Regulation der Immunantwort durch $CD4^+$-T_H2-Zellen (eher als $CD8^+$-T_H1-Zellen) einen normalen physiologischen Prozeß und keinen Artefakt darstellt.

Idiotypische Modulation der Immunantworten

Die Toleranz gegen Selbstantigene wird während der Ontogenese etabliert (s. Kap. 10). Individuelle antigenspezifische Rezeptoren auf B- und T-Zellen kommen während der neonatalen Phase nur in sehr geringen Mengen vor. Diese Konzentrationen reichen nicht aus, um Toleranz gegen Epitope, die von Aminosäureresten innerhalb der Bindungsstelle oder in ihrer Nähe gebildet werden, zu bewirken. Diese Epitope sind für jeden vorhandenen Rezeptor oder Antikörper einzigartig. Obwohl Antikörper im Serum vorhanden sind, entwickelt sich nur eine Toleranz gegen ihre Fc-Teile, da diese Anteile in ausreichender Anzahl vorhanden sind. Toleranz entwickelt sich nicht gegen die einzigartigen Determinanten der schweren und leichten Ketten, die die Antigenbindungsspezifität determinieren, da jede Determinante nur in sehr geringer Konzentration vorhanden ist. Individuelle T-Zell-Rezeptoren oder Immunglobuline sind aufgrund dieser einzigartigen Sequenzen, die Idiotype genannt werden, immunogen. Antikörper, die gegen die Antigenbindungsstellen gerichtet sind, heißen antiidiotypische Antikörper. Sie können das Ergebnis einer Immunantwort beeinflussen.

Idiotypische Determinanten können in der Keimbahn der V-Region-Gene kodiert sein, sie können aber auch durch Prozesse wie Rekombination und Mutation, die an der Produktion funktioneller V-Regionen beteiligt sind, erzeugt werden. Immunogene Epitope, die innerhalb oder in der Nähe der Antigenbindungsstelle liegen, nennt man Idiotope (Abb. 9.8). Jerne (1974) postulierte, daß ein Immunnetzwerk innerhalb des Körpers existiert, das über die Erkennung von Idiotypen interagiert. Nach dieser Vorstellung lösen Antikörper, die durch Antigen induziert wurden, wiederum eine antiidiotypische Antwort aus. Diese Hypothese ist vom Konzept her sehr ansprechend, aber die Bedeutung eines Idiotypnetzwerkes für die Kontrolle einer normalen Immunantwort ist immer noch stark umstritten.

Bedeutung der idiotypischen Interaktionen für die Immunregulation

Es gibt Anhaltspunkte dafür, daß Antiidiotypen die Repräsentation der erkannten Idiotypen während einer Immunantwort beeinflussen. Immunisiert man z. B. den Mäusestamm C57BL/6 mit dem Hapten NP, werden Antikörper gebildet, von denen ein Großteil gegen wenige definierte Idiotypen, z. B. den Idiotyp 146, gerichtet sind. Ein Antiidiotyp gegen diesen Antikörper kann die Produktion des Idiotyps 146 verstärken oder unterdrükken; dies hängt von der Menge des applizierten Anti-

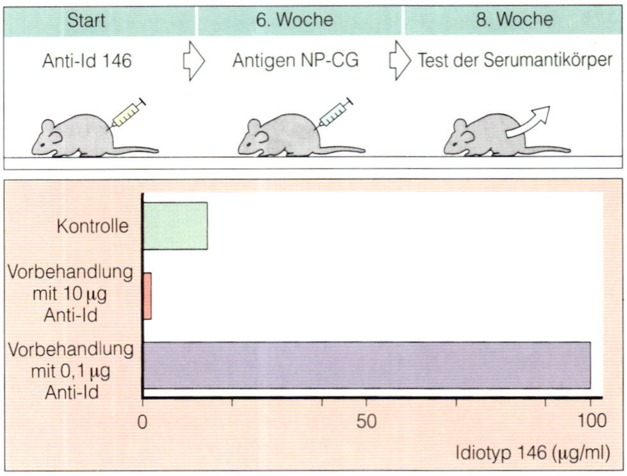

Abb. 9.**9** **Idiotypmodulation durch Antiidiotypen.** Mäusen wurden zum Zeitpunkt 0 entweder 10 µg oder 0,1 µg Antiidiotyp (Anti-Id) gegen den Nitrophenyl-(NP-)bindenden Antikörper 146 gespritzt. Sechs Wochen später erhielten die Tiere NP, das an Hühnerglobulin (chicken globulin, CG) gebunden war. Zwei Wochen später wurden die Serumtiter an Idiotyp 146 (Strichdiagramm) und Gesamt-Anti-NP (nicht dargestellt) gemessen. Mit 10 µg Anti-Id vorbehandelte Mäuse zeigten eine Suppression des Idiotyps 146, während mit 0,1 µg vorbehandelte Mäuse vermehrt den Idiotyp 146 herstellten, obwohl die Gesamtspiegel an Anti-NP in beiden Gruppen ähnlich waren.

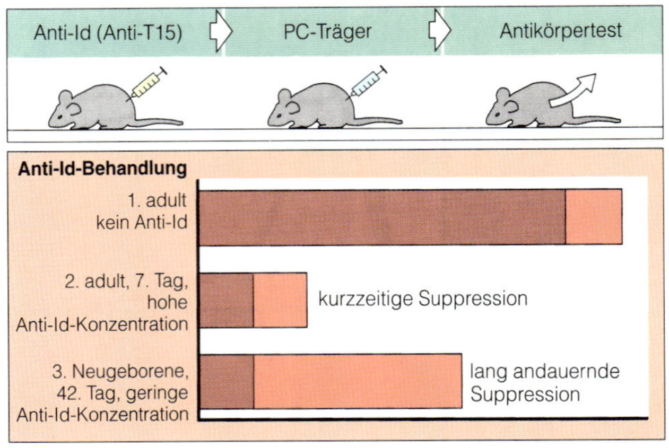

Abb. 9.**10** **B-Zell-Suppression durch Antiidiotypen.** Mäuse wurden entweder direkt nach ihrer Geburt oder als adulte Tiere mit Anti-T15-Id vorbehandelt. Anschließend wurden sie mit dem Hapten PC, das an einen Träger gekoppelt war, immunisiert. Die Gesamtantikörper gegen PC wurden zusammen mit der T15-Komponente der Antwort gemessen (dunklere Bereiche). Normale adulte Mäuse antworten gut auf PC; die Antwort ist von T15 dominiert (1). Mit Anti-Id vorbehandelte adulte Tiere werden zeitweise supprimiert und verlieren die T15-Komponente, die für die Reduktion der gesamten Anti-PC-Antwort verantwortlich ist (2). Mäuse, die direkt nach ihrer Geburt mit Anti-Id behandelt wurden, unterliegen einer langanhaltenden Suppression ihrer $T15^+$-B-Zellen, erzeugen aber T15-PC-spezifische Zellen zur Kompensation (3).

idiotyps ab (Abb. 9.**9**), wenn diese Mäuse anschließend mit NP, gebunden an Carrier-Protein, erneut behandelt werden. Die Suppression ist idiotypspezifisch, da der Anti-NP-Spiegel kaum beeinflußt wird. Entscheidend ist, daß sich die Antiidiotypmengen, die diese Effekte hervorrufen, im physiologischen Rahmen für die jeweiligen idiotyptragenden Antikörper bewegen; dies legt nahe, daß die Steuerung durch Idiotypen auch in vivo existiert. Ähnliche Effekte wurden mit unterschiedlichen Antigenen in einer Reihe anderer idiotypischer Systeme beobachtet.

In neugeborenen Tieren kann dieser Effekt bei Exposition gegenüber dem Antiidiotyp besonders ausgeprägt sein und eventuell lebenslang anhalten. So ist z. B. die Fähigkeit neugeborener Mäuse, nach Injektion eines Antiidiotyps gegen T15 eine Antiphosphorylcholinantwort auszubilden, für viele Monate stark beeinträchtigt (T15 ist ein wichtiger Idiotyp bei der Immunantwort auf Phosphorylcholin). Diese Beeinträchtigung hält viele Monate an. Die Immunantwort, die diese Mäuse danach erzeugen, wird von Nicht-T15-Immunglobulinen dominiert (Abb. 9.**10**).

Neuroendokrine Modulation der Immunantworten

Es gibt noch weitere Möglichkeiten, Immunantworten zu modulieren – durch die Einflüsse des Nervensystems und des Endokriniums.

Es ist seit langem bekannt, daß Streß immunsuppressive Effekte, wie z. B. die Antwort von Lymphozyten auf Mitogene in vivo, oder die Fähigkeit, sich von Infektionen zu erholen, haben kann (dieser Effekt ist am deutlichsten bei Fällen zu beobachten, in denen die Streßfaktoren nicht kontrolliert werden können). Trotzdem ist es sehr schwierig, diese Beobachtungen auf zellulärer oder molekularer Ebene zu erklären. In groben Zügen existieren zwei Mechanismen, über die Immunfunktionen durch Vorgänge im ZNS moduliert werden können (Abb. 9.**11**).

1. Die meisten lymphatischen Gewebe werden direkt über den Sympathikus erregt, sowohl über die Blutgefäße, die das Gewebe versorgen, als auch direkt über die Lymphozyten.
2. Das Nervensystem kontrolliert direkt oder indirekt die Produktion verschiedener Hormone, insbesondere von Corticosteroiden, Wachstumshormon, Thyroxin und Adrenalin.

Lymphozyten exprimieren Rezeptoren für viele Hormone, Neurotransmitter und Neuropeptide, darunter solche für Steroide/Catecholamine (Adrenalin und Noradrenalin), Enkephaline, Endorphine, Substanz P und für das vasoaktive intestinale Peptid (VIP). Expression und Reaktivität unterscheiden sich bei den verschiedenen Lymphozyten- und Monozytenpopulationen, so daß die Wirkung verschiedener Transmitter den Umständen entsprechend unterschiedlich ist. Trotzdem übernehmen Corticosteroide, Endorphine und Enkephaline eine besonders wichtige Kontrolle. Alle Faktoren werden unter Streß freigesetzt, und alle sind in vivo immunsuppressiv. Die In-vitro-Effekte von Endorphin sind, abhängig von der Dosis und vom System, sehr unterschiedlich. Einige Konzentrationen wirken immunsuppressiv, andere hingegen erhöhen die Immunfunktionen. Es ist trotz allem sicher, daß die Corticosteroide eine wichtige Regulationskontrolle der Immunantwor-

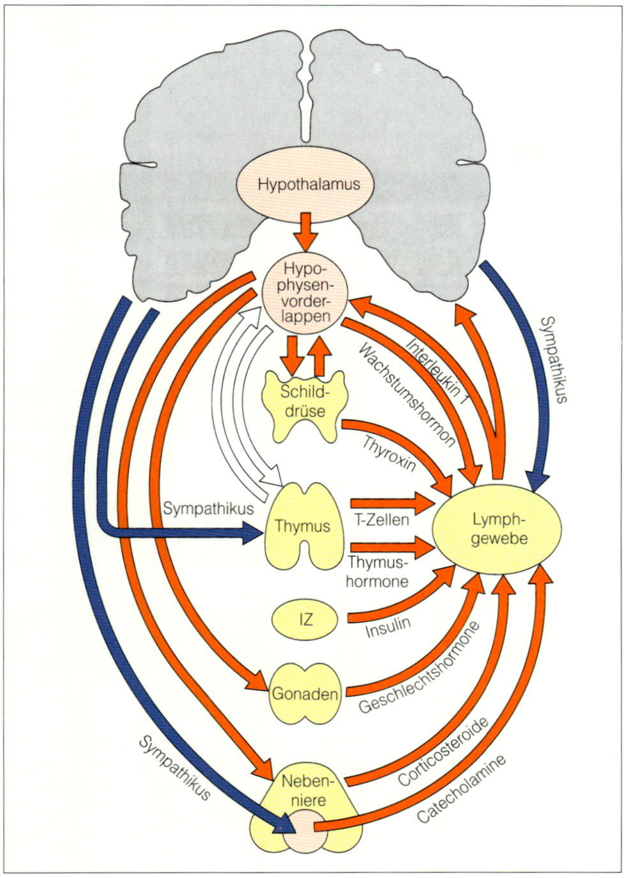

Abb. 9.**11** **Wechselwirkungen des Neuroendokrinums mit dem Immunsystem.** Das Schaubild skizziert einige mögliche Verbindungen zwischen Endokrinum, Nerven- und Immunsystem. Blaue Pfeile stellen neurale Verbindungen, rote Pfeile hormonelle Wechselwirkungen und weiße Pfeile vermutete Verbindungen dar, bei denen die jeweiligen Effektormoleküle noch unbekannt sind. IZ Inselzellen.

ten übernehmen. Es ist bekannt, daß Lymphozyten selbst auf den corticotrophinfreisetzenden Faktor reagieren, indem sie ihr eigenes ACTH herstellen. ACTH wiederum induziert die Freisetzung von Corticosteroiden.

Genetische Kontrolle der Immunantworten

Es gibt viele Möglichkeiten, wie genetische Faktoren an der Entstehung einer Immunantwort beteiligt sein können. In der zweiten Hälfte des 19. Jahrhunderts bemerkte Jacobi, daß genetische Faktoren die Bereitschaft zur Krankheit beeinflussen. Die Beobachtung, daß es ein familiär gehäuftes Auftreten der Diphtherie gibt, führte zu der Vermutung, daß Resistenz oder Empfänglichkeit eines Individuums gegenüber dem infektiösen Agens, Corynebacterium diphtheriae, ein angeborenes Merkmal sein könnte. Diese Vermutung wurde durch die Entdeckung unterstützt, daß Meerschweinchen von verschiedenen Stämmen unterschiedliche Resistenzmuster gegen Diphtherie aufweisen und daß diese Merkmale angeboren sind. Fjord-Scheibel zeigte 1943, daß die Bildung von Diphtherieantitoxin durch ein Gen kontrolliert wird, das nach den Mendelschen Regeln dominant vererbt wird; es gelang ihm, selektiv Stämme von „high responders“ und „low responders“ zu züchten. Mit diesem Versuch konnte erstmals die Dominanz des Merkmals einer hohen spezifischen Reaktionsbereitschaft gezeigt werden: 90% der Nachkommen der beiden High-responder-Stämme produzierten bereits in der ersten Generation Antitoxin, während es fünf Inzuchtgenerationen dauerte, bis 90% der Nachkommen als „non-responder“ herausgezüchtet werden konnten.

Mit der Entwicklung ingezüchteter Mäusestämme wurde es möglich, genetische Einflüsse genauer zu analysieren. Es konnte eindeutig gezeigt werden, daß genetische Faktoren Einfluß auf die Immunreaktivität haben. Man fand ferner heraus, daß die Gene innerhalb des MHC (s. Kap. 4 u. 6) eine fundamentale Bedeutung bei der Beeinflussung von Immunantworten gegen infektiöse Agenzien besitzen.

In den letzten Jahren wurden bemerkenswerte Fortschritte erzielt: die Aufklärung der Strukturen des MHC Klasse I und durch Analogie des MHC Klasse II; die Analyse polymorpher Aminosäurereste im MHC und ihr Einfluß auf die Peptidbindung; die Möglichkeit, das T-Zell-Repertoire zu überwachen, die der Herstellung von Reagenzien und der Entwicklung molekularer Methoden der TCR-Detektion folgte; die Entwicklung transgener Mäuse; alle diese Punkte haben zu der Informationsexplosion über genetische Faktoren, die die Immunantwort beeinflussen, beigetragen. Trotzdem ist die genetische Beeinflussung der Immunantwort nicht immer mit dem MHC gekoppelt. Zum Beispiel geht das SCID-(Severe-combined-immunodeficiency-)Syndrom auf ein fehlendes Rekombinasegen zurück und die Leukozytenadhäsionsdefizienz (leucocyte adhesion deficiency) wird durch Mutationen in der β_2-Integrin-Untereinheit, die zur Nichtexpression führen, verursacht.

An den MHC gekoppelte Immunantwortgene

Bei den ersten Untersuchungen zur Immunreaktivität wurden Experimente mit komplexen Antigenen und ausgezüchteten Tieren durchgeführt. Obwohl zu dieser Zeit wichtige Beobachtungen über die Vererbbarkeit von Immunantworten gemacht wurden, wurden bedeutende Fortschritte erst mit der Entwicklung ingezüchteter Mäusestämme und einfacher Antigene, wie z. B. synthetischer Polypeptide, ermöglicht. Man fand heraus, daß die Immunantwort auf diese einfachen Antigene hoch spezifisch war (z. B. konnte die Antwort von „high-respondern“ gegenüber einem anderen Antigen schwach sein), daß die Gene für eine hohe Immunreaktivität dominant waren und daß sie bei der Maus mit dem MHC gekoppelt waren (Abb. 9.**12**). Mit Hilfe von rekombinanten Mäusestämmen wurden die Gene, die die Immunreaktivität regeln (sog. Ir-Gene) in der I-Region des MHC kartiert (Abb. 9.**13**). Die Kontrolle der Ir-Gene konnte für Polypeptidantigene mit geringer struktureller Diversität (z. B. TGAL, HGAL oder GT), aber auch bei Antworten gegen komplexe Antigene, wie z. B. Thyroglobulin, gezeigt werden (Abb. 9.**14**). Einige der komplexeren Antigene wurden von den Mäusen infolge einer Toleranzentwicklung gegen die meisten Epitope (z. B. Thyroglobulin) während der Ontogenese als einfach erkannt (s. Kap. 11).

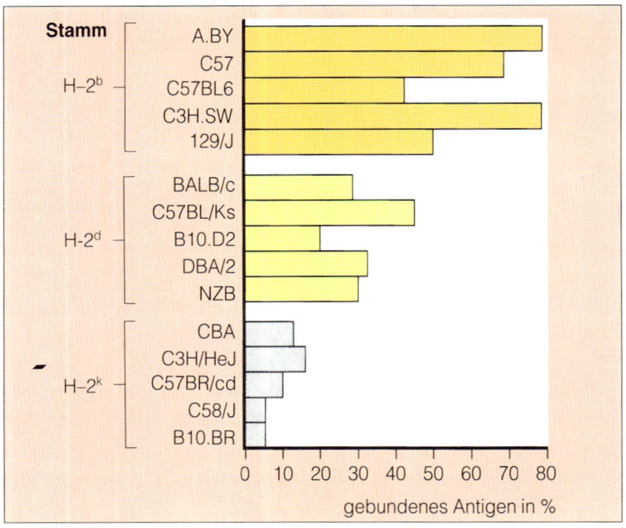

Abb. 9.**12** **Unterschiedliche Antikörperreaktionen bei verschiedenen Zuchtstämmen.** 15 verschiedene Zuchtlinien von Mäusen bekamen eine standardisierte Dosis des synthetischen Antigns (T, G)-A--L. Die Antikörperantwort ist in der Abbildung als die Antigenbindungskapazität des jeweiligen Antiserums ausgedrückt. Tiere mit dem H-2^b-Haplotyp liefern eine starke Antwort (high responders), diejenigen mit dem Haplotyp H-2^k eine schwache (low responders), H-2^d nimmt eine Mittelstellung ein. Die Stärke der Reaktion korreliert nicht in allen Fällen mit dem Haplotyp, was darauf hinweist, daß die Immunantwort nicht nur von den H-2-Genen kontrolliert wird.

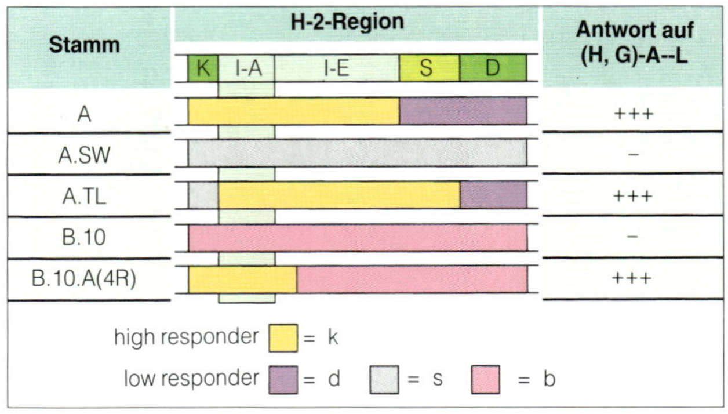

Abb. 9.**13** **Genkartierung der Ir-Gene.** Das Ir-Gen kontrolliert die Immunantworten auf (H, G)-A--L. Es sind die H-2-Regionen von fünf Mäusestämmen dargestellt; drei Stämme zeigen eine starke Reaktion auf (H, G)-A--L (high responders), zwei Stämme eine schwache (low responders). Die einzige Gemeinsamkeit der drei High-responder-Stämme besteht im gleichen Aufbau der H-2^k-I-A-Region, woraus geschlossen werden kann, daß die I-A-Region die Immunantwort auf dieses Antigen kontrolliert. Die verschiedenen Haplotypen sind in verschiedenen Farben dargestellt.

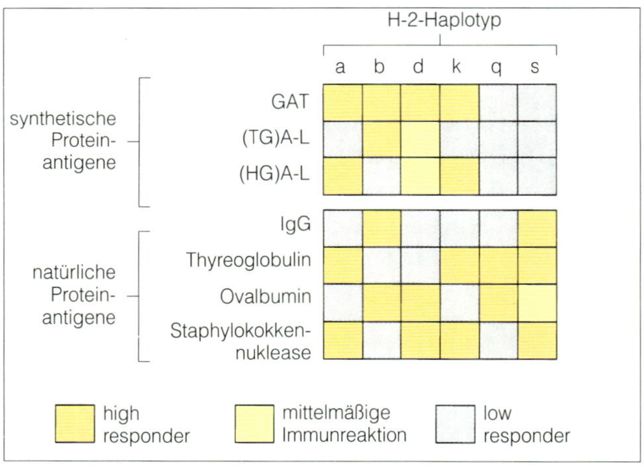

Abb. 9.**14** **„High-responder"- und „Low-responder"-Haplotypen.** Die Abbildung zeigt die Immunantwort von sechs ingezüchteten Mäusestämmen mit unterschiedlichen H-2-Haplotypen auf sieben verschiedene Antigene. Das Reaktionsmuster ist recht unsystematisch, da sich der Ausdruck „high responder" lediglich auf die Reaktion auf ein bestimmtes Antigen bezieht, während die Antwort auf ein anderes Antigen schwach ausfallen kann. Sogar eng miteinander verwandte Antigene wie (T, G)-A--L und (H, G)-A--L rufen beim H-2^a-Stamm eine andere Reaktion hervor als bei H-2^b.

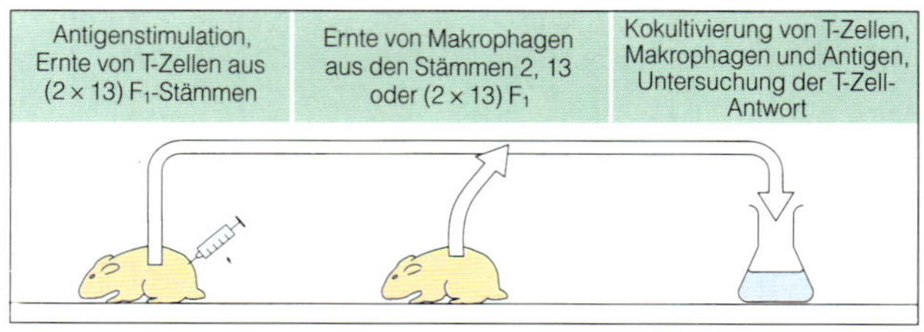

Antwort der (2 × 13)F_1-T-Zellen bei Kokultivierung mit:

Makrophagen-stamm	Antigen DNP-GL	GT	PPD
2	+	–	+
13	–	+	+
(2 × 13) F_1	–	+	+

Abb. 9.**15** **Effekt von Ir-Genen auf die Antigenpräsentation.** Die Meerschweinchenrasse 2 antwortete auf DNP-GL, aber nicht auf GT. Bei den Tieren der Rasse 13 ist das Antwortmuster genau umgekehrt. Beide Rassen antworten auf PPD. T-Zellen einer hybriden F_1-Rasse (2 × 13) wurden mit Makrophagen der parentalen oder der F_1-Rasse und unterschiedlichen Antigenen kultiviert. Die Antwort der T-Zellen wurde dann durch Beurteilung der Zellproliferation gemessen. Obwohl T-Zellen von F_1-Tieren auf alle angegebenen Antigene potentiell antworten können, reagieren sie nur in der Gegenwart von Makrophagen, die von Tieren der „high-responder"-Rasse der F_1 stammen. Dieses Versuchsergebnis impliziert, daß die Immunantwortgene (Ir-Gene) von APC exprimiert werden. Die Beobachtung, daß F_1-Makrophagen alle angegebenen Antigene präsentieren können, belegt eine kodominante Expression dieser Ir-Gene.

Antwort der (2 × 13)F_1-T-Zellen bei Kokultivierung mit (2 × 13)F_1-Makrophagen und:			
Antiserum	Antigen		
	DNP–GL	GT	PPD
keins (Kontrolle)	+++	+++	+++
Anti-Stamm-2 Ia	–	+++	+
Anti-Stamm-13 Ia	+++	–	+

Abb. 9.**16** **Anti-MHC-Klasse-II-Antikörper blockieren die Antigenpräsentation.** Meerschweinchenrasse 2 antwortet auf DNP-GL und Rasse 14 auf GT. Beide Rassen antworten auf PPD. Die F_1-Rasse (2 × 13) erkennt alle Antigene. (2 × 13)F_1-T-Zellen wurden mit (2 × 13)F_1-Makrophagen allein oder in Gegenwart von Antisera gegen MHC-Klasse-II-Moleküle beider Haplotypen kultiviert und die Proliferation der T-Zellen beurteilt. In Abwesenheit der Anti-MHC-Klasse-II-Antikörper proliferierten die T-Zellen bei allen Antigenen. Anti-Rasse 2 Ia eliminiert die Antwort auf DNP-GL und reduziert die Antwort auf PPD. Die Antwort auf GT bleibt unbeeinflußt. Anti-Rasse 13 Ia eliminiert die Antwort auf GT und reduziert die Antwort auf PPD. Die Antwort auf DNP-GL bleibt unbeeinflußt. In beiden Fällen blockiert nur das gegen den Haplotyp des „responder" gerichtete Anti-Ia-Antiserum die Antigenpräsentation.

Eine Reihe von klassischen Experimenten bewies, daß Ir-Gene auf der Ebene der Antigenpräsentation agieren und daß Antikörper gegen MHC-Klasse-II-Moleküle die Antigenpräsentation verhindern können (Abb. 9.**15** u. 9.**16**). Experimente mit Mäusestämmen, die unterschiedliche MHC-Klasse-II-Moleküle besaßen, belegten eindeutig, daß es sich bei den MHC-gekoppelten Ir-Genen tatsächlich um MHC-Klasse-II-Moleküle handelt. Die Bedeutung von MHC-Klasse-I-Molekülen wurde durch Untersuchungen der Immunantwort von zytotoxischen T-Zellen (Tc-Zellen) auf virusinfizierte Zielzellen, chemisch modifizierte Selbstantigene oder eine Reihe von untergeordneten Histokompatibilitätsantigenen, einschließlich des männlichen H-Y-Antigens, dessen Expression von Genen auf dem Y-Chromosom determiniert wird, unterstrichen. Es konnte gezeigt werden, daß CD8$^+$-Tc-Zellen virusinfizierte Zielzellen nur dann lysieren, wenn eine Übereinstimmung in den H-2K- oder H-2D-Regionen vorhanden ist (Abb. 9.**17**). Diese Erkennung des MHC wurde während der Ontogenese erlernt (Abb. 9.**18**). Andere Experimente drehten sich um die entscheidende Bedeutung des Thymus bei der Entwicklung MHC-restringierter Immunantworten. Die Beobachtung, daß die MHC-restringierte T-Zell-Erkennung von virusinfizierten Zielzellen durch den MHC-Haplotyp des Thymus diktiert wurde (Abb. 9.**19**), ließ vermuten, daß während eines bestimmten Stadiums der Reifung im Thymus die T-Zellen dazu „erzogen" werden, den MHC zu erkennen.

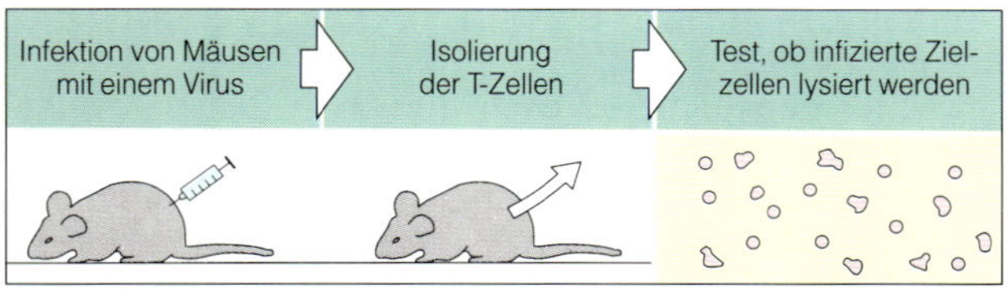
Infektion von Mäusen mit einem Virus
Isolierung der T-Zellen
Test, ob infizierte Zielzellen lysiert werden

Virus	Mäusestamm	H-2-Region (K I S D)	% Lyse der infizierten Zielzellen vom Haplotyp		
			H-2^s	H-2^k	H-2^d
LCM	A.TL		25	1	64
Sendai	A.TL		63	4	24
LCM	CBA		2	34	1
LCM	A/J		0	30	64

Abb. 9.**17** **Genetische Restriktion der zytotoxischen Zellen.** Die zytotoxischen Zellen von virusinfizierten, erwachsenen Mäusen verschiedener Zuchtlinien wurden auf ihre Fähigkeit untersucht, virusinfizierte Zielzellen verschiedener H-2-Haplotypen (k, s und d) abzutöten. Der Stamm A.TL besitzt die Haplotypen H-$2K^s$, H-$2L^k$ und H-$2D^d$ und kann Zellen, die mit dem Virus der lymphozytären Choriomeningitis (LCM) infiziert sind, nur dann abtöten, wenn diese Zielzellen gemeinsame H-$2K^s$- oder H-$2D^d$-Haplotypen aufweisen. Identität im H-2I-Locus bewirkt keine Zytotoxizität. Dies zeigt, daß die antiviralen zytotoxischen T-Zellen MHC-Klasse-I-restringiert sind. Die Zytotoxizität wird meistens vom H-2D-Locus bestimmt. Abweichend davon wird die Zytotoxizität bei Sendai-Virus-infizierten A.TL-Mäusen vom H-2K-Locus determiniert. Bei der Infektion von CBA-Mäusen mit LCM wird die Bedeutung der genetischen Restriktion deutlich; der Infektionsversuch von A/J-Mäusen mit LCM bestätigt, daß die Zytotoxizität gegen dieses Antigen am stärksten bei H-2D-restringierten Zielzellen zum Tragen kommt. Man nimmt an, daß verschiedene Viren eine Vorliebe für bestimmte H-2K- oder H-2D-Moleküle haben und damit zum Ziel für zytotoxische Zellen werden.

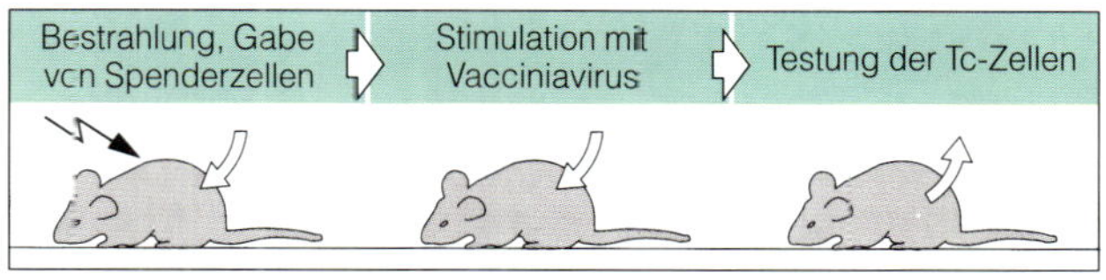

Experiment	Spenderzellen	Empfänger	Zytotoxizität gegen:	
			A-Vaccinia	B-Vaccinia
1	A × B (KM)	A	+	–
2	A × B (KM)	B	–	+
3	A × B (Milz)	A	+	+
4	A × B (Milz)	B	+	+

Abb. 9.**18** **Spezifität von zytotoxischen T-Zellen.** Bestrahlte (×) Mäuse wurden mit Spenderzellen (aus Knochenmark oder Milz) rekonstituiert. So entstanden Chimären, deren Lymphozyten dem Spendertyp und das übrige Gewebe dem Empfängertyp angehören. Die Tiere wurden mit Vacciniavirus stimuliert, und die entnommenen Milzzellen bezüglich der Zytotoxizität gegen vacciniainfizierte Typ-A- und Typ-B-Zellen (A-Vaccinia und B-Vaccinia) getestet. Spenderzellen und Empfängertiere wurden in vier Experimenten verschieden kombiniert. In den Versuchen 1 und 2 können mit Typ-A- und Typ-B-Knochenmarkzellen (A × B) rekonstituierte Mäuse infizierte Zielzellen nur dann abtöten, wenn diese dem Empfängertyp angehören. Reife A × B-Milzzellen töten infizierte A- und infizierte B-Zellen (Versuche 3 und 4). Dies wird so erklärt, daß unreife Stammzellen (KM) erst lernen müssen, Antigene nur in Verbindung mit dem MHC-Haplotyp des Empfängers zu erkennen, während reife Zellen (Milz) diese Schulung bereits hinter sich gebracht haben. Damit eine „Erziehung" von Spenderzellen im Thymus überhaupt stattfinden kann, müssen in den meisten Fällen Spender und Empfänger mindestens einen MHC-Klasse-II-Haplotyp gemeinsam haben.

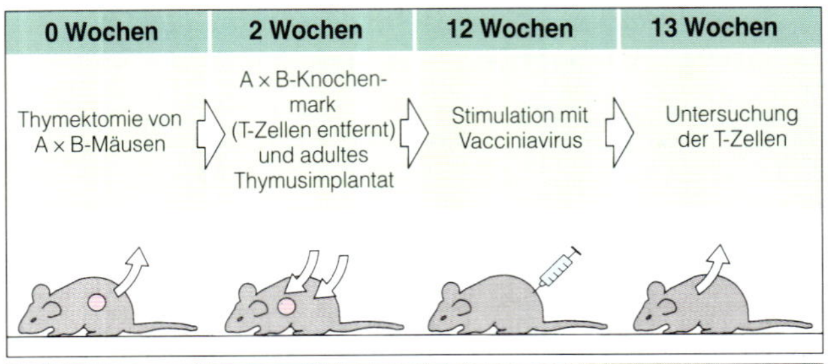

Thymusspender	Haplotyp der Zielzelle	
	A	B
A	+	–
B	–	+

Abb. 9.**19** **Bedeutung des Thymushaplotyps für die T-Zell-Entwicklung.** Acht Wochen alte Mäuse mit MHC-Genotyp (A × B) wurden thymektomiert, bestrahlt und mit Knochenmark, das speziell von T-Zellen durch eine Behandlung mit Anti-Thy-1.2-Antikörpern und Komplement befreit worden war, rekonstituiert. Jeder Maus wurde dann subkutan ein Stück adulter Thymus mit Typ-A- oder Typ-B-Haplotyp implantiert. (Das transplantierte Gewebe wurde zuerst bestrahlt, um reife T-Zellen zu zerstören. Die Stromazellen des Thymus bleiben intakt.) Ungefähr 20% der Tiere überlebten diese Behandlung und erlangten die Immunfunktionen zurück. Zehn Wochen nach der Transplantation wurden diese Mäuse mit dem Vacciniavirus infiziert. Eine Woche später wurden ihre Milzzellen darauf untersucht, ob sie spezifisch virusinfizierte Zielzellen mit A- oder B-Haplotyp abtöten können. Tiere, die mit Typ-A-Thymus rekonstituiert wurden, töteten Zielzellen mit Haplotyp A, und Tiere mit Typ-B-Thymus Zielzellen mit Haplotyp B.

Wie schon in früheren Kapiteln beschrieben wurde, ist die Immunantwort von der Aktivierung der Lymphozytenklone abhängig. T-Zellen erkennen Antigen nur, wenn es ihnen als Peptid, das mit MHC-Klasse-I- oder -Klasse-II-Molekülen komplexiert ist, präsentiert wird. Das periphere T-Zell-Repertoire wird sowohl durch eine Reihe endogener, polymorpher Selbstantigene als auch durch die individuellen MHC-Antigene beeinflußt. Die Aminosäuresequenz in der Bindungsstelle des MHC wirkt sich auf die Peptidbindung an den MHC aus. Die Aufklärung der dreidimensionalen Struktur von humanem HLA-A2 und HLA-Aw68 hat es ermöglicht, die Positionen der polymorphen Aminosäurereste zu bestimmen. Es konnte gezeigt werden, daß diese polymorphen Reste in der Peptidbindungsspalte liegen und daß sie die Affinität zwischen einem gegebenen Peptid und dem MHC beeinflussen. So hat der extensive Sequenzpolymorphismus von MHC-Molekülen eine starke Auswirkung auf die Peptidbindung und, als Folge, auch auf die T-Zell-Aktivierung. Es steht mittlerweile fest, daß T-Zellen während ihrer Entwicklung im Thymus zwei Selektionsprozessen unterworfen werden:

1. einer positiven Selektion, die auf der Interaktion des TCR mit MHC auf kortikalen Epithelzellen im Thymus basiert,
2. einer negativen Selektion, die das Ergebnis einer hochaffinen Interaktion zwischen dem TCR und MHC-Peptid ist. Der MHC-Peptid-Komplex wird von Zellen, die vom Knochenmark abstammen, in der Medulla des Thymus präsentiert.

Positive Selektion im Thymus

Bei früheren Untersuchungen auf diesem Gebiet wurden komplexe Protokolle, die Thymektomie, Bestrahlung, Knochenmarkrekonstitution und Thymustransplantation mit einschlossen, benutzt. Mit Hilfe dieser Techniken konnte gezeigt werden, daß Tc-Zellen hochspezifisch sind und nur solche Zielzellen töten, die die gleichen MHC-Antigene wie der Thymus, in dem die T-Zellen gereift sind, exprimieren (Abb. 9.**19**). Dieses Ergebnis ließ zusammen mit anderen Daten vermuten, daß die reifende T-Zelle dazu erzogen wird, Antigen nur in Verbindung mit MHC, das sie ursprünglich im Thymus angetroffen hat, zu erkennen. Experimente an transgenen Mäusen halfen dabei, diesen Prozeß aufzuklären: Es können transgene Tiere konstruiert werden, deren T-Zellen zum größten Teil nur einen TCR benutzen, der ein definiertes Antigen erkennt. Dieses Antigen kann auch als Transgen exprimiert sein.

Die Analyse wird wesentlich vereinfacht, da die zu untersuchenden T-Zellen die Mehrheit repräsentieren und anhand von klonotypischen oder Vβ-spezifischen Antikörpern erkannt werden können. Es kann also eine transgene Maus hergestellt werden, deren T-Zellen zum größten Teil den TCR eines $CD8^+$-Tc-Zell-Klons exprimieren, der ein von H-$2D^b$-Klasse-I-Molekülen präsentiertes Glykoprotein des lymphozytären Choriomeningitisvirus (LCMV) erkennt. Auf diese Weise kann positive Selektion gezeigt werden. Bei diesen transgenen Tieren kann der TCR mit Hilfe von Vβ8-spezifischen Antikörpern identifiziert werden, da Vβ8 ein Bestandteil dieses TCR ist.

Unterschiedliche MHC-Moleküle haben unterschiedliche Effekte auf die Entwicklung reifer $CD8^+$-T-Zellen, die den transgenen TCR exprimieren (Abb. 9.**20**). Nur die Mäuse, die das H-2^b-Molekül exprimieren, zeigen eine einseitige Entwicklung zu $CD8^+$-T-Zellen unter Benutzung der Vβ8-Kette des transgenen TCR. Dies zeigt, daß der Rezeptor nur in den Mäusen positiv selektiert wird, die den entsprechenden Haplotyp exprimieren. Die positive Selektion findet auf kortikalen Epithelzellen im Thymus statt.

Negative Selektion im Thymus

Negative Selektion durch klonale Deletion konnte mit Hilfe von monoklonalen Antikörpern, die spezifisch für murine V-Ketten sind, gezeigt werden. Mit dieser Technik war es möglich, solche T-Zellen zu identifizieren und zu zählen, die eine bestimmte Vβ-Kette besitzen, und es konnte gezeigt werden, daß Mäuse, die I-E exprimieren, Vβ$17a^+$-T-Zellen im Thymus deletieren können. Die Gegenwart von Vβ$17a^+CD4^+CD8^+$-T-Zellen sowie die Abwesenheit von Vβ$17a^+CD4^+$-T-Zellen oder Vβ$17a^+CD8^+$-T-Zellen läßt die Vermutung zu, daß die Deletion im doppelt positiven Stadium ($CD4^+CD8^+$) der T-Zell-Reifung stattfand. Es konnte gezeigt werden, daß für die Deletion die Expression eines endogenen Liganden zusammen mit I-E benötigt wird und nicht nur I-E allein.

Vergleichbare Deletionen konnten in Vβ6^+- und Vβ8.1^+-T-Zellen von Mäusen, die das weniger stark lymphozytenstimulierende Antigen (minor lymphocyte stimulating antigen, Mls) Mls^a und bestimmte MHC-Klasse-II-Moleküle exprimieren, nachgewiesen werden (Abb. 9.**21**). Diese Befähigung ganzer T-Zell-

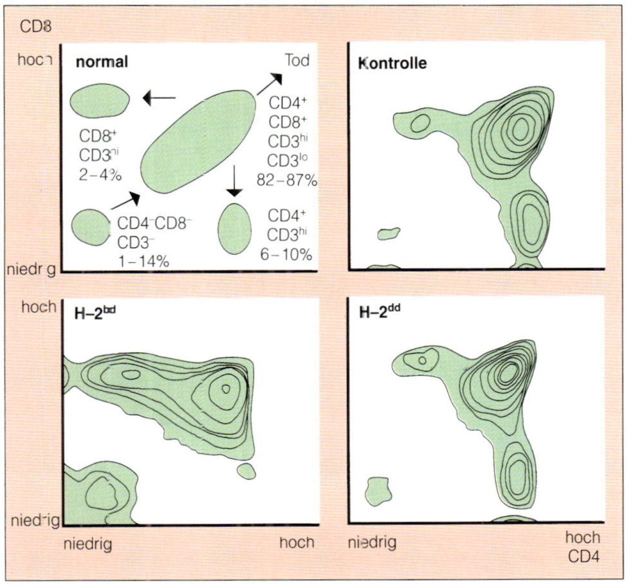

Abb. 9.**20** **Positive Selektion im Thymus.** Thymozyten wurden aus transgenen Mäusen gewonnen, die den TCR einer $CD8^+$-T-Zelle, die LCM-Virus auf $H\text{-}2^b$ erkennt, exprimieren. Die Thymozyten wurden durch FACS-Analyse (fluorescence-activated cell sorting) auf die Expression von CD4 und CD8 untersucht. Im normalen Entwicklungsprofil werden aus $CD4^-CD8^-$-Zellen $CD4^+CD8^+$-Zellen, die schließlich zu $CD4^+CD8^-$-Zellen bzw. $CD4^-CD8^+$-Zellen reifen oder absterben. Bei der Kontrolle (nichttransgene Maus) besteht die Hauptpopulation aus $CD4^+CD8^+$-Zellen; es gibt kleinere $CD4^+CD8^-$- und $CD4^-CD8^+$-Populationen. In einer transgenen Maus, die das $H\text{-}2^b$-Allel exprimiert, werden die T-Zellen im Thymus positiv selektiert. Dadurch entsteht eine sehr viel größere $CD4^-$-$CD8^+$-Population. Wenn das relevante $H\text{-}2^b$-Allel fehlt, kommt es zu keiner derartigen Selektion. (hi high, hoch; lo low, niedrig).

V-Region	erkanntes Antigen	V-Region-exprimierende T-Zell-Population	nach Toleranz durch klonale Deletion
Vβ17a	I-E, B-Zell-Peptid	5,6%	0,9%
Vβ6	Mls^a	12,4%	0,3%
Vβ8.1	Mls^a	7,5%	0,3%
Vβ3	Mls-2	4,1%	0,1%
Vβ3	SEB	5,7%	1,2%
Vβ8	SEB	18,9%	0,0%
Vβ11	I-E, Peptid	5,0%	0,5%

Abb. 9.**21** **T-Zell-Deletion durch Superantigene.** Superantigene können eine klonale Deletion von T-Zellen, die bestimmte Vβ-Ketten exprimieren, bewirken. Die absolute Anzahl von T-Zellen, die bestimmte Vβ-Ketten benutzen, variiert bei den Mäusestämmen. Die Tabelle zeigt Beispiele von Deletionswerten bei bestimmten Stämmen; obwohl die absoluten Werte von Stamm zu Stamm schwanken, bleibt das allgemeine Phänomen erhalten. SEB Staphylokokkenenterotoxin B.

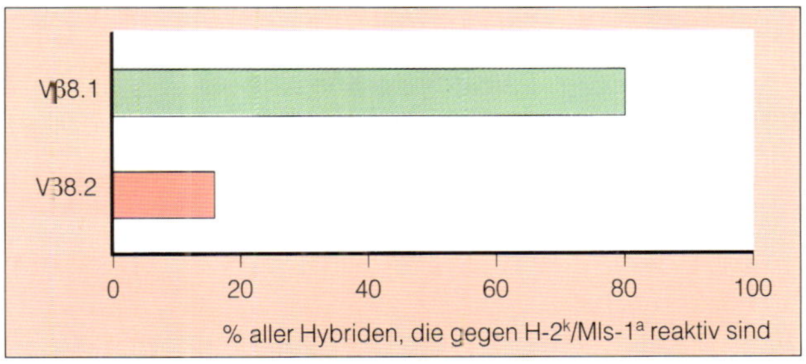

Abb. 9.**22** **T-Zell-Erkennung von Mls-1ᵃ.** T-Zellen, die Vβ8.1 exprimieren, erkennen mit hoher Frequenz Mls-1ᵃ. T-Zell-Hybridome wurden durch eine Fusion von Vβ8.1- oder Vβ8.2-exprimierenden T-Zell-Blasten aus B10.Br-(Mls-1ᵇ)Lymphknoten mit einer Variante des T-Zell-Thymoma BW5147, die weder Vα noch Vβ exprimiert, hergestellt. Diese Hybriden wurden anhand ihrer Reaktion mit Antikörpern, die Vβ8.1 und (zum Vergleich) Vβ8.2 erkennen, separiert. Anschließend wurde ihre Reaktivität gegen Mls-1ᵃ auf $H\text{-}2^k$-Stimulatoren untersucht. Die große Mehrheit der Hybridome die mit diesem Antigen reagierten, exprimierten Vβ8.1; die Minorität exprimierte Vβ8.2. Dieses Ergebnis zeigt die Präferenz von Vβ8 1 bei der Erkennung von Mls-1ᵃ.

Familien Mls zu erkennen, erklärte die starke Proliferationsantwort, die man erhielt, wenn in Mls nicht übereinstimmende Zellen zusammen kultiviert wurden. Es zeigte, daß an Antworten auf bestimmte Antigene alle T-Zellen, die bestimmte Vβ-Ketten exprimieren, beteiligt sind (Abb. 9.**22**). Antigene (einige sind exogen, andere endogen), die eine derart massive Antwort auslösen können, werden Superantigene genannt. Ein Beispiel für ein exogenes Superantigen ist das Enterotoxin B von Staphylokokken (SEB). Murine T-Zellen, die auf dieses Antigen antworten, besitzen TCR mit Vβ3- oder Vβ8-Ketten. Zu den endogenen Superantigenen gehört z. B. die Familie der Mls-Antigene (s. Kap. 7). Es ist mittlerweile bekannt, daß die Mls eines bestimmten Stammes durch die Gegenwart von Mäuse-Mammatumorviren (mouse mammary tumour viruses, MMTV) im Genom des Stammes bestimmt wird. Die Mls-Antigene selbst werden von offenen Leserastern (open reading frames, ORF) in der 3'LTR dieser endogenen Virusgenome kodiert. T-Zellen, die Vβ6 oder Vβ8.1 exprimieren, antworten auf Mlsᵃ (definiert durch MTV-7). Diese endogenen Superantigene werden im Thymus exprimiert und bewirken eine Deletion (negative Selektion) von T-Zellen, die TCR mit Vβ6- oder Vβ8.1-Ketten exprimieren.

Auch für die transgenen Mäuse, die im vorhergehenden Abschnitt beschrieben wurden (deren Transgene die α- und β-Ketten eines spezifischen TCR gegen LCMV-Glykoprotein, das mit $H\text{-}2D^b$ assoziiert ist, kodieren), konnte eine negative Selektion gezeigt werden. Die neonatal mit LCMV infizierten Mäuse wurden sowohl gegen den Virus tolerant als auch selbst zu Virusträgern. Die Untersuchung der reifenden T-Zell-Populationen dieser neonatal infizierten Mäuse ergab eine deut-

anti-LCMV (Vβ8.1)-transgenes Tier	LCMV-Injektion bei der Geburt	primäre Anti-LCMV-Antwort	Thymozytenanzahl	
			CD4⁺CD8⁺	CD8⁺
Mls-1ᵇ	–	+++	normal	normal
Mls-1ᵃ	–	+	normal	niedrig
Mls-1ᵇ	+	–	niedrig	niedrig

Abb. 9.**23** **Toleranz gegen LCMV in transgenen Mäusen.** Die Induktion von Toleranz in transgenen Mäusen variiert mit dem Antigen. Transgene Mäuse, die einen spezifischen TCR, der gegen LCMV, assoziiert mit H-2D^b, gerichtet ist, exprimieren, wurden darauf untersucht, ob sie eine proliferative und zytotoxische Antwort gegen LCMV-infizierte Zellen aufbauen können. Da dieser TCR auch Vβ8.1 exprimiert, ist es möglich, den Einfluß von Mls-1^a auf die primäre Antwort zu untersuchen. Mäuse können auch bei der Geburt mit LCMV infiziert werden. So kann der Effekt einer neonatalen Exposition des Antigens, das vom transgenen TCR erkannt wird, beurteilt werden. In Mäusen, die Mls-1^a exprimieren, kann eine partielle Reduktion sowohl bei der Proliferation als auch bei der Zytotoxizität beobachtet werden sowie eine totale Eliminierung der Antwort nach neonataler Exposition des spezifischen Antigens. Eine Analyse der T-Zell-Populationen dieser Tiere zeigt, daß LCMV-tolerante Mäuse eine deutlich reduzierte Anzahl von CD4$^+$CD8$^+$-Thymozyten und von CD8$^+$-T-Zellen aufweisen. Andererseits führt die Exposition des Selbst-Superantigens (Mls-1^a) allein nur zu einer Deletion der reifen CD8$^+$-T-Zellen. Daraus kann geschlossen werden, daß unterschiedliche Antigene T-Zellen in verschiedenen Stadien ihrer Entwicklung tolerant werden lassen.

liche Reduktion der CD4$^+$CD8$^+$-T-Zellen. Daraus kann geschlossen werden, daß die klonale Deletion der T-Zellen in einem sehr frühen Stadium der Ontogenese stattgefunden haben muß (Abb. 9.**23**). Man nimmt an, daß die negative Selektion in der Medulla des Thymus stattfindet und daß sie aus einer Interaktion zwischen unreifen T-Zellen und antigenpräsentierenden Zellen, die vom Knochenmark abstammen, resultiert. Ob auch Epithelzellen des Thymus solch ein negatives Signal übertragen können, bleibt umstritten.

Das exprimierte periphere Repertoire von T-Zellen kann also sowohl durch die positive als auch durch die negative Selektion gebildet werden (Abb. 9.**24**) und auf diese Weise die Immunantwort beeinflussen.

An den MHC gekoppelte Genkontrolle von Immunantworten gegen Infektionen

An den MHC gekoppelte Gene besitzen auch eine Bedeutung für die Immunantwort gegen infektiöse Agenzien und Selbstantigene. In einigen Fällen ist das beteiligte Gen ein MHC-Gen selbst, in anderen Fällen geht man davon aus, daß das betreffende Gen mit dem MHC gekoppelt ist.

An der ersten Beobachtung, daß Gene (Ts-1 und Ts-2) innerhalb des MHC die Antwort auf Parasiten beeinflussen können, ist die Anfälligkeit gegenüber Trichinella spiralis beteiligt. (Es ist interessant, daß so ein Effekt mit einem antigenisch komplexen Organismus gezeigt werden konnte, insbesondere da diese Parasiten verschiedene Antigene in den unterschiedlichen Stadien ihres Lebenszyklus exprimieren sowie verschiedene APC an ihrer Präsentation beteiligt sind.) Wenn unterschiedliche rekombinante Mäusestämme mit Trichi-

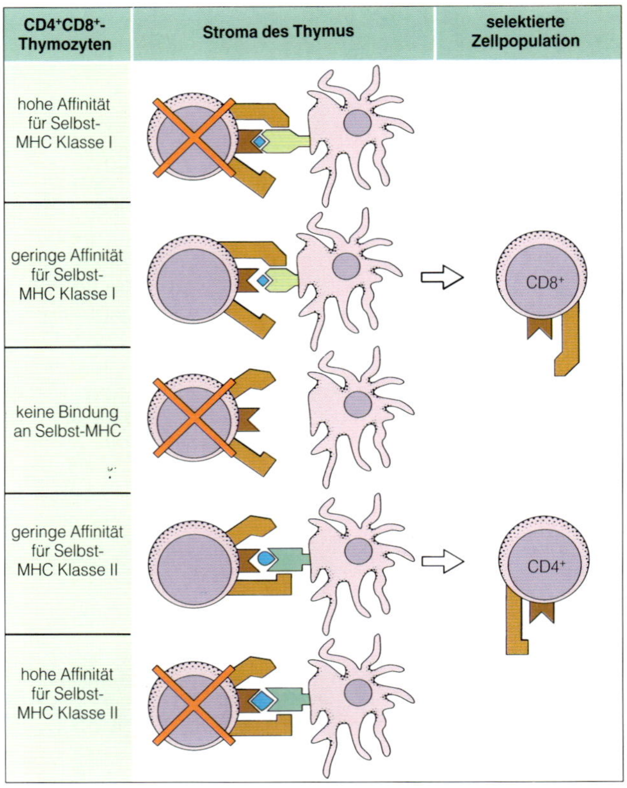

Abb. 9.**24** **Positive und negative Selektion im Thymus.** CD4$^+$CD8$^+$-Thymozyten interagieren mit Stromazellen des Thymus, die mit Selbstpeptiden komplexierte MHC-Klasse-I- und MHC-Klasse-II-Moleküle exprimieren. Klone mit hoher Affinität für die Selbst-MHC-Klasse-I- oder Klasse-II-Moleküle werden genauso deletiert wie Klone, die den Selbst-MHC nicht erkennen können. Klone mit geringer Affinität für Selbst-MHC-Klasse-I-Moleküle verlieren ihr CD4 und werden zu CD8$^+$-T-Zellen. Umgekehrt reifen Klone, die schwach mit Selbst-MHC-Klasse-II-Molekülen interagieren, zu einer CD4$^+$-Population heran.

Mäusestamm	H-2-Haplotyp	I-E-Expression	Resistenzindex	Resistenzphänotyp
B10.BR	k	+	0	anfällig
B10.P	p	+	–22	anfällig
B10.RIII	r	+	33	anfällig
B10	b	–	63	resistent/int
B10.S	s	–	100	resistent
B10.M	f	–	104	resistent
B10.Q	q	–	105	resistent

Abb. 9.**25** **Anfälligkeit gegen Trichinella spiralis.** In der Abbildung ist die Assoziation des H-2-Haplotyps, die Expression der I-E-Zelloberflächenmoleküle und die Anfälligkeit gegenüber Infektionen mit Trichinella spiralis gezeigt. Der Resistenzindex wurde als Anzahl von Parasiten, die nach einer konstanten Stimulation in Bezug zu den Stämmen B10.BR (anfällig = 0% Resistenz) und B10.S (resistent = 100% Resistenz) vorhanden waren, gemessen.

nella spiralis infiziert werden, kann gezeigt werden, daß Resistenz oder Anfälligkeit durch den I-E-Locus beeinflußt wird. Mäusestämme, die I-E exprimieren, scheinen anfällig zu sein (Abb. 9.**25**). Ein zusätzliches, mit dem MHC gekoppeltes Gen beeinflußt die Antwort auf Trichinella spiralis. In diesem Fall ist es allerdings kein MHC-kodiertes Gen selbst, sondern ein anderes, im Ungleichgewicht gebundenes Gen. Dieses Gen, das als Ts-2 bezeichnet wird, liegt zwischen S und D, nahe der TNF-Gene. Die I-E-Subregion beeinflußt auch die Anfälligkeit gegenüber Leishmania donovani. Mit Hilfe von H-2-kongenen Mäusen konnte gezeigt werden, daß I-E-exprimierende Mäuse nicht in der Lage sind, die viszerale Leishmaniose zu bekämpfen. Eine direkte Beteiligung des I-E-Produktes bei dieser Anfälligkeit konnte dadurch gezeigt werden, daß Anti-I-E-Antikörper im Gegensatz zu Anti-I-A-Antikörpern in der Lage sind, die Parasitenentfernung zu erhöhen.

An den MHC gekoppelte Geneffekte auf Autoimmunerkrankungen

Eine Verbindung mit dem MHC ist bei einigen Autoimmunerkrankungen gefunden worden. Z. B. ist der insulinabhängige Diabetes mellitus (IDDM) assoziiert mit HLA-DR3 und HLA-DR4. Bei dieser Autoimmunerkrankung werden die β-Zellen des Pankreas durch Zellen des Immunsystems zerstört. Das höchste Krankheitsrisiko wird bei HLA-DR3/4-Heterozygoten beobachtet; wiederum wegen eines Bindungsungleichgewichts: Obwohl die ursprüngliche Assoziation mit DR ist, besteht sie in Wirklichkeit mit DQ. Mit molekulargenetischen Untersuchungen konnte die Assoziation im Detail analysiert werden, und es scheint, daß die primäre Assoziation bei Kaukasiern mit DQB1*0302 besteht. Rheumatoide Arthritis ist sehr häufig mit HLA-DR4 assoziiert; eine geringe Assoziation besteht mit HLA-DQ. Wie diese Krankheitsassoziationen an der Anfälligkeit beteiligt sind, ist bis jetzt unklar. Aber mögliche Erklärungen schließen Unterschiede im T-Zell-Repertoire sowohl durch positive und negative Selektion auf verschiedene Klasse-II-Gene oder auch eine bevorzugte Bindung von krankheitsinduzierten Epitopen auf Bakterien oder Viren an bestimmte MHC-Moleküle mit ein.

Ein anderes Beispiel für ein Bindungsungleichgewicht liefert die Verbindung einer Autoimmunität bei (NZB × NZW)-F_1-Mäusen mit einem H-2^z-Haplotyp der NZW-Eltern. Es konnte klar gezeigt werden, daß die Assoziation nicht mit einem MHC-Gen selbst besteht, sondern mit dem TNFα-Gen, das mit den MHC-Genen eng verbunden ist. Durch das NZW-TNFα-Allel werden geringe Mengen TNFα produziert. Wird die Konzentration dieses Zytokins erhöht, sind die Mäuse vor der Entwicklung einer Lupusnephritis geschützt (Abb. 9.**26**).

Vor kurzem wurden weitere, an den MHC gekoppelte Gene, die die Immunantwort möglicherweise beeinflussen, identifiziert. Dabei handelt es sich um Gene, die an der Herstellung (durch Proteolyse) und am Transport von Antigenpeptidfragmenten beteiligt sind. Diese Gene sind polymorph, und dieser Polymorphismus hat funktionelle Konsequenzen. Zum Beispiel beeinflussen in der Ratte unterschiedliche allele Formen des cim-Locus die Peptidbeladung des MHC-Klasse-I-Moleküls. Das wiederum beeinflußt, ob MHC-Klasse-I-Moleküle als Alloantigene erkannt werden können. Deshalb können einige der identifizierten, an den MHC gekoppelten Krankheiten ebenfalls ähnlichen Genen zuzuschreiben sein, die an der Proteolyse und am Transport antigener Peptide zu den MHC-Molekülen für die Präsentation an Zellen des Immunsystems beteiligt sind.

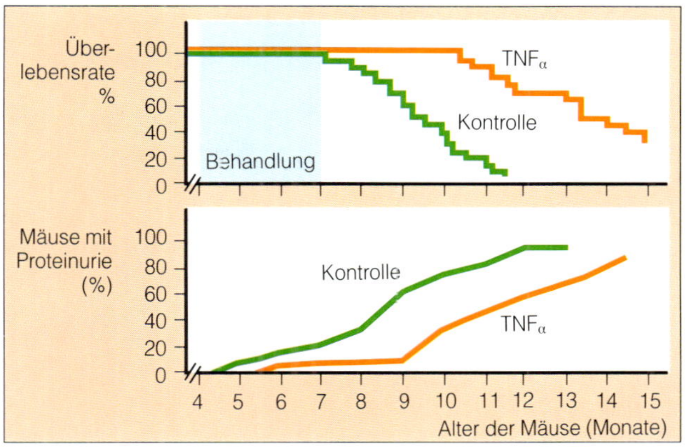

Abb. 9.**26** **TNFα und Lupusnephritis.** Oben: 20 (NZB × NZW)-F_1-weibliche Mäuse wurden mit rekombinantem murinem TNFα behandelt. Ihre Überlebensrate wird mit alters- und geschlechtspassenden F_1-Kontrollen verglichen. Unten: Kumulative Häufung von signifikanter Proteinurie (> 300 mg/dl) bei (NZB × NZW)-F_1-Mäusen, die mit TNFα behandelt wurden, und bei Kontrollen.

Immunantwortgene, die nicht an den MHC gekoppelt sind

Die Immunantwort wird auch von einigen Genen, die sich außerhalb der MHC-Region befinden, bestimmt. Dies konnte eindeutig sowohl bei genetischen Analysen der Anfälligkeit und Resistenz gegen Autoimmunerkrankungen als auch in Untersuchungen der Immunantworten auf infektiöse Organismen gezeigt werden (Abb. 9.**27**). Individuen mit Defekten an der Komplementkomponente C3 zeigen eine erhöhte Anfälligkeit gegenüber bakteriellen Infektionen und eine Prädisposition für Immunkomplexerkrankungen.

Organismus	resistent		anfällig	
	Stamm	Haplotyp	Stamm	Haplotyp
Mycobacterium lepraemurium	DBA/2J C3H/HeJ	d k	BALB/cJ C3H/A	d k
Salmonella typhimurium	DBA/2J	d	B10.D2, BALB/c	d d
M. tuberculosis	CBA, C3H	k	B10.BR	k
Listeria monocytogenes	B10.A B10.D2 B10.BR	a d k	A/J DBA/2, BALB/c CBA, C3H	a d k
Rickettsia tsutsugamushi	AKR SWR BALB/c	k q d	C3H, CBA DBA/1 DBA/2	k q d

Abb. 9.**27** **Bedeutung von Genen, die nicht an den MHC gekoppelt sind, bei der Resistenz gegen Infektionen.** Verschiedene Mäusestämme unterscheiden sich in ihrer Resistenz gegenüber den aufgeführten Organismen. Da unterschiedliche Stämme mit dem gleichen Haplotyp anfällig oder resistent sein können, ist der MHC-Haplotyp für die Resistenz gegenüber einer Infektion nicht von Bedeutung.

Effekt von Genen, die nicht an den MHC gekoppelt sind, auf die Immunantwort gegen Infektionen

Makrophagen spielen eine Schlüsselrolle im Immunsystem. Gene, die die Aktivität der Makrophagen regulieren, können deshalb das Ergebnis von vielen Immunantworten bestimmen. Eine gutes Beispiel für eine solche genetische Kontrolle von Makrophagenfunktionen ist durch das Lsh/Ity/Bcg-Gen gegeben. Dieses Gen bestimmt die frühe Antwort auf Infektionen mit Leishmania donovani, Salmonella typhimurium, Mycobacterium bovis, Mycobacterium lepraemurium und Mycobacterium intracellulare. Es beeinflußt die erste Phase der Makrophagenprägung und der Makrophagenaktivierung und hat weitreichende Effekte (Abb. 9.**28**). Das resistente Allel von Lsh/Ity/Bcg führt zu einer Steigerung der Expression von MHC-Klasse-II-Antigenen. Eine Konsequenz dieser Aktivität ist die erhöhte Fähigkeit von Makrophagen Antigen für T-Zellen zu präsentieren.

Biozzi stellte zwei Mäuselinien durch selektive Inzucht aufgrund ihrer Immunreaktivität gegen Erythrozytenantigene her. Diese „high-responder"- und „low-responder"-Biozzi-Mäuse stellen quantitativ unterschiedliche Mengen Antikörper als Antwort auf eine antigene Stimulation her. Die genetischen Unterschiede der Makrophagenaktivität wurden teilweise als Grund für diese Unterschiede angenommen. Die „high-" und „low-responder" unterscheiden sich ebenfalls deutlich in ihrer Fähigkeit voneinander, auf parasitische Infektionen antworten zu können; diese Fähigkeit korreliert nicht notwendigerweise mit der Antikörpermenge, die sie produzieren (Abb. 9.**29**). Eosinophile spielen eine wichtige Rolle bei der Antwort des Wirtes auf parasitische Infektionen. Es konnte gezeigt werden, daß die Konzentration von Eosinophilen nach einer Infektion genetisch bestimmt wird und daß deutliche Unterschiede in verschiedenen murinen Inzuchtstämmen existieren. Vergleichbare Beobachtungen wurden in Meerschweinchen und Schafen gemacht, bei denen eine gleichbleibende Korrelation zwischen der Resistenz gegen Nematoden und dem Gehalt von Eosinophilen nachgewiesen werden konnte.

Steigerung des „oxidative burst"
Erhöhung der tumoriziden Aktivität
Erhöhung der antimikrobiellen Aktivität
Steigerung der MHC-Klasse-II-Expression

Abb. 9.**28** **Effekt des Lsh-Gens auf die Makrophagenaktivität.** Neben anderen aufgezählten Effekten erhöht das Lsh/Ity/Bcg-Gen die antigenpräsentierende Aktivität von Makrophagen.

Organismus	Biozzi-„high-responder"	Biozzi-„low-responder"
T. cruzi	resistent	anfällig
P. berghei	resistent	anfällig
P. yoelii	resistent	anfällig
L. major	anfällig	resistent
S. mansoni	anfällig	resistent

Abb. 9.**29** **Immunantwort von Biozzi-Mäusen auf parasitäre Infektionen.** „High"- und „low-responder"-Biozzi-Mäuse zeigen eine unterschiedliche Immunreaktivität gegenüber parasitischen Infektionen, die nicht mit den „high"- und „low-responder"-Gruppen übereinstimmt.

Effekt von Genen, die nicht an den MHC gekoppelt sind, auf die Entwicklung von Autoimmunerkrankungen

Die meisten Autoimmunerkrankungen werden nicht nur von Genen, die an den MHC gekoppelt sind, beeinflußt, sondern auch von Genen, die nicht mit diesem Komplex in Verbindung stehen. Kürzlich wurden große Fortschritte bei der Kartierung der Loci, die die Anfälligkeit für die Autoimmunerkrankung des insulinabhängigen Diabetes mellitus (IDDM) bestimmen, erzielt. Die Untersuchungen wurden zum größten Teil in der NOD-Maus durchgeführt. Diese Maus entwickelt spontan eine der IDDM im Menschen vergleichbare Autoimmunerkrankung. Es wurden mindestens 5 genetische Loci in der NOD-Maus identifiziert (Idd-1, -2, -3, -4 und -5), von denen nur einer (Idd-1) an den MHC der Maus auf Chromosom 17 gekoppelt ist. Man nimmt an, daß dieser Locus MHC-Klasse-II-Antigene kodiert. Die anderen Gene, Idd-2, -3, -4 und -5, wurden jeweils auf den Chromosomen 9, 3, 11 und 1 lokalisiert, aber ihre Identität muß noch geklärt werden.

Wenn das lymphoproliferative (lpr) Gen in einen Mäusestamm eingeführt wird, verursacht es die Entwicklung eines charakteristischen klinischen Syndroms. Die Mäuse entwickeln Anti-DNA-Antikörper, Rheumafaktor, zirkulierende Immunkomplexe und Glomerulonephritis. Diese Mäuse haben auch eine Lymphadenopathie mit einer Expansion von $CD4^{-}CD8^{-}$-T-Zellen in der Peripherie. Diese T-Zellen sind nicht monoklonal, sondern besitzen unterschiedlich arrangierte TCR. Es wurde angenommen, daß das Syndrom aufgrund eines Defektes bei der negativen Selektion entsteht. Allerdings war es schwer zu verstehen, wie ein Gen wie lpr solche Effekte vermitteln sollte. Kürzlich konnte gezeigt werden, daß Mäuse mit dem lpr-Gen einen Defekt im Fas-Antigen haben, das von einem Gen auf Chromosom 19 kodiert wird. Dieser Defekt resultiert im Fehlen einer Apoptose und demzufolge im Fehlen einer negativen Selektion von T-Zellen im Thymus. Man nimmt an, daß dies zu einer Auswanderung von autoreaktiven T-Zellen in die Peripherie führt und den Ausbruch des Autoimmunsyndroms bewirkt.

Aus diesen Untersuchungen kann ferner geschlossen werden, daß das gld-Gen, das vom Erscheinungsbild her ein den lpr-Mäusen vergleichbares Autoimmunsyndrom zeigt, möglicherweise durch einen ähnlichen Defekt entsteht. Es wurde vorgeschlagen, daß gld der Ligand für das Fas-Antigen ist. Mäuse, die gld/gld sind, exprimieren keinen Liganden, zeigen keine negative Selektion und entwickeln deshalb eine Autoimmunität. Das gld-Gen ist bei der Maus auf Chromosom 1 lokalisiert und stellt somit ein weiteres Beispiel für Gene dar, die die Immunfunktionen beeinflussen, aber nicht mit dem MHC gekoppelt sind.

10 Immuntoleranz

Jaques Miller

Immuntoleranz ist die erworbene Nichtreaktivität gegen bestimmte Antigene (in diesem Zusammenhang werden sie Tolerogene genannt) und wird beim ersten Kontakt mit diesem Antigen induziert. Es kann Toleranz gegen Nichtselbstantigene induziert werden, aber der wichtigste Aspekt der Toleranz ist die Selbsttoleranz. Sie bewahrt den Körper davor, eine Immunattacke gegen sich selbst zu richten. Die Möglichkeit einer Attacke gegen die körpereigenen Zellen ist gegeben, weil das Immunsystem willkürlich eine große Vielfalt an antigenspezifischen Rezeptoren herstellt (s. Kap. 5), darunter auch einige selbstreaktive. Zellen mit selbstreaktiven Rezeptoren müssen entweder funktionell oder physikalisch entfernt werden.

Die Selbstreaktivität wird durch Vorgänge während der Entwicklung verhindert; es gibt keine genetische Vorprogrammierung. Tiere aus histoinkompatiblen Stämmen A und B stoßen die Haut voneinander ab, aber die hybriden F_1-Nachkommen einer Kreuzung zwischen A und B (die die Antigene beider Elternteile exprimieren) stoßen weder die Haut von A noch die Haut von B ab. Allerdings erscheint die Fähigkeit der Hautabstoßung bei Homozygoten der F_2-Nachkommenschaft wieder. Damit ist eindeutig belegt, daß die Diskriminierung zwischen Selbst und Nichtselbst während der Entwicklung erlernt wird. Das immunologische „Selbst" muß alle Epitope, die von der DNA des Individuums kodiert werden, enthalten; andere Epitope werden als „Nichtselbst" behandelt.

Allerdings bestimmt die Struktur eines Moleküls nicht per se die Unterscheidungsmöglichkeit zwischen „Selbst" und „Nichtselbst". Neben den strukturellen Eigenschaften müssen auch andere Merkmale eines Epitops berücksichtigt werden. Dazu gehören unter anderem der Zeitpunkt, an dem Lymphozyten zum ersten Mal mit dem Epitop konfrontiert werden, der Ort dieser Begegnung, die Zellart, von der das Epitop präsentiert wird, und die Produktion von „kostimulierenden" Faktoren durch diese Zellen, die die Reaktivität der Lymphozyten beeinflussen.

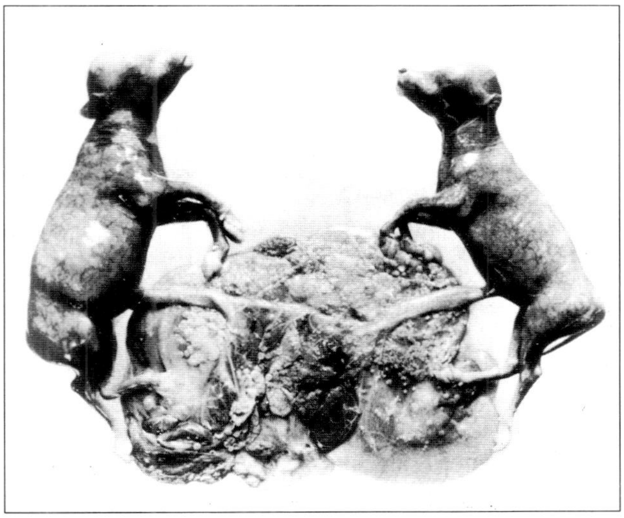

Abb. 10.**1** **Dizygote Kälberzwillinge mit gemeinsamer Plazenta.** Durch die Vereinigung beider Plazenten kommt es zu einem Austausch von Blutzellen während der Fetalentwicklung. Nach der Trennung behält jedes Tier lebenslang Zellen des anderen Zwillings und besitzt dadurch eine Toleranz gegenüber Transplantaten dieses Gewebetyps. Obwohl sie genetisch verschieden sind (dizygotisch, zweieiig), sind die Zwillinge jeweils gegen den Gewebetyp des anderen tolerant.

Historischer Hintergrund

Kurz nachdem die Antikörperspezifität allgemein anerkannt war, wurde realisiert, daß es bestimmte Mechanismen geben muß, die eine Bildung von Autoantikörpern verhindern. Am Anfang dieses Jahrhunderts prägte Ehrlich z. B. den Begriff „horror autotoxicus", der die Notwendigkeit einer „regulierenden Vorrichtung" für den Produktionsstopp von Autoantikörpern ausdrücken sollte. 1938 induzierte Traub eine spezifische Toleranz, indem er Mäuse in utero mit dem lymphozytären Choriomeningitisvirus inokulierte. Die sich darauf entwickelnde Infektion dauerte lebenslang. Im Gegensatz zu normalen Mäusen produzierten die inokulierten Mäuse als adulte Tiere keine neutralisierenden Antikörper auf eine Stimulation mit dem Virus. Daß sich Zellen mit unterschiedlichen Antigenen in demselben Wirt entwikkeln können, wurde 1945 von Owen berichtet. Er beschrieb ein „Experiment der Natur" bei nichtidentischen (zweieiigen) Kälberzwillingen. Diese tauschten hämopoetische Stammzellen über eine gemeinsame plazentare Blutversorgung aus: Beide Tiere trugen jeweils die Erythrozytenmarker beider Kälber. Sie entwickelten eine lebenslange Toleranz gegen die normalerweise fremden Zellen und konnten keine Antikörperantwort gegen die relevanten Erythrozytenantigene aufbauen (Abb. 10.**1**). Nach dieser Beobachtung postulierten Burnet und Fenner 1949, daß die Körperzellen „Selbstmarker"-Komponenten besitzen, die die Erkennung des Charakteristikums „Selbst" ermöglichen. Ferner sollte der Zeitpunkt der Begegnung ein wichtiger Faktor für die Bestimmung der Reaktivität und damit auch für die Erkennung von Nichtselbstepitopen sein. Diese Hypothese schien logisch zu sein, da das Immunsystem normalerweise vor der Geburt mit den meisten Selbstkomponenten konfrontiert wird und erst später mit Nichtselbstantigenen. Experimentelle Unterstützung bekam diese Vorstellung 1953, als Medawar und seine Kollegen eine immunologische Toleranz auf Hauttransplantate in Mäusen durch eine neonatale Injektion allogener Zellen induzierten (Abb. 10.**2**). Dieses Phänomen konnte leicht mit der klonalen Selektionstheorie von Burnet (1957) erklärt werden. Diese Theorie besagt, daß ein be-

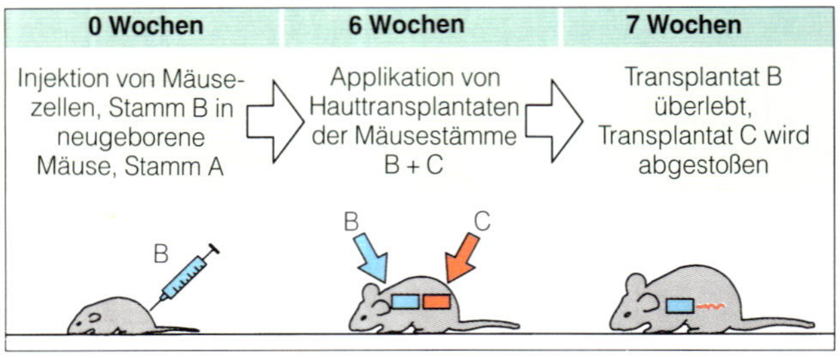

Abb. 10.2 **Induktion einer spezifischen Toleranz bei Mäusen.** In der Abbildung ist die Induktion einer spezifischen Toleranz gegen Hauttransplantate bei Mäusen durch Injektion von Milzzellen unterschiedlicher Mäusestämme dargestellt. Mäuse des Stammes A stoßen normalerweise Transplantate von Stamm B ab. Wenn allerdings neugeborene Mäuse des Stammes A Zellen des Stammes B erhalten, zeigen sie im Alter von 6 Wochen eine Toleranz gegen Hauttransplantate des Spenderstammes B, stoßen aber Transplantate von anderen Stämmen weiterhin ab (C).

stimmter Immunozyt von einem Antigen selektiert wird und sich daraufhin durch Teilung ein Klon von Schwesterzellen bildet, die alle die gleiche Spezifität besitzen. Antigenkontakt nach der Geburt führt zur Aktivierung spezifischer Klone, d. h. zur Proliferation und zur Produktion von Antikörpern, wohingegen Antigenkontakt vor der Geburt eine klonale Deletion dieser Zellen, die Burnet „verbotene Klone" nannte, bedingt. Diese Theorie impliziert die Notwendigkeit, daß das gesamte Immunrepertoire schon vor der Geburt vorhanden sein muß. Tatsache ist allerdings, daß die Differenzierung der Lymphozyten noch lange nach der Geburt weiter geht. Der Schlüsselfaktor für die Bestimmung der Reaktivität ist also nicht der Entwicklungsgrad des Individuums, sondern vielmehr der Reifungsgrad der Lymphozyten zum Zeitpunkt des Antigenkontaktes. 1959 wurde dies von Lederberg in einer Modifikation der klonalen Selektionstheorie vorgeschlagen: Unreife Lymphozyten unterliegen nach Antigenkontakt einem „klonalen Abbruch", wohingegen reife Zellen aktiviert werden. Während der fetalen Entwicklung des Immunsystems und in den ersten Lebenswochen ist noch keine Zelle des Immunsystems ausgereift, und deshalb ist das ganze Immunsystem eines Tieres in dieser Entwicklungsphase für eine Toleranzinduktion anfällig.

Schlüsselentdeckungen in den 60er Jahren belegten die immunologische Kompetenz der kleinen Lymphozyten, die entscheidende Rolle des Thymus bei der Entwicklung des Immunsystems und die Existenz zweier interagierender Untergruppen von Lymphozyten, den T- und B-Zellen. Dadurch wurde die Grundlage für eine genaue Untersuchung der zellulären Mechanismen geschaffen, die an der Toleranzinduktion beteiligt sind. Man fand heraus, daß den Umständen entsprechend bei T- und B-Zellen unabhängig voneinander Toleranz induziert werden kann. Die Anfälligkeit ist unterschiedlich: Die Schwelle der Toleranzentwicklung für T-Zellen ist geringer als die für B-Zellen.

Experimentelle Methoden

Bis vor kurzem stand nur die künstlich induzierte Toleranz für experimentelle Untersuchungen zur Verfügung: Antigene oder fremde Zellen wurden einem Tier inokuliert, und das Schicksal der antwortenden T- und B-Zellen wurde unter verschiedenen Bedingungen untersucht. Es war nicht bekannt, bis zu welchem Grad diese experimentellen Modelle der natürlichen Selbsttoleranz entsprachen.

Transgene Methoden haben nun die direkte Untersuchung der Selbsttoleranz ermöglicht. Diese Methoden erlauben die Einführung eines spezifischen Gens in Mäuse mit definiertem genetischem Hintergrund sowie die Analyse der Effekte dieses Gens auf die Entwicklung des Immunsystems. Wenn das eingeführte Gen mit gewebespezifischen Promotoren gekoppelt wird, kann seine Expression auf bestimmte Zelltypen festgelegt werden: Zum Beispiel würde ein Histokompatibilitätsgen, das mit dem Promotor für Insulin gekoppelt ist, in den Inselzellen des Pankreas, wo sich die insulinproduzierenden Zellen befinden, exprimiert werden. Das Proteinprodukt, das von dem „Transgen" kodiert wird, wird vom Immunsystem als authentisches Selbstantigen behandelt, und seine Effekte können ohne die Traumata und Entzündungen, die mit einer Transplantation von fremden Zellen oder Geweben einhergehen, in vivo untersucht werden. Zusätzlich stellen die parentalen und transgenen Stämme ideale kongene Linien für Kontrollexperimente und Lymphozytentransferstudien dar.

Wege zur Ausbildung einer Toleranz

Es gibt vier mögliche Mechanismen, um eine Immunantwort selbstreaktiver Lymphozyten zu verhindern:
1. physikalische Entfernung aus dem peripheren Repertoire (klonale Deletion),
2. Verhinderung einer weiteren Differenzierung der unreifen Zelle (klonaler Abbruch),
3. Rückregulation der Immunantwort (klonale Anergie),
4. kontinuierliche Hemmung der zellulären Aktivität durch Interaktion mit anderen Zellen, wie z. B. mit Zellen, die inhibitorische Lymphokine produzieren (sog. Suppressorzellen, z. B. T_H2-Zellen – s. Kap. 7) oder antiidiotypischen Zellen, die gegen den Antigenrezeptor reagieren.

Welche dieser Möglichkeiten bei selbstreaktiven Lymphozyten Anwendung findet, hängt von einer Vielzahl von Faktoren ab. Dazu zählen der Reifungsgrad der Zelle, die abgestellt werden soll, die Verteilung dieser Zelle sowie ihre entwicklungsabhängige Expression, ihre Affinität für das Autoantigen, die Art dieses Antigens, die Antigenkonzentration und die Verfügbarkeit kostimulierender Faktoren. Im allgemeinen kommt es bei einem Fehlen von kostimulierenden Faktoren eher zu einem negativen Zellsignal, das zur Nichtreaktivität der Zelle führt, als zu einer Stimulation der Immunantwort. Es müssen noch viele Untersuchungen folgen, bis die genauen Bedingungen für die Induktion einer Anergie, eines Abbruchs oder einer Deletion sowie die beteiligten biochemischen und molekularen Mechanismen bekannt sind.

Toleranz von T-Zellen gegen Selbstantigene

Der Thymus spielt für die Entwicklung der T-Zellen eine zentrale Rolle. Vorläuferzellen, bei denen noch kein Rearrangement ihrer T-Zell-Rezeptorgene stattge-

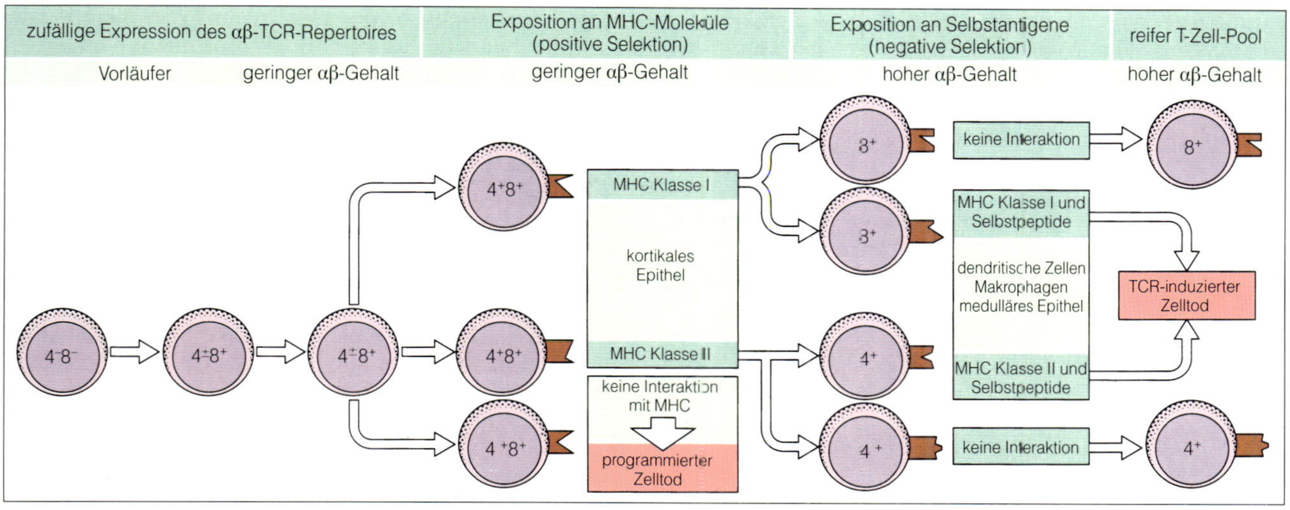

Abb. 10.**3** **Entwicklung muriner Thymozyten.** Vorläuferthymozyten entwickeln sich zu kortikalen „doppelt positiven" Zellen, die nur geringe Mengen des αβ-TCR exprimieren. Sie unterliegen dann im kortikalen Epithel einer positiven Selektion auf Interaktionen mit Selbst-MHC-Klasse-I- oder -Klasse-II-Molekülen. Unselektierte Zellen (die Mehrheit) erliegen dem vorprogrammierten Zelltod. Zellen, die mit MHC-Klasse-I-Molekülen reagieren, verlieren CD4, und Zellen, die mit MHC-Klasse-II-Molekülen reagieren, verlieren CD8. Anschließend werden autoreaktive Zellen durch Interaktionen mit Selbstpeptiden, die von Zellen an der Verbindung zwischen Kortex und Medulla und in der Medulla des Thymus präsentiert werden, eliminiert.

funden hat, entwickeln sich innerhalb des Thymus zu T-Zellen. Im Thymus werden T-Zellen auch „erzogen". Diese „Erziehung" stellt sicher, daß T-Zellen nur auf Antigen antworten, das mit Molekülen, die vom MHC kodiert werden, assoziiert ist (s. Kap. 6). Daher ist es sehr wahrscheinlich, daß das Problem der selbstreaktiven T-Zellen ebenfalls im Thymus behandelt wird.

Intrathymische klonale Deletion

Die hohe Proliferationsrate der Thymozyten wird von einem massiven Zelltod begleitet: Die große Mehrzahl der T-Zellen stirbt im doppelt positiven ($CD4^+CD8^+$) Stadium innerhalb des Thymus ab (s. Kap. 3 u. 11). Zu den Faktoren, die dafür verantwortlich sind, zählen ein fehlerhaftes TCR-Rearrangement, die negative Selektion sowie das Ausbleiben einer positiven Selektion (Abb. 10.**3**, s. auch Kap. 11). Eine positive Selektion findet statt, wenn T-Zellen, die einen gewissen Grad von Bindungsavidität für die polymorphen Regionen von MHC-Molekülen besitzen, für ein Weiterleben selektiert werden. Die MHC-Moleküle werden von kortikalen Zellen im Thymus exprimiert, und man nimmt an, daß die T-Zellen vor dem vorprogrammierten Zelltod durch eine Interaktion mit diesen Zellen bewahrt werden (s. Kap. 11). Mit diesem positiven Selektionsprozeß wird sichergestellt, daß reife T-Zellen Antigen (Peptide) nur in Assoziation mit Selbst-MHC-Molekülen erkennen; sie sind selbst-MHC-restringiert. Auf der anderen Seite werden durch die negative Selektion selbstreaktive T-Zellen eliminiert. Es werden solche T-Zell-Klone verworfen, die spezifisch mit intrathymisch vorhandenen Selbstantigenen reagieren. Zum Beispiel können sog. Superantigene mit MHC-Klasse-II-Molekülen assoziieren und Liganden bilden, die ganze Familien von T-Zellen über bestimmte Vβ-Segmente des TCR stimulieren. In Mäusen, die diese Antigene besitzen, befinden sich Zellen mit solchen TCR (die mit den entsprechenden monoklonalen Antikörpern markiert werden können) in der unreifen Population von Thymuslymphozyten, nicht aber im reifen intrathymischen oder peripheren T-Zell-Pool (Abb. 10.**4**). Die T-Zellen werden also während ihrer Differenzierung im Thymus dele-

verwendetes TCR-V_β-Segment	erkanntes Superantigen (+ MHC Klasse II)	% murine T-Zellen, die das V_β-Segment exprimieren	
		Ag^- (unreif)	Ag^+ (nach Toleranzinduktion)
$V_\beta3$	Mls-2[a] Mls-3[a] SEA, SED	4	<0,5
$V_\beta6$	Mls-1[a]	12	<0,5
$V_\beta8.1-8.3$	SEB	19	0
$V_\beta8.1$	Mls-1[a]	7	<0,5
$V_\beta11$	I-E + 1 Peptid	5	0,5
$V_\beta17a$	I-E + 1 Peptid	6	1

Abb. 10.**4** **Intrathymische klonale Eliminierung von T-Zellen, die mit Superantigenen reagieren.** T-Zellen, die TCR mit unterschiedlichen V_β-Segmenten tragen, können mit den entsprechenden monoklonalen Antikörpern markiert werden. Einige dieser TCR-V_β-Domänen besitzen Reaktivität gegen sog. Superantigene, wie z. B. das MHC-Klasse-I-Molekül I-E oder Allele des minderlymphozytenstimulierenden Locus (minor lymphocyte stimulating [MLS] locus). In Mäusen, die diese Alloantigene besitzen oder denen exogene Superantigene injiziert wurden, werden Zellen mit solchen TCR nur in der unreifen Population von Lymphozyten im Thymus gefunden, nicht aber in den reifen intrathymischen oder peripheren T-Zell-Pools nachgewiesen. Die T-Zellen wurden demzufolge während ihrer Differenzierung im Thymus deletiert.

tiert. Ferner wurden in transgenen Mäusen, die einen gegen das männliche (H-Y) Antigen in Assoziation mit dem MHC-Klasse-I-H-$2D^b$-Molekül gerichteten, rearrangierten TCR besitzen, H-Y-autospezifische T-Zellen nur von männlichen Mäusen deletiert und nicht von weiblichen Mäusen, die H-Y nicht exprimieren. Der Zeitpunkt und die genaue Lokalisation der negativen Selektion hängen von einer Reihe von Faktoren ab, z. B. von der Zugänglichkeit der Selbstantigene für die sich in der Entwicklung befindenden T-Zellen, von der kombinierten Avidität des TCR und der akzessorischen Moleküle, CD4 und CD8 (s. Kap. 2), für den Selbst-MHC-Selbstpeptid-Komplex und von der Identität der deletierten Zellen. Die Eliminierung selbstreaktiver Zellen übernehmen dendritische Zellen oder Makrophagen im Thymus. Sie besitzen besonders viele MHC-Klasse-I- und MHC-Klasse-II-Moleküle und befinden sich hauptsächlich an der Verbindung zwischen Kortex und Medulla (Abb. 10.**5**). Einige medulläre oder kortikale Epithelzellen sind möglicherweise auch an der negativen Selektion beteiligt. Unter den Zellen, die an der Deletion beteiligt sind, befinden sich auch Thymozyten selbst. Spezialisierte „Veto"-Zellen, die Selbstepitope tragen, können ein negatives Signal vermitteln, durch das der selbstreaktive Klon abgetötet wird (Abb. 10.**6**). Unter physiologischen Bedingungen entstehen „Veto"-Signale, wenn T-Zellen mit TCR gegen Selbstantigene an eine „Veto"-Zelle binden. Die „Veto"-Zelle ist eine spezialisierte T-Zelle, die Selbstepitope exprimiert. Damit der „Veto"-Effekt stattfinden kann, muß der TCR das Selbstantigen in Verbindung mit einem MHC-Klasse-I-Molekül auf der „Veto"-Zelle binden, während das CD8-Molekül der „Veto"-Zelle an das MHC-Klasse-I-Molekül auf der T-Zelle bindet. Wenn diese Bindung stattgefunden hat, wird die T-Zelle abgetötet.

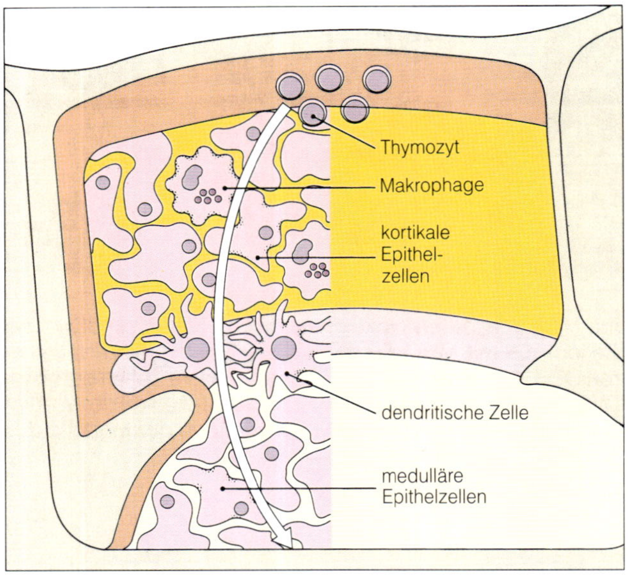

Abb. 10.**5** **Zellen des Thymus, die an der negativen Selektion beteiligt sind.** Zu den Zelltypen, die an der Deletion beteiligt sind, gehören vom Knochenmark abstammende Makrophagen oder dendritische Zellen, die hauptsächlich an der Verbindung zwischen Kortex und Medulla lokalisiert sind. Auch einige Arten von Epithelzellen im Thymus sowie Thymozyten selbst können möglicherweise in der Medulla über ihre „Veto"-Funktion an der Deletion beteiligt sein.

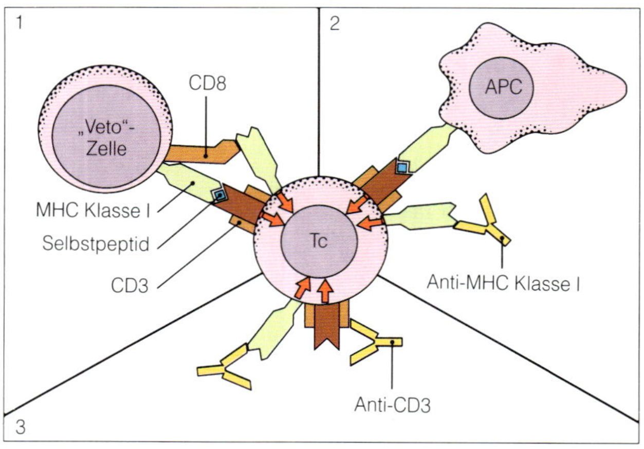

Abb. 10.**6** **Der „Veto"-Effekt.** 1. Spezialisierte „Veto"-Zellen, die Selbstepitope tragen, können selbstreaktive Klone abtöten. 2. Der „Veto"-Effekt kann mit einer antigenpräsentierenden Zelle (APC), die Selbstantigen für die T-Zelle präsentiert, in Verbindung mit einem monoklonalen Antikörper, der an MHC-Klasse-I-Moleküle der T-Zelle bindet, nachgeahmt werden. 3. Der „Veto"-Effekt kann auch mit einem monoklonalen Antikörper wie in (2) und einem weiteren monoklonalen Antikörper anstelle der APC reproduziert werden. Dieser Antikörper bindet an das CD3-Molekül der T-Zelle. Aus diesem Grund nimmt man an, daß das Signal, das vom TCR in die Zelle übermittelt wird, vom CD3-Molekül vermittelt wird.

Postthymische Toleranz

Extrathymische Antigene rufen möglicherweise keine Immunantwort hervor, wenn sie dem Immunsystem entkommen. Dies kann der Fall sein, wenn sie:

1. sich an einem immunologisch privilegierten Ort zurückziehen,
2. sich auf bestimmten Zellen befinden, die keine MHC-Moleküle exprimieren und deshalb nicht in der Lage sind, Antigene an T-Zellen zu präsentieren,
3. in so geringen Konzentrationen vorhanden sind, daß sie von den T-Zellen nicht detektiert werden können.

Extrathymische Antigene entgehen auch einer Attakke, wenn die Avidität des mit den akzessorischen Molekülen kombinierten TCR der T-Zelle nicht hoch genug ist, um einen effektiven Kontakt mit dem Antigen herzustellen. Ein derartiges Fehlen einer Aktivierung ist jedoch nicht äquivalent mit Toleranz, da die Präsentation des Antigens in einer immunogenen Form eine Reaktion auslösen würde. Das Ausweichen extrathymischer Autoantigene vor dem Immunsystem stellt einen möglichen Mechanismus zur Vermeidung von Autoimmunantworten dar. Bis jetzt ist er noch umstritten. Man geht davon aus, daß Moleküle von absterbenden Zellen freigesetzt werden und anschließend prozessiert und von Makrophagen präsentiert werden. Da Autoimmunität selten ist, müssen abgesicherte Mechanismen existieren, die eine Toleranz gegen extrathymisches Autoantigen bei peripheren T-Zellen induzieren. Anergie dieser selbstreaktiven T-Zellen konnte nun gezeigt werden: Die T-Zellen werden nicht physikalisch eliminiert, zumindest nicht zu Beginn, sind aber immunologisch inaktiv. Einige von ihnen haben entweder weniger TCR oder weniger akzessorische Moleküle (CD8). In eini-

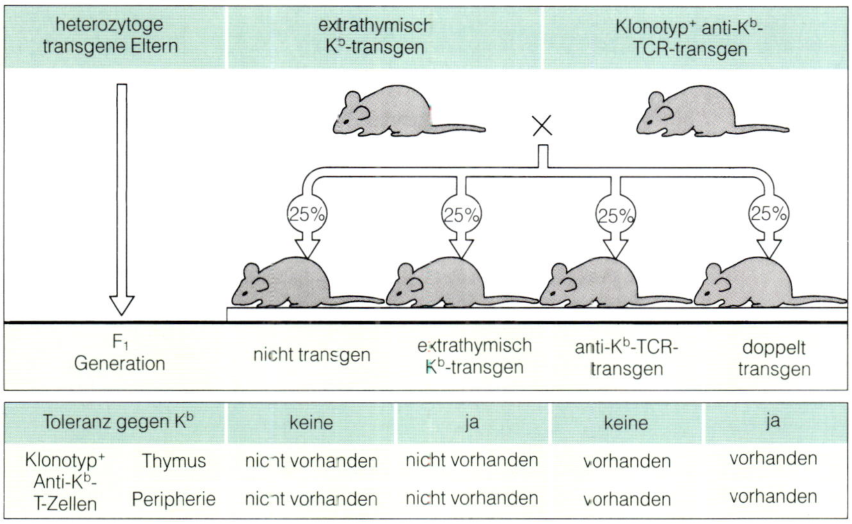

Abb. 10.**7** **Experimentelle Anhaltspunkte für eine postthymische Toleranzinduktion.** Mäusen mit Nicht-b-Haplotyp wurde das Gen für das fremde MHC-Klasse-I-Molekül, H-2K^b, das nur in extrathymischem Gewebe exprimiert wird, gegeben. Diese transgenen Mäuse wurden mit Mäusen gekreuzt, die Gene für einen gegen H-2K^b gerichteten TCR erhalten hatten (mehr als 90% der T-Zellen waren gegen H-2K^b gerichtet und mit klonotypischen Antikörpern nachweisbar). Doppelt transgene Nachkommen exprimieren H-2K^b außerhalb des Thymus und besitzen Anti-H-2K^b-T-Zellen. Trotzdem sind sie gegen H-2K^b in extrathymischen Geweben tolerant (K^b-tragende, aber im übrigen kompatible Hauttransplantate werden nicht abgestoßen). Untersuchungen mit dem klonotypischen Antikörper ergaben, daß weder die thymischen noch die peripheren Anti-H-2K^b-T-Zellen deletiert wurden. Beide T-Zell-Arten sind vorhanden, aber anergisch.

gen Fällen sind beide Moleküle zurückreguliert (Abb. 10.**7**).

Toleranz von B-Zellen gegen Selbstantigene

Die Produktion von hochaffinen IgG-Autoantikörpern ist T-Zell-abhängig (s. Kap. 7). Da zusätzlich auch noch die Schwelle für eine Toleranzinduktion bei T-Zellen niedriger als bei B-Zellen ist, läßt sich die Nichtselbstreaktivität von B-Zellen am einfachsten mit einer fehlenden T-Zell-Hilfe erklären. Es gibt aber auch Umstände, unter denen B-Zellen direkt tolerant gemacht werden müssen. Zum Beispiel kann es kreuzreagierende Antigene auf Mikroorganismen geben, die sowohl fremde T-Zell-reaktive Epitope als auch andere Epitope, die Selbstepitopen ähneln und B-Zellen stimulieren können, einschließen. Solche Antigene könnten eine starke Antikörperantwort gegen Selbstantigene induzieren (Abb. 10.**8**). Zusätzlich können die Immunglobulinrezeptoren auf reifen, antigenstimulierten B-Zellen im Gegensatz zu TCR einer Hypermutation unterliegen und selbst in diesem späten Stadium eine gegen sich selbst gerichtete Immunreaktivität erwerben. Toleranz muß bei B-Zellen sowohl während ihrer Entwicklung als auch nach antigener Stimulation in den sekundären lymphatischen Geweben induziert werden.

Das Schicksal selbstreaktiver B-Zellen konnte mit Hilfe der transgenen Technologie verfolgt werden. Die transgenen Modelle, die in den Abb. 10.**9** und 10.**10** dargestellt sind, zeigen, daß die Toleranzentwicklung durch Selbstantigene zu verschiedenen Endresultaten führen kann. Das Ergebnis ist abhängig von der Affinität des B-Zell-Antigenrezeptors sowie von der Form des betreffenden Antigens: Es ist von Bedeutung, ob es sich um ein integrales Membranprotein handelt, wie z. B. ein MHC-Klasse-I-Molekül, oder um ein lösliches und größtenteils monomeres Protein, das in der Blutzirkulation vorhanden ist.

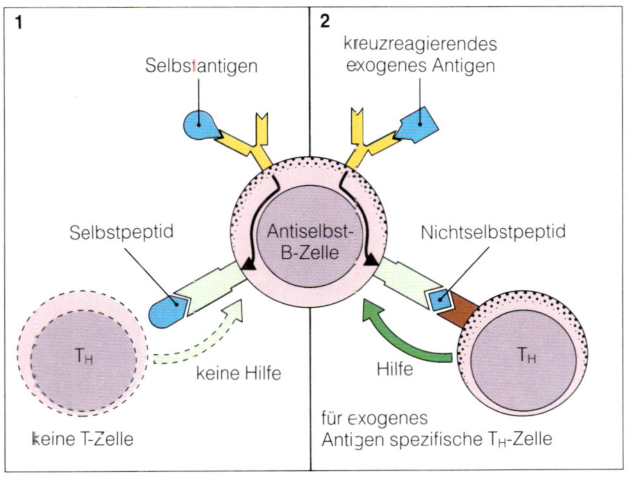

Abb. 10.**8** **B-Zell-Antwort gegen Selbstantigene oder fremde Antigene.** 1. Wenn T_H-Zellen nicht verfügbar sind, weil entweder eine Lücke im Repertoire vorhanden ist (s. Kap. 9) oder eine Deletion aufgrund intrathymisch erworbener Toleranz stattgefunden hat, wird jede selbstreaktive B-Zelle unfähig sein, eine antiselbstgerichtete Immunantwort aufzubauen. 2. Autoantikörper können produziert werden, wenn die selbstreaktive B-Zelle mit einer antifremdgerichteten T_H-Zelle als Antwort auf Komplexe zwischen Selbstantigen und fremdem Antigen zusammenarbeitet. Auf ähnliche Weise kann die Antwort gegen ein fremdes Antigen in einigen Fällen zu Autoantikörpern führen, wenn die Antikörper zwischen dem fremden Antigen und dem Selbstantigen kreuzreaktiv sind. Es besteht also die Notwendigkeit, selbstreaktive B-Zellen aus dem B-Zell-Repertoire zu eliminieren.

Klonale Deletion

Wenn B-Zellen auf ein zellmembranassoziiertes Selbstantigen treffen (wie es im transgenen Modell der Abb. 10.**9** dargestellt ist), das in der Lage ist, Ig-Rezeptoren auf B-Zellen mit hoher Avidität über Kreuz zu vernetzen, werden die B-Zellen aus dem lymphatischen Gewe-

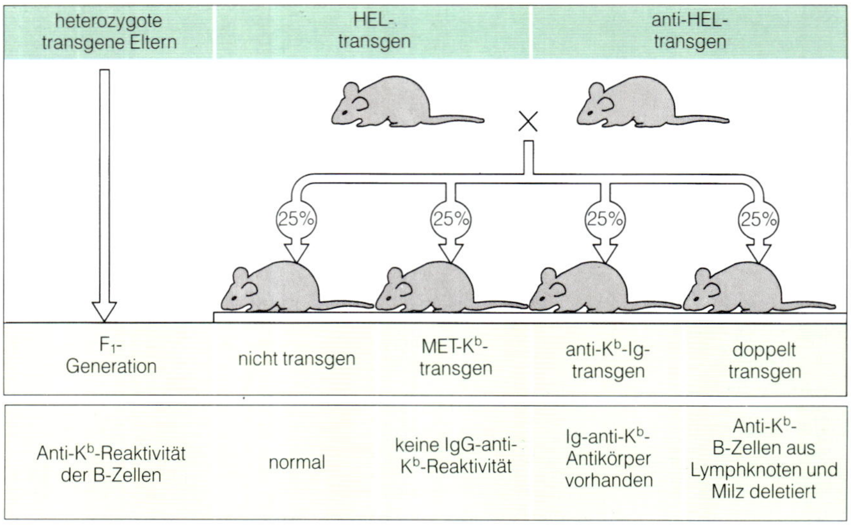

Abb. 10.**9 Toleranzinduktion bei peripheren T-Zellen durch klonale Deletion.** Mäusen mit Nicht-b-Haplotyp wurde das Gen für H-$2K^b$ (einem fremden MHC-Klasse-I-Membranprotein) gegeben. Das Gen wurde von einem Metallothioneinpromotor kontrolliert, der für Orte wie die Leber spezifisch ist (MET-K^b-transgen). Diese Mäuse wurden mit anderen Nicht-b-Mäusen gekreuzt, denen das Gen für Anti-H-$2K^b$-Ig-Antikörper gegeben worden war (anti-K^b-Ig-transgen). Doppelt transgene Nachkommen exprimieren H-$2K^b$ in der Leber und exportieren für H-$2K^b$ spezifische B-Zellen aus dem Knochenmark. Diese B-Zellen werden teilweise in der Milz und vollständig in den Lymphknoten deletiert. Sie produzieren nie Antikörper. Es konnte kein dem Anti-K^b-Ig vergleichbarer Idiotyp in den transgenen Eltern nachgewiesen werden.

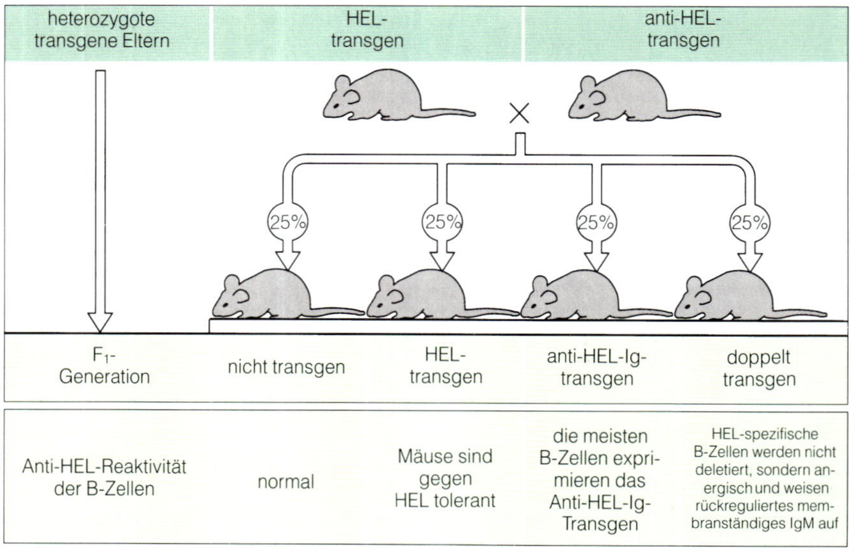

Abb. 10.**10 Toleranzinduktion bei B-Zellen gegen ein lösliches Protein durch klonale Anergie.** Einer Mäuselinie wurde das Gen für Hühnereilysozym (hen egg lysozyme, HEL), das an einen gewebespezifischen Promotor gekoppelt war, gegeben. Das (größtenteils) lösliche HEL induzierte T- und B-Zell-Toleranz. Eine zweite transgene Linie (Anti-HEL-Ig) trug rearrangierte Gene für die leichte und schwere Kette, die einen hochaffinen Anti-HEL-Antikörper kodierten. Ein allotypischer Marker (IgH^a) unterschied diesen Antikörper von endogenen Immunglobulinen (IgH^b). Die Mehrzahl der B-Zellen dieser transgenen Mäuse trugen IgM und IgD des „a"-Allotyps. Doppelt transgene Nachkommen waren gegen HEL tolerant und produzierten weder Anti-HEL-Antikörper noch plaquebildende Zellen. HEL-bindende (selbstreaktive) B-Zellen wurden nicht deletiert, sondern wiesen wenig IgM- und keine IgD-Rezeptoren auf der Oberfläche auf. Die B-Zellen waren anergisch.

be entfernt. Eine derartige Toleranz wird unabhängig davon entwickelt, ob die Selbstantigene von Knochenmarkzellen oder von anderen Zellen exprimiert werden. In jedem Fall verbleiben im Knochenmark einige restliche selbstreaktive B-Zellen. Man vermutet daher, daß unreife B-Zellen nicht so leicht deletiert werden können wie unreife T-Zellen in den frühen Stadien ihrer Entwicklung.

Klonale Anergie

Wenn selbstreaktive B-Zellen löslichem Antigen ausgesetzt sind, das größtenteils monomer ist (und daher nicht fähig ist, die Rezeptoren über Kreuz zu vernetzen), werden die Zellen nicht aus den sekundären lymphatischen Geweben entfernt, in denen sie in normaler Anzahl weiterhin zu finden sind, sondern sie werden anergisch. Dieser Effekt, der in Abb. 10.**10** dargestellt ist, tritt nur dann auf, wenn das Antigen eine bestimmte Antigenkonzentration überschreitet. Anergie ist assoziiert mit der Rückregulation von membranständigen IgM-Rezeptoren. Die Reifung der selbstreaktiven B-Zellen in der Mantelzone des Follikels wird unterbrochen, und in der Marginalzone ist eine starke Reduktion der B-Zellen mit hoher Konzentration membranständiger IgM-Moleküle zu beobachten. Diese transgenen Modelle gaben keine Hinweise auf die Aktivität von Ts-Zellen oder von antiidiotypischen B-Zellen.

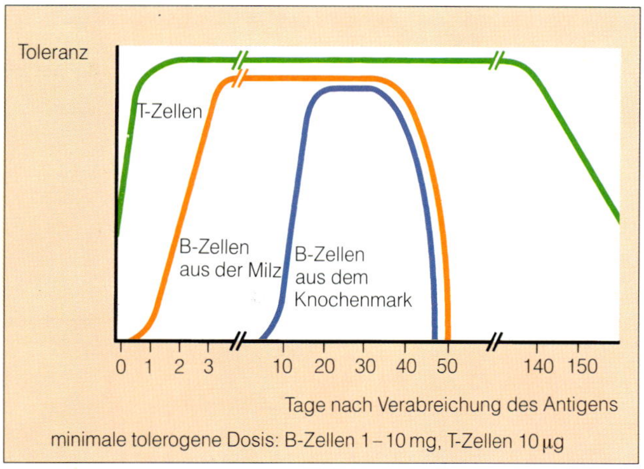

Abb. 10.**11** **Relative Bereitschaft zur Toleranzentwicklung von T- und B-Zellen in vivo.** Nach Verabreichung einer tolerogenen Dosis eines Antigens (menschliches Immunglobulin – ein T-abhängiges Antigen) wurde bei einer Maus die Dauer der Toleranz gemessen. Die Toleranz der T-Zellen entwickelt sich schneller und hält länger an als die B-Zell-Toleranz. Dies gilt für B-Zellen aus der Milz und aus dem Knochenmark, wobei Milzzellen wesentlich rascher tolerant werden können. T-Zellen brauchen im allgemeinen weit geringere Antigendosen für eine Toleranzinduktion. T-Zellen benötigen 10 μg, B-Zellen benötigen 1 – 10 mg, also das Tausendfache.

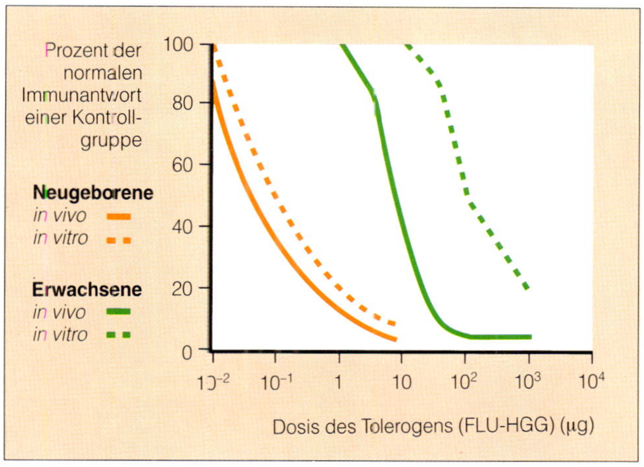

Abb. 10.**12** **Anfälligkeit neonataler B-Zellen für eine Toleranz gegen ein T-unabhängiges Antigen in vivo und in vitro.** Die gemessene Antikörperantwort ist im prozentualen Vergleich zur normalen Immunantwort (= 100%) angegeben. Beim Neugeborenen läßt sich bereits mit einem Hundertstel der Erwachsenendosis eine Toleranz induzieren, da B-Zellen in einem frühen Stadium ihrer klonalen Ontogenese relativ leicht tolerant werden. Eine Toleranz von B-Zellen läßt sich in vivo einfacher herstellen als in vitro, was wahrscheinlich mit der besseren Antigenpräsentation im lymphatischen Gewebe zusammenhängt.

Künstlich induzierte Toleranz in vivo

Es gibt verschiedene Möglichkeiten, um in vivo Toleranz künstlich zu induzieren.

1. Toleranz kann bei neonatalen Wirten durch die Inokulation von allogenen Zellen induziert werden. Diese Methode ist ebenfalls bei adulten Wirten nach immunsuppressiven Maßnahmen wie Gesamtkörperbestrahlung, Medikamenten (z. B. Cyclosporin A) oder antilymphatischer Antikörper (z. B. Antilymphozytenglobulin, Anti-CD4 usw.) effektiv. Um die Toleranz zu bewahren, muß ein gewisser Grad des Chimärismus erreicht werden, indem einige allogene Zellen in ihrem Wirt persistieren. Dies wird am besten dadurch erzielt, daß das Inokulum Zellen enthält, die sich selbst erneuern (z. B. Knochenmarkzellen).
2. Toleranz gegen transplantierte Gewebe wurde in adulten Tieren durch monoklonale Antikörper, die gegen CD4 und CD8 gerichtet waren, erzielt. Diese Antikörper sind in der Lage, alle T-Zellen zu depletieren. In diesem Fall konnte eine Toleranz gegen Hauttransplantate auch bei fehlendem Knochenmarkchimärismus induziert werden.
3. Toleranz kann in neonatalen und adulten Tieren durch Verabreichung eines löslichen Proteinantigens in deaggregierter Form induziert werden. Bei der Betrachtung des Tieres fällt auf, daß sich T- und B-Zellen in ihrer Anfälligkeit für die Toleranzinduktion durch solche Antigene unterscheiden. Zum Beispiel wird die Toleranz bei T-Zellen aus Milz und Thymus mit geringen Konzentrationen innerhalb weniger Stunden induziert. Toleranzinduktion bei B-Zellen aus der Milz hingegen benötigt viel längere Zeit und höhere Konzentrationen (Abb. 10.**11**). Antigenkonzentrationen, die in Neugeborenen eine B-Zell-Toleranz induzieren, betragen nur ein Hundertstel der Konzentration, die für Erwachsene benötigt wird (Abb. 10.**12**).
4. Toleranz von T-Zellen (und zu einem geringeren Ausmaß von B-Zellen) kann in einer klonalen Erschöpfung, dem Endresultat einer sehr starken Immunantwort, begründet sein. Wiederholte antigene Stimulation kann alle auf Antigen antwortenden Zellen dazu stimulieren, sich zu kurzlebigen Endzellen zu differenzieren. So bleiben keine Zellen übrig, die auf eine nachfolgende Stimulation mit Antigen noch reagieren könnten.
5. T-Zell-unabhängige Antigene werden in vivo langsam metabolisiert und tendieren dazu, eine langanhaltende B-Zell-Toleranz zu induzieren, wenn die Antigenkonzentration hoch genug ist (Abb. 10.**13**). Eine sehr hohe Konzentration dieses Antigens kann sogar die Oberflächenrezeptoren ausdifferenzierter antikörperbildender Zellen (antibody-forming cells, AFC) blockieren und die Sezernierung der Antikörper verhindern (Abb. 10.**14**).
6. Die Antikörperbindungsstelle kann selbst als Antigen wirken und die Bildung von antiidiotypischen Antikörpern induzieren. Durch eine Kreuzvernetzung der Immunglobuline auf B-Zellen können diese Antikörper die Immunreaktivität der Zelle blockieren. Die Toleranz gegen ein Antigen ist nicht vollständig, da nur B-Zellen, die einen bestimmten Idiotyp tragen, betroffen sind (Abb. 10.**15**). Allerdings wurde bei einigen Tieren beobachtet, daß die Mehrzahl der Antikörper, die als Antwort auf einige Antigene hergestellt werden, einen bestimmten Idiotyp tragen, so daß die Suppression dieses Idiotyps die Immunantwort signifikant beeinflußt.
7. Es hat den Anschein, daß in einigen Systemen Toleranz von „Veto"-Zellen (s. Abb. 10.**6**) oder von T-Sup-

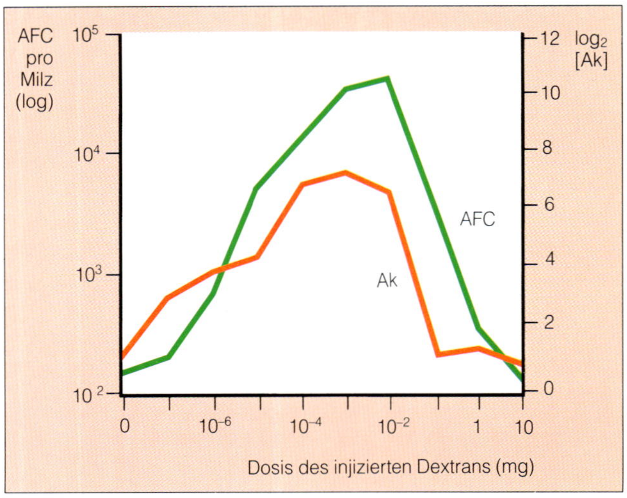

Abb. 10.**13** **Dosisabhängigkeit der Immunantwort gegen ein T-unabhängiges Antigen.** Nach Immunisierung verschiedener Gruppen von Mäusen mit unterschiedlichen Dosen von Dextran wurden die neugebildeten Antikörper (Ak) und antikörperbildenden Zellen (AFC) in jeder Milz bestimmt und die ermittelte Anzahl in Beziehung zur Antigendosis gebracht. Die zur Toleranzinduktion benötigte Dextrandosis scheint bei der Antikörperbestimmung niedriger zu sein als bei der Auszählung der AFC (Hämolyse-Plaque-Test). Dies hängt mit der peripheren Neutralisation von Antikörpern durch höhere Antigendosen zusammen. Der Hämolyse-Plaque-Test erfaßt die Toleranz auf der Ebene der B-Zellen.

Art der Toleranz	minimale effektive tolerogene Dosen: Dextran (500 kDa)	minimale effektive tolerogene Dosen: Levan (6kDa)	Anfälligkeit des Isotyps	erzielbare Toleranz
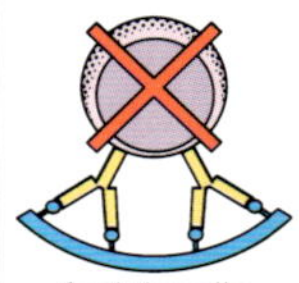 funktionelle B-Zell-Deletion	1 mg	10 mg	IgG > IgM	vollständig
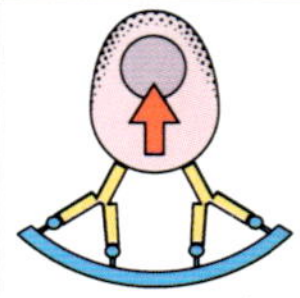 AFC-Blockade	0,01 mg	inaktiv	IgG < IgM	teilweise

Abb. 10.**14** **Unterschiede zwischen klonaler B-Zell-Deletion und AFC-Blockade.** Die Bindung eines T-unabhängigen Antigens an B-Zell-Rezeptoren kann zu einer funktionellen Deletion des B-Zell-Klons führen. Auf der anderen Seite vermindert die Bindung von Antigen an AFC die Bildung von Antikörpern durch Beeinträchtigung der Antikörpersekretion. Diese beiden Mechanismen der Toleranzinduktion unterscheiden sich in verschiedenen Merkmalen, wie z. B. in der minimalen effektiven Dosis und im Molekulargewicht der Tolerogene, in der Reaktionsbereitschaft der verschiedenen beteiligten Antikörperklassen und in der Qualität der induzierten Toleranz.

pressorzellen (Ts-Zellen), die noch nicht genau charakterisiert sind, induziert und transferiert werden kann. Ein möglicher Kandidat für diesen Zelltyp ist die T_H2-Untereinheit der T_H-Zellen. T_H1- und T_H2-Zellen unterscheiden sich in ihrer Funktion und in der Zusammensetzung ihrer Lymphokinproduktion (s. Kap. 8). T_H1-Zellen produzieren IL-2 und IFNγ. Sie sind an der Immunreaktion Typ IV oder der Überempfindlichkeitsreaktion vom verzögerten Typ (delayed type of hypersensitivity, DTH) beteiligt. T_H2-Zellen sezernieren IL-4, IL-5 und IL-10. Sie helfen B-Zellen bei der Produktion von Antikörpern. IL-10 supprimiert auch die Aktivitäten von T_H1-Zellen durch seine Wirkung auf antigenpräsentierende Zellen (APC) und auf die Produktion von T_H1-Lymphokinen, die bei DTH-Reaktionen aktiv sind (Abb. 10.**16**).

Aufrechterhaltung der Toleranz

Die Persistenz eines Antigens spielt eine Hauptrolle bei der Aufrechterhaltung der Toleranz in vivo. Die Immunreaktivität kehrt zurück, sobald die Antigenkonzentra-

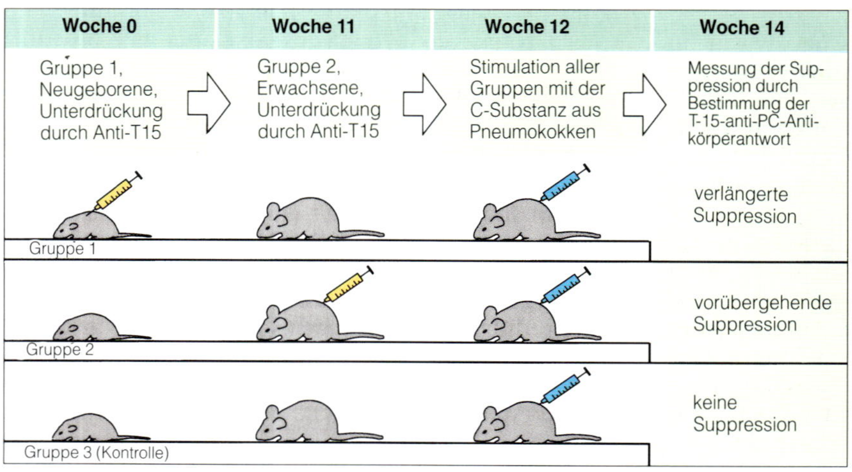

Abb. 10.**15** **Antiidiotypische Suppression.** BALB/c-Mäuse produzieren normalerweise einen Antikörper vom T15-Idiotyp gegen die Phosphorylcholin-(PC-)Determinante der antigenen C-Substanz von Pneumokokken. Die Vorbehandlung mit dem Antiidiotyp führt beim Neugeborenen zu einer längerdauernden Toleranz bezüglich der T15-Anti-PC-Antwort, während beim erwachsenen Tier die Toleranz nur vorübergehend ist. Als Ursache für die verlängerte Toleranz wird ein Abbruch der klonalen Vermehrung angenommen, während die vorübergehende Toleranz des erwachsenen Tieres einer AFC-Blockade und der Erschöpfung von B-Zellen zugeschrieben wird. In diesem Beispiel wurde die Toleranz passiv induziert, da Anti-T15 nicht aktiv gebildet, sondern durch Injektion passiv übertragen wurde.

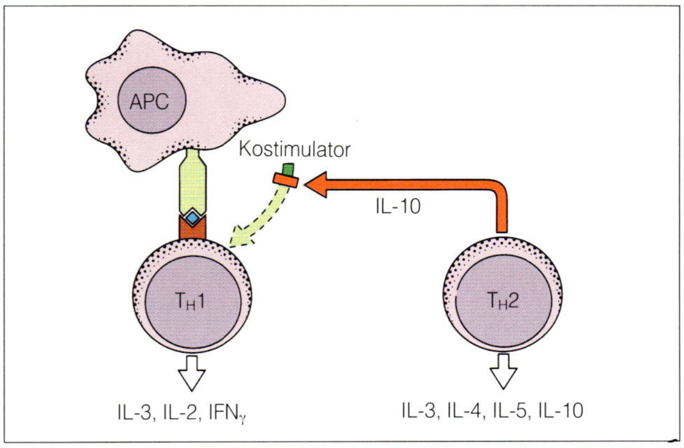

Abb. 10.**16** **T-Zell-Suppression der Immunreaktivität.** Es existieren zwei Untergruppen von T_H-Zellen, die T_H1- und T_H2-Zellen. Jede Untergruppe produziert eine typische Zusammensetzung von Lymphokinen. Durch die Produktion von IL-10 können T_H2-Zellen T_H1-Zellen anergisch machen, indem sie mit der kostimulierenden Funktion von APC interferieren.

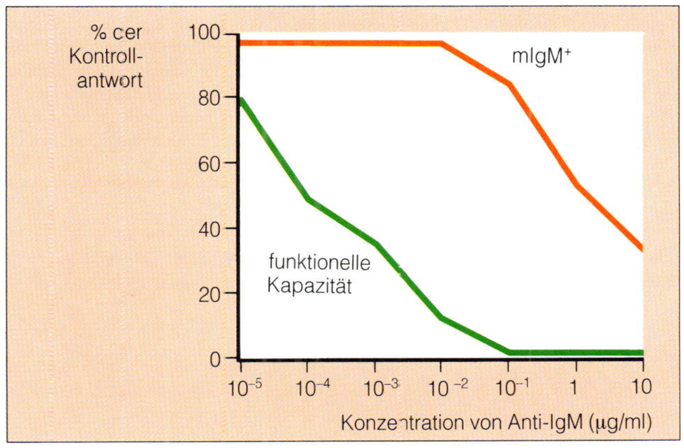

Abb. 10.**17** **Sensitivität von B-Zellen gegen Anti-IgM.** Die Expression von membranständigem IgM (mIgM) und die funktionelle Kapazität (Reaktivität gegen Lipopolysaccharide, LPS) sind als Prozentsatz einer normalen Immunantwort dargestellt. Ungefähr 10 000 mehr Anti-IgM-Antikörper werden für eine Reduktion der mIgM-Expression benötigt, um einen Effekt, der der Reduktion der funktionellen Kapazität vergleichbar ist, zu erzielen. Eine so geringe Menge wie 10^{-3} µg/ml Anti-IgM hat bedeutenden Einfluß auf die Reaktivität gegen LPS, ohne die mIgM-Expression zu beeinflussen.

tion unter einen bestimmten Schwellenwert fällt. Wenn die Toleranz aus einer klonalen Deletion oder aus einer permanenten Anergie resultiert, ist die Wiederherstellung abhängig von der Zeit, die benötigt wird, um neue Lymphozyten aus dem Stammzellenpool zu generieren. Eine Wiederherstellung der Immunreaktivität kann also durch Maßnahmen, wie z. B. einer Thymektomie, verhindert werden.

Künstlich induzierte Toleranz in vitro

Die Toleranzinduktion von B-Zellen in vitro ist relativ einfach. Antigene, die die Immunglobulinrezeptoren kreuzvernetzen, die aber keine intrinsische mitogene Kapazität besitzen, können Toleranz induzieren. Reife B-Zellen benötigen eine hohe Antigenkonzentration, für unreife B-Zellen reichen geringe Konzentrationen aus. Z. B. wurde ein monoklonaler Anti-IgM-Antikörper benutzt, um die Kreuzvernetzung der B-Zell-Immunglobulinrezeptoren zu imitieren. Hohe Konzentrationen führten zu einem klonalen Abbruch von Prä-B-Zellen und verhinderten so die weitere Differenzierung dieser Zellen zu B-Zellen, die IgM auf ihrer Zelloberfläche exprimieren ($mIgM^+$). Geringe Konzentrationen ermöglichten es der Prä-B-Zelle, sich zu morphologisch normalen B-Zellen zu entwickeln, die eine normale Anzahl von Immunglobulinrezeptoren aufwiesen, aber anergisch waren (Abb. 10.**17**). Es können also sowohl die Funktion von B-Zellen als auch die Anzahl von B-Zellen über ihre Oberflächenimmunglobulinrezeptoren zum entscheidenden Zeitpunkt des Erwerbs dieser Rezeptoren moduliert werden (Transition der Prä-B-Zelle zur B-Zelle).

Wie schon erwähnt wurde, wird allgemein angenommen, daß eine Antigenerkennung (Signal 1) bei Abwesenheit irgendeiner weiteren, begleitenden kostimulierenden Aktivität (Signal 2) toleranzinduzierend wirkt. Die Beschaffenheit des Kostimulators ist unbekannt, allerdings können Zytokine von T_H-Zellen sowie einige Arten der Zellmembranperturbation an der Toleranzinduktion beteiligt sein. Die Art der Toleranz betreffend scheint die Anzahl besetzter und über Kreuz vernetzter Rezeptoren zu bestimmen, ob ein bestimmtes Antigen den Abbruch oder die Anergie einer B-Zelle induziert. Zu den Faktoren, die das Schicksal einer B-Zelle beeinflussen, gehören die Antigenvalenz, die Antigenkonzentration, die Rezeptoraffinität für das Bindungsepitop des Antigens und der Reifungsgrad der B-Zelle. An einem Ende des Spektrums liegt der klonale Abbruch. Er findet meist in weniger reifen Zellen statt, die einen hochaffinen epitopbindenden Rezeptor besitzen oder Antigen mit hoher Valenz oder Konzentration erkennen (Abb. 10.**18**). Am gegenüberliegenden Ende des Spektrums, bei geringen Konzentrationen und Affinitäten, treten keine Effekte auf. Die klonale Anergie wird durch Umstände induziert, die zwischen diesen beiden Extremen des Spektrums liegen.

1. Klonaler Abbruch. Multivalente Antigene in entsprechenden Konzentrationen können zum Abort einer reifen B-Zelle führen und ihre weitere Differenzierung verhindern. Die Toleranzinduktion von Prä-B-Zellen ist sehr hoch.
2. Klonale Deletion. Sehr starke negative Signale verursachen die Deletion reifer B-Zellen.
3. Klonale Anergie. Mittlere Konzentrationen multivalenter Antigene ermöglichen es Prä-B-Zellen, sich zu morphologisch normalen B-Zellen mit einer normalen Anzahl von Ig-Rezeptoren zu entwickeln. Allerdings sind sie anergisch.
4. Klonale Ignoranz. Wenn die Antigenkonzentration zu gering oder die Affinität des Antigenrezeptors zu schwach ist, üben Antigene keinen Effekt auf B-Zellen aus. Dies ist keine Form der Toleranz.

Stadium der B-Zell-Entwicklung	Stärke des negativen Signals			
	sehr stark	stark	mittelmäßig	schwach
Prä-B → B-Zelle	Abbruch	Abbruch	Anergie	kein Effekt
B-Zelle	Deletion	Anergie	kein Effekt	kein Effekt
AFC	Blockade	kein Effekt	kein Effekt	kein Effekt
Gedächtniszelle → sekundäre B-Zelle	Abbruch	Abbruch	Anergie	kein Effekt

Abb. 10.**18** **Sensitivität von B-Zellen.** Wenn eine unreife B-Zelle zu einer antikörperbildenden Zelle (antibody-forming cell, AFC) reift, wird sie gegen eine Toleranzinduktion zunehmend resistenter. Der Toleranztyp hängt von dem Reifungsgrad der Zelle und der Stärke des erhaltenden Signals ab. Dieses wiederum hängt von der Affinität des Antigenrezeptors für die relevanten Epitope, der Antigenkonzentration und Antigenvalenz, mit der die Zelle konfrontiert wird, ab. Sechs Stadien wurden identifiziert.

5. AFC-Blockade. Ein Überschuß von T-Zell-unabhängigen Antigenen interferiert mit der Antikörpersezernierung von antikörperbildenden Zellen (antibody-forming cells, AFC). Die Toleranzinduktion bei AFC ist gering.

Während der Erzeugung des B-Zell-Gedächtnisses existiert ein zweites, vorübergehendes Fenster für die Anfälligkeit einer Toleranzinduktion (Abb. 10.**18**). In sekundären B-Zellen (die von Gedächtniszellen nach T-Zell-abhängiger Stimulation abstammen) kann sehr leicht Toleranz in vitro mit multivalent präsentierten Antigendeterminanten in Abwesenheit von T-Zell-Hilfe induziert werden. Ein derartiges toleranzanfälliges Stadium dient vermutlich dazu, daß jede neue, von Gedächtniszellen abstammende Zelle, die selbstreaktiv geworden ist (als Ergebnis akkumulierter somatischer Mutationen), aus dem Repertoire entfernt wird. T-Zellen können ebenfalls in vitro tolerant gemacht werden. Wenn z. B. ein influenzaspezifischer T-Zell-Klon bei 37 °C für einige Stunden mit Influenzapeptid in hoher Konzentration ohne antigenpräsentierende Zellen inokuliert wird, wird eine Anergie induziert, und die T-Zellen bleiben am Leben. Die Zugabe von antigenpräsentierenden Zellen verringert den Grad der bei jeder gegebenen Peptidkonzentration induzierten Toleranz. Es scheint also, daß ein von den antigenpräsentierenden Zellen stammendes kostimulierendes Signal für die Immuninduktion benötigt wird. Dieses Signal ist möglicherweise abhängig von IL-2, da dieses Zytokin (im Gegensatz zu IFNγ oder IL-1) die Toleranzinduktion inhibiert. Einmal induzierte Toleranz kann durch die Zugabe von IL-2 rückgängig gemacht werden. Eine veränderte Regulation der IL-2-Antwort innerhalb der T-Zellen scheint ein Ergebnis der Toleranzinduktion bei T-Zellen zu sein.

Mögliche therapeutische Anwendungen der Toleranz

Ein besseres Verständnis der Toleranzinduktion könnte für viele Bereiche sehr wertvoll sein: Die Toleranz gegen fremde Gewebetransplantate könnte unterstützt oder die nicht angepaßte Immunantwort von Überempfindlichkeitsreaktionen oder Autoimmunerkrankungen kontrolliert werden. Unglücklicherweise gibt es bis jetzt keine sicheren Möglichkeiten, um spezifische immunologische Toleranz gegen bekannte Antigene in Erwachsenen zu induzieren. Es ist deswegen sehr wichtig, den Mechanismus aufzuklären, der „periphere" Toleranz induziert. Dieses Wissen müßte dann erweitert werden, um ein langanhaltendes Überleben von fremdem Transplantat sicherzustellen und Autoimmunerkrankungen und allergische Reaktionen zu limitieren. Auf der anderen Seite könnte das Durchbrechen der peripheren Toleranz gegen bestimmte Selbstkomponenten (wie z. B. Produkte von Onkogenen) bei der Behandlung von Tumoren helfen: Der Körper könnte dann eine aktive Immunantwort aufbauen, die das Tumorwachstum möglicherweise begrenzen würde.

Erst vor kurzem wurde herausgefunden, daß nichtdepletierende Antikörper gegen CD4 eine Toleranz gegen das Transplantat induzieren können. Dieses Versuchsergebnis hat aus klinischer Sicht große Bedeutung.

11 Die Entwicklung des Immunsystems

Peter Lydyard und Carlo Grossi

Ein wirksames Immunsystem erfordert das Zusammenspiel von vielen zellulären und humoralen Komponenten, die sich in den verschiedenen Stadien der fetalen und frühen nachgeburtlichen Lebensphase entwickeln. Viele Zellen der Immunantwort leiten sich von undifferenzierten hämatopoetischen Stammzellen (haematopoetic stem cells, HSC) ab. Sie differenzieren unter dem Einfluß verschiedener Faktoren ihres Lebensmilieus („microenvironment") zu den verschiedenen Zelllinien (Abb. 11.**1**).

Bei Hühnern entstehen die Stammzellen aus Blutinseln im embryonischen Parenchym des Dottersackes und später im Knochenmark. Bei Säugern findet man die Stammzellen in der fetalen Leber, der Milz und dem Knochenmark; nach der Geburt und während des gesamten Erwachsenendaseins halten sie sich normalerweise ausschließlich im Knochenmark auf. Aus diesen sich selbst erneuernden Stammzellen entstehen unter dem Einfluß der verschiedenen Wachstums- und Differenzierungsfaktoren in den Hämatopoeseherden nahezu alle Zellen, die mit der Immunantwort zu tun haben. Folgende vier Hauptzellinien werden aus den HSC gebildet: die rote (Erythrozyten), die megakaryozytoide (Blutplättchen), die myeloische (Granulozyten und Monozyten/Makrophagen) und die lymphatische (Lymphozyten) Zellreihe. Die letztgenannten beiden Zellinien sind für das Funktionieren des Immunsystems entscheidend. Es sei daher zunächst auf die Entwicklung von Granulozyten und Monozyten eingegangen.

Myeloische Zellen

Beim Menschen beginnt die Myelopoese in der fetalen Leber um die 6. Schwangerschaftswoche. In vitro kann man experimentell aus einzelnen Stammzellen Kolonien heranzüchten; von daher weiß man, daß die erste Vorläuferzelle, die sich von der Stammzelle ableitet, die

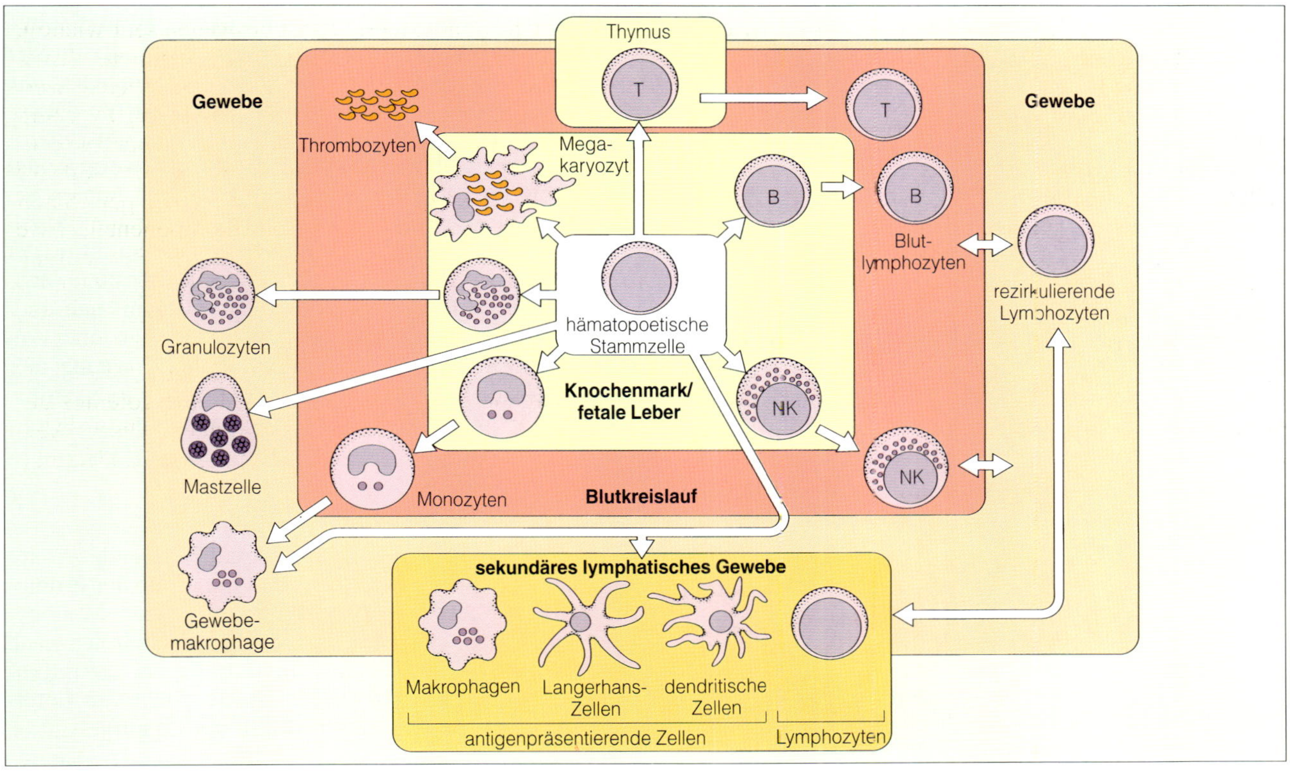

Abb. 11.**1** **Ursprung der Zellen des Immunsystems.** Alle Immunzellen entstehen aus der hämatopoetischen Stammzelle. Megakaryozyten reifen zu Thrombozyten und treten in die Blutbahn über, Granulozyten erreichen das Körpergewebe über den Kreislauf. Mastzellen finden sich in allen Geweben. Die Reifung von B-Zellen findet in der fetalen Leber und bei Säugetieren im Knochenmark statt, während T-Zellen im Thymus heranreifen. Die Herkunft der großen granulären Lymphozyten (large granular lymphozytes, LGL) mit NK-Aktivität ist nicht sicher geklärt (möglicherweise das Knochenmark). Lymphozyten und Monozyten (die sich zu Makrophagen entwickeln) können über das sekundäre lymphatische Gewebe rezirkulieren. Langerhans-Zellen und dendritische Zellen sind die antigenpräsentierenden Zellen im sekundären lymphatischen Gewebe.

„koloniebildende Einheit" (colony-forming unit, CFU) ist, aus der Granulozyten (G), Erythrozyten (E), Monozyten (M) und Megakaryozyten (M) entstehen (CFU-GEMM). Deren weitere Entwicklung zu reifen Zellen geschieht unter dem Einfluß der „koloniestimulierenden Faktoren" (colony-stimulating factors, CSF) sowie mehrerer Interleukine, u. a. IL-1, IL-3, IL-4, IL-5 und IL-6 (Abb. 11.**2**). Diese für die Regulation der Hämatopoese wichtigen Faktoren entstammen hauptsächlich den Stromazellen des Knochenmarks; sie werden jedoch auch durch reife Formen differenzierter myeloischer und lymphatischer Zellen gebildet. Andere Zytokine (z. B. TGF_β) wirken regulierend auf die Hämopoese.

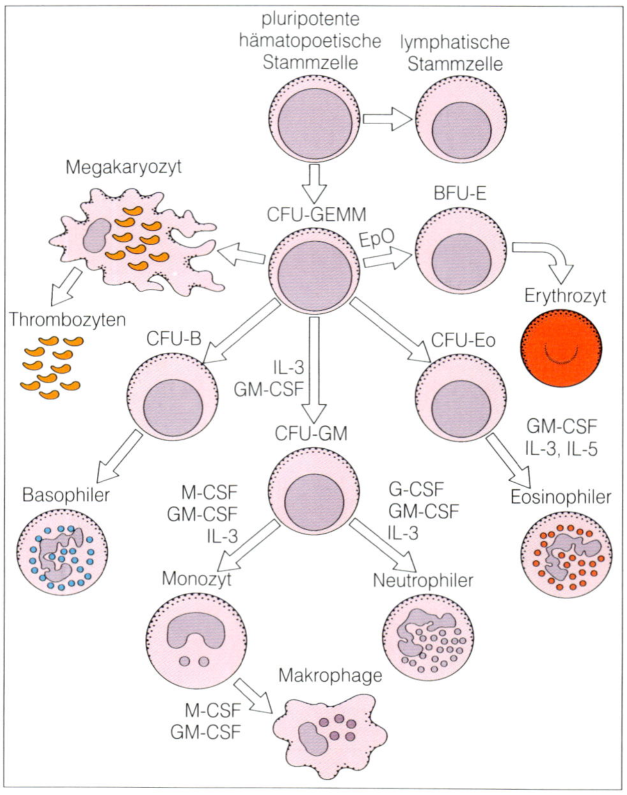

Abb. 11.**2** **Entwicklung der Granulozyten und Monozyten.** Aus pluripotenten hämatopoetischen Stammzellen werden CFU-GEMM, aus denen alle anderen Blutzellen mit Ausnahme der Lymphozyten entstehen. Unter dem Einfluß von IL-3 und GM-CSF wird einer der 5 aufgezeichneten Entwicklungswege eingeschlagen (Bildung von Megakaryozyten, Erythrozyten über „burst-forming units" [BFU-E], Basophilen, Neutrophilen oder Eosinophilen). Diese Faktoren werden auch für die weitere Differenzierung der Granulozyten und Monozyten benötigt. Die Differenzierung der CFU-Eo zu Eosinophilen wird durch IL-5 unterstützt. Neutrophile leiten sich aus den CFU-GM aufgrund des Einflusses von G-CSF ab, Monozyten benötigen M-CSF. GM-CSF und M-CSF und einige andere Zytokine (wie IL-1, IL-4 und IL-6) stimulieren die Differenzierung von Monozyten zu Makrophagen.
B Basophiler, BFU „burst-forming unit", CFU „colony-forming unit", koloniebildende Einheit, CSF „colony-stimulating factor", koloniestimulierender Faktor, E Erythrozyt, Eo Eosinophiler, M Monozyt, MM Monozyten und Megakaryozyten.

Entwicklung der Granulozyten

Bei der Induktion von CFU-GM in Richtung fertiger Granulozyten entstehen morphologisch unterscheidbare Entwicklungsstadien. Aus Myeloblasten werden Promyelozyten und Myelozyten und aus diesen reife Neutrophile, Basophile oder Eosinophile, die schließlich in den Blutkreislauf gelangen. Diese Einbahnstraßendifferenzierung von den CFU-GM hin zu reifen Granulozyten ist wahrscheinlich das Ergebnis des Auftretens spezifischer Wachstums- und Differenzierungsfaktorrezeptoren zu unterschiedlichen Zeiten während des Entwicklungsprozesses.

Bei der Entwicklung zum Granulozyten erscheinen und verschwinden Differenzierungsmerkmale auf der Oberfläche der Zellen (Abb. 11.**3**). So tragen beispielsweise CFU-GM MHC-Klasse-II-Moleküle sowie das CD38. Diese Moleküle kommen auf reifen Neutrophilen nicht vor. Eine Reihe von Oberflächenmarkern erscheint während des Entwicklungsprozesses. Hierzu gehören CD13, CD14 mit niedriger Dichte, CD15 (das Le^x-Hapten), das β_1-Integrin, VLA-4 (CD49d, α-Ketten), die β_2-Integrine CD11a, b und c, assoziiert mit CD18-β_2-Ketten, Komplementrezeptoren und CD16-Fc-Rezeptoren (s. Abb. 2.**43**).

Obwohl man nur schwer die funktionelle Aktivität der verschiedenen Entwicklungsstadien auf dem Weg zum Granulozyten erfassen kann, darf man doch annehmen, daß nur die reifen Formen über das volle funktionelle Potential verfügen. Während der fetalen und neonatalen Phase sind die meisten Zellen des Immunsystems noch unreif, und man nimmt an, daß mit Zellen aus diesen Stadien das Reifungsverhalten individueller Zellen beschrieben werden kann. Es gibt Hinweise, daß die Funktion der Neutrophilen, wenn man deren Phagozytose oder Chemotaxis betrachtet, beim Fetus niedriger ist als beim Erwachsenen. Möglicherweise hängt dies aber eher mit der geringeren Fähigkeit fetalen Serums zur Opsonierung als mit der endogenen funktionellen Aktivität der Zellen zusammen. Da die Funktion der Neutrophilen von der direkten Wechselwirkung zwischen reifen Effektorzellen und Mikroorganismen und/oder zwischen den Zytokinen, die im Gefolge einer Antigenexposition gebildet werden, abhängt, könnte dies der begrenzende Faktor während der frühen Lebensphase sein.

Entwicklung der Monozyten

Aus CFU-GM werden zunächst proliferierende Monoblasten, die sich über das Übergangsstadium der Promonozyten schließlich zu reifen zirkulierenden Monozyten differenzieren. Diese ersetzen wahrscheinlich nach und nach verbrauchte Gewebemakrophagen. Das retikuloendotheliale System (RES) ist aus mehreren unterschiedlichen Formen dieser Makrophagen aufgebaut (s. Kap. 2).

Ebenso wie die reifen Neutrophilen besitzen auch die reifen Monozyten und Makrophagen kein CD34. Im Gegensatz zu den Neutrophilen behalten sie jedoch membranständige MHC-Klasse-II-Moleküle (Abb. 11.**3**). Letztere sind für die Antigenpräsentation gegenüber T-Zellen von entscheidender Bedeutung. Im übrigen tragen reife Monozyten viele Oberflächenmoleküle, die auch auf reifen Neutrophilen vorkommen.

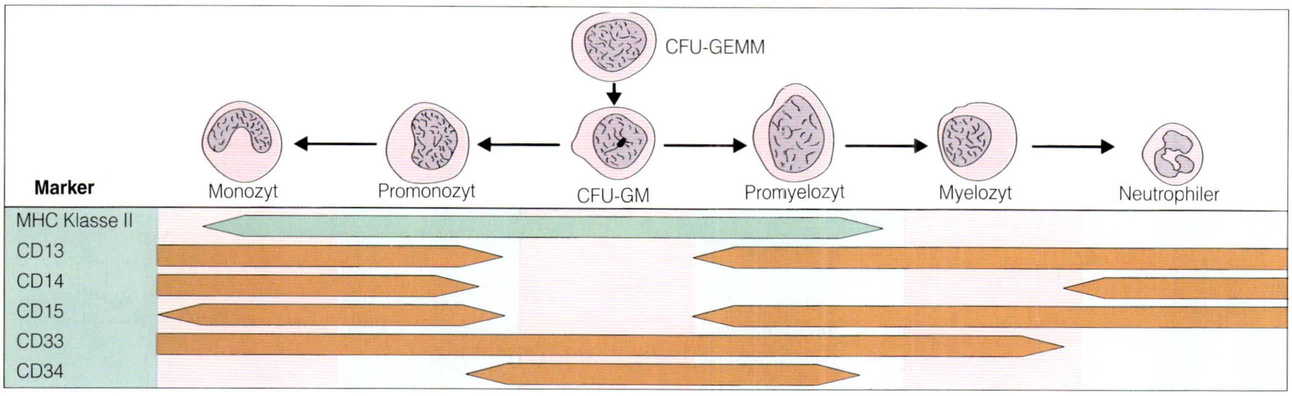

Abb. 11.**3** **Morphologie und Marker auf Granulozyten und Monozyten in Entwicklung.** Die Zellen der monozytären und granulozytären Reihe entwickeln sich aus einer gemeinsamen CFU-GM. Auf beiden Differenzierungswegen verschwindet der CD34. Monozyten bewahren im Gegensatz zu reifen Neutrophilen den CD33; gleiches gilt für MHC-Klasse-II-Moleküle. CD14 wird von Monozyten, aber nur schwach von einigen (möglicherweise aktivierten) Granulozyten exprimiert.

Auch für die Monozyten gilt, daß das funktionelle Potential der verschiedenen Entwicklungsstadien nur schwer beurteilt werden kann. In-vitro-Studien an myeloiden Tumorzellinien, die man für die Repräsentanten bestimmter monozytärer Entwicklungsstadien hält, weisen jedoch darauf hin, daß sowohl die phagozytäre Effektivität als auch Fc-rezeptorvermittelte Zytotoxizität kernhaltiger Zellen bei reifen Makrophagen am stärksten ausgeprägt ist. Die monozytäre IL-1-Bildung ist bei Neugeborenen bereits genauso gut wie bei Erwachsenen. Die Funktion der Monozyten wird, wie man es auch von Granulozyten kennt, durch die Einwirkung von Zytokinen verstärkt.

Entwicklung antigenpräsentierender Zellen

Wie die Makrophagen, so sind auch die meisten der klassischen antigenpräsentierenden Zellen (APC), nämlich follikuläre dendritische Zellen, Langerhans-Zellen und interdigitierende follikuläre Zellen, bereits bei der Geburt vorhanden. Man weiß zwar noch nicht, wovon diese Zellen abstammen, wahrscheinlich aber leiten sie sich von Knochenmarkstammzellen ab. Eine Meinung ist, daß sie sich sogar von derselben Stammzelle ableiten. Demgemäß sollten sich morphologische, zytochemische und funktionelle Unterschiede durch den Einfluß der jeweiligen lokalen Umgebung ergeben. Nach einer anderen Meinung stammen die APC von unterschiedlichen Stammzellen ab und stellen separate Differenzierungslinien dar. Bereits auf einer frühen Entwicklungsstufe treten APC im Thymus auf; ihre Funktion hinsichtlich MHC-Restriktionen und Selektionen weist darauf hin, daß zumindest einige APC zu diesem Zeitpunkt schon ihren endgültigen Reifegrad erreicht haben.

Diejenigen Zellen jedoch, deren Aufgabe die Prozessierung und Präsentation exogener Antigene ist, können diese Funktion in der frühen Lebensphase nur suboptimal wahrnehmen. Neugeborene Ratten können beispielsweise noch nicht mit einer normalen Antikörperantwort auf Schaferythrozyten reagieren, außer wenn man ihnen ebenfalls adulte APC injiziert (Abb. 11.**4**).

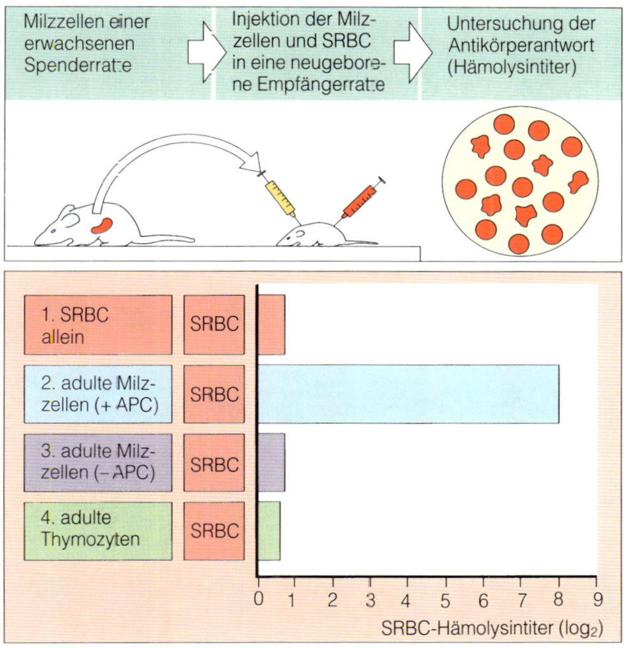

Abb. 11.**4** **Entwicklung der Makrophagenfunktion.** Verarbeitung („processing") und Präsentation des Antigens. Bei diesem Versuch erhielten neugeborene Ratten Schaferythrozyten (sheep red blood cells, SRBC) allein (1) oder zusammen mit Milzzellen erwachsener Ratten, die APC enthalten (2), oder mit Milzzellen erwachsener Ratten, die keine APC enthalten (3), oder zusammen mit Thymozyten adulter Ratten (4). In allen Versuchen stammten die neugeborenen und adulten Ratten aus derselben Zuchtlinie. Die Abbildung zeigt die jeweilige Antikörperantwort. Neugeborene Ratten zeigen keine Immunreaktion auf Schaferythrozyten (SRBC), reagieren jedoch, wenn das Antigen zusammen mit APC enthaltenden Milzzellen erwachsener Tiere verabreicht wird. Dieser Effekt kann weder mit adulten Milzzellen, denen APC fehlen, noch mit Thymozyten allein erreicht werden. Die Funktion des Antigenprozessierens und der Antigenpräsentation ist bei Makrophagen neugeborener Tiere noch nicht entwickelt.

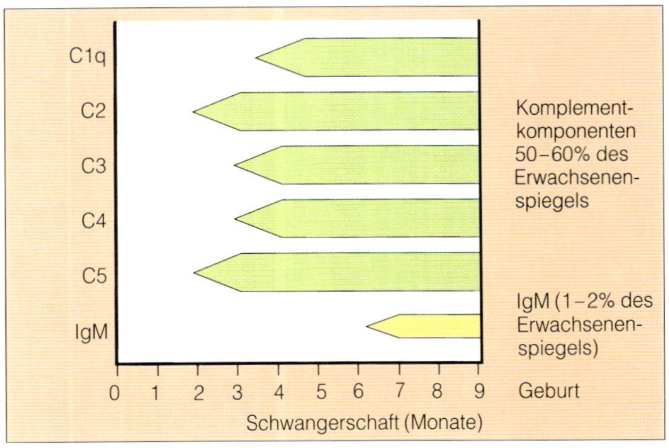

Abb. 11.**5** **Entwicklung des Komplementsystems.** Die Graphik zeigt, ab welchem Zeitpunkt die einzelnen Komponenten des Komplementsystems im menschlichen fetalen Gewebe nachgewiesen werden können. Die meisten Komplementkomponenten erreichen zum Zeitpunkt der Geburt über 50% des Spiegels von Erwachsenen. Endogenes Immunglobulin wird erst später gebildet.

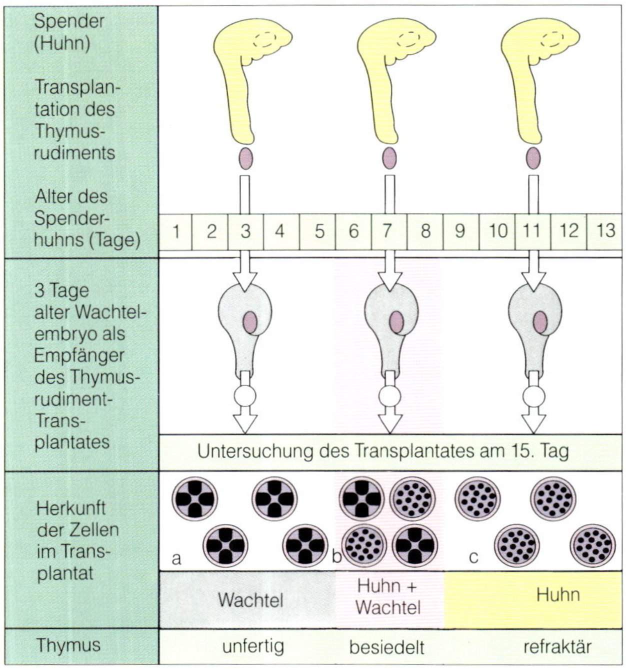

Abb. 11.**6** **Kolonisierung des Hühnerthymus durch Stammzellen.** Die Thymusrudimente von Hühnerembryonen unterschiedlichen Alters wurden auf 3 Tage alte Wachtelembryonen übertragen und später darauf untersucht, welche Zellen sich darin angesiedelt haben. Wachtelzellen unterscheiden sich von Hühnerzellen durch eine dichtere Chromatinstruktur in der ruhenden Zelle. War das Transplantat höchstens 6 Tage alt, konnten keine Hühnerzellen im Thymus gefunden werden (a). Bei mehr als 8 Tagen war das Thymustransplantat bereits mit Hühnerlymphozyten besiedelt (c). Transplantate, die zwischen dem 6. und 8. Tag übertragen wurden, enthielten sowohl Hühnerzellen als auch Wachtelzellen (b). Dies kann so interpretiert werden, daß der Hühnerthymus vor dem 6. Tag noch zu unfertig ist, T-Zell-Vorläufer aufzunehmen. Es folgt darauf eine kurze Periode von 2 Tagen, in der die Kolonisierung stattfinden kann, und gleich darauf wird das Organ gegen eine weitere Besiedlung refraktär. Weitere Untersuchungen deuten darauf hin, daß es mehrere solcher „Fenster" in der späteren Embryonalentwicklung gibt.

Das Komplementsystem

Eine andere wichtige Komponente des angeborenen Immunsystems ist das Komplementsystem; es dient dem Schutz vor Mikroorganismen. Es besteht aus mindestens 20 verschiedenen Plasmaproteinen, welche in der fetalen Entwicklung noch vor den zirkulierenden IgM-Antikörpern auftreten (Kap. 12; Abb. 11.**5**). Neugeborene weisen 50–60% des Serumspiegels von Erwachsenen auf. Das zeitlich frühere Auftreten von Komplementkomponenten vor der IgM-Synthese spiegelt wahrscheinlich die Tatsache wider, daß Komplement und phagozytierende Zellen phylogenetisch älter sind als Antikörper. Hier wird die Phylogenese ontogenetisch nachvollzogen.

Lymphatische Zellen

Lymphozyten entstehen in den primären lymphatischen Organen: T-Zellen im Thymus und B-Zellen in der Bursa Fabricii beim Vogel bzw. in der fetalen Leber und im Knochenmark des Säugers. Sie wandern dann in das sekundäre lymphatische Gewebe aus, wo sie auf Antigene reagieren können.

T-Zellen

Immigration der Stammzellen

Der Thymus entwickelt sich aus der dritten (bei einigen Spezies auch aus der vierten) Kiementasche als eine Ausstülpung des Entoderms des Verdauungskanals und wird dann von lymphoiden Stammzellen aus dem Blut (die wahrscheinlich aus dem Dottersack kommen) besiedelt. Es scheinen nur wenige Stammzellen notwendig zu sein, um das Repertoire der reifen T-Zellen mit ihren verschiedenen Antigenbindungsspezifitäten entstehen zu lassen.

Die Einwanderung von Stammzellen in den Thymus geschieht nicht zufällig, sondern ist das Resultat von chemotaktischen Signalen, die periodisch vom Thymus freigesetzt werden. Bei Vögeln lassen sich zwei, vielleicht auch drei Schübe beobachten. Dies konnte anhand von Chimären zwischen Hühnern und Wachteln gezeigt werden (Abb. 11.**6**). Einmal dort, beginnen sich die Stammzellen unter dem Einfluß des epithelialen Milieus zu Thymozyten zu differenzieren. Ob die Stammzellen bereits vor dem Erreichen des Thymus dazu prädisponiert sind, sich zu T-Zellen zu entwickeln, ist noch strittig. Obwohl die Stammzellen CD7 exprimieren, gibt es begründete Anhaltspunkte dafür, daß sie wirklich multipotent sind. Spezialisierte epitheliale Zellen in den peripheren Rindengebieten („Ammenzellen") des Thymus schließen intrazytoplasmatisch Thymozyten ein und sind möglicherweise an der im Thymus stattfindenden Prägung beteiligt.

Allgemeine Struktur des Thymus

Histologisch betrachtet ist der Thymus in gut erkennbare Läppchen unterteilt. Jedes enthält kortikale und medulläre Gebiete (s. Kap. 3), in denen Epithelzellen, Makrophagen und vom Knochenmark abstammende interdigitierende Zellen, die viele MHC-Klasse-II-Antigene tragen, nachgewiesen werden können. Alle drei Zell-

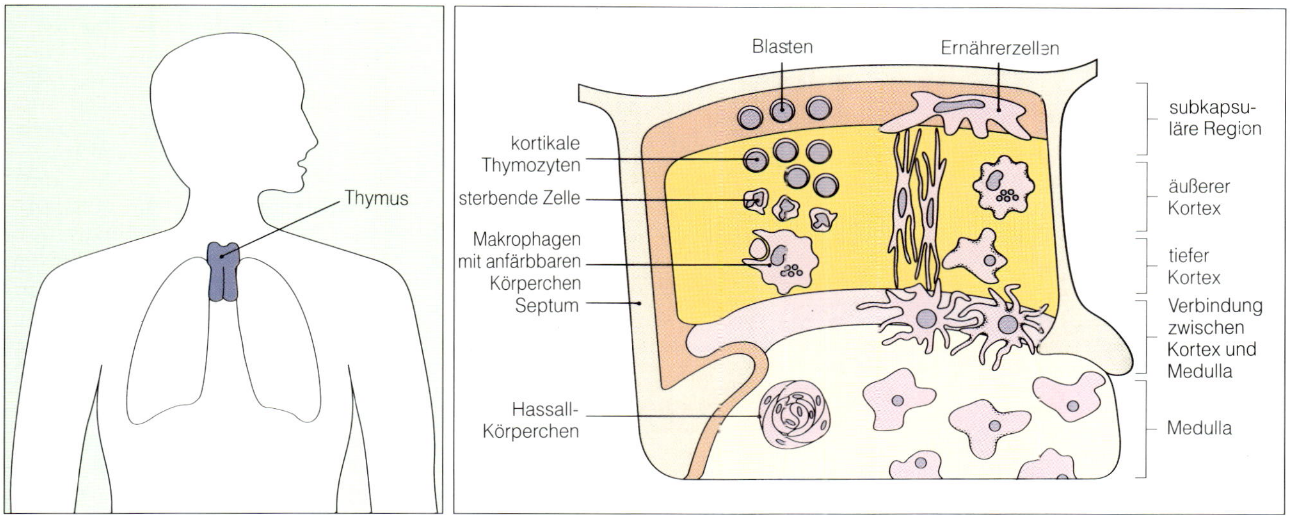

Abb. 11.**7** **Position und Struktur des Thymus.** Der Thymus ist von einer Kapsel umgeben, von der aus bindegewebige Septen in das Innere ausstrahlen und einzelne Läppchen unterteilen. Die Rinde (Kortex) besteht aus einem Geflecht von epithelialen Zellen, die bis in das Mark reichen und als Stützgerüst für die dicht gepackt liegenden Lymphozyten dienen. Das Mark (Medulla) enthält weniger Lymphozyten, dafür mehr aus dem Knochenmark stammende antigenpräsentierende Zellen, sowohl interdigitierende Zellen als auch Makrophagen. Beachte die enge Nachbarschaft zwischen den reifenden Lymphozyten und den epithelialen und interdigitierenden Zellen, die vor allem an der Verbindung zwischen Kortex und Medulla gefunden werden. Die sog. „Hassall-Körperchen" sind Strukturen, deren Funktion – falls es überhaupt eine gibt – unbekannt ist.

arten sind für die Differenzierung der T-Lymphozyten von Bedeutung (Abb. 11.**7**).

Die subkapsuläre Region wird von Prä-T-Zellen aus dem Knochenmark kolonisiert. Sie entwickeln sich zu großen, aktiv proliferierenden Lymphoblasten, die sich selbst erneuern und den Rest der Thymozyten bilden. Kortikale Zellen stellen 85–90% der Thymozyten, während der Rest medulläre Zellen sind. Funktion und Zelloberflächenmarker der kortikalen Thymozyten weisen darauf hin, daß diese weniger reif sind als die medullären Thymozyten. Einige kortikale Thymozyten wandern in die Medulla ein, um dort zu reifen. Kortikale Zellen sind in vitro auf hohe Dosen von Steroiden empfindlicher, was dazu paßt, daß bei Mäusen diese Zellpopulation während der Schwangerschaft abnimmt.

Reife medulläre T-Zellen verlassen den Thymus über postkapilläre Venolen, die an der Rinden-Mark-Grenze liegen. Es mag jedoch auch andere Ausschleusungswege, z. B. über Lymphgefäße, geben.

Phänotypische Veränderungen während der T-Zell-Reifung

Wie man es von der Entwicklung von Granulozyten und Monozyten kennt, treten auch bei der Reifung der T-Zellen eine Anzahl von Differenzierungsantigenen mit funktioneller Bedeutung auf oder gehen verloren. Analysen des Genrearrangements für die beiden zur Zeit bekannten T-Zell-Rezeptoren (TCR), γ/δ (TCR-1) und α/β (TCR-2), und phänotypische Studien der Oberflächenmembranantigene legen nahe, daß es zumindest zwei Wege für die T-Zell-Differenzierung im Thymus gibt. Ob diese beiden Wege grundsätzlich verschieden sind oder ob sie sich aus einer frühen gemeinsamen Entwicklung herleiten, ist noch unbekannt. Weniger als 1% der reifen Thymozyten exprimieren den TCR-1. Die meisten Thymozyten werden zu TCR-2^{+}-Zellen, die den Großteil der T-Lymphozyten sowohl im sekundären Lymphgewebe als auch im Blutkreislauf ausmachen (s. Kap. 2). TCR-1-Zellen kommen hauptsächlich im Epithel der Schleimhäute und in der Haut von Mäusen vor. Phänotypische Analysen der Oberflächenmembranantigene haben eine kontinuierliche Änderung dieser Moleküle während der T-Zell-Reifung gezeigt (Abb. 11.**8**). Die phänotypischen Variationen kann man vereinfacht in einem Dreistufenmodell darstellen.

Im Stadium 1, dem der frühen Thymozyten, werden CD7 (s. o.), CD2 (der Schaferythrozytenrezeptor) und CD5 exprimiert. Ebenfalls treten Proliferationsmarker wie der Transferrinrezeptor (CD71) und CD38, ein allen frühen hämatopoetischen Vorläuferzellen gemeinsamer Marker, in diesem Stadium auf. Bemerkenswert ist, daß keines dieser Moleküle spezifisch für die T-Reihe ist. Die Zugehörigkeit zur T-Zell-Linie der frühen Thymozyten ergibt sich aus den Genrearrangements der TCR-β-Kette und des TCR-assoziierten CD3-Komplexes, der hier jedoch nur zytoplasmatisch und noch nicht membranständig ist.

Das Stadium 2, das der intermediären Thymozyten, die immer ungefähr 85% der lymphatischen Zellen im Thymus ausmachen, ist durch das Erscheinen zusätzlicher Oberflächenmarker wie CD1 und der Koexpression von CD4 und CD8 auf derselben Zelle gekennzeichnet (diese Zellen werden als „doppelt positiv" bezeichnet). In diesem Stadium findet auch das Rearrangement der α-Kette des TCR-2 statt. Beide Ketten des TCR-2 werden in Assoziation mit dem CD3-Antigenkomplex in geringer Konzentration auf der Zelloberfläche von solchen Zellen exprimiert, die zu αβ-Zellen reifen.

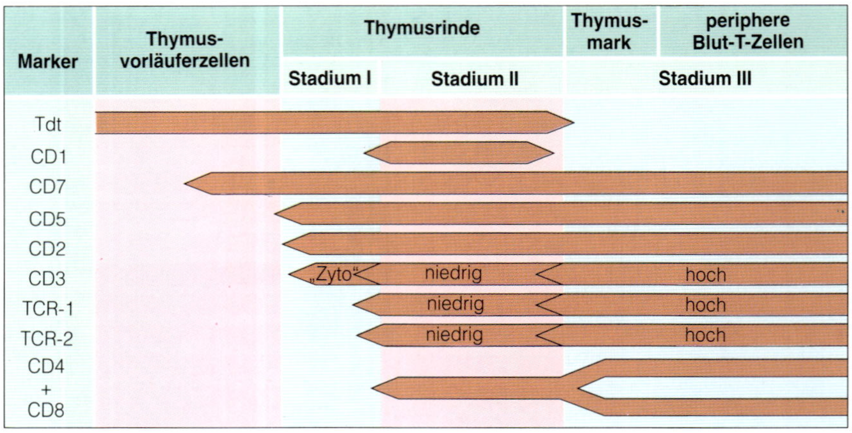

Abb. 11.**8** **Differenzierung der menschlichen T-Zellen.** Die Graphik zeigt die Entwicklung der Marker auf menschlichen T-Zellen. Tdt (terminale Deoxynucleotidyltransferase) ist ein Enzym, das von Thymusstammzellen bis zum Stadium III vorkommt und im Mark verlorengeht. Mehrere Oberflächenglykoproteine erscheinen während der Differenzierung. CD1 kommt im frühen Stadium II der Thymozyten vor, geht aber im Mark verloren. CD2 und CD7 erscheinen sehr früh während der Differenzierung und kommen auch auf reifen T-Zellen vor. Gleiches gilt für CD5. CD3 tritt im Zytoplasma im frühen Stadium I auf („zyto") und wird auf der Zelloberfläche zusammen mit TCR-1 und TCR-2 exprimiert. Bei den meisten Stadium-II-Zellen werden CD3 und TCR-2 nur in geringer Konzentration auf der Zelloberfläche exprimiert, sind aber in hoher Konzentration auf Stadium-II-Zellen vorhanden. CD4 und CD8 treten auf Stadium-II-Zellen gemeinsam auf (doppelt positiv), einer dieser Marker geht bei der Differenzierung zu Stadium-III-Zellen verloren.

Im Stadium 3, dem der reifen Thymozyten, treten größere phänotypische Veränderungen auf: Verlust von CD1, membranständige CD3 in Assoziation mit dem α/β (TCR-2) in hoher Konzentration und die klare Trennung in CD4-positive (T-Helfer) und CD8-positive (zytotoxische) T-Zellen. Der Mehrzahl der Thymozyten dieses Stadiums fehlt CD38 und auch der Transferrinrezeptor, sie sind bereits von reifen zirkulierenden T-Zellen praktisch nicht mehr zu unterscheiden. Alle Zellen exprimieren den Rezeptor CD44. Man nimmt an, daß die Zellen über diesen Rezeptor ihren Weg in die peripheren lymphatischen Gewebe finden.

Erzeugung der T-Zell-Rezeptordiversität im Thymus

T-Zellen müssen eine Vielzahl von unterschiedlichen Antigenen erkennen können. Die α- und β-Polypeptidketten des TCR-2 und die γ- und δ-Polypeptidketten des TCR-1 bestehen jeweils aus variablen und konstanten Regionen. Die variable Region wird von Genen kodiert, die in allen somatischen Körperzellen nachgewiesen werden können. Während der Entwicklung der T-Zellen aus Prä-T-Zellen werden diese Gene rearrangiert, so daß sie innerhalb des Chromosoms näher zusammenliegen (ausführlicher beschrieben in Kap. 5). Die β- und δ-Ketten werden von V-, D- und J-Segmenten kodiert, die α- und γ-Ketten nur von V- und J-Segmenten. Die ersten TCR-Gene, die während der T-Zell-Entwicklung rearrangiert werden, kodieren γ-Ketten. Durch weitere Rearrangements können β- und α-Ketten kodiert werden. Eine große Anzahl funktionsfähiger Gene wird durch zufälliges Zusammensortieren der unterschiedlichen Gensegmente hergestellt. Innerhalb der variablen Regionen beider Ketten des TCR werden deshalb unterschiedliche Peptidsequenzen exprimiert. Zuerst wird der TCR nur in geringer Konzentration auf der Zelloberfläche exprimiert. Dies geschieht innerhalb des subkapsulären und äußeren Kortex des Thymus, wo eine aktive Zellproliferation stattfindet.

Positive und negative Selektion im Thymus

Während B-Zellen die Konformation nativen Antigens direkt erkennen, können T-Zellen Antigen nur in Assoziation mit Selbst-MHC-Molekülen erkennen. Antigen wird T-Zellen von einer Reihe antigenpräsentierender Zellen (APC) präsentiert, wie z. B. von Makrophagen, dendritischen Zellen, B-Zellen und Epithelzellen. Normalerweise werden Antigene zuerst von APC prozessiert, so daß kurze Peptidstücke entstehen. Diese Fragmente werden dann in die dafür vorgesehene Spalte innerhalb der MHC-Klasse-I- und MHC-Klasse-II-Moleküle gebunden und zur Zelloberfläche transportiert (s. Kap. 4). T-Zellen besitzen eine „duale Erkennung": Sie erkennen sowohl das antigene Peptidfragment als auch den polymorphen Anteil der MHC-Moleküle. CD4, das bei einer Untergruppe von T-Zellen vorhanden ist, bindet an MHC-Klasse-II-Moleküle, allerdings an den nichtpolymorphen Anteil. Im Thymus werden T-Zellen mit funktionsfähig rearrangierten TCR-Genen, die TCR in geringer Konzentration auf ihrer Zelloberfläche exprimieren, selektiert: Sie interagieren mit kortikalen Epithelzellen, die die polymorphen Komponenten der Selbst-MHC-Moleküle exprimieren. Es gibt Hinweise für eine positive Selektion von T-Zellen auf Selbst-MHC (sog. „thymische Erziehung"). Sie wird von APC, die nicht vom Knochenmark abstammen (z. B. Epithelzellen), vermittelt (Abb. 11.**9**). Die Affinität nichtselektierter TCR für Selbst-MHC-Moleküle allein kann sehr unterschiedlich sein (gering oder sehr hoch). T-Zellen mit Rezeptoraffinitäten, die jeweils an den beiden Enden des Affinitätsspektrums liegen, sterben im Kortex ab. Zu diesen Zellen gehören auch solche, die kein erfolgreiches Rearrangement ihrer TCR-Gene durchführen konnten, sowie solche, die zwar ihre Gene funktionsfähig rearrangieren konnten, aber deren produzierte Rezeptoren entweder keine oder aber sehr hohe Affinität für MHC-Moleküle besitzen. Der Zelltod geschieht durch Apoptose, einem vorprogrammierten „Selbstmord". Er wird durch eine Aktivierung endogener Nukleasen, die eine DNA-Fragmentierung bewirken, erzielt (Abb. 11.**10**).

T-Zellen, deren Rezeptoren intermediäre Affinitäten besitzen, werden vor der Apoptose gerettet, überleben und reifen weiter. Einige der geretteten T-Zellen erkennen möglicherweise weitere Selbstkomponenten neben

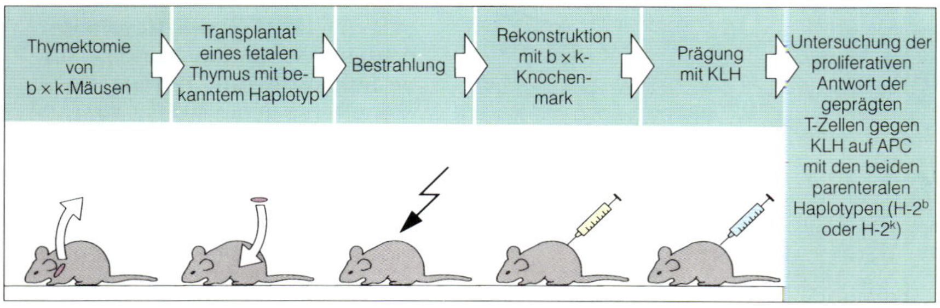

Haplotyp des transplantierten fetalen Thymus	Haplotyp der APC	
	H-2^b	H-2^k
b × k	++	++
b	++	–
dG-behandelt b	++	–
k	–	++
dG-behandelt k	–	++

Abb. 11.**9** **Die MHC-Restriktion der T-Zellen geschieht im Thymus.** Wirtsmäuse (F_1[H-2^b × H-2^k]) wurden thymektomiert und dann Thymen mit unterschiedlichen Genotypen transplantiert. Anschließend wurden die Mäuse bestrahlt, um die verbleibenden T-Zell-Populationen zu entfernen, und mit neuen Stammzellen durch eine Rekonstruktion mit F_1-Knochenmark versorgt. Nach der Prägung mit KLH (keyhole limpet haemocyanin) wurde die proliferative Antwort der T-Zellen in den Lymphknoten gegen KLH auf APC von jedem Elternstamm gemessen. In einigen Experimenten wurden die Thymusläppchen vor der Transplantation mit Deoxyguanosin (dG) inkubiert. Deoxyguanosin zerstört die intrathymischen Zellen der Makrophagen/dendritischen Zellinie. Die Abbildung zeigt erstens, daß die Umgebung des Thymus für die „thymische Erziehung" der T-Zellen (das Erkennen des MHC) essentiell ist, und zweitens, daß vom Knochenmark abstammende Makrophagen/dendritische Zellen (entfernt durch dG-Behandlung) nicht an diesem Prozeß beteiligt sind. (Nach Lo u. Sprent.)

Selbst-MHC. Diese Zellen werden durch einen negativen Selektionsprozeß deletiert, an dem die Interaktion von Antigen mit APC (interdigitierende Zellen und Makrophagen) beteiligt ist. Negative Selektion findet tiefer im Kortex, an der Verbindung zwischen Kortex und Medulla und in der Medulla statt. Die Existenz eines negativen Selektionsprozesses (auch als zentrale Toleranz bezeichnet) konnte erst kürzlich durch Versuche an Mäusen weiter belegt werden. In diesen Untersuchungen konnte gezeigt werden, daß spezifische V_β-Familien durch bestimmte endogene Superantigene während der thymischen Entwicklung eliminiert werden können. Die apoptotisch doppelt positiven, negativ selektierten Zellen werden zusammen mit den Zellen, die nicht positiv selektiert wurden, von Makrophagen mit anfärbbaren Körperchen im tiefen Kortex phagozytiert.

T-Zellen in diesem Reifestadium exprimieren weiterhin TCR in hoher Konzentration und verlieren entweder CD4 oder CD8. Sie werden so zu „einfach positiven" reifen Thymozyten. Die getrennten Untergruppen der $CD4^+$- und $CD8^+$-Zellen, die spezialisierte „homing receptors" besitzen, verlassen den Thymus und wandern in die T-Zell-Gebiete der peripheren lymphatischen Gewebe, wo sie ihre Funktion als reife T-Helferzelle ($CD4^+$) oder als reife zytotoxische T-Zelle ($CD8^+$) aufnehmen. Weniger als 5% Zellen der gesamten Thymuspopulation verlassen den Thymus; der Rest stirbt wegen selektiver Prozesse ab (Abb. 11.**11**).

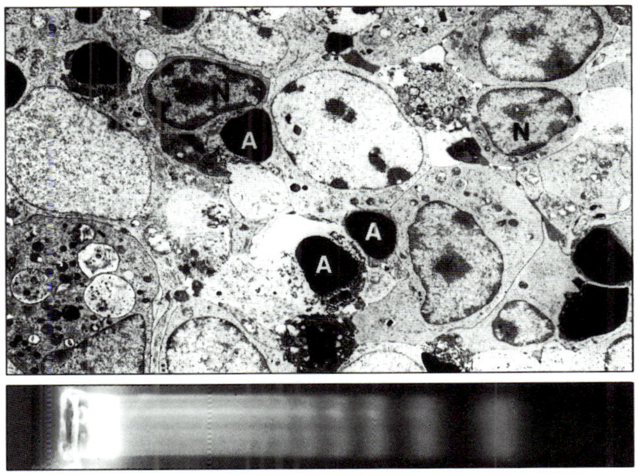

Abb. 11.**10** **Zellapoptose im Thymus.** Oben: Fetale Thymusläppchen wurden in Kultur mit Anti-CD3-Antikörpern behandelt. Diese Behandlung simuliert eine Aktivierung über die TCR und leitet dadurch den vorprogrammierten Zelltod, die Apoptose, ein. Die elektronenmikroskopische Aufnahme zeigt die starke Kondensation des nukleären Chromatins in apoptotischen Nuklei (A) im Vergleich zu dem lockeren Chromatin normaler Zellen (N). Mit freundlicher Genehmigung von Dr. C. Smith.

Die Bedeutung von Adhäsionsmolekülen und Zytokinen für die Entwicklung im Thymus

Die oben angeführten Reifungsereignisse sind von verschiedenen Einflüssen der Umgebung im Thymus abhängig, zu denen sowohl nichtlymphatische Zellen als auch Zytokine beitragen. Es konnte gezeigt werden, daß die Adhäsion reifender Thymozyten an Epithelzellen und akzessorische Zellen für die T-Zell-Entwicklung von entscheidender Bedeutung ist. Diese Adhäsion wird von einigen komplementären Adhäsionsmolekülpaaren vermittelt. Dazu gehören CD2 mit LFA-3 (CD58) und LFA-1 (CD11a, CD18) mit ICAM-1 (CD54). Diese Interaktionen induzieren die Produktion der Zytokine IL-1, IL-3, IL-6 und GM-CSF, die für die T-Zell-Reifung im Thymus benötigt werden. Thymozyten exprimieren ebenfalls Rezeptoren für IL-2. Dieses Zytokin fördert zusammen mit anderen Molekülen die Zellproliferation, die vor allem im subkapsulären und tiefen Kortex stattfindet.

Negative Selektion in der Peripherie (periphere Toleranz)

Nicht alle selbstreaktiven T-Zellen werden während ihrer intrathymischen Entwicklung eliminiert. Dies liegt wahrscheinlich daran, daß es nicht allen Selbstantige-

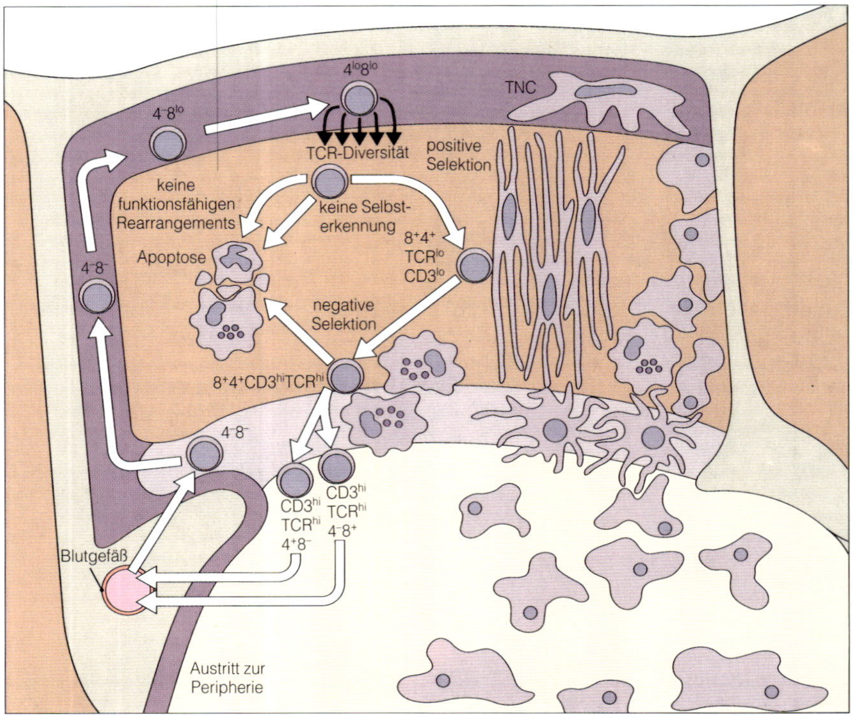

Abb. 11.**11** **T-Zell-Differenzierung sowie negative und positive Selektion von Thymus.** In dem Modell, das in der Abbildung dargestellt ist, werden präthymische T-Zellen vom Thymus angezogen und wandern in ihn ein. Sie proliferieren unter der subkapsulären Region als große Lymphoblasten, die sich replizieren und aus denen ein Pool von Zellen entsteht, die unterschiedliche Differenzierungswege einschlagen. Viele dieser Zellen sind mit thymischen Ernährerzellen (thymic nurse cells, TNC) assoziiert. Die Bedeutung dieser Interaktion ist allerdings noch unbekannt. Die Zellen in dieser Region erwerben zuerst CD8 und später CD4 in geringer Konzentration. Es findet ebenfalls das Rearrangement der TCR-Gene statt, und die Produkte dieser Gene können in geringer Konzentration auf der Zelloberfläche exprimiert werden. Reifende Zellen wandern tiefer in den Kortex ein und adhärieren an kortikale Epithelzellen. Diese Epithelzellen sind länglich und verzweigt. Dadurch ist ihre Oberfläche stark vergrößert und guter Kontakt mit Thymozyten möglich. Es findet eine positive Selektion statt: TCR der Thymozyten reagieren mit den epithelialen MHC-Molekülen. Zellen, die nicht selektiert werden, unterliegen der Apoptose und werden von Makrophagen phagozytiert. Während der Wanderung der Thymozyten von der subkapsulären Region in den tieferen Kortex ist die Expression von CD3, TCR, CD4 und CD8 vermindert. TCR, die mit Selbstmolekülen reagieren, werden nun durch Kontakt mit Autoantigenen, die von interdigitierenden Zellen und Makrophagen an der Verbindung zwischen Kortex und Medulla präsentiert werden, eliminiert. Dieser Prozeß wird als negative Selektion bezeichnet. Auch medulläre Epithelzellen sind möglicherweise an diesem Prozeß beteiligt. Nach diesem Stadium erscheinen Zellen, die entweder CD4 oder CD8 exprimieren. Über spezialisierte Gefäße an der kortikomedullären Verbindung verlassen sie den Thymus und wandern in die Peripherie. (Eine Art negative Selektion findet möglicherweise auch im Kortex statt, die zur Entfernung von Zellen führt, die TCR mit hoher Affinität für Selbst-MHC-Moleküle exprimieren.)

nen möglich ist, die Gewebe des Thymus zu durchwandern. Der Zutritt zirkulierender Antigene wird durch die Epithelschicht des Thymus begrenzt. Wenn man davon ausgeht, daß einige selbstreaktive T-Zellen überleben, müssen weitere Mechanismen vorhanden sein, die eine Attacke gegen den eigenen Körper verhindern. Erst kürzlich durchgeführte Experimente mit transgenen Mäusen haben gezeigt, daß die periphere Inaktivierung selbstreaktiver T-Zellen zwei Ursachen haben kann:

1. Rückregulation von TCR und CD8 (bei zytotoxischen Zellen), so daß die Zellen nicht mehr mit der Zielstruktur Autoantigen interagieren können,
2. Anergie, wegen des Fehlens wichtiger sekundärer Aktivierungssignale von den Zielzellen.

Die periphere Toleranz ist ausführlicher in Kapitel 10 beschrieben.

Extrathymische Entwicklung der T-Zellen

Obwohl die große Mehrheit der T-Zellen einen funktionsfähigen Thymus für ihre Differenzierung benötigt, konnte eine kleine Anzahl von Zellen (von Natur aus meist oligoklonal), die T-Zell-Marker tragen, in athymischen („nackten“) Mäusen nachgewiesen werden. Allerdings kann nicht ausgeschlossen werden, daß möglicherweise thymische Überreste vorhanden sind. Einige Experimente liefern jedoch Anhaltspunkte dafür, daß Vorläuferzellen aus dem Knochenmark in das Epithel von Schleimhäuten wandern können und anschließend zu funktionsfähigen TCR-1-T-Zellen ohne Mitwirkung des Thymus reifen.

B-Zellen

Beim Vogel findet die Lymphopoese der primären B-Zellen in einem speziellen lymphoepithelialen Organ statt, der Bursa Fabricii. Die Bursaanlage entsteht aus einer Ausstülpung des entodermalen Hinterdarms und wird von Stammzellen aus dem Blutkreislauf besiedelt. Untersuchungen an Hühner-Wachtel-Chimären ergaben, daß die Eintrittspforte zwischen dem 10. und 14. Lebenstag geöffnet ist (s. Kap. 14). Pyroninophile Zellen – die vermutlichen Stammzellen – stehen in engem Kontakt mit epithelialen Zellen. Mit Proliferation der Bursazellen entstehen in jedem Bursafollikel Rinde und Mark, und wie die Thymusläppchen wird jeder Follikel von einer – oder einigen wenigen – Stammzellen besiedelt (Abb. 11.**12**).

Säuger besitzen kein eigenes Organ für die Lymphopoese von B-Zellen; diese entwickeln sich direkt aus den lymphoiden Stammzellen im blutbildenden Gewe-

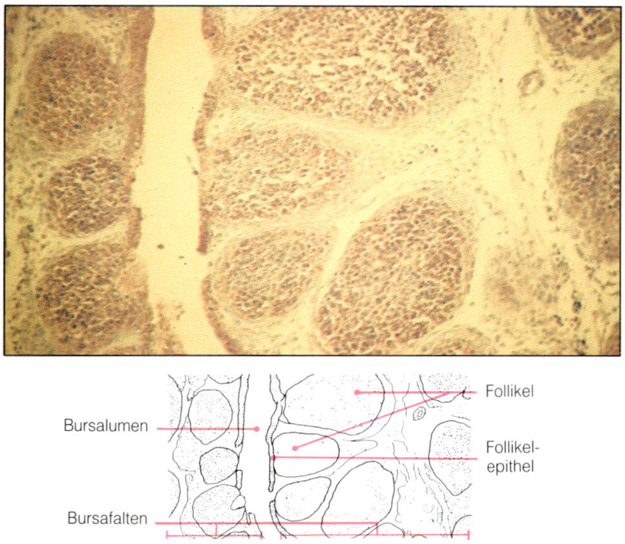

Abb. 11.**12** **Schnitt durch einen Bursafollikel mit reifenden B-Lymphozyten.** Wie die fetale Leber ist die Bursa ein Organ der Blutbildung und der Granulozytopoese und nicht nur ein Organ für die Entwicklung von Lymphozyten. HE-Färbung. 50 ×.

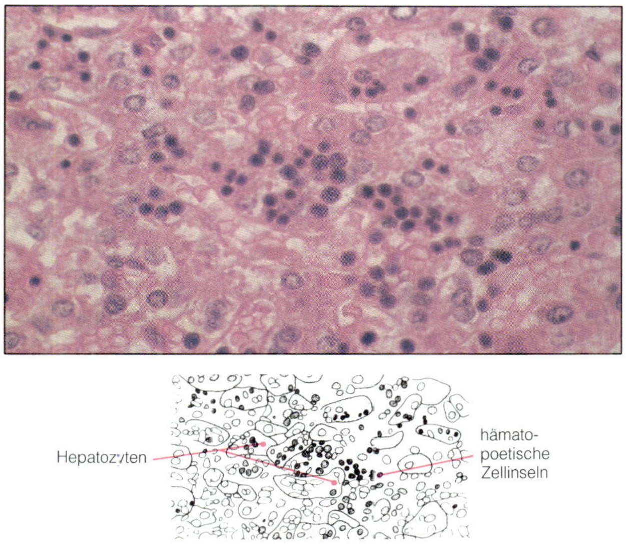

Abb. 11.**13** **Schnitt durch eine fetale menschliche Leber mit blutbildenden Zellinseln.** Aus hämatopoetischen Stammzellen entstehen hämatopoetische Zellinseln aus sich differenzierenden zelliniensрezifischen Zellen, die auch B-Zellen mit einschließen.

be der fetalen Leber (Abb. 11.**13**), und zwar in der 8. bis 9. Entwicklungswoche beim Menschen und etwa ab dem 14. Tag bei der Maus. Die Funktion der fetalen Leber als Produktionsstätte für B-Zellen nimmt allmählich ab und wird vom Knochenmark übernommen. Beim erwachsenen Tier findet auch die Bildung der anderen Blutzellen wie Erythrozyten, Granulozyten, Monozyten und Blutplättchen im Knochenmark statt. Erst vor kurzem konnte gezeigt werden, daß die Produktion von B-Zellen im Knochenmark nicht in einzelnen Domänen stattfindet. Man fand heraus, daß sich die Vorläufer der B-Zellen entlang des Endosteums der Knochenlamellen befinden. Jeder B-Zell-Vorläufer kann im Stadium des Rearrangements der Immunglobulingene bis zu 64 Nachkommen produzieren. Diese wandern zum Zentrum jeder Höhle des Röhrenknochens und erreichen das Lumen eines venösen Sinusoiden. B-Zellen reifen im Knochenmark in enger Assoziation mit retikulären Stromazellen. Sie befinden sich sowohl entlang des Endosteums als auch in enger Verbindung mit dem zentralen Sinus, wo sie adventitielle Retikularzellen genannt werden (Abb. 11.**14**). Retikularzellen besitzen unterschiedliche phänotypische Eigenschaften, die Ähnlichkeiten mit Fibroblasten, Endothelzellen und Zellen der glatten Muskulatur aufweisen. Sie produzieren Kollagen Typ IV, Laminin und die Art des Actins, das in der glatten Muskulatur vorkommt. Experimente in vitro haben belegt, daß Retikularzellen die B-Zell-Differenzierung unterstützen. Adventitielle Retikularzellen sind möglicherweise für die Freisetzung reifer B-Zellen in den zentralen Sinus wichtig. Die Mehrheit der im Knochenmark reifenden B-Zellen (über 75%) erreicht nicht die Blutzirkulation, sondern unterliegt (wie im Thymus) dem vorprogrammierten Zelltod (Apoptose) und wird von Makrophagen des Knochenmarks phagozytiert. Es wurde vorgeschlagen, daß die Interaktion der B-Zellen mit dem Stroma vielleicht eine Art positiver Selektion vermittelt, die eine Minderheit von B-Zellen mit funktionsfähig rearrangierten Immunglobulingenen vor dem vorprogrammierten Zelltod bewahrt. Eine negative Selektion autoreaktiver B-Zellen findet möglicherweise im Knochenmark oder in der Milz statt. In die Milz werden die meisten der neu produzierten B-Zellen exportiert.

Aufgrund kinetischer Daten wird angenommen, daß ungefähr 5×10^7 murine B-Zellen pro Tag produziert werden. Da die Milz der Maus etwa $7{,}5 \times 10^7$ B-Zellen enthält, muß ein großer Anteil von B-Zellen absterben. Dies geschieht wahrscheinlich im Prä-B-Zell-Stadium, in dem B-Zellen den B-Zellen im Knochenmark um den Faktor 2 überlegen sind.

Charakteristische Marker der B-Lymphozyten-Reihe sind Immunglobuline, die als Antigenrezeptoren auf der Zelloberfläche fungieren. Die Proliferation wahrscheinlich Tdt-exprimierender lymphoider Stammzellen und ihre Differenzierung führt zum Rearrangement der Immunglobulingene (s. Kap. 4). Es erscheinen Prä-B-Zellen, die in ihrem Zytoplasma schwere μ-Ketten exprimieren. Mindestens einige dieser Prä-B-Zellen exprimieren geringe Mengen membranständiger μ-Ketten, die mit den pseudoleichten Ketten VpräB und $\lambda 5$ assoziiert sind. Zu diesem Zeitpunkt ist der allele Ausschluß von mütterlichen oder väterlichen Immunglobulingenen bereits abgeschlossen. Aus den proliferierenden B-Zell-Vorläufern entstehen wahrscheinlich auch die kleineren Prä-B-Zellen. Mit der Synthese der leichten Ketten, die entweder vom $\varkappa$- oder vom λ-Typ, jedoch nie beides gleichzeitig sein können, legt die Zelle ihre Oberflächen-(surface-)Immunglobuline (sIg) fest. Jede B-Zelle ist von nun an für den Rest ihres Lebens für eine einzige spezifische sIg-Antigen-Bindung zuständig. Eine B-Zelle bildet also nur jeweils einen spezifischen Antikörper, und dies ist auch die Basis für die klonale Selektionstheorie über die Entstehung von Anti-

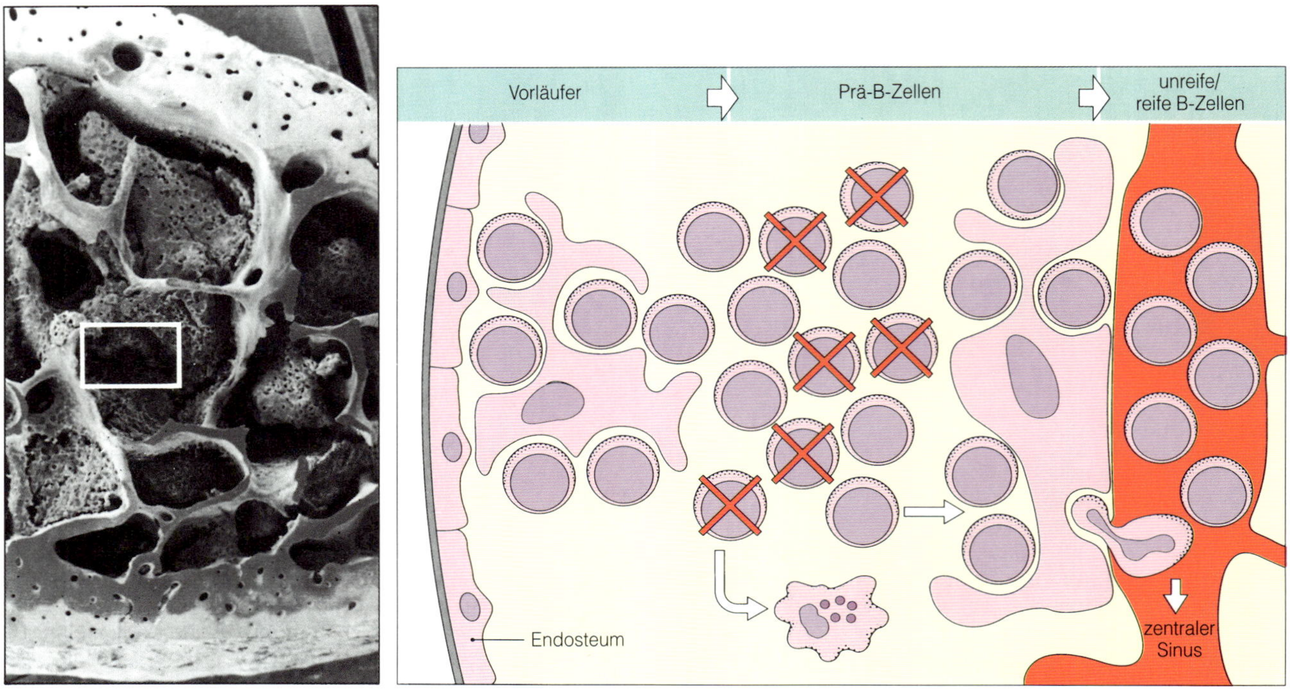

Abb. 11.**14** **Modell für die B-Zell-Differenzierung im Knochenmark.** Links: Schwach vergrößerte Scanningelektronenmikroskopische Aufnahme, die den Knochenaufbau und seine Verbindung zum Knochenmark zeigt. Eine Höhle ist schematisch auf der rechten Seite dargestellt. Mit freundlicher Genehmigung von Dr. A. Stevens und Dr. J. Lowe. Rechts: Innerhalb der Höhlen eines Röhrenknochens findet die B-Zell-Lymphopoese mit einer radial zum Zentrum gerichteten Reifung statt (vom Endosteum zum zentralen venösen Sinus). Unreife Vorläuferzellen, die an die Zellschicht des Endosteums angrenzen, reifen zu Prä-B-Zellen. Die meisten Prä-B-Zellen sterben ab und werden von Knochenmarkmakrophagen, die tingible Körperchen enthalten (anfärbbar mit Hämotoxylin), phagozytiert. Überlebende Zellen reifen weiter und erreichen den zentralen venösen Sinus. Die Assoziation mit retikulären Zellen und die Gegenwart von Zytokinen, wie z. B. IL-7, sind für alle Stadien der B-Zell-Reifung essentiell. (Nach Osmond, D. u. R. Gallagher.)

körpern. Eine Zusammenfassung der B-Zell-Differenzierung mit der Expression von Immunglobulinen und anderen wichtigen Molekülen wird in Abb. 11.**15** gegeben.

Ähnlich wie bei T-Zellen (s. o. und Kap. 5) finden auch bei der B-Zell-Entwicklung Rearrangements der Immunglobulingene in hierarchischer Folge sowie phänotypische Veränderungen statt. Die Genrearrangements für die schwere Kette erfolgen in den B-Zell-Vorläuferzellen und stellen den frühesten Hinweis auf die Zugehörigkeit zur B-Reihe dar. Anschließend, in späteren Prä-B-Zellstadien, kommt es zu Rearrangements der Gene der leichten Kette. Bevor man Immunglobuline nachweisen kann, werden bereits bestimmte Oberflächenmarker auf B-Zellen exprimiert, nämlich MHC-Klasse-II-Moleküle, CD19, CD20, CD21 und das CD10-(CALLA-)Antigen. Bei dem letztgenannten Marker handelt es sich um eine hochkonservierte neutrale Endopeptidase, die vorübergehend von frühen B-Zell-Vorläufern exprimiert wird, bevor schwere μ-Ketten im Zytoplasma auftreten. CALLA wird in der späteren Lebensgeschichte der B-Zellen im Anschluß an eine Aktivierung mit Antigen reexprimiert (Abb. 11.**15**). Andere Marker, wie z. B. CD23 und CD25 (IL-2-α-Rezeptor), findet man meistens auf aktivierten B-Zellen.

Um die B-Zellen zu dieser Entwicklung durch die genannten frühen Stadien zu bringen, wird eine Reihe von Wachstums- und Differenzierungsfaktoren benötigt. Rezeptoren für diese Faktoren werden in den unterschiedlichen Stadien der Entwicklung exprimiert. IL-7, IL-3 und niedermolekularer B-Zell-Wachstumsfaktor (low molecular weight B-cell growth factor, L-BCGF) sind für die Initiierung der B-Zell-Differenzierung von Bedeutung, wohingegen andere Faktoren in späteren Stadien aktiv sind (Abb. 11.**16**).

Nach ihrer Bildung in der fetalen Leber wandern die B-Zellen an ihren Arbeitsplatz, das sekundäre lymphatische Gewebe. Die ersten Besiedler der fetalen Lymphknoten (beim Menschen nach 17 Wochen) sind $sIgM^+$ und tragen auch einen T-Zell-Marker (CD5) ($Ly1^+$ und $sIgM^+$ bei der Maus). $CD5^+$-B-Zell-Vorläufer können im fetalen Omentum nachgewiesen werden. Auch in erwachsenen Lymphknoten findet sich dieser B-Zell-Phänotyp in geringen Mengen in der Mantelzone von Sekundärfollikeln.

Nach ihrer Reifung können sich die B-Zellen auf eine Antigenstimulation hin zu Gedächtniszellen oder antikörperbildenden Plasmazellen (antibody-forming cell, AFC) entwickeln. In diesem Stadium ist gewöhnlich das Oberflächenimmunglobulin (sIg) verschwunden, da seine Funktion als Rezeptor beendet ist. Die Antwort von unreifen B-Zellen auf ein Antigen unterscheidet sich von der Antwort reifer B-Zellen. Eine Behandlung mit Anti-IgM-Antikörpern oder Antigen führt so-

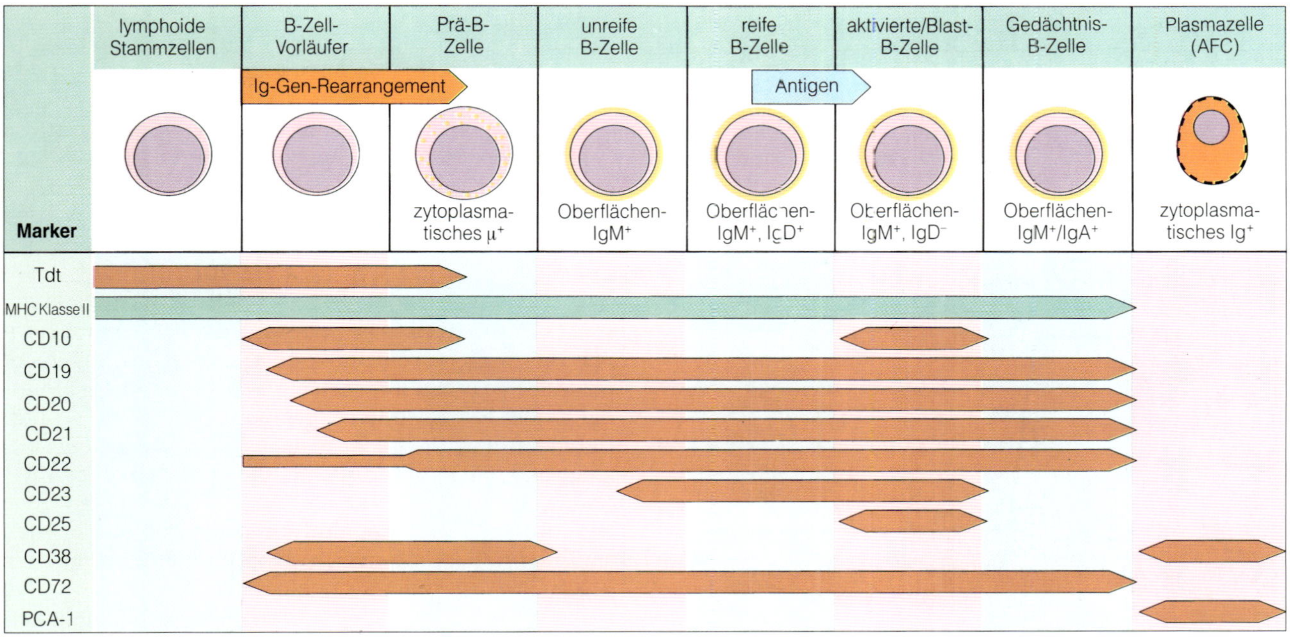

Abb. 11.**15** **Differenzierung der B-Zellen.** B-Zellen differenzieren sich aus lymphoiden Stammzellen zu jungfräulichen B-Zellen und reifen dann antigenabhängig weiter zu Gedächtniszellen oder Plasmazellen. Der gelbe Kreis bezeichnet die Lokalisation der Immunglobuline. Im Verlauf der Differenzierung der Stammzellen zu B-Zell-Vorläufern findet ein Rearrangement der antikörperkodierenden Gene statt. B-Zell-Vorläufer exprimieren nur zytoplasmatische μ-Ketten. Auf der Oberfläche von unreifen B-Zellen wird IgM exprimiert, die anderen Ig-Klassen werden von reifen B-Zellen gebildet. Auf einen antigenen Reiz hin proliferiert die B-Zelle und entwickelt sich nach einem Stadium der Proliferation, Aktivierung und Blastbildung zu einer Plasmazelle oder einer Gedächtniszelle. Gedächtniszellen und Plasmazellen befinden sich in unterschiedlichen Regionen lymphatischer Gewebe. Tdt wird sehr früh in der Ontogenese exprimiert. Die Abbildung zeigt auch die Reihenfolge des Erscheinens anderer B-Zell-Oberflächenmarker. PCA-1 findet man nur auf Plasmazellen. Beachte, daß CD38 ein Beispiel für ein Molekül ist, das auf frühen Vorläuferzellen vorkommt, während der Entwicklung verlorengeht und auf volldifferenzierten Plasmazellen wieder erscheint.

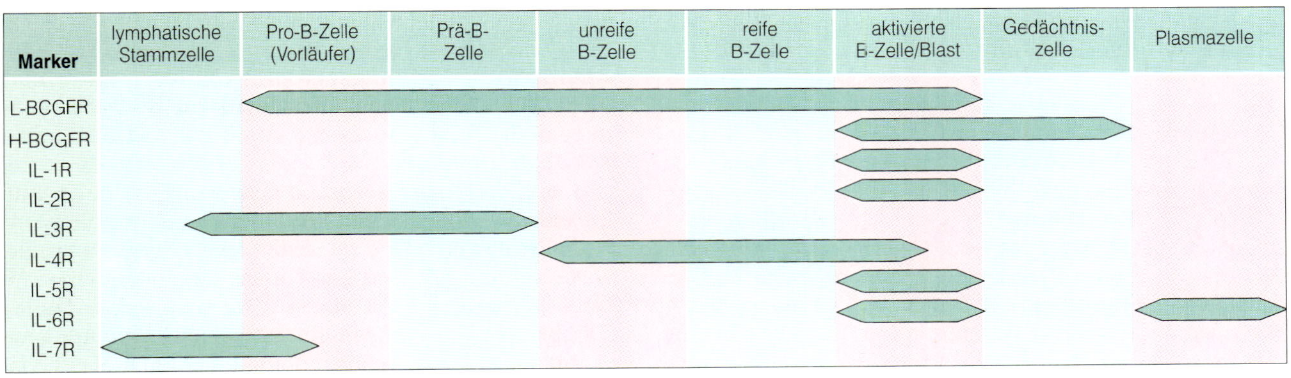

Abb. 11.**16** **Expression von Zytokinrezeptoren während der B-Zell-Entwicklung.** Die gesamte Entwicklungsgeschichte einer B-Zelle von einer Stammzelle zu einer Plasmazelle wird von Zytokinen reguliert, die in ihrer Umgebung vorhanden sind. Rezeptoren für diese Zytokine werden von der B-Zelle in den unterschiedlichen Stadien ihrer Entwicklung exprimiert. IL-7 spielt eine wichtige Rolle bei der Initiierung der B-Zell-Differenzierung.

wohl bei reifen als auch bei unreifen B-Zellen zu einem Verlust des sIgM durch Haubenbildung („capping") und Endozytose. Reife Zellen können im Gegensatz zu unreifen Zellen sIgM in Kultur resynthetisieren (Abb. 11.**17**). Wegen dieser Instabilität des sIgM können unreife B-Zellen leicht ausgeschaltet werden, was zu einer zentralen Toleranz führt.

Diversität der Antikörperspezifität

In der Natur kommen Zehntausende antigener Formen vor. Da eine B-Zelle nur einen antigenspezifischen Antikörper hervorbringen kann, müssen sich aus den Stammzellen viele B-Zellen mit unterschiedlichen spezifischen Antikörperrezeptoren entwickeln.

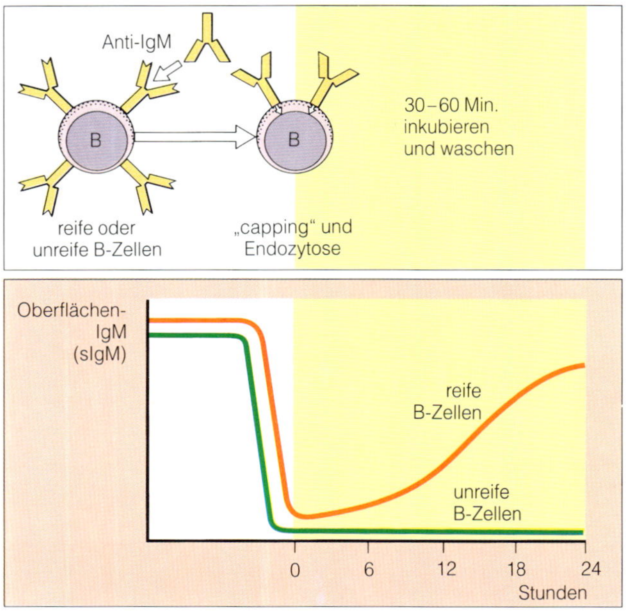

Abb. 11.**17** **Differenzierung von B-Zellen.** Reife und unreife B-Zellen wurden 30–60 Min. lang (bei 37 °C) mit Antikörpern gegen ihr Oberflächenimmunglobulin (Anti-IgM) inkubiert; dadurch werden die Oberflächen-IgM von einer Antikörperhaube überzogen („capping“) und durch Endozytose ins Innere der Zelle aufgenommen. Anschließend wurde das Anti-IgM wieder von der Zelle abgewaschen. Reife B-Zellen resynthetisieren ihr Oberflächen-IgM innerhalb von 24 Stunden, während unreife B-Zellen dazu nicht in der Lage sind.

Alter (Tage)	Brucella	SRBC	DRBC	KLH	SSS_{III}
0	4,7	0	0	0	0
1	5,3	0	0	0	0
2		0	0		
3	7,3	2,9	0	0	0
4		5,4	0		
7			0,6	0	0
10–11			3,0	7,7	0
14–15			4,3	10,4	16%
20–22					70%
28					88%

Abb. 11.**18** **Entwicklung der Immunreaktivität.** Neugeborene Ratten verschiedenen Lebensalters wurden mit folgenden Antigenen immunisiert: Brucella abortis, Schaferythrozyten (SRBC), Eselerythrozyten (DRBC), „keyhole limpet haemocyanin“ (KLH) und Typ-III-Pneumokokkenpolysaccharid (SSS_{III}); anschließend wurde die Antikörperantwort gemessen. Die Antikörpertiter gegen die ersten vier Antigene sind als $\log_2$ angegeben. Die Immunantwort auf SSS_{III} ist durch den Prozentsatz der reagierenden Tiere ausgedrückt. Leere Kästchen bedeuten, daß keine Meßwerte vorliegen. Beobachte, wie die Fähigkeit, auf unterschiedliche Antigene zu reagieren, zu verschiedenen Zeitpunkten erscheint. Dieses Ergebnis weist auf ein vorprogrammiertes Erscheinen der Antikörper einer bestimmten Spezifität hin.

Die Gene, die die variablen Regionen der Antikörpermoleküle kodieren, sind ausführlich in Kapitel 5 beschrieben. Die Gene für die variable Region, die aus V-, D- und J-Segmenten bestehen, kommen in jeder somatischen Zelle in keimbahnähnlicher Konfiguration vor. Während der frühen Entwicklung werden die zwischen dem D- und J-Segment liegenden Sequenzen deletiert, so daß nun beide Gene nahe beieinander liegen. Weitere Rearrangements der V-, D- und J-Segment-Gene der variablen Region der schweren Kette (V_H) finden während des Progenitorstadiums der B-Zell-Entwicklung statt (s. Abb. 11.**15**). Die unterschiedlichen Kombinationen dieser Gene (ein funktionsfähiges Rearrangement pro Zelle) werden mit schweren μ-Ketten im Zytoplasma großer Prä-B-Zellen exprimiert. Diese aktiv proliferierenden Prä-B-Zellen rearrangieren dann ihre $V_\varkappa$-Gene und später, falls das $\varkappa$-Rearrangement nicht erfolgreich gewesen sein sollte, ihre V_λ-Gene. Wenn die Gene der leichten Kette funktionsfähig rearrangiert worden sind, exprimiert die unreife B-Zelle membranständige μ-Ketten mit $\varkappa$- oder λ-leichten Ketten. Die Zellen, die keine funktionsfähigen Rearrangements bilden konnten, sterben vermutlich ab (wahrscheinlich durch Apoptose). Dies ist eine Erklärung dafür, warum so viele Prä-B-Zellen während ihrer Entwicklung absterben (s. o.). Es gibt Anhaltspunkte dafür, daß Gene für pseudoleichte Ketten vor den $\varkappa$- und λ-leichten Ketten exprimiert werden und daß sie eine geringe Menge membranständiger IgM-Moleküle auf Prä-B-Zellen verursachen. Dies kann für die Selektion früher Prä-B-Zellen wichtig sein.

Sobald die $\varkappa$- oder λ-leichten Ketten produziert werden, können die membranständigen IgM-Moleküle auf reifen B-Zellen als funktionelle Antigenrezeptoren agieren. Man nimmt an, daß das Rearrangement der V-, D- und J-Segmente (schwere Ketten) sowie der V- und J-Segmente (leichte Ketten) nach dem Zufallsprinzip innerhalb der B-Zelle stattfindet. Allerdings gibt es bei Mäusen, Ratten und Hühnern Anhaltspunkte dafür, daß die Sequenz der Entwicklung bestimmter Antikörperspezifitäten programmiert ist (Abb. 11.**18**). Die Antikörperproduktion ist, im Unterschied zur Antigenerkennung durch B-Zellen, sowohl von T-Zellen als auch von APC abhängig.

Der Grund für die anscheinend vorprogrammierte Entwicklung von Spezifitäten auf molekularer Ebene innerhalb der B-Zellen ist unbekannt. Möglicherweise wird so nur die voreingenommene Benutzung von V-Gen-Segmenten, die den D- oder J-Segmenten direkt benachbart sind, zusammen mit der sich in 3′-Richtung bewegenden relevanten Rekombinase und/oder eine negative Selektion bestimmter Klone (möglicherweise selbstreaktive) widergespiegelt. Viele der in der Ontogenese zuerst erscheinenden B-Zellen exprimieren ein meist mit T-Zellen assoziiertes Molekül, CD5. Diese B-Zellen exprimieren ihre Immunglobuline von unmutierten oder nur geringfügig mutierten Keimbahngenen. $CD5^+$-B-Zellen produzieren meist IgM (aber auch wenig IgG und IgA) mit geringer Avidität. Sie stellen die polyreaktiven „natürlichen Antikörper“, die in hoher Konzentration im Serum von Erwachsenen gefunden werden, her. $CD5^+$-Zellen sind auch an der Antigenprozessierung und der Antigenpräsentation für T-Zellen beteiligt. Möglicherweise spielen sie eine Rolle bei negativen und positiven Antikörperantworten. Zu den Funktionen, die für die natürlichen Antikörper angenommen werden, zählen: die erste Abwehrlinie gegen Mikroorganismen, Entfernung von zerstörten Selbstkomponenten und „idiotypische Netzwerkinteraktionen“ innerhalb des Immunsystems.

Diversität der Antikörperklassen

B-Zellen produzieren Antikörper, die in fünf Hauptklassen oder Isotypen eingeteilt werden: IgM, IgD, IgG, IgA und IgE. Es gibt weitere vier Unterklassen von IgG und zwei Unterklassen von IgA (s. Kap. 4). Jede entdifferenzierte Plasmazelle, die von einer spezifischen B-Zelle abstammt, produziert nur Antikörper einer bestimmten Klasse oder Unterklasse. Man nimmt an, daß sich die Klassendiversität entwickelt hat, damit eine vielseitige Immunantwort gegen die Schar von Nichtselbstantigenen an den unterschiedlichen anatomischen Stellen hervorgerufen werden kann. Wie bereits beschrieben wurde, tragen die in der Entwicklung zuerst erscheinenden B-Zellen membranständige IgM-Moleküle als Antigenrezeptoren. Anschließend erfolgt die Expression anderer Immunglobulinklassen. Daß es sich bei den Zellen, die kein IgM tragen, um die Nachfahren der IgM-tragenden B-Zellen handelt, konnte durch Experimente an Hühnern und Mäusen gezeigt werden. Versuchstiere, die mit Anti-μ-Antikörpern behandelt wurden, konnten überhaupt keine Antikörper herstellen. Die Gene für die konstante Region, die die verschiedenen schweren Ketten kodieren (C_H) bestimmen die Antikörperklassen und Unterklassen. Sie befinden sich gehäuft am 3′-Ende des Locus für die schweren Immunglobulinketten und erscheinen in einer bestimmten Reihenfolge entlang des Chromosoms (Chromosom 14 beim Menschen und Chromosom 12 bei der Maus). Aufgrund von molekularen Untersuchungen nimmt man zur Zeit an, daß das Umschalten oder der „switch“ einer B-Zelle von IgM zu den anderen Klassen oder Isotypen durch einen Rekombinationsprozeß zwischen hoch repetitiven Switch-Regionen an den 3′-Enden jedes C_H-Gens und durch die Deletion der dazwischenliegenden C_H-Gene passiert. Die Details dieses Ablaufs sind in Kapitel 5 beschrieben. Es gibt einige B-Zellen, die mehr als einen Isotyp auf ihrer Zelloberfläche exprimieren können. Dies kommt wahrscheinlich durch den Prozeß des differentiellen Spleißens der langen RNA-Transkripte von C_H-Genen zustande. Der „switch“ von Isotypen geschieht wahrscheinlich nur während der Proliferation und kann schon vor dem Zusammentreffen mit exogenen Antigenen während der frühen klonalen Expansion und Reifung der B-Zelle stattfinden (Abb. 11.**19**). Einige Nachkommen der unreifen B-Zellen synthetisieren Antikörper anderer Ig-Klassen, nämlich IgG und IgA. Eine weitere Differenzierung führt zur Synthese von Oberflächen-IgD; dies ist eine Antikörperklasse, die sich fast ausschließlich auf den Membranen der B-Zellen findet. Alle drei sIg-Klassen auf derselben Zelle haben die gleiche Antigenspezifität, d. h., sie exprimieren die gleichen V-Region-Gene. Dennoch kann es durch somatische Mutationen nach dem „Klassenskitch“ zu einer weiteren Auffächerung innerhalb eines einzelnen Klons kommen.

Es ist gut dokumentiert, daß bestimmte Antigene Antikörperantworten induzieren, die von bestimmten Immunglobulinisotypen dominiert werden. In Mäusen rufen z. B. die Kohlenhydrate der Bakterienzellwand eine T-Zell-unabhängige Immunantwort hervor, die von IgG3-Antikörpern dominiert wird, während bei Immunantworten gegen Viren normalerweise IgG2a-Antikörper vorherrschen. Nach dem Zusammentreffen mit dem Antigen können zwei Mechanismen für diese Art der Isotypenbevorzugung verantwortlich sein. Erstens eine Art „Selektion“ von B-Zell-Klonen, die bereits spontan auf eine andere Klasse umgeschaltet haben (Abb. 11.**19**), oder zweitens eine De-novo-Induktion des Isotyp-Switches aufgrund einer Interaktion mit akzessorischen Zytokinen, die von der Zelle ausgeschüttet werden. Es gibt mittlerweile viele Hinweise, die auf eine Bedeutung der T-Zellen und ihrer Zytokine bei dem De-novo-Isotyp-Switch schließen lassen. Es konnte gezeigt werden, daß murine T-Zellen in Schleimhautregionen präferentiell die IgA-Produktion stimulieren. IL-4 bewirkt hauptsächlich ein Umschalten von B-Zellen, die polyklonal aktiviert wurden (durch Lipopolysaccharide, LPS), zum IgG1-Isotyp mit begleitender Suppression der anderen Isotypen (Abb. 11.**20**). In einem ähnlichen System induziert IL-5 eine 5- bis 10fach erhöhte

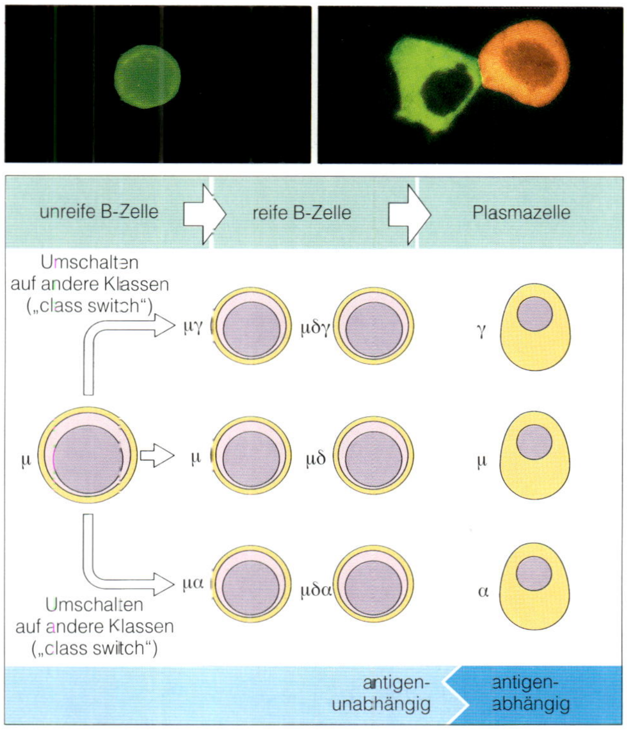

Abb. 11.**19** **Differenzierung von B-Zellen: Diversität der Klassen.** Unreife B-Zellen bilden nur IgM; reife B-Zellen können mehr als einen Oberflächenantikörper exprimieren, da nach dem Umschalten auf eine andere Klasse („class switch“) RNA und Oberflächenimmunglobulin erhalten bleiben. Während der klonalen Reifung wird auch IgD exprimiert. Eine Reifung findet auch in Abwesenheit von Antigen statt, die Entwicklung zu Plasmazellen (die wenig membranständiges und viel zytoplasmatisches Immunglobulin aufweisen) erfordert jedoch die Beteiligung von Antigen und (normalerweise) die Mithilfe von T-Zellen. Die Aufnahmen zeigen eine B-Zelle mit angefärbtem Oberflächen-IgM (grün, links) und Plasmazellen mit zytoplasmatischem IgM und IgG (grün und rot, rechts). IgM ist mit fluoreszierenden Anti-μ-Ketten und IgG mit rhodaminmarkierten Anti-γ-Ketten gefärbt.

T_H	Zytokine	Immunglobulinisotypen					
		IgG1	IgE	IgA	Ig3	IgG2b	IgG2a
T_H2	IL-4	↑	↑	↓	↓	↓	↓
	IL-5	=	=	↑	=	=	=
T_H1	IFNγ	↓	↓	↓	↓	↓	↑

Abb. 11.**20** **Regulation des Isotyps durch murine T-Zell-Zytokine.** In dieser Abbildung sind die Effekte von IFNγ (Produkt von T_H1-Zellen) und IL-4 und IL-5 (Produkte von T_H2-Zellen) dargestellt, die nach einer Stimulation mit einem polyklonalen Aktivator – Lipopolysaccharid, LPS – in vitro zu einer Erhöhung (↑), einer Verminderung (↓) oder keiner Veränderung (=) der Häufigkeit isotypspezifischer B-Zellen führen. IFNγ induziert den IgG3a-Isotyp, IL-4 induziert IgG1- und IgE-Antikörper. IL-5 verstärkt B-Zellen, die IgA-Antikörper sezernieren.

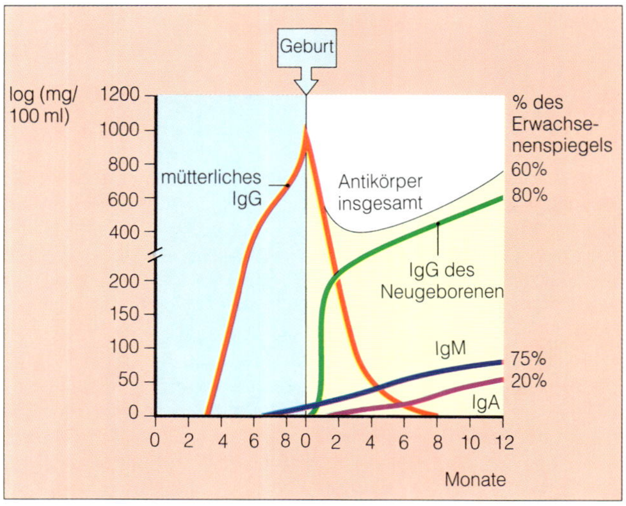

Abb. 11.**21** **Immunglobuline im Serum von Feten und Neugeborenen.** IgG im Fetus und im Neugeborenen stammt ausschließlich von der Mutter. Das mütterliche IgG verschwindet, wenn der Säugling im Alter von 9 Monaten eigenes IgG synthetisiert. IgM und IgA werden von Anfang an vom Neugeborenen gebildet, da diese Klassen die Plazenta nicht passieren können. Mit 12 Monaten produziert der Säugling 60% des IgG, 75% des IgM und 20% des IgA, jeweils im Vergleich zum Serumspiegel von Erwachsenen.

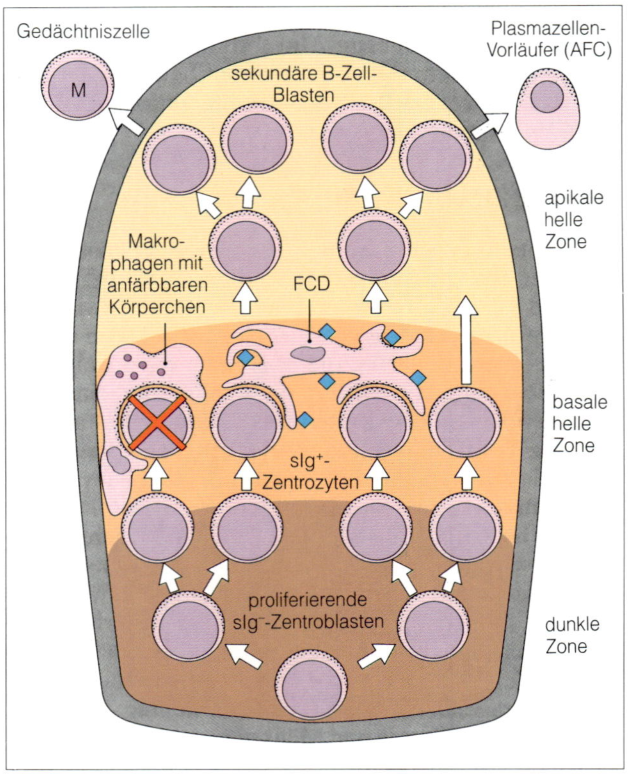

Abb. 11.**22** **Schematische Organisation eines Keimzentrums.** In diesem Modell besteht das Keimzentrum aus drei Hauptzonen: einer dunklen Zone, einer basalen hellen Zone und einer apikalen hellen Zone. Die Zonen sind hauptsächlich mit Zentroblasten (dunkle Zone), Zentrozyten (basale helle Zone) und sekundären Blasten (apikale helle Zone) besiedelt. Primäre B-Zell-Blasten, die membranständige Immunglobulinrezeptoren (sIg^+) tragen, wandern in den Follikeln ein und verlassen ihn als Gedächtniszelle oder Plasmazelle (AFC). Antigenpräsentierende follikuläre dendritische Zellen (FDC) befinden sich hauptsächlich in den beiden tieferen Zonen. Zelltod durch Apoptose findet in der basalen hellen Zone statt, wo ebenfalls Makrophagen mit anfärbbaren Körperchen lokalisiert sind. (Nach I. M. Roitt.)

IgA-Produktion ohne eine Veränderung der anderen Isotypen, während IFNγ die IgG2a-Antwort erhöht, aber alle anderen Isotypen unterdrückt. Dabei ist von besonderem Interesse, daß IL-4 und IFNγ, die als reziprok-regulierende Zytokine bei der Expression der Antikörperisotypen wirken, von unterschiedlichen T_H-Untergruppen hergestellt werden. In der Maus produzieren T_H1-Zellen IFNγ; T_H2-Zellen produzieren IL-4, IL-5 und IL-10 (s. Kap. 8). Erst kürzlich wurden ähnliche Untergruppen beim Menschen beschrieben, und es konnte gezeigt werden, daß von T-Zellen abstammendes IL-4 an der Überproduktion von IgE bei Atopikern beteiligt ist.

Die Reihenfolge des Erscheinens der verschiedenen Immunglobulinklassen auf der Zelloberfläche entspricht dem Auftreten von Serumimmunglobulin im menschlichen Fetus und Neugeborenen. Abb. 11.**21** zeigt, daß IgM vor der Geburt synthetisiert wird, während IgG und IgA perinatal erscheinen. Die Serumspiegel von Erwachsenen werden von IgG erst nach einem bis zwei Lebensjahren erreicht, bei IgA dauert es sogar noch länger.

Entwicklung von Gedächtniszellen

Nach der Aktivierung durch Antigen reifen B-Zellen entweder zu antikörperbildenden Zellen (antibody-forming cells, AFC) und später zu entdifferenzierten Plasmazellen, oder sie entwickeln sich zu Gedächtniszellen. Es gibt mittlerweise viele Hinweise dafür, daß die Keimzentren in den verschiedenen lymphatischen Geweben (s. Kap. 3) wichtige Orte der Entwicklung von Gedächtniszellen darstellen. In diesen Orten unterliegen die B-Zellen einer aktiven Hypermutation ihrer Gene für die variablen Regionen der Antikörper. Dieser Prozeß kann für einige Zellen zum Zelltod durch Apoptose führen. Wie weiter unten beschrieben wird, werden Zellen mit hochaffinen Rezeptoren für fremdes Antigen durch Antigen, das innerhalb der Keimzentren von follikulären dendritischen Zellen präsentiert wird, vor dem Zelltod bewahrt.

Der oben kurz umrissene Prozeß soll im folgenden ausführlicher beschrieben werden. Antigenspezifische B-Zellen, die die primären lymphatischen Follikel kolonisieren, werden durch Antigen geprägt, und es entstehen B-Zell-Blasten. Ein oder wenige B-Zell-Blasten entwickeln sich weiter und bilden ein Keimzentrum (Abb. 11.**22**). B-Zell-Blasten proliferieren sehr schnell und erreichen ungefähr 10^4 Zellen in 3–4 Tagen. Am 4. Tag transformieren die Zellen zu Zentroblasten, die keine membranständigen Immunglobuline tragen. Sie wandern zur Innenseite des Follikels, wo sie die dunkle Zone bilden. Zentroblasten entwickeln sich zu Zentrozyten, die dann membranständige Immunglobuline reexprimieren und die basale helle Zone des Keimzentrums besetzen. Man nimmt an, daß während dieser Periode, die der Stimulation mit Antigen, das von follikulären dendritischen Zellen präsentiert wird, folgt, die Hypermutation der Gene für die variablen Regionen der Antikörper in der B-Zelle stattfindet. Man findet die Zentrozyten in enger Assoziation mit follikulären dendritischen Zellen (FDC). Diese Interaktion wird von LFA-1 (CD11a/CD18) auf dem Lymphozyten und von ICAM-1 (CD54), das von den FDC exprimiert wird, vermittelt. Eine erfolgreiche Interaktion von Zentrozyten mit hochaffinen Rezeptoren für Antigen, das von den FDC präsentiert wird, bewirkt die Entwicklung sekundärer Blasten, die die sekundären Follikel entweder als Gedächtniszellen oder als Plasmazellenvorläufer verlassen. Das Fehlen einer Interaktion zwischen Zentrozyt und FDC führt zum programmierten Zelltod durch Apoptose.

12 Komplement

Mark Walport

Einleitung

Geschichte

Der Ausdruck „Komplement" wurde ursprünglich von Ehrlich eingeführt, um damit die Aktivität eines Serums zu beschreiben, das zusammen mit spezifischen Antikörpern die Lyse von Bakterien bewirken kann. Die Entdeckung dieser hitzelabilen Serumaktivität wird gewöhnlich Bordet (1895) zugeschrieben, obwohl Nuttall bereits einige Jahre zuvor eine ähnliche Beobachtung mitgeteilt hatte. 1907 zeigte Ferrata, daß Komplement durch Dialyse in saurem Milieu in zwei Komponenten aufgespalten werden kann, nämlich in ein Globulinpräzipitat und eine wasserlösliche Fraktion. Nur in Anwesenheit beider Fraktionen (C′1 und C′2) ließ sich eine Komplementaktivität nachweisen. Später zeigten Sachs und Omorokow, daß durch das Gift der Kobra eine weitere Komponente (C′3) inaktiviert wird; eine vierte Komponente (C′4), die durch Ammoniak zerstört wird, wurde von Gordon gefunden. Die Reihenfolge der Entdeckung der einzelnen Komplementkomponenten entspricht nicht der Reihenfolge ihres Auftretens im Reaktionsablauf; dies erklärt einige Ungereimtheiten in der Nomenklatur des Komplementsystems.

Die weitere Erforschung der Komplementkaskade ist eng mit der Entwicklung von neuen Techniken der Proteinreinigung verknüpft. Pillemer, Ecker und Kollegen beschrieben 1941 eine partielle Fraktionierung von C1 aus einer Mischung von Proteinen, die C1 enthielt. 15 Jahre später wurde von Becker und von Pillemer und Lepow gezeigt, daß C1 enzymatische Esteraseaktivität besitzt. In den 50er Jahren analysierten Mayer u. Mitarb. die Kinetik der Erythrozytenhämolyse und entwikkelten das „one-hit"-Modell. Dieses Modell besagt, daß eine einzige Komplementläsion ausreicht, um die Lyse eines Erythrozyten zu bewirken. Einen großen Fortschritt ermöglichte 1960 die Reindarstellung des Plasmaproteins β1c durch Müller-Eberhard, der zeigen konnte, daß dieses Protein der C′3-Komponente entspricht. Dieses Protein ist im Serum in einer Konzentration von einem Gramm pro Liter vorhanden. Im Anschluß daran gelang Linscott und Nishioka sowie der Gruppe um Nelson die Darstellung der neun Komponenten, die heute als die Reaktionspartner in der hämolytischen Sequenz des sog. klassischen Reaktionswegs des Komplements bekannt sind.

In den frühen 50er Jahren entdeckten Pillemer u. Mitarb., daß Hefen und bestimmte Bakterien über das Properdinsystem eine Komplementreaktion auslösen können und teilten der Fachwelt mit, daß es wohl einen Reaktionsweg geben müsse, an dem Antikörper nicht beteiligt sind. Die Existenz eines antikörperunabhängigen Komplementreaktionsweges wurde nicht so ohne weiteres akzeptiert und war zunächst ein Anlaß für hitzige Debatten unter Wissenschaftlern.

Ähnlich wurde die Rolle der Komplementproteine bei der Vermittlung von Adhärenzreaktionen bestimmter Bakterien und Parasiten mit Rezeptoren auf Leukozyten und Erythrozyten über viele Jahre abgestritten. Zwar war bereits 1930 bekannt, daß mit Antikörpern und Komplement behandelte Trypanosomen an Erythrozyten von Primaten binden, dennoch hat es bis 1950 gedauert, bis dieses Phänomen genauer untersucht wurde. Dies führte zur Entdeckung von spezifischen Rezeptoren für Komplementproteine.

Nomenklatur

Die krause Nomenklatur der beteiligten Proteine ist zwar aus der Geschichte ihrer Entdeckung erklärbar, aber dennoch wenig hilfreich für das Verständnis des Komplementsystems. Jedes Protein des klassischen Reaktionsweges und des Membranangriffskomplexes besitzt eine Nummer, wobei die Reaktion in folgender Reihenfolge abläuft: C1q, C1r, C1s, C4, C2, C3, C5, C6, C7, C8, C9. Viele der Proteine sind Zymogene, d. h. Proenzyme, die proteolytisch aufgespalten werden müssen, bevor sie eine enzymatische Aktivität entfalten. Die enzymatisch aktive Form wird vom inaktiven Vorläufer durch einen Strich über der Bezeichnung unterschieden, z. B. $C\overline{1r}$. Die Spaltprodukte der Komplementproteine werden durch Kleinbuchstaben in alphabetischer Reihenfolge (a, b usw.) von den ursprünglichen Molekülen unterschieden. Üblicherweise wird das kleine, initial abgespaltene Fragment mit „a", das größere Fragment mit „b" bezeichnet, also z. B. C3a und C3b. Ursprünglich wurde das kleine Fragment von C2 als C2b und das große Fragment als C2a bezeichnet. Diese Nomenklatur wird im folgenden beibehalten.

Den Proteinen des alternativen Reaktionswegs wird der Buchstabe F (Faktor) vorangestellt. Manchmal wird das „F" weggelassen, und „Faktor B" wird z. B. nur „B" genannt oder „Faktor D" nur „D".

Regulatorische Proteine werden durch Abkürzungen symbolisiert, die sich gewöhnlich von der Funktion des Moleküls ableiten. Komplementrezeptoren werden entweder nach ihren Liganden benannt, z. B. C5a-Rezeptor, oder nach den Rezeptoren für die Hauptfragmente von C3 durchnumeriert, also als Komplementrezeptoren 1–4 (CR1–CR4). Gebräuchlich ist auch die Einteilung nach „cluster of differentiation" (CD). Die unglückliche Konsequenz dieser Nomenklatur ist, daß einige Rezeptoren gleichzeitig 3 Namen besitzen: Z. B. wird der Rezeptor für C3b sowohl als „C3b-Rezeptor" als auch als „CR1" oder „CD35" bezeichnet.

Aktivitäten der Komplementproteine

Das Komplementsystem ist eine der Hauptkomponenten bei einer Entzündung. Seine physiologischen Aufgaben können am besten durch die Ausfallserscheinungen deutlich gemacht werden, wenn ein angeborener oder erworbener Mangel an Komplementproteinen vorliegt. Patienten mit einem solchen Mangel (in Kap. 18 näher beschrieben) sind anfälliger für rezidivierende Infekte mit pyogenen Bakterien und für Autoimmunerkrankungen. Daraus läßt sich ableiten, daß das Komplementsystem eine Rolle bei der Abwehr von bakteriellen Infektionen spielt und überdies auch an der Auflösung von Immunkomplexen beteiligt ist. Dies konnte durch In-vitro-Studien bestätigt werden.

Die physiologischen Auswirkungen einer Komplementaktivierung sind:
1. Opsonierung,
2. Aktivierung von Leukozyten,
3. Zytolyse (Abb. 12.**1**).

Eine Opsonierung erfolgt durch die Bindung von bestimmten Komplementproteinen an Partikel. Spezifische Zellrezeptoren für diese Komplementproteine vermitteln daraufhin die Bindung und Aufnahme der opsonierten Partikel. Eine Aktivierung von Immunzellen erfolgt auch nach Interaktion von Komplementliganden mit spezifischen Rezeptoren auf der Zelloberfläche. Nach Aktivierung des Komplementsystems werden von Komplementproteinen proteolytisch kleine Fragmente abgespalten, die an den Ort des Geschehens diffundieren können. Segmentkernige Granulozyten und Makrophagen besitzen spezifische Rezeptoren für einige dieser Fragmente; nach deren Bindung setzen eine gerichtete Zellwanderung (Chemotaxis) und Aktivierung ein. Lymphozyten und antigenpräsentierende Zellen binden mit ähnlichen Rezeptoren an komplementopsonierte Antigene (in Form von Immunkomplexen) und unterstützen dadurch die spezifische Immunantwort. Die dritte physiologische Konsequenz der Komplementaktivierung ist die Zelllyse durch Insertion von hydrophoben Resten in die Lipidmembranen, wodurch die Zielzelle osmotisch platzt.

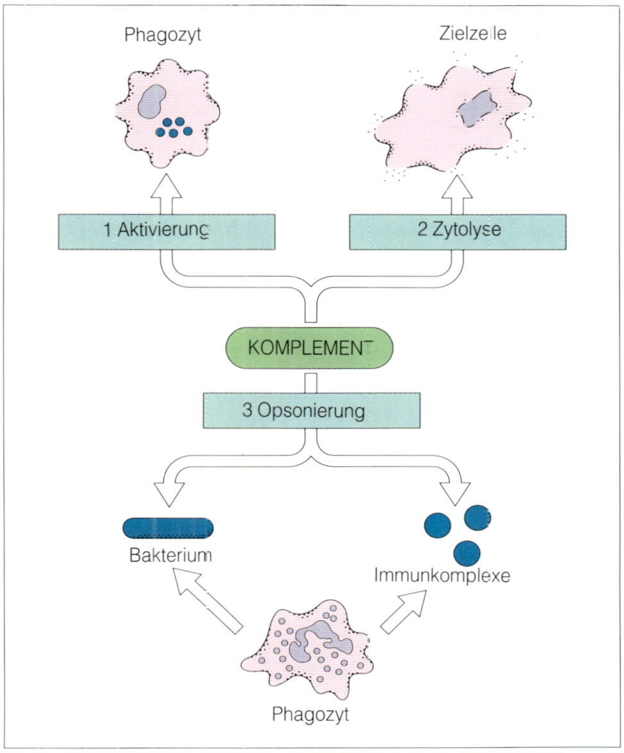

Abb. 12.**1** **Die drei wichtigsten biologischen Aktivitäten des Komplementsystems.** 1. Aktivierung von Phagozyten (Makrophagen, Neutrophile). 2. Zytolyse von Zielzellen. 3. Opsonierung von Mikroorganismen und Immunkomplexen für Zellen mit Komplementrezeptoren.

Phylogenese des Komplements

Der jetzige Forschungsstand in der Biochemie und Proteinsequenzierung führte zu der Erkenntnis, daß viele Proteine zu einer „Superfamilie" zusammengefaßt werden können, deren Mitglieder hinsichtlich der Struktur und Funktion eng verwandt sind. Ein Beispiel dafür ist die Supergenfamilie der Immunglobuline (s. Kap. 4). Viele Proteine des Komplementsystems gehören solchen Familien an (Abb. 12.**2**). Mit der Klonierung und Sequenzierung von vielen Genen konnte eine molekulare Basis für die Zuteilung zu den jeweiligen Familien geschaffen werden. Wahrscheinlich sind während der Evolution einzelne Exone dupliziert und auf verschiedene Gene verteilt worden. Diese duplizierten Gene haben sich parallel entwickelt und oft ihre nahverwandten Strukturen und Funktionen beibehalten, obwohl in einigen Fällen die Aktivität einzelner Exone verändert wurde oder verlorenging. Bei näherem Hinsehen bestehen viele Proteine aus einem Mosaik von Exonen von verschiedenen Familien. C1s, welches C4 und C2 aufspaltet, ist ein Beispiel für ein solches Mosaik, bestehend aus Exonen von Serinesterase, LDL-Rezeptor und C3b-bindenden Superfamilien.

Die Klassifizierung von Komplementproteinen in Superfamilien steht noch ziemlich am Anfang, allerdings verfügen wir bereits heute über ein Basiswissen, das die strukturellen und funktionellen Beziehungen zwischen bestimmten Komplementproteinen verständlich erscheinen läßt. Dies soll am Beispiel einer strukturell offensichtlich uneinheitlichen Molekülfamilie, den komplementkontrollierenden Proteinen (complement control proteins, CCP) (auch bekannt als Regulatoren der Komplementaktivierung, RCA), erläutert werden, die von einer Domäne aus ungefähr 60 Aminosäuren abstammt. Zu den Mitgliedern dieser Familie zählen:
1. Faktor H: ein Plasmaglobulin mit elongierter Konfiguration,
2. C4-bindendes Protein (C4-bp): ein heptameres Plasmaprotein mit spinnenähnlicher Konfiguration,
3. DAF (Faktor, der den Verfall beschleunigt, decay accelerating factor): ein Membranprotein, das über einen ungewöhnlichen Glykophospholipidanker verknüpft ist,
4. Membrankofaktorprotein (MCP): ein Transmembranprotein, das als Kofaktor bei der Spaltung von C3b wirkt,
5. Komplementrezeptortypen 1 und 2 (CR1 und CR2): zelluläre Rezeptoren mit Transmembrandomänen.

Obwohl sie anscheinend keine ähnlichen Strukturen besitzen, üben diese 6 Proteine ähnliche Funktionen aus und werden durch Gene kodiert, die auf dem Chromosom 1 nahe beieinanderliegen. Die kurzen übereinstimmenden Wiederholungen, die von tandemartig arrangierten homologen Exons kodiert werden, bilden das strukturelle Gerüst der einzelnen Moleküle. Bestimmte Domänen stellen die Bindungsspezifität der Proteine.

Die gemeinsame Funktion von Faktor H, C4-bp, DAF, MCP und CR1 ist die Hemmung der Bildung von Enzymen der C3-Konvertase ($\overline{C4b2a}$ und $\overline{C3bBb}$). Ihre Funktionen sind überlappend, jedoch nicht identisch. Diese sind:

strukturelle Eigenschaften	FI	C1r C1s	FB C2	C4bp, FH CR1, CR2 DAF, MCP	C3 C4 C5*	C6, C7 C8 C9	CR3 p150, 95	C1 inh	verwandte Moleküle
Serinesterase-domäne	+	+	+						Trypsin Chymotrypsin
kurze Konsensus-repetitionen		+	+	+					IL-2-Rezeptor β_2-Glykoprotein I F XIII
interne Thioestergruppe					+				α_2-Makroglobulin
porenbildende Moleküle						+			Perforin eosinophil-kationisches Protein
Integrine							+		LFA-1
Serinprotease-inhibitor								+	Antithrombin III α_1-Antitrypsin α_1-Antichymotrypsin
LDL-Rezeptor-Domänen	+	+				+			LDL-Rezeptor

Abb. 12.**2** **Familien von Komplementmolekülen.** Strukturell ähnliche Komplementkomponenten sind zusammengefaßt (grün); ihre wichtigsten Eigenschaften sind in der linken Spalte aufgeführt. In der rechten Spalte sind Moleküle aufgeführt, die dieselben Eigenschaften besitzen, jedoch nicht zum Komplementsystem gehören. *C5 besitzt strukturelle Homologien zu C3 und C4, hat jedoch keine interne Thioestergruppe. LDL low density lipoprotein.

1. Hemmung der Verbindung von C2 mit C4b sowie von FB an C3b;
2. Beschleunigung des Abbaus von C2a aus C4b sowie von Bb aus C3b;
3. eine Wirkung als Kofaktor für den Faktor I, das für den Katabolismus von C3b und C4b verantwortliche Enzym.

Die gleichen kurzen übereinstimmenden Wiederholungen (short consensus repeats, SCR) wurden auch auf dem C2a-Anteil von C2 und dem Ba-Anteil des Faktors B (FB) gefunden (C2 und FB sind strukturell und funktional sehr homolog und werden von Tandemgenen des MHC kodiert). Die Bindung an C4b bzw. an C3b wird über die C2b-Region vermittelt, während die Ba-Region die Bindung von FB an C3b vermittelt. Dies nährt die Vermutung, daß die SCR-Domänen die Bindung vermitteln, was allerdings noch nicht experimentell bestätigt worden ist.

Es sind auch andere Moleküle bekannt, die diese Domäne besitzen, allerdings scheinen sie nicht mit Proteinen des Komplementsystems zu interagieren. Zu diesen Molekülen zählen IL-2-Rezeptor, β_2-Glykoprotein I und Faktor XIII des Blutgerinnungssystems.

Aktivierung von Komplement

Der wesentliche Aspekt der Immunität ist die Unterscheidung zwischen „Selbst" und „Nichtselbst". Es ist weithin bekannt, daß Antikörper und T-Zellen eine wichtige Rolle bei der Erkennung des „Nichtselbst" spielen. Es ist hingegen allgemein nicht so bekannt, daß das Komplementsystem in ähnlicher Weise diese Unterscheidung treffen kann.

Der entscheidende Schritt bei der Unterscheidung zwischen „Selbst" und „Nichtselbst" durch das Komplement ist die kovalente Bindung von C3b an Partikel, normalerweise Mikroorganismen oder Immunkomplexe. Dieses gebundene C3b funktioniert als ein Opsonin und als Kristallisationspunkt für den Membranangriffskomplex. Oberflächen von körpereigenen Zellen enthalten Moleküle, die eine Anlagerung von C3b verhindern, weshalb C3b-Moleküle sich mit Vorliebe körperfremden Zellen zuwenden.

C3 und Thioester enthaltende Proteine

C3 macht den größten Bestandteil des Komplementsystems aus. Im Plasma liegt es in Konzentrationen von ungefähr 1 g/l vor. Die Aktivierung von C3 über spontane Hydrolyse oder über proteolytische Spaltung durch ein C3-Konvertaseenzym ist der entscheidende Schritt für die Aktivierung der Komplementkaskade (Abb. 12.**3**).

C3 gehört zu einer Proteinfamilie, die eine strukturelle posttranslationale Auffälligkeit aufweist, nämlich eine interne Thioesterbindung aus einem Glutamin, dessen terminale $CONH_2$-Gruppe an die SH-Gruppe eines benachbarten Cystins gebunden ist. Diese Bindung ist

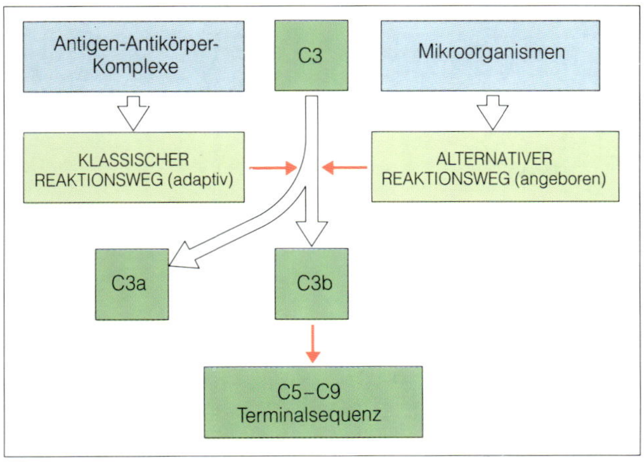

Abb. 12.**3** **Vergleich zwischen klassischem und alternativem Reaktionsweg.** Beide generieren eine C3-Konvertase, die C3 zu C3b umwandelt, was die zentrale Reaktion der Komplementkaskade darstellt. C3b aktiviert seinerseits die terminale lytische Komplementsequenz C5–C9. Die erste Stufe der klassischen Sequenz, die zur Bindung von C3 führt, ist die Komplexbindung eines Antigens mit seinem spezifischen Antikörper. Die C3-Bindung im alternativen Reaktionsweg setzt keine Antikörperkomplexe voraus, da sie durch die Zuckerkomponente in der Zellmembran des Mikroorganismus in Gang gesetzt werden kann. Der alternative Reaktionsweg vermittelt die unspezifische „angeborene" Immunität, während der klassische Weg wahrscheinlich ein entwicklungsgeschichtlich erst spät erworbener adaptiver Mechanismus ist.

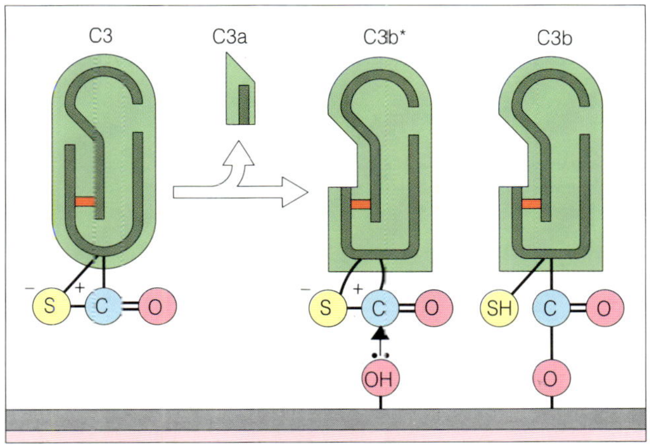

Abb. 12.**4** **Aktivierung der C3-Thioester-Bindung.** Die α-Kette von C3 enthält eine Thioesterbindung zwischen Cys und Glu. Nach der Spaltung von C3 in C3a und C3b* wird die Bindung instabil und reagiert mit Elektronen auf -OH- und -NH_2-Gruppen, wodurch C3b kovalente Bindungen mit Proteinen und Kohlenhydraten eingehen kann. In dieser und den folgenden Abbildungen sind die Polypeptidketten dunkelgrün und die Disulfidbindungen zwischen den Ketten rot dargestellt.

instabil, und die elektrophile (als Elektronenakzeptor fungierende) Carbonylgruppe ($-C^+ = O$) des Glutamins ist empfänglich für Annäherungsversuche von benachbarten, als Elektronenspender auftretenden nukleophilen Gruppen, wie z. B. Hydroxyl- und Aminogruppen benachbarter Proteine oder Kohlenhydrate. Es entstehen also kovalente Bindungen an dem Glutaminrest; über diesen Mechanismus kann C3 kovalente Bindungen mit anderen Molekülen eingehen (Abb. 12.**4**).

Im Plasma wird die Thioesterbindung innerhalb des nativen C3 sehr langsam hydrolytisch aufgespalten; dadurch läuft die C3-Aktivierung sozusagen ständig im Leerlauf („tick-over"). Dadurch wird eine unspezifische Bindung von C3 an Moleküle, die sich in der Nähe befinden, ermöglicht. Diese Bindung wiederum initiiert weitere C3-Ablagerungen (Abb. 12.**5**).

Die durch Abspaltung des C3a-Peptids vom N-Terminus der α-Kette durch C3-Konvertaseenzyme bedingte Konformationsänderung verringert drastisch die Stabilität der internen Thioesterbindung. Dadurch wird vorübergehend eine Bindungsstelle innerhalb von C3b* (* bezeichnet die instabile Form des Moleküls mit aktivierter Bindungsstelle) frei, die extrem reaktionsfreudig für Interaktionen mit benachbarten nukleophilen Substanzen ist. Der Großteil von C3b* reagiert mit Wasser, ein kleiner Prozentsatz dagegen bindet an Hydroxyl- und Aminogruppen von Proteinen und Kohlenhydraten in unmittelbarer Nähe der Aktivierungsstelle. Da C3-Konvertasen normalerweise nur auf Nichtselbstoberflächen oder von Immunkomplexen generiert werden, fin-

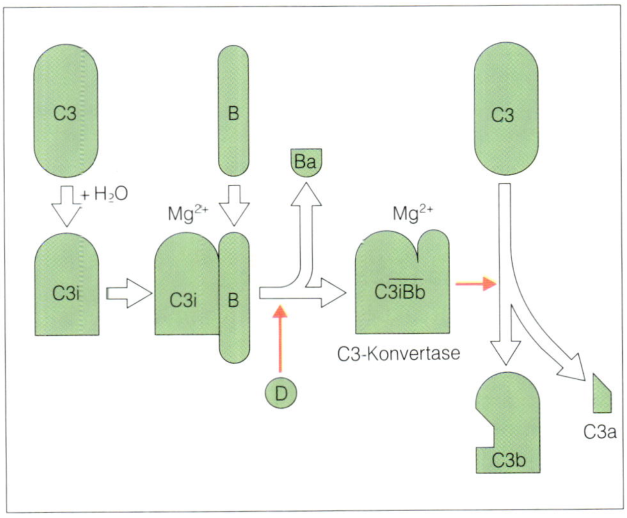

Abb. 12.**5** **Spontane Hydrolyse („tick-over") von C3.** Die Thioesterbindung des nativen C3 hydrolysiert in wäßrigem Milieu; es entsteht C3i (C3[H_2O]), welches in Anwesenheit von Mg^{2+} an Faktor B bindet. Nach Spaltung von B durch Faktor D entsteht eine C3-Konvertase, die C3 direkt in C3a und C3b spaltet.

det auch die C3b-Ablagerung meist an diesen Stellen statt.

Das Komplementprotein C4 besitzt ebenfalls eine interne Thioesterbindung mit einer sehr ähnlichen Sequenz wie C3. Es gibt 2 Isotypen von C4, C4A und C4B, die durch Tandemgene innerhalb des Haupthistokompatibilitätskomplexes (major histocompatibility complex, MHC) kodiert werden. Im aktivierten Zustand bindet C4A mit Vorliebe an Aminogruppen, während C4B sich hauptsächlich über eine Esterbindung an Hydroxylgruppen anlagert. Deshalb bindet C4A haupt-

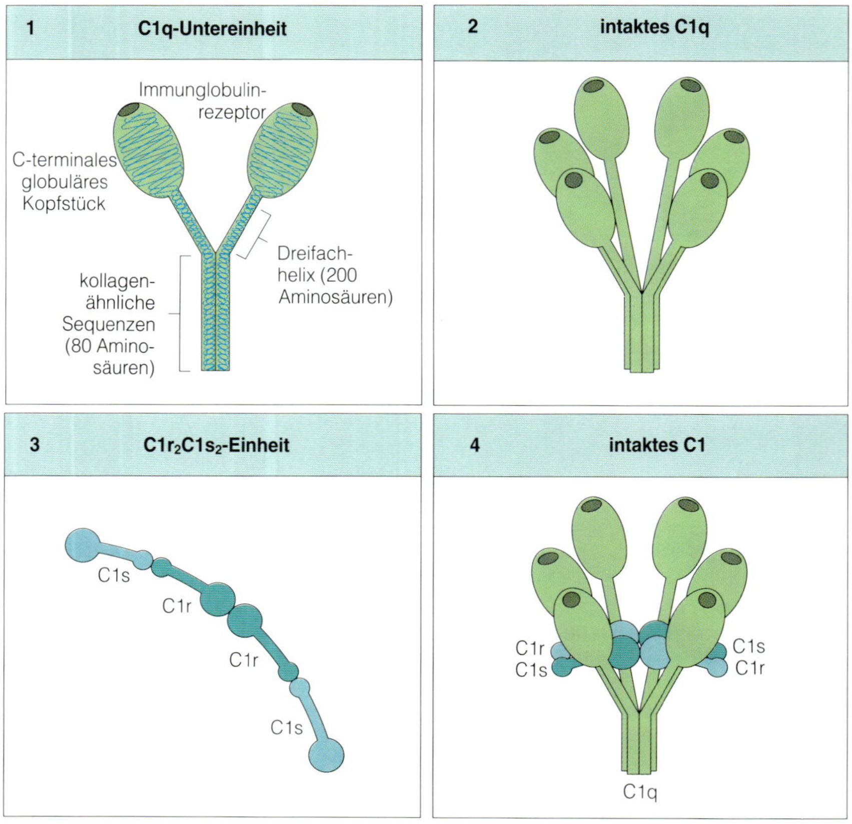

Abb. 12.**6** **Die Struktur von C1q.** 18 Peptidketten bilden 3 Untereinheiten aus je 6 Ketten (1). Jede Untereinheit setzt sich aus Y-förmig angeordneten Strukturen zusammen, die je aus einer Dreifachhelix bestehen, an ihrem länglichen Stiel miteinander verbunden sind und nach oben in einen kugelförmigen Kopf auslaufen. Die Rezeptoren für IgFc befinden sich im kugelförmigen Kopfteil. Im gesamten C1q-Molekül erscheinen die Rezeptoren als Ring (2). Eine $C1r_2C1s_2$-Einheit (3) liegt über dem C1q-Molekül, wobei die katalytischen Orte von C1r im Zentrum des Rings aneinanderliegen (4). Die Kohäsion des C1-Komplexes ist Ca^{2+}-abhängig.

sächlich an Aminogruppen von Proteinen, C4B dagegen an Hydroxylgruppen von Kohlenhydraten.

Der klassische Reaktionsweg

Der klassische Reaktionsweg des Komplements ist der wichtigste antikörperabhängige Mechanismus der Komplementaktivierung. Er wird durch die Bindung zweier oder mehrerer der 6 globulären Domänen von C1q (ein Bestandteil von C1) an die entsprechenden Liganden eingeleitet. C1q bindet mit hoher Affinität an die C_H2-Domänen (Bestandteil der Fc-Region) von aggregierten IgG-Molekülen (wie es in Immunkomplexen der Fall ist) oder an die C_H3-Domänen eines einzelnen IgM-Moleküls, dessen Konfiguration durch die Bindung an ein Antigen bereits entsprechend verändert wurde (von der „planaren" in die „Klammer"-Konfiguration). C1q kann auch antikörperunabhängig direkt an bestimmte Mikroorganismen binden, beispielsweise an einige Retroviren (jedoch nicht HIV) und einige Mykoplasmen.

Erst kürzlich fand man heraus, daß C1q zu einer Proteinfamilie gehört, zu der auch mannanbindendes Protein (MBP), Conglutinin und die Oberfläche der Lunge entspannendes Protein A gehören. Das im Serum vorkommende mannanbindende Protein bindet an terminale Mannosegruppen und kann den klassischen Reaktionsweg antikörperunabhängig durch eine Interaktion mit C1r und C1s aktivieren. Diese Interaktion ist zu der Interaktion von C1q mit C1r und C1s, die weiter unten beschrieben wird, analog. Durch Bindung von MBP können daher bestimmte Bakterien den klassischen Reaktionsweg aktivieren. C1 ist ein pentamolekularer Ca^{2+}-abhängiger Komplex, bestehend aus einem einzelnen C1q-Molekül, zwei C1r- und zwei C1s-Molekülen (Abb. 12.**6**). Die multivalente Bindung der globulären Domänen von C1q (z. B. an IgG in Immunkomplexen) führt vermutlich zu einer Konfigurationsänderung im C1-Komplex. Ein einzelnes C1r-Molekül spaltet und aktiviert autokatalytisch das andere C1r-Zymogen; anschließend werden die beiden C1s-Moleküle durch C1r in aktive Serinesterasen aufgespalten.

Die folgenden Schritte des klassischen Reaktionswegs verstärken die Reaktion und konzentrieren sie auf die Stelle, wo die Komplementaktivierung ausgelöst wurde. $\overline{C1s}$ spaltet das thioesterhaltige Protein C4 in C4a und das instabile Intermediärprodukt C4b*; dieses Fragment verbindet sich innerhalb von Millisekunden mit Amino- oder Hydroxylgruppen aus dem umgebenden Milieu, und es entstehen kovalente Amide (hauptsächlich mit C4b* aus C4A) oder Esterbindungen (hauptsächlich mit C4b* aus C4B). Nur etwa 1% des gespaltenen C4 bindet an Proteine oder Kohlenhydrate, der Rest reagiert mit Wassermolekülen, wobei vorübergehend das intermediäre iC4b entsteht, welches rasch wieder zerfällt. An die Oberfläche gebundenes C4b fungiert nun als Bindungsstelle für das Zymogen C2, welches in Verbindung mit C4b zum Substrat für $\overline{C1s}$ wird; danach folgt die Spaltung zu C2a und C2b. Das C2a-Segment bleibt gebunden, und es entsteht C4b2a. $\overline{C4b2b}$ ist das C3-Konvertaseenzym des klassischen Reaktionsweges, das C3 in C3a und das instabile C3b* aufspaltet, und zwar ähnlich wie dies bei der Spaltung von C4 durch C1s geschieht. C3b* ist auch sehr reaktionsfreudig – hauptsächlich mit Hydroxylgruppen – und bleibt zu einem geringen Prozentsatz an die aktivierende Oberfläche gebunden, wo es als Fokus für die weitere Komplementaktivierung wirkt (Abb. 12.**7**).

Steuerung des klassischen Reaktionsweges

Die Aktivierung des klassischen Reaktionsweges wird in wäßrigem Milieu durch zwei sehr wirksame Mechanismen gesteuert: durch den Serinproteinaseinhibitor (Serpin), C1-Inhibitor, der C1r und C1s bindet und inaktiviert, und durch Hemmung der Bildung der C3-Konvertase des klassischen Reaktionsweges, $\overline{\text{C4b2a}}$. In wäßriger Phase ist die Bildung von C4b2a ineffizient, da Plasmaproteine C4b katabolisieren (Faktor-I- und C4-bindendes Protein) und die Abspaltung von C2a aus $\overline{\text{C4b2a}}$ unterstützen (C4-bindendes Protein).

Auch auf Oberflächen von autologen Zellen finden sich für die Regulation des klassischen Reaktionsweges wichtige Moleküle. Dabei handelt es sich um die komplementkontrollierenden Proteine (complement control proteins, CCP), die Mitglieder des Genclusters der Regulatoren der Komplementaktivierung (regulators of complement activation, RCA) sind. Dazu gehören: der den Abbau beschleunigende „decay accelerating factor" (DAF), CR1 und „Membrankofaktorprotein" (MCP). Diese Moleküle bewirken:

1. eine Hemmung der Bindung von C2 an C4b (DAF oder CR1),
2. einen beschleunigten Abbau von C2a aus C4b (DAF oder CR1) (der Prozeß des beschleunigten Abbaus),
3. eine Förderung des Katabolismus von C4b durch Faktor I (MCP oder CT1) (Kofaktoraktivität) (Abb. 12.**8**).

Aktivierung des alternativen Reaktionsweges

Es gibt enge strukturelle und funktionelle Homologien zwischen den Proteinen des klassischen und des alternativen Reaktionsweges des Komplementsystems (Abb. 12.**9**). Natives C3 ist im Plasma einer geringgradigen, aber kontinuierlichen Hydrolyse der internen Thioesterbindung unterworfen; das daraus entstehende C3i ist die Bindungsstelle für Faktor B (FB), analog der Bindung von C2 an C4b (Abb. 12.**5**). An C3i gebundenes FB wird durch Faktor D zu Ba und Bb gespalten. In löslicher Phase ist C3iBb ein C3-Konvertaseenzym, das C3 zu C3b* spaltet, wovon ein Teil kovalent an benachbarte Oberflächen bindet. Dieses an Oberflächen gebundene C3b kann als Bindungsstelle für weiteres FB fungieren und dadurch die weiter unten beschriebene Verstärkungsschleife in Gang setzen. Es ist klar, daß bei diesem Aktivierungssystem C3 wahllos an jede benachbarte Oberfläche bindet; autologe Zellen besitzen deshalb auf ihrer Oberfläche spezielle Moleküle, die eine Bildung von stabilen C3-Konvertaseenzymen verhindern.

Verstärkungsschleife

Auf Oberflächen, die gute Komplementaktivatoren sind, folgt der initialen Bindung von einigen C3b-Molekülen über einen der beiden besprochenen Mechanismen eine Verstärkungsreaktion, die dazu führt, daß weitere C3b-Moleküle an dieselbe Oberfläche binden. Der strukturell und funktionell der C2-Komponente homologe Faktor B (FB) bindet an C3b und stellt in dieser Form das Substrat für die Serinesterase Faktor D dar, welcher in seiner aktiven Form in nur sehr geringen

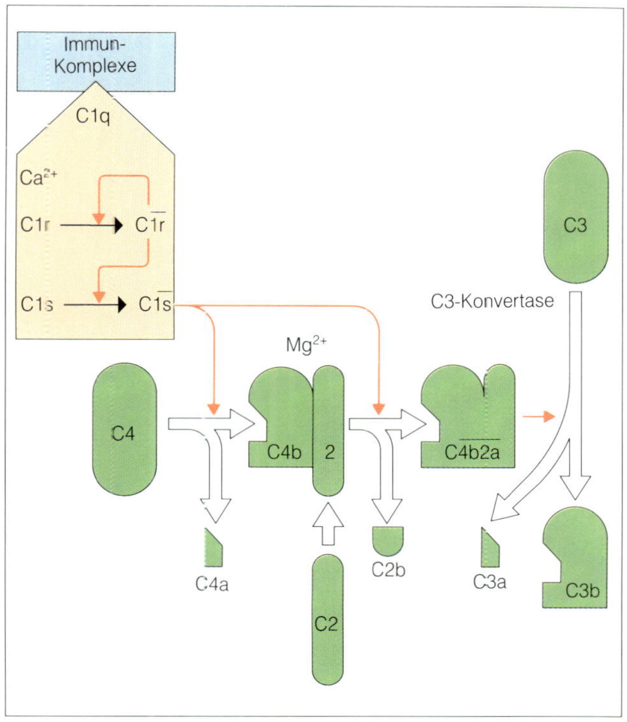

Abb. 12.**7** **Der klassische Reaktionsweg.** Nach Bindung von C1q an Immunkomplexe katalysiert C1r seine eigene Aktivität und die von C1s. C1s spaltet C4a von C4 und es entsteht C4b, das sofort an benachbarte Proteine oder Glykoproteine bindet. Oberflächengebundenes C4b bindet nun in Gegenwart von Mg^{2+} an C2. C1s spaltet C2b von diesem Komplex ab, der daraus entstehende Komplex $\overline{\text{C4b2a}}$ ist die C3-Konvertase des klassischen Reaktionswegs. (In diesem Buch wird die historische Nomenklatur verwendet, nach der das kleine Fragment C2b und das größere Fragment C2a genannt wird.)

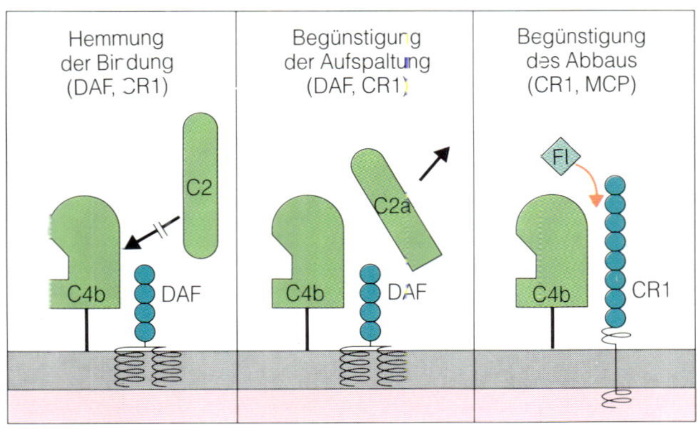

Abb. 12.**8** **Regulation der C3-Konvertase.** Ein den Abbau beschleunigender Faktor (decay accelerating factor, DAF) und CR1 hemmen die Bindung von C4b an C2 und fördern die Aufspaltung des $\overline{\text{C4b2a}}$-Komplexes. Über CR1 und das Membrankofaktorprotein (MCP) wird die von Faktor I (FI) vermittelte Spaltung von C4b begünstigt. Beide Moleküle kontrollieren in ähnlicher Weise die Interaktion zwischen C3 und FB.

Konzentrationen im Kreislauf vorliegt. Nach Spaltung von FB wird ein kleines Fragment, Ba, freigesetzt und das C3-Konvertaseenzym $\overline{\text{C3bBb}}$ gebildet, welches we-

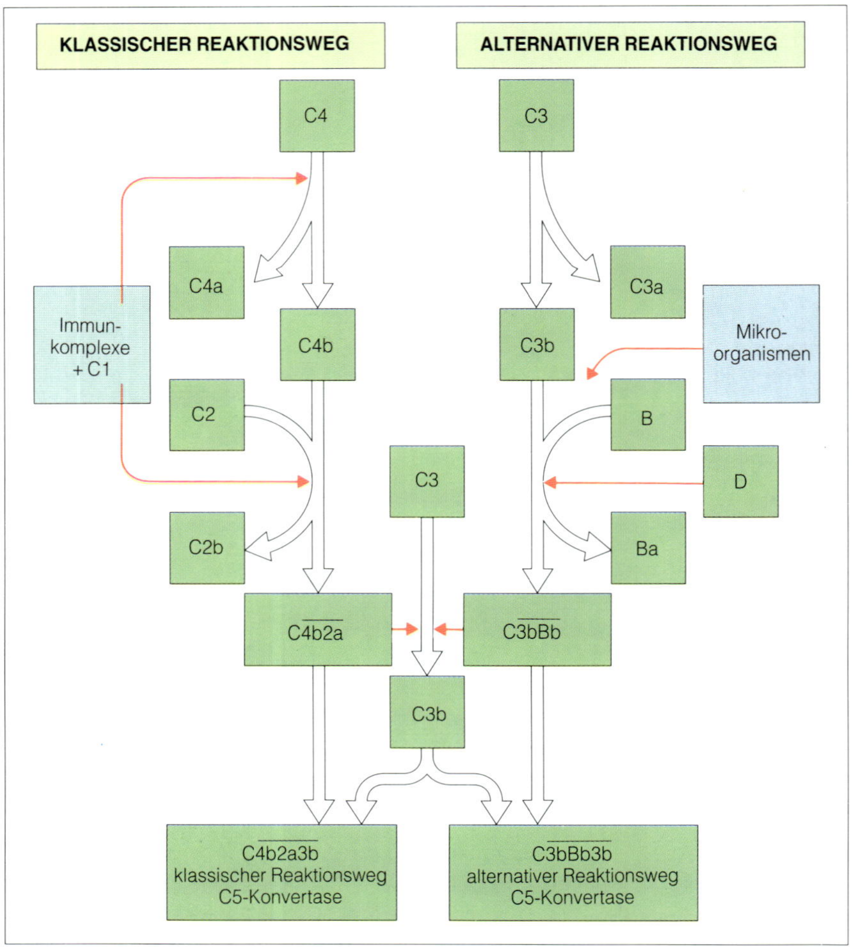

Abb. 12.**9** **Gemeinsamkeiten des klassischen und alternativen Reaktionswegs.** Beide Reaktionswege generieren eine C3-Konvertase: C4b2a (klassischer Reaktionsweg) und C3bBb (alternativer Reaktionsweg). In der klassischen Sequenz spaltet das durch Antikörperkomplexe aktivierte C1 von den Komponenten C4 und C2 die kleinen Fragmente C4a und C2b ab; die größeren Teilstücke bilden C4b2a. Im alternativen Reaktionsweg wird Faktor B vom bereits vorhandenen C3b gebunden und spaltet das kleine Fragment Ba ab. Das größere Fragment Bb verbleibt im C3bBb-Komplex. Dieser setzt weiteres C3 um, wodurch der Rückkopplungszyklus aufrechterhalten wird. Aktivierende Oberflächen (z. B. auf Mikroorganismen) begünstigen den Zusammenschluß von Faktor B und C3b und aktivieren dadurch den alternativen Reaktionsweg. Die C3-Konvertase beider Reaktionswege kann weiteres C3b binden und somit die Enzyme für die Bildung von C5, der folgenden Komponente des Komplementsystems, bereitstellen: die C5-Konvertase des klassischen Reaktionswegs C4b2a3b und die C5-Konvertase des alternativen Reaktionswegs C3bBb3b.

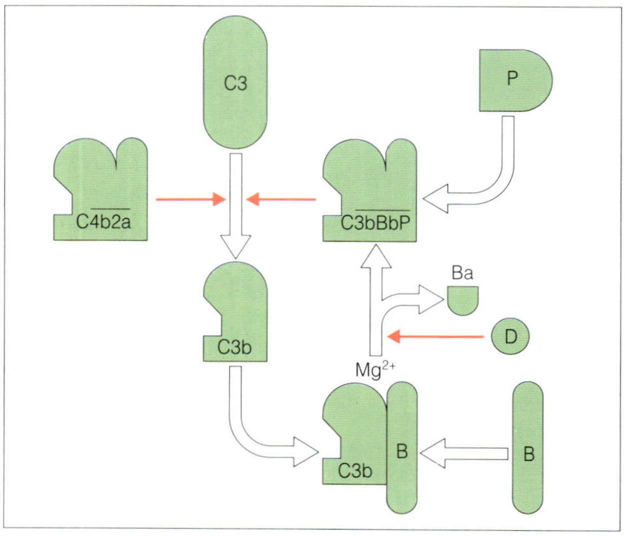

Abb. 12.**10** **Verstärkungsmechanismus im alternativen Reaktionsweg.** C3b kann entweder durch die C3-Konvertase des klassischen Reaktionswegs C4b2a oder durch die C3-Konvertase des alternativen Reaktionsweges generiert werden. In Anwesenheit von Mg^{2+} bindet C3b an Faktor B und spaltet nach Einwirkung von Faktor D das Fragment Ba ab; der so entstehende C3bBb-Komplex ist die C3-Konvertase des alternativen Reaktionswegs. Dieser Komplex wiederum bewirkt die weitere Bildung von C3b aus C3. So entstehen eine positive Rückkopplung und eine Verstärkung der initialen Komplementaktivierung.

sentlich mehr kovalent an die aktivierende Oberfläche gebundene C3-Moleküle spalten kann (Abb. 12.**10**). Das C3bBb-Enzym dissoziiert ziemlich rasch, sofern es nicht durch Bindung an Properdin (P) stabilisiert wird, was zur Bildung des C3bBbP-Komplexes führt. Dieser Verstärkungsmechanismus zur Spaltung von C3 ist eine positive Rückkopplungsschleife, welche ungebremst so lange ablaufen würde, bis alles vorhandene C3 gespalten wäre. Der Mechanismus dieser Verstärkungsreaktion wurde durch Untersuchungen von Serum eines Patienten mit angeborenem Mangel des regulatorischen Enzyms Faktor I entdeckt. Bei diesem Patienten lief der Verstärkungsmechanismus tatsächlich bis zur Erschöpfung, d. h., bis alles C3 im Serum zu C3b umgewandelt worden war.

Steuerung des alternativen Reaktionsweges und Aktivierung der Verstärkungsschleife

Die Aktivierung des alternativen Reaktionsweges im Serum ist ein nur wenig effizienter Vorgang; die Steuerung erfolgt durch ähnliche oder identische Proteine, die auch den klassischen Reaktionsweg inhibieren. Faktor H (FH), der von einem Gen des RCA-Genclusters kodiert wird, ist dem C4-bindenden Protein homolog und unterstützt die Dissoziation von Bb aus C3i und C3b, ferner wirkt er als Kofaktor für den Faktor I (FI) beim Katabolismus von C3i und C3b (Abb. 12.**11**).

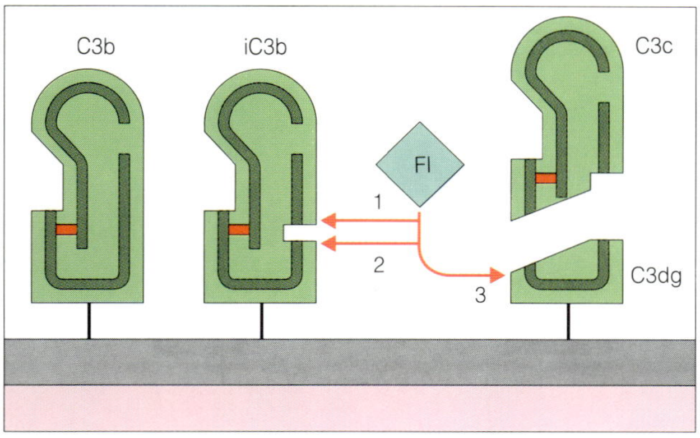

Abb. 12.**11** **Aufspaltung von C3b.** Faktor I spaltet C3b an drei Stellen, C3c wird freigesetzt, C3dg, ein Fragment der α-Kette, bleibt an das Substrat gebunden. Die ersten beiden Spaltungen erfolgen unter Mithilfe von Faktor H und CR1, die ein Intermediat, iC3b, produzieren. Die dritte Spaltung wird durch CR1 begünstigt.

DAF und CR1 beschleunigen auf Zellmembranen die Dissoziation des C3bBb-C3-Konvertaseenzyms, indem sie die Freisetzung von C3b aus dem Komplex unterstützen: CR1 und MCP agieren beide als Kofaktoren für die Spaltung von C3b durch Faktor I (s. Abb. 12.**8**). Diese Reaktionen sind exakt den Aktivitäten von DAF, MCP und CR1 bei der Kontrolle der Aktivität von C4b2a des klassischen Reaktionsweges analog, wenn es an Zellmembranen gebunden hat. Das weitere Schicksal des an eine Oberfläche gebundenen C3b ist wichtig für die Unterscheidung zwischen Selbst und Nichtselbst durch das Komplementsystem. Für gebundenes C3b gibt es 2 Möglichkeiten:

1. Verstärkung: C3b bietet dem Faktor B (FB) eine Bindungsstelle, bildet ein Konvertaseenzym und unterstützt die Anlagerung von weiteren C3b-Molekülen auf derselben Oberfläche.
2. Hemmung: C3b wird durch FI mit Hilfe einer der 3 Kofaktoren FH (flüssige Phase), CR1 oder MCP (an Oberflächen gebunden) abgebaut.

Welcher der beiden möglichen Wege beschritten wird, hängt von der Beschaffenheit der Oberfläche ab, an die C3b gebunden ist (Abb. 12.**12**).

Körpereigene Oberflächen, vor allem die Zellmembranen, enthalten intrinsische Moleküle wie DAF, CR1 und MCP, welche die Bildung von C3-Konvertaseenzymen auf autologen Zellmembranen begrenzen. Auf der anderen Seite sind körperfremde Oberflächen, z. B. Zellmembranen von Bakterien, attraktive „geschützte" Orte für C3b, da sie keine intrinsischen regulatorischen Proteine enthalten und – was noch wichtiger ist – Faktor B an diesen Oberflächen eine höhere Affinität für C3b hat als FH. Dadurch bewirkt die Anlagerung einiger weniger C3b-Moleküle an eine Nichtselbstoberfläche die Bildung von relativ stabilen $\overline{\text{C3bBbP}}$-C3-Konvertaseenzymen, was die Ablagerung von weiteren C3-Molekülen in der Nachbarschaft unterstützt.

Aggregiertes Immunglobulin, z. B. in Form von Immunkomplexen, ist ebenfalls ein guter „geschützter" Aufenthaltsort für C3b. Es ist nicht genau bekannt, welche Anforderungen die Struktur einer Oberfläche erfüllen muß, um „schützend" zu sein; die Zusammensetzung von Kohlenhydraten scheint dabei eine Rolle zu spielen. Sialinsäure scheint eine der Komponenten zu sein, die körpereigene Zellmembranen vor einer übermäßigen Anlagerung von C3b schützen.

Der Membranangriffskomplex

Die Schlußphase der Komplementkaskade wird durch die Bildung des Membranangriffskomplexes (MAC) eingeleitet.

Am Anfang der MAC-Bildung steht die enzymatische Spaltung von C5. C5 ist den Komponenten C3 und C4 homolog, besitzt jedoch keine interne Thioesterbindung. C5 muß an C3b gebunden sein, bevor es durch C5-Konvertaseenzyme gespalten werden kann.

Nach neueren Erkenntnissen ist die C5-Konvertase des klassischen Reaktionsweges ein trimolekularer Komplex aus $\overline{\text{C4b2a3b}}$, bei dem C3b kovalent an C4b gebunden ist. C3b, an das C5 bindet, ist deshalb eigentlich eine Komponente des Konvertaseenzymkomple-

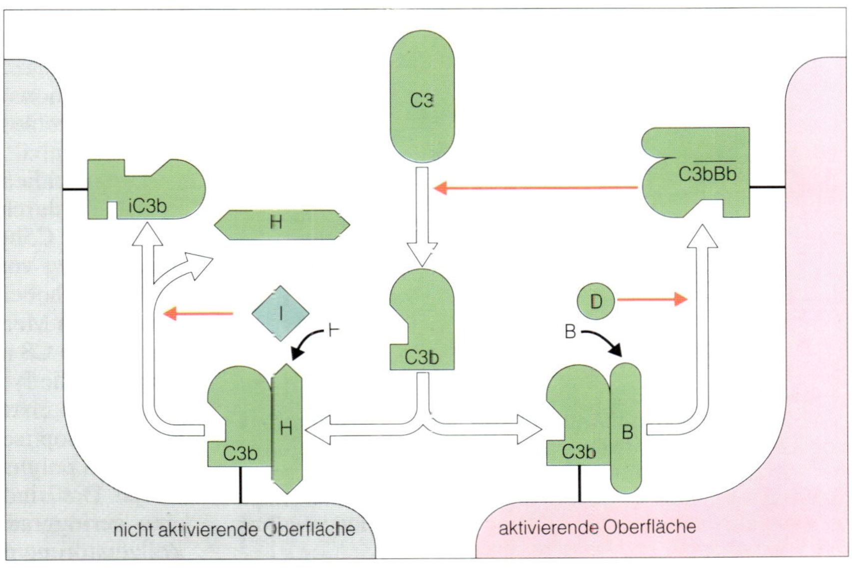

Abb. 12.**12** **Regulation des Verstärkungsmechanismus.** Die Aktivierung des alternativen Reaktionswegs setzt die Anwesenheit einer aktivierenden Oberfläche voraus. An einer solchen Oberfläche sitzendes C3b bindet Faktor B; daraus entsteht $\overline{\text{C3bBb}}$, die C3-Konvertase des alternativen Reaktionswegs, und der selbstverstärkende Rückkopplungsmechanismus kommt in Gang. Auf nicht aktivierenden Oberflächen wird die Bindung von Faktor H begünstigt, und C3b wird durch Faktor I inaktiviert. Ob der alternative Reaktionsweg beschritten wird, hängt also davon ab, ob Faktor B oder Faktor H gebunden wird.

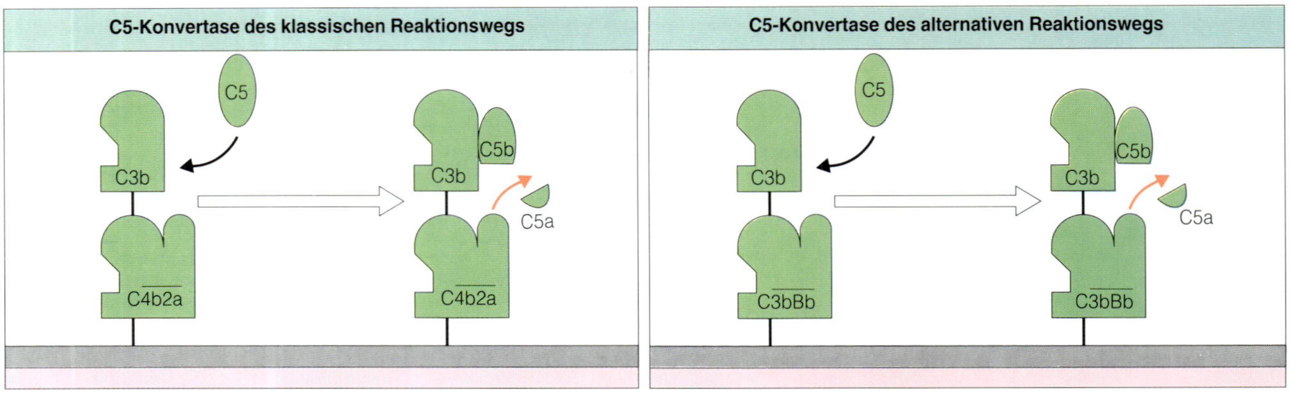

Abb. 12.**13** **Entstehung der C5-Konvertasen.** Man geht davon aus, daß C3b kovalent an eine C3-Konvertase entweder des klassischen oder des alternativen Reaktionswegs bindet, wodurch C5-Konvertasen entstehen. Diese verbinden sich mit C5, und unter Einwirkung von entweder C2a oder Bb wird C5a (Anaphylatoxin) freigesetzt; zurück bleibt C5b, die erste Komponente des lytischen Reaktionsweges.

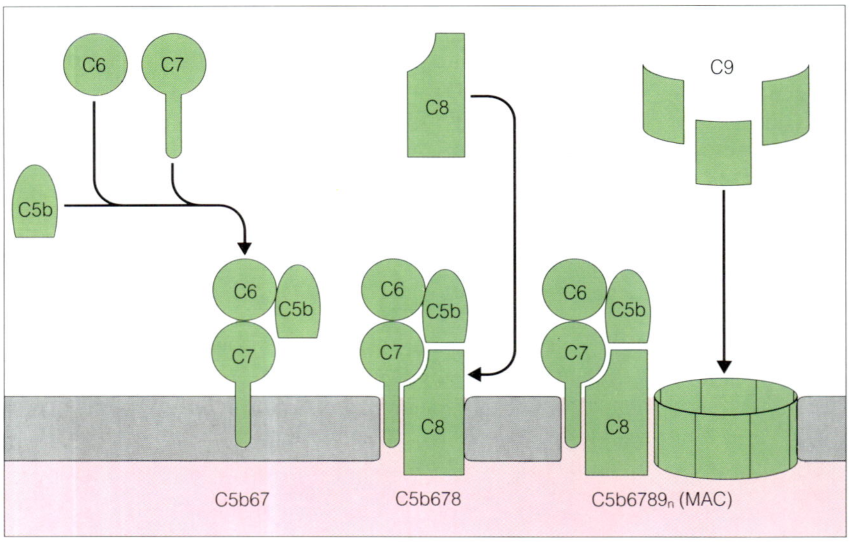

Abb. 12.**14** **Der lytische Reaktionsweg.** C5b bindet an C6 und C7, das eine Bindungsstelle für Membranen besitzt; der hydrophobe C5b67-Komplex kann sich nun an Plasmamembranen in der unmittelbaren Umgebung des Reaktionsortes anheften. C8 koppelt sich an C5b an und inseriert in der Membran, wo anschließend durch Polymerisation von mehreren C9-Molekülen der Membranangriffskomplex (MAC) zusammengebaut wird.

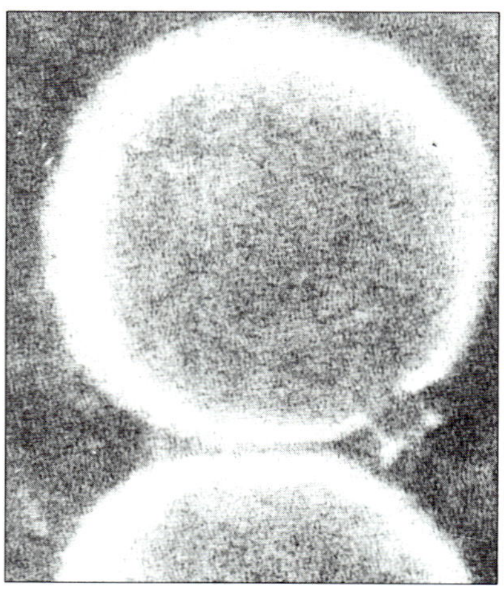

Abb. 12.**15** **Elektronenmikroskopische Aufnahme vom Membranangriffskomplex.** Die röhrenförmige Läsion ist durch einen menschlichen C5b-9-Komplex verursacht, der in Lecithin-Liposomen-Membranen eingebracht wurde. 234 000 ×. Mit freundlicher Genehmigung von Prof. J. Tranum-Jensen und Dr. S. Bhakdi.

xes (Abb. 12.**13**). Die selektive Bindung von C5 an diesen Komplex erklärt sich aus der höheren Bindungskonstante von C5 für C4b3b-Dimere im Vergleich zur Bindungskonstante für C3b, wenn dieses an andere Moleküle der Zelloberfläche gebunden ist. Vermutlich wird sich analog dazu das C5-Konvertaseenzym des alternativen Reaktionsweges als ein trimolekularer C3bBb3b-Komplex herausstellen, welcher ein kovalentes Dimer von C3b enthält.

Die anschließende Bildung des MAC erfolgt nichtenzymatisch durch Anlagerung von C6 und C7 an C5b, woraus der C5b67-Komplex entsteht (Abb. 12.**14**). Mit der Bindung von C7 wird aus dem zuvor hydrophilen ein hydrophober Komplex, der gut in die Lipiddoppelschicht von Membranen inserieren kann. Mit der Anlagerung von C8 und C9 ist der Komplex vollständig und kann nun die lytischen, porenförmigen Läsionen verursachen, die erstmals von Humphrey und Dourmashkin elektronenoptisch gesehen wurden (Abb. 12.**15**). C9 bildet einen polymeren Komplex aus bis zu 14 C9-Monomeren. Die Bindung von C8 und C5b67 löst auch schon eine geringgradige Lyse aus; der Hauptanteil an der Zellzerstörung ist jedoch dem polymerisierten C9 zuzuschreiben. (Beachte, daß C5b6789 normalerweise zu C5b–9 abgekürzt wird. Auch die früheren Stadien werden in ähnlicher Weise abgekürzt, z. B. C5b–8.)

Die Polymerisierung von hydrophoben Molekülen zu Poren ist vielleicht ein Grundmechanismus der zellulären Zytotoxizität. Nach neueren Untersuchungen können T-Lymphozyten ihre Zielzellen dadurch töten, daß sie ein porenbildendes Molekül, Perforin, in die Zellmembran einbringen. Perforin ist strukturell homolog mit C9; ähnliche Moleküle werden in den Granula von eosinophilen Granulozyten gefunden. Bestimmte bakterielle Toxine wie z. B. Streptolysin O sind auch porenbildende Moleküle.

Steuerung der Aktivierung

Die Freisetzung von C5b6 aus membrangebundenem C3b und die anschließende Bindung an C7 ergibt den hydrophoben C5b67-Komplex, welcher dem Membranangriffskomplex (MAC) ermöglicht, auch andere Zellmembranen zu attackieren, die sich in der Nähe des Ortes der Komplementaktivierung aufhalten. Diese „reaktive Lyse" könnte durchaus unliebsame Folgen für das autologe Gewebe haben. Es gibt deshalb eine ganze Reihe von Proteinen, die dies verhindern, indem sie an freies C5b67 binden, bevor es sich an Selbstmembranen festsetzen kann. Eine solche Substanz ist das S-Protein, auch bekannt als Vitronectin, das normalerweise im Plasma vorhanden ist; der SC5b67-Komplex ist nicht in der Lage, in Lipiddoppelschichten einzudringen. Es gibt spezifische Rezeptoren für das S-Protein, es ist jedoch nicht bekannt, ob ihre physiologische Aufgabe die Entfernung von SC5b67 aus dem Plasma ist. Die Bindung der β-Kette von C8 an C5b67 führt ebenfalls zu einem Komplex, der nicht in die Membran inserieren kann; das gleiche gilt auch für die Bindung an „low density lipoprotein", LDL.

Auch autologe Zellen verfügen über ein Protein, das sie vor der Lyse durch den Membranangriffskomplex schützt. Dies erklärt die alten Beobachtungen, daß Erythrozyten nur schwach durch homologes Komplement, jedoch bereitwillig durch Komplement anderer Spezies lysiert werden. Zwei Proteine, die diese Speziesrestriktion vermitteln, wurden kürzlich charakterisiert: CD59 und „homologer Restriktionsfaktor", HFR. CD59 ist ein Protein und auf der Membran über einen Glykophospholipidanker befestigt. Es kommt auf Zellmembranen häufig vor und inhibiert die Insertion und Polymerisation von C9 in C5b–8-tragende Zellmembranen. HFR weist eine ähnliche Aktivität und Verteilung wie CD59 auf, ist aber wahrscheinlich ein schwächerer Inhibitor der C9-Insertion. HFR ist ein 65-kDa-Membranprotein, das über ein Glykophospholipid gebunden ist. Seine Sequenz wurde noch nicht bestimmt.

Kernhaltige Zellen sind gegenüber der Komplementlyse viel widerstandsfähiger als Erythrozyten. Sie können aktiv den Membranangriffskomplex durch einen Exozytoseprozeß von ihren Zellmembranen entfernen, wobei Membranfragmente, die den Membranangriffskomplex enthalten, ausgestoßen werden.

Komplementrezeptoren

Die Interaktion von Aktivierungsfragmenten der Komplementproteine mit spezifischen Zelloberflächenrezeptoren von Immunzellen ist ein wichtiger Mechanismus für die Vermittlung der physiologischen Komplementeffekte. Die beiden wichtigsten Konsequenzen der Anbindung an diese Rezeptoren sind zum einen die Aufnahme von durch Komplement opsonierten Partikeln und zum anderen die Aktivierung der Zelle, die die besetzten Rezeptoren trägt.

Rezeptor	Liganden	Vorkommen
CR1	C3b > iC3b C4b	B-Zellen, Neutrophile, Monozyten, Makrophagen, Erythrozyten, follikuläre dendritische Zellen, glomeruläre epitheliale Zellen
CR2	iC3b, C3dg Epstein-Barr-Virus Interferon α	B-Zellen, follikuläre dendritische Zellen, epitheliale Zellen der Zervix und des Nasopharynx
CR3	iC3b, Zymosan bestimmte Bakterien	Monozyten, Makrophagen, Neutrophile, NK-Zellen, follikuläre dendritische Zellen
CR4 (p 150–95)	iC3b	Neutrophile, Monozyten, Gewebemakrophagen

Abb. 12.**16** **Komplementrezeptoren für Opsoninfragmente von C3.** CR1 bindet C3b stärker als iC3b. Die Rezeptoren ermöglichen es Zellen, Peptide oder Immunkomplexe aufzunehmen, die ein bestimmtes Fragment tragen.

C3-Rezeptoren

Es gibt drei Spaltprodukte von C3, die an Membranen von Zielzellen binden (oft als opsonische Fragmente bezeichnet): C3b, iC3b und C3dg. Vier Rezeptoren für diese opsonischen Fragmente sind bislang charakterisiert und werden als Komplementrezeptortypen 1–4 (CR1, CR2, CR3 und CR4) bezeichnet. Ihre ligandenbindenden Eigenschaften und ihre zelluläre Verteilung sind in Abb. 12.**16** aufgeführt.

CR1 (CD35). Die erste Erkenntnis einer komplementabhängigen Bindungsreaktion an Zellen war die Beschreibung eines Phänomens, das später den Namen „Immunadhärenz" erhielt. Es konnte gezeigt werden, daß mit Antikörper und Komplement opsonierte Trypanosomen sich an die Blutplättchen von Nagern und auch an die Erythrozyten von Primaten anheften.

Der Rezeptor, der diese Anheftungsreaktionen mediiert, ist charakterisiert und wird Komplementrezeptor Typ 1 (CR1, Immunadhärenzrezeptor, C3b/C4b-Rezeptor, CD35) genannt. CR1 hat wahrscheinlich vier physiologische Aufgaben:

1. Er ist ein Opsoninrezeptor auf Neutrophilen, Monozyten und Makrophagen, der Endozytose und Phagozytose durch in geeigneter Weise stimulierte Zellen vermittelt (Abb. 12.**17**).
2. Er ist ein Kofaktor der Serinesterase Faktor I bei der Spaltung von C3b in iC3b und C3f sowie bei der folgenden Spaltung von iC3b zu C3c und C3dg (wahrscheinlich ist Faktor H als Kofaktor der C3b-zu-iC3b-Spaltung physiologisch wichtiger als CR1, aber CR1 ist wahrscheinlich der alleinige Kofaktor für die Spaltung

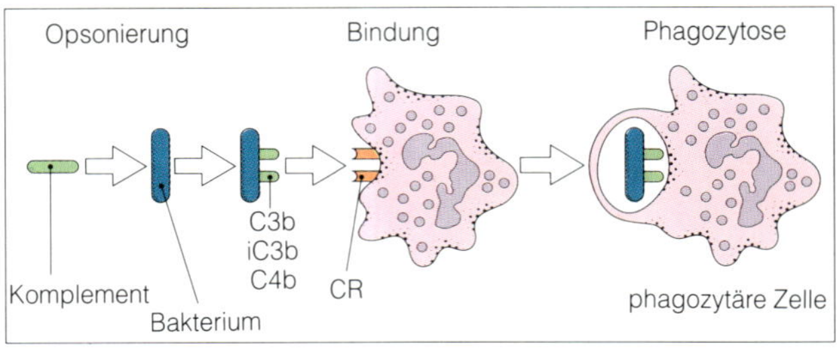

Abb. 12.**17** **Opsonierung und Phagozytose.** Die Abbildung veranschaulicht die Schritte bei der Aufnahme eines Partikels, wie z. B. eines Bakteriums, das entweder durch C3b oder C4b opsoniert wurde.

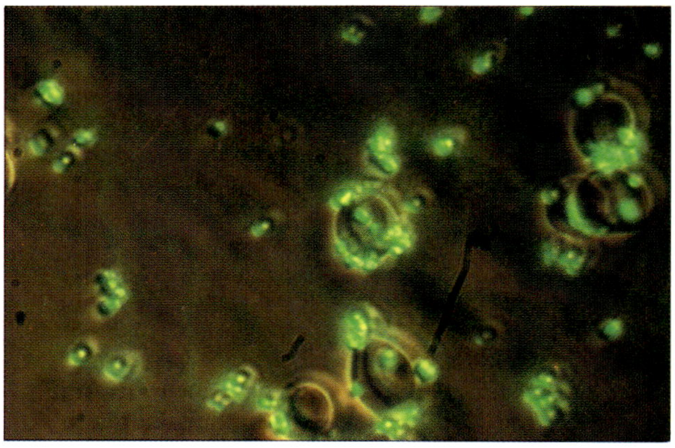

Abb. 12.**18** **Immunadhärenz.** Mit Antikörper und Komplement opsonierte, fluoresceinmarkierte Bakterien stellen sich angeheftet an menschliche Erythrozyten dar. Diese Reaktion wird durch C3b, iC3b und C4b auf den Bakterien, die an CR1 binden, vermittelt. Mit freundlicher Genehmigung von Prof. G. D. Ross.

von iC3b zu C3dg). In dieser Bedeutung schützt CR1 körpereigene Zellen vor einem Angriff von Komplement.

3. CR1 auf Erythrozyten oder Blutplättchen dient möglicherweise als Rezeptor, der die Bindung und den Transport opsonierter Immunkomplexe oder auch Bakterien zu den Zellen des ortsständigen mononukleären phagozytären Systems vermittelt (Abb. 12.**18**).
4. Auf B-Lymphozyten dient CR1 möglicherweise zusammen mit CR2 als ein Rezeptor für die Vermittlung der Lymphozytenaktivierung.

CR2 CD(21). CR2 kommt auf B-Lymphozyten, follikulären dendritischen Zellen und gewissen epithelialen Zellen vor; an ihn können iC3b, C3dg, das Epstein-Barr-Virus (EVB) und IFN_{α} binden. Über die physiologische Aktivität von CR2 auf B-Zellen weiß man noch nicht im Detail Bescheid, obwohl in einigen experimentellen Protokollen die Bindung an CR2 in vitro in einer B-Zell-Aktivierung resultiert. Andere Experimente zeigen eine Bedeutung von C3 bei der Fokussierung von Immunkomplexen auf antigenpräsentierende Zellen in sekundären lymphatischen Geweben, wodurch die Entwicklung der Antikörperantworten erhöht wird. C3 wird auch für eine effiziente Induktion von Gedächtniszellen benötigt, die später die sekundäre Antikörperantwort vermitteln. Vermutlich ist die wichtigste Aktivität von CR2 auf B-Zellen die eines akzessorischen Rezeptors für C3b, der die Antikörperantwort stimuliert. Die hauptsächliche pathophysiologische Aktivität von CR2 leitet sich aus seiner Rolle als EBV-Rezeptor ab. Die Gewebeverteilung dieses Virus in vivo geht mit dem Vorkommen dieses Rezeptors einher, und es ist sehr wahrscheinlich, daß EBV den Zugang zum intrazellulären Raum gerade durch die Bindung an diesen Rezeptor in einer komplementunabhängigen Weise gewinnt.

CR3 (CD18/11b). CR3 kommt auf Zellen der myeloischen Reihe vor und ist ein Adhäsionsmolekül und ein wichtiger Rezeptor, der die Phagozytose von mit iC3b opsonierten Partikeln mediiert. CR3 ist auch ein Lectin und bindet gewisse Kohlenhydrate. Einige Hefen, einschließlich Saccharomyces cerevisiae (Bierhefe), binden direkt ohne Komplementvermittlung an CR3, wie es bei anderen Mikroorganismen wie Staphylococcus epidermidis und Histoplasma capsulatum der Fall ist.

CR3 gehört zu einer Familie von drei Oberflächenmolekülen, die kollektiv als Leukozytenintegrine bezeichnet werden. Sie sind Heterodimere, die aus einer gemeinsamen β-Kette und jeweils einer der drei verschiedenen α-Ketten (CD11a, CD11b oder CD11c) aufgebaut sind. Die anderen Mitglieder dieser Familie sind das lymphozytenfunktionsassoziierte Antigen Typ 1 (LFA-1) mit der Zusammensetzung CD18/11a und p150-95 (CR4) mit der Zusammensetzung CD18/11c.

Diese 3 Moleküle gehören zu einer Superfamilie von strukturell verwandten Zelloberflächenrezeptoren und Adhäsionsmolekülen, die Fibronectin- und Vitronectin-(S-Protein-)Rezeptoren einschließen; ferner gehört in diese Gruppe der auf den Blutplättchen vorhandene Fibrinogenrezeptor. Die unterschiedlichen Familien der Integrine besitzen jeweils einen eigenen Typ der β-Kette (β_2 im Fall der Leukozytenintegrine), der mit bestimmten α-Ketten verbunden ist. Diese Rezeptoren binden calciumabhängig an ihre Liganden und scheinen für die Tripeptide Arg-Gly-Asp (RGD) eine gemeinsame Bindungsspezifität zu besitzen, obwohl zusätzliche Sequenz- oder Konformationsdeterminanten ihre individuellen ligandenbindenden Eigenschaften beeinflussen.

CR4 (CD18/11c). CR4 (p150-95) ist der bislang am ungenauesten charakterisierte Vertreter dieser Gruppe von Rezeptoren; jedoch wurde gezeigt, daß er calciumabhängig an iC3b bindet. CR4 kommt auf Zellen der myeloiden und lymphoiden Reihen vor und wird besonders stark von Gewebemakrophagen exprimiert, wo er sich als ein wichtiger Rezeptor für mit iC3b opsonierte Partikel herausstellen könnte.

Anaphylatoxinrezeptoren

Zwei kleine Fragmente der Komplementproteine, C3a und C5a, können die Degranulation von Mastzellen verstärken und werden deshalb als Anaphylatoxine bezeichnet. Diese sowie weitere Aktivitäten werden später ausführlicher beschrieben. Die Effekte der Anaphylatoxine (C3a, C5a) werden durch Bindung an spezifische Rezeptoren vermittelt. Diese sind für C5a gut charakterisiert; es gibt 50 000–112 000 Rezeptoren auf Neutrophilen bei einem geschätzten Molekulargewicht von 40 kDa. Der C5a-Rezeptor gehört zu der Rhodopsin-Superfamilie. Sie umfaßt Rezeptortypen, die nach Bindung ihres Liganden ein Signal durch Interaktion mit intrazellulären GTP-bindenden Proteinen produzieren. Der C5a-Rezeptor ist mit dem f-met-leu-phe-Rezeptor homolog, der chemotaktische Signale mediiert. Nach der Bindung an den Rezeptor wird C5a internalisiert und zu inaktiven Peptidfragmenten abgebaut; dies scheint ein wichtiger Mechanismus bei der Regulierung und Begrenzung der C5a-Aktivität zu sein.

Andere Rezeptoren

Ein 70 kDa schweres Molekül wurde identifiziert, das an den kollagen-ähnlichen Schwanz (s. Abb. 12.**6**) von C1q bindet. Dieser Rezeptor tritt auf polymorphkernigen Leukozyten, Monozyten, Makrophagen, B-Lymphozyten, Blutplättchen und endothelialen Zellen auf. Seine physiologische Funktion ist unbekannt, er könnte jedoch die Aufnahme von mit C1q opsonierten Immunkomplexen verstärken.

Ebenso konnte ein Rezeptor für Faktor H teilweise charakterisiert werden. Dieser findet sich auf B-Zellen, Monozyten und Neutrophilen; in ähnlicher Weise könnte er die Aufnahme von Immunkomplexen verstärken.

Aktivierung von Komplementrezeptoren

Bislang sind die Mechanismen und Auswirkungen auf den Zellstoffwechsel nach Bindung an die Komplementrezeptoren weitgehend unbekannt. Tatsache ist, daß CR1, CR2 und CR3 in einem reversiblen Aktivierungsschritt phosphoryliert werden. Dies ist die Voraussetzung, daß diese Aktivitäten wie Phagozytose oder Generierung eines „respiratory burst" vermitteln. Die kooperative Interaktion weiterer Zelloberflächenrezeptoren wie der für Laminin oder Fibronectin könnte diesen Aktivierungsschritt stimulieren.

Biologische Effekte von Komplement

Komplement, Entzündung und Anaphylatoxine

Die Aktivierung des Komplementsystems ist ein potenter Mechanismus für die Initiierung und Amplifizierung der Entzündung. Aktivierungsprodukte der Komplementproteine stimulieren die Chemotaxis und Aktivierung von Leukozyten, vor allem C3a und C5a (Abb. 12.**19**). Diese beiden Fragmente stimulieren die Chemotaxis von Neutrophilen sowie die Degranulation von Basophilen und Mastzellen und werden deshalb als Anaphylatoxine bezeichnet. Die Nettoeffekte dieser Aktivitäten sind histamin- und leukotrienvermittelte Kontraktionen der glatten Gefäßmuskulatur, eine Zunahme der Gefäßpermeabilität und die Auswanderung von Neutrophilen und Monozyten aus den Blutgefäßen (Abb. 12.**20**). Gebundene C3- und C4-Fragmente wirken als Opsonine und verstärken die Phagozytose.

Neben der Induktion der Phagozytose stimuliert vermutlich auch die Verknüpfung von Komplementrezeptoren auf Neutrophilen, Monozyten und Makrophagen die Exozytose von Granula, die sehr potente proteolytische Enzyme enthalten, sowie die Produktion freier Ra-

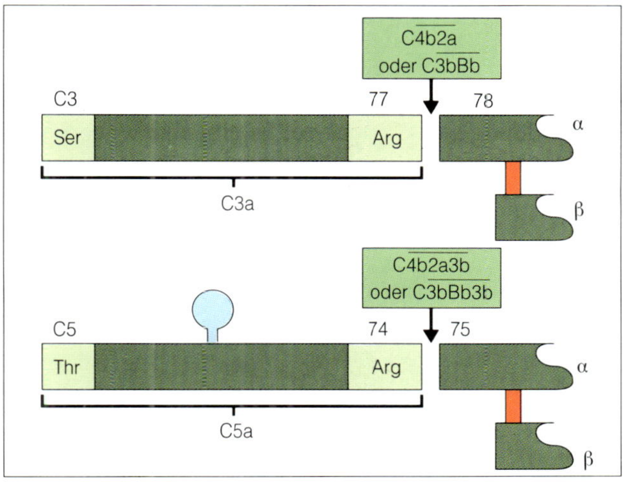

Abb. 12.**19** **Anaphylatoxinbildung.** Die aminoterminalen Anteile der C3- und C5-α-Ketten sind hier skizziert. Ein 77 Aminosäuren großes Peptid, das C3a, wird vom C3-Molekül abgespalten, was zu einem carboxyterminalen Argininrest führt. Dies geschieht durch die C3-Konvertase $\overline{C4b2a}$ im Fall der klassischen Komplementaktivierung oder durch $\overline{C3bBb}$ im alternativen Aktivierungsweg. Von C5 spaltete die C5-Konvertase ($\overline{C4b2a3b}$ bei der klassischen Komplementaktivierung bzw. $\overline{C3bBb3b}$ bei der alternativen Aktivierung) ein 74 Aminosäuren großes Peptid, das C5a, ab. Auch hier entsteht ein carboxyterminales Arginin. Der blaue Kreis deutet den Kohlenhydratanteil von C5a an.

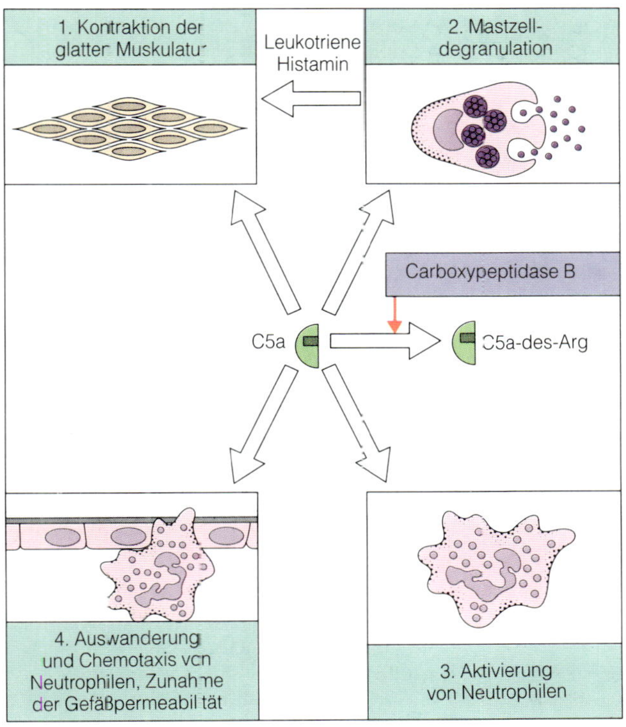

Abb. 12.**20** **Biologische Effekte von C5a und C5a-des-Arg.** C5a verursacht die Kontraktion glatter Muskulatur (1), Mastzelldegranulation (2), Aktivierung von Neutrophilen (3) und Auswanderung und Chemotaxis von Neutrophilen (4). Weiterhin wird die glatte Muskulatur durch Histamine und Leukotriene beeinflußt, die durch Mastzelldegranulation oder Aktivierung freigesetzt werden. Der Verlust des C-terminalen Argininrestes durch Carboxypeptidase-B-Spaltung führt zu C5a-des-Arg, das nur noch schwache zellaktivierende Eigenschaften besitzt.

dikale, die durch den „respiratory burst" vermittelt werden (Abb. 12.**21**).

Die Komplementkaskade interagiert mit allen anderen wichtigen Enzymkaskaden. Dies sind Gerinnung, Kininbildung und Fibrinolyse. Es gibt eine weitere Verbindung dieser Systeme untereinander: das Regulationsprotein, der C1-Inhibitor, inhibiert nicht allein C1r und C1s, sondern auch den Faktor XIIa in der Gerinnungskaskade, das Kallikrein im Kininsystem sowie das Plasmin in der Fibrinolyse.

C3b und C4b
erleichtern die Bindung von Bakterien, Viren und Immunkomplexen an Neutrophile, Monozyten und Makrophagen
mediieren Endozytose, Phagozytose; Generierung des „respiratory burst" durch CR-Rezeptor-vermittelte Aktivierung
verstärken IgG-induzierte Phagozytose, IgG-vermittelte Zytotoxizität (ADCC) und NK-vermittelte Zytotoxizität
erleichtern bei Bindung an Erythrozyten-CR1 die Clearance von Immunkomplexen aus der Zirkulation
fokussieren Immunkomplexe auf antigenpräsentierenden Zellen (APC)
zerkleinern Immunkomplexnetzwerke und verbessern ihre Löslichkeit

Abb. 12.**21** **Effekte von C3b und C4b.** C3b und C4b besitzen eine Vielzahl unterschiedlicher Funktionen, die von der Bindung an Bakterien bis zur Solubilisierung von Immunkomplexen reichen.

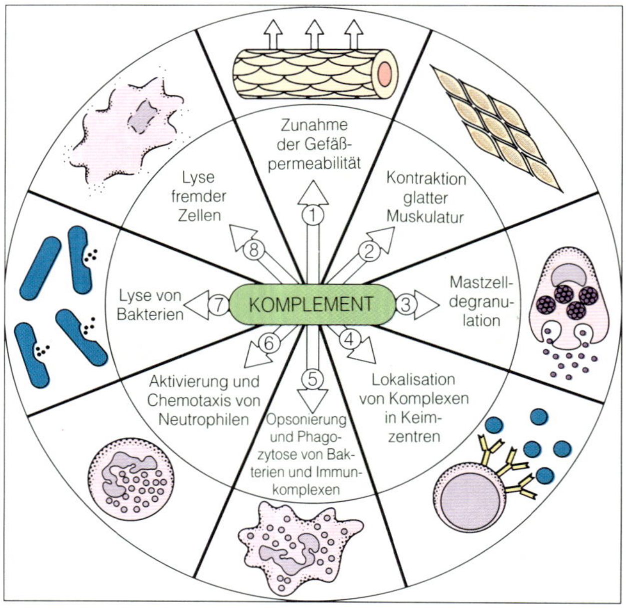

Abb. 12.**22** **Zusammenfassung der Komplementmechanismen und die Rolle des Komplements in der akuten Entzündungsreaktion.** Beachte, wie die verschiedenen Reaktionselemente induziert werden: Zunahme der Gefäßpermeabilität (1) aufgrund der Wirkung von C3a und C5a auf glatte Muskulatur (2) und Mastzellen (3) bewirkt den Austritt von Plasmaprotein. C3 fördert sowohl die Ablagerung von Komplexen in den Keimzentren der Milz und der Lymphknoten (4) als auch die Opsonierung und Phagozytose von Bakterien und Immunkomplexen (5). Durch Chemotaxis (6) in ein Entzündungsgebiet angelockte Neutrophile phagozytieren die opsonierten Mikroorganismen. Der Membranangriffskomplex, C5b–9, ist für die Lyse von Bakterien (7) und anderer als fremd erkannter Zellen (8) verantwortlich.

Die Produktion von Anaphylatoxinen erfolgt nicht nur aus der Komplementaktivierung, sondern auch aus der Aktivierung von Enzymsystemen, die direkt C3, C4 und C5 an ähnlichen Stellen wie die reaktiven Komplementkonvertaseenzyme spalten können. Zu solchen Enzymen gehören Plasmin, Kallikrein, Gewebe- und leukozytäre lysosomale Enzyme sowie bakterielle Proteasen.

Die Anaphylatoxine üben starke Effekte auf die Blutgefäßwände aus, indem sie eine Kontraktion der glatten Gefäßmuskulatur und eine Zunahme der Gefäßpermeabilität auslösen. Diese Effekte zeigen eine spezifische Tachyphylaxie (z. B. wird durch wiederholte Stimulation die Antwort verringert) und können durch Antihistamine blockiert werden; sie werden wahrscheinlich indirekt über die Histaminfreisetzung aus Mastzellen vermittelt. C5a, der stärkste Agonist, ist etwa 100mal effektiver als C3a und 1000mal effektiver als C4a und C5a-des-Arg. C5a stimuliert extrem stark die Chemotaxis von Neutrophilen, deren Anhaftung, die Generierung des „respiratory burst" sowie die Degranulation. C5a stimuliert Neutrophile dazu, mehr Adhäsionsmoleküle, wie z. B. CR3, zu exprimieren. Auf die Anheftung des C5a-Rezeptors eines Neutrophilen folgt die Mobilisierung von membranständiger Arachidonsäure, die zu Prostaglandinen und Leukotrienen einschließlich des LTB4, einem weiteren starken chemotaktischen Agens für Neutrophile und Monozyten, metabolisiert wird. Ein weiterer kräftiger Mediator, der nach Anheftung eines Monozyten-C5a-Rezeptors freigesetzt wird, ist das IL-1. Auf diese Weise hat die lokale Synthese von C5a an den Stellen einer Entzündung starke, die Entzündung unterhaltende Eigenschaften. Die Rolle des Komplements bei der Genese entzündlicher sowie von Immunreaktionen ist in Abb. 12.**22** zusammengefaßt dargestellt.

Membranangriffskomplex und Gewebezerstörung

Das „one-hit"-Modell der Komplementlyse, das in den 50er Jahren von Mayer u. Mitarb. entwickelt wurde, findet nur bei Erythrozyten, nicht aber bei kernhaltigen Zellen Anwendung. Kernhaltige Zellen sind gegen die osmotische Zerstörung des Membranangriffskomplexes, MAC, relativ resistent, da sie Teile der Membran, die den MAC enthalten, endozytieren und exozytieren können. Allerdings kann die Perturbation der Lipiddoppelschicht Zellen, abhängig von ihren angeborenen Fähigkeiten, dazu stimulieren, Arachidonsäure freizusetzen und zu metabolisieren oder Granula bzw. Zytokine freizusetzen. Diese Antworten spielen möglicherweise bei der Verstärkung der Entzündung, die der Komplementaktivierung folgt, eine wichtige Rolle.

Komplement und die Induktion der Immunantwort

Komplement spielt eine wichtige Nebenrolle bei der Induktion der Antikörperantwort. Es verstärkt die Antigenlokalisierung sowohl auf antigenpräsentierenden Zellen als auch auf B-Lymphozyten. Ferner wurde gezeigt, daß die Lokalisation von Immunkomplexen (die

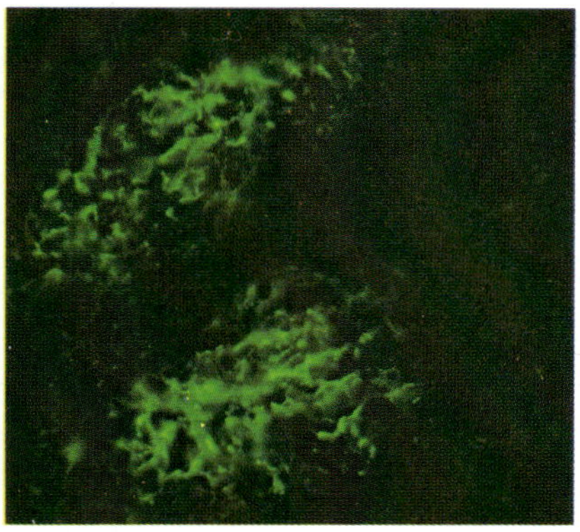

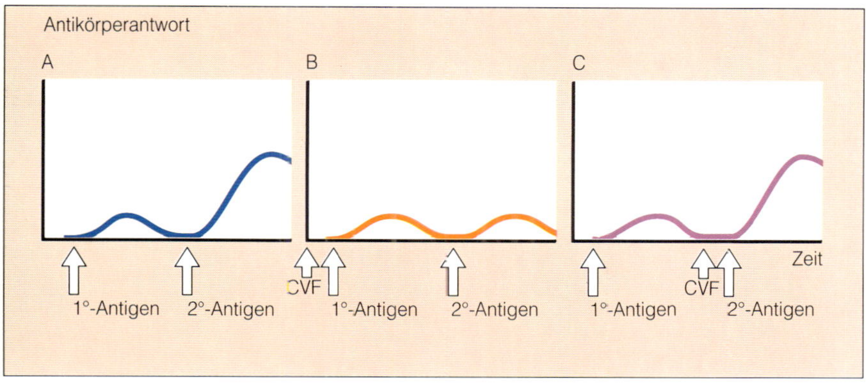

Abb. 12.**23** **Auswirkung des Komplemententzugs auf die Ig-Antwort.** Die Erst-(1°-) und die Booster-(2°-)Injektion eines Antigens führen zu einer klassischen primären bzw. sekundären Immunantwort (A). Wurde dem Tier vor der ersten Immunantwort mit Cobra-venom-Faktor (CVF) Komplement entzogen, entwickelt sich kein Immungedächtnis, so daß eine nachfolgende Antigenbelastung wiederum eine Primärantwort (B) hervorruft. Diese Wirkung des CVF beobachtet man nur, wenn das Komplement vor der Primärantwort entzogen wurde. Geschieht dies erst danach, ist die Ausbildung einer normalen Sekundärantwort (C) nicht beeinträchtigt. Dies hängt vermutlich damit zusammen, daß bei Abwesenheit von Komplement sich nur sehr wenige Antikörper-Antigen-Komplexe in den Keimzentren niederschlagen. Die Immunfluoreszenzaufnahme zeigt Antigen in den Keimzentren einer Mäusemilz (24 Std. nach Injektion von 1 mg aggregiertem menschlichem IgG, das hier als Antigen fungiert), welches hauptsächlich an dendritische Zellen gebunden ist. Diese Anreicherung beobachtet man nicht bei Mäusen, denen Komplement entzogen wurde. Mit freundlicher Genehmigung von Prof. John Holborow.

sehr effizient eine Immunantwort hervorrufen) in den Keimzentren von Lymphknoten ein komplementabhängiger Prozeß ist (Abb. 12.**23**). B-Lymphozyten tragen zwei Rezeptoren für C3: CR1 bindet C3b und iC3b, CR2 bindet iC3b und C3dg. In ähnlicher Weise tragen auch antigenpräsentierende Zellen Komplementrezeptoren; follikuläre dendritische Zellen sind die einzigen Zellen, auf denen alle drei Rezeptoren, nämlich CR1, CR2 und CR3, nachgewiesen werden konnten. Hereditärer Mangel an C3 führt beim Menschen nicht offenkundig zu einer Behinderung der Antikörperproduktion. Jedoch wird bei C2-, C4- oder C3-defizienten Meerschweinchen die primäre und sekundäre Antikörperantwort auf niedrige, immunisierende Dosen T-Zell-abhängiger Antigene deutlich behindert. Der gegenwärtige Kenntnisstand läßt daher vermuten, daß Komplement eine zusätzliche, aber nicht notwendige Rolle bei der effizienten Induktion einer Antikörperantwort spielt.

Komplement und Immunkomplexe

Heidelberger entdeckte Anfang der 40er Jahre, daß Komplement die Ausbildung von präzipitationsfähigen antigenen Antikörpernetzwerken behindern kann. Die Größe eines Immunkomplexnetzwerkes wird durch eine Reihe von Faktoren beeinflußt:

1. die Konzentration der Reaktanten (Antikörper und Antigen),
2. die Affinität des Antikörpers zum Antigen,
3. die Anzahl der Bindungsplätze sowohl von Antikörper als auch Antigen, wobei eine hohe Zahl von Bindungsplätzen die Entstehung großer Netzwerke begünstigt.

Der klassische Reaktionsweg behindert die Ausbildung von präzipitationsfähigen Immunkomplexen im Plasma, die Aktivierung des alternativen Reaktionsweges macht präformierte Immunkomplexpräzipitate wieder löslich, auch wenn diese im Gewebe liegen. Der Mechanismus dieser Effekte bezieht die kovalente Inkorporierung von C3 in Immunkomplexnetzwerke ein. Die C3-Bindung könnte dabei durch Herabsetzung der Anzahl der Bindungsplätze auf Antigen und Antikörpern die Immunkomplexnetzwerke auflösen; dadurch könnten größere Netzwerke nur noch schwer entstehen (s. Kap. 21).

Normalerweise sind die Folgen der Komplementaktivierung durch Immunkomplexe von Vorteil: C3-tragende Immunkomplexe werden wirksam aus Geweben und Zirkulation durch Zellen des mononukleären phagozytären Systems entfernt, wodurch der Abbau der komplexierten Antigene ermöglicht wird. Es gibt jedoch Umstände, bei denen in vivo eine anhaltende Immunkomplexproduktion auftritt und die Komplementaktivierung durch Immunkomplexe sich als schädlich erweisen kann. Beispielsweise dürften die entzündungsunterhaltenden Effekte von Immunkomplexen bei Krankheiten wie subakuter bakterieller Endokarditis und systemischem Lupus erythematodes weitgehend durch das Komplementsystem vermittelt sein.

Komplement und Infektionsabwehr

Mikroorganismen können Komplement über den klassischen oder den alternativen Reaktionsweg aktivieren (Abb. 12.**24**). Nichtsdestoweniger macht die Fähigkeit vieler Bakterienstämme, dem komplementvermittelten Abbau zu widerstehen, einen wichtigen Teil ihrer Pathogenität aus. Viele Mechanismen, die eine solche Resistenz vermitteln, wurden beschrieben; davon seien hier genannt:

1. die Lenkung der Ablagerung von C3b und des Membranangriffskomplexes (MAC) an Stellen auf der Bakterienoberfläche, wo sie weder Opsonierung noch Lyse vermitteln können (umgekehrt können bakterizide Antikörper die Komplementaktivierung so dirigieren, daß Bakterien effizient opsonisiert oder lysiert werden),

	Immunglobuline	Mikroorganismen			sonstige
		Viren	Bakterien	andere	
klassischer Reaktionsweg	IgM-, IgG1-, IgG2- oder IgG3-enthaltende Komplexe	murine Retroviren, vesikuläres Stomatitisvirus	–	Mykoplasmen	Polyanionen, bes. bei Bindung an Polykationen, PO_4^{3-} (DNA, Lipid A, Cardiolipin), SO_4^{2-} (Dextransulfat, Heparin, Chondroitinsulfat), Anhäufung terminaler Mannosegruppen (über mannanbindendes Protein)
alternativer Reaktionsweg	IgG-, IgA-, IgE-enthaltende Komplexe (weniger effektiv)	einige virusinfizierte Zellen (z. B. EBV)	viele grampositive und gramnegative Keime	Trypanosomen, Leishmanien, viele Pilze	Dextransulfat, heterologe Erythrozyten, Kohlenhydrate (z. B. Agarose)

Abb. 12.**24** **Komplementaktivatoren.** Das Schaubild faßt die Aktivatoren des klassischen und des alternativen Reaktionsweges zusammen.

2. das Vorhandensein von Oberflächenmolekülen, die der Aktivierung des alternativen Reaktionsweges und der Amplifizierung der C3-Ablagerung widerstehen,
3. der komplexe Aufbau der Bakterienzellwände, verbunden mit hochwirksamen Membranreparaturmechanismen und rascher Zellteilungsfähigkeit, der bemerkenswert zum Widerstand gegen komplementvermittelte Schädigung beiträgt.

Der Besitz einer an Sialinsäure reichen Kapsel unterscheidet einige pathogene grampositive Bakterienstämme von ihren nichtpathogenen Verwandten. Auf einer solchen Kapsel bindet eher Faktor H als Faktor B an C3b und führt zum Abbau von C3b.

Zwei verschiedene humane hereditäre Mangelsyndrome veranschaulichen auf elegante Weise die physiologische Rolle von Komplement als Opsonin und Bacteriolysin. Ein ähnliches Spektrum von pyogenen bakteriellen Infektionen kommt bei Mangel an Komponenten des klassischen Reaktionsweges und C3 oder bei Mangel in der Gruppe der Zelloberflächenrezeptoren, die aus CR3 und LFA-1 besteht, vor. Dies beweist, daß Komplement eine wichtige Rolle bei der Zerstörung von pyogenen Bakterien spielt, indem es ihre Phagozytose und ihren intrazellulären Abbau erlaubt. Auf der anderen Seite sind Mangelzustände der Membranangriffskomplexkomponenten nahezu ausschließlich mit rekurrierenden Infektionen mit Neisseria meningitidis oder Neisseria gonorrhoeae assoziiert. Die Abwehrkraft des Wirtes gegen diese Bakterien, die durch ihre Fähigkeit, im intrazellulären Milieu zu überleben, gekennzeichnet sind, hängt also von der Fähigkeit zur komplementabhängigen Lyse im Plasma ab.

Bei der Abwehr von Virusinfektionen scheint Komplement eine untergeordnete Rolle zu spielen; T-Lymphozyten sind hier wichtiger.

Komplementmangel ist nicht mit sonderlicher Anfälligkeit gegenüber viralen Infektionen assoziiert. Es gibt jedoch eine Reihe von Verbindungen zwischen Viren und dem Komplementsystem, wobei am auffallendsten die Benutzung des CR2 durch das Epstein-Barr-Virus als Pforte zum Intrazellulärraum ist. Andere Viren gelangen möglicherweise indirekt über Immunglobuline und C3b, die sich an das Viruspartikel angeheftet haben, in die Zelle. Beispiele dafür sind durch Antikörper vermehrte Aufnahme von Flaviviren, wozu das Dengue-Virus gehört, über Fc-Rezeptoren auf Makrophagen und die CR3-vermittelte Aufnahme des Westnil-Virus, eines Flavivirus, durch ein viruspartikelgebundenes C3, was in Mäusen gezeigt werden konnte.

Moleküle mit Fc-Rezeptor-Aktivität sind bereits seit einiger Zeit auf Mikroorganismen bekannt; dazu gehören u. a. das Staphylokokkenprotein A und der Fc-Rezeptor vieler Herpesviren. Kürzlich wurde gefunden, daß Herpes simplex ein Molekül mit Komplementrezeptoraktivität exprimiert. Solche Moleküle können Bakterien und Viren vor den normalen Folgen der Antikörper- und Komplementproteinbindung an ihre Oberflächen bewahren. Derart gebundenes IgG oder C3 kann beispielsweise durch Opsoninrezeptoren auf Phagozyten des Wirtes nicht mehr erkannt werden.

Komplement und Krankheitspathogenese

Unter bestimmten Umständen können die Folgen der Komplementaktivierung in vivo eher von Schaden als von Nutzen sein. Der Schockzustand, der auf eine Bakteriämie mit gramnegativen Keimen folgen kann, kann teilweise durch die generalisierte intravaskuläre endotoxinbedingte Komplementaktivierung verursacht sein. Die sich ergebende Aktivierung und Spaltung von C3 und C5 führt zur Produktion von großen Mengen C3a und C5a, die ihrerseits die Aktivierung und Degranulation von Neutrophilen, Basophilen und Mastzellen hervorrufen. Ebenso können diese Anaphylatoxine eine intravaskuläre Neutrophilenaggregation und -embolisation im Kapillargebiet der Lunge fördern, wo dann freigesetzte Stoffe aus Neutrophilen wie Elastase und freie Radikale eine Schocklunge verursachen können. In dieser Situation bedingt die Schädigung der kleinen Gefäße die Exsudation von Neutrophilen in die Alveolen und die arterielle Hypoxämie ein interstitielles pulmonales Ödem. Bei der extrakorporalen Blutzirkulation – wie z. B. durch den Sauerstoffaustauscher von Herz-Lungen-Maschinen oder Dialysemembranen einer künstlichen Niere – kann ebenso die Komplementkaskade aktiviert werden, und eine vorübergehende Leukopenie, hervorgerufen durch eine Neutrophilenaggregation in den Lungen, wird in der Tat auch häufig beobachtet.

Die Gewebezerstörung, die einem ischämischen Infarkt folgt, kann auch eine Komplementaktivierung auslösen. Nach ischämischer Verletzung kann in Geweben eine starke Ablagerung des Membranangriffskomplexes beobachtet werden. Eine mögliche pathophysiologische Bedeutung der Komplementaktivierung, die der Gewebeischämie folgt, konnte in experimentellen Modellen für den Herzinfarkt gezeigt werden: Die Verminderung von Komplement reduzierte die Größe des zerstörten Gewebes. Kürzlich konnte gezeigt werden, daß die Infusion von löslichem CR1 ähnlichen Effekt hat.

Die Komplementaktivierung ist auch eine wichtige Ursache der Gewebeschädigung bei Krankheiten, die durch Immunkomplexe vermittelt werden. Solche Komplexe können sich in situ im Gewebe bilden, z. B. in den Glomeruli von Patienten mit Autoantikörpern gegen glomeruläre Basalmembranen (Goodpasture-Syndrom) oder auch an motorischen Endplatten, wenn Autoantikörper gegen Acetylcholinrezeptoren vorhanden sind (Myasthenia gravis) (s. Kap. 20 u. 21). Auf der anderen Seite können sich Immunkomplexe bei der Kreislaufpassage an den Gefäßwänden niederschlagen, wie es z. B. bei der bakteriellen Endokarditis geschieht, wo eine entzündete Herzklappe die Quelle der Immunkomplexe ist, die dann in das Nieren- und Gefäßbett anderer Organe geschwemmt werden, und bei systemischem Lupus erythematodes, einer Krankheit, die durch Immunkomplexe, die aus intrazellulären Antigenen und dagegen gerichteten Autoantikörpern zusammengesetzt sind, verursacht ist. Auf zweierlei Weise bedingt Komplement bei diesen Erkrankungen eine Entzündung:

1. durch aktivierte Leukozyten, die durch lokal produzierte Anaphylatoxine zu Orten der Immunkomplexablagerung hingezogen werden und dort über ihre Oberflächenkomplementrezeptoren an komplexgebundenes C3 und C4 binden,
2. durch den Membranangriffskomplex (MAC), der die Zellyse verursacht und die Prostaglandinsynthese aus Arachidonsäure, die aus zerstörten Zellmembranen freigesetzt wird, stimuliert.

Diese beiden Mechanismen der Schädigung lassen sich anschaulich darstellen, wenn man 2 Typen glomerulärer Erkrankungen betrachtet. Autoantikörper gegen glomeruläre Basalmembranen verursachen eine Entzündung, die entweder durch Komplement- oder Neutrophilendepletierung verhindert werden kann. Im Gegensatz dazu ist die membranöse Nephritis, die experimentell durch Antikörper gegen subepitheliale Antigene hervorgerufen werden kann, durch Depletion der Neutrophilen nicht zu beeinflussen. Ihre Symptome fehlen nahezu völlig bei Tieren mit Mangel an C5. Bei dieser Erkrankung fungiert die Basalmembran wahrscheinlich als eine physikalische Schranke gegen Zellexsudation; die schwere Proteinurie, die man bei membranöser Nephritis beobachtet, wird anscheinend durch Ablagerung von Membranangriffskomplexen verursacht.

13 Zellmigration und Entzündung

David Male

Unter physiologischen Bedingungen wandern Leukozyten durch alle Gewebe des Körpers. Das Ziel dieser Wanderung ist es, der relativ kleinen Zahl von Lymphozyten, die für die jeweiligen Antigene spezifisch sind, die Möglichkeit zu geben, „ihr" Antigen auch aufzuspüren. Am Ort einer Immunreaktion ist eine verstärkte Einwanderung von Zellen festzustellen (Abb. 13.**1**). Diese verstärkte Migration betrifft sowohl Lymphozyten als auch phagozytierende Zellen. Unter den Lymphozyten befinden sich viele unspezifische und einige, die spezifisch für das Pathogen oder Antigen sind. Zum Teil verbleiben Zellen am Ort der Entzündung, bis das auslösende Antigen beseitigt ist, und kehren dann in das lymphatische System zurück.

Die Migration der Leukozyten kennt zwei wichtige Etappen. In der ersten Etappe findet die Anlagerung von zirkulierenden Zellen an die Gefäßwand statt (Abb. 13.**2**), gefolgt von der Passage durch die Endothelzellen (Abb. 13.**3**). Anschließend wandern die Zellen, geführt von chemotaktischen Stimulanzien, an den Ort der Entzündung. Diese Prozesse werden zum einen Teil von Oberflächenmolekülen der migrierenden Zelle gesteuert, welche ihnen erlauben, mit dem Endothel oder Gewebszellen zu interagieren, und zum anderen Teil geht diese Steuerung von einer Vielzahl löslicher Signalmoleküle aus (Zytokine und chemotaktische Moleküle).

Zellmigration und Lokalisation

Die Zellen des Immunsystems haben alle die Stammzellen des Knochenmarks als Ursprung. Ihre Funktion üben Sie jedoch im lymphatischen Gewebe bzw. in verschiedenen Organen und Körperregionen aus (Abb. 13.**4**). Dies erfordert eine kontinuierliche Mobilität zwischen den verschiedenen Geweben über das lymphati-

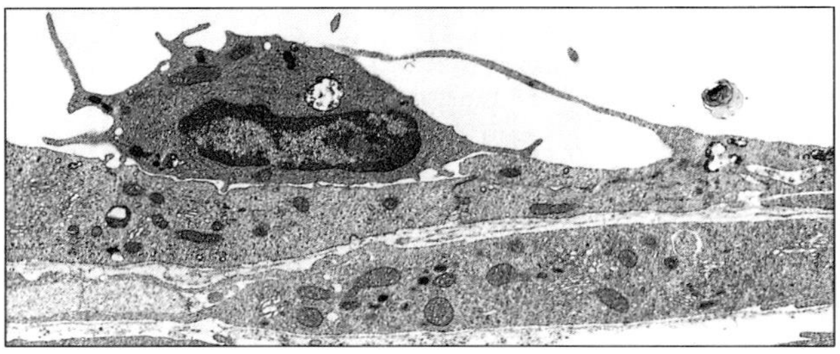

Abb. 13.**1** **Lymphozytenmigration.** Die elektronenmikroskopische Darstellung zeigt einen Lymphozyten bei der Anlagerung an das Endothel im Gehirn eines Tieres mit experimenteller allergischer Enzephalomyelitis. Die Anlagerung leitet die Passage durch das Endothel und in das entzündete Gewebe ein. Mit freundlicher Genehmigung von Dr. C. Hawkins.

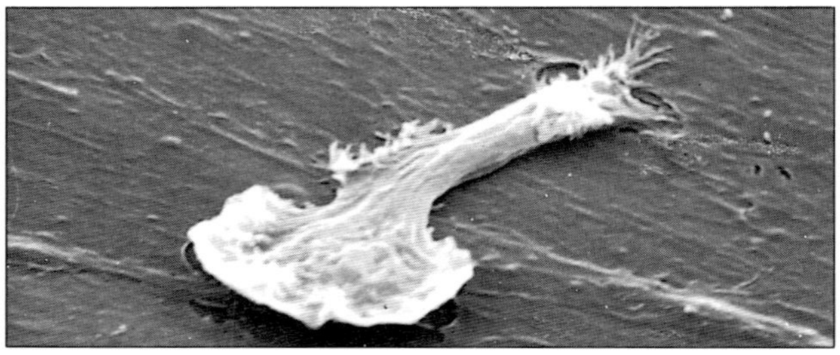

Abb. 13.**2** **Interaktion zwischen Lymphozyten und Endothel.** Die Aufnahme zeigt in vitro die Anlagerung einer antigenaktivierten T-Zelle an das retinale Endothel. Die migrierende Zelle lagert sich an das Endothel an und stülpt dann Pseudopodien aus, die die Endothelzelle auf eine passende Durchtrittsstelle hin abtasten. Mit freundlicher Genehmigung von Dr. J. Greenwood.

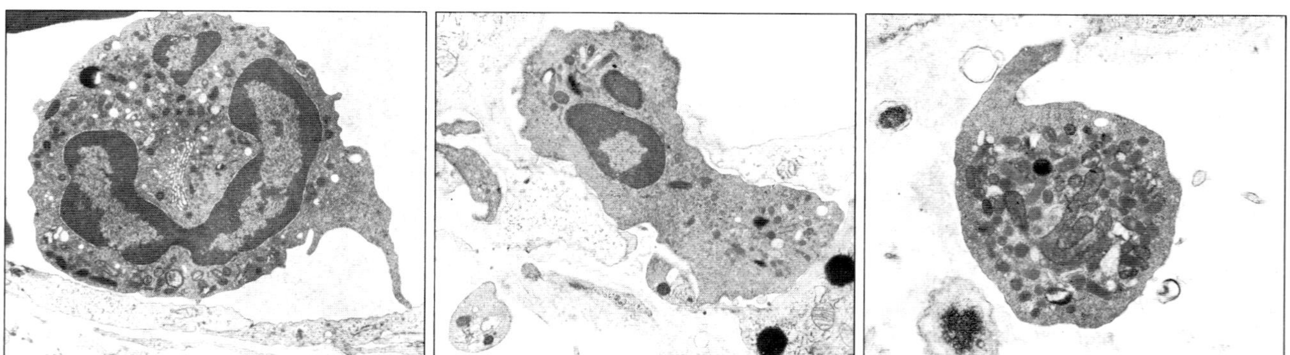

Abb. 13.**3** **Drei Phasen der Neutrophilenmigration.** Ein polymorphkerniger neutrophiler Granulozyt lagert sich an das kapillare Endothel an (links), bevor er dann zwischen den Endothelzellen hindurchtritt (Mitte). Die dritte elektronenmikroskopische Aufnahme (rechts) zeigt einen Leukozyten, der das Endothel passiert hat. 4000 ×. Mit freundlicher Genehmigung von Dr. I. Jovis.

sche System. Neutrophile Granulozyten benötigen einen Tag, um vom Knochenmark zum Ort ihrer Effektorfunktion zu gelangen, um dann dort eventuell zugrunde zu gehen. Im Gegensatz dazu können Lymphozyten und einige monozytäre Phagozyten zwischen lymphatischen und nichtlymphatischen Geweben hin- und herwandern. Das Ziel dieser Aktivitäten ist es, Antigene mit diesen Lymphozyten zwecks Erkennung in Kontakt zu bringen und Effektorzellen dorthin zu dirigieren, wo sie gebraucht werden. Die Schemata der Zellmigration sind komplex und hängen nicht nur vom Typ der Zelle ab, sondern auch von deren Differenzierungs- oder Aktivierungsstufe. Darüber hinaus variiert das Gefäßendothel über den ganzen Körper hin und beeinflußt dadurch die Zellmigration.

Besonders zu nennen sind hier die „high endothelial venules" (HEV) aus dem sekundären lymphatischen Gewebe, die sich erheblich von denen in nichtlymphatischen Geweben unterscheiden. Innerhalb der nichtlymphatischen Gewebe variieren die Endothele der kleinen Gefäße erheblich zwischen verschiedenen Gewebstypen. In allen Fällen werden die Moleküle auf dem Endothel bei Entwicklung einer Entzündung lokal moduliert. Alle diese Faktoren haben ihren Einfluß auf die Zelltypen, die durch die verschiedenen Endothelien migrieren. Die Migration der Leukozyten hängt im allgemeinen von der Oberflächenladung der interagierenden Zellen, der hämodynamischen Scherkraft im Gefäßbett und der Ausbildung von zusätzlichen Bindungsmolekülsets auf Leukozyten und Endothel ab (Abb. 13.**5**). Haben die Zellen erst einmal die Gefäße verlassen, dann benützen sie andere Bindungsmolekülsets, um durch die Gewebe zu manövrieren.

Man kann folgende Migrationstypen der Leukozyten unterscheiden:

1. Jungfräuliche Lymphozyten wandern aus dem primären über das Blut in das sekundäre lymphatische Gewebe.
2. Aktivierte Lymphozyten wandern aus der Milz und aus Lymphknoten in das Blut und können sich dann von dort in andere lymphatische Gewebe oder – durch das Gefäßendothel – in andere Körpergewebe verteilen.
3. Antigenpräsentierende Zellen (APC), wie z. B. Makrophagen, zirkulieren auch zurück in das lymphatische Gewebe und können Antigene aus der Peripherie transportieren.

Unterschiedliche Bewegungsmuster laufen während unterschiedlicher Phasen der Lebensspanne einer Zelle ab. So tendieren ruhende T-Zellen dazu, durch HEV in sekundäres lymphatisches Gewebe einzuwandern, während aktivierte Zellen bevorzugt in Entzündungsherde migrieren. Die zelluläre Lokalisation wird durch Rezeptoren auf den Leukozyten gesteuert, die mit Liganden auf dem Endothel in Wechselwirkung stehen. Folglich besteht eine Wechselwirkung zwischen verschiedenen Sets von Adhäsionsmolekülen, extrazellulären Matrixproteinen, wie z. B. Kollagen und Fibronectin, und den Gewebszellen als solchen.

Wenn es als Antwort auf eine Antigenbelastung zu einer Immunantwort im Gewebe kommt, zeigen sich phasenweise verschiedene Zellpopulationen. Die dann auftretenden Zelltypen, deren Übergewicht und zeitliches Erscheinen hängen hauptsächlich von der Natur der Antigenbelastung und vom Ort der Reaktion ab. Generell sind es die Neutrophilen, die als erste in einen durch

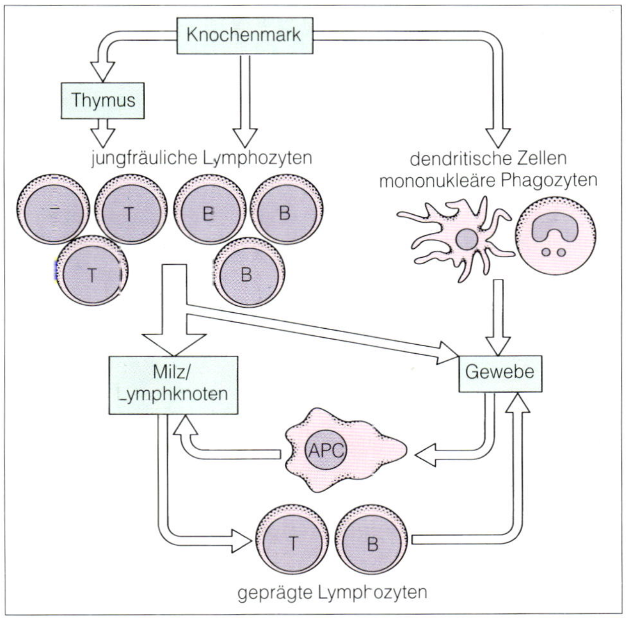

Abb. 13.**4** **Kreislauf von Lymphozyten und antigenpräsentierenden Zellen.** Jungfräuliche Lymphozyten aus primärem lymphatischem Gewebe migrieren hauptsächlich in sekundäres Gewebe, z. B. Milz und Lymphknoten. Antigenpräsentierende Zellen (APC) wie monozytäre Makrophagen und dendritische Zellen stammen auch von den Stammzellen des Knochenmarks ab. Diese APC dringen in Gewebe ein, nehmen Antigene auf und transportieren sie in das lymphatische Gewebe, um sie dort den T- oder B-Zellen zu präsentieren. Geprägte Lymphozyten migrieren aus dem lymphatischen Gewebe und akkumulieren bevorzugt in Infektions- oder Entzündungsherden.

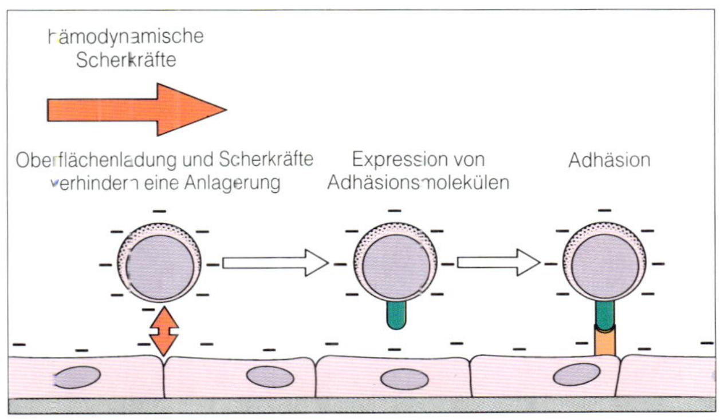

Abb. 13.**5** **Faktoren, die die Anlagerung der Leukozyten steuern.** Leukozyten lagern sich an das Endothel an, wenn die Bindung zwischen zwei interzellulären Bindungsmolekülen stark genug ist, um die ladungsabhängige Abstoßung zwischen den Zellen zu überwinden; dies besonders an Stellen mit schwachen hämodynamischen Scherkräften.

eine Infektion gesetzten, akuten Entzündungsherd einwandern. Für einige Tage repräsentieren sie den vorherrschenden Zelltyp. Vom ersten Tag an erscheinen auch mononukleäre Phagozyten und Lymphozyten. Während einer chronischen Autoimmunreaktion sind jedoch nur wenig Neutrophile, dafür aber zahlreiche $CD4^+$-T-Zellen und mononukleäre Phagozyten vorhanden. Reaktionen, die durch Parasiten ausgelöst wurden (z. B. Bilharziose), führen oft zu einer Akkumulierung von Eosinophilen. Nach asthmatischen Attacken sind Eosinophile, Basophile und Makrophagen in der Bronchuswand prävalent. Sogar unterschiedliche Subpopulationen können zu unterschiedlichen Zeitpunkten im Entzündungsherd ankommen (z. B. bei einer experimentellen allergischen Enzephalomyelitis, einem Autoimmungeschehen, das durch Sensibilisierung gegenüber Myelin ausgelöst wird).

$CD4^+$-T-Zellen überwiegen normalerweise während der akuten Phase des Geschehens, wohingegen $CD8^+$-T-Zellen während der späteren Erholungsphase vorherrschen.

Um die komplexen und mannigfaltigen Modelle der Zellmigration zu erklären, muß man die große Anzahl von Faktoren berücksichtigen, die die Zellbewegung regeln. Diese sind:

1. der Aktivierungsgrad der Lymphozyten oder Phagozyten,
2. die Typen der vom Gefäßendothel exprimierten Adhäsionsmoleküle, welches wiederum durch seine anatomische Lage und den Grad seiner durch Zytokine induzierbaren Aktivierung beeinflußt wird,
3. die Anwesenheit von chemotaktischen Molekülen, welche selektiv bestimmte Leukozytenpopulationen anlocken können.

Interzelluläre Adhäsionsmoleküle

Interzelluläre Adhäsionsmoleküle sind membrangebundene Proteine, die eine Wechselwirkung zwischen zwei Zellen ermöglichen. In vielen Fällen kann ein Adhäsionsmolekül an mehr als einen Liganden binden, indem es mehrere unterschiedliche Anlagerungsareale benutzt. Obwohl die Bindungsaffinität einzelner Adhäsionsmoleküle zu seinen Liganden normalerweise nicht sehr hoch ist, spricht die Möglichkeit einer Vielzahl von Wechselwirkungen, basierend auf einer großen Anzahl oder einer örtlichen Gruppierung sowohl der Moleküle als auch der Liganden, für eine hohe Avidität dieser Wechselwirkungen. Zellen können ihre Interaktionen mit anderen Zelltypen modulieren, entweder durch die Vermehrung der Moleküle auf ihrer Oberfläche oder durch eine Änderung deren Affinität bzw. deren Avidität (Abb. 13.**6**). Es gibt für die Zellen zwei Möglichkeiten, die Anzahl der Adhäsionsmoleküle auf der Oberfläche zu verändern: Viele Zellen besitzen in ihrem Innern umfangreiche Vorräte dieser Moleküle, welche innerhalb von Minuten nach Zellaktivierung zur Oberfläche geschleust werden können. Alternativ dazu können neue Moleküle synthetisiert und an die Oberfläche verbracht werden. Dieser Prozeß dauert normalerweise mehrere Stunden.

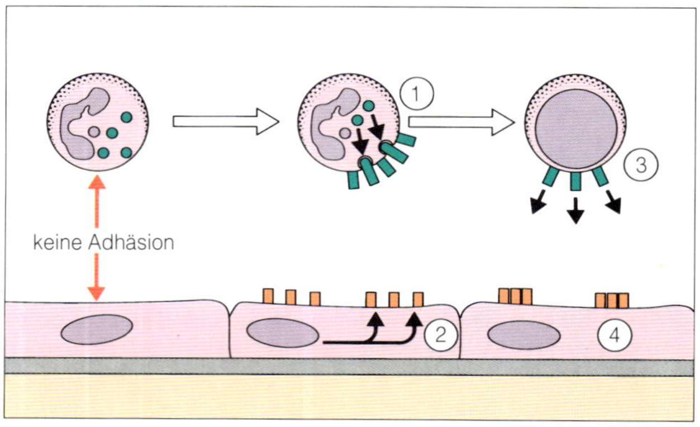

Abb. 13.**6** **Modulation der Leukozytenadhäsion.** Es gibt vier Möglichkeiten, die Anlagerung von Leukozyten an das Endothel zu fördern. Viele Zellen halten ein ganzes Lager an Molekülen, welche umgehend an die Zelloberfläche transferiert werden können (1). Endothelzellen in den Entzündungsherden können neue Adhäsionsmoleküle synthetisieren (2). Moleküle wie das LFA-1 können ihre Affinität nach Zellaktivierung erhöhen (3). Eine Reorganisation der Moleküle auf der Zelloberfläche kann die Bildung von hochgradig affinen Arealen ergeben (4). In der Praxis können die Zellen viele Mechanismen benutzen, und Affinitätsänderungen können auf die initiale Wechselwirkung zwischen ihnen folgen.

Eine verwirrend große Anzahl von Adhäsionsmolekülen konnte bis heute identifiziert werden, obwohl sie Familien zugeordnet sind, die strukturell verwandt sind. Die genaue Funktion der verschiedenen Moleküle zu definieren hat sich als bedeutend schwieriger herausgestellt.

Es gilt inzwischen als wahrscheinlich, daß bei jeder Wechselwirkung zwischen Endothel und zirkulierenden Leukozyten mehrere verschiedene Paare dieser Moleküle beteiligt sind.

Familien von Adhäsionsmolekülen

Die Selectine oder „lectin cellular adhesion molecules" (LECCAMS) bestehen aus den Molekülen ELAM-1, GMP-140 und MEL-14. Es handelt sich um transmembrane Moleküle, die mit zahlreichen extrazellulären Domänen ausgestattet sind, homolog zu jenen, die man bei den Komplementrezeptoren CR1 und CR2 findet. Die extrazelluläre Region verfügt ebenfalls über eine dem EGF-Rezeptor verwandte Domäne und eine N-Terminus-Domäne, die lectinähnliche Eigenschaften besitzt (z. B. bindet es an Kohlenhydratrückstände), daher auch der Name Selectine. Konsequenterweise tragen deren Liganden, soweit identifiziert, Kohlenhydratanteile.

Die Immunglobulinsupergen-Familie besteht aus ICAM-1, ICAM-2 und VCAM. Alle Mitglieder dieser Familie werden auf Gefäßendothel entweder exprimiert oder induziert. ICAM-1 besitzt fünf extrazelluläre Domänen; die zwei N-terminal-Domänen sind strukturell homolog zu den zwei extrazellulären Domänen von ICAM-2. VCAM verfügt über sechs extrazelluläre Domänen (Abb. 13.**7**).

Integrine formen die drittgrößte Gruppe der Adhäsionsmoleküle. Jedes Mitglied dieser großen Molekülfamilie besteht aus zwei nichtkovalent gebundenen Polypeptiden (α und β), welche beide die Membran durchqueren. Sie teilen sich in drei Unterfamilien auf, je nachdem, ob sie über eine β_1-, eine β_2- oder eine β_3-Kette verfügen (Abb. 13.**8**). Neuere Ergebnisse lassen vermuten, daß das Verhältnis α- zu β-Ketten nicht so präzise ist, wie bisher vermutet. Grob ausgedrückt sind β_1-Integrine an der Anlagerung von Zellen an der extrazellulären Matrix beteiligt, β_2-Integrine an der Adhäsion von Leukozyten an das Endothel und β_3-Integrine (Zytoadhäsine)

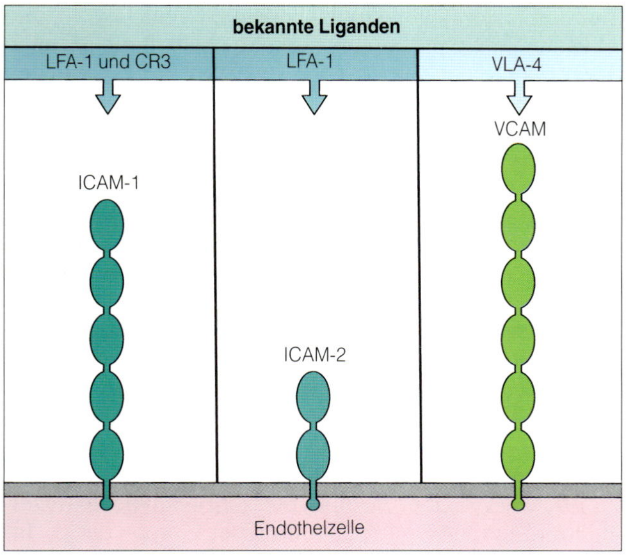

Abb. 13.**7** **Struktur von drei Endothelzelladhäsionsmolekülen.** Die Darstellung zeigt diagrammartig die Moleküle ICAM-1 und VCAM mit ihren immunglobulinartigen Domänen. Bekannte Liganden sind jeweils über dem entsprechenden Molekül aufgelistet.

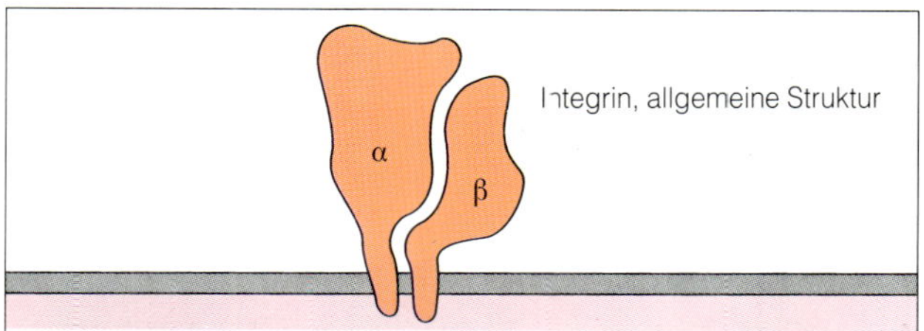

Integrin-typ	Liganden	Expression
VLA-1	?	T-Zellen, Fibroblasten
VLA-2	Kollagen	aktivierte T-Zellen, Thrombozyten
VLA-3	Laminin, Kollagen, Fibronectin	Nieren, Thyreoidea
VLA-4	VCAM, Fibronectin	hämatopoetische Zellen
VLA-5	Fibronectin	Leukozyten, Thrombozyten
VLA-6	Laminin	weitverstreute
LFA-1	ICAM-1, ICAM-2	Leukozyten
CR3	C3b, C4b, ICAM-1 + Endothel	mononukleäre Phagozyten, Neutrophile
CR4	C3b, C4b, + Endothel	Makrophagen

Abb. 13.**8** **Integrine.** Die Tabelle listet die Eigenschaften von β_1- (gelb) und β_2- Integrinen (rot) auf.

beeinflussen die Wechselwirkungen zwischen Thrombozyten und Neutrophilen in Entzündungsherden oder Lokalitäten mit Gewebsschäden. Jedoch gibt es zahlreiche Ausnahmen zu dieser einfachen Regel.

Vaskuläre Adressine bilden eine weitere Gruppe von Adhäsionsmolekülen. Diese Moleküle werden an Venolen mit hohem Endothel (HEV), über den ganzen Körper verstreut, exprimiert. Andererseits können sie auch in chronischen Entzündungsherden auf anderen Endothelien induziert werden (Abb. 13.**9**).

Diese Moleküle modulieren den Lymphozytenstrom in das sekundäre lymphatische Gewebe und in Entzündungsherde. Ein Adressin befindet sich auf HEV von peripheren Lymphknoten, ein anderes auf den HEV des MALT, wie die Peyer-Plaques.

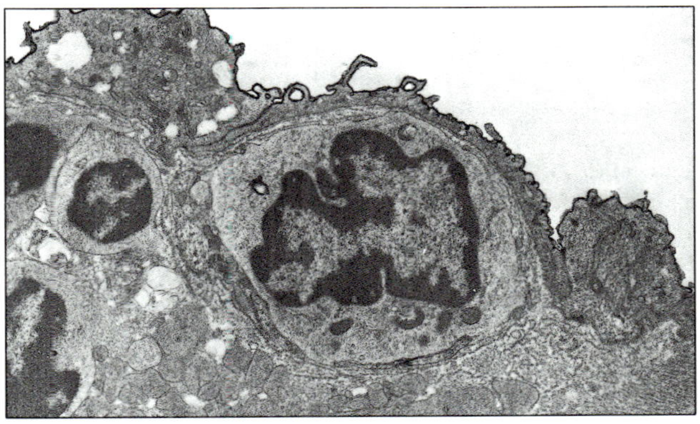

Abb. 13.**9** **Adressin auf der endothelialen Zelloberfläche.** Die Darstellung zeigt Adressin, das normalerweise auf HEV präsent ist. In diesem besonderen Fall, bei bestehender chronisch rezidivierender Enzephalomyelitis, ist das Molekül auf Gehirnendothel exprimiert, induziert durch die Immunisierung von Biozzi-AB/H-Mäusen mit „myelin basic protein". Mit freundlicher Genehmigung von Dr. J. K. O'Neill und Dr. C. Butter, autorisiert von Immunology.

Funktionen der Adhäsionsmoleküle

Obwohl es schwierig ist, einem einzigen Paar von Adhäsionsmolekülen unzweideutig einen speziellen Typ Zellbewegung zuzuordnen, ist es jedoch möglich, gewisse Prinzipien anzuwenden. Wie schon früher erwähnt, tauchen Neutrophile relativ früh am Ort der Entzündung auf. Dies wird zum Teil über die Induktion von ELAM auf der Endotheloberfläche dieser Areale gesteuert. ELAM wirkt auf die Asialo-Lewis-X-Determinante, welche sich auf den Oberflächenglykoproteinen der Neutrophilen befindet. In-vitro-Stimulation von Endothel mit Zytokinen, wie z. B. TNFα oder IL-1, induziert für eine Dauer von 4–12 Stunden die Expression von ELAM, welche aber innerhalb von 24 Stunden wieder verschwindet (Abb. 13.**10**). Mit dem Gen für ELAM transfizierte Zellen, welche eine große Anzahl dieser Moleküle exprimieren, binden stark an Neutrophile. Antikörper gegen ELAM blockieren diese Bindung. Dies beweist die Mitwirkung von ELAM an der Steuerung der Neutrophilenakkumulation.

Ebenso wichtig für die Migration von Neutrophilen, Lymphozyten und Monozyten sind die β_2-Integrine LFA-1 und CR3, welche auf den Leukozyten exprimiert werden. LFA-1 bindet an ICAM-1 und ICAM-2, die auf dem Gefäßendothel exprimiert sind. In vitro erweist sich die Expression von ICAM-2 als wesentlich, und man nimmt an, daß ICAM-2 das Basisniveau für die Bindung von Lymphozyten an verschiedene Typen von Endothelien determiniert. So wird z. B. ICAM-2 auf Gehirnendothel relativ geringgradig exprimiert, und auch die Zellmigration durch normales zerebrales Endothel erreicht nur ein niedriges Volumen. Im Kontrast dazu ist ICAM-1 ständig, wenn auch in geringem

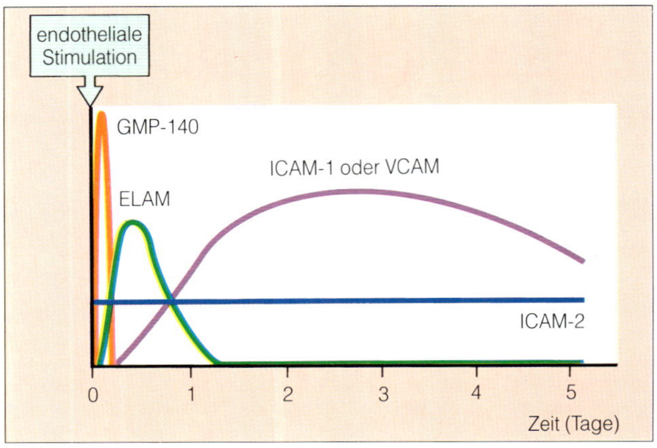

Abb. 13.**10** **Expression und Induktion von endothelialen Zelladhäsionsmolekülen.** Die Darstellung zeigt den zeitlichen Verlauf der Induktion von verschiedenen endothelialen Molekülen auf der Nabelvene des Menschen, als Folge einer Stimulation durch TNFα.

Ausmaß, auf dem Endothel präsent und kann durch Zytokine (TNF, IL-1 und IFNγ, je nach Spezies) induziert werden. ICAM-1 wird in vitro für die Dauer von 24 bis 96 Stunden induziert, was mit der späteren Ankunft von Monozyten und Lymphozyten in Beziehung steht (Abb. 13.**10**). Die Rolle von CR3 bei der Akkumulierung von Phagozyten wurde durch In-vivo-Versuche mit Antikörpern gegen CR3, welche die Phagozytenmigration hemmen, aufgezeigt. Besonders defizient bezüglich aller β-Integrine (LFA-1, CR3, CR4) erweisen sich Patienten, die das Leucozyte-adhesion-deficiency-Syndrom (LAD) aufweisen, und die aufgrund mangelnder Phagozytenpräsenz unter schweren Infektionen leiden. Obwohl CR3 und CR4 an Abbauprodukte von Komplement C3 binden, kann dies nicht deren Rolle bei der Zellmigration erklären. Aus diesem Grund nimmt man an, daß diese Moleküle andere Liganden, vielleicht ICAM-1, auf dem Endothel haben.

Die mögliche Rolle von LFA-1/ICAM-1 bei der Steuerung der Lymphozytenmigration in Entzündungsherde wurde schon erwähnt. Zusätzlich dazu scheint auch VCAM einen wichtigen Part bei der Lymphozytenmigration zu spielen. Es wird durch Zytokine auf dem Endothel induziert und folgt dem zeitlichen Schema von ICAM-1. Tatsächlich bestehen feine Unterschiede bei der Induktion dieser beiden Moleküle.

So induziert IFNγ zwar ICAM-1, aber nicht VCAM, was vermuten läßt, daß eine unterschiedliche Auswahl an Zytokinen an unterschiedlichen Orten das Spektrum der Adhäsionsmoleküle auf den lokalen Endothelien beeinflussen könnte. Auf dem Endothel bindet VCAM an β_1-Integrin, und Anti-VLA-4-Antikörper blockieren die Anlagerung des Lymphozyten an das Endothel. Die Einflußnahme auf den Anlagerungsmechanismus Lymphozyt-Endothel könnte ein nützlicher Weg sein, die Immunreaktionen in vivo zu steuern. So war es z. B. möglich, durch den Einsatz von Anti-VLA-4-Antikörpern die Entwicklung von EAE zu hemmen, jedoch wurden derartige Ansätze noch nicht beim Menschen getestet.

Man muß die oben beschriebenen Moleküle, welche die Zelleinwanderung in Entzündungsherde regeln, von jenen unterscheiden, die, wie die Adressine, die normale Lymphozytenzirkulation steuern. Jedoch gibt es auch Überlappungen, wie das Beispiel der HEV-ähnlichen Gefäße zeigt. Sie kommen in Herden chronischer Entzündung vor (z. B. die Gelenke bei rheumatoider Arthritis), und exprimieren HEV-spezifische Adhäsionsmoleküle.

Wenn die Zellen das Endothel passiert haben und in das Gewebe eingedrungen sind, treten sie in Wechselwirkung mit den Proteinen der extrazellulären Matrix (Kollagen, Laminin, Fibronectin usw.) und den Gewebszellen. Nach dem Austritt aus den Blutgefäßen verlieren die Neutrophilen einige ihrer Oberflächenmoleküle (z. B. ELAM), die fortan nicht mehr benötigt werden. Der funktionale Phänotyp wechselt von dem einer zirkulierenden Zelle zu dem einer an Mobilität in den Geweben angepaßten Zelle.

Viele der Zellen, die eine Interaktion mit der extrazellulären Matrix erlauben, gehören der Gruppe der β_1-Integrine an und sind als „very late antigens" (VLA) bekannt, da sie erst zu einem relativ späten Zeitpunkt nach der T-Zell-Aktivierung auf der T-Zell-Oberfläche identifiziert werden. Noch vor nicht langer Zeit wurde die ganze Gruppe der β_1-Integrine zu den VLA gezählt, obwohl die meisten von ihnen nicht ausschließlich auf Lymphozyten exprimiert werden. In dieser Gruppe sind Rezeptoren für Kollagen (VLA-2 und VLA-3), Laminin (VLA-3 und VLA-6) und Fibronectin (VLA-3, VLA-4 und VLA-5) vertreten. Die Tatsache, daß einige dieser Moleküle erst spät nach der Lymphozytenaktivierung auftauchen, läßt vermuten, daß die Zellen ein Differenzierungsprogramm durchlaufen und daß sich die Fähigkeit zur Interaktion mit extrazellulärer Matrix erst zum Ende hin entwickelt.

Entzündung

Eine Entzündung ist die Reaktion des Körpers auf das Eindringen eines infektiösen Erregers, eine Antigenbelastung oder einfach auf eine physikalische Schädigung. Ebenso wie ein aktiver Muskel eine größere Blutzufuhr braucht, um mit Glucose und Sauerstoff versorgt zu werden, müssen Bestandteile des Immunsystems vermehrt an einen Infektionsherd transportiert werden. Dabei spielen sich im wesentlichen folgende drei Vorgänge ab (Abb. 13.**11**):

1. eine erhöhte Blutzufuhr zum Infektionsort,
2. eine erhöhte Kapillarpermeabilität durch Retraktion der Endothelzellen. So wird das Endothel von Molekülen passiert, die normalerweise zu groß dafür wären, und erlaubt damit auch Antikörpern, Komplement und Molekülen anderer Plasmaenzymsysteme, zum Entzündungsherd vorzudringen.
3. Leukozyten, speziell neutrophile Polymorphkernige und in einem geringeren Umfang Makrophagen, treten aus den Kapillaren in das umgebende Gewebe aus. Im Gewebe wandern sie durch Chemotaxis auf den Infektionsort zu.

Steuerung der Entzündung

Die Entwicklung entzündlicher Prozesse wird gesteuert von Zytokinen, von Produkten der Plasmaenzymsysteme und von vasoaktiven Mediatoren, die von Mastzellen, Basophilen und Blutplättchen freigesetzt werden

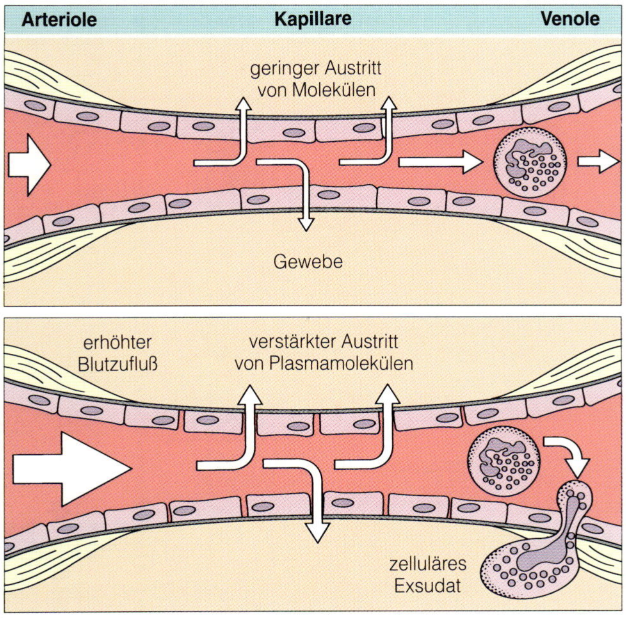

Abb. 13.**11** **Entzündung.** Die Darstellung zeigt normales Gewebe (oben) und die drei wichtigsten Veränderungen bei der Entwicklung einer Entzündung (unten). Es besteht erhöhte Blutzufuhr, erhöhtes Ergießen von großen Serummolekülen in das Kapillarbett und Einwanderung von Leukozyten über die Venolen.

Abb. 13.**12** **Mediatoren der Entzündung.** Die Tabelle ▶ zeigt die wichtigsten Mediatoren des Entzündungsgeschehens, welche die Blutversorgung und die vaskuläre Permeabilität steuern und die Zellbewegung regeln. Die Herkunft wird im Mittelblock aufgezeigt.

Mediator	Herkunft	Wirkung
Histamin	Mastzellen, Basophile	erhöhte vaskuläre Permeabilität, Kontraktion der glatten Muskulatur, Chemokinese
5-Hydroxy-Tryptamin (5HT)=Serotonin	Blutplättchen, Mastzellen (Nager)	erhöhte vaskuläre Permeabilität, Kontraktion der glatten Muskeln
Plättchenaktivierungsfaktor (PAF)	Basophile, Neutrophile, Makrophagen	Freisetzung von Mediatoren durch Blutplättchen, erhöhte vaskuläre Permeabilität, Kontraktion der glatten Muskeln, Aktivierung von Neutrophilen
Neutrophilen-chemotaktischer Faktor (NCF)	Mastzellen	Chemotaxis der Neutrophilen
IL-8	Lymphozyten	Lokalisieren von Monozyten
C3a	Komplement C3	Mastzelldegranulation, Kontraktion der glatten Muskulatur
C5a	Komplement C5	Mastzelldegranulation, Chemotaxis von Neutrophilen und Makrophagen, Aktivierung von Neutrophilen, Kontraktion der glatten Muskulatur, erhöhte kapillare Permeabilität
Bradykinin	Kininsystem	Vasodilatation, Kontraktion der glatten Muskulatur, erhöhte kapillare Permeabilität, Schmerz
Fibrinopeptide und Fibrinabbauprodukte	Gerinnungssystem	erhöhte vaskuläre Permeabilität, Chemotaxis von Neutrophilen und Makrophagen
Prostaglandin E_2 (PGE_2)	Cyclooxygenase-Pathway	Vasodilatation potenziert die durch Histamin und Bradykinin ausgelöste erhöhte vaskuläre Permeabilität
Leukotrien B_4 (LTB_4)	Lipoxygenase-Pathway	Chemotaxis der Neutrophilen, synergetischer Effekt mit PGE_2 zur Erhöhung der vaskulären Permeabilität
Leukotrien D_4 (LTD_4)	Lipoxygenase-Pathway	Kontraktion der glatten Muskulatur, steigende vaskuläre Permeabilität

(Abb. 13.**12**). Unterschiedliche Entzündungsprozesse werden von unterschiedlichen Mediatoren gesteuert. Rasch wirkende Mediatoren, wie vasoaktive Amine und die Produkte des Kininsystems, modulieren die Spontanantwort. Später beteiligen sich dann neu synthetisierte Mediatoren wie Leukotriene an der Konzentration und Aktivierung von anderen Zellen. Sind erst einmal Leukozyten am Ort der Infektion oder Entzündung angekommen, so setzen sie Mediatoren frei, die die spätere Akkumulierung und Aktivierung von anderen Zellen steuern. Bei entzündlichen Reaktionen wird jedoch, initiiert durch das Immunsystem, die entscheidende Kontrolle durch das Antigen selbst ausgeübt, und zwar auf demselben Weg, wie es die Immunantwort selbst steuert. Aus diesem Grund unterscheidet sich die Zellansammlung an Orten chronischer Infektion oder bei Autoimmunreaktionen (wo das Antigen letztlich nicht ausgemerzt werden kann) markant von jenen Herden, wo das Antigenstimulans rasch beseitigt werden kann.

Es gibt vier bedeutende Plasmaenzymsysteme, die eine wichtige Rolle in der Hämostase und der Entzündungssteuerung spielen: das Gerinnungssystem, das fibrinolytische System (Plasmin-), das Kininsystem und das Komplementsystem. Auf verschiedene Weise wirkt das Komplementsystem als Verbindung zwischen immunologischen Reaktionen und dem Entzündungssystem (s. Kap. 12).

Das Kininsystem generiert die Mediatoren Bradykinin und Lysylbradykinin (Kallidin). Bradykinin ist ein sehr mächtiges vasoaktives Nonapeptid, welches Venolendilatation, erhöhte vaskuläre Permeabilität und Kontraktion der glatten Muskulatur verursacht. Bradykinin wird nachfolgend auf die Aktivierung des Hageman-Faktors (XII) des Gerinnungssystems produziert, während Kallidin nach Aktivierung des Plasminsystems oder von aus geschädigtem Gewebe freigesetzten Enzymen produziert wird (Abb. 13.**13**).

Hilfszellen, wie Mastzellen, Basophile und Plättchen, stellen bedeutende Quellen für die vasoaktiven Mediatoren Histamin und Serotonin dar, welche Vasodilatation und erhöhte vaskuläre Permeabilität verursachen. Zahlreiche entzündungsfördernde Wirkungen von C3a und C5a basieren auf ihrer Fähigkeit, die Freisetzung der Mastzellengranula auszulösen, da diese

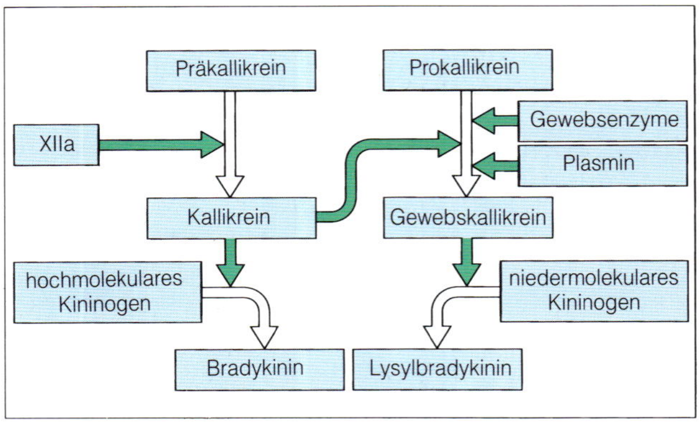

Abb. 13.**13** **Aktivierung des Kininsystems.** Aktivierter Hageman-Faktor XIIa bewirkt bei Präkallikrein die Entstehung von Kallikrein, welches wiederum die Freisetzung von Bradykinin aus hochmolekularem Kininogen (HMWK) auslöst (Präkallikrein und HMWK zirkulieren zusammen in einem Komplex). Zahlreiche unterschiedliche Enzyme aktivieren Prokallikrein zu Gewebskallikrein, welches Lysylbradykinin aus niedermolekularem Kallikrein freisetzt.

Factor	Kennzeichen	Quelle	Zielzelle
C5a	77-As-Peptid	N-Terminus von C5-α-Ketten	Neutrophile, Eosinophile, Makrophagen
f-Met-Leu-Phe	Tripeptide mit blokkiertem N-Terminus	Prokaryoten	Neutrophile, Eosinophile, Makrophagen
LTB_4	Arachidonsäuremetaboliten via Lipoxygenase-Pathway	Mastzellen, Basophile, Makrophagen	Neutrophile, Eosinophile, Makrophagen
IL-8	10-kDa-Protein	aktivierte Monozyten	Neutrophile, Basophile

Abb. 13.**15** **Chemotaktische Moleküle.** Die Darstellung zeigt die wichtigsten chemotaktischen Moleküle für Leukozyten. Sie entfalten ihre Wirkung innerhalb kurzer Distanzen am Ort der Entzündung.

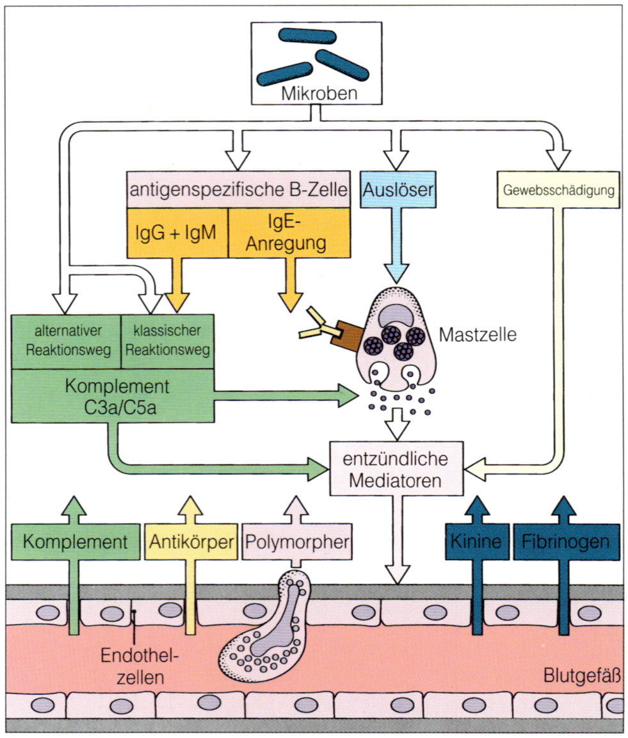

Abb. 13.**14** **Das Immunsystem bei einer akuten Entzündung.** Das adaptive Immunsystem regelt entzündliche Prozesse über das Komplementsystem. Antigene, z. B. von Mikroorganismen, stimulieren B-Zellen zur Produktion von Antikörpern, wie IgE, welche an Mastzellen binden, während IgG und IgM Komplement aktivieren. Komplement kann auch direkt über den alternativen Reaktionsweg aktiviert werden. Durch Antigen angeregte Mastzellen setzen ihre granulaassoziierten Mediatoren und Eicosanoide (Arachidonsäuremetaboliten, wie Prostaglandine und Leukotriene) frei. Die Mediatoren induzieren zusammen mit Komplement (welches ebenfalls Mastzellen mit Hilfe von C3a und C5a anregen kann) ein lokales Entzündungsgeschehen und veranlassen damit das Einwandern von Leukozyten und anderen Plasmaenzymsystemmolekülen.

durch Antihistaminika blockiert werden können. Über Mastzellen und Basophile führt auch ein Weg, über den das adaptive Immunsystem eine Entzündung auslösen kann – IgE sensibilisiert diese Zellen, um eine antigenspezifische Auslösung der Granulafreisetzung zu bewirken. Die Wechselwirkungen zwischen diesen Systemen sind in Abb. 13.**14** dargestellt. Mastzellen dienen auch als wichtige Quelle für langsam reagierende Entzündungsmediatoren, wie Leukotriene, Prostaglandine und Thromboxane. Die Bedeutung dieser Arachidonsäuremetaboliten ist in Kapitel 19 dargestellt. Blutplättchen können auch durch das Immunsystem aktiviert werden, da sie Fc-Rezeptoren exprimieren. Man spricht ihnen eine große Bedeutung bei Überempfindlichkeitsreaktionen vom Typ II und Typ III zu.

Auch Zytokine spielen beim Signalaustausch zwischen den Zellen bei sich ausbreitenden entzündlichen Reaktionen eine wichtige Rolle. In den Anfangsstadien können Zytokine wie IL-1 und IL-6 durch Zellen des betroffenen Gewebes freigesetzt werden. Sobald jedoch Lymphozyten und mononukleäre Zellen am Ort der Entzündung erscheinen, können sie durch Antigene aktiviert werden und setzen nun ihrerseits Zytokine frei (IL-1, TNF, IL-4, IFNγ), die die Einwanderung von weiteren Zellen durch ihre Einwirkung auf das lokale Endothel verstärken. Andere Zytokine wie IL-8 wirken chemotaktisch.

Chemotaxis

Chemotaxis bezeichnet die zielgerichtete Bewegung von Zellen entlang dem Konzentrationsgradienten eines chemotaktischen Moleküls, in diesem Fall zu einem Entzündungsherd oder einer Immunreaktion. Zahlreiche Mediatoren, wie z. B. Histamin, können zwar die Gesamtmobilität der Zellen verstärken, lösen aber keine gerichtete Migration aus. Diese Eigenschaft wird als Chemokinese bezeichnet. Um eine gerichtete Migration auszulösen, muß die Zelle auf die Gradienten des chemotaktischen Mediatoren ansprechbar sein. Schätzungen ordnen das Konzentrationsgefälle zwischen zwei Polen einer Zelle bei nicht mehr als 0,1% ein. Trotzdem erkennen die Zellen diesen Unterschied und bewegen sich entsprechend fort. Zahlreiche Zellen sind chemotaktisch wirksam auf Leukozyten, hier speziell auf Neutrophile und Makrophagen (Abb. 13.**15**). Beide

Zellen besitzen einen f-Met-Leu-Phe-(f-MLP-)Rezeptor.

Dieser Rezeptor bindet an Peptide, die am N-Terminus durch formyliertes Methionin gebunden sind. Da nun Prokaryoten (z. B. Bakterien) im Gegensatz zu Eukaryoten die gesamte Proteintranslation mit dieser Aminosäure initiieren, stellt dies ein einfaches spezifisches Signal für die Anwesenheit von Bakterien dar, in deren Richtung sich die Phagozyten in Bewegung setzen sollen. Diese Zellen verfügen auch über Rezeptoren für C5a und LTB_4, welche am Ort des Entzündungsgeschehens gebildet werden, und zwar C5a nach Komplementaktivierung und LTB_4 nach Aktivierung einer Vielzahl von Zellen, insbesondere von Makrophagen und Mastzellen. Zusätzlich dazu generiert das Blutgerinnungssystem vor allem Fibrin, Peptid B und Thrombin, Moleküle, die Phagozyten anlocken.

Die Zellen, die als erste am Ort des Entzündungsgeschehens ankommen, sind aktiviert in der Lage, weitere Zellen anzulocken. So ist IL-8, ein relativ kleines (10 kDa), von aktivierten Monozyten freigesetztes Zytokin, in der Lage, bei Neutrophilen und Basophilen eine Chemotaxis auszulösen. Auf ähnliche Weise führt die Aktivierung von Makrophagen zur Metabolisierung von Arachidonsäure mit der Freisetzung von LTB_4. Einige Tatsachen sprechen dafür, daß spezielle chemotaktische Stimulanzien gezielt die Migration von bestimmten Leukozytensubpopulationen verstärken, obwohl die Mediatoren dafür noch nicht klar identifiziert sind.

14 Evolution der Immunität

John Horton und Norman Ratcliffe

Der Vergleich verschiedener Wirbeltiere läßt eine kontinuierliche Evolution bis hin zum komplizierten Immunsystem der Säugetiere erkennen. Trotz umfangreicher Forschungsarbeiten an wirbellosen Tieren sind die phylogenetischen Ursprünge des adaptiven Immunsystems von Wirbeltieren – vor allem auf molekularer Ebene – immer noch unklar.

Durch Untersuchungen an Invertebraten (wirbellose Tiere) kann man über den Ursprung der „nichtspezifischen" Immunität der Vertebraten (Wirbeltiere), z. B. der Phagozytose, viel erfahren. Die Invertebraten repräsentieren über 95% aller Tierarten mit einer gewaltigen Artenvielfalt, die ein weites Feld zur Forschung bietet: Einzeltiere und koloniebildende Tiere, Lebewesen mit und ohne Körperhöhlen (Azölomaten und Zölomaten) sowie Lebewesen mit und ohne Blutkreislauf.

Abb. 14.**1** zeigt einen vereinfachten Stammbaum des Tierreichs. Die wirbellosen Zölomaten werden aufgrund von embryologischen Unterschieden in zwei Hauptlinien aufgeteilt. Die Linie der Protostomier, also der Mollusken, Anneliden und Arthropoden, hat sich bereits früh in der Evolution von den Deuterostomiern abgespalten, zu denen Echinodermen, Tunikaten und Vertebraten gehören. Ein Großteil der immunologischen Forschung hat sich auf Invertebraten, und zwar auf Arthropoden oder Mollusken konzentriert, da viele von ihnen einen „Peststatus" besitzen und entweder Krankheiten übertragen oder mit landwirtschaftlichen Produkten konkurrieren. Daher wurde die Arbeit an Gruppen, die phylogenetisch den Vertebraten nahestehen (z. B. Tunikaten oder Echinodermen) vernachlässigt. Außerdem sind die Versuche, den Ursprung der Immunität der Vertebraten innerhalb der Invertebraten (z. B. bei Tunikaten, Abb. 14.**2**) zu finden, rein spekulativ, da die Vorfahren der Vertebraten ausgestorben sind, und nur unter der Annahme erfolgen, daß einige lebende Tiere enge Verwandte der Vertebratenvorfahren sind. In Abb. 14.**1** sind einige zelluläre und humorale immunologische

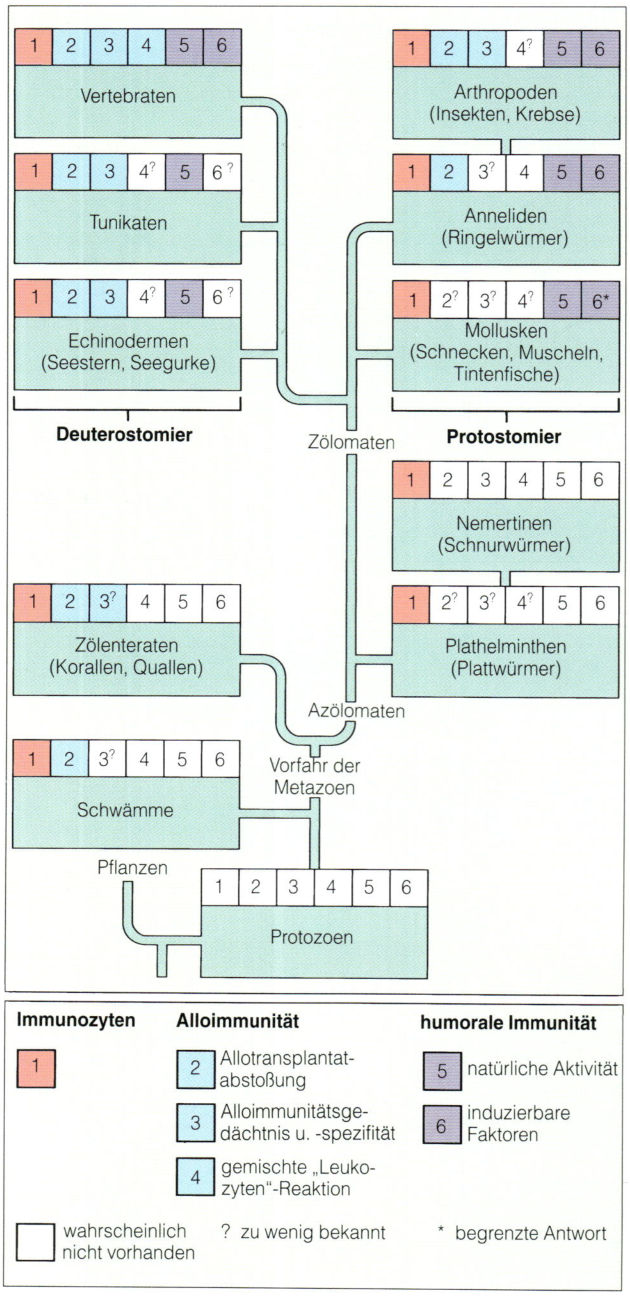

Abb. 14.**1** **Leistungen des Immunsystems bei Vertebraten und Invertebraten.** In dieser Abbildung sind Hinweise auf bestimmte zelluläre und humorale immunologische Leistungen bei einigen Arten des Vertebratenstammbaums zusammengefaßt.

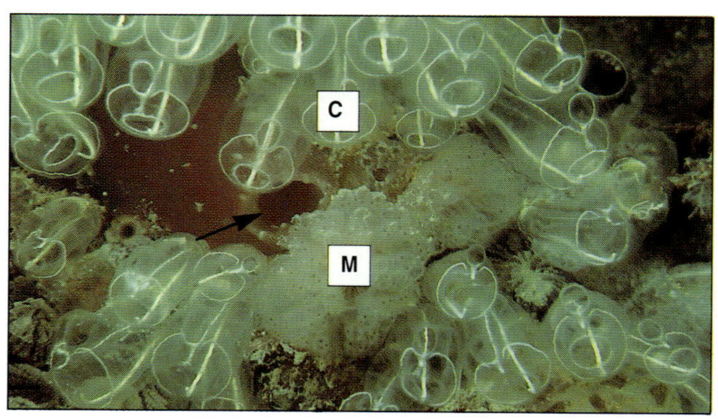

Abb. 14.**2** **Zwei koloniebildende Seescheiden (Tunikaten), Clavelina lepadiformis (C) und Morchellium argus (M), die um Lebensraum kompetitieren.** Unter ihnen, nahe des Bildzentrums, befindet sich eine solitäre Tunikate (Pfeil). Der Durchmesser eines Einzelindividuums von Clavelina beträgt ungefähr 4 mm. Mit freundlicher Genehmigung von Dr. P. Dyrynda.

Leistungen des Immunsystems dargestellt, die bei Invertebraten entdeckt worden sind.

Evolution der Blutzellen und des Immunsystems bei Vertebraten

In Abb. 14.**3** sind die vermutlich wichtigen Entwicklungsschritte für die Evolution der Blutzellen und des Immunsystems bei Vertebraten dargestellt. Trotz des Erfolges der Invertebraten besitzen nur Vertebraten Lymphozyten mit einem hochspezifischen Langzeitgedächtnis. Welche Umwelteinflüsse und Selektionsdrücke können zu dieser weiteren Verfeinerung des Immunsystems bei Vertebraten geführt haben? Man kann darüber spekulieren, ob zu diesen Einflüssen auch das Krebsrisiko und die Gefahren viraler Infektionen gehören, die bei den komplexen, langlebenden Vertebratenarten zunehmen. Zur Abwehr beider Erkrankungen wird ein feinabgestimmtes Immunsystem mit zirkulierenden Effektorzellen benötigt, die fremde Haupthistokompatibilitätsglykoproteine (MHC) auf den Zelloberflächen mutierter oder infizierter Zellen erkennen können.

Evolutionsschritt oder Selektionsdruck	immunologische Auswirkung
einzellige Tiere	Erkennung und Diskriminierung
mehrzellige Tiere (eingeschlossen koloniebildende Arten)	Histokompatibilitätssystem, allogene Erkennung und Kurzzeitgedächtnis
Mesoderm und zirkulierendes System, Nahrungsaufnahme und Abwehr als getrennte Funktionen	frei zirkulierende und unterschiedlichere Arten von Blutzellen, zelluläre Immunität und Erythrozyten
Krebserkrankungen und virale Infektionen, assoziiert mit zunehmender Komplexität und Langlebigkeit	Immunüberwachung der eigenen Zellen zur Erkennung der infizierten oder entarteten Zellen
Vorfahren der Protovertebraten	zunehmende Erkennung und bessere Diskriminierung?
„niedere" Vertebraten: zunehmende Größe, längere Lebensspanne und reduziertes Reproduktionspotential im Vergleich zu Invertebraten	richtige Lymphozyten, lymphatische Gewebe und Antikörperproduktion (IgM), Langzeitgedächtnis
Landbesiedelung, Strahlenexposition und Entwicklung von Blutgefäßsystemen mit hohem Blutdruck	Knochenmark, zusätzliche Antikörperklassen, T- und B-Lymphozyten, lymphatische Organe mit zunehmender Komplexität, GALT
Amnioten (Reptilien, Vögel, Säuger), die das freilebende Larvenstadium verlieren	fortgeschrittene Differenzierung immunkompetenter Zellen ermöglicht zunehmende Diversität und Effizienz des Immunsystems
Homöothermie bietet einen vorteilhaften Lebensraum für Pathogene	zunehmende Effizienz des Immunsystems, integrierte zelluläre und humorale Antworten, Keimzentren in sekundären lymphatischen Organen, Lymphknoten
Lebendgeburt mit mütterlichen-fetalen Interaktionen	zusätzliche Feinabstimmung des Immunsystems, um Abstoßungsreaktionen der Mutter zu verhindern

Abb. 14.**3** **Evolution des Immunsystems.** Evolutionäre Entwicklungsschritte, die vermutlich für die Phylogenese der Blutzellen und des Immunsystems wichtig sind. Mit Erlaubnis übernommen von Rowley, A. F., N. A. Ratcliffe: Vertebrate Blood Cells. Cambridge University Press, Cambridge 1988.

Immunsystem der Invertebraten

Immunozyten

Die meisten Invertebraten (wirbellose Tiere) besitzen weiße Blutkörperchen (Leukozyten); rote Blutkörperchen (Erythrozyten) fehlen normalerweise. Die Leukozyten sind entweder fest gebunden, frei beweglich innerhalb von Blutgefäßen oder befinden sich im Zölom (Zölomozyten) oder Hämozöl (Hämozyten), den flüssigkeitsgefüllten Körperhöhlen dieser Tiere. Die ersten Blutzellen entwickelten sich vermutlich aus freilebenden, protozoenähnlichen Vorfahren. Bei primitiven Metazoen, wie z. B. Schwämmen, Zölenteraten und Plattwürmern, sind wandernde phagozytierende Amöbozyten nicht nur an Abwehrreaktionen, sondern auch an der Nahrungsaufnahme und der Exkretion beteiligt. Bei Zölomaten (sowohl Protostomier als auch Deuterostomier) wurde mit zunehmender Körpergröße und Komplexität ein zirkulierendes System für den Transport von Nährstoffen und Abfallprodukten innerhalb des Körpers benötigt. Folglich verloren die amöbozytenähnlichen Zellen ihre Funktion der Nahrungsmittelbeschaffung und wanderten vermutlich aus dem umgebenden Bindegewebe in das zirkulierende System ein. Hier entwickelte sich eine Vielfalt unterschiedlicher Zellarten, von denen einige spezifische Aufgaben bei der Immunreaktivität übernahmen (Abb. 14.**4**). Eine Einteilung

Zellen/Gewebe	Bedeutung(en) für Immunität/Physiologie
Schleim, Hornpanzer und/oder Darmbarriere	physikochemische Barrieren gegen eine Invasion
fünf Gruppen freier und sessiler weißer Blutzellen	vermitteln zelluläre und viele humorale Abwehrreaktionen
I Zell-„Vorfahren"	sind möglicherweise Stammzellen für andere Zellarten
II phagozytierende Zellen	Phagozytose, Abkapselung, Verklumpung, Wundheilung und Abtötung
III hämostatische Zellen	Plasmagelierung und Verklumpung, „Nichtselbst"-Erkennung, Lysozym- und Agglutininproduktion
IV Ernährerzellen	Abkapselungsreaktionen und Wundheilung? Nahrungsaufnahme?
V pigmentierte Zellen	Bedeutung für Abwehrreaktion (wenn überhaupt) unbekannt; respiratorische Funktion
fixierte Zellen wie perikardiale Zellen, Nephrozyten oder Porenzellen	Pinozytose von Kolloiden und kleinen Partikeln; Synthese von Lysozym (perikardiale Zellen) und anderen antimikrobiellen Faktoren
hämopoetische Organe – bei einigen Invertebraten gut organisiert	Hämatopoese und Phagozytose; synthetisieren bei einigen Tieren antimikrobielle Faktoren
Fettkörperchen (Insekten), mittlerer Darm und Zellen, die entlang des Sinus liegen (Mollusken und Krebstiere)	Synthese von Immunproteinen und Agglutininen (Fettkörperchen); Phagozytose (Zellen des mittleren Darms), Entfernung fremder Partikel (den Sinus säumende Zellen)

Abb. 14.**4** **Zellen und Gewebe des Immunsystems bei Invertebraten.** Mit Erlaubnis übernommen von Ratcliffe, N. A.: Immunol. Lett. 10 (1985) 253.

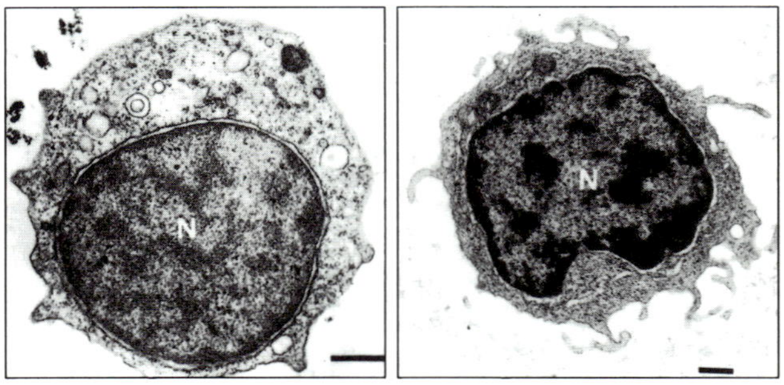

Abb. 14.**5** **Elektronenmikroskopische Aufnahmen einer lymphozytenähnlichen Zelle einer Tunikate, Ciona intestinalis** (links), **und eines Lymphozyten von einem Fisch, Blennius pholis** (rechts). Beachte die morphologische Ähnlichkeit: Beide Zellen besitzen einen großen Zellkern (N) und einen dünnen Saum aus undifferenziertem Zytoplasma. Meßbalken = 0,5 μm. Mit freundlicher Genehmigung von Dr. A. F. Rowley.

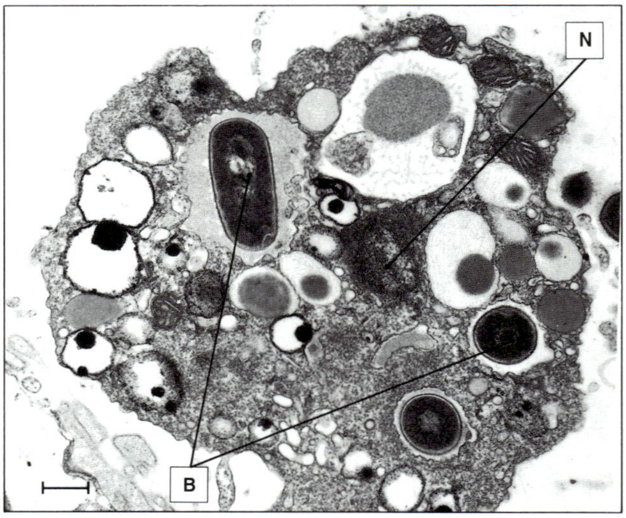

Abb. 14.**6** **Elektronenmikroskopische Aufnahme einer phagozytierenden Zelle einer Tunikate, Ciona intestinalis.** Beachte, daß diese Zelle 3 Bakterien (B) aufgenommen hat. Nukleus (N), Meßbalken = 0,5 μm. Mit freundlicher Genehmigung von Dr. A. F. Rowley.

der freien Lymphozyten in genau definierte Klassen nur aufgrund ihrer Anfärbbarkeit und ihrer Morphologie ist im Gegensatz zu den Vertebraten bei den Invertebraten wegen der großen Diversität der Arten nicht möglich. Allerdings lassen sich anhand eines Schemas, das sich an der Funktion orientiert, fünf Hauptklassen von Zelltypen unterscheiden: Vorläuferzellen, phagozytierende Zellen, hämostatische Zellen, Ernährerzellen und pigmentierte Zellen (Abb. 14.**4**). Die Vorläuferzellen sind wahrscheinlich zusammen mit einer Reihe verschiedener hämatopoetischer Gewebe die Stammzellen für die anderen Zellarten. Oberflächlich betrachtet ähneln sie den Lymphozyten der Vertebraten (Abb. 14.**5**), obwohl Anhaltspunkte für eine tatsächliche Homologie sehr begrenzt sind. Phagozytierende Zellen (Abb. 14.**6**) stellen möglicherweise die einzige Blutzellart dar, die im gesamten Tierreich verbreitet ist. Sie entsprechen den Granulozyten oder Makrophagen der Säuger, ihnen fehlen

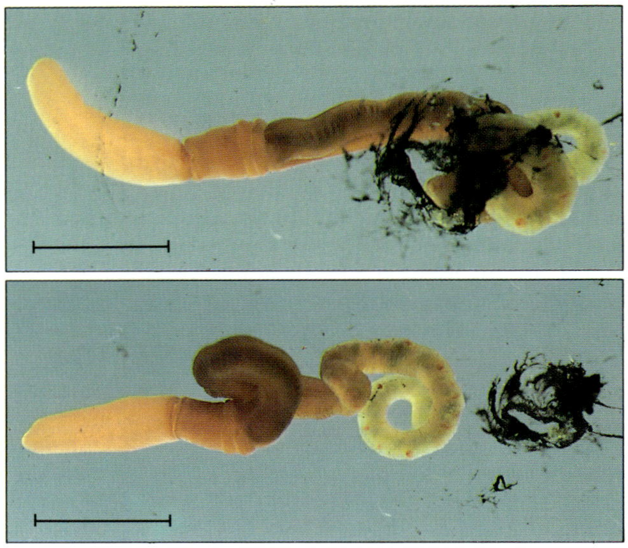

Abb. 14.**7** **Einfangen und Entfernung eines fremden Partikels durch die Schleimhautschicht, die den Eichelwurm, Saccoglossus ruber, umgibt.** Ein Eichelwurm wurde für 2–3 Minuten in eine Suspension von Kohle und Seewasser gelegt und anschließend in sauberes Seewasser transferiert. Nach 12 Minuten waren immer noch große Mengen Kohle in der Schleimhautschicht, die das Tier umgibt, eingefangen (oben). Nach 15 Minuten war die Kohle vollständig entfernt, eingepackt in einen großen Schleimball (unten). Mit eingefangenen Mikroorganismen wird vermutlich ähnlich verfahren. Eichelwürmer gehören zu einer Gruppe der „höheren Invertebraten“, die mit den Tunikaten verwandt sind. Meßbalken = 0,5 μm. Mit freundlicher Genehmigung von Dr. D. A. Millar.

allerdings homologe Zelloberflächenmarker. Hämostatische Zellen sind an der Koagglutination und Wundheilung beteiligt und sind wichtige Effektoren bei der Nichtselbsterkennung. Ernährerzellen bilden nur eine Minderheit der vorhandenen Zellen, und man nimmt an, daß sie für die Ernährung wichtig sind. Der Beweis dafür steht noch aus. Die letzte Zellart, die pigmentierten Zellen, besitzen wahrscheinlich Respirationspigment und ähneln den Erythrozyten einiger Vertebratenarten.

Immunabwehr

Offensichtlich fehlen den Invertebraten Immunglobuline, interaktive Lymphozytenuntergruppen und lymphatische Organe. Trotzdem bestätigt die enorme Anzahl und Diversität der Invertebraten die Wirksamkeit ihrer Abwehrmechanismen. Wie die Vertebraten verfügen auch die Invertebraten über extrem wirksame physikochemische Barrieren als erste Abwehrlinie (s. Abb. 14.**4**). Schleim umhüllt die Körper vieler Zölenteraten, Anneliden, Mollusken und einiger Tunikaten. Er fängt potentielle Pathogene ein und tötet sie ab (Abb. 14.**7**). Harte externe Skelette wie Panzer oder Schalen sind effektive Barrieren gegen eine Invasion, mit denen sich einige Zölenteraten, Mollusken, Echinodermen und Arthropoden schützen. Falls diese Barrieren überwunden wurden, sind die potentiellen Eindringlinge einer Reihe interagierender zellulärer und humoraler Abwehrreaktionen ausgesetzt. Dazu zählen Koagglutination und

Wundheilung, Phagozytose, einkapselungsähnliche Reaktionen sowie natürliche und induzierbare antimikrobielle Faktoren. Die meisten dieser Reaktionen sind von der „Nichtselbst"-Erkennung und von Rezeptormolekülen, die im Blut und auf den Oberflächen von Blutzellen vorhanden sind, abhängig.

Koagglutination und Wundheilung

Sowohl die wirbellosen Azölomaten als auch die wirbellosen Zölomaten verschließen Wunden, die durch eine Verletzung oder durch eine Invasion von Parasiten verursacht worden sind, sehr schnell, um sich vor dem tödlichen Verlust von Körperflüssigkeit zu schützen. Die Wunde wird durch die Extrusion eines Fettkörperchens oder des Darmes, durch Muskelkontraktion, durch Koagglutination von Körperflüssigkeit, durch Blutzellaggregation und -verklumpung und/oder durch Melaninablagerung verschlossen. Die Wanderung der Lymphozyten zum Ort der Verletzung unterliegt vermutlich dem Einfluß zytokinähnlicher Faktoren (s. u.).

Plasmagelierung oder Koagglutination an den verletzten Stellen tritt hauptsächlich bei Arthropoden auf; bei Anneliden und Echinodermen wurden diese Reaktionen auch beobachtet. An der Koagglutination sind hämostatische Zellen beteiligt, die an der verletzten Stelle aggregieren und anschließend ihren Zellinhalt absondern, so daß sich das Plasma verdickt und der Zellklumpen verstärkt wird. Bei vielen Arten existiert auch eine Beteiligung des Plasmas selbst. Wie bei den Säugern ist am Koagglutinationsprozeß eine komplexe Enzymkaskade beteiligt, die an der Wunde durch das verletzte Gewebe, mikrobielle Komponenten, Veränderungen der Ca^{2+}-Konzentration oder Schwankungen des pH aktiviert wird. Die Enzymkaskade wurde mit dem alternativen Reaktionsweg bei der Komplementaktivierung verglichen. Dieses System ist so empfindlich, daß es bei Hufeisenkrabben durch eine so geringe Menge wie 4 ng/ml Escherichia-coli-Endotoxin ausgelöst werden kann. Die Bedeutung des Koagglutinationsprozesses kann nicht hoch genug eingeschätzt werden, da es durch die Antworten degranulierender hämostatischer Zellen eine hochsensible Methode zur Erkennung fremder Eindringlinge darstellt. Eine wichtige Komponente für die Verdickung ist vermutlich das Enzym Prophenoloxidase (PpO), das nach einer Konversion zu Phenoloxidase (PO) durch eine Kaskade von Serinproteasen bestimmte Faktoren produziert, die spätere Ereignisse der Immunität mediieren. Interessanterweise konnte kürzlich gezeigt werden, daß die PpO-Kaskade auch bei anderen Invertebraten wie Anneliden und Tunikaten vorhanden ist.

Phagozytose und Abkapselung

Phagozytierende Zellen kommen bei allen Invertebraten vor. Sie bilden zusammen mit natürlichen humoralen Faktoren (s. u.) die erste Abwehrlinie gegen mikrobielles Eindringen (s. Abb. 14.5). Wie bei Vertebraten können auch bei Invertebraten einzelne Stadien definiert werden: Chemotaxis, Anlagerung, Verdauung und Abtötung. Allerdings wird die Erkennung nicht durch Fc-Rezeptoren mediiert, und C3b-ähnliche Rezeptoren wurden bisher nur auf der Zelloberfläche von Phagozyten einer einzigen Art beschrieben. Bei Invertebraten kann die Phagozytose, ähnlich wie bei Vertebraten, in

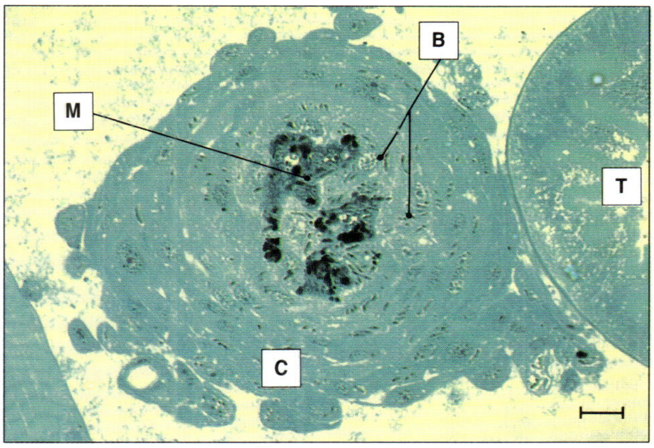

Abb. 14.8 **Abkapselung von Bakterien durch Blutzellen des Schmetterlings.** Larven des Schmetterlings Pieris brassicae wurden im Endstadium ihrer larvalen Entwicklung Bakterien injiziert (durch Hitze abgetöteter Bacillus cereus). Nach 24 Stunden wurden die Kapseln, die sich um die Bakterien gebildet hatten, herausgeschnitten und sektioniert. Beachte den dunkel pigmentierten Kern aus Melanin (M), die vielschichtige Lage aus Blutzellen (C), die stäbchenförmigen Bakterien (B) sowie die Anlagerung der Kapsel an den Malpighi-Tubulus (T). Meßbalken = 10 μm.

der Abwesenheit opsonischer Faktoren stattfinden. Allerdings wird sie bei Mollusken, Arthropoden und Tunikaten durch Plasmalectine und durch Komponenten der Prophenoloxidasekaskade verstärkt. Wenn die eindringenden Pathogene zu groß oder zu zahlreich sind, werden sie in multizelluläre Aggregate eingeschlossen, die Knoten oder Kapseln genannt werden. Sie gleichen den Granulomen der Säuger (Abb. 14.8). Vor kurzem konnte gezeigt werden, daß sowohl Phagozytose als auch Abkapselung von der Zellkooperation zwischen hämostatischen und phagozytierenden Zellen abhängig sind (s. u.). Die abgekapselten Organismen werden abgetötet, aber die an diesem Vorgang beteiligten Mechanismen sind weitestgehend unbekannt. Lysosomale Enzyme und Lysozym sind in Leukozyten vorhanden. Auch Peroxidase und reaktive Arten des Sauerstoffs konnten bei einigen Anneliden und Mollusken nachgewiesen werden.

Humorale Immunität

In den Körperflüssigkeiten der Invertebraten sind keine Immunglobuline vorhanden, aber sie enthalten eine Reihe von natürlich vorkommenden und induzierbaren humoralen Abwehrfaktoren. Zu den natürlichen Substanzen zählen Agglutinine, Lysozym und andere Lysine, nichtlysozymartige Bakterizide, lysosomale Enzyme und Immobilisierungsfaktoren. Bei Vertebraten wird die Lyse mikrobieller und makrobieller Parasiten meistens vom Komplementsystem mediiert. Es gibt Anhaltspunkte dafür, daß auch bei Invertebraten Komponenten dieses Systems vorhanden sind. Zum Beispiel können Phagozyten einer Seegurke C3b-ähnliche Faktoren tragen. Außerdem wurde ein humorales lytisches System, das dem Komplementsystem ähnelt, beschrieben. Das Blut von Lepidopteralarven reagiert mit gebundenem Cobra-venom-Faktor (Cobra C3b) und zeigt eine C3-Konvertase-Aktivität, so daß bovines C3 ge-

Immunprotein	Molekulargewicht	Funktion und Eigenschaften
P4 (Hämolin)	48 000	wichtigstes Immunprotein, „Nichtselbst"-Erkennung?
P5-Attacine A–F	21–23 000	geringes Spektrum antibakterieller Aktivität gegen einige gramnegative Bakterien
P7 (Lysozym)	15 000	tötet einige grampositive Bakterien ab
Cecropine A–F (6 Proteine)	~ 4 000	einige besitzen ein breites Spektrum antibakterieller Aktivität gegen grampositive und gramnegative Bakterien

Abb. 14.**9** **Induzierbare Immunproteine der Motte, Hyalophora cecropia,** die 10 Stunden nach Immunisierung mit Bakterien (Enterobacter cloacae) aus dem Blut isoliert wurden.

spalten und ein C3b-ähnliches Molekül freigesetzt wird. Die Prophenoloxidasekaskade der Arthropoden wurde ebenfalls mit dem alternativen Reaktionsweg des Komplementsystems verglichen: Beide Systeme werden direkt durch mikrobielle Komponenten aktiviert, und in beiden Fällen ist eine Reihe von sequentiell aktivierten Proteasen an den Reaktionen beteiligt. Wegen der noch fehlenden detaillierten molekularen Analyse dieser Faktoren ist es leider zur Zeit noch nicht möglich, genau zu bestimmen, ob sich die Vorläufer des alternativen Reaktionsweges aus Invertebraten entwikkelt haben.

Es ist bekannt, daß die Agglutinin- und Hämolysinkonzentrationen manchmal erhöht sein können. Allerdings wurden nur in Insekten induzierbare antimikrobielle Faktoren nachgewiesen und genauestens untersucht. Es gibt zwar Anhaltspunkte dafür, daß diese Faktoren auch bei einigen anderen Invertebraten vorhanden sind, aber eine universellere Identifizierung und Charakterisierung wird erst mit den richtigen Immunogenen und/oder Immunisierungsschemata zu erwarten sein. Bei Insekten wie z. B. Motten, Fliegen und Bienen können bis zu 15 antibakterielle Proteine innerhalb weniger Stunden nach der Injektion induziert werden (Abb. 14.**9**). Viele dieser Proteine wurden gereinigt und sequenziert. Sie besitzen ein breites Aktivitätsspektrum, sind aber nur wenige Tage aktiv. In dieser Eigenschaft unterscheiden sie sich sehr von den Immunglobulinen der Vertebraten. Erst kürzlich wurden vergleichbare antibakterielle Proteine in der Haut des Krallenfrosches, Xenopus, und im Dünndarm des Schweines entdeckt. Diese Moleküle repräsentieren möglicherweise alte, aber immer noch wichtige Immunfaktoren, die sowohl bei Invertebraten als auch bei Vertebraten vorhanden sind. Einer dieser Immunfaktoren, ein Cecropin der Insekten, das als P4 oder Hämolin bezeichnet wird (Abb. 14.**9**), weist beträchtliche Homologie (38%) mit bestimmten Immunglobulindomänen auf. Es repräsentiert vielleicht eine primitive Immunglobulinform, die sich unabhängig in Invertebraten entwickelt hat.

Erst kürzlich wurde bei der amerikanischen Küchenschabe ein anderes induzierbares Protein nachgewiesen, das den Immunglobulinen der Vertebraten noch mehr gleicht. Es besitzt ein Molekulargewicht von 700 kDa, ist hochspezifisch und über Wochen aktiv. Wiederum müssen einem detaillierten Vergleich mit den Immunglobulinen der Vertebraten erst genauere molekulare Charakterisierungen vorausgehen.

„Nichtselbst"-Erkennung und Zell-Zell-Kooperation

Es gibt viele Berichte darüber, das Invertebraten, oft sogar spezifisch, zwischen verschiedenen fremden Substanzen diskriminieren können. Zu den in den Körperflüssigkeiten der Invertebraten vorhandenen Faktoren, die möglicherweise als Erkennungsmoleküle agieren könnten, zählen Agglutinine und Komponenten der Prophenoloxidasekaskade. Es konnte gezeigt werden, daß gereinigte Agglutinine aus dem Blut von Mollusken, Insekten und Tunikaten sowohl die Erkennung von Testpartikeln in vitro als auch ihre Entfernung aus der Zirkulation in vivo erhöhen. Derartige Agglutinine wurden auch auf den Oberflächen von Blutzellen nachgewiesen, so daß sie als Brückenmoleküle zwischen Leukozyten und fremden Partikeln fungieren könnten; ein Vorgang, der auch vom Immunsystem der Säuger bekannt ist. Auch das Prophenoloxidase-(PpO-)System wurde kürzlich als mögliche Quelle von Erkennungsfaktoren beschrieben. Während der Konversion von PpO zu Phenoloxidase (PO) werden Erkennungsfaktoren von hämostatischen (granulären) Zellen freigesetzt, die die Phagozytose und Abkapselung erhöhen. An diesem Prozeß der „Nichtselbst"-Erkennung mit anschließender Phagozytose ist eine Zell-Zell-Kooperation zwischen granulären (hämostatischen) Zellen und phagozytierenden Zellen beteiligt (Abb. 14.**10**). Obwohl also den Invertebraten interagierende antigenpräsentierende Zellen und Lymphozytenuntergruppen fehlen, kooperieren die verschiedenen Immunozyten während der zellvermittelten Immunantworten.

Zytokinähnliche Faktoren

Invertebraten besitzen eine Reihe zytokinähnlicher Moleküle, die die Abwehrreaktionen durch ein den Vertebraten vergleichbares Netzwerk regulieren können. Die Tatsache, daß Moleküle, die mit Zytokinen verwandt sind, bei Protozoen vorkommen, deutet ihr universelles Vorhandensein im gesamten Tierreich an. Zum Beispiel besitzt das Pheromon Er-1 eines Protozoen strukturelle und funktionelle Ähnlichkeiten mit IL-2. Außerdem konnten kürzlich IL-1α-, IL-1β- und TNF-ähnliche Aktivitäten bei Invertebraten aus Anneliden, Echinodermen und Tunikaten isoliert und charakterisiert werden. IL-1α und IL-1β wurden mit Hilfe eines Testsystems für Vertebraten entdeckt, dem murinen Thymozytenproliferationstest. Es konnte gezeigt werden, daß beide Faktoren durch polyklonales Antiserum gegen IL-1 von Vertebraten inhibiert wurden. IL-1 der Invertebraten stimuliert die „Blutzellen" dieser primitiven Tiere zur Aggregation, Phagozytose und Proliferation. Die TNF-ähnliche Aktivität der Invertebraten wurde mit dem zytotoxischen Testsystem L929 entdeckt, das normalerweise für TNF der Vertebraten benutzt wird.

Eine wahllose Mischung anderer Moleküle mit zytokinähnlicher Aktivität wurde bei Invertebraten beschrieben. Bei Insekten zählen zu diesen Faktoren ein Plasmatozyt- (leukozytartiger) Depletionsfaktor, ein Leukozytaktivator (Hämokinin genannt) und verschiedene Stimulatoren der Abkapselung und der Phagozytose. Ein

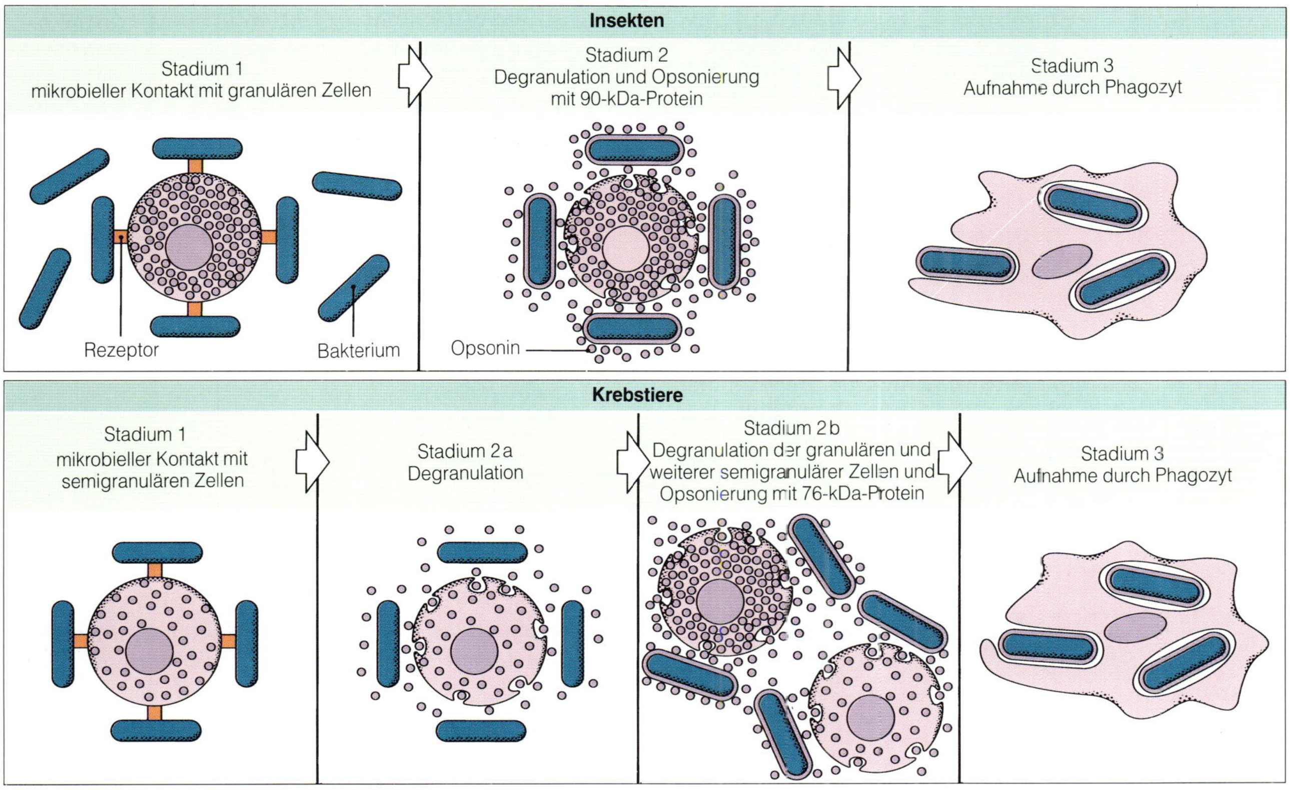

Abb. 14.**10** **Zwei hypothetische Modelle für eine Zell-Zell-Kooperation bei der Immunität von Arthropoden.** Abgebildet sind Reaktionsschemata, die aus Experimenten abgeleitet wurden, mit denen die Reaktionen gereinigter Blutzellpopulationen auf Testpartikel untersucht wurden. Bei Insekten wird die „Nichtselbst"-Erkennung (Stadium 1) von granulären (hämostatischen) Zellen und die Aufnahme (Stadium 2) von Phagozyten übernommen. Das Modell der Krebstiere (Crustaceae) besitzt einen zusätzlichen Amplifikationsschritt im Stadium 2, bei dem semigranuläre und granuläre Zellen miteinander interagieren, um die Antwort zu verstärken. Die Proteine, die bei Insekten, 90 kDa, und bei Krebstieren, 76 kDa, nachgewiesen wurden, sind opsonische (Erkennungs-)Moleküle, die durch die Aktivierung der Prophenoloxidasekaskade entstehen. Übernommen von Ratcliffe, N. A., in: Warr, G. W., N. Cohen: Phylogenesis of Immune Functions. CRC Press, Oxford 1991. Daten der Krebstiere aus den Arbeiten von Prof. K. Söderhäll u. Mitarb.

von den Leukozyten der Echinodermen produzierter Faktor (der Seesternfaktor) ist für die Lymphozyten von Säugern mitogen und induziert auch die Akkumulation weißer Blutzellen des Seesterns. Schließlich ist noch ein inflammatorisches Zytokin von Tunikaten bekannt, das die Antikörperproduktion, die Phagozytose und die zellvermittelte Zytotoxizität bei Vertebraten sowie auch die phagozytierende Aktivität der Leukozyten von Garnelen beeinflußt. Weitere molekulare Charakterisierungen dieser Moleküle müssen abgewartet werden, bevor das Zytokinnetzwerk der Invertebraten entwirrt werden kann.

Transplantationsimmunität

Die Immunität der Vertebraten ist durch einen hohen Grad an Spezifität und durch eine erhöhte Reaktivität (Gedächtnis oder Anamnese), die einer wiederholten Exposition mit Antigen folgt, charakterisiert. Die Immunreaktionen werden von Lymphozyten und dem Haupthistokompatibilitätskomplex (major histocompatibility complex, MHC) bestimmt. Um die Spezifitäts- und Gedächtnisgrade bei Invertebraten zu untersuchen, wurden Transplantations-, Implantations- und Zytotoxizitätsstudien unternommen. Derartige Transplantationsstudien bei Invertebraten sind oft wegen vorhandener harter Außenpanzer oder spezieller äußerer Schichten schwer durchführbar. Zudem ist es manchmal nicht leicht zu entscheiden, ob eine Abstoßungsreaktion stattgefunden hat. Trotz dieser Schwierigkeiten ist bekannt, daß die meisten Invertebraten Xenotransplantationen zerstören. Allogene Erkennung ist bei Schwämmen, Zölenteraten, Anneliden, Insekten, Echinodermen und Tunikaten vorhanden (s. Abb. 14.**1**, 14.**11**, 14.**12**, 14.**13**). Das offensichtliche Fehlen einer allogenen Erkennung bei Mollusken reflektiert vermutlich nur die technischen Probleme der Transplantation bei diesen Tieren. Nicht alle Gruppen, die eine Abstoßungsreaktion auf eine Allotransplantation zeigen, weisen Spezifität und Gedächtnis als besondere Charakteristika auf. Sollten diese beiden Eigenschaften doch vorhanden sein, sind sie streng begrenzt und nur von kurzer Dauer (s. Abb. 14.**1**). Die Unterschiede der Versuchsergebnisse kommen wohl hauptsächlich wegen der Temperaturabhängigkeit des Abstoßungsprozesses zustande sowie durch das fehlende Verständnis einiger Experimentatoren für diesen Zusammenhang.

Es ist nicht weiter überraschend, daß es eine allogene Erkennung bei koloniebildenden Invertebraten wie Schwämmen, Zölenteraten und Tunikaten gibt, da die Integrität einer Kolonie andauernd durch das Überwachsen von einer benachbarten Kolonie bedroht ist (s. Abb.

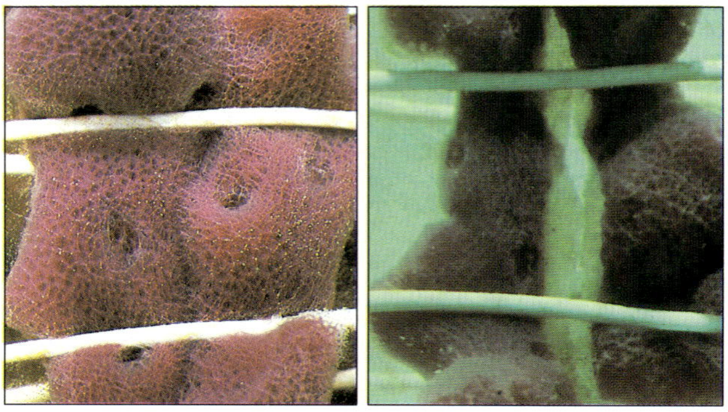

Abb. 14.**11** **Zellvermittelte Immunität bei Schwämmen: allogene Inkompatibilität und isogene Kompatibilität.** Intakte Teilstücke von zwei Schwämmen (Callyspongia) aus verschiedenen Kolonien (rechts) bzw. derselben Kolonie (links) wurden mit einem Vinyldraht miteinander verbunden, wodurch ein gemeinsamer Kreislauf entsteht (Parabiose). Während die Verbindung bei den isogenen (aus derselben Kolonie stammenden) Parabionten stabil bleibt (links, 0,5 ×), führt die Inkompatibilität der allogenen (aus verschiedenen Kolonien stammenden) Parabionten zu einer zytotoxischen Interaktion: Nach 7–9 Tagen (bei 24–27 °C) ist eine deutliche Nekrose des weichen Gewebes zu erkennen (rechts, 0,25 ×). Mit freundlicher Genehmigung von Dr. W. H. Hildemann.

14.**2**). Eine erst kürzlich veröffentlichte Arbeit an Larven von Tunikatenkolonien hat gezeigt, daß sowohl die allogene Erkennung als auch die Befruchtung von einem einzelnen Genlocus mit multiplen Allelen kontrolliert wird. Es bestehen also Ähnlichkeiten zwischen diesem Tunikatensystem und den murinen Histokompatibilitätsgenen.

Die begrenzte Spezifität und das limitierte Gedächtnis der allogenen und xenogenen Erkennung bei Invertebraten scheinen die Funktionstüchtigkeit ihres Immunsystems nicht einzuschränken. Immerhin sind Invertebraten weit verbreitet, und die meisten von ihnen sind in der Lage, schnell und effektiv auf Pathogene und Parasiten zu antworten.

MHC und die Immunglobulin-Superfamilie

Das Vorhandensein einer allogenen Erkennung bei vielen Invertebraten deutet darauf hin, daß die Vorfahren des Haupthistokompatibilitätskomplexes (major histocompatibility complex, MHC) von diesen Tieren exprimiert werden könnten. Diese Vermutung führte zusammen mit dem offensichtlichen Fehlen von Immunglobulinen zu der Vorstellung, daß der MHC der Vorläufer des Immunglobulinsystems der Vertebraten ist und als

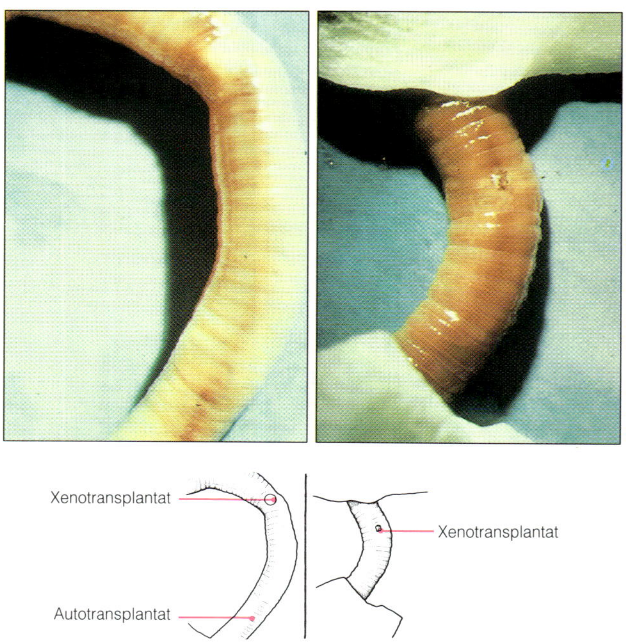

Abb. 14.**12** **Transplantationsimmunität bei Anneliden: Transplantatabstoßung beim Regenwurm (Lumbricus).** Ein Hautschlauchstück wurde von Eisenia auf Lumbricus übertragen. 20 Tage später (bei 15 °C) ist das Xenotransplantat stark abgeblaßt, geschwollen und ödematisiert (links); das Autotransplantat ist beim selben Wurm komplikationslos eingewachsen. Nach 50 Tagen ist das Xenotransplantat vollständig zerstört und hat eine Kollagennarbe mit totem Pigment hinterlassen (rechts). Bei diesen Würmern ist die Abstoßungsreaktion durch Zölomozyten verursacht. Mit freundlicher Genehmigung von Dr. E. L. Cooper.

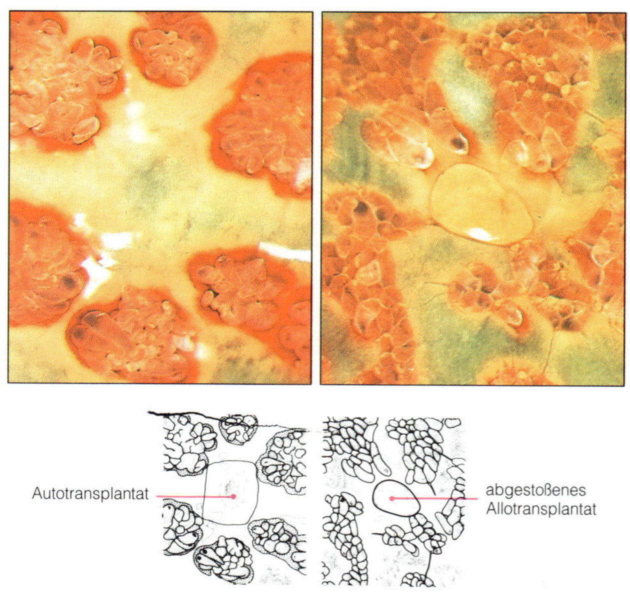

Abb. 14.**13** **Transplantationsimmunität bei Echinodermen: Allotransplantatabstoßung bei Dermasterias.** Ein Autotransplantat ist 300 Tage nach der Übertragung in tadellosem Zustand (links). Das nach 287 Tagen (bei 14–16 °C) abgestoßene Allotransplantat ist blaß und eingeschrumpft (rechts). Bei der Abstoßung sind lymphozytenähnliche und phagozytierende Zellen beteiligt. 4 ×. Mit freundlicher Genehmigung von Dr. W. H. Hildemann.

von ihm getrennt zu betrachten ist. Aus dieser Annahme folgt, daß während der Evolution der Invertebraten der MHC bewahrt und bei der Entwicklung der Vertebraten das Immunglobulinsystem hinzugefügt wurde. Das letztgenannte System liefert ein genaueres Erkennungspotential durch zirkulierende Antikörper und Zelloberflächenrezeptoren. In der weiteren Evolution der Vertebraten werden der MHC und das Immunglobulinsystem näher zusammengebracht, um den hohen Kontrollevel zu ermöglichen, der für die Interaktion von antigenpräsentierenden Zellen und T- und B-Zellen benötigt wird. Diese Vorstellung ist rein hypothetisch. Es gibt auch Wissenschaftler, die eine andere Meinung vertreten und davon ausgehen, daß sich der MHC innerhalb der Vertebraten entwickelt hat. Diese Sichtweise wird durch fehlende strukturelle oder funktionelle Hinweise auf eine Expression von MHC-Glykoproteinen oder dimeren Zellrezeptoren für Alloantigene bei Invertebraten unterstützt. Zusätzlich fehlt bei Invertebraten die gemischte Leukozytenreaktion (s. Abb. 14.**1**), die einen funktionellen Marker für den MHC bei Vertebraten darstellt.

Die Entdeckung von β_2-Mikroglobulin-ähnlichen Molekülen bei Regenwürmern, Krebstieren und Insekten erhärtet die Vorstellung, daß sich Vorläufer des MHC in Invertebraten entwickelt haben könnten. Obwohl bei Vertebraten β_2-Mikroglobulin von einem Gen kodiert wird, das nicht an den MHC gebunden ist, scheint es sowohl mit dem MHC als auch mit dem Immunglobulinsystem in Beziehung zu stehen. β_2-Mikroglobulin ist mit der schweren Kette von Klasse-I-MHC-Molekülen assoziiert und weist strukturelle Homologien nicht nur mit den schweren Ketten von MHC-KLasse-I-Molekülen und den α- und β-Ketten von MHC-Klasse-II-Molekülen, sondern auch mit den konstanten Regionen der Immunglobulindomänen auf. β_2-Mikroglobulin ist möglicherweise die molekulare Verbindung zwischen Invertebraten und Vertebraten, aus der durch Genrearrangement, Duplikation und natürliche Selektion der MHC und das Immunglobulinsystem entstanden sind.

Schließlich gibt es die immer größer werdende Gruppe von Molekülen, wie z. B. Thy-1 (vorhanden im Gehirn des Tintenfisches mit eingeschränkter Homologie zu β_2-Mikroglobulin) sowie Amalgam, Fasciclin II, Neuroglian und Hämolin (alle aus Insekten) mit immunglobulinähnlichen Domänen, die bei Invertebraten verbreitet sind. Diese Moleküle gehören zu der Immunglobulin-Superfamilie; es wurde vorgeschlagen, daß sich diese Moleküle entwickelt haben, um Interaktionen zwischen Zellen zu vermitteln, und vermutlich an einer Art Immunsystem beteiligt sind, das „Nichtselbst" erkennen kann. Ein Schritt in diese Richtung könnte bereits von Hämolin gemacht worden sein, das bei Insekten an bakterielle Zellwände bindet und so an der Erkennung von „fremd" während der Immunreaktivität beteiligt ist.

Immunität der Vertebraten

Verglichen mit der immensen Formenvielfalt innerhalb des Stammes der Invertebraten, besitzen Vertebraten einen ziemlich einheitlichen Organisationsplan. Alle Mitglieder gehören nur einem Stamm an, den Chordaten. Obwohl es eine beträchtliche evolutionäre Divergenz innerhalb des Vertebratenstammes gibt, der Fische, Amphibien, Reptilien, Vögel und Säuger umfaßt, sind die grundlegenden zellulären und molekularen Komponenten der Immunität bei den noch existierenden Arten strikt konserviert. Allerdings scheint die zunehmende Spezialisierung der lymphatischen Gewebe und der Lymphozytenfunktionen zusammen mit der größeren Molekülvielfalt der Immunglobulin-Superfamilie (z. B. MHC-Antigene und Immunglobuline) mit einer komplexeren Organisation der Organismen assoziiert zu sein. Die strukturell und funktionell komplexesten Immunsysteme kommen bei den Säugern vor.

T-Zell-Funktionen und Evolution des MHC

Zytotoxische (Tc-) T-Zellen und T-Helfer-(T_H-)Zellen sind Lymphozytenuntergruppen der Säuger und besitzen $\alpha\beta$-T-Zell-Rezeptoren (TCR), die die meisten fremden Antigene nur dann erkennen, wenn sie in geeigneter Weise von den entsprechenden MHC-Molekülen (MHC-Klasse-I- oder MHC-Klasse-II-Moleküle) präsentiert werden. Deswegen werden die Betrachtungen über die Phylogenese bestimmter T-Zell-Populationen (z. B. zytotoxische T-Zellen und T-Zellen, die an der gemischten Lymphozytenreaktion [mixed lymphocyte reaction, MLR] beteiligt sind) zusammen mit der Evolution des MHC abgehandelt (Abb. 14.**14**). Man sollte

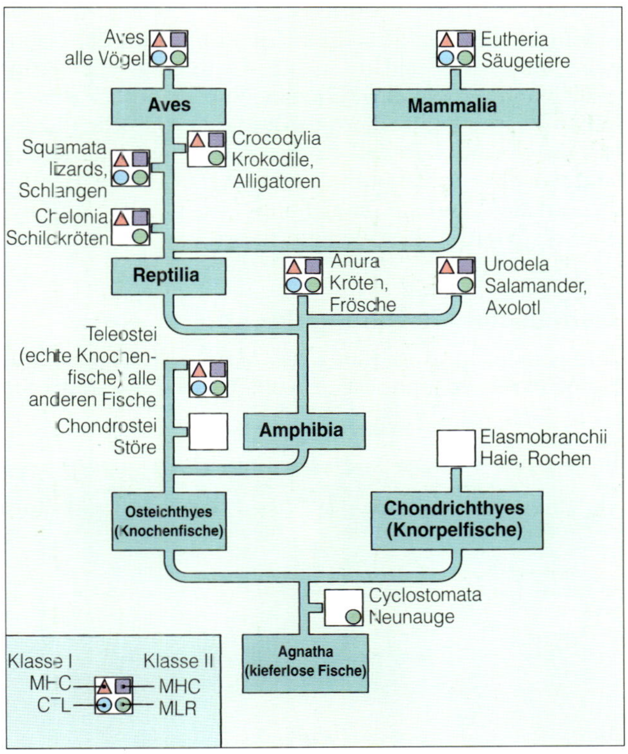

Abb. 14.**14** **Evolution des MHC und der T-Zellen.** Dieser phylogenetische Stammbaum der Vertebraten zeigt die Entwicklungsgeschichte des MHC und der T-Zellen. Anhaltspunkte für zwei funktionelle Nachweise eines MHC (zytotoxische T-Lymphozyten, CTL, und die gemischte Leukozytenreaktion, MLR) sind zusammen mit den zur Zeit verfügbaren biochemischen Hinweisen auf die Expression von MHC-Klasse-I- und MHC-Klasse-II-Proteinen gezeigt. Ein leeres Kästchen bedeutet, daß die Nachweise dieser Eigenschaft unzureichend sind.

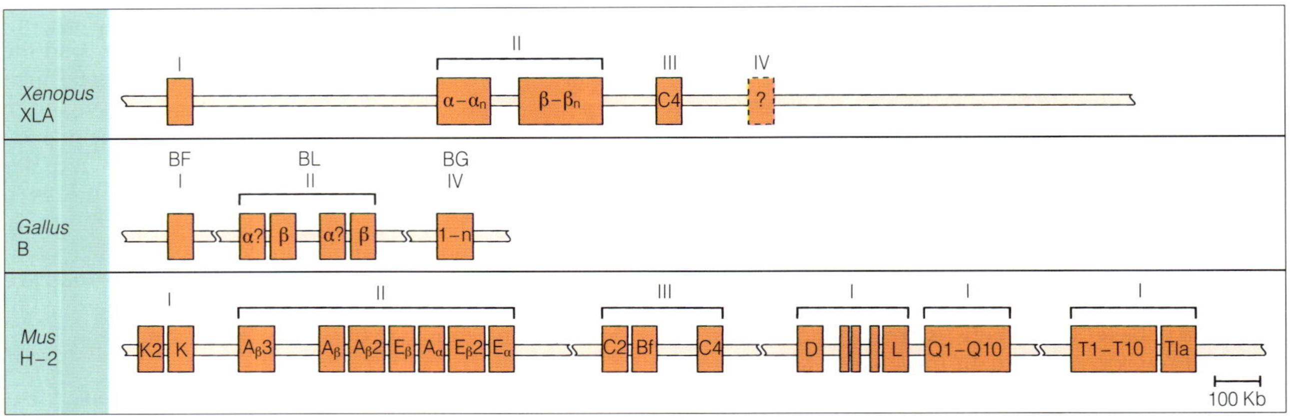

Abb. 14.**15** **MHC verschiedener Spezies.** Die Grundstruktur des MHC erschien in einem gemeinsamen Vorfahr von Fröschen/Kröten und Säugern. Eine rein theoretische Anordnung der MHC-Loci ist für Xenopus und Hühner (Gallus) gezeigt. Die Zusammensetzung des H2-Komplexes der Maus (Mus) ist gut untersucht. Die Abstände von Xenopus und Gallus sind willkürlich gewählt. Mit freundlicher Genehmigung von Dr. L. Du Pasquier.

sich bewußt machen, daß der MHC außer seiner Beteiligung an der Präsentation von Pathogenen für T-Zellen auch noch wichtige nichtimmunologische Funktionen ausübt (z. B. Selektion beim Fortpflanzungsvorgang, Interaktionen während der Entwicklung, intrazellulärer Transport von IgG). Es konnte sowohl durch funktionelle Kriterien als auch durch molekulare und genetische Charakterisierungen gezeigt werden, daß Säuger, Vögel, Frösche/Kröten und Knochenfische einen MHC besitzen. Zu den funktionellen Kriterien gehört der Nachweis, daß MLR und die akute Abstoßung eines Allotransplantates von einer einzelnen polymorphen genetischen Region kontrolliert werden sowie daß alle Phänomene wie die T-B-Zell-Kooperation, die Generierung antigenspezifischer zytotoxischer Antworten (z. B. allogene Zellen) und die „Erziehung" von T-Zellen im Thymus der MHC-Kontrolle unterliegen.

Genetische Anordnung des MHC

Die genetische Anordnung des MHC (XLA) des Krallenfrosches Xenopus ist in Abb. 14.**15** dargestellt. Sie

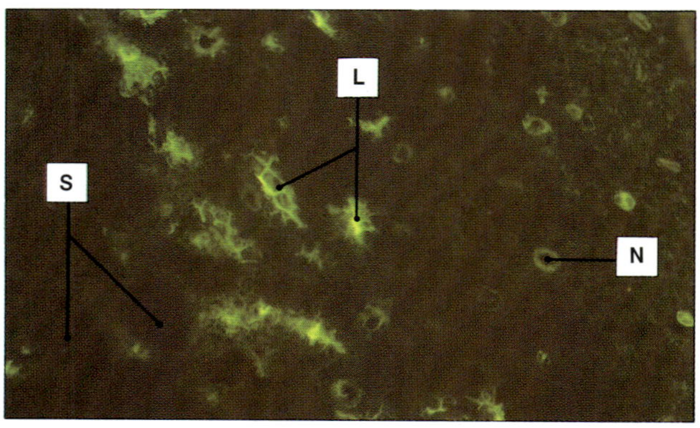

Abb. 14.**16** **Immunfluoreszenzaufnahme von MHC-Klasse-II-positiven dendritischen Zellen bei Xenopus.** Langerhans-ähnliche Zellen (L) befinden sich auf der basalen Epidermisschicht der Haut. MHC-Klasse-II-positive Halszellen (neck cells, N) der Hautdrüse, die sich durch die Epidermis nach außen öffnet, sowie Hautdrüsen (S) unter der Epidermis sind sichtbar. 100 ×.

wird mit dem B-Locus des MHC von Hühnern und dem H2-Locus des MHC der Maus verglichen. Die Grundstruktur des MHC-Genlocus muß zu dem Zeitpunkt erschienen sein, als sich Frösche und Säuger von einem gemeinsamen Vorfahren abgezweigt haben (vor 350 Millionen Jahren). Tatsächlich belegen neueste Daten, daß der MHC schon beim Auftritt der Knochenfische entwickelt war. Bei Xenopus werden die MHC-Klasse-I-α-Ketten von MHC-Genen kodiert. Die Ketten besitzen ein Molekulargewicht von 40–44 kDa und sind nichtkovalent an nicht-MHC-kodiertes β_2-Mikroglobulin gebunden. Molekulare Klonierungsstudien ermöglichen die Voraussage, daß die Aminosäuresequenz den MHC-Klasse-I-Molekülen der höheren Vertebraten ähnelt. MHC-Klasse-I-Moleküle werden auf den Oberflächen aller adulten Zellen exprimiert. MHC-Klasse-II-Moleküle bestehen bei Xenopus aus MHC-kodierten α- und β-Ketten. Beide Ketten sind Transmembranglykoproteine mit einem Molekulargewicht von 30–35 kDa. MHC-Klasse-II-Moleküle werden nur von einigen adulten Zellarten exprimiert. Zu diesen Zellen gehören Thymozyten, T- und B-Zellen und verschiedene antigenpräsentierende Zellen, einschließlich mutmaßlicher „Langerhans-ähnlicher" Zellen in der Epidermis der Haut (Abb. 14.**16**). Die MHC-Proteine bei Xenopus sind polymorph: Man nimmt ungefähr 20 Klasse-I- und 30 Klasse-II-Allele an. Ein besonders interessanter Aspekt der MHC-Expression bei Xenopus ist die Tatsache, daß im Gegensatz zum frühen Erscheinen der Klasse-II-Moleküle im Larvenstadium (auf B-Zellen und einigen Epithelzellen der Kaulquappe, die in direktem Kontakt mit der externen Umgebung stehen) Klasse-I-Moleküle nicht vor der Metamorphose exprimiert werden. Daraus kann man schließen, daß die Expression von MHC-Klasse-I-Molekülen keine Bedeutung für die frühe Entwicklung oder für die Funktionstüchtigkeit des Immunsystems der Larven hat: Vermutlich spielt die MHC-Klasse-II-restringierte zelluläre Immunität eine wichtige Rolle während dieser Phase der Ontogenese. Die breite Verteilung von MHC-Klasse-II-Molekülen bei Kaulquappen im Vergleich zu den adulten Tieren läßt die Vermutung zu, daß es sich hierbei um eine primitivere Art der Antigenpräsentation handeln könnte. Axolotl, die eine wenig ausgeprägte T-Zell-Reaktivität gegen Alloantigene zeigen, besitzen wenig polymorphe MHC-Klasse-II-α- und -β-Ketten. Sie exprimieren auch MHC-kodierte Erythrozytenantigene, die Ähnlichkeiten mit der MHC-Klasse-I-α-Kette (44 kDa) und den polymorphen Klasse-IV-Molekülen aufweisen, die auf kernhaltigen Erythrozyten bei Hühnern nachgewiesen werden konnten. Solche Erythrozytenantigene können auch bei Xenopus vorhanden sein.

T-Zell-Rezeptoren sowie CD4- und CD8-Moleküle konnten bei Vögeln nachgewiesen werden. Kürzlich wurden mit Hilfe monoklonaler Antikörper TCR-Moleküle (α, β und γδ-Kandidaten) und ein möglicher CD8-Marker (35 kDa) auf T-Zellen bei Xenopus identifiziert. Vermutlich existieren solche TCR (und akzessorische Moleküle) auch bei Schlangen und Knochenfischen. Diese Annahmen erlauben In-vitro-Untersuchungen, die eine gute MLR und CTL-Reaktion (d. h. T-Zell-Funktionen) bei diesen Tieren nachweisen. Kürzlich wurden bei Knochenfischen Klasse-I-α-Ketten und Klasse-II-β-Ketten sowie bei verschiedenen Reptilien Klasse-I-α-Ketten und heterodimere Klasse-II-Moleküle identifiziert.

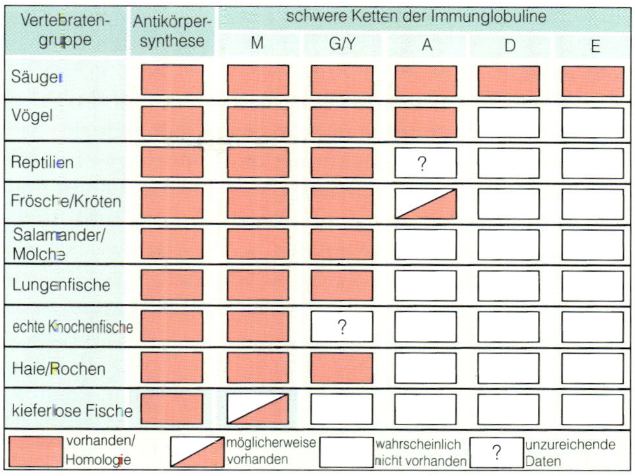

Abb. 14.**17** **Evolution der Immunglobulinisotypen bei Vertebraten.** Isotypen mit nicht-μ-schweren Ketten können in unterschiedlichen Gruppen nachgewiesen werden, aber die Bedeutung vieler dieser Antikörper muß noch geklärt werden.

T-Zell-Funktionen bei „primitiven" Fischen

Es gibt nur spärliche Hinweise auf T-Zell-Funktionen und MHC-ähnliche Moleküle bei der primitivsten Gruppe der echten Knochenfische, den Chondrostei (Stör und Flösselhecht) sowie bei Chondrychthyes, Knorpelfischen (Haie und Rochen), und bei Agnatha, kieferlosen Fischen (Schleimaal und Neunauge). Die deutliche MLR, die von Leukozyten des Schleimaales geleistet wird, scheint von einer Population antwortender Zellen bewirkt zu werden, die immunglobulinpositiv (B-Zellen) sind. „Natural-killer-(NK-)Zell-Aktivität" und antikörperabhängige zelluläre Zytotoxizität (antibody-dependent cellular cytotoxicity, ADCC) konnten bei Knorpelfischen nachgewiesen werden. Zellen mit NK-Aktivität, die allerdings bei Knorpelfischen als Makrophagen identifiziert wurden, spielen zweifelsfrei eine wichtige Rolle bei den Immunantworten in der „Abwesenheit" von T-Zell-Funktionen bei diesem Evolutionsstadium. (Es gibt ebenfalls Hinweise auf eine Beteiligung von NK-Zellen [granuläre Lymphozyten] bei der gegen Protozoen gerichteten Immunität der Knochenfische.) Die Temperatur spielt eine wichtige Rolle bei den Immunantworten von wechselwarmen (poikilothermen) Tieren. Geringe Temperaturen inhibieren die T-Zell- (nicht die B-Zell-)Proliferation bei Knochenfischen. Diese Wirkung beruht auf dem geringeren Gehalt von „beweglichen" Fettsäuren (z. B. Ölsäure) in den T-Zellen. Es wurde vorgeschlagen, daß die Ernährung mit entsprechenden Fettsäuren es Fischen erlaubt, sich niedrigeren Temperaturen besser anpassen zu können.

B-Zellen und Evolution der Immunglobuline

Alle Vertebraten produzieren Antikörper gegen ein breites Spektrum von Antigenen. Die Antikörper bestehen aus schweren und leichten Polypeptidketten mit mehreren Domänen. Sogar die kieferlosen Fische, die primitivsten Vertebraten, besitzen IgM-artige schwere Ketten. Allerdings fehlen diesem Immunglobulintyp die stabilisierenden Disulfidbrücken, die für die höheren Vertebraten typisch sind. Des weiteren konnten keine leichten Ketten bei Neunaugen nachgewiesen werden. Polymere IgM-Moleküle existieren bei allen Gnathostomata (Kiefermünder, Vertebraten mit Kiefer). IgM ist der am stärksten konservierte Isotyp (Abb. 14.**17**). Jede schwere μ-Kette besteht aus vier konstanten Domänen und einer variablen Domäne; Disulfidbrücken verbinden schwere und leichte Ketten. Es hat den Anschein, als ob die Familie der μ-Ketten einer beträchtlichen phylogenetischen Diversität unterworfen wurde. Zum Beispiel besteht zwischen den μ-Ketten des Katzenwelses und der Maus nur 24% Homologie.

Nicht-μ-schwere Ketten sind bei Fischen, Amphibien und Reptilien bekannt. IgG-ähnliche Immunglobuline wurden beispielsweise (mit drei konstanten Domänen in der schweren Kette) bei einigen Knorpelfischen nachgewiesen. Nicht-μ-Immunglobuline mit vier konstanten Domänen in der schweren Kette wurden hingegen bei drei Amphibien identifiziert; Xenopus (IgY und IgX), Rana und Axolotl (IgY). Die genaue Bedeutung dieser verschiedenen Isotypen ist noch unbekannt, allerdings ist bei Xenopus IgY im Gegensatz zu IgM und IgX thymusabhängig. Da IgX bei Xenopus ausschließlich im Darm vorkommt, stellt es möglicherweise das Äquivalent zum sekretorischen IgA der Säuger dar. Das IgY der Axolotl ist vielleicht auch ein sekretorisches Immunglobulin. Im Darm assoziiert dieser Immunglobulinisotyp mit einem Molekül, das einer sekretorischen Komponente ähnelt. Interessanterweise fehlt Fischen (und Amphibien) IgE, obwohl bei Teleosteern (echte Knochenfische) Überempfindlichkeitsreaktionen vom Typ I vorkommen, die auf einen gewebegebundenen homozytotrophen Antikörper schließen lassen.

Bei wechselwarmen Tieren gibt es auch eine Diversität der leichten Kette. Zwei antigenisch verschiedene Klassen von leichten Ketten konnten bei Katzenwelsen und Xenopus sowie bei Reptilien nachgewiesen werden.

T- und B-Zellen von Fröschen/Kröten sowie auch von bestimmten urodelen Amphibien und Knochenfischen können mit monoklonalen Antikörpern, die gegen Immunglobulin bzw. T-Zellen gerichtet sind, unterschieden werden. Es wurde vermutet, daß Immunglobuline die einzigen antigenspezifischen Rezeptortypen bei primitiven Fischen sind, da alle Leukozyten mit polyklonalen Antiimmunglobulinreagenzien anfärbbar sind. Eine anschließende Untersuchung mit monoklonalen Antiimmunglobulinantikörpern ergab jedoch, daß der Schleimaal sowohl immunglobulinpositive als auch immunglobulinnegative Leukozyten besitzt. Die immunologische Bedeutung der Nicht-B-Zellen muß allerdings erst noch geklärt werden.

Im Gegensatz zu anderen Vertebraten besitzen Vögel ein spezielles Organ, in dem die Differenzierung der B-Zellen stattfindet, nämlich die an der Kloake sitzende Bursa Fabricii (Abb. 4.**18**). Transplantationsexperimente zwischen Wachteln- und Hühnerembryonen zeigten, daß die Bursa Fabricii nur über einen begrenzten Zeitraum von nur wenigen Tagen während der frühen Embryonalperiode durch Stammzellen besiedelt werden kann. Die Stammzellen proliferieren und differenzieren zu den B-Lymphozyten der Bursafollikel. Kürzlich wurde gezeigt, daß die Antikörperdiversität bei Vögeln anders entsteht als bei Säugern. Bei Hühnern wird zuerst das einzelne funktionale V_L-Gen rearrangiert und an eine einzelne JC-Einheit angehängt (Abb. 14.**19**). Dies geschieht nur während einer begrenzten Periode am Anfang der Kolonisation der Bursa; bei B-Vorläuferzellen von Säugern findet das Rearrangement von Immunglobulinen bei B-Zell-Vorläufern während der gesamten Lebensperiode des Individuums statt. Beim Huhn werden 10–120 Basenpaare große Segmente innerhalb der rearrangierten Immunglobulingensequenzen durch Teile von Nukleotidsequenzen von „Pseudogenen" ersetzt, die in der Nachbarschaft der einzelnen V-Gene liegen; ein solcher Genkonversionsmechanismus findet während der gesamten Proliferationsphase von B-Zellen in der Bursa statt.

Die Immunglobulingenstruktur von Knochenfischen und Xenopus ähnelt der Situation bei Säugern (multiple V-Gene und J-Gene), wobei die exprimierte Diversität viel niedriger ist. Es kommen nur ungefähr 5×10^5 verschiedene Antikörpermoleküle bei Xenopus vor. Somatische Mutationen sind an der Entstehung der Antikörperdiversität nur minimal beteiligt. Dieser Befund spiegelt vielleicht die Zellökonomie wider, die bei einem Tier, das weniger als 1×10^5 Milzzellen besitzt (z. B. die Larve): Zellverschwendung aufgrund nichtproduktiver Mutanten würde eine Bedrohung für ein derartiges lymphatisches System darstellen. Man nimmt an, daß die V-Gene bei Xenopus in zwei Wellen während der Ontogenese rearrangiert werden. Die erste Welle tritt im Larvenstadium auf; an ihr sind nur wenig B-Zellen beteiligt. An der zweiten Welle nach der Metamorphose nehmen mehr B-Zellen teil und das Reper-

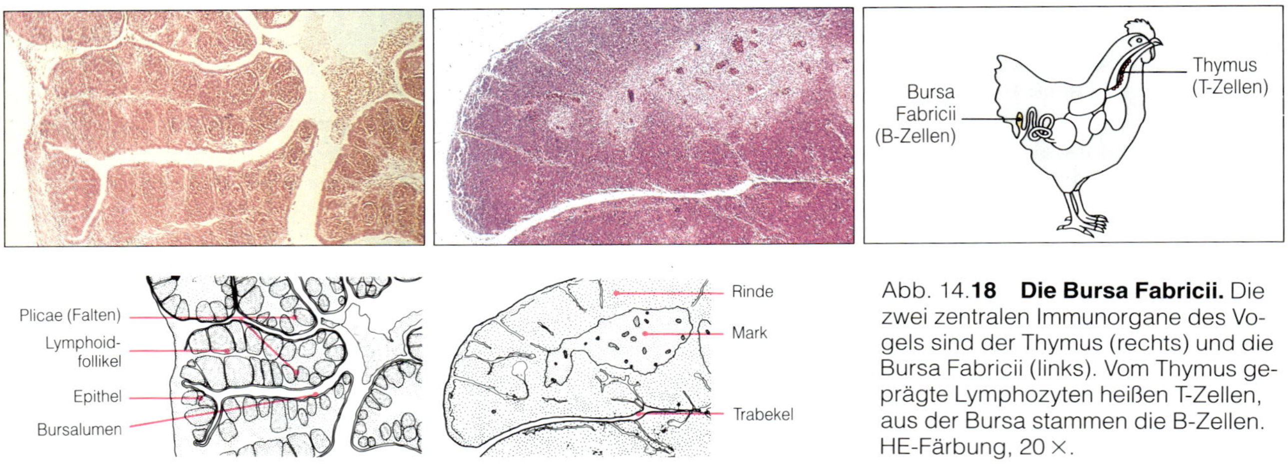

Abb. 14.**18** **Die Bursa Fabricii.** Die zwei zentralen Immunorgane des Vogels sind der Thymus (rechts) und die Bursa Fabricii (links). Vom Thymus geprägte Lymphozyten heißen T-Zellen, aus der Bursa stammen die B-Zellen. HE-Färbung, 20 ×.

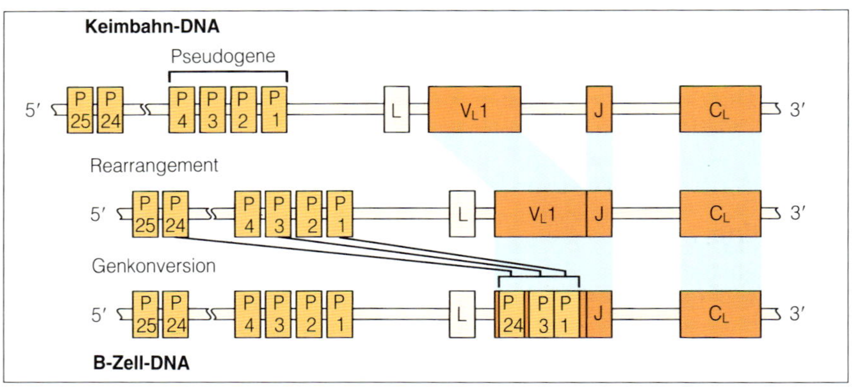

Abb. 14.**19** **Genetische Grundlage für die Antikörperdiversität beim Huhn.** Der Keimbahnlocus für die leichten Immunglobulinketten (oben) umfaßt beim Huhn weniger als 30 kb DNA. Ein einzelnes V-Funktionsgen (V_L) liegt 2 kb oberhalb einer einzelnen JC-Einheit, benachbart findet sich ein Cluster von 25 Pseudogenen (P) in einer 19-kb-Region. Ein Rearrangement des V_L-Gens findet kurzzeitig während der frühen B-Zell-Entwicklung statt. Die Antikörperdiversität wird durch anschließende Genkonversion zwischen den Pseudogenen und der rearrangierten Sequenz erzielt. Das gezeigte Rearrangement (P_1, P_3 und P_{24}) stellt nur ein Beispiel dar; die konvertierten Segmente liegen nicht immer in derselben Reihenfolge im V-Gen-Segment vor.

toire bietet ein größeres Spektrum von Antikörperspezifitäten als das der Larve. Beim Immunglobulin des Haies liegt die Sache etwas anders als bei Knochenfischen und anuren Amphibien. Hier wurden multiple, eng miteinander verbundene V-D-J-C-Untereinheiten beschrieben, und die begrenzte Fähigkeit zur Kombination könnte der Grund dafür sein, daß der Hai nur eine sehr beschränkte Antikörperantwort zustande bringt (Abb. 14.**20**). Ob die klonale Restriktion der B-Zellen des Haies durch das Arrangement der Immunglobulingenuntereinheiten in Clustern bewirkt wird, ist nicht bekannt. Das Immunglobulingenarrangement von Elasmobranchen könnte den Ursprung einer urtümlichen Genfamilie repräsentieren. Eine andere Möglichkeit wäre, daß es sich hierbei um eine spezielle Entwicklung nur bei diesem Vertreter der niederen Wirbellosen handelt.

Nichtspezifische Mediatoren der Immunität

Mit Ausnahme der agnathen Fische, die nur die beiden terminalen Komplementkomponenten besitzen, konnte sowohl der klassische (antikörpervermittelte) als auch der alternative Reaktionsweg der Komplementaktivierung bei allen Klassen der Wirbeltiere nachgewiesen werden. Gene für das komplette Komplementsystem scheinen demnach gleichzeitig mit den Genen für die zwei schweren und zwei leichten Ketten des Immunglobulins entstanden zu sein.

Eine weitgehende Homologie scheint zwischen dem Gen für C3 beim Xenopus und dem Gen für C3 beim Säuger zu bestehen. Einige grundsätzliche Merkmale des Komplements (Thermolabilität, Abhängigkeit von Ca^{2+} und Mg^{2+}) sind bei Säugern, Fischen und Amphibien gleich; Unterschiede bestehen im optimalen Temperaturbereich. Komplement von wechselwarmen Tieren ist bei 4 °C noch aktiv und wird bei niedrigeren Temperaturen inaktiviert als Säugerkomplement. Zum Beispiel zeigt Xenopusserum nach 40minütiger Erwärmung auf 45 °C keine Komplementaktivität mehr. Komplement vom Meerschweinchen kann für Hämolyseantikörpertests bei erwachsenen Amphibien benutzt werden, während bei den meisten Fischen und Xenopuslarven isologes Komplement oder solches von nahe verwandten Spezies verwendet werden muß.

Leukotriene und andere Lipidmediatoren (Oberbegriff „Eicosanoide") sind bei Säugern an verschiedenen entzündlichen Prozessen beteiligt. Es ist heute bekannt, daß Fische (und Amphibien) Leukotriene bilden können, die wichtige Aufgaben bei der entzündlichen, nichtspezifischen Immunantwort haben; beispielsweise erhöht das Leukotrien B4 die Migration von Fischleukozyten.

Großes Interesse findet zur Zeit die Frage, wie sich die Zytokine bei Vertebraten im Lauf der Evolution entwickelt haben. In Überständen von stimulierten Lymphozyten aus Knochenfischen, Fröschen/Kröten, Schlangen und Hühnern (Abb. 14.**21**) wurden T-Zell-

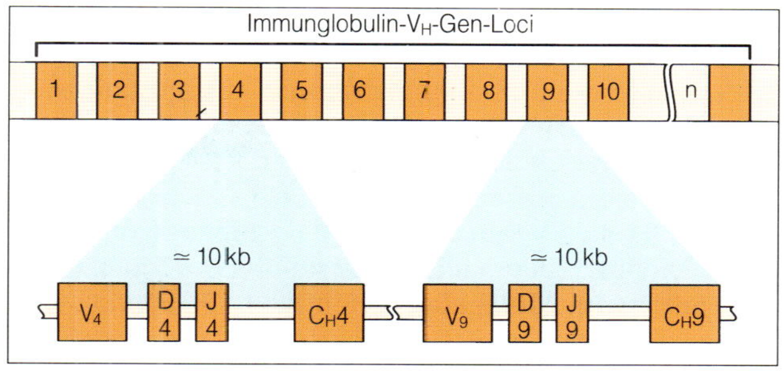

Abb. 14.**20** **Immunglobulin-V_H-Loci beim Hai.** Der Hai besitzt eine Reihe von Gen-Loci für schwere Ketten; jeder Locus enthält einzelne V-, D-, J- und C-Gen-Segmente. Die Ausschnittsvergrößerung zeigt den 4. und 9. Locus. V_H-, D_H- und J_H-Segmente liegen eng beieinander (innerhalb ca. 1,3 Kilobasen [kb]) und beanspruchen zusammen mit dem C_H-Segment ca. 10–15 kb. Eine Rekombination findet offenbar nur selektiv innerhalb jeder einzelnen Gengruppe statt, was der Grund für die geringe Variationsbreite der Immunantwort bei dieser Spezies sein mag. Nach Daten von Dr. G. W. Litman.

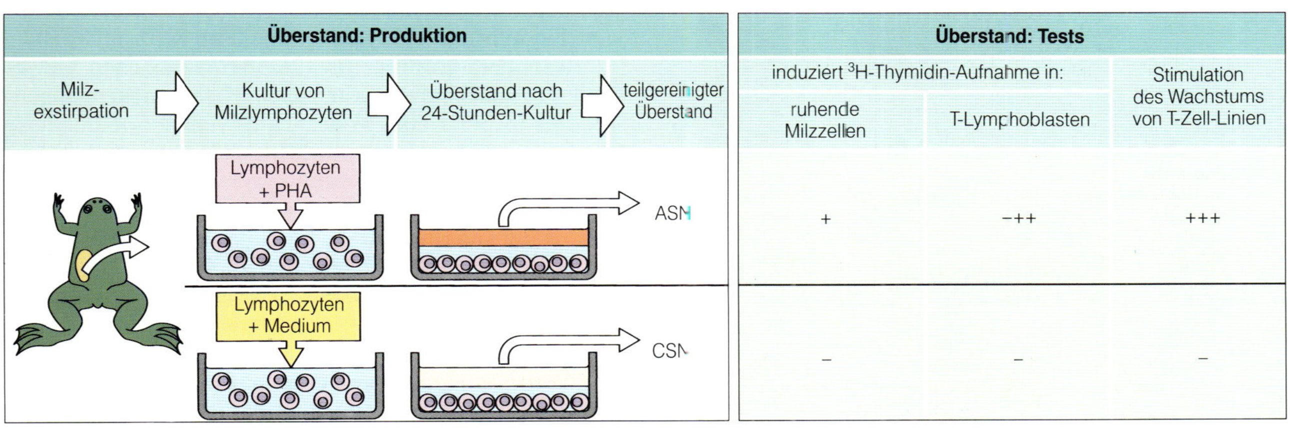

Abb. 14.**21** **T-Zell-Wachstumsfaktoren bei Xenopus.** Xenopusmilzzellen wurden mit PHA stimuliert und deren Überstand (active culture supernatant, ASN) mit einem Überstand aus Kontrollkulturen (control cultures supernatant, CSN) verglichen. Die Überstände sind durch Ammoniumsulfatpräzipitation, Dialyse und „Beseitigung" von PHA durch Inkubation mit Hühnererythrozyten teilweise gereinigt worden. ASN scheint Zytokine zu enthalten: Es induziert Proliferation von T-Lymphoblasten (nicht von ruhenden Milzzellen) und unterstützt das Wachstum von alloreaktiven T-Zell-Linien; CSN hat keine vergleichbare Wirkung. Eine vergleichbare, etwas geringere Aktivität wird im Überstand von gemischten Lymphozytenkulturen gesehen; dafür sind wahrscheinlich Moleküle verantwortlich, die den T-Zell-Wachstumsfaktoren von Säugern (z. B. IL-2) homolog sind.

Wachstumsfaktoren (TCGF) gefunden und teilweise charakterisiert, die ähnlich wie IL-2 wirken und die Proliferation von T-Zell-Lymphoblasten in vitro unterstützen. Wieweit IL-2 und die entsprechenden Lymphozytenrezeptormoleküle konservierte Strukturen sind, muß noch auf molekularer und genetischer Ebene analysiert werden. Beispielsweise ergab die Reinigung von TCGF aus Xenopus, daß es sich bei diesem Faktor um ein Protein mit einem Molekulargewicht von 15–25 kDa handelt. Ebenfalls wurden monoklonale Antikörper gegen den mutmaßlichen IL-2-Rezeptor bei Xenopus hergestellt. Ungereinigte Überstände von Milzzellen, die mit T-Zell-Mitogenen oder Alloantigenen stimuliert wurden, enthalten zweifelsfrei eine Mischung verschiedener Zytokine. Bei Xenopus können diese Überstände die Proliferation von B-Zellen normaler Kröten sowie die Proliferation von immunglobulinnegativen Milzzellen von frühzeitig thymektomierten Tieren (T-Zell-defizient) induzieren.

Eine IL-1-ähnliche Aktivität wurde vor kurzem in Makrophagen von Knochenfischen, Fröschen/Kröten und Vögeln gefunden. Interferonähnliche Faktoren mit makrophagenaktivierenden und antiviralen Funktionen wurden ebenfalls bei wechselwarmen Tieren entdeckt (z. B. bei gezüchteten Fischen, bei denen bekannte virale Erkrankungen vorkommen, die den Fischbestand dezimieren können).

Vertebratengruppe	lymphomyeloische Gewebe					
	Thymus	Milz	Knochenmark	Lymphknoten	GALT-assoziiert	Niere/Leber
Säuger	vorhanden/homolog	vorhanden/homolog	vorhanden/homolog	vorhanden/homolog	vorhanden/homolog	vorhanden/homolog
Vögel	vorhanden/homolog	vorhanden/homolog	vorhanden/homolog	vorhanden/homolog	vorhanden/homolog	vorhanden/homolog
Reptilien	vorhanden/homolog	vorhanden/homolog	vorhanden/homolog	möglicherweise vorhanden/homolog	vorhanden/homolog	vorhanden/homolog
Frösche/Kröten	vorhanden/homolog	vorhanden/homolog	vorhanden/homolog	möglicherweise vorhanden/homolog	vorhanden/homolog	vorhanden/homolog
Salamander/Molche	vorhanden/homolog	vorhanden/homolog	wahrscheinlich nicht vorhanden	wahrscheinlich nicht vorhanden	möglicherweise vorhanden/homolog	vorhanden/homolog
Lungenfische	vorhanden/homolog	vorhanden/homolog	wahrscheinlich nicht vorhanden	wahrscheinlich nicht vorhanden	möglicherweise vorhanden/homolog	vorhanden/homolog
echte Knochenfische	vorhanden/homolog	vorhanden/homolog	wahrscheinlich nicht vorhanden	wahrscheinlich nicht vorhanden	möglicherweise vorhanden/homolog	vorhanden/homolog
Haie/Rochen	vorhanden/homolog	vorhanden/homolog	wahrscheinlich nicht vorhanden	wahrscheinlich nicht vorhanden	möglicherweise vorhanden/homolog	vorhanden/homolog
kieferlose Fische	wahrscheinlich nicht vorhanden	möglicherweise vorhanden/homolog	wahrscheinlich nicht vorhanden	wahrscheinlich nicht vorhanden	möglicherweise vorhanden/homolog	vorhanden/homolog

Abb. 14.**22** **Evolution lymphomyeloischer Gewebe bei Vertebraten.** Lymphatische und myeloische Kompartimente sind bei Fischen und Amphibien miteinander vermischt.

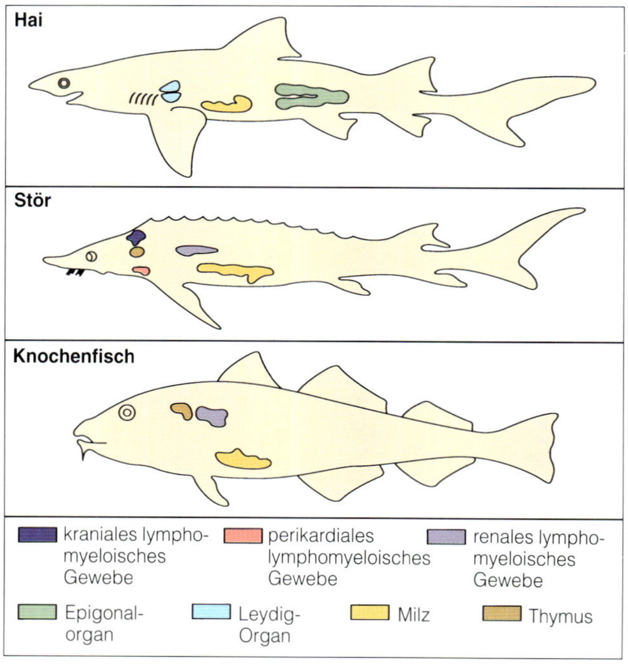

Abb. 14.**23** **Lymphomyeloische Gewebe bei verschiedenen Fischarten.** Im Intestinum von Hai und Rochen findet sich besonders viel lymphomyeloisches Gewebe (in der Spiralklappe), das in der Abbildung nicht berücksichtigt worden ist. Mit freundlicher Genehmigung von Dr. R. Fänge.

Lymphatische Gewebe bei niederen Vertebraten

Das lymphomyeloische System bildet und speichert Lymphozyten, Granulozyten und andere Blutzellen. Bei Säugern gibt es eine anatomische Trennung zwischen lymphatischen Geweben, welche vorwiegend Lymphozyten enthalten, wie z. B. Thymus, Lymphknoten, Milz und mukosaassoziiertes lymphatisches Gewebe (mucosal-associated lymphoid tissue, MALT), und myeloischen Geweben, wie z. B. Knochenmark, wo Granulozyten und verschiedene andere Blutzelltypen vorherrschen. Bei niederen Vertebraten, wie beispielsweise Fischen und Amphibien, sind lymphatische und myeloische Kompartimente stärker miteinander vermischt.

Fische haben eine unvollständige Ausstattung an lymphomyeloischem Gewebe (Abb. 14.**22**), indem sie kein Knochenmark, Lymphknoten oder noduläres MALT besitzen. Dagegen sind Thymus, Milz und lymphomyeloisches Gewebe der Nieren und der Leber bei diesen Tieren gut entwickelt (Abb. 14.**23**), wobei noch erwähnt werden sollte, daß der Schleimaal keinen richtigen Thymus und eine nur rudimentäre Milz aufweist.

Besonders auffällig im lymphomyeloischen Gewebe der Fische sind die sehr vielen Melanomakrophagenzentren in der Leber von „primitiven" Formen; diese Zentren finden sich auch in Milz und Niere von Teleosteern (echte Knochenfische) (Abb. 14.**24**). Melanomakrophagenzentren enthalten sehr viele Pigmente, wie z. B. Hämosiderin, Ceroid, Melanin und – insbesondere – Lipofuscin. Es wurde vermutet, daß diese Zentren den Keimzentren analog sind, die ursprünglich im lymphatischen Gewebe von Vögeln gefunden worden sind. Der hohe Pigmentgehalt in den Makrophagenansammlungen von Fischen könnte zum Teil den hohen Anteil an ungesättigten Fettsäuren erklären, die für die Membranfluidität bei niedrigen Temperaturen wichtig sind; diese Fette werden besonders leicht peroxidiert und bilden Lipofuscin.

Die allgemeinen histologischen Merkmale des lymphatischen Gewebes von poikilothermen Vertebraten werden an zwei anuren Amphibienspezies – dem Leopardfrosch, Rana pipiens, und dem Krallenfrosch, Xenopus laevis – dargestellt.

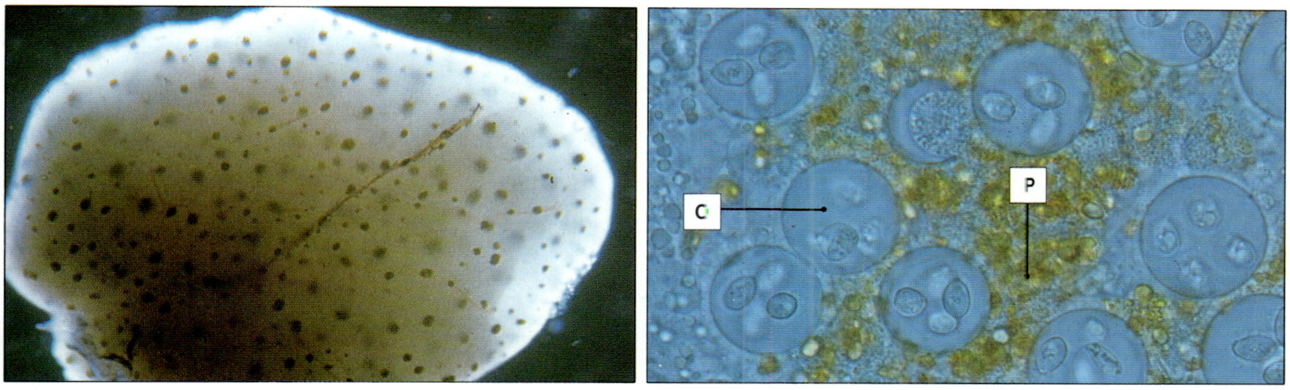

Abb. 14.**24** **Melanomakrophagenzentren in der Fischleber.** Übersichtsaufnahme und starke Vergrößerung der Leber von Rivulus marmoratus. Der Fisch wurde experimentell mit der Kokzidie Calyptospora funduli infiziert, was zur Bildung von Melanomakrophagenzentren (MMC) führte. 60 Tage nach Infektion waren MMC nachweisbar (links, 60 ×). Im Quetschpräparat (rechts, 600 ×) ist zu erkennen, daß die MMC aus degenerierenden Oozysten (O) des Parasiten und assoziiertem Pigment (P) des Wirtes bestehen. Bei der Bildung von MMC spielen mononukleäre Phagozyten eine wichtige Rolle. Mit freundlicher Genehmigung von Dr. W. K. Vogelbein.

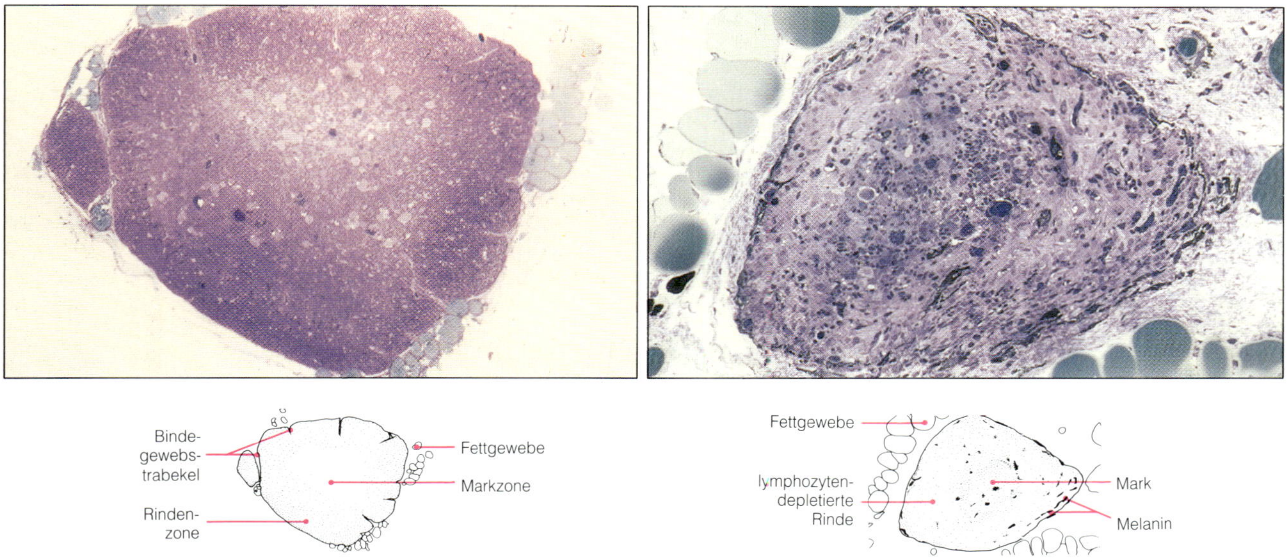

Abb. 14.**25** **Thymus eines jungen adulten Xenopus: Wirkung von Strahlen.** Der normale Thymus (links, 35 ×) hat eine stark ausgeprägte lymphatische Rindenschicht und eine blasse, zellärmere Markzone. Rechts (90 ×) ist ein γ-bestrahlter Thymus zu sehen (9 Tage nach Bestrahlung mit 3000 rad). Die Lymphozytenzahl in der Rinde ist drastisch reduziert, im Mark dagegen sind einige Lymphozyten erhalten geblieben. Der bestrahlte Thymus ist kleiner geworden. Toluidinblau-Färbung.

Thymus

Der Thymus des adulten Xenopus liegt direkt unter der Haut hinter dem Mittelohr. Die Ablösung des Thymus vom pharyngealen Epithel findet früh in der Entwicklung statt (wie bei den meisten anderen Vertebraten, außer den Teleosteern). Der Thymus teilt sich auf in eine äußere Rindenzone und eine zentrale, schwächer anfärbbare Markzone. Die schnell proliferierenden Lymphozyten in der Rindenzone sind besonders strahlenempfindlich (Abb. 14.**25**).

Vieles spricht dafür, daß der Thymus von Kaltblütern, ebenso wie sein Gegenstück bei den Warmblütern, Lymphozyten hervorbringt, die T-Zell-Funktionen erfüllen. Abb. 14.**26** zeigt die Ultrastruktur der Thymuslymphozyten und ihrer benachbarten epithelialen Zellen. Außerdem finden sich in der Medulla des Thymus noch verschiedene andere Zelltypen, von denen einige – wie z. B. die granulären Zellen – erst nach der Metamorphose erscheinen. Auch myeloische Zellen können im Thymus von Säugern, Reptilien und verschiedenen Amphibien nachgewiesen werden (Abb. 14.**26**); ihre Bedeutung besteht wahrscheinlich in der Unterstützung der Zirkulation von Gewebeflüssigkeit innerhalb des Thymus, möglicherweise sind sie auch die Quelle von Selbstantigenen. Diese Zellen sind möglicherweise zusammen mit den thymischen Epithelialzellen und den interdigitierenden Zellen an der „Erziehung" von Zellen der T-Zell-Reihe beteiligt, damit diese auf Selbstan-

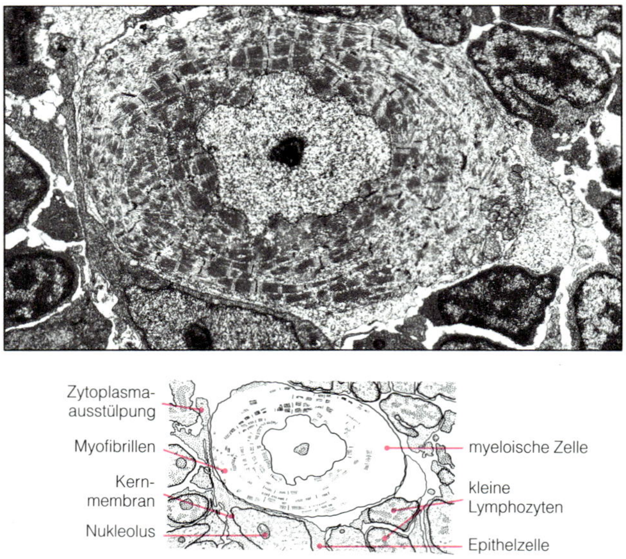

Abb. 14.**26** **Elektronenmikroskopische Aufnahme des Thymusmarks einer Xenopus-laevis-Larve.** Es sind die Feinstrukturen einer myeloischen Zelle, kleiner Lymphozyten und epithelialer Zellen zu erkennen. Myeloische Zelle: Der Kern ist von konzentrisch angeordneten quergestreiften Myofibrillen umgeben, die an Skelettmuskelfasern erinnern. Kleine Lymphozyten: Das Kernchromatin verteilt sich auf mehrere elektronendichte Bereiche, die mit ihrem Rand (aus verdichtetem Chromatin) an die Kernmembran angrenzen; im Zytoplasma finden sich nur wenige Organellen. Epitheliale Zellen: Die Kerne bestehen aus gleichmäßig verteiltem Chromatin und prominenten Nukleoli; das Zytoplasma läuft fingerförmig aus und bildet mit anderen epithelialen Zellen ein Stützgerüst für Lymphozyten und andere Zelltypen; 700 ×. Mit freundlicher Genehmigung von Dr. J. J. Rimmer.

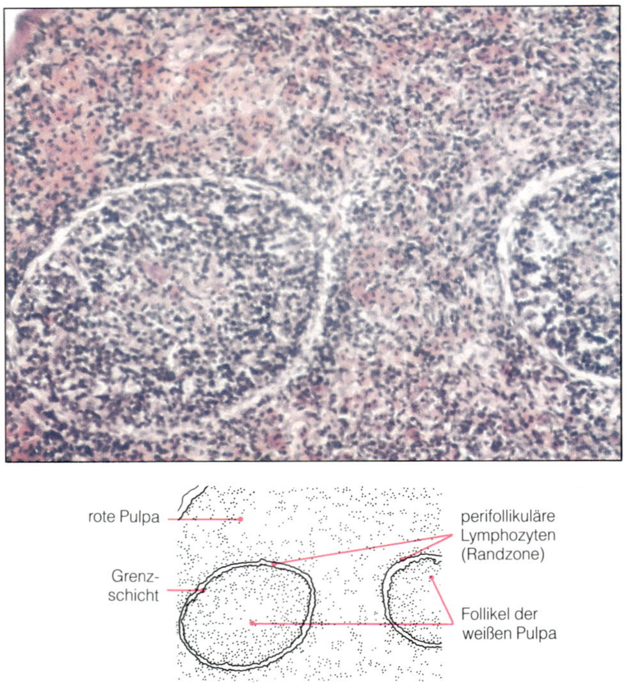

Abb. 14.**27** **Schnitt durch die Milz eines erwachsenen Xenopus.** Es sind thymusabhängige (perifollikuläre rote Pulpa) und thymusunabhängige (weiße Pulpa) Bereiche zu erkennen. Bei Xenopus (anders als bei vielen anderen Kaltblütern) ist die weiße Pulpa von der umgebenden roten Pulpa durch einen Wall von schwach gefärbten Zellen klar abgegrenzt. Auch in der roten Pulpa sind Ansammlungen von Lymphozyten zu finden. HE-Färbung, 80 ×.

tigene tolerant werden und bevorzugt mit den Zellen interagieren, die den körpereigenen MHC exprimieren.

B-Zellen wurden in verschiedenen Säugetierspezies gefunden und können auch im Thymus von Amphibien nachgewiesen werden, obwohl dieses Organ an deren Bildung nicht beteiligt zu sein scheint.

Milz

Bei allen Gnathostomata (Kiefermünder) ist die Milz ein wichtiges, peripheres, lymphatisches Organ. Zusammen mit Lymphknoten und den Nieren ist sie beim Einfangen von Antigenen beteiligt, beherbergt proliferierende Lymphozyten nach deren Stimulation durch Antigen und sorgt dafür, daß diese Zellen und deren Produkte bei entsprechendem Bedarf freigesetzt werden. In der Milz von Xenopus lassen sich eine thymusabhängige und eine thymusunabhängige lymphatische Zone unterscheiden (Abb. 14.**27**). Die Follikel der weißen Pulpa enthalten viele B-Zellen (Abb. 14.**28**), wie durch Selektivfärbung dieser Region mit monoklonalen Antiimmunglobulinantikörpern gezeigt werden konnte. Die Oberfläche von perifollikulären T-Zellen der Milz sind immunglobulinnegativ, allerdings gibt es eine Population, die an einen monoklonalen Antithymozytenantikörper (XT-1) bindet (Abb. 14.**28**). Blutgefäße treten durch die zentrale Arteriole der weißen Pulpa in die Milz ein und teilen sich dort in Kapillaren, die in die umgebende rote Pulpa münden. Die Wände der Kapillaren tragen zur abgrenzenden Zellschicht bei. Mit Hilfe von tusche- und fluoresceinmarkierten Antigenen konnte gezeigt werden, daß zirkulierendes Material aus dem Blut zuerst der roten Pulpa zugeführt wird. Zirkulierende Antigene werden später in den Follikeln der weißen Pulpa eingefangen, wo sie engen Kontakt mit potentiellen antikörperproduzierenden Zellen aufnehmen können (Abb. 14.**29**). Ferner wird Antigen auf der Oberfläche der großen dendritischen Zellen festgehalten, deren zytoplasmatische Ausläufer Pseudopodien ausbilden, die sich durch die abgrenzende Zellschicht bis in die T-Lymphozyten-reiche Marginalzone erstrecken. Insgesamt gesehen ist die Milz der Amphibien ähnlich aufgebaut wie bei Säugetieren. Die Milz der anuren Amphibien spielt eine wichtige Rolle bei der B-Zell-Entwicklung der Larve (neben der Leber) und der adulten Tiere. Sie ist der Hauptort für die Differenzierung der B-Zellen.

Lymphomyeloische Knoten

Lymphomyeloische Knoten, die eine gewisse funktionelle Ähnlichkeit mit dem Lymphknoten der Warmblüter haben, tauchen in der Evolution der Vertebraten zum ersten Mal bei bestimmten anuren Amphibien auf. Sie unterscheiden sich histologisch sehr stark von ihrem Gegenstück bei Säugetieren (Abb. 14.**30**). Die lympho-

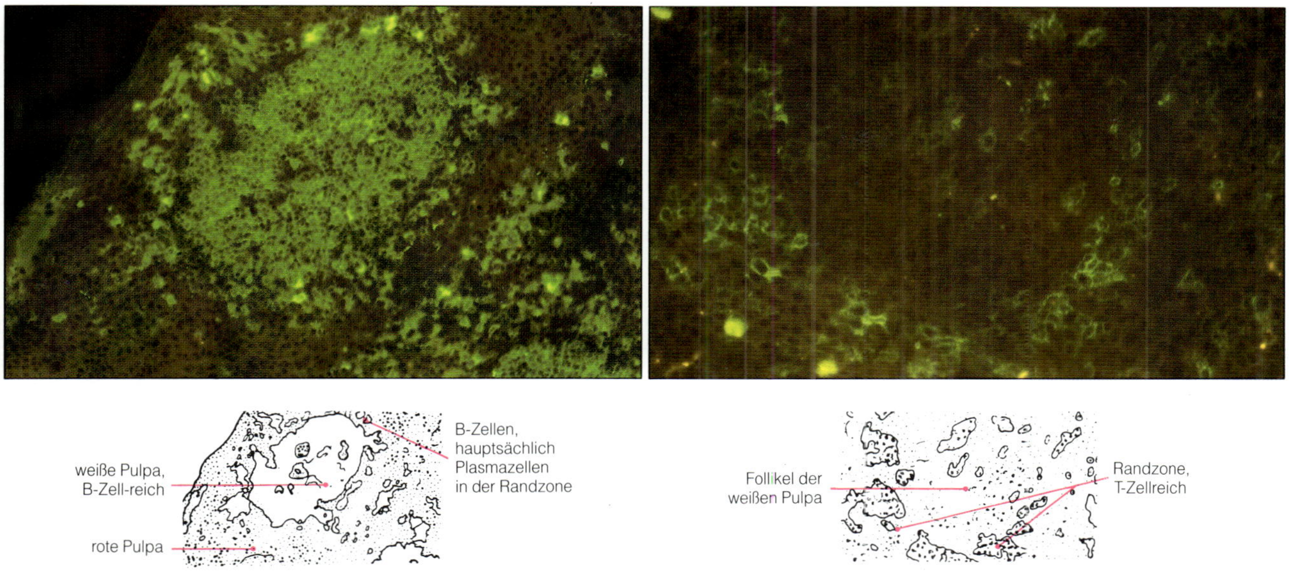

Abb. 14.**28** **B- und T-Zell-reiche Bereiche in der Milz eines adulten Xenopus.** Links: B-Zellen befinden sich in den Follikeln der weißen Pulpa; als stark gefärbte Plasmazellen sind sie auch in der Randzone und in der roten Pulpa sichtbar. Färbung mit einem monoklonalen Antikörper gegen B-Zellen (Anti-IgM), 100 ×. Rechts: T-Zellen befinden sich konzentriert in der Randzone, gerade außerhalb der Follikel der weißen Pulpa. Sie können besonders in der perifollikulären Randzone nachgewiesen werden. Sie besitzen keine membranständigen Immunglobuline. Färbung mit einem monoklonalen Antikörper gegen T-Zellen, 200 ×.

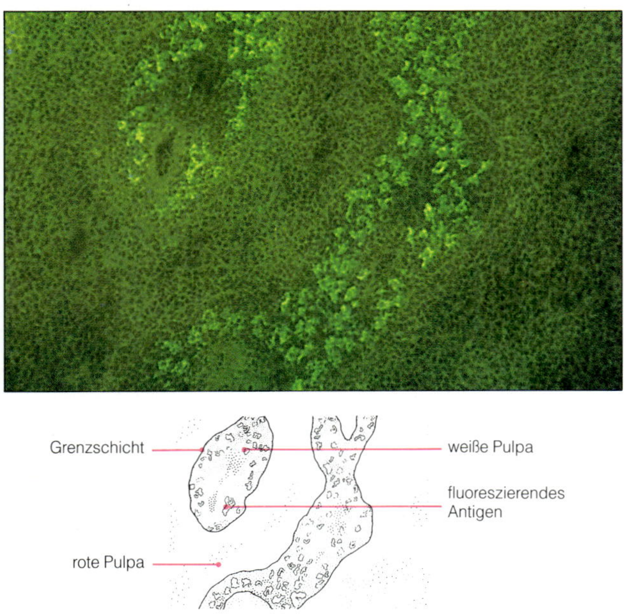

Abb. 14.**29** **Einfangen („trapping") eines Antigens in der Milz eines erwachsenen Xenopus (Immunfluoreszenz).** Drei Wochen nach Injektion eines löslichen Proteinantigens (menschliches IgG) wurde die Milz des Frosches entnommen und Kryoschnitte des Präparates mit fluoresceinmarkiertem Antiserum (antihumanem IgG) inkubiert. Die hellgrüne Fluoreszenz weist auf die Anwesenheit von Antigen innerhalb der weißen Pulpafollikel hin. Das Antigen ist in eine dendritische Struktur eingebunden, ähnlich wie auf der Oberfläche von Retikulumzellen bei Säugern und Vögeln, 35 ×.

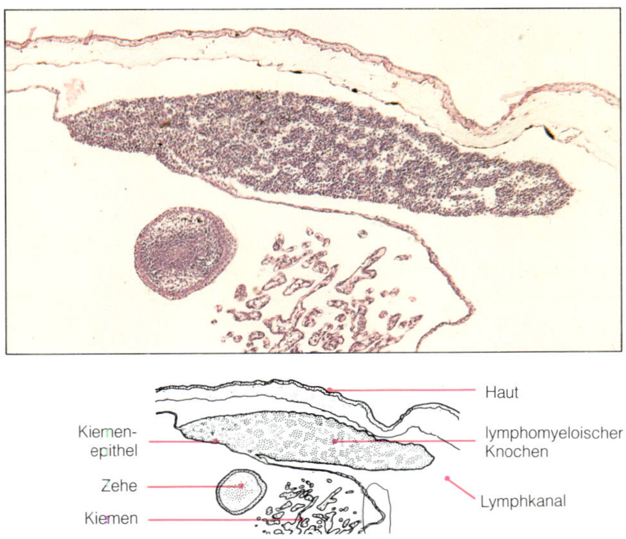

Abb. 14.**30** **Schnitt durch die Lymphdrüse einer Ranalarve.** Der längliche (paarige) lymphomyeloische Knoten sitzt ventral am Epithel der Kiementasche und ragt in den großen Lymphkanal. Medial sind Kiemen und eine Zehe der Vordergliedmaße zu erkennen, die Haut der Larve liegt lateral. Die Lymphdrüse besteht aus einem ausgedehnten lymphoiden Parenchym mit Phagozyten und wird von Sinusoiden (heller angefärbt) durchzogen. Die Lymphdrüse dient hauptsächlich der Blutfiltration. HE-Färbung, 25 ×.

myeloischen Knoten sind hauptsächlich Blut filternde Organe (im Gegensatz zu Lymphknoten von Säugern), wobei sie auch manchmal Material aus der umliegenden Lymphe einfangen. Sie zeigen nicht den klaren Aufbau der Lymphknoten von Säugetieren, sondern liegen als Ansammlungen von lymphatischen und myeloischen Zellen in den Lymphgefäßen. Beim erwachsenen Frosch finden sich in der Nacken- und Achselregion „Lymphknoten", die eine ähnliche Struktur haben wie die in Abb. 14.**30** gezeigte Lymphdrüse der Larve.

Darmassoziiertes lymphatisches Gewebe

Noduläres darmassoziiertes lymphatisches Gewebe (gut-associated lymphoid tissue, GALT) findet sich bei Fröschen über das gesamte kleine Intestinum verteilt (Abb. 14.**31**). Kleinere Ansammlungen von Lymphozyten, die mehr oder weniger mit dem Darm assoziiert sind, kommen bei Vertebraten der gesamten Evolutionsreihe vor. GALT ist so postiert, daß es die erste Hürde für Antigene aus dem Darm darstellt. Bei Xenopus ist IgX immer mit GALT assoziiert, welhalb es möglicherweise als Äquivalent zum IgA der Säuger anzusehen ist.

Niere und Leber

Bei Fischen und Amphibien ist die Niere ein wichtiges lymphomyeloisches Organ, bei Reptilien, Vögeln und Säugern hat sie diese Funktion weitgehend verloren. Bei Anuren sind Niere und/oder Leber offenbar die ontogenetisch frühesten Stationen für die Entwicklung von B-Lymphozyten. Tatsächlich sind diese Organe bei verschiedenen Vertebraten an der frühen Differenzierung von erythroiden, lymphatischen und myeloischen Zellen beteiligt. In Abb. 14.**32** ist ein histologischer Schnitt durch das hämatopoetische Gewebe einer Niere von Rana pipiens dargestellt.

Knochenmark

Knochenmark ist bereits bei Amphibien anzutreffen, es ist jedoch noch ungeklärt, welche immunologische Funktion es auf dieser Ebene der Evolution ausübt. Bei Rana pipiens läßt sich im Knochemark von erwachsenen Tieren lymphomyeloisches Gewebe nachweisen (Abb. 14.**33**). Es ist eine wichtige Quelle für antikörperproduzierende Zellen. Im Gegensatz dazu liegt bei Xenopus das Knochenmark in nur rudimentärer Form vor; im Mark des Oberschenkels findet hauptsächlich eine Differenzierung von neutrophilen Granulozyten statt (Abb. 14.**33**).

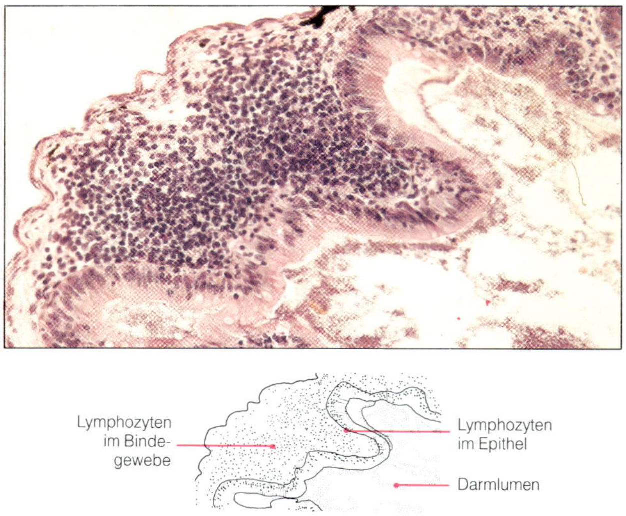

Abb. 14.**31** **Schnitt durch das noduläre Darmlymphgewebe einer erwachsenen Rana.** Im subepithelialen Bindegewebe und im darüberliegenden Darmepithel sind Lymphozyten zu erkennen. HE-Färbung, 50 ×.

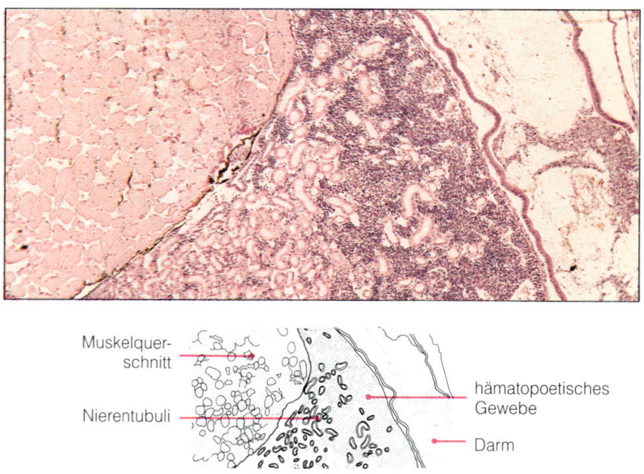

Abb. 14.**32** **Schnitt durch eine Niere mit hämatopoetischem Gewebe einer Ranalarve.** Das hämatopoetische Gewebe erstreckt sich über die intertubulären Regionen und enthält Lymphozyten, Granulozyten und andere Blutzellen verschiedener Entwicklungsgrade. Das Präparat zeigt ferner Muskelgewebe eines Myotoms und eine dem Mesonephron anliegende Darmschlinge. HE-Färbung, 25 ×.

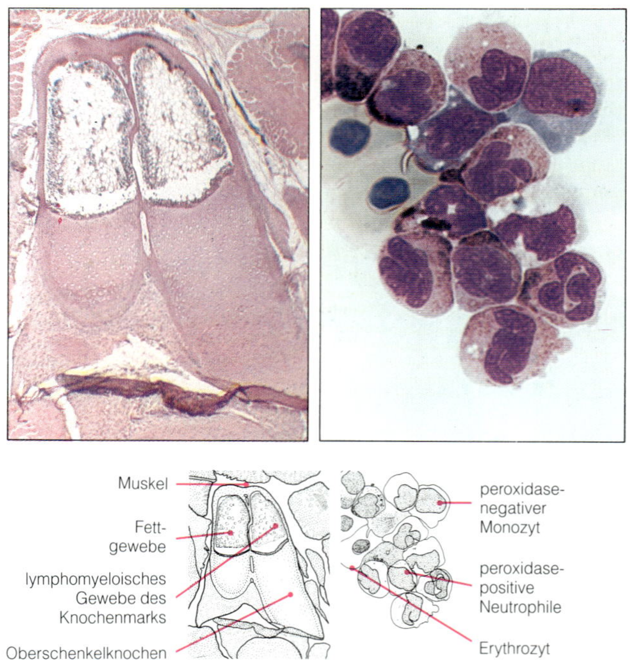

Abb. 14.**33** **Knochenmark.** Links ist das lymphomyeloische Gewebe im Knochenmark von Rana pipiens gezeigt (HE-Färbung, 20 ×). Im Bild rechts zeigt das Knochenmark von Xenopus nach Zytozentrifugation mehrere peroxidasepositive neutrophile Granulozyten, 700 ×. Mit freundlicher Genehmigung von Dr. J. Hadji-Azimi.

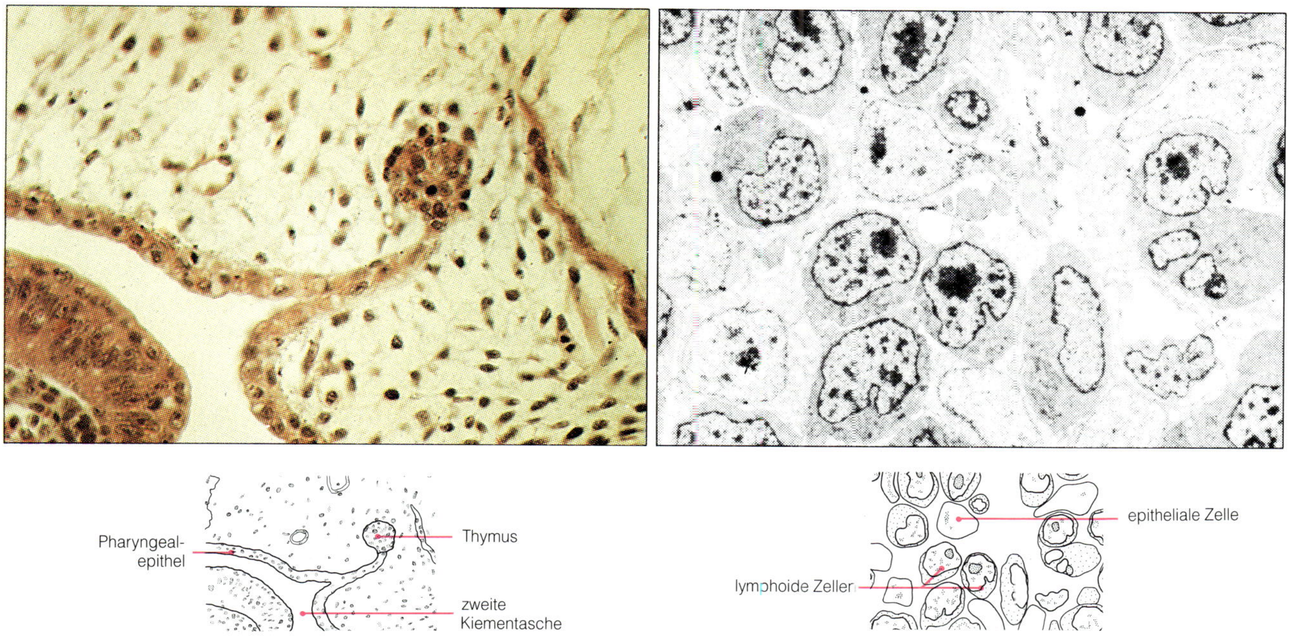

Abb. 14.**34** **Thymus eines Xenopus am 3. und 7. Lebenstag.** Am 3. Tag (links, HE-Färbung, 100 ×) ist die Thymusanlage noch mit dem Pharyngealepithel verbunden und besteht hauptsächlich aus epithelialen Zellen. Am 7. Tag (rechts, EM, 500 ×) enthält der Thymus weniger als 1000 Zellen, die zwei Haupttypen angehören: Die epithelialen Zellen haben einen prominenten Nukleolus, das Chromatin liegt verstreut, und das Zytoplasma ist schwach angefärbt. Die lymphoiden Zellen weisen eine große Menge dichtgefärbten Zytoplasmas und reichlich freie Ribosomen und Mitochondrien auf. Nach 7 Tagen beginnen die lymphoiden Zellen den XT-1-Marker zu exprimieren, und MHC-Klasse-II-Proteine werden zum ersten Mal von epithelialen Zellen exprimiert.

Immunologie der Amphibien

Frösche und Kröten – insbesondere Xenopus – sind ein hervorragendes Modell für das Studium von ontogenetischen Aspekten der Immunität, von denen einige im folgenden zusammengefaßt werden sollen. Es konnten histokompatible Stämme verschiedener Amphibienspezies gezüchtet werden, und in den letzten Jahren wurden einige isogene und ingezüchtete Familien von Xenopus für die immunologische Forschung verfügbar.

Verschiedene Xenopusfamilien, die entweder MHC-kompatibel (mit kleineren Histokompatibilitätsunterschieden) sind oder sich in einem oder zwei Merkmalen des MHC-Haplotyps unterscheiden, sind von unschätzbarem Wert für eine ganze Reihe von immunologischen Experimenten wie z. B. Hauttransplantationen und Untersuchungen in vitro.

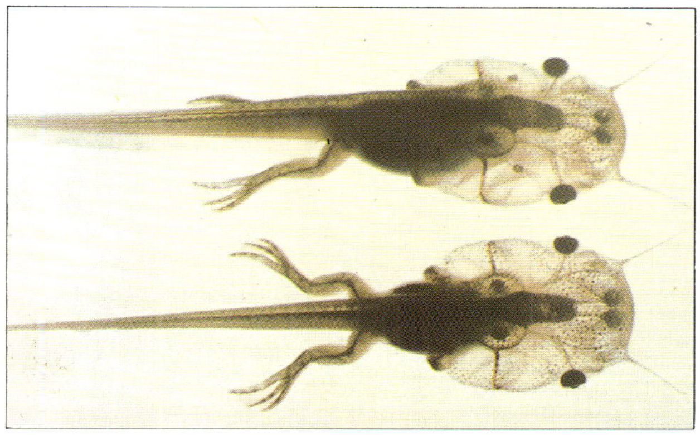

Abb. 14.**35** **Xenopusthymus am 38. Tag.** Der pigmentierte, paarige Thymus liegt hinter den Augen (links); das rechte Tier wurde am 7. Lebenstag thymektomiert.

Entwicklung des Thymus und Thymektomieexperimente

Die Rolle des Thymus bei der Entwicklung des Immunsystems der Amphibien kann hervorragend am Krallenfrosch, Xenopus laevis, studiert werden, da die freilebende Larve bereits sehr früh thymektomiert werden kann (solange der Thymus morphologisch noch undifferenziert ist), ohne daß es zu einer Schädigung des Tieres kommt (Abb. 14.**34** u. 14.**35**). Bei den verschiedenen Vertebraten entstehen die Thymusknospen nicht aus den gleichen Kiementaschen. Bei Anuren entwickelt sich der paarige Thymus aus dem dorsalen Epithel der zweiten Pharyngealtaschen. Aus Experimenten weiß man, daß die lymphatischen Vorläuferzellen die Epithelknospen des Thymus am 3.–4. Lebenstag besiedeln. Ein T-Zell-Differenzierungsmarker (der XTLA-1-Marker, 120 kDa, welcher durch einen monoklonalen Mausantikörper gegen Thymozyten erkannt wird, der XT-1 genannt wird) ist auf den lymphatischen Zellen des Thymus bereits nach 7 Tagen nachzuweisen, noch bevor XT-1^+-T-Zellen in der Peripherie erscheinen. Der Thymus verändert sich zum Zeitpunkt der Metamorphose, wenn eine neue Welle der Kolonisierung mit Stammzellen stattfindet. Nach der Metamorphose steigt die Anzahl der Thymozyten; der maximale Wert wird nach 15–16 Monaten erreicht.

Durch Thymektomie von Xenopus am 4.–8. Lebenstag konnte klar gezeigt werden, daß es T-abhängige und T-unabhängige Komponenten der Immunität gibt (Abb. 14.**36**). Nach Thymektomie am 5. Lebenstag werden keine XT-1⁺-T-Zellen in lymphatischen Organen der Larve oder des erwachsenen Tieres gefunden, oberflächenimmunglobulinpositive B-Lymphozyten dagegen schon (Abb. 14.**37**). Deshalb wird bei Xenopus vermutet, daß alloreaktive Zellen außerhalb des Thymus reifen; Frösche, die bereits am 4.–7. Lebenstag thymektomiert worden sind, sind manchmal in der Lage, Hauttransplantate eines anderen MHC-Typs abzustoßen und danach Milzzellen zu produzieren, die in der gemischten Lymphozytenkultur positiv reagieren, nicht jedoch nach Stimulation mit dem T-Zell-Mitogen PHA.

	Antikörperantwort gegen:		Transplantatabstoßung	mitogene Stimulation mit:	
	LPS (T_{ind})	SRBC (T_{dep})		LPS (B-Zellen)	PHA (T-Zellen)
normal	+	+	schnell	+	+
thymektomiert	+	–	langsam	+	–

Abb. 14.**36** **Wirkungen der Thymektomie bei Xenopus.** Im Alter von 4–8 Tagen thymektomierte Xenopusfrösche wurden bezüglich ihrer Antikörperantwort, der zellvermittelten Immunantwort und der mitogenen Stimulierbarkeit (in vitro) untersucht. LPS Lipopolysaccharide; SRBC sheep red blood cells, Schaferythrozyten; PHA Phythämagglutinin.

Durch Thymektomie von anuren Larven in verschiedenen Entwicklungsstadien fand man, daß T-Zellen ihre verschiedenen Funktionen in der Peripherie erst dann ausüben können, nachdem sie bestimmte Phasen im Thymus durchlaufen haben (Abb. 14.**38**). Untersuchungen über die T-Zell-abhängige Immunität intakter Tiere zeigten, daß die Alloreaktivität in vivo und in vitro ebenso wie die Fähigkeit von Milzzellen zur Reaktion auf T-Zell-Mitogene sich früh im Larvenstadium entwickeln, während funktionierende IgY-Primärantworten erst nach der Metamorphose möglich sind.

Erziehung im Thymus

Die Implantation von Thymusgewebe, dessen lymphatische Anteile durch γ-Bestrahlung depletiert worden sind, in frühthymektomierte Xenopusindividuen zeigt, daß fremdes Thymusgewebe die Differenzierung von T-Zell-Vorläufern unterstützen kann (Abb. 14.**39**). Mit verschiedenen Operationstechniken ist es möglich, beim Amphibienembryo einen Thymus zu konstruie-

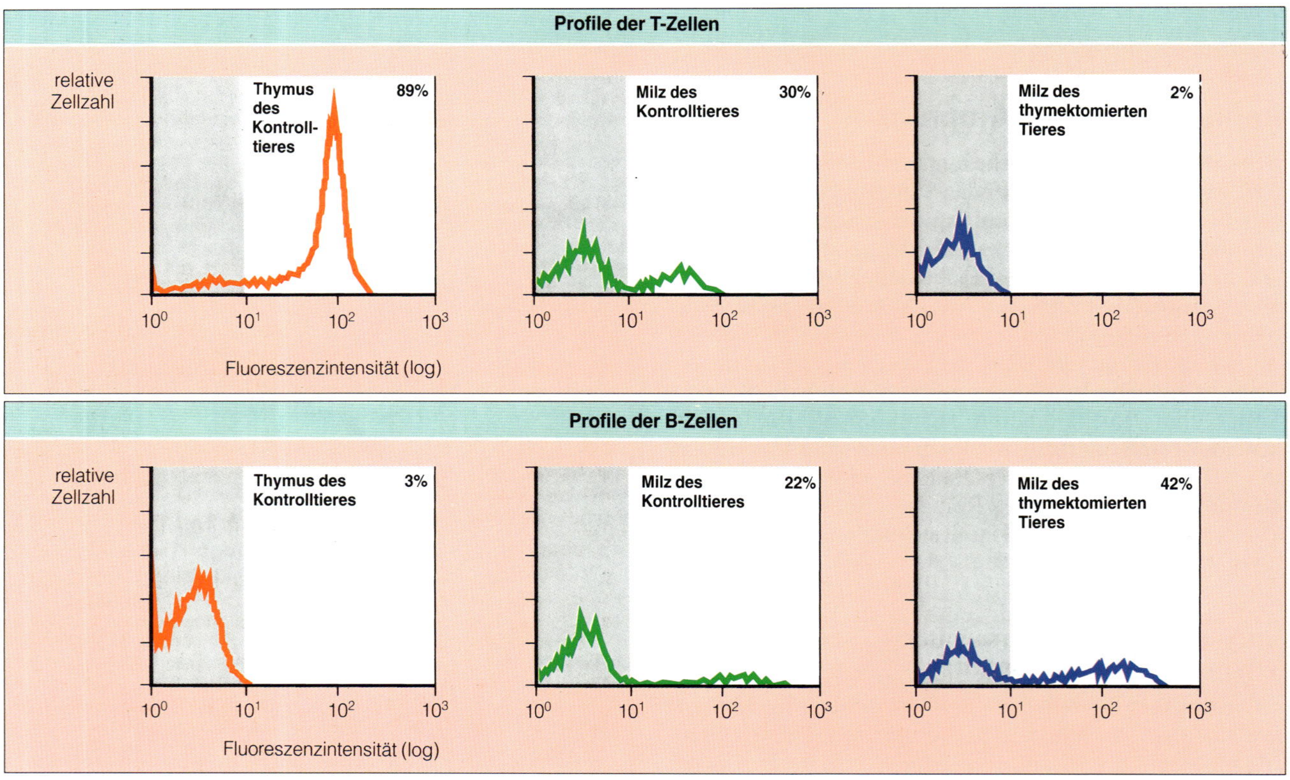

Abb. 14.**37** **T- und B-Zell-Populationen bei Xenopus.** Zellen aus dem Thymus und der Milz eines 4 Monate alten Kontrollxenopus sowie Zellen aus der Milz seines 7 Tage alten thymektomierten Zwillings wurden entweder mit einem murinen anti-T-Zell-(XT-1-)-monoklonalen Antikörper (mAk) oder mit einem murinen anti-B-Zell-(anti-IgM-)monoklonalen Antikörper markiert. FITC-markierte Anti-Maus-Ig wurden als sekundäre Antikörper verwendet. T- und B-Zellen wurden dann mit Hilfe eines fluoreszenzaktivierten Zellsortierers identifiziert. Eine Thymektomie im frühen Larvenstadium führt zu einer Deletion XT-1-positiver T-Zellen aus der Milz, die nun eine proportional erhöhte Anzahl von B-Zellen aufweist. Die Prozentangabe bei den einzelnen graphischen Darstellungen repräsentiert die Anzahl positiver Zellen. Das sind diejenigen Zellen, die rechts von einem bestimmten Schwellenwert liegen, der freigesetzt wird, um 98% der Hintergrundfluoreszenz auszuschließen.

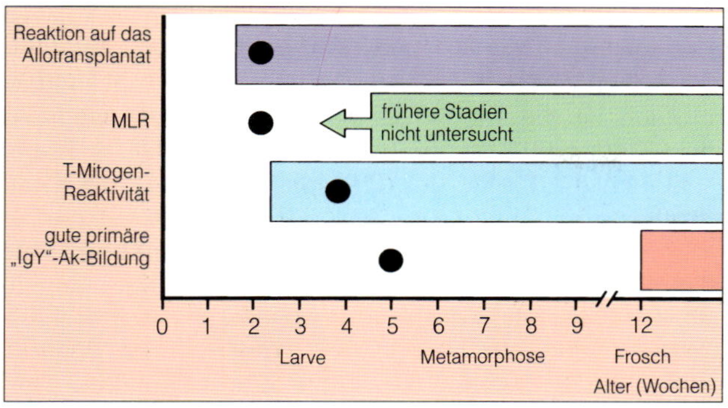

Abb. 14.**38** **Ontogenese der Immunreaktivität und die Folgen einer sequentiellen Thymektomie bei Xenopus.** Die allogene Transplantatabstoßung und die gemischte Lymphozytenreaktion (MLR) sind bereits früh ausgebildet; danach folgen mitogenreaktive T-Zellen und Helferzellen, insbesondere solche T_H-Zellen, die bei der primären „IgY"-Antikörperantwort beteiligt sind (● bezeichnet das Alter, in dem eine Thymektomie noch die Funktion beeinflussen kann).

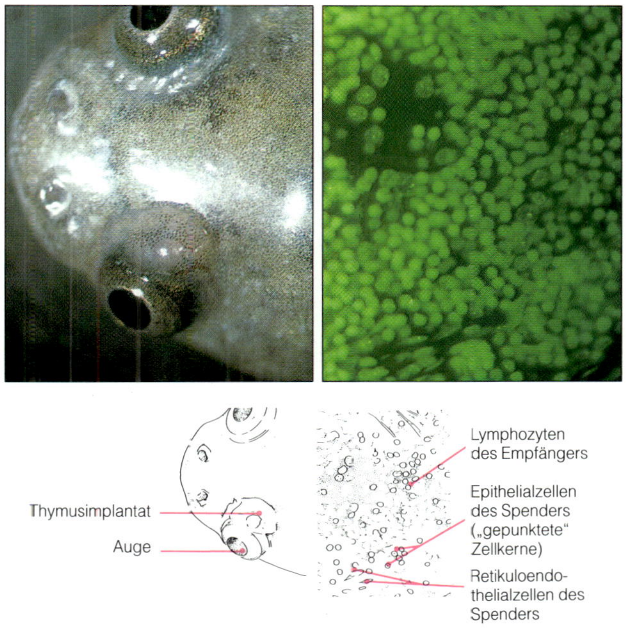

Abb. 14.**39** **Thymusimplantation in einen thymektomierten Xenopus.** Der abgebildete Xenopus laevis wurde am 7. Lebenstag thymektomiert und bekam zum Zeitpunkt des späten Larvenstadiums ein subkutanes Thymusimplantat von einer Xenopus-borealis-Larve. Das Implantat ist gut eingewachsen und liegt nach der Metamorphose in der Nähe des linken Auges. Das rechte Bild zeigt das fluoreszenzmikroskopische Präparat dieses Thymus (300 ×). Spender- und Empfängerzellen lassen sich voneinander unterscheiden, da die Zellkerne von Xenopus borealis hell fluoreszierende Punkte aufweisen, während die Zellen von Xenopus laevis gleichmäßig mattgrün angefärbt sind. Der Thymus ist mit Lymphozyten vom Empfängertyp besiedelt, viele Stromazellen sind dagegen „gepunktet", d. h., sie stammen vom Spender ab. Quninakrin-Färbung.

ren, dessen epitheliale und lymphatische Anteile einen unterschiedlichen MHC tragen. Es wird dabei der vordere Teil eines 24-Stunden-Embryos (der die Thymusknospen enthält) auf den hinteren Teil eines MHC-inkompatiblen Embryos übertragen, aus dem die hämatopoetischen Stammzellen einschließlich der Lymphozyten entstehen (Abb. 14.**40**).

Diese beiden experimentellen Systeme werden derzeit verwendet, um die Rolle der Stromazellen des Thymus bei der Erziehung im Thymus zu erforschen. Dazu gehören negative Selektion (Aufbau einer Toleranz der T-Zellen gegen Selbstantigene) und positive Selektion (Restriktion der MHC-Antigen-Spezifitäten, mit denen die Populationen der T-Helferzellen und der T-Effektorzellen bevorzugt interagieren). Insgesamt deuten solche Experimente darauf hin, daß fremdes Thymusepithel an der Induktion einer Toleranz für Hauttransplantate vom MHC-Typ des Thymus beteiligt sind, obwohl diese Toleranz interessanterweise die gemischte Lymphozytenreaktion gegen Spenderzellen nicht verhindert. Kürzlich wurden vergleichbare Ergebnisse bei Vögel- und Säugerembryonen beobachtet.

Derzeit glaubt man, daß bei Säugetieren die interdigitierenden (dendritischen) Thymuszellen extrinsischen Ursprungs eine wichtigere Rolle bei der Induktion der Toleranz für MHC-Antigene spielen als die intrinsischen Epithelialzellen. Die Toleranz der Thymozyten wird durch klonale Deletion der T-Zellen, die eine hohe Affinität für den Selbst-MHC aufweisen, induziert. Die Beteiligung des Thymus der Amphibien an der positiven Selektion wurde aus In-vivo-Experimenten mit Xenopuschimären abgeleitet.

Ontogenese der Alloimmunität und der Allotoleranz

Larven von Anuren erlangen die Fähigkeit, auf MHC-Alloantigene zu reagieren, sobald der Thymus ein bestimmtes Reifungsstadium erreicht hat und die entsprechenden T-Zell-Populationen in der Peripherie auftre-

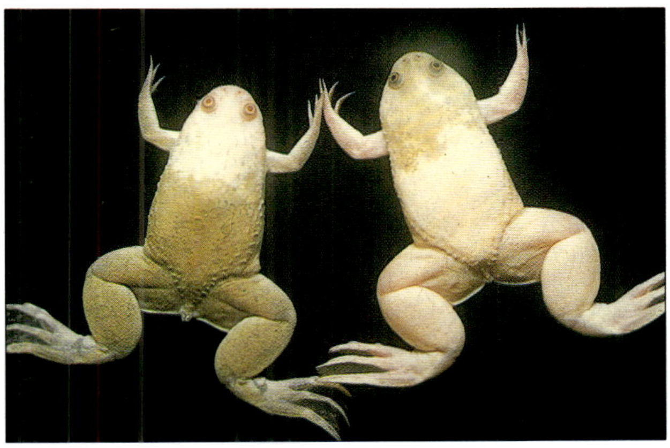

Abb. 14.**40** **Xenopuschimären.** Diese Chimären entstanden durch Austausch der vorderen und hinteren Regionen zweier Embryonen 24 Stunden nach der Befruchtung. In diesem Stadium befindet sich die Thymusanlage (z. B. Thymusepithel) in der vorderen Region, während alle Lymphozytenvorläuferzellen im hinteren Abschnitt zu finden sind. Einer der Embryonen war eine Albinovariante mit weißer Haut und roten Augen, der andere ein normaler Xenopus. Solche Chimären eignen sich für Untersuchungen über die „Erziehung" im Thymus. Mit freundlicher Genehmigung von Dr. Martin Flajnik und Dr. Louis DuPasquier.

ten (Abb. 14.**41**). Später in der Entwicklung nimmt die allogene Immunantwort an Stärke zu, was mit einer schnellen Phase der Differenzierung von lymphatischen Organen einhergeht. Immunkompetente Larven (jedoch nicht adulte Tiere) können für allogene Hauttransplantate noch tolerant gemacht werden; besonders einfach ist die Induktion einer Allotoleranz während der Metamorphose zu erzielen (Abb. 14.**42**). Dabei scheinen die Größe des Transplantats sowie der Grad der Histoinkompatibilität besonders wichtig zu sein; so werden beispielsweise nur geringgradig inkompatible Transplantate von Xenopus im Larvenstadium und in der Zeit der Metamorphose immer toleriert. Diese alloimmunen „Defizienzen" von Anurenlarven könnten damit zusammenhängen, daß Klasse-I-Moleküle (gegen die zytotoxische Zellen von Säugern besonders wirksam sind) vor der Metamorphose nicht exprimiert werden.

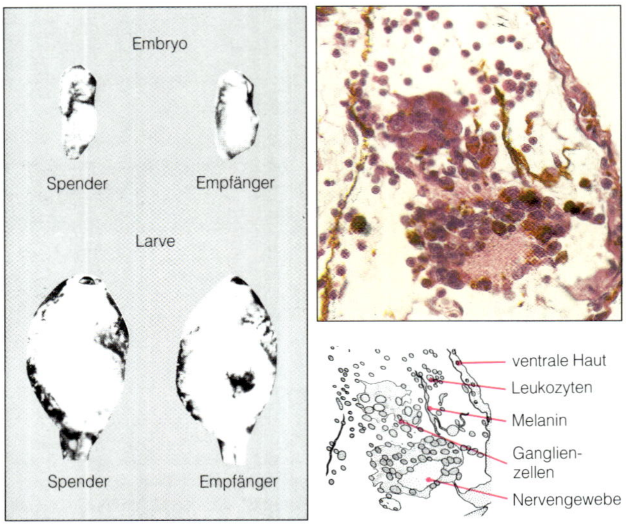

Abb. 14.**41** **Transplantation von embryonalem Gewebe bei Rana – Ontogenese der Alloimmunität.** Ein Stück der Neuralfalte eines Embryos (Schwanzknospenstadium, oben links) wurde auf die ventromediale Oberfläche eines anderen Embryos (Empfänger) übertragen. Die Neuralfalte enthält Vorläufer verschiedener Zelltypen, wie z. B. Pigmentzellen. Die Pigmentzellen erlauben eine direkte Beobachtung der Entwicklung des Transplantates. Auf der Empfängerlarve entwickelte sich eine beträchtliche Anzahl der vom Spender stammenden Pigmentzellen. Das Schnittpräparat rechts zeigt differenzierte Elemente des Spenders (große Ganglienzellen mit prominenten Nukleoli, anderes Nervengewebe und Melanin) 15 Tage nach der Transplantation. Trotz des frühen Zeitpunkts der Transplantation wandern bereits Lymphozyten und Granulozyten in das Transplantat ein. HE-Färbung, 100×. Mit freundlicher Genehmigung von Dr. E. P. Volpe.

Immunologie der Metamorphose

Immunologen sind sehr daran interessiert zu erfahren, wie Amphibien es schaffen, während der Metamorphose nicht an einer Autoimmunerkrankung zu sterben, da das immunkompetente Tier in dieser Zeit für Determinanten tolerant werden muß, die zum ersten Mal exprimiert werden. Wahrscheinlich sind Suppressorzellen an der Toleranzentwicklung während der Metamorphose beteiligt. Auf der anderen Seite werden hohe Plasmaspiegel von Corticosteroiden am Höhepunkt der Metamorphose gefunden, und solche Hormonumstellungen könnten die zellvermittelte Immunität, möglicherweise durch Hemmung der Produktion von Interleukin 2, direkt beeinflussen. Die Frage nach der Bedeutung, warum MHC-Klasse-I-Moleküle erst nach der Metamorphose exprimiert werden, muß noch geklärt werden.

Die Metamorphose der Amphibien ist eine interessante Periode bezüglich des Zusammenspiels von Endokrinium und Immunsystem bei der Regulation der zellulären und humoralen Immunität; solche Untersuchungen weisen zweifellos über eine rein phylogenetische Fragestellung hinaus.

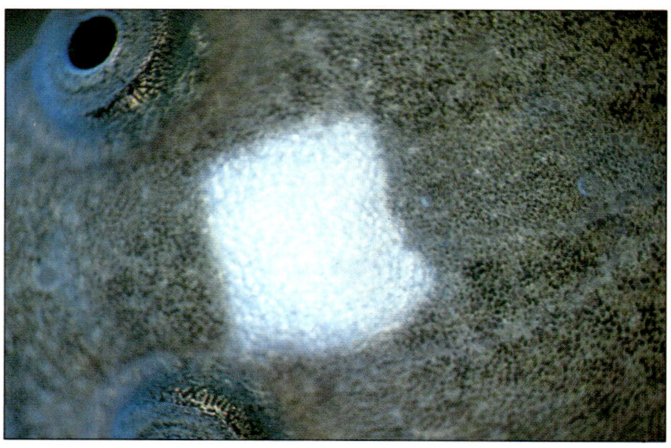

Abb. 14.**42** **Toleranz für Hauttransplantate bei Xenopus.** Im Larvenstadium und während der Metamorphose werden allogene Hauttransplantate toleriert, sogar wenn der Spender einen unterschiedlichen MHC aufweist. Der adulte Frosch toleriert auch spätere Transplantate (hier ein Stück weißer Bauchhaut), wenn sie vom selben Spender stammen. Transplantate von einem anderen Spender werden bei 25 °C innerhalb von 3 Wochen abgestoßen.

Invertebraten (wirbellose Tiere)
Phagozytose/Abkapselung wichtig zur Eliminierung körperfremden Materials
zellvermittelte Immunität bereits früh in der Evolution
verschiedene Klassen und Subklassen von Immunozyten bei Zölomaten vorhanden
induzierbare humorale Immunität bei einigen Zölomaten, jedoch keine Immunglobuline
zumindest bei einigen Stämmen sind Lectine und Prophenoloxidase an der Erkennung von Selbst/Nichtselbst beteiligt

Vertebraten (Wirbeltiere)
zellvermittelte und humorale Immunität immer vorhanden
alle besitzen lymphatische Gewebe, die bei „höheren" Arten komplexer werden
alle besitzen B-Lymphozyten; T-Zell-Äquivalente wurden bei Knochenfischen und Landwirbeltieren identifiziert
alle besitzen IgM; Gnathostomata (Kiefermünder, Vertebraten mit Kiefer) verfügen zusätzlich über nicht-μ-schwere Ketten

Abb. 14.**43** **Zusammenfassung der Immunreaktionen bei Invertebraten und Vertebraten.**

Modelle zur Untersuchung des Ursprungs von lymphatischen Zellen

Untersuchungen, bei denen embryonale Kiemenknospen auf Rana pipiens, Xenopus laevis und des Wassermolches Pleurodeles waltlii transplantiert wurden, zeigten, daß thymische Lymphozyten aus extrinsischen Vorläuferzellen entstehen, die den Thymus kolonisieren. Beim Xenopus entstehen die lymphatischen Vorläuferzellen des Thymus sowohl aus der ventrolateralen Anlage des Mesoderms (ventrale Blutinseln) als auch aus dem dorsolateralen Anteil des embryonalen Mesoderms. Für diese Untersuchungen werden zytogenetisch unterschiedliche Linien benutzt, die aufgrund ihrer Chromosomenanzahl pro Zelle (triploid/diploid) identifiziert werden können. Vergleichbare Untersuchungen mit ventralen Mesodermzellen haben gezeigt, daß Thymozyten- und B-Lymphozyten-Vorläufer nach ca. 20 Stunden Entwicklungszeit in diesem embryonalen Gewebe differenzieren. Diese Experimente unterstreichen, daß Amphibienembryonen von großem Wert für die Erforschung des embryonalen Ursprungs von T- und B-Lymphozyten sind.

Evolution der Immunität: Zusammenfassung

Die Abbildung 14.**43** zeigt eine Zusammenfassung der herausragenden Untersuchungsergebnisse über die Phylogenese der Immunität bei Vertebraten und Invertebraten.

Es sollte zusätzlich angemerkt werden, daß die molekulare und genetische Charakterisierung der Immunglobuline, der MHC-Proteine, der T-Zell-Rezeptoren, des Komplements und der Zytokine bei niederen Vertebraten in Bearbeitung ist.

15 Immunität gegen Viren, Bakterien und Pilze

Graham Rook

Immunität gegen Viren

Viren sind eine Gruppe von Organismen, die sich nur in einer Wirtszelle vermehren können, da ihnen die notwendige biochemische Ausstattung fehlt, um Proteine zu synthetisieren und Zucker zu metabolisieren. Einigen Viren fehlen auch die nötigen Enzyme für die Aminosäurereplikation, so daß sie ebenfalls in diesen Funktionen von der Wirtszelle abhängig sind. Ein Virus kann 3 oder auch 250 Gene tragen, was immer noch viel weniger ist, als sogar das kleinste Bakterium aufweist. Der Verlauf einer generalisierten Virusinfektion ist in Abb. 15.**1** dargestellt.

Eine noch wenig beschriebene Gruppe von Pathogenen sind die Prione, die ursprünglich als „langsame Viren" beschrieben worden sind. Zu ihnen gehören die Erreger der Scrapie, einer neurologischen Erkrankung des Schafes, und zwei ähnliche Erkrankungen des Menschen, nämlich Kuru und die Creutzfeldt-Jakob-Krankheit. Prione sind als kleine, infektiöse, proteinähnliche Partikel definiert, in denen bislang keine Nucleinsäuren nachgewiesen werden konnten. Sie sind mit einem Protein (PrP27–30) assoziiert, welches zu amyloidähnlichen Filamenten polymerisieren kann, weshalb Amyloidplaques im befallenen Hirngewebe gefunden werden. Interessanterweise enthält das Genom Gene, die ähnliche Proteine kodieren. Inwieweit Prione mit echten Viren verwandt sind, ist bislang ungeklärt.

Die hervorgerufenen Krankheitsbilder sind so verschiedenartig wie die infektiösen Organismen selbst. Die Erkrankung kann akut, rekurrent, latent (als schlafende Infektion, bei der das Virus nicht nachweisbar ist, jedoch wieder auftreten kann) oder subklinisch (akute oder chronische asymptomatische Infektionen, bei denen ein Erreger nachweisbar ist) verlaufen. Das Spektrum der Immunantwort auf die verschiedenen Pathogene ist sehr breit gefächert. Infektionen mit Prionen rufen keine fieberhafte oder entzündliche Reaktion hervor (weder bei natürlich verlaufenden Infektionen noch im Tierexperiment), weshalb man annimmt, daß sie vom Immunsystem nicht erkannt werden. Der Grund hierfür könnte die Homologie von Prionenproteinen mit körpereigenen Strukturen sein. Im Gegensatz dazu erzeugen viele Viruserkrankungen eine starke Immunantwort mit lebenslänglicher Immunität oder einer chronischen Immunopathie (Abb. 15.**2**).

Der folgende Beitrag konzentriert sich auf jene akuten Virusinfektionen, die eine ausgeprägte Immunität hervorrufen, da nur über sie verläßliche immunologische Daten existieren. Man muß sich deshalb im klaren

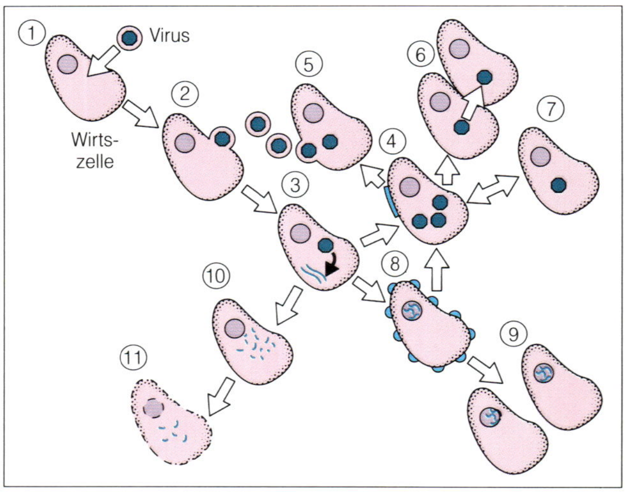

Abb. 15.**1** **Lebenszyklus eines Virus.** Das Virion lagert sich über seine Rezeptoren an die Wirtszelle an (1). Es dringt dann in die Zelle ein und verliert seine Hülle (2 und 3). Abhängig von der Art des Virus kann die Infektion auf verschiedene Weise verlaufen. Einige Viren vermehren sich in der Wirtszelle (4) und verlassen diese durch Ausknospen (5, „budding") über die Zellmembran. Andere Viren verbreiten sich durch direkten Zell-Zell-Kontakt (6), ohne daß sie von der befallenen Zelle nach außen freigesetzt werden. Nach der Infektion kann das Virus auch in der Zelle ruhen (7), bis es zu einem späteren Zeitpunkt reaktiviert wird (7). Einige Viren bauen ihr genetisches Material in das Genom der Wirtszelle ein (8), wodurch sie zu einem Dauergast werden. Wird die Zelle produktiv, reproduziert sie das Virus mit (4) oder kann neoplastisch entarten (9). Manche Virusinfektionen verlaufen abortiv (10), weil entweder die betroffene Zelle eine Infektion nicht zuläßt (fehlende Permissivität) oder das Virus defekt ist. Wie eine produktive Infektion kann aber auch eine abortive Infektion zum Tod der befallenen Zelle führen (11).

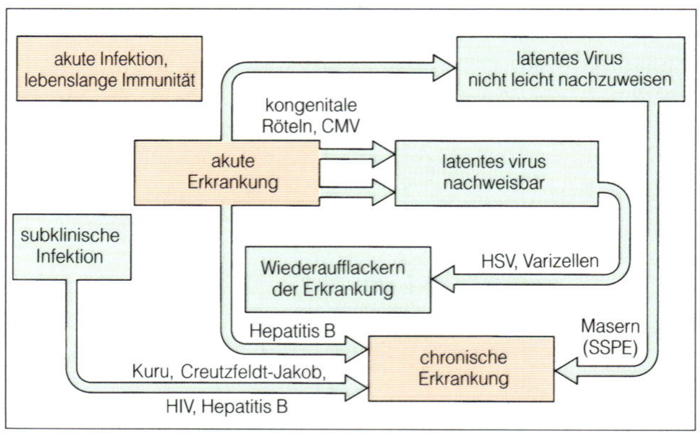

Abb. 15.**2** **Virusinfektion und Erkrankung.** In den roten Kästchen sind verschiedene Verlaufsformen von viralen Infektionskrankheiten aufgeführt. Während viele Viren nach Überstehen einer akuten Erkrankung eine lebenslange, sterile (ohne Persistenz des Erregers) Immunität hinterlassen, sind bei anderen Virusinfektionen Rückfälle möglich, da die Erreger weiterhin latent in den befallenen Zellen verbleiben. Es sind einige Beispiele für die verschiedenen Typen aufgeführt. CMV Zytomegalovirus; HSV Herpes-simplex-Virus; SSPE subakute sklerosierende Panenzephalitis.

darüber sein, daß noch wenig über die immunologischen Mechanismen bekannt ist, die rezidiven, latenten oder lebenslang subklinischen Virusinfektionen zugrunde liegen. Sogar die Beobachtungen über akute Virusinfektionen müssen mit Vorsicht interpretiert werden. Man kann in vitro eine Anzahl von Mechanismen demonstrieren, die Viren oder virusinfizierte Zellen zerstören, aber es ist sehr viel schwieriger aufzuzeigen, welche von ihnen in vivo eine Bedeutung haben. Dieses Problem ist auch bei der Herstellung von Vakzinen ganz wesentlich. Solange wir nicht wissen, welche Effektorfunktionen den normalen Schutzmechanismus gegen individuelle menschliche Virusinfektionen darstellen, ist die Entwicklung von Impfstoffen eine Sache von Versuch und Irrtum. Überdies besteht ständig die Gefahr, daß die falschen Effektorfunktionen hervorgerufen werden, was zu einem schweren Verlauf der Krankheit oder zur Immunerkrankung im späteren Leben führen kann. Mehr noch, sogar wenn wir wüßten, welche Effektorfunktionen wir hervorrufen wollen, wir würden gegenwärtig nicht wissen, wie die Impfstoffe verändert werden sollten, um die gewünschten Zellen zu stimulieren.

Was nun folgt, ist also lediglich eine Aufzählung von Mechanismen, deren Bedeutung für die jeweilige Infektion beim Menschen nicht sicher eingeordnet werden kann.

Virusinfektion

Eine typische Virusinfektion beginnt mit dem Eindringen des Erregers in eine epitheliale Oberfläche, der dann nach einer oder mehreren virämischen Phasen das Zielorgan ansteuert (z. B. Haut, Nervensystem). Unterschiedliche Viren infizieren unterschiedliche Zelltypen, was zum Teil mit der Ausstattung der Zellen mit Virusrezeptoren abhängt. Beispielsweise infiziert das Epstein-Barr-Virus primär B-Zellen, weil es sich an deren CR2-Komplement-Rezeptor anlagern kann (Abb. 15.**3**).

Da es verschiedene immunologische Mechanismen gegen die verschiedenen Formen von Antigenen (z. B. freies Antigen auf der Oberfläche der Wirtszelle) gibt, hängt die jeweilige Relevanz des jeweiligen Mechanismus davon ab, wie den viralen Antigenen und Virionen entgegengetreten wird. Dies wiederum hängt von der Art des Virus und der Phase der Infektion ab (Abb. 15.**4**).

Interferon entwickelt seine Schutzwirkung, noch bevor das Virus eine Zelle durchdringt, indem es einen Zustand erhöhter Resistenz gegenüber der Virusvermehrung induziert.

Die Antwort des adaptiven Immunsystems hängt ab von Antikörpern und T-Zell-Rezeptoren, die spezifische Antigene auf den Viren und auf virusinfizierten Zellen erkennen.

Ein Antikörper kann direkt nur an extrazelluläre Viren binden. IgG- und IgM-Antikörper sind nur in Plasma und Gewebsflüssigkeit aktiv, während sekretorisches IgA epitheliale Oberflächen schützen kann und dadurch eine besondere Bedeutung für die Abwehr gegen Viren erlangt, die keine virämische Phase verursachen. In Anwesenheit von Komplement (C1–C9) können Antikörper Zellen lysieren, die virale Antigene tragen, oder umhüllte Viren direkt schädigen. Die bei der zellvermittelten Immunreaktion beteiligten Zellen (zytotoxische T-Zellen, antikörperabhängige zytotoxische Zellen) sind potentiell wirksam gegen intrazelluläre Viren, die sie in Anwesenheit von viralen Antigenen auf der Membran der infizierten Zellen erkennen.

Virus	Rezeptor	infizierter Zelltyp
humanes Immundefizienz-virus (HIV)	CD4	T_H-Zellen
Tollwut	Acetylcholin-rezeptor	Neurone
Vaccina	Rezeptor des epidermalen Wachstumsfaktors	Epidermalzellen
Epstein-Barr-Virus	Komplement-rezeptor Typ 2 (CR2)	B-Zellen
Influenza-A-Virus	Glycophorin A	viele Zelltypen

Abb. 15.**3** **Virusrezeptoren.** Viren lagern sich an spezifischen Rezeptoren auf Zellen an, wodurch zum Teil bestimmt wird, welche Zelltypen infiziert werden.

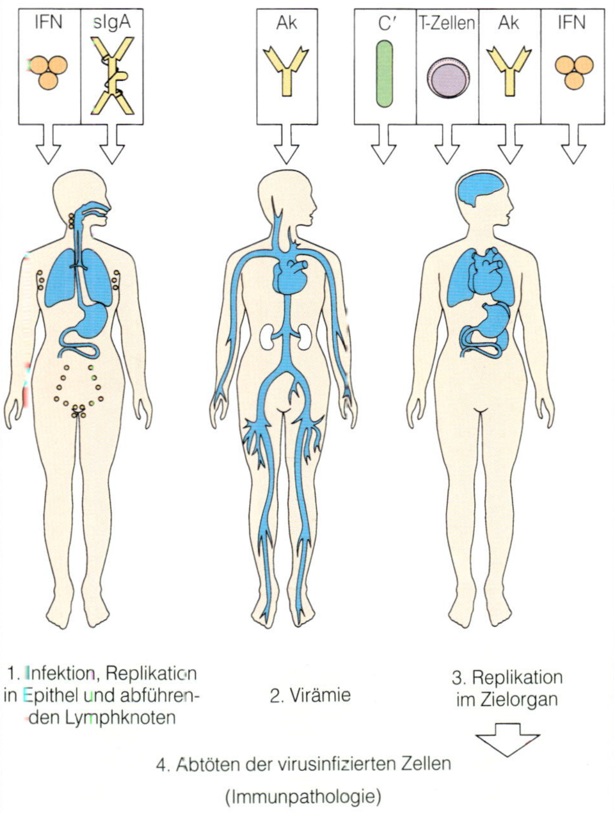

Abb. 15.**4** **Abwehrmechanismen während einer generalisierten Virusinfektion.** Die erste Abwehrlinie sind Interferone (INF) und sekretorisches IgA auf epithelialen Oberflächen (1). Einige Viren, deren Vermehrung vollständig auf diesen Oberflächen verläuft, können bereits an dieser Front abgewehrt werden. Andere Viren machen eine oder zwei virämische Phasen durch, während derer sie von Serumantikörpern (2) angegriffen werden können. Sitzt das Virus in der Zelle, ist es den Attacken durch verschiedene zelluläre und humorale Mechanismen (3) ausgesetzt. Grundsätzlich ist die Beseitigung virusinfizierter Zellen von Nutzen; wenn jedoch die Immunantwort einen größeren Schaden anrichtet als die ursprüngliche Infektion wird die immunpathologische Reaktion zur eigentlichen Krankheit.

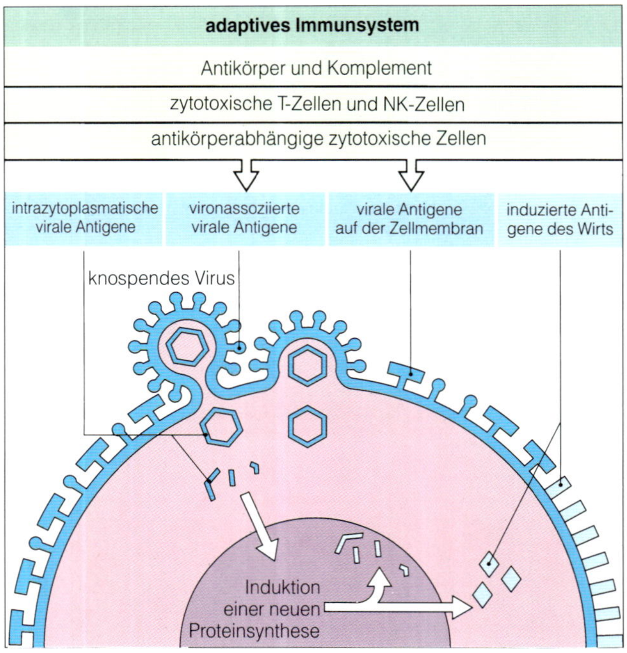

Abb. 15.**5** **Mit infizierten Zellen assoziierte virale Antigene.** In dieser schematischen Darstellung trägt die infizierte Zelle viruskodierte Antigene (dunkelblau), sowohl außen auf der Plasmamembran als auch im Zellinneren, wo sie bei der Vermehrung und beim Metabolismus des Virions oder des Virus entstehen (interne Antigene). Viren induzieren oft neue, zelleigene Proteine (hellblau), die im Nukleus, Zytoplasma oder auf der Plasmamembran exprimiert werden. Das adaptive Immunsystem kann nur gegen diejenigen Antigene vorgehen, die auf der Zelloberfläche exprimiert werden.

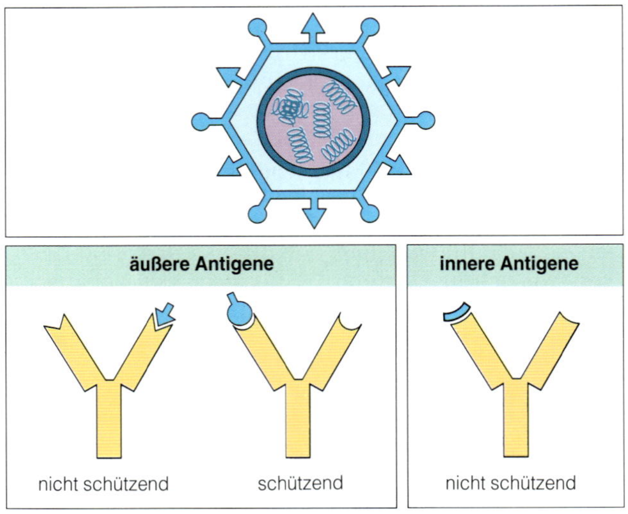

Abb. 15.**6** **Innere und äußere virale Antigene.** Schematische Darstellung eines Virions, wobei das virale genetische Material von internen und externen Antigenen umhüllt ist. Antikörper können nur externes Antigen binden, obwohl sie prinzipiell für jedes Antigen gebildet werden können. IgG und IgM sind in Plasma und Gewebsflüssigkeiten aktiv, während IgA epitheliale Oberflächen schützt. Antikörper gegen interne Antigene sind nicht schützend, wohingegen T-Zellantworten auf solche Antigene protektiv sein können.

Es ist wichtig, eine Unterscheidung zu machen zwischen viralen Antigenen, die – wenigstens zum Teil – durch das Virusgenom kodiert werden, und solchen Antigenen, die durch die Anwesenheit des Virus in der Zelle induziert sind und vom Genom des Wirtes kodiert werden (Abb. 15.**5**).

Obwohl diese „wirtskodierten" Antigene als Marker von Virusinfektionen nützlich sein können, spielen sie beim Aufbau einer protektiven Immunität eine geringe Rolle.

Virale Antigene sind zum Großteil Proteine oder Glykoproteine. Häufig werden die Glykoproteine während des Ausknospens des Virus („budding") von der Wirtszelle glykosyliert. Die inneren Antigene des Virions sind gewöhnlich unwichtig für die antikörpervermittelte Immunität, für T-Zell-Antworten können sie allerdings von Bedeutung sein (Abb. 15.**6**).

Erkennung von viralen Antigenen durch T-Zellen

Die Antwort gegenüber viralen Antigenen ist fast vollständig T-Zell-abhängig. Sogar die Antikörperantwort benötigt die Hilfe der T-Zellen. Auch wenn die Empfänglichkeit gegenüber einem Virus ganz besonders eng mit der Funktionsfähigkeit von T-Zellen verknüpft ist, sagt das wenig über die beteiligten Effektormechanismen aus, da T-Zellen sowohl für die Antikörperproduktion als auch für einige zytologische Reaktionen benötigt werden.

Die Erkennung der Influenzavirusantigene durch Klasse-II-restringierte zytotoxische T-Zellen (Tc) scheint eine vorherige Aufbereitung der Antigene innerhalb von Lysosomen vorauszusetzen. Dieser Vorgang ähnelt der Antigenprozessierung, die eine Voraussetzung für die Erkennung durch Klasse-II-restringierte T_H-Zellen ist, und kann durch lysosomotrope Substanzen wie Chloroquin blockiert werden. In Anwesenheit von exogen zugegebenem Antigen können diese Tc-Zellen auch nichtinfizierte Zellen erkennen, was bedeutet, daß intaktes Antigen prozessiert wird, bevor es mit Klasse-II-Molekülen assoziiert.

Im Gegensatz dazu wird die Erkennung von virusinfizierten Zellen durch Klasse-I-restringierte Tc-Zellen durch lysosomotrope Substanzen nicht beeinflußt, erfordert jedoch die Synthese von Protein. Diese T-Zellen lassen nichtinfizierte Zellen unbehelligt, auch wenn gereinigtes Antigen exogen zugegeben wird. Auf der anderen Seite erkennen sie L-Zellen (eine Zellinie von Mausfibroblasten), die sowohl mit dem viralen Antigen-Gen und dem entsprechenden Klasse-I-Gen transfiziert sind. Dies weist darauf hin, daß das Antigen mit dem Klasse-I-Molekül während oder nach dessen Expression assoziiert und keine Prozessierung in den Endosomen erfordert.

Wirkung von Antikörpern

Antikörper können die Interaktionen zwischen Virus und Zelle (Adsorption, Penetration, „uncoating" und Replikation) beeinflussen. Zum Beispiel besitzen einige Viren eine Hülle, die nach Eintritt in die Phagozytenvakuole die Vakuolenmembran angreift und sie auflöst. Die virale Nucleinsäure wird dann in das Zytoplasma freigesetzt. Jedoch kann die Interaktion mit der Vakuolenmembran blockiert sein, wenn das Virion mit Antikörpern umhüllt ist.

Antikörper gegen einige Komponenten der Virusoberfläche (sog. „critical sites", z. B. Hämagglutinin auf dem Influenzavirus) bewirken eine effektivere Neutralisation als Antikörper gegen andere Komponenten („non-critical sites", z. B. Neuraminidase des Influenzavirus) (Abb. 15.**7**). Komplement begünstigt die Neutralisation, indem es das Virus umhüllt bzw. dessen Lipidmembran lysiert. Antikörper in Verbindung mit Komplement können eine Vielzahl von menschlichen Zelllinien lysieren, die mit Masern-, Influenza- oder Mumpsvirus infiziert sind. Der *alternative* Komplementweg verstärkt die lytische Sequenz des klassischen Reaktionsweges, der allein nicht ausreicht, eine Schädigung hervorzurufen.

Antikörper können auch zu einer Modulation oder einem Ablösen von viralem Antigen von der Zelloberfläche führen („stripping"), was die infizierte Zelle der Zerstörung durch zytotoxische Zellen entzieht. Die Wirkungen von Antikörpern sind in Abb. 15.**8** zusammengefaßt.

Die relative Bedeutung der Antikörper und der zellulären Mechanismen ist immer noch unklar. Im Influenzamodell, das sehr genau untersucht ist, führt die Übertragung von Antikörpern auf Nacktmäuse nicht zu einer Eliminierung des Virus, obwohl dadurch das „Shedding" (die Freisetzung von infektiösem Virus aus Zellen) und somit die Infektion unterdrückt wird. Auf der anderen Seite können Mäuse, die künstlich agammaglobulinämisch gemacht worden sind und keine nachweisbaren Antikörper gegen Hämagglutinin produzieren, eine Infektion überstehen und in der Folgezeit immun bleiben. Dies weist auf die Bedeutung der T-Zell-vermittelten Immunität hin.

Zweifellos schützt die passive Immunisierung durch Gabe von Antikörpern beim Menschen gegen Masern, Hepatitis A und B, Varizellen und wahrscheinlich Mumps und Röteln, wenn sie vor oder unmittelbar nach der Exposition erfolgt.

Antikörperabhängige zellvermittelte Zytotoxizität

K-Zellen können bei einigen Virusinfektionen beteiligt sein. Diese Zellen binden über ihre Oberflächen-Fc-Rezeptoren an spezifische Antikörper auf virusinfizierten T-Zellen, die sie dann gezielt abtöten können (s. Kap. 8).

Die Eigenschaften der zytotoxischen Aktivität gegen mit Vacciniavirus infizierte Zellen sind in Abb. 15.**9** aufgeführt. Diese Merkmale weisen darauf hin, daß die Immunität gegen Vacciniavirus eher von K-Zellen als von zytotoxischen T-Zellen vermittelt wird, da Zellen mit Fc-Rezeptoren benötigt werden und die meisten Tc-Zellen keine Fc-Rezeptoren tragen (Abb. 15.**9**). Welche klinische Bedeutung dieser Mechanismus hat, ist unbekannt.

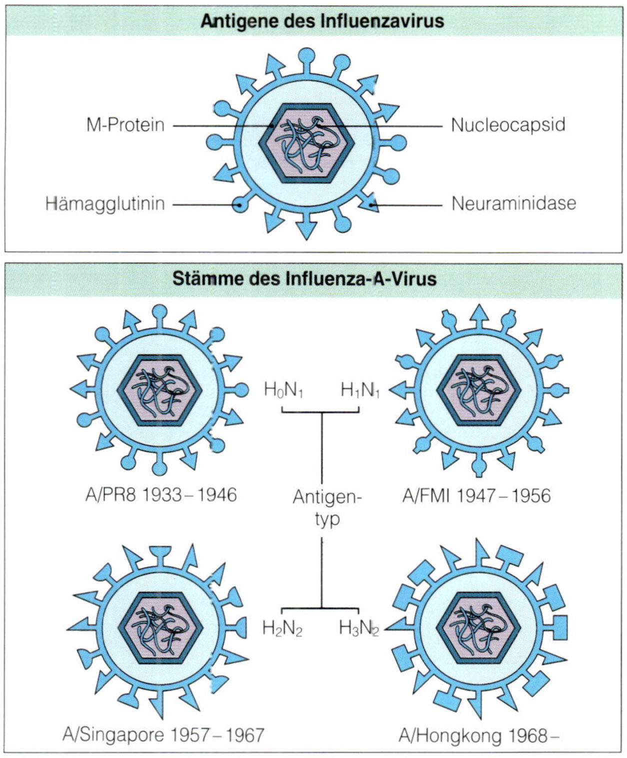

Abb. 15.**7** **Antigen-Shift und -Drift beim Influenzavirus.** Die wichtigsten Oberflächenantigene sind Hämagglutinin und Neuraminidase. Hämagglutinin ist bei der Anlagerung an Zellen beteiligt, und Antikörper gegen dieses Antigen sind protektiv („critical site"). Antikörper gegen Neuraminidase sind weit weniger wirksam; Antikörper gegen interne Komponenten („non-critical sites") sind vollkommen unwirksam. Das Influenzavirus kann seine Oberfläche entweder nur leicht (Antigen-Drift) oder auch total verändern (Antigen-Shift). Durch Strukturveränderungen im Hämagglutininantigen werden früher gebildete Antikörper unwirksam, was den Ausbruch einer neuen Virusepidemie zur Folge haben kann. In der Abbildung sind die Virusstämme aufgeführt, die seit 1933 durch Antigen-Shift neu entstanden sind. Die offizielle Nomenklatur der Grippeantigene bezeichnet den Typ des Hämagglutinin-(H_0-, H_1- usw.) und des Neuraminidase-(N_1-, N_2- usw.) Moleküls. Alte Stämme werden von neuen abgelöst, die internen Antigene bleiben jedoch unverändert.

Effektor	Vorteile		Nachteile
nur Antikörper	Blockade der „critical sites"	⇨ Neutralisation	persistierende Fraktion
Ak + Komplement	Lyse von Viren mit Lipidmembran	⇨ Neutralisation	
Ak + Komplement	„coating"	⇨ abräumen über C3-Rezeptoren	Phagozyt kann infiziert werden
Ak + alternativer Komplementweg	Lyse der infizierten Zelle		Virusantigene können abgelöst werden („stripping"), wodurch andere Mechanismen nicht mehr greifen können

Abb. 15.**8** **Zusammenfassung der antiviralen Effekte von Antikörpern.** Wie zu ersehen, ist die Wirkung von Antikörpern nicht immer segensreich.

Effektorzellen	Fibroblasten Zielzellen	Wirkung auf die Zielzelle
1. Leukozyten	infiziert	Abtötung
2. Leukozyten	nicht infiziert	-
3. Non-T-Zellen	infiziert	Abtötung
4. Leukozyten	allogen infiziert	Abtötung
5. Zellen ohne Fc-Rezeptoren	infiziert	-
6. Leukozyten mit blockierten Fc-Rezeptoren	infiziert	-

Abb. 15.**9** **Immunität gegen eine Vacciniavirusinfektion.** Im Kindesalter vorgeimpfte Probanden wurden mit Vacciniavirus wiedergeimpft. 7 Tage nach der Impfung entnommene periphere Blutleukozyten (Effektorzellen) töteten virusinfizierte Zellen (1) ab, nicht jedoch nichtinfizierte Zellen (2) (alle Zellen waren HLA-kompatibel). Offenbar waren dabei keine Tc-Zellen beteiligt, da dieselbe Wirkung mit Non-T-Zellen (3) erreicht wird und auch Zellen abgetötet werden, die im HLA nicht mit den Effektorzellen zusammenpassen (4). Es muß sich um eine Leistung der K-Zellen handeln, da in Abwesenheit von Fc-Rezeptoren keine Wirkung beobachtet wird (5) und eine Blockade oder Antikörperbindung an Fc-Rezeptoren (mit $F[ab']_2$Anti-IgGFc) ebenfalls die Abtötung der Zellen verhindert (6).

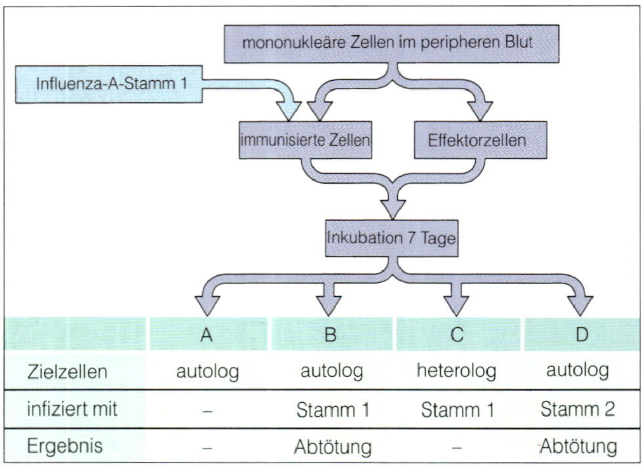

	A	B	C	D
Zielzellen	autolog	autolog	heterolog	autolog
infiziert mit	–	Stamm 1	Stamm 1	Stamm 2
Ergebnis	–	Abtötung	–	Abtötung

Abb. 15.**10** **Beteiligung von zytotoxischen T-Zellen bei der Influenza A des Menschen.** 28 Tage nach der Impfung mit abgetötetem Influenza-A-Virus (Stamm 1), wurden einem Probanden periphere Blutlymphozyten entnommen und in 2 Ansätzen weiterverarbeitet. Ein Teil (10% der Gesamtmenge) wurde 90 Minuten lang mit Influenza-A-Virus Stamm 1 inkubiert. Danach wurden diese Zellen mit nichtinfizierten (Effektor-)Zellen vermischt und für 7 Tage in einer Zellkultur angesetzt. Dabei darf die Population der Effektorzellen nicht infiziert werden. Die aus der Kultur gewonnenen zytotoxischen T-Zellen wurden gegen HLA-identische autologe Zellen und heterologe Zellen, die mit Stamm-1- oder Stamm-2-Virus infiziert waren, getestet. Die Effektorzellen töten HLA-identische infizierte Zielzellen (B), nicht jedoch nichtinfizierte (A) oder heterologe (einen anderen HLA-tragende) infizierte Zellen (C). Die zytotoxischen T-Zellen besitzen keine Spezifität für einen bestimmten Virusstamm (D). Daß die Immunaktivität in diesem Experiment von Tc-Zellen ausgeht, läßt sich aus der Tatsache ableiten, daß sich die Zytotoxizität nur auf infizierte, autologe Zellen beschränkt.

NK-Zellen und Immunität gegen Viren

Es konnte überzeugend gezeigt werden, daß NK-(natürliche Killer-)Zellen eine Rolle bei der Immunität gegen Zytomegalovirus bei der Maus spielen. Mäuse, deren NK-Zellen durch Behandlung mit Anit-GM1 depletiert worden sind, zeigen eine erhöhte Empfänglichkeit für das Virus. Auf der anderen Seite sind Säuglingsmäuse, die mit NK angereicherte normale Milzzellen oder klonierte NK-Zellen erhalten hatten, vor der Infektion geschützt. Es ist nicht klar, ob dasselbe für den Menschen in vivo gilt. Es gibt jedoch Berichte, daß menschliche NK-Zellen in vitro bevorzugt solche Zielzellen lysieren, die mit menschlichem Zytomegalovirus infiziert sind.

Zytotoxische T-Zellen und MHC-Restriktion

Es wurde nachgewiesen, daß zytotoxische T-Zellen bei einigen Virusinfektionen beteiligt sind. Abb. 15.**10** zeigt ein Experiment, in dem eine mit inaktiviertem Influenza-A-Vollantigen durchgeführte Impfung beim Menschen eine in vitro erhöhte HLA-restringierte zytotoxische T-Zell-Antwort gegen Zellen hervorruft, die mit demselben bzw. einem *anderen* Stamm infiziert worden sind (ein Impfstoff, der nur eine Virusuntereinheit enthält, zeigt kaum Wirkung). Es besteht also eine gewisse Kreuzimmunität, was im Einklang mit anderen Berichten steht, wonach bei der Maus Tc-Zellen, die gegen eine Variante des Virus gebildet worden sind, gegen andere serologisch unterschiedliche Varianten schützen können. Dies kann von Bedeutung sein, da im Gegensatz dazu das Influenza-A-Virus die Antikörperantwort dadurch umgeht, daß es alle paar Jahre die Hämagglutinin- und Neuraminidaseglykoproteine auf der Oberfläche verändert.

Antikörper gegen diese Glykoproteine sind typenspezifisch und verhindern deshalb nicht die Infektion mit antigenen Varianten. Wegen der HLA-Restriktion sind Tc-Zellen beteiligt und nicht die oben beschriebenen K-Zellen.

Beim Menschen scheint die Immunität spezifisch gegen einen bestimmten Virusstamm gerichtet zu sein, aber dies schließt nicht eine Beteiligung der kreuzreaktiven Tc-Zellen in der Ausheilungsphase einer Influenzainfektion aus. Obwohl ein schneller Booster des zytotoxischen T-Zell-Gedächtnisses während einer Infektion für eine schnelle Heilung wesentlich sein mag, ist diese geboosterte Antwort kurzlebig und nicht in der Lage, eine Reinfektion mit einem anderen Stamm zu verhindern.

Ein anderer Nachweis der T-Zell-Aktivität wurde durch Untersuchungen an Freiwilligen erbracht, bei denen gefunden wurde, daß bei einer bestehenden hohen zytotoxischen T-Zell-Aktivität eine nachfolgende Belastungsinfektion mit lebendem Influenzavirus zu einer nur geringfügigen oder fehlenden Aussaat des Virus führt.

Überempfindlichkeit vom verzögerten Typ gegen virale Antigene

Im Influenzamodell (Maus) kann die Überempfindlichkeit vom verzögerten Typ (delayed type of hypersensitivity, DTH, eine Meßgröße der Sensibilisierung von T-Zellen) auf syngene Empfänger übertragen werden,

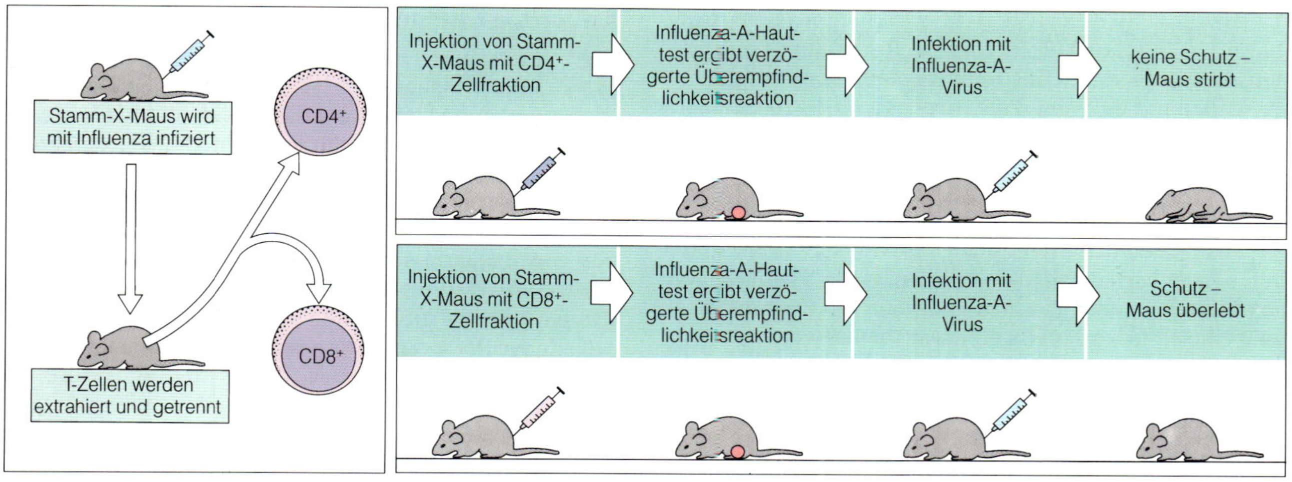

Abb. 15.**11** **Fehlende Korrelation zwischen Überempfindlichkeitsreaktion vom verzögerten Typ und protektiver Immunität bei der Influenza der Maus.** Eine Maus vom Stamm X wurde mit Influenza-A-Virus infiziert. Danach wurden T-Zellen entnommen, nach den Oberflächenphänotypen CD4 und CD8 sortiert und anderen Stamm-X-Mäusen eingespritzt. Bei beiden Mäusen konnte durch eine Hauttestung mit Influenza A eine verzögerte Überempfindlichkeitsreaktion induziert werden. Nach einer Belastungsinfektion mit demselben Virus verstarb die Maus, die CD4+-T-Zellen erhalten hatten, während der CD8+-T-Zell-Empfänger geschützt war. Folglich ist eine positive Überempfindlichkeitsreaktion vom verzögerten Typ nicht gleichbedeutend mit einer schützenden Immunität.

und zwar entweder mit CD4+-I-Region-restringierten T-Zellen oder mit CD8+-, K- oder D-Region-restringierten T-Zellen. In Transferexperimenten entfalten nur die CD8-Zellen eine Schutzwirkung. Eine Übertragung von CD4-Zellen bewirkt sogar einen beschleunigten Tod nach Belastung mit lebendem Virus (Abb. 15.**11**). Damit wird die Heterogenität des Phänomens deutlich, welches unter dem Oberbegriff „Überempfindlichkeit vom verzögerten Typ“ zusammengefaßt wird.

Interferon

Der Begriff „Interferon“ (IFN) wird für verschiedene, miteinander nicht verwandte Proteinklassen verwendet, die antivirale Wirkung zeigen. Einige von ihnen sind glykosiliert. Mit der Beschreibung neuer Klassen und Subklassen ist die Klassifikation dieser Moleküle einem ständigen Wandel unterworfen.

Von IFNα existieren mindestens 15 Subtypen, wobei die sie kodierenden Gene eine 85%ige Homologie aufweisen. IFNβ, welches ursprünglich zusammen mit IFNα als „Typ-1-IFN“ bezeichnet wurde, besteht aus zwei vollkommen unterschiedlichen Molekülen. IFNβ1 zeigt eine 30%ige Homologie mit der IFNα-Familie, während IFNβ2 weder mit IFNβ1 noch mit IFNα eine Homologie aufweist; es stellte sich heraus, daß dieses Molekül identisch mit dem B-Zell-Differenzierungsfaktor BSF-2 ist.

Dieses Molekül ist heute auch unter dem Synonym Interleukin 6 (IL-6) bekannt. IFNγ ist das ursprüngliche Typ-II- oder „Immun“-IFN und zeigt keinerlei Homologie mit einem der anderen Typen. Wie IFNβ2 ist IFNγ sowohl ein Lymphokin als auch ein Interferon. Es lassen sich zwei Haupttypen von IFN-Rezeptoren unterscheiden – einer für IFNγ, der andere für IFNα und IFNβ1.

Interferone werden von vielen verschiedenen Zelltypen als Antwort auf virale Infektionen, doppelsträngige RNA, Endotoxin, Mitogene und Antigene gebildet.

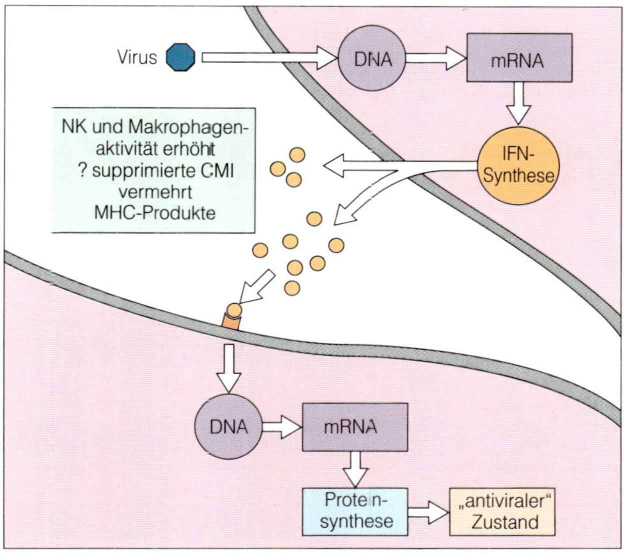

Abb. 15.**12** **Die Wirkung des Interferons.** Die Infektion einer Zelle durch ein Virus induziert die Bildung von Interferon, welches nach seiner Freisetzung an Interferonrezeptoren auf anderen Zellen bindet. Interferone sind speziesspezifisch, was wahrscheinlich durch Rezeptorspezifität determiniert ist. Interferon induziert die Bildung von antiviralen Proteinen, die in dem Augenblick aktiviert werden, in dem das Virus eine andere Zelle befällt. Interferon hat auch andere Wirkungen, denen gemeinsame molekulare Mechanismen zugrunde liegen können.

Von anderen Interferonen unterscheidet sich IFNγ dadurch, daß es als Lymphokin von aktivierten T-Zellen freigesetzt wird, obwohl es offenbar unter bestimmten Umständen auch von Makrophagen sezerniert werden kann.

Die antiviralen Wirkungen des IFN basieren auf unterschiedlichen Mechanismen (Abb. 15.**12**):

1. Klasse-I- und Klasse-II-MHC-Glykoproteine werden verstärkt exprimiert, was die Erkennung von viralen Antigenen durch das Immunsystem begünstigt;
2. Zellen mit der Fähigkeit, virusinfizierte Ziele zu zerstören (NK-Zellen und Makrophagen), werden aktiviert. IFNβ stimuliert auch B-Zellen;
3. direkte Hemmung der viralen Replikation.

Zur Hemmung der Virusvermehrung tragen mehrere Mechanismen bei. Freigesetztes IFN bindet an Rezeptoren benachbarter Zellen und induziert die Synthese von antiviralen Proteinen. Dazu gehören eine Proteinkinase und eine 2′,5′-Adenylsynthetase; beide werden durch doppelsträngige RNA aktiviert, die während des Zellmetabolismus gebildet wird. Die Kinase desaktiviert ein für den Zusammenbau der Ribosomen benötigtes Enzym, die Synthetase katalysiert eine Enzymkaskase, die zur Spaltung von RNA führt. Durch diese und andere Mechanismen wird die Synthese von viralen Proteinen einigermaßen selektiv gehemmt. Die Selektivität ist allerdings nicht vollständig, was die hemmende Wirkung von IFN auf das Zellwachstum (auch von Tumorzellen) erklären würde, ebenso wie die erniedrigte zellvermittelte Immunantwort im Frühstadium von viralen Infektionen.

Es wurde ebenfalls berichtet, daß IFN auch andere virale Prozesse hemmen können, wie die Penetration von Zellen, die Freilegung von viralen Nucleinsäuren („uncoating") und das Ausknospen aus infizierten Zellen.

Der beste Nachweis der antiviralen Aktivität von Interferon in vivo konnte durch Experimente geführt werden, in denen Mäuse, die mit Antikörpern gegen murines Interferon behandelt worden sind, durch eine Virusdosis getötet werden konnten, die einige hundertmal niedriger lag als bei den Kontrolltieren.

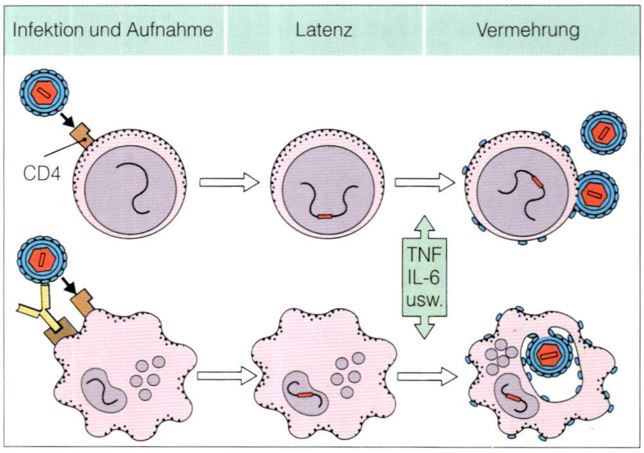

Abb. 15.13 **Infektion von Lymphozyten und Makrophagen durch HIV.** Das Glykoprotein (gp120) auf der Oberfläche des HIV-Virions bindet mit dem CD4 auf der Lymphozytenmembran, und dieser Vorgang löst die Aufnahme aus. Das Virus befällt auch Makrophagen, die wesentlich weniger CD4 exprimieren, jedoch könnte in diesen Fällen eine Bindung durch Antikörper mit Fc-Rezeptoren unterstützend wirken. Das Virus bleibt inaktiv, integriert in das Genom der Wirtszelle, bis irgendein Stimulans (z. B. Zytokine) eine Transkription auslöst. Dann tritt das Virus über die äußere Membran der T-Zelle aus, oder es sammelt sich in intrazytoplasmatischen Vakuolen von Makrophagen an, wo sich ein wahres Reservoir von infektiösem Material bilden kann.

Antivirale Effekte des Tumornekrosefaktors

Die antiviralen Effekte des Tumornekrosefaktors (TNF) ähneln denen von IFNγ, bedienen sich aber offenbar anderer Mechanismen. Eine 24stündige Präinkubation einer Zellkultur mit TNF vor Zugabe des Virus der vesikulären Stomatitis (VSV) verringert die Virusernte ganz wesentlich, während IFNγ keinen solchen Effekt zeigt. Dagegen ist IFNγ wirksamer als TNF, wenn das Enzephalomyokarditisvirus (EMCV) verwendet wird. Sind TNF und IFNγ gleichzeitig vorhanden, zeigen sie eine synergistische Hemmung nicht nur bei den erwähnten RNA-Viren, sondern auch von DNA-Viren, wie z. B. Herpes simplex (HSV). Wird TNF auf Zellen gegeben, die bereits virusinfiziert sind, werden diese selektiv abgetötet, sogar wenn die Zellinie normalerweise TNF-resistent ist. Auch bei diesem Effekt gibt es einen Synergismus mit IFNγ.

Humanes Immundefizienzvirus

Viele der in vorherigen Kapiteln besprochenen Punkte werden durch das das Acquired immunodeficiency syndrome (AIDS) hervorrufende Retrovirus veranschaulicht. Eine Infektion durch das HIV-Virus ist gekennzeichnet durch verlängerte klinische Latenz, ineffiziente Immunität, andauernde Virusmutation, Neuropathologien und die Tendenz, knochenmarkstämmige Zellen und Lymphozyten zu befallen.

HIV wird von T-Zellen aufgrund einer Bindung von viralem Glykoprotein (gp120) an CD4 (Abb. 15.**13**). Auf diesem Weg dringt es auch in Makrophagen und andere antigenpräsentierende Zellen (APC) ein. Jedoch wird das Eindringen in Zellen ohne Fc-Rezeptor durch Antikörper gefördert, und man nimmt an, daß dies einen alternativen Weg in phagozytierende Zellen darstellt oder einfach das Eindringen trotz knapper CD4-Rezeptoren erhöht. Darauf folgt eine längere, aber variable Periode der klinischen Latenz. Bei 50% der Patienten ist 10 Jahre lang keine Entwicklung zum AID-Syndrom erkennbar. Während dieser Latenzphase kann das HIV als Provirus existieren, integriert in die genomische DNS, ohne daß eine Transkription stattfindet. Zahlreiche Faktoren können diese Transkription aktivieren. In vitro verursachen TNF und IL-6 eine Steigerung der Produktion von infektiösem Virus aus latent infizierten T-Zell-Linien. In vivo kann das von Bedeutung sein, da Monozyten von HIV-Trägern dazu neigen, unverhältnismäßig große Mengen von diesen Zytokinen freizusetzen. So scheint es möglich zu sein, daß in vivo ein Mechanismus zur Freisetzung von TNF und IL-6 besteht, was wiederum zu einer Erhöhung der Virustranskription führt (Abb. 15.**13**). Dadurch können weitere Zellen befallen werden und mehr Zytokine freigesetzt werden. Zu den anderen Faktoren, die die Virusvermehrung erhöhen, zählt die Infektion mit Herpes- und Adenovirus. In vitro kann die Produktion durch andere Zytokine und Lymphokine sowie durch Mitogene und Phorbolester erhöht werden. Die Eliminierung des Virus ist aus verschiedenen Gründen nicht möglich. Hierzu gehören die klinische Latenz, die Mutation des Virus (verursacht schnelles Antigen-„Drift"), und die voranschreitende Immunschwäche.

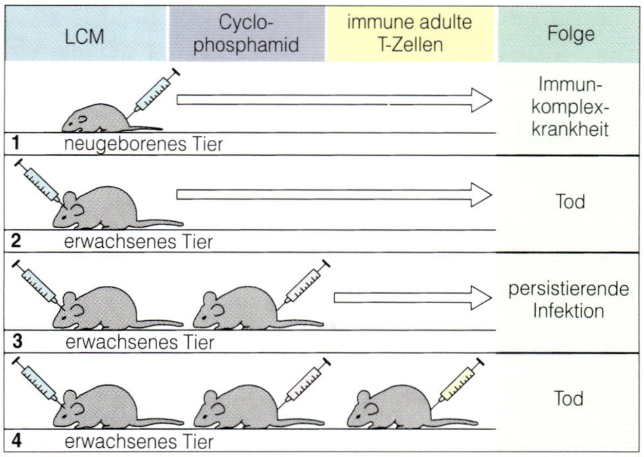

Abb. 15.**14** **Wirkungen des Virus der lymphozytären Choriomeningitis (LCM) bei der Maus.** Die verschiedenen Verlaufsformen einer Infektion mit LCM hängen vom jeweiligen Immunstatus ab. Die Infektion einer neugeborenen Maus (1) führt zu einer chronischen Abschilferung des Virus von den Zellen („shedding") und damit zur Immunkomplexerkrankung, die sich in einer Glomerulonephritis und Vaskulitis äußert. Die intrazerebrale Infektion erwachsener Mäuse (2) führt zum Tod. Hierbei handelt es sich um eine T-Zell-Reaktion, da nach einer Immunsuppression mit Cyclophosphamid (3) die Infektion zwar persistiert, aber nicht tödlich verläuft. Der Effekt von Cyclophosphamid kann durch die Übertragung von immunen T-Zellen aufgehoben werden (4).

Immunpathologie

Die Immunantwort gegen Viren kann dem Wirt durch die Bildung von Immunkomplexen oder durch Zerstörung der infizierten Zelle Schaden zufügen. Komplexe können sich in der löslichen Phase oder nach „Capping" und „Stripping" von Viren auf Zelloberflächen ausbilden.

Eine chronische Immunkomplexglomerulonephritis wird bei neugeborenen Mäusen beobachtet, die mit dem Virus der lymphozytären Choriomeningitis (LCM) infiziert worden sind, wie das Experiment in Abb. 15.**14** zeigt. Die direkte Schädigung infizierter Zellen durch einen T-Zell-abhängigen Mechanismus ist größtenteils für die Gewebeschädigung bei der lymphozytären Choriomeningitisvirusinfektion erwachsener Mäuse verantwortlich. Ein ähnlicher Mechanismus wurde für die chronische aktive Hepatitis des Menschen postuliert. So ist das In-vitro-„Korrelat" der zellvermittelten Immunität, die Hemmung der Leukozytenmigration, bei einem Teil der Patienten mit chronisch aktiver Hepatitis positiv, aber negativ bei asymptomatischen Trägern. Bei der HIV-Infektion des Menschen kann ein Teil der Neuropathologie auf einer unangemessenen Freisetzung von Zytokinen durch infizierte zerebrale Makrophagen basieren.

Viren und Autoimmunität

Viren können auch eine Autoimmunisierung hervorrufen, möglicherweise durch die Freisetzung von Antigenen, die normalerweise dem Immunsystem verborgen bleiben, oder durch direkte Stimulierung von autoreaktiven Zellen. Retroviren, integriert in das Genom der Wirtszelle, können zur Exprimierung von neuen Histokompatibilitätsantigenen führen.

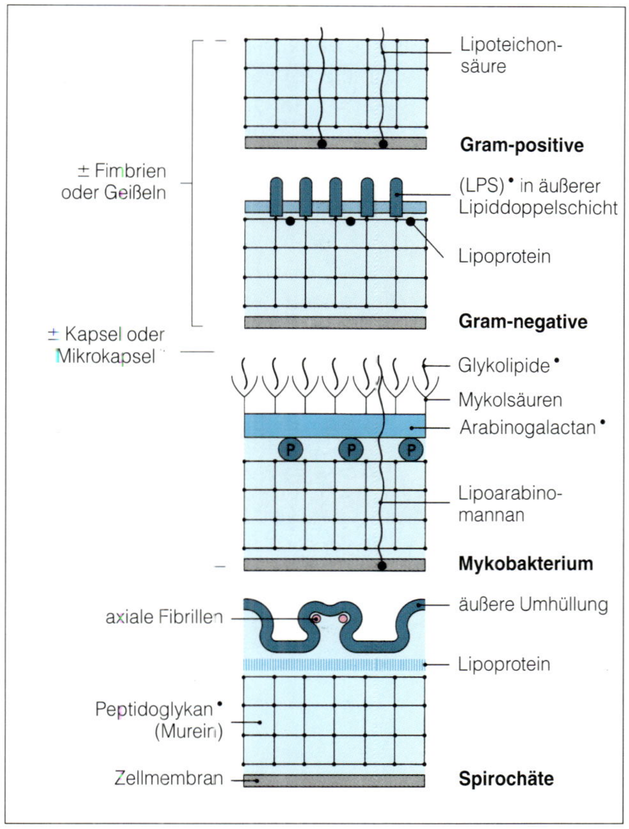

Abb. 15.**15** **Zellwände von Bakterien.** Es haben sich unterschiedliche immunologische Mechanismen entwickelt, um die Zellwandstruktur der verschiedenen Gruppen von Bakterien zu zerstören. Alle Zellwandtypen besitzen eine innere Zellmembran und einen Peptidoglykanwall. Gramnegative Bakterien sind darüber hinaus von einer Lipiddoppelschicht umgeben, die manchmal Lipopolysaccharide (LPS) enthält. Lysosomale Enzyme und Lysozym greifen die Peptidoglykanwand an, gegen die äußere Lipiddoppelschicht von gramnegativen Bakterien sind kationische Proteine und Komplement wirksam. Die kompakte Wand der Mykobakterien ist sehr widerstandsfähig, und wahrscheinlich müssen sich Enzyme aus dem Inneren der Bakterienzelle selbst an der Zerstörung der Hülle beteiligen. Einige Bakterien tragen Fimbrien oder Geißeln, die bei der Antikörperantwort als Zielobjekt dienen. Manche Bakterien sind durch eine äußere Kapsel besser vor der Phagozytose geschützt. Die mit dem schwarzen Punkt (•) gekennzeichneten Komponenten besitzen adjuvante Eigenschaften. Sie werden vom Immunsystem als unspezifisches Signal erkannt, das der Boosterung der Immunaktivitäten dient.

Immunität gegen Bakterien

Die körpereigene Abwehr gegen pathogene Bakterien besteht aus einer Vielzahl spezifischer und unspezifischer Mechanismen.

Die Struktur von Bakterien

Es gibt vier Haupttypen von Bakterienzellwänden (Abb. 15.**15**):

1. grampositive,
2. gramnegative,
3. mykobakterielle,
4. spirochätale.

Die äußere Lipiddoppelschicht von gramnegativen Organismen ist von besonderer Bedeutung, da sie oft empfindlich gegenüber membranlysierenden Mechanismen ist, wie Komplement oder zytotoxische Zellen. Zur Abtötung der anderen Typen ist die Aufnahme durch Phagozyten unerläßlich.

Die äußere Oberfläche des Bakteriums kann auch Fimbrien und Geißeln tragen oder von einer Schutzkapsel umgeben sein. Dies kann sowohl die Funktion von Phagozyten oder Komplement behindern als auch als Ziel für Antikörper dienen, auf deren Rolle später eingegangen wird.

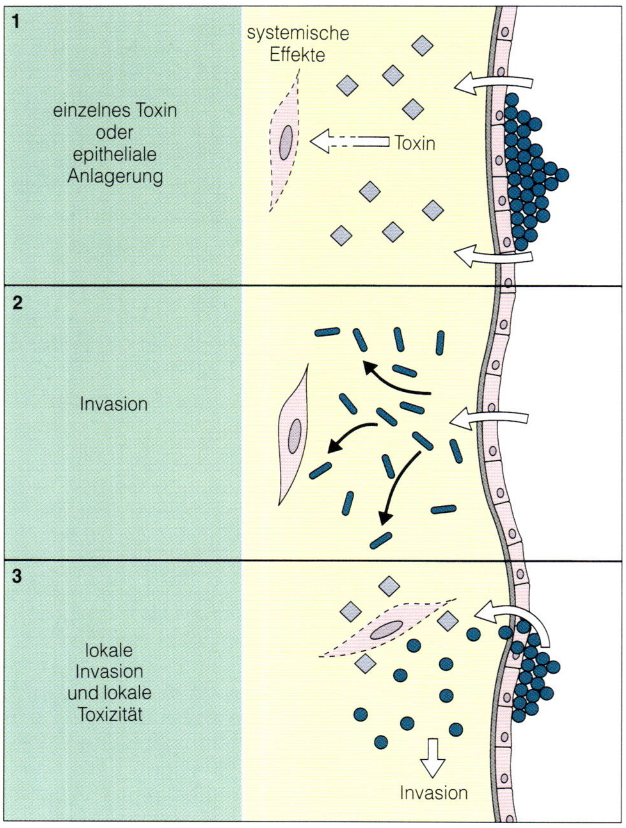

Abb. 15.**16** **Mechanismen der Immunpathogenität.** Pathogenitätsmechanismen und ihr Verhältnis zur protektiven Immunität.

1. Bei einigen Bakterien beruht die krankmachende Wirkung auf einem einzigen Toxin (z. B. **Corynebacterium diphtheriae, Clostridium tetani)** oder auf der Fähigkeit der Auflagerung auf epitheliale Oberflächen, ohne in das Wirtsgewebe einzudringen. In diesen Fällen könnten schon Antikörper, die diese speziellen Wirkungen neutralisieren, eine Immunität etablieren.
2. Auf der anderen Seite gibt es Organismen, die nicht toxisch sind, die krankmachende Wirkung aber auf einer Invasion beruht und die Schädigung durch das massive Auftreten der Organismen oder durch Immunpathologien (z. B. lepromatöse Lepra) hervorgerufen wird. Diese Organismen müssen über die zellvermittelte Immunantwort abgetötet und entsorgt werden.
3. Die meisten Organismen aber befinden sich zwischen obigen beiden Mechanismen, mit lokalen invasiven Tendenzen, unterstützt durch lokale Toxizität und gewebsschädigende Enzyme **(Staphylococcus aureus, Clostridium perfringens).** Sowohl Antikörper als auch zellvermittelte Immunantwort sind in deren Abwehr involviert.

Mechanismen der Pathogenität der Bakterien

Hier existieren zwei gegensätzliche Arten von Pathogenität:

1. Toxizität ohne Invasion,
2. Invasion ohne Toxizität (Abb. 15.**16**).

Jedoch findet man die Pathogenitätsmechanismen der meisten Bakterien zwischen diesen beiden Polen, mit geringgradiger Invasionstendenz, unterstützt durch lokal wirkende Toxine und Verbreitungsfaktoren wie gewebsschädigende Enzyme.

Corynebacterium diphtheriae und *Vibrio cholerae* sind Beispiele für Organismen, die toxisch, aber nicht invasiv sind. Da ihre Pathogenität gänzlich auf der Toxinproduktion beruht, genügen wahrscheinlich toxinneutralisierende Antikörper für eine Immunisierung, obwohl auch Antikörper, die eine Anlagerung an das Epithel durch ihre Bindung an das Bakterium selbst blokkieren, wichtig sein können.

Auf der anderen Seite basiert die Pathogenität der meisten invasiven Organismen nicht so sehr auf nur einem Toxin, so daß Immunität die Abtötung des gesamten Organismus erfordert.

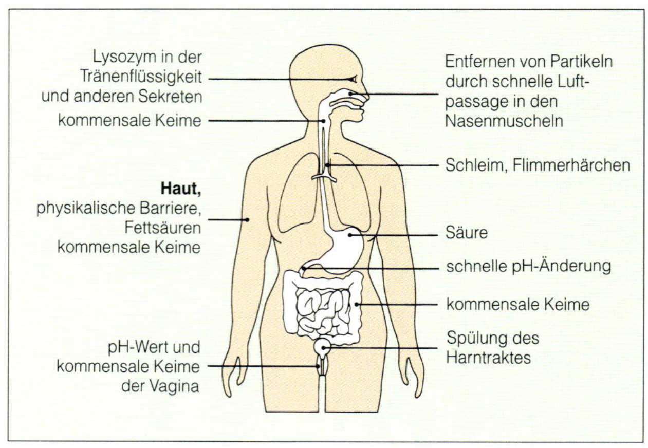

Abb. 15.**17** **Erste nichtspezifische Barrieren gegen eine Infektion.** Das Eindringen von potentiell pathogenen Organismen wird durch eine Reihe von nichtspezifischen Mechanismen erschwert:

1. Die meisten Bakterien können intakte Haut nicht durchdringen. Zusätzlich sind die auf der Haut vorhandenen Fettsäuren für viele Mikroorganismen toxisch. Die Pathogenität einiger Erreger korreliert mit ihrer Fähigkeit, auf der Haut zu überleben.
2. Epitheliale Oberflächen werden ständig gereinigt, z. B. durch Flimmerhärchen in der Trachea oder Spülung des Harntraktes durch Urin.
3. pH-Veränderungen im Magen und in der Vagina führen zur Zerstörung vieler Bakterien im sauren Milieu. Das Vaginalepithel sezerniert Glykogen, welches von bestimmten kommensalen Bakterien zu Milchsäure metabolisiert wird, die ebenfalls das Eindringen von pathogenen Keimen erschwert.
4. Kommensale Keime besiedeln bestimmte ökologische Nischen und verdrängen pathogene Erreger. Candida und Clostridium difficile können sich beispielsweise dann ansiedeln, wenn das Gleichgewicht der normalen Keimflora durch Antibiotika gestört ist.

Antibakterielle Mechanismen, die nicht von der Erkennung des Antigens durch T-Zellen oder Antikörper abhängen

Die erste Verteidigungslinie des Körpers gegen pathogene Keime besteht aus einfachen Schranken gegen Invasion oder Festsetzung einer Infektion. Auf diese Weise besitzen die Haut und exponierte epitheliale Oberflächen einen Schutzmechanismus, der das Eindringen von potentiell invasiven Organismen begrenzt (Abb. 15.**17**). Nur einem winzigen Bruchteil der potentiell pathogenen Keime unserer Umgebung gelingt das Eindringen in das Gewebe.

Erkennung von Bakterienkomponenten

Gelingt den Organismen der Eintritt in das Gewebe, können sie erst durch das angeborene Immunsystem bekämpft werden. Zahlreiche bakterielle Komponenten werden auf Wegen identifiziert, die nicht auf antigenspezifischen Rezeptoren der B- oder T-Zellen basieren. Diese Wege der Erkennung sind phylogenetisch frühe „Breitband"-Mechanismen, die sich vor antigenspezifischen T-Zellen und Immunglobulinen entwickelten und Schutzreaktionen ermöglichen, die von allgemeinen bakteriellen Komponenten ausgelöst werden. Viele Organismen, wie z. B. nichtpathogene Kokken, werden wahrscheinlich auf diesem Weg beiseite geschafft, ohne daß eine angepaßte Immunreaktion notwendig wäre. Abb. 15.**18** zeigt einige der angesprochenen mikrobiellen Komponenten und die durch sie ausgelösten Reaktionen des Wirtes. An dieser Stelle sei die „Limulus-Probe" erwähnt, die dem Aufspüren von Lipopolysaccharid-(LPS-)Kontaminationen in Humanpräparaten dient. In *Limulus polyphemus* (der Hufeisenkrabbe) lösen winzige Mengen von LPS die Produktion von Fibrin aus, das den LPS-tragenden infektiösen Keim abkapselt.

Diese lymphozytenunabhängigen Bakterienerkennungsmechanismen ziehen mehrere Konsequenzen nach sich.

Komplementaktivierung durch den alternativen Mechanismus. Als Ergebnis werden einige Bakterien abgetötet, besonders jene, deren äußere Lipiddoppelschicht empfindlich gegen den lysierenden Komplex (C5–9) ist. Zusätzlich werden chemotaktische Produkte wie C3a und C5a freigesetzt. Dadurch werden eine Kontraktion der glatten Muskulatur, Mastzellendegranulierung sowie ein Anlocken und Aktivieren von Neutrophilen ausgelöst. Die daraus resultierende Freisetzung von Histamin und Leukotrien trägt zu einer verstärkten Gefäßdurchlässigkeit bei. Die Anlagerung von C3-Derivaten an das Bakterium spielt bei späteren Interaktionen mit Phagozyten eine Rolle.

Chemotaxis. Sie beruht vermutlich sowohl auf der Komplementaktivierung als auch auf direkt chemotaktischen Effekten von bakteriellen Produkten. Auf diese Weise werden mehr Phagozyten an den Ort der Entzündung gelockt.

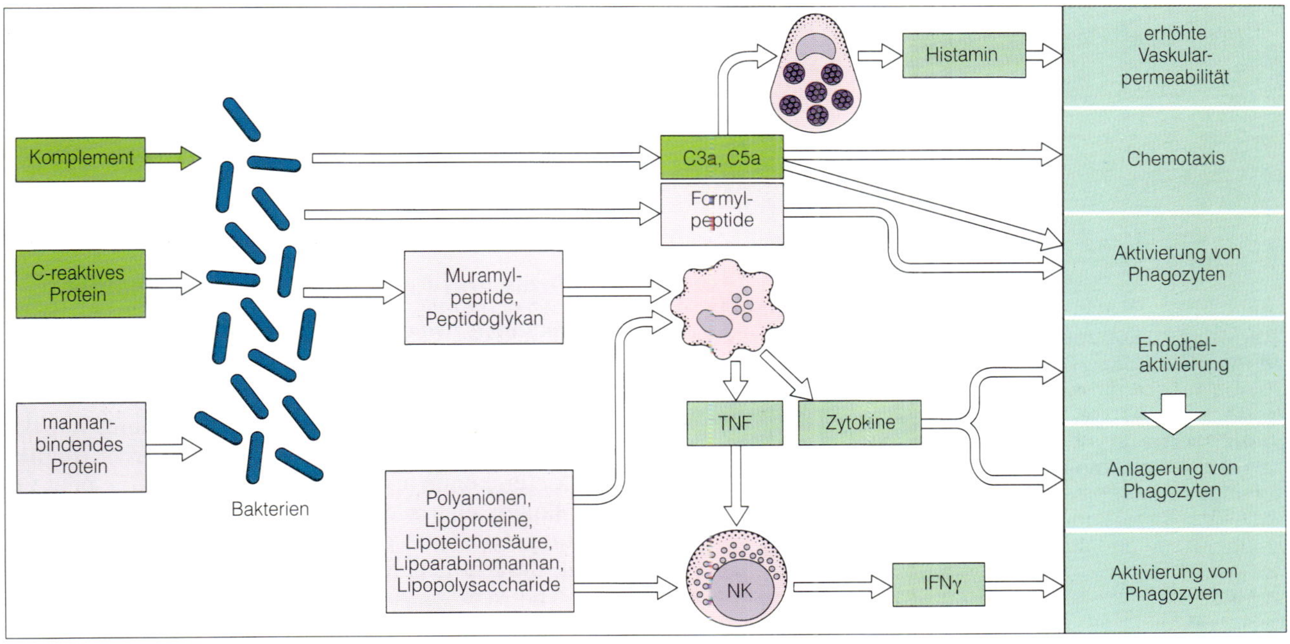

Abb. 15.**18** **Schutzmechanismen ohne antigenspezifische B- oder T-Zellen.** Mehrere gängige bakterielle Komponenten werden durch Moleküle im Serum und Rezeptoren auf Zelloberflächen erkannt. Diese Erkennungsmechanismen haben zur Folge:
- Aktivierung des alternativen Komplementreaktionswegs (Faktoren C3, B, D, P, C5) mit nachfolgender Freisetzung von C3a und C5a;
- Aktivierung von Neutrophilen und Makrophagen;
- Auslösung der Zytokinfreisetzung;
- Degranulation von Mastzellen und dadurch Erhöhung der Durchblutung des lokalen Kapillarnetzes;
- erhöhte Anlagerung von Zellen und Fibrin an das Endothel.

Diese Mechanismen und die bakteriell verursachte Gewebsschädigung könnten das Gerinnungssystem und die Fibrinbildung aktivieren, um eine weitere Ausbreitung der Bakterien zu verhindern.

Freisetzung von Zytokinen. Die schnelle Freisetzung von Zytokinen, wie TNF und IL-1, durch Mastzellen führt zu einer generalisierten Aktivierung von phagozytierenden Zellen und zu deren vermehrten Anlagerung an das Endothel bzw. Passage in das entzündete Gewebe.

Freisetzung von Lymphokinen durch NK-Zellen. Werden murine NK-Zellen sowohl durch mikrobielle Komponenten als auch durch TNF stimuliert, setzen diese IFNγ frei. Letzteres kann wiederum Makrophagen aktivieren. Dieser T-Zell-unabhängige Pfad hilft bei der Erklärung der Resistenz von SCID (severe combined immunodeficiency, einem Defekt bei der T-Zell-Maturierung) tragenden Mäusen gegen Infektionen durch z. B. Listeria monocytogenes.

Wirkung von Adjuvans. Das Wort leitet sich aus dem Lateinischen (adjuvare = helfen) ab und bezieht sich auf die Tatsache, daß lösliche Antigene, wenn sie experimentell verabreicht werden, eine stärkere T- und B-Zell-vermittelte Immunantwort hervorrufen, wenn sie mit bakteriellen Komponenten gemischt sind. Komponenten mit dieser Eigenschaft sind in Abb. 15.**15** aufgezeigt.

Das am besten bekannte Adjuvans im Laborgebrauch, „Freund's complete adjuvans" (FCA), besteht aus abgetötetem Mycobacterium tuberculosis in öliger Suspension, emulgiert mit der wäßrigen Antigenlösung. Dies zeigt, daß – als sich die antigenspezifische Immunantwort entwickelte – dieses in einer Gewebsumgebung stattfand, die diese pharmakologisch aktiven bakteriellen Komponenten bereits beinhaltete. Die Antwort auf ein reines bakterielles Antigen ohne Adjuvans existiert bei einigen Bakterien nur als Artefakt im Labor.

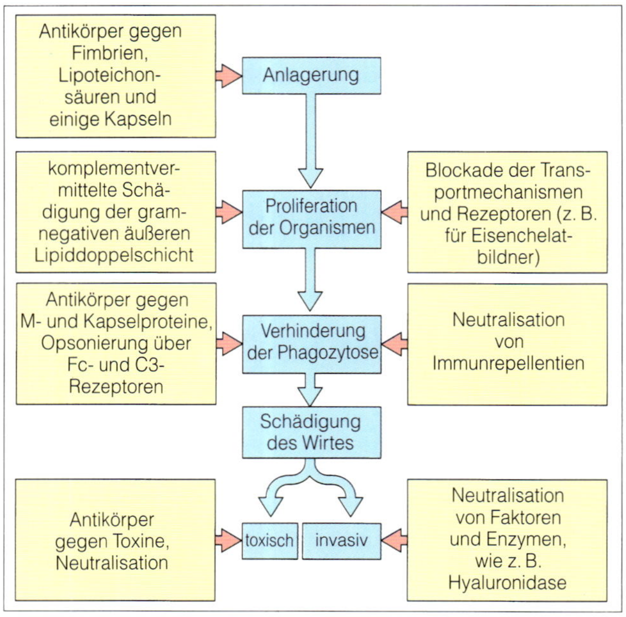

Abb. 15.**19** **Die antibakteriellen Eigenschaften der Antikörper.** Die Abbildung zeigt die verschiedenen Stadien einer bakteriellen Infektion (blau) und die Aktionen von Antikörpern (gelb), die an verschiedenen Punkten angreifen. Antikörper gegen Fimbrien, Lipoteichonsäure und bestimmte Kapselbestandteile verhindern die Anlagerung des Bakteriums an die Zellmembran der Wirtszelle. Proliferierende Bakterien induzieren die komplementvermittelte Schädigung der gramnegativen äußeren Lipiddoppelschicht. Bakterielle Oberflächenproteine, die das Innere der Bakterienzelle mit nützlichen Molekülen aus der Umgebung versorgen, werden durch Antikörper blockiert. Antikörper gegen M- und Kapselproteine opsonieren das Bakterium über Fc- und C3-Rezeptoren für die Phagozytose. Immunrepellents – das sind Faktoren, die toxisch für Leukozyten sind und die normale Phagozytose beeinträchtigen können – werden neutralisiert. Nach Zerstörung der befallenen Zelle können die freiwerdenden bakteriellen Toxine durch Antikörper neutralisiert werden, wie dies z. B. beim bakteriellen „spreading factor" (Hyaluronidase) der Fall ist, der durch Auflockerung von Bindegewebe und Fibrin das Eindringen der Erreger erleichtert.

Auswahl einer geeigneten lymphozytenvermittelten Immunantwort. Verschiedene Bakterien üben eine optimale Adjuvanswirkung auf verschiedene Parameter des Immunsystems aus. Dies veranschaulicht die Notwendigkeit für die Immunantwort, erst eine grundlegende Einschätzung des infektiösen Agens durchzuführen, um dann die passenden Effektorfunktionen zu aktivieren. Die Freisetzung von Zytokinen durch Bakterien kann die Entscheidungsfindung auf dieser Stufe unterstützen. Näheres darüber wird im Kapitel 8 beschrieben.

Auswahl einer nicht geeigenten lymphozytzenvermittelten Immunantwort. Obwohl der adjuvante Wirkungsmechanismus eine Anpassungsleistung des Wirtes ist, können einige Organismen ihn mißbrauchen, um die Immunregulation zu stören. Dieser Effekt wurde klar an Hand eines Infektionsmodells, einer Maus mit *Leishmania major,* dargestellt. In diesem Modell führt die Aktivierung von T_H2-Zellen zur Erkrankung mit letalem Ausgang, während sich bei Aktivierung von T_H1-Zellen ein Vollschutz aufbaut.

Schocksyndrom. Wenn die Freisetzung von Zytokinen abrupt und massiv erfolgt, können daraus mehrere akute gewebsschädigende Syndrome resultieren, potentiell mit tödlichem Ausgang. Dies wird an einer späteren Stelle in Zusammenhang mit Immunpathologien behandelt.

Die Rolle von Antikörpern und Komplement

Interaktionen zwischen Bakterien und Antikörpern

Bei der Abwehr von bakteriellen Toxinen spielen Antikörper eine entscheidende Rolle. Sie neutralisieren Diphtherietoxine, indem sie die zur Bindung mit der Zielzelle bestimmten Molekülteile blockieren. Ähnlich blockieren könnten sie lokal wirkende Toxine oder extrazelluläre matrixschädigende Enzyme, die als Ausbreitungsfaktoren dienen. Ebenso können sie die Motilität beeinträchtigen, indem sie sich an die Flagellen anlegen. Die Verhinderung der Bindung von Bakterien an Epithele ist eine wichtige Funktion, äußere Oberflächen betreffend, und wird oft von sIgA vollbracht.

So verleihen Antikörper gegen M-Proteine von Gruppe-A-Streptokokken eine typspezifische Immunität gegen Streptokokken-„sore throats". Wahrscheinlich ist auch, daß manche Antikörper in Zusammenhang mit der Bakterienoberfläche funktionelle Erfordernisse der Organismen blockieren können, wie z. B. die Nährstoffaufnahme oder die Eisenchelatierung (Abb. 15.**19**). Die wichtigste Funktion der Antikörper im Rah-

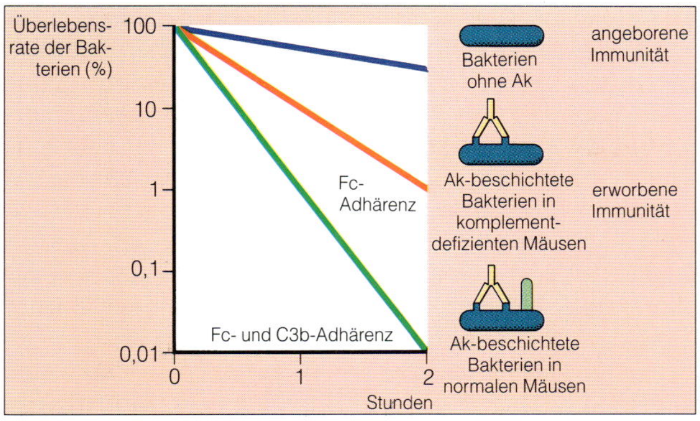

Abb. 15.**20** **Einfluß von opsonierenden Antikörpern und Komplement auf die Beseitigung von virulenten Bakterien im Blut.** Ohne Beteiligung von Antikörpern werden Bakterien nur langsam phagozytiert; nach Umhüllung mit Antikörpern („coating") ist die Adhärenz an Phagozyten um ein Vielfaches erhöht. Bei einem Komplementmangel ist die Adhärenz etwas herabgesetzt.

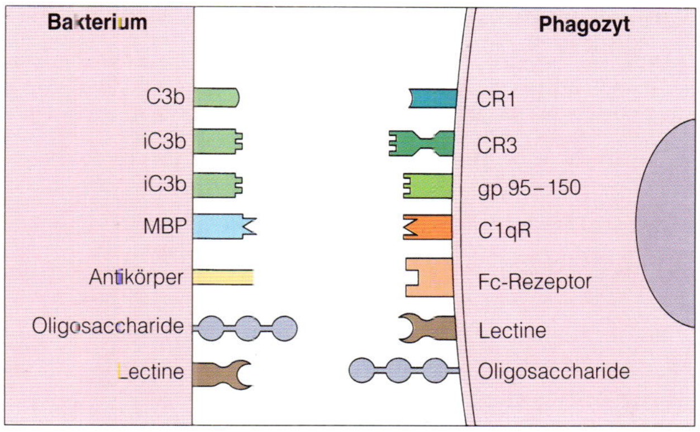

Abb. 15.**21** **Interaktion zwischen Bakterien und phagozytierenden Zellen.** Eine Vielzahl von Molekülen ermöglicht die Bindung der Organismen an die Phagozytenmembran. Letztlich mag die jeweilige Form der Interaktion darüber entscheiden, ob eine Aufnahme stattfindet und passende Abtötungsmechanismen ausgelöst werden.

men der Immunantwort auf nichttoxische Bakterien ist die effiziente Zusammenarbeit mit Komplement. Sogar Organismen, die dem alternativen Komplementreaktionsweg widerstehen (s. u.), werden mit der Hilfe von Antikörpern durch Komplement geschädigt oder mit C3-Produkten ummantelt, die ihrerseits die Anbindung und Aufnahme durch Phagozyten fördern (Abb. 15.**20** u. 15.**21**). Die wirksamsten komplementbindenden Antikörper im Menschen sind IgG1, IgG3 und IgM. IgG1 und IgG3 sind auch die Unterklassen mit der höchsten Affinität für Fc-Rezeptoren.

Umgehung der komplementvermittelten Schädigung

Bakterien haben einige Strategien entwickelt, um der Komplementlyse zu entgehen (Abb. 15.**22**). Einige Bakterienkapseln aktivieren nur schwach den alternativen Komplementreaktionsweg. Abwechselnd lange Seitenketten (O-Antigene) an Lipopolysacchariden sind in der Lage, C3b in einiger Entfernung von der empfindlichen Lipiddoppelschicht zu fixieren. Auf ähnliche Weise fixieren gramnegative Organismen (Escherichia coli, Salmonella spp., Pseudomonas spp.) erst den C5b-C9-Membrankomplex, um ihn dann abrupt abzustoßen. Andere Organismen nutzen die physiologischen Mechanismen, die die Zerstörung der Wirtszellen durch Komplement blockieren.

Wenn sich Cb3 an eine Oberfläche angelagert hat, kann er entweder mit Faktor B interagieren und seine Aktivitäten dadurch verstärken oder durch die Faktoren H und I inaktiviert werden. Membranen, wie die Zellmembran des Wirts, die reich an Sialinsäure sind, fördern die Interaktion von H und I. Neisseria meningitidis, Escherichia coli K1 und Streptokokken der Gruppe B widerstehen alle auf diese Weise der Komplementanlagerung. Das M-Protein der Streptokokken Gruppe A dient als Akzeptor für den Faktor H, was eine Verstärkung der C3bB-Auflösung bewirkt. Die angegebenen Bakterien beherbergen alle ein Gen für eine C5a-Protease.

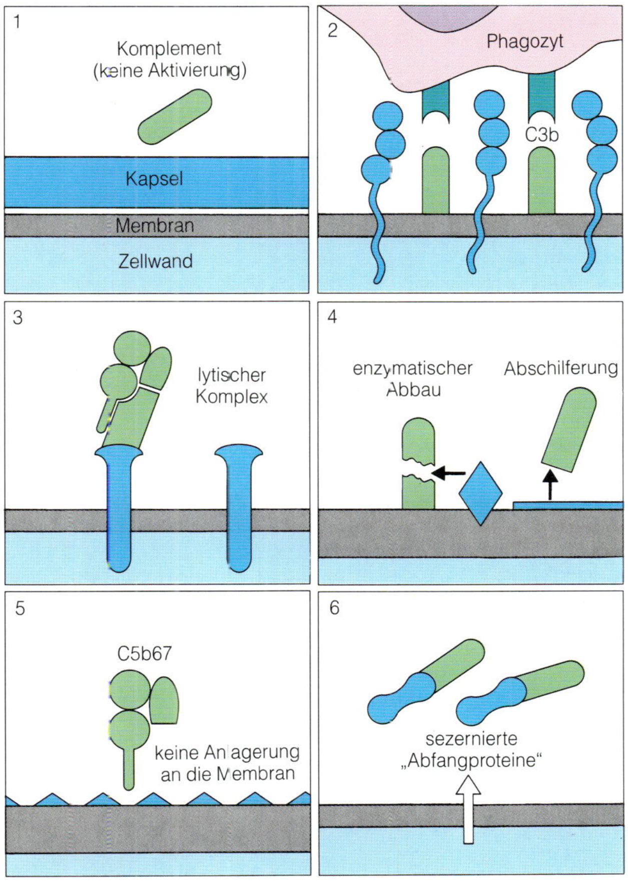

Abb. 15.**22** **Umgehung der komplementvermittelten Schädigung.** Bakterien haben einige Strategien entwickelt, um der Komplementlyse zu entgehen: 1. eine äußere Umhüllung oder Kapsel, die eine Komplementaktivierung verhindert; 2. eine Konfiguration der äußeren Oberfläche, die den Rezeptoren auf Phagozyten den Zugang zum gebundenen C3b verwehrt; 3. Strukturen werden exprimiert, die eine Anlagerung des lytischen Membranangriffskomplexes (MAC) an der Zellmembran verhindern; 4. gebundenes Komplement wird enzymatisch abgebaut oder abgeschilfert; 5 die äußere Membran bietet dem lytischen Komplex keine Möglichkeit zur Anheftung; 6. ‚Abfangproteine" werden sezerniert, damit sich Komplement an ihnen ablagert anstatt am Bakterium selbst.

Interaktion mit Phagozyten

Letztlich werden die meisten Bakterien durch Phagozyten abgetötet. Dieser Vorgang erfolgt in mehreren Stufen (Abb. 15.**23**).

Bei der **Chemotaxis** werden Phagozyten durch bakterielle Bestandteile wie f-Met-Leu-Phe und Komplementkomponenten wie C5a angelockt.

Anlagerung des Phagozyten an den Organismus. Durch diese wichtige Interaktion wird entschieden, ob anschließend eine Phagozytose erfolgt und Abtötungsmechanismen ausgelöst werden. Die Anlagerung kann vermittelt werden durch:

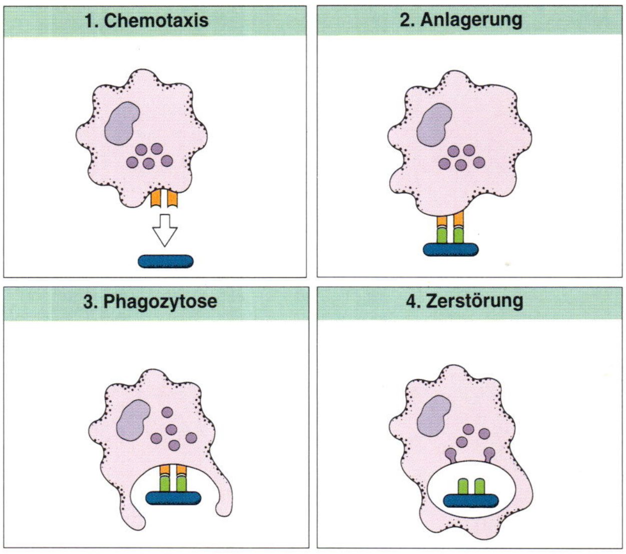

Abb. 15.**23** **Abtötung von Bakterien durch Phagozyten.** Phagozyten werden chemotaktisch an den Ort einer bakteriellen Infektion gelockt. Über C3b-, Fc-Rezeptoren und Lectine auf dem Bakterium oder dem Phagozyten wird die Verbindung zum Phagozyten hergestellt (Abb. 15.**21**). Der Mikroorganismus wird phagozytiert und ist schließlich einer Reihe von Abtötungsmechanismen ausgesetzt, welche auch die Verschmelzung von Lysosomen mit dem Phagosom beinhalten.

1. Lectine auf dem Organismus, wie etwa das mannosebindende Lectin auf den Fimbrien von Escherichia coli.
2. Lectine auf den Phagozyten. Von besonderem Interesse sind in diesem Zusammenhang die Komplementrezeptoren CR3 und p150,95 sowie das Molekül LFA-1, welche multiple Bindungsorte mit verschiedenen Spezifitäten besitzen und an β-Glucane und das Endotoxin (LPS) von gramnegativen Bakterien binden können.
3. Komplement wird auf dem klassischen oder alternativen Reaktionsweg oder über ein kürzlich im Serum entdecktes mannosebindendes Lectin angelagert.
4. Fc-Antikörperrezeptoren binden an Antikörper, die sich an das Bakterium angelagert haben (s. Abb. 15.**20**).

Auslösung der Aufnahme. Die Bindung an einen Rezeptor auf der Makrophagenmembran führt nicht notwendigerweise zur Inkorporation des Mikroorganismus. Beispielsweise binden Zymosanpartikel über die glucanerkennende lectinähnliche Bindungsstelle von CR3 und werden aufgenommen, während dies bei C3bi-beschichteten Erythrozyten nicht der Fall ist, obwohl C3bi auch an CR3 bindet.

Auslösung der mikrobiziden Aktivität. Sowenig wie die Anlagerung eines Organismus an einen Membranrezeptor dessen Inkorporation garantiert, sowenig garantiert die erfolgte Aufnahme das Auslösen der Abtötungsmechanismen. Möglicherweise löst die Interaktion mit CR3 diese Vorgänge aus.

Abtötungsmechanismen von phagozytierenden Zellen

Nachdem der Mikroorganismus internalisiert wurde, ist er einer Kette von Abtötungsmechanismen ausgesetzt.

Sauerstoffabhängige Abtötungsmechanismen

Reaktive Sauerstoffmetaboliten (reactive oxygen intermediates, ROI). Ein Enzym in der Phagozytenmembran reduziert Sauerstoff (O_2) zu einem Superoxidanion (O_2^-), einem ROI. Dies wiederum generiert weitere ROI (Abb. 15.**24**). Zellen von Patienten mit chroni-

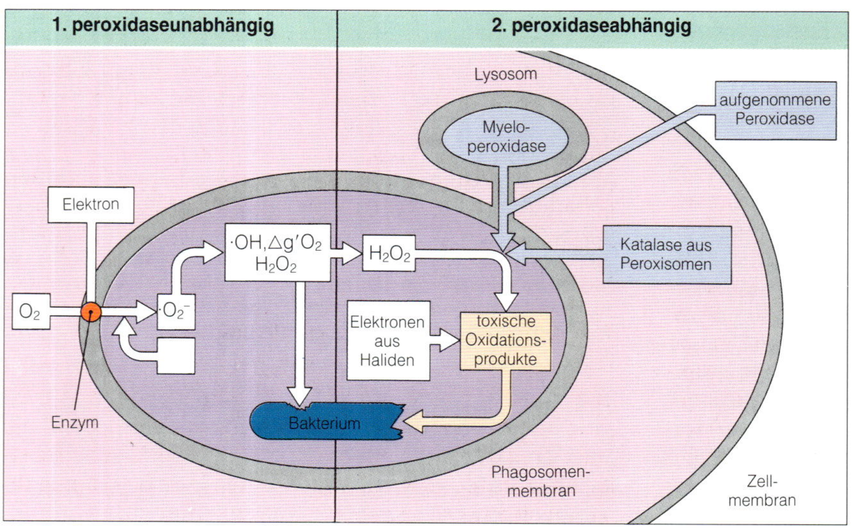

Abb. 15.**24** **Sauerstoffabhängige mikrobizide Aktivität.** 1 Ein Enzym in der Phagozytenmembran reduziert Sauerstoff zu einem Superoxidanion ($\bullet O_2^-$). Daraus können Hydroxylradikale ($\bullet OH$), Singulett-Sauerstoff (Δg^1O_2) und Wasserstoffperoxid (H_2O_2) entstehen, die alle potentiell toxisch sind. Für diese Reaktion ist die lysosomale Funktion keine Voraussetzung, sie entstehen spontan nach Aufnahme des Phagosoms. 2 Nach der lysosomalen Fusion kann Myeloperoxidase in das Innere der Phagosomen einfließen. In Anwesenheit von Peroxidase (oder – unter bestimmten Voraussetzungen – von Katalase aus Peroxisomen) und Haliden (vor allem Jodide) entstehen zusätzliche toxische Oxidanzien, wie etwa Hypohalit.

scher Granulomatose besitzen diesen Mechanismus nicht und können auf diese Weise keine Mikroorganismen abtöten. Diese Krankheit ist charakterisiert durch chronisch entzündliche Läsionen, wobei pyogene Keime, z. B. Staphylokokken, beteiligt sind. Die Monozyten von Patienten mit einem angeborenen Mangel an Myeloperoxidase zeigen defekte mikrobizide Aktivitäten. Es bleibt jedoch unklar, ob in vivo in den Phagosomen genügend Halide zur Verfügung stehen. Dazu kommt, daß Gewebsmakrophagen keine Peroxidase enthalten und so auch die peroxidaseabhängigen Reaktionen nicht ausführen.

Reaktive Stickstoffmetaboliten. Dieser erst kürzlich entdeckte Reaktionsweg (Abb. 15.**25**) könnte besonders wichtig sein. Das Ergebnis ist die Bildung von Stickoxid, welches toxisch ist für Bakterien und Tumorzellen. Zur optimalen Nutzung dieses Mechanismus brauchen Makrophagen sowohl Aktivierung durch IFNγ als auch den Anstoß durch TNF. Dieser Mechanismus erlaubt es murinen Makrophagen Mykobakterien abzutöten.

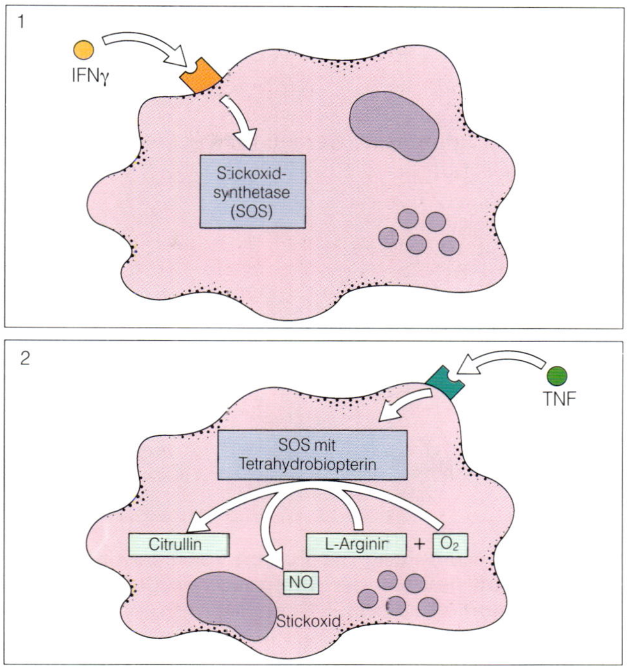

Abb. 15.**25** **Der Stickoxidreaktionsweg.** Die Stickoxidsynthetase verbindet Sauerstoff mit dem Guanidinstickstoff von L-Arginin, um Stickoxide zu bilden, welche toxisch für Bakterien und Tumorzellen sind. Dazu wird Tetrahydrobiopterin als Kofaktor gebraucht. IFNγ aktiviert den Reaktionsweg (1), der dann optimal von TNF ausgelöst wird (2). Paradoxerweise ist es zweifelhaft, ob Makrophagen des Menschen Tetrahydrobiopterin produzieren, obwohl Neutrophile und andere Zelltypen dazu in der Lage sind. Dieser Reaktionsweg könnte deshalb für den Selbstschutz von Gewebezellen wichtig sein, die nicht dem Immunsystem angehören.

Sauerstoffunabhängige Abtötungsmechanismen

Wahrscheinlich kommt diesen Mechanismen eine größere Bedeutung zu, als ihnen bis jetzt beigemessen wurde. Auch Zellen von Patienten mit chronischer Granulomatose oder mit Myeloperoxidasedefizienz können Bakterien abtöten, obwohl sie keine reaktiven Sauerstoffmetaboliten (ROI) bilden. Teilweise können hier Stickoxide verantwortlich gemacht werden, jedoch müssen noch andere Mechanismen existieren.

Kationische Proteine mit antibiotikaähnlichen Eigenschaften. Die Defensine sind cystein- und argininreiche kationische Peptide mit 30–33 Aminosäuren und kommen in Kaninchenmakrophagen und polymorphkernigen Neutrophilen des Menschen vor, wo sie 30–50% des Granulaproteins ausmachen. Sie bilden ionendurchlässige Kanäle in den Lipiddoppelschichten. Ihre höchste Aktivität erreichen sie bei pH 7,0, so daß sie wahrscheinlich kurz nach der Bildung der Phagolysosome und vor der Ansäuerung aktiv sind. Defensine können so unterschiedliche Organismen wie Staphylococcus aureus, Pseudomonas aeruginosa, Escherichia coli, Cryptococcus neoformans und das behüllte Herpes-simplex-Virus töten. Es gibt noch andere kationische Proteine mit unterschiedlichen pH-Optima, wie Cathepsin G und Azurocidin, die mit Elastase verwandt sind, aber trotzdem Wirkung gegen gramnegative Erreger zeigen.

Andere antimikrobielle Mechanismen. Nach der Lysosomenfusion erfolgt ein vorübergehender Anstieg des pH-Wertes, bevor eine Ansäuerung (Absinken des pH-Wertes) des Phagolysosoms stattfindet. Dieser Vorgang läuft innerhalb von 10 bis 15 Minuten ab. Einige Mikroorganismen scheinen schon durch die Ansäuerung selbst abgetötet zu werden, obwohl es wahrscheinlicher erscheint, dies dem niedrigen pH-Optimum der lysosomalen Enzyme zuzuschreiben. Bestimmte grampositive Organismen, die von sich aus Peptidglykane anbieten, werden durch Lysozyme abgetötet. Einer Vielzahl anderer Substanzen, wie Lactoferrin (Neutrophile), wurde eine Beteiligung bei der Abtötung zugesprochen. Lactoferrin kann Eisen sogar im sauren pH-Bereich binden und es damit für Bakterien unverfügbar machen; polymorphkernige Granulozyten verlieren nämlich die Fähigkeit, Bakterien zu töten, wenn diese mit Eisen beladen sind. Wahrscheinlich setzen alle genannten Mechanismen eine phagolysosomale Verschmelzung voraus (Abb. 15.**26** u. 15.**27**).

Aktivierung von Makrophagen

Abtötungsmechanismen können verstärkt werden, und der normalerweise stattfindende Wirkungsverlust während des Reifeprozesses der Zellen kann in der Zellkultur durch entsprechende aktivierende Stimuli aufgefangen werden. Aktivierung erfolgt durch den Einfluß von mikrobiellen Produkten und von T-Zell-Lymphokinen. In ähnlicher Weise kann der Wirkungsverlust von Zellen, die eine Woche in Zellkultur gehalten wurden, durch passende Aktivierungsstimulanzien ausgeglichen werden (Abb. 15.**28**).

Aktivierung durch mikrobielle Produkte

Verschiedene mikrobielle Produkte können Monozyten und Makrophagen direkt oder indirekt durch Auslösung der Zytokinfreisetzung aktivieren. Diese Zytokine aktivieren dann die Phagozyten. Dies wurde schon weiter oben im Zusammenhang mit der lymphozytenunabhängigen Erkennung von Bakterien erläutert.

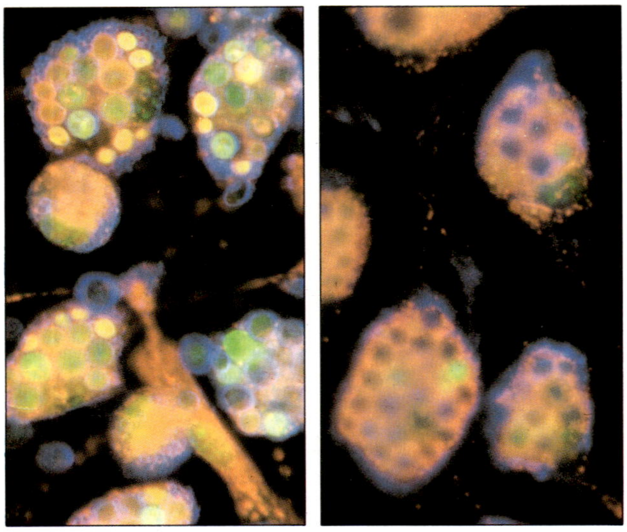

Abb. 15.**26** **Hemmung der Fusion von sekundären Lysosomen mit hefehaltigen Phagosomen durch Zugabe von Ammoniumchlorid.** Peritonealmakrophagen der Maus wurden mit Acridinorange inkubiert, einem Farbstoff, der sich in sekundären Lysosomen anreichert. Dann wurde lebende Bäckerhefe dazugegeben – daher stammen die „Löcher" in der Zelle. Ohne Zusatz von Ammoniumchlorid verschmelzen die sekundären Lysosomen normalerweise mit dem Phagosom, was durch die grüne, gelbe oder orange (je nach Konzentration) Fluoreszenz des Acridinfarbstoffes sichtbar gemacht werden kann (links). Wird Ammoniumchlorid zugegeben, bleibt die Fusion aus, und die „Löcher" erscheinen schwarz (rechts). Eine solche Blockade der lysosomalen Fusion wird bei Mycobacterium tuberculosis und einigen ammoniumsezernierenden Leishmanien beobachtet. Derselbe Effekt kann durch einige Polyanionen wie Polyglutaminsäure oder Suramin erzielt werden. Mit freundlicher Genehmigung von Mr. R. Young und Dr. P. D. Hart.

Lymphokinvermittelte Aktivierung

Die phagozytenvermittelte Immunität ist in vivo häufig die Voraussetzung für eine T-Zell-Antwort. Das am häufigsten beteiligte Lymphokin ist IFNγ, welches sowohl sauerstoffabhängige als auch sauerstoffunabhängige Mechanismen unterstützt, wie auch IL-2, GM-CSF,

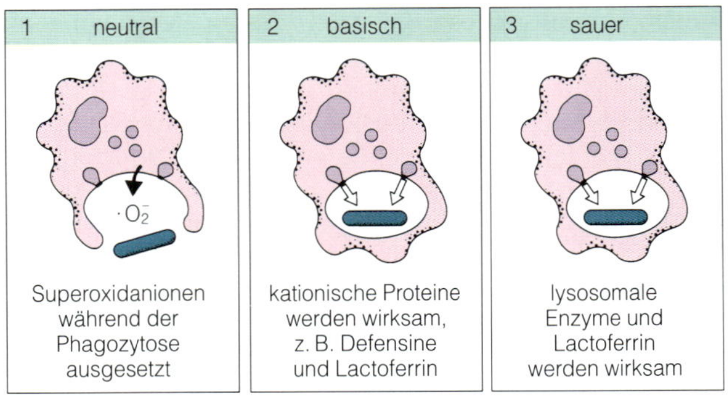

Abb. 15.**27** **Bakterizide Mechanismen.** Während der Phagozytose sind die Organismen sofort Superoxidanionen ausgesetzt (1). Nach der Phagozytose können durch einen vorübergehenden Anstieg des pH-Wertes kationische Proteine wirksam werden (2). Fällt der pH, werden lysosomale Enzyme aktiv (3). Lactoferrin bildet mit freiem Eisen Chelate, Lysozym verdaut die Peptidoglykane der bakteriellen Zellwände.

TNF und andere Lymphokine. Wie Kapitel 8 ausführt, sind viele Funktionen das Resultat eines Zusammenspiels von verschiedenen Lymphokinen.

Lymphokine haben in vivo zwei Effekte auf Phagozyten, nämlich Anlocken und Aktivieren. Diese relative Bedeutung dieser beiden Effekte unterscheidet sich von Erreger zu Erreger. Bei Listeria monocytogenes ist der wesentliche Schritt die Anlockung von Monozyten und Neutrophilen, da dieser Erreger bereits durch sauerstoffabhängige Tötungsmechanismen unschädlich gemacht wird. Im Gegensatz dazu greifen bei Mycobacterium tuberculosis sauerstoffunabhängige Mechanismen, da sich dieser Erreger in Granulozyten und Monozyten vermehrt.

Gegensatz zwischen menschlichen und murinen Makrophagen

Anhand von Mykobakterien kann die Vielschichtigkeit dieses Themas aufgezeigt werden. IFNγ stoppt die Vermehrung von Mycobacterium tuberculosis in Mäusemakrophagen, was dem Stickoxidreaktionsweg zuge-

Bakterien	Zellen am Tag O unbehandelt	7 Tage kultiviert	
		unbehandelt	behandelt mit IFNγ
Escherichia coli	tot	tot	–
Salmonella typhimurium *Listeria monocytogenes*	tot	nicht tot	tot (dieser Effekt wird durch Glucocorticoide nicht gehemmt)
Legionella pneumophila	nicht tot	nicht tot	
Nocardia asteroides	tot	?	tot (dieser Effekt wird durch Glucocorticoide geblockt)
Mycobacterium tuberculosis	nicht tot	nicht tot	variabel (Hemmung der Vermehrung, aber keine Abtötung durch Effektorzellen; 1,25-Dihydroxycholecalciferol ist aktiviert in diesem System als IFNγ)
Chlamydia psittaci	tot	nicht tot	tot
Chlamydia trachomatis	tot	tot	–
C. trachomatis biovar *lymphogranuloma venereum*	tot	nicht tot	tot

Abb. 15.**28** **Antibakterielle Wirkung von Monozyten und Makrophagen.** Die Abbildung veranschaulicht die Fähigkeit von verschiedenen Monozyten- oder Makrophagenpräparationen, die angegebenen Mikroorganismen abzutöten. Diese Zellen besitzen eine intrinsische Fähigkeit, verschiedene Bakterienstämme zu vernichten. Diese Eigenschaft kann nach 7 Tagen in Zellkultur teilweise verlorengehen, wird aber nach Behandlung mit IFNγ oft wieder reaktiviert. Andere Organismen werden erst nach lymphokinvermittelter Aktivierung getötet, ein paar andere überhaupt nicht. Dies ist Ausdruck für die Komplexität der Abtötungsmechanismen.

Abb. 15.**29** **Abwehrmechanismen gegen Phagozyten.** Bakterien haben Abwehrmechanismen entwickelt, um der Abtötung durch Phagozyten zu entkommen. Einige können Repellents oder Toxine freisetzen, welche die Chemotaxis hemmen (1). Andere besitzen Kapseln oder äußere Umhüllungen, an die Phagozyten sich nicht anlagern können (2). Nach erfolgter Phagozytose sezerniert z. B. Mycobacterium tuberculosis Moleküle, welche die Fusion der Lysosomen hemmen (3), oder sie sezernieren Katalase, welches Hydrogenperoxid verändert (4). Organismen wie Mycobacterium leprae besitzen eine sehr resistente äußere Umhüllung. Mycobacterium leprae umgibt sich mit einem phenolischen Glykolipid, welches freie Radikale entfernt (5). Mykobakterien setzen außerdem ein Lipoarabinomannan frei, welches die Wirkung von IFNγ auf Makrophagen blockiert (6). Infizierte Zellen können ihre Wirkung als antigenpräsentierende Zellen verlieren (7). Einige Organismen (z. B. Mycobacterium leprae) können aus den Phagosomen ausweichen und vermehren sich im Zytoplasma (8).

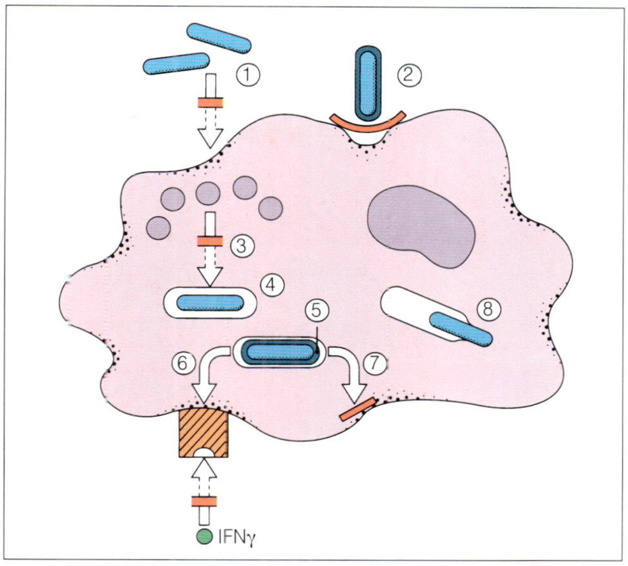

schrieben wird. In menschlichen Monozyten kann es dagegen sowohl eine Verminderung als auch eine Verstärkung des Wachstums induzieren. Ursächlich erscheint die Tatsache, daß menschliche Makrophagen, im Gegensatz zu murinen, kein Tetrahydrobiopterin, einen essentiellen Kofaktor für die Stickoxidproduktion (Abb. 15.**25**), vorweisen können. Auf der anderen Seite bringt IFNγ menschliche (jedoch nicht murine) Makrophagen dazu, ein 1-Hydroxylase-Enzym zu exprimieren, welches die zirkulierende inaktive Form des Vitamins D_3 (25[OH]Vitamin D_3) in den aktiven 1,25-Dihydroxy-Metaboliten überführt. Dieser Metabolit kann antimykobakterielle Mechanismen in Makrophagen effizienter induzieren als IFNγ selbst.

Bakterielle Mechanismen zur Umgehung der phagozytenvermittelten Abtötung

Da die meisten Mikroorganismen letztlich durch Phagozyten abgetötet werden, überrascht es nicht, wenn erfolgreiche Erreger eine Reihe von Mechanismen entwickelt haben, um dieses Risiko zu minimieren (Abb. 15.**29**).

Bakterizide Aktivitäten von nichtphagozytierenden Zellen

Direkter Kontakt

Es wird verschiedentlich berichtet, daß einige Mikroorganismen, hier besonders gramnegative Bakterien, durch Kontakt mit NK-Zellen und sogar Tc-Zellen abgetötet werden können. Hier ist wahrscheinlich der membranlysierende Mechanismus dieser Zellen (s. Kap. 8) beteiligt, der auf die für gramnegative Keime charakteristische äußere Lipiddoppelschicht wirkt.

Abtötung von infizierten Zellen durch Tc-Zellen

Man vermutet, daß einige Organismen wie Mykobakterien, die im Innern der Wirtsphagozyten gedeihen, von der befallenen Wirtszelle freigesetzt und anderen Abtötungsmechanismen ausgesetzt werden müssen. Tc-Zellen könnten diese Funktion übernehmen.

γδ-T-Zellen

Ein großer Teil von γδ-Rezeptoren-tragenden T-Zellen vermehren sich als Antwort auf bakterielle Antigene. Einige Untertypen dieser Zellen lassen sich auf epithelialen Oberflächen nieder. Es ist daher sehr wahrscheinlich, daß sie eine Rolle bei der Infektion spielen, jedoch ist noch unklar, welche. Generell sind sie zytotoxisch und könnten deshalb befallene Zellen zerstören.

Aktivierung von Schutzmechanismen in Gewebszellen

Man übersieht gewöhnlich, daß auch Gewebszellen, die nicht Bestandteil des Immunsystems sind, Bakterien in sich aufnehmen können, wie Mycobacterium leprae, invasive Shigella- und Salmonellaspezies, oder Rickettsia und Clamydia. Durch IFNγ aktivierte Fibroblasten können das Wachstum dieser Organismen, über den Stickoxidreaktionsweg, der phagozytierenden Zellen nicht zur Verfügung steht, hemmen.

Mechanismen der bakteriellen Immunpathologie

Endotoxinschock

Dieser tritt auf bei massiver Produktion von Zytokinen, welche normalerweise durch bakterielle Produkte ausgelöst wird; hier besonders Endotoxin (LPS), welches während der septikämischen Perioden freigesetzt wird. Es können auftreten: lebensbedrohendes Fieber, Kreislaufkollaps, diffuse intravasale Koagulierung und hämorrhagische Nekrosen. Dies kann zu multiplem Organversagen führen (Abb. 15.**30**).

Die Shwartzman-Reaktion

Shwartzman hatte als erster beobachtet, daß nach intrakutaner Injektion von gramnegativen Organismen (in Kaninchen) die intravenöse Injektion einer zweiten Dosis nach 24 Stunden zu einer hämorrhagischen Nekrose des Hautareals führt. Dies ging als das sog. Shwartzman-Phänomen in die Medizingeschichte ein (Abb. 15.**31**). Er beobachtete ebenfalls, daß nach zwei intra-

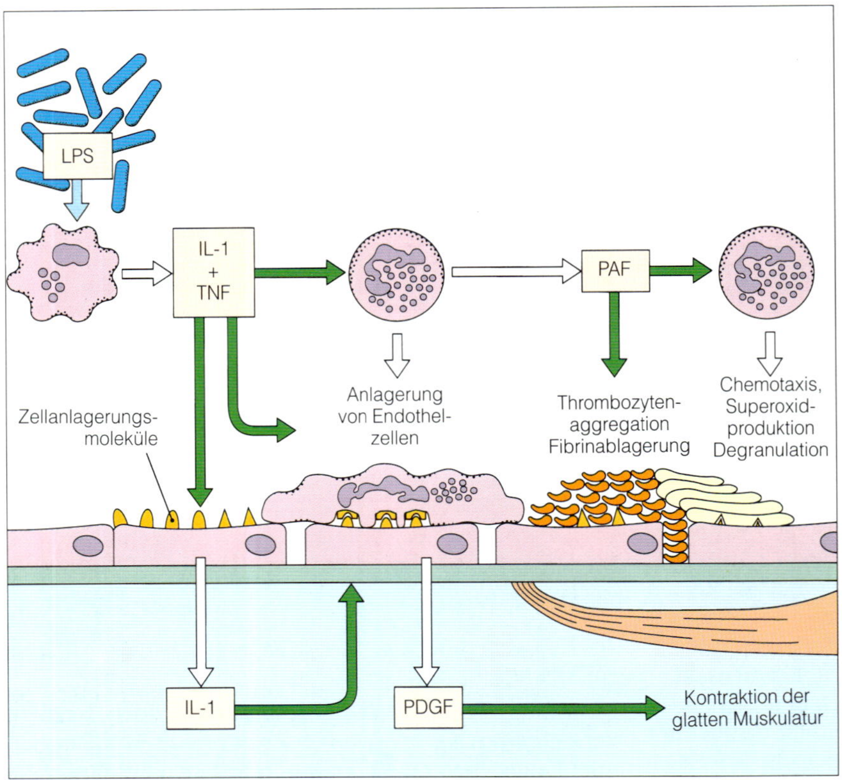

Abb. 15.**30** **Septikämischer Schock.** Eine massive Freisetzung von Zytokinen, welche oft durch Endotoxin (LPS) von gramnegativen Bakterien ausgelöst wird, kann zu intravaskulärer Koagulation (DIC) und dadurch defekter Gerinnung, Änderungen der Gefäßpermeabilität, Flüssigkeitsverlust in die Gewebe, Blutdruckabfall, Kreislaufzusammenbruch und hämorrhagischer Nekrose, besonders im Darm, führen. Die Abbildung zeigt einige wichtige Abschnitte dieses Reaktionsweges auf zellulärer Ebene. Die Zytokine TNF und IL-1 induzieren bei Endothelzellen die Exprimierung von Zellanlagerungsmolekülen und Gewebsthromboplastin. Dies fördert die Anlagerung von zirkulierenden Zellen und Ablagerung von Fibrin. Der Platelet-aktivating-Faktor (PAF) verstärkt diese Wirkung. Im Experiment kann das Schockgeschehen durch TNF-neutralisierende Antikörper blockiert und durch Antikörper gegen Gewebsthromboplastin oder PAF-Hemmer abgeschwächt werden. Grampositive Bakterien können Schock auslösen (platelet derived growth factor, PDGF, wird von Thrombozyten und Endothel produziert).

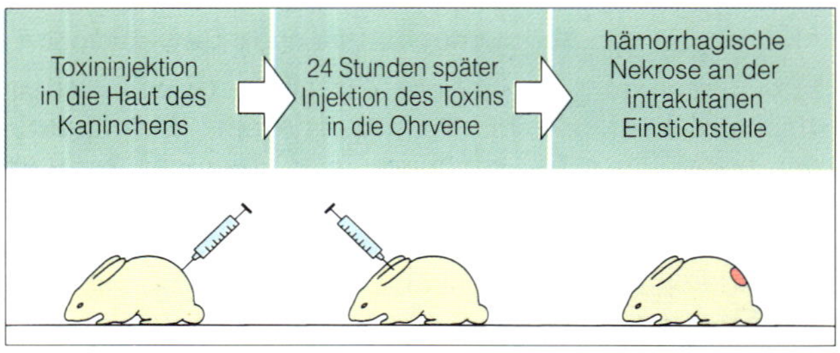

Abb. 15.**31** **Shwartzman-Reaktion.** Shwartzman hat beobachtet, daß nach Injektion von gramnegativen Organismen in die Haut von Kaninchen die intravenöse Injektion einer zweiten Dosis nach 24 Stunden zu einer hämorrhagischen Nekrose des Hautareals führt (LPS hat dieselbe Wirkung). Neuere Untersuchungen haben aufgezeigt, daß der entzündete Hautbezirk außerordentlich empfindlich auf systemisch freigesetzte Zytokine, folgend auf die intravenöse Injektion, reagiert. Auf zellulärem Niveau hat dieses Phänomen vieles gemeinsam mit dem Geschehen, das Abb. 15.**30** beschreibt. Das Komplementsystem und neutrophile Granulozyten sind ebenfalls beteiligt.

venösen Injektionen im Abstand von 24 Stunden eine systemische Reaktion mit Kreislaufkollaps und bilateraler Nekrose der Nierenrinden eintritt. Da Sanarelli ähnliche Beobachtungen gemacht hatte, ist diese Reaktion heute als „Sanarelli-Shwartzman-Phänomen" bekannt. Die Reaktion kann auch eine Nekrose des Pankreas, der Hypophyse, der Nebennieren und des Darms einschließen. Kennzeichnend ist eine diffuse intravaskuläre Blutkoagulation. Später wurde gezeigt, daß etliche andere Organismen dieselbe Reaktion hervorrufen können, so etwa Streptokokken, Mykobakterien, Hämophilus, Korynebakterien und sogar Vacciniavirus. Es stellte sich heraus, daß Endotoxin (LPS) für diese Reaktion verantwortlich ist. Nach neueren Untersuchungen sind eine Akkumulation und Degranulation von Neutrophilen sowie Veränderungen des Endothels an diesem Phänomen beteiligt. Heute erscheint es wahrscheinlich, daß TNF und IL-1 die wichtigsten Mediatoren dieser Reaktion sind (s. Kap. 8). Die indirekte Injektion von TNF in „vorbereitete" Hautareale bedingt eine ähnliche Nekrose, was vielleicht die natürliche Wirkung von TNF imitiert, welches nach intravenöser Injektion von Endotoxin (LPS) lokal am irritierten Hautareal wirksam wird.

Dieses Phänomen erklärt die typischen hämorrhagischen Hautveränderungen bei Kindern mit Meningokokkenmeningitis. Eine erste septikämische Phase verursacht überall verbreitete Entzündungsherde, die zu diesem Zeitpunkt der Entwicklung noch klein und subklinisch, aber zytokinsensibel sind. Eine zweite stärkere septikämische Phase löst die Freisetzung von genügend Zytokin aus, um diverse Nekrosen in den Entzündungsherden zu verursachen.

Das Koch-Phänomen

Es handelt sich um eine nekrotische Hauttestantwort auf Antigene von Mycobacterium tuberculosis, welche erstmals von Robert Koch mit tuberkulösen Meerschweinchen demonstriert wurde (Abb. 15.**32**). Dies könnte auch mit den Nekrosen in Zusammenhang gebracht werden, die in den von der eigentlichen Krankheit verursachten Läsionen vorkommen. Zumindest teilweise spielt jedoch auch die Freisetzung von Zytokinen

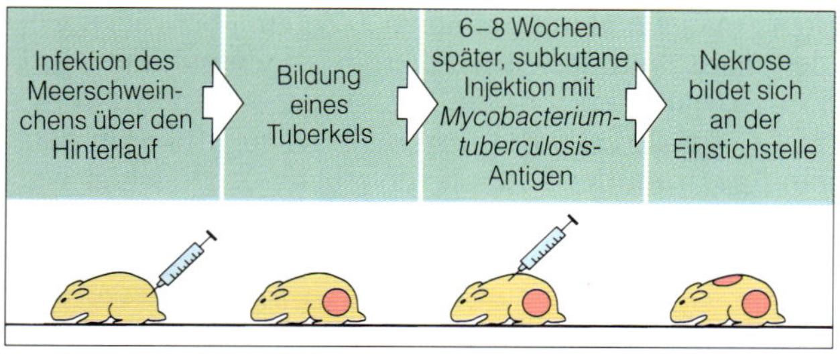

Abb. 15.**32** **Koch-Phänomen.** Robert Koch hat beobachtet, daß eine Injektion von Mycobacterium tuberculosis oder löslichem Antigen von Mycobacterium tuberculosis in die Haut eines tuberkulösen Meerschweinchens eine nekrotische Reaktion hervorruft, und zwar sowohl an der Einstichstelle als auch in den eigentlichen tuberkulösen Läsionen. Dies hat zumindest zum Teil damit zu tun, daß die Allergie vom verzögerten Typ auf mykobakterielles Antigen – wie auch die LPS-Injektionsstelle der Shwartzman-Reaktion – sehr empfindlich gegenüber Zytokintoxinen sein kann. Diese können lokal im Hauttestbezirk freigesetzt werden. Eine ähnliche Reaktion wird bei Menschen mit Tuberkulose oder überstandener Tuberkulose beobachtet. Immunantworten auf dasselbe Antigen bei Patienten mit – aufgrund einer BCG-Impfung – positivem Hauttest rufen gewöhnlich keine Nekrose hervor.

Infektion	Pathogenese	wichtigste Abwehrmechanismen
Corynebacterium diphtheriae	nichtinvasives Pharyngitistoxin	neutralisierende Antikörper
Vibrio cholerae	nichtinvasives Enteritistoxin	neutralisierende und adhäsionsblockierende Antikörper
Neisseria meningitidis (gramnegativ)	Nasopharynx → Bakteriämie → Meningitis → Endotoxämie	Opsonierung und Abtötung durch Antikörper und lytisches Komplement
Staphylococcus aureus (grampositiv)	lokal invasiv und toxisch in der Haut u. a.	Opsonierung durch Antikörper und Komplement, Abtötung durch Phagozyten
Mycobacterium tuberculosis	invasiv, lokal toxisch, Überempfindlichkeit	? Aktivierung von Makrophagen durch T-Zellen
Mycobacterium leprae	invasiv, raumfordernd, evtl. Überempfindlichkeit	

Abb. 15.**33** **Die wichtigsten Immunmechanismen bei einigen häufigen bakteriellen Infektionen.** Diese Abbildung zeigt an Beispielen, wie das Wissen um einen Organismus und den Mechanismus der Krankheit zu einer Vorhersage über den relevanten Immunmechanismus führen kann.

in die T-Zell-vermittelten Entzündungsherde eine Rolle (Hypersensitivität vom verzögerten Typ). Diese Herde sind ausgesprochen sensibel gegenüber gewebsschädigenden Wirkungen von Zytokinen.

Abb. 15.**33** zeigt Beispiele für den Zusammenhang zwischen der Art des Organismus, der Erkrankung und Immunpathologie sowie dem Mechanismus der Immunantwort, die zu einem Schutz führt.

Neue Themen in der bakteriellen Immunologie

Superantigen

Diese erst kürzlich gefundenen bakteriellen Komponenten haben diesen Namen, da sie direkt an variable Regionen von β-Ketten von T-Zell-Untereinheiten binden und sie mit dem MHC von APC verbinden. Dadurch werden alle T-Zellen aktiviert, die das entsprechende V_β-Genprodukt tragen. Derartige Superantigene wurden in Staphylokokken, Mykoplasmen und wahrscheinlich in Mykobakterien gefunden. Die biologische Bedeutung dieser bakteriellen Anpassung ist in seiner Gesamtheit noch nicht klar, jedoch kann eine offensichtliche Wirkung die Toxizität der massiven Zytokin-Lymphokin-Ausschüttung sein, die auf der gleichzeitigen Stimulierung von weiteren T-Zell-Untereinheiten beruht. Es erscheint als wahrscheinlich, daß die Staphylokokkentoxine, die für das Toxic shock syndrome (TSST-1 usw.) verantwortlich sind, auf diese Weise arbeiten.

Hitzeschockproteine

Diese Proteine findet man in eukaryotischen und prokaryotischen Zellen, wo sie eine wesentliche Rolle bei Aufbau und Transport von anderen Molekülen spielen. Zellen, die unnatürlich hohen Temperaturen ausgesetzt sind, exprimieren eine größere Anzahl dieser Proteine, was für ihre Rolle in der Stabilisierung der Proteinstruktur spricht. Ihre Aminosäuresequenzen sind sehr gut erhalten, und es wird augenblicklich viel darüber spekuliert, ob sie, da bakterielle Hitzeschockproteine denen des Menschen so ähnlich sind, in die Auslösung einer Autoimmunität eingebunden sind.

Trotz ihrer Ähnlichkeit mit Wirtsproteinen scheinen sie paradoxerweise als Zielantigen bei der Immunantwort gegen viele infektiöse Organismen zu dienen.

Immunität gegen Pilze

Über die genauen Mechanismen bei der Immunität gegen Pilzinfektionen ist wenig bekannt, aber man nimmt an, daß sie im Grunde denen ähneln, die eine Resistenz gegen bakterielle Infektionen vermitteln. Pilzinfektionen des Menschen können in vier große Kategorien eingeteilt werden:

1. Oberflächliche Mykosen durch Dermatophyten sind gewöhnlich auf die nichtlebenden Hornschichten der Haut, Haare und Nägel beschränkt.
2. Subkutane Mykosen durch saprophytische Pilze, die nach einer Verletzung chronische Knötchen und Ulzera im Unterhautgewebe verursachen können (z. B. Chromomykose, Sporotrychose, Myzetom).
3. Respiratorische Mykosen durch Saprophyten, die subklinische oder akute Lungeninfektionen machen und nur selten disseminieren oder granulomatöse Läsionen setzen (z. B. Histoplasmose, Kokzidioidomykose).

4. Candida albicans ist ein ubiquitärer Kommensale, der oberflächliche Infektionen der Haut und Schleimhaut verursacht, selten auch systemische Infektionen.

Pilzinfektionen der Haut sind gewöhnlich selbstlimitierend und hinterlassen eine gewisse begrenzte Resistenz gegenüber einer Reinfektion. Die Resistenz basiert offenbar auf der zellvermittelten Immunität, da die Patienten eine Allergie vom verzögerten Typ auf Pilzantigene entwickeln können und das Auftreten von chronischen Infektionen mit einer Verminderung dieser Reaktion einhergeht. Auch bei anderen Pilzinfektionen spielt die T-Zell-Immunität eine Rolle, weil eine Resistenz manchmal mit immunen T-Zellen übertragen werden kann. Vermutlich werden über Lymphokine aus T-Zellen Makrophagen aktiviert, die gegen den Pilz vorgehen (Abb. 15.**34**). Bei respiratorischen Mykosen kann ein Spektrum des Krankheitsverlaufes beobachtet werden, das an die verschiedenen Formen der Lepra erinnert (s. Kap. 22). Eine Störung der physiologischen Verhältnisse durch immunsuppressive Medikamente oder eine Verschiebung der Keimflora durch Antibiotika kann zu einer Candidabesiedlung prädisponieren. Candidainfektionen werden auch gewöhnlich bei immundefizienten Krankheitszuständen beobachtet (schwere kombinierte Immundefizienz, Thymusaplasie usw.), was heißt, daß das Immunsystem daran beteiligt ist, den Pilz in die Schranken eines normalen Kommensalen zu weisen.

Es gibt auch Hinweise auf eine Beteiligung der Neutrophilen an der Immunität gegen einige respiratorische Mykosen, wie die Mukormykose (Abb. 15.**35**). Es ist wahrscheinlich, daß die bereits im Zusammenhang mit den Bakterien erwähnten kationischen Proteine eine wichtige Rolle bei der Abwehr von Pilzinfektionen spielen, da Zellen von Patienten, die einen Defekt des Sauerstoffreduktionsmechanismus aufweisen, Hefezellen und Hyphen mit fast unverminderter Effizienz abtöten können (Abb. 15.**36**). Der Stickoxidreaktionsweg ist jedoch wirksam gegen Cryptococcus, und dieser Mechanismus wird sich wahrscheinlich als sehr wichtig gegen viele Pilze erweisen.

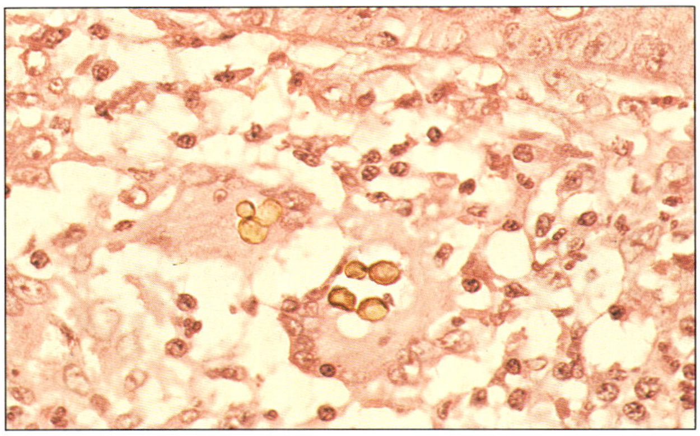

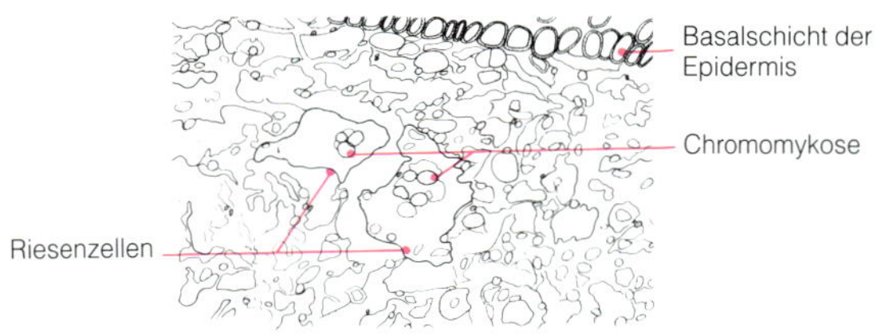

Abb. 15.**34** **T-Zell-Immunität bei Chromomykose.** Die Riesenzellen in der Haut eines Patienten enthalten pigmentierte Zellen der Chromomykose (eine subkutane Mykose). Das Gebiet ist von einem vorwiegend mononukleären Zellinfiltrat umgeben. HE-Färbung, 400 ×. Mit freundlicher Genehmigung von Dr. R. J. Hay.

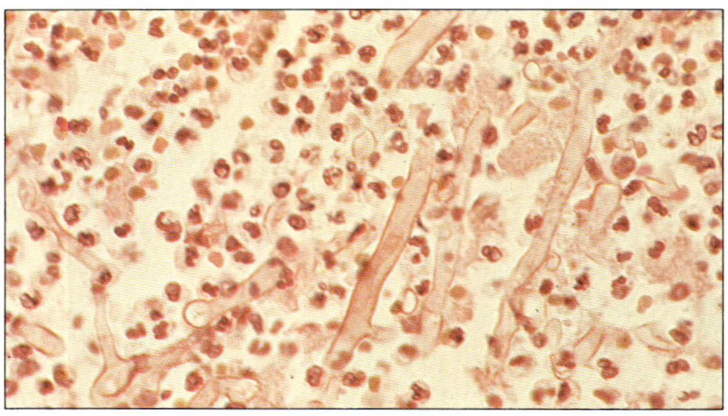

Abb. 15.**35** **Neutrophilenvermittelte Immunität gegen Mukormykose.** Die Abbildung zeigt einen Schnitt durch die Lunge eines Patienten mit Mukormykose – eine opportunistische Infektion bei Immunsuppression. Das entzündliche Infiltrat besteht fast ausschließlich aus neutrophilen Polymorphkernigen um die Hyphen des Pilzes herum. Die Erkrankung geht mit Neutropenie einher. Silberfärbung, 400 ×. Mit freundlicher Genehmigung von Dr. R. J. Hay.

Entwicklung von Impfstoffen

Vor der Entwicklung einer Vakzine müssen folgende Fragen geklärt sein:

1. Welches sind die relevanten protektiven Antigene?
2. An welchen Organen sollen die Mechanismen wirksam werden?
3. Welcher immunologische Mechanismus liegt der Impfung zugrunde?

Organismus	Ursprung der Monozyten/Makrophagen		
	normal	chronische granulomatöse Erkrankung	Myeloperoxidase-defizienz
Candida albicans	+	(+)	(+)
Candida parapsilosis	+	–	?
Cryptococcus neoformans	+	?	+
Aspergillus fumigatus conidia	+	+	?
Aspergillus fumigatus hyphae	+	+	?

Abb. 15.**36** **Die Abtötung von Pilzen durch Monozyten/Makrophagen.** Viele Pilze können durch Monozyten oder Makrophagen getötet werden. Da auch Zellen von Patienten mit einer chronischen granulomatösen Erkrankung und von Personen mit einer Myeloperoxidasedefizienz ebenfalls in der Lage sind, Pilze zu töten, scheinen sauerstoffunabhängige Mechanismen die größere Bedeutung zu haben.

Organismus	Antigen	Mechanismus	Adjuvans	Organ
Corynebacterium diphtheriae *Clostridium tetani*	Toxin	neutralisierende Antikörper	Al(OH)$_3$ oder Pertussisvakzine	systemisch
Streptococcus pneumoniae	Kapsel-polysaccharide, jedoch viele Serotypen	Antikörper	unbekannt	systemisch
Bordetella pertussis	verschiedene Toxine	? Antikörper	unbekannt	systemisch + sekretorisch
Neisseria gonorrhoeae	Pili, LPS	Antikörper	? rekombinante kommensale Keime	Urogenitaltrakt
Vibrio cholerae	Toxin, LPS	Antikörper	? rekombinante Organismen	Darm
Mycobacterium tuberculosis	unbekannt	? T-Zell-abhängige Aktivierung von Makrophagen	BCG-Lebend-vakzine	systemisch

Abb. 15.**37** **Anforderungen an die Vakzineentwicklung.** Verschiedene Organismen stellen unterschiedliche Anforderungen an einen Impfstoff. Die weiter unten in der Liste stehenden Impfstoffe sind die problematischsten.

4. Welches Adjuvans und welches Impfschema sind sicher in der Anwendung und werden die gewünschte Reaktion am gewünschten Ort hervorrufen (Abb. 15.**37**)?

Alle vier Kriterien werden von solchen Organismen erfüllt, deren Pathogenität ein einzelnes und definiertes, immunogenes Protein zugrunde liegt. Die Toxine von z. B. Corynebacterium diphtheriae und Clostridium tetani verlieren nach Erhitzung ihre Toxizität, behalten aber ihre Immunogenität. Solche Toxoide rufen eine systemische Körperantwort hervor, wenn sie zusammen mit einem einfachen Adjuvans wie Aluminiumhydroxid oder abgetöteten Bordetella-pertussis-Keimen injiziert werden. Systemische Antikörperantworten können mit Hilfe von Adjuvanzien relativ problemlos erzeugt werden. Die Entwicklung von Impfstoffen ist jedoch gewöhnlich wesentlich komplizierter, wie der nächste Abschnitt zeigen wird.

Mikrobielle Antigene

Organismen wie Streptococcus pyogenes und Streptococcus pneumoniae besitzen sehr viele verschiedene Serotypen, so daß eine effiziente Vakzine eine komplexe Mixtur wird, teuer in der Herstellung ist und keine volle Abdeckung garantiert. Noch problematischer wird es, wenn ein Impfstoff mehrere toxische Produkte enthält, von denen nicht genau bekannt ist, ob und welche protektiven Antigene sie enthalten oder zumindest welches der protektive Mechanismus ist. Bordetella pertussis ist dafür ein Beispiel, weil die Wirksamkeit des Impfstoffes aus abgetöteten Ganzkeimen eher Glückssache war als das Ergebnis wissenschaftlicher Bemühungen. Der Wirkungsmechanismus ist nicht bekannt, und immer wieder wird dieser Impfung ein Zusammenhang mit gelegentlich auftretenden Hirnschädigungen angelastet; wegen der oft irrational geführten Diskussion um die Pertussisimpfung ist es zu begrüßen, daß moderne Vakzine in Entwicklung sind. Für viele Bakterien wie Mycobacterium leprae oder Mycobacterium tuberculosis sind die immunitätsinduzierenden Antigene nicht identifiziert worden. Es ist nicht einmal bekannt, ob die Immunität aufgrund eines oder mehrerer Antigene dieser komplexen Organismen entsteht.

Ort der Wirkung

Eine Immunität sollte dort ausgebildet werden, wo sie tatsächlich gebraucht wird, also etwa im Urogenitaltrakt oder im Darm. Die direkte intravaginale Immunisierung mit Antigenen von Neisseria gonorrhoeae erzielt eine wesentlich bessere lokale Immunantwort als eine systemische Immunisierung. Die konventionelle parenterale Impfung mit Vibrio cholerae bringt nur eine geringe protektive Wirkung, während mit experimentellen oralen Vakzinen bessere Ergebnisse gesehen werden. Die Entwicklung geht dahin, stabile Mutanten von pathogenen Organismen zu entwickeln, die nach oraler Aufnahme eine Infektion initiieren, also das lokale Epithel oder lymphatische Gewebe befallen, jedoch nach einer begrenzten Anzahl von Replikationszyklen sterben. Auf diesem Konzept beruht die orale Impfung mit Salmonella typhimurium, die aus stabilen Mutanten besteht, die eine begrenzte Überlebenszeit im darmassoziierten lymphatischen Gewebe und in der Milz haben. Solche Mutanten können auf andere Spezies übertragen werden; ebenso können Gene für die relevanten antigenen Determinanten anderer Pathogene in den mutanten Organismen eingesetzt werden, in der Hoffnung, daß sie in einer Art und Weise exprimiert werden, die eine adäquate Immunantwort hervorruft.

Immunologische Mechanismen

Liegt der gewünschten Immunantwort ein zellvermittelter Mechanismus zugrunde, müssen bei der Entwicklung eines Impfstoffes zwei Probleme gelöst werden. Erstens müssen die protektiven Antigene identifiziert werden, was bei Mycobacterium leprae oder Mycobacterium tuberculosis bisher nicht der Fall ist. Zweitens – wenn ein Adjuvans benötigt wird, das für den Gebrauch am Menschen akzeptabel ist und außer Antikörpern auch eine zellvermittelte Immunantwort induzieren soll – gibt es kaum Alternativen zum lebenden BCG (Bacillus Calmette-Guérin), einem attenuierten Stamm von Mycobacterium bovis; in Betracht kommen noch Salmonellenmutanten (oral), die in einem gewissen Ausmaß eine zellvermittelte Immunität hervorrufen, und Vacciniavirus.

Adjuvans

Es wurden verschiedene Versuche unternommen, auf der Basis des kompletten Freund-Adjuvans (FCA, s. o.) nebenwirkungsarme Adjuvanzien zu entwickeln. Das FCA, eine Wasser-in-Öl-Emulsion, enthält abgetötete Mykobakterien und kann im Menschen schwere Nebenwirkungen zeigen. Möglicherweise werden sich isolierte oder synthetische Bakterienkomponenten mit adjuvanter Wirkung, wie etwa Derivate von Muramyldipeptid in einem verstoffwechselbaren Öl (z. B. Squalen), als für den menschlichen Gebrauch akzeptabel erweisen.

16 Immunität gegen Einzeller und Würmer

Janice Taverne

Gewöhnlich stimulieren parasitäre Infektionen mehr als einen Abwehrmechanismus, so daß beispielsweise Antikörper und gleichzeitig die zellvermittelte Immunität induziert werden; welche Antwort letztlich überwiegt, hängt hauptsächlich von der Art des Parasiten ab. Anhand einiger wichtiger parasitärer Infektionen des Menschen sollen in diesem Kapitel die Hauptmechanismen besprochen werden, durch welche die Vermehrung und Ausbreitung des Parasiten im Wirtsorganismus gebremst wird. Dabei soll sich unser Augenmerk auf die ineinandergreifenden Vorgänge, die sich tatsächlich in der Natur abspielen, richten. Zu den für den Menschen pathogenen Protozoen gehören darmbesiedelnde Amöben, ferner Blutparasiten, die entweder extrazellulär (z. B. afrikanische Trypanosomen) oder in den Erythrozyten vorkommen (Plasmodium spp.), und solche, die sich in den Makrophagen der Haut bzw. des Lymphsystems (Leishmania) oder auch im mononukleären Phagozytensystem von Leber, Milz und Knochenmark (z. B. Trypanosoma cruzi und Leishmania spp.) aufhalten. Trypanosoma cruzi kann auch die glatte und quergestreifte Muskulatur befallen.

Wurmerkrankungen des Menschen werden durch Trematoden (z. B. Schistosomen), einige Zestoden (Bandwürmer) und bestimmte Nematoden oder Rundwürmer (z. B. Trichinella spiralis, Hakenwürmer, Askariden und Filarien) verursacht. Band- und Hakenwürmer sind Darmbewohner, während sich erwachsene Pärchenegel in den Blutgefäßen aufhalten. Andere Würmer, so z. B. Filarien (Fadenwürmer), leben in Lymphgefäßen. Viele parasitäre Würmer machen komplizierte Lebenszyklen durch, wobei sie durch verschiedene Organe des Wirtes wandern und sich zum Teil in mehreren Schritten in unterschiedlichen Organen entwickeln, um dann erst den Platz der endgültigen Reifung und ihres weiteren Daseins einzunehmen.

Parasitäre Krankheiten sind in der ganzen Welt sehr verbreitet und stellen besonders in den tropischen Ländern ein großes Problem dar (Abb. 16.**1**). So tötet Malaria z. B. 1–2 Millionen Menschen pro Jahr. Die Krankheitsbilder sind sehr unterschiedlich, und ebenso umfaßt die Immunantwort auf den jeweiligen Parasiten ein sehr weites Spektrum. Dennoch gibt es einige Gemeinsamkeiten.

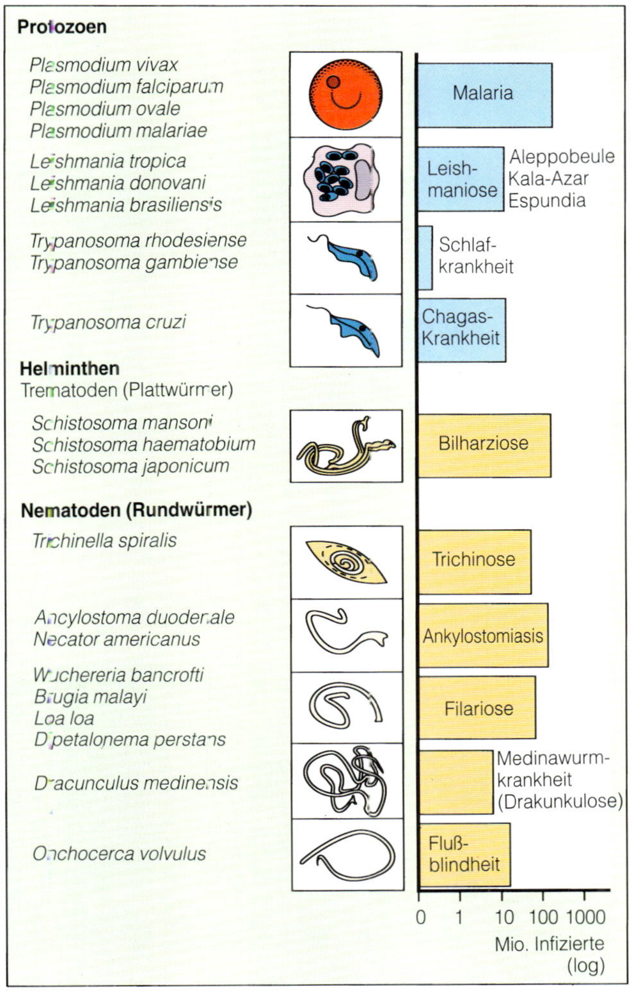

Abb. 16.**1** **Die wichtigsten parasitären Infektionen des Menschen.** Daten stammen von WHO 1990.

Hauptmerkmale parasitärer Infektionen

Protozoen sind viel größer als andere Infektionserreger, z. B. Bakterien oder Viren (Abb. 16.**2**), obwohl einige Protozoen immer noch klein genug sind, um in menschlichen Zellen zu leben. Dazu haben sie spezielle Eintrittsmodi entwickelt: so z. B. der Merozoit, invasive Zwischenform der Blutphase des Malariaerregers, der sich an bestimmte Rezeptoren an der Erythrozytenoberfläche anlagert und mit Hilfe eines speziellen Organs in den Erythrozyten eindringt. Makrophagenbesiedelnde Leishmanien dulden es einfach, von der Zelle aufgenommen zu werden, benötigen dann aber spezielle Strategien, um in dieser hostilen Umgebung zu überleben. Größer bedeutet auch, daß diese Parasiten eine vielfältigere, bezüglich Zahl und Art, Antigenausstattung besitzen. Viele Parasiten können auch ihre Oberflächenantigene verändern, wobei man dann von Antigenvariation spricht. Bei Parasiten mit kompliziertem Entwicklungszyklus treten manche Antigene nur während bestimmter Stadien auf, so daß die Immunantwort des Wirtes als stadiumspezifisch gilt. So kommt z. B. die Proteinhülle des Mückenstadiums der Plasmodien nur bei diesem Stadium vor; Antikörper hiergegen reagieren nicht mit Parasiten in Leberzellen oder Erythrozyten.

Im Laufe von Millionen von Jahren haben sich die Parasiten gut an ihren spezifischen Wirt angepaßt. So wird z. B. die Malaria bei Vögeln, Nagern und Menschen von unterschiedlichen Parasiten verursacht, die

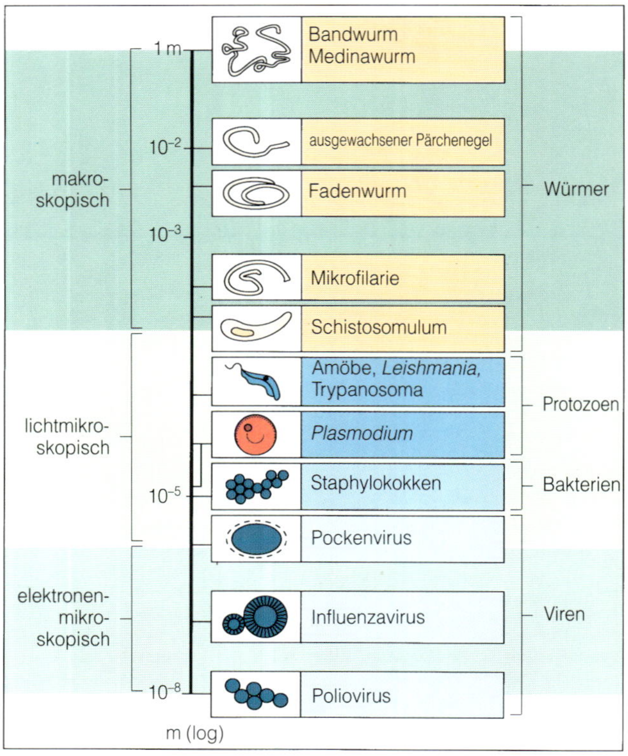

Abb. 16.2 **Größenvergleich der verschiedenen Infektionserreger.**

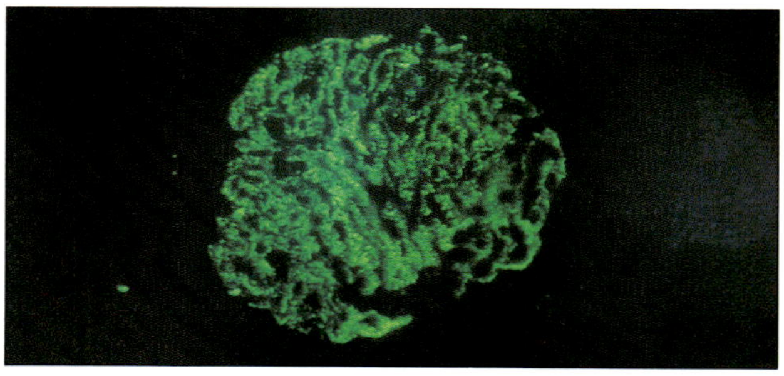

Abb. 16.3 **Ablagerungen von Immunkomplexen: nephrotisches Syndrom bei Malaria quartana.** Die fluoreszenzmikroskopische Aufnahme (schwache Vergrößerung) zeigt einen Glomerulus aus der Nierenbiopsie von einem nigerianischen Kind mit diesem Syndrom. Nach einer Infektion mit Plasmodium malariae kann sich als Folge der Ablagerungen von Immunkomplexen in den Glomeruli der Niere eine Glomerulonephritis entwickeln. Das Präparat wurde mit FICT-konjugiertem antihumanem IgG gefärbt und zeigt eine granuläre Ablagerung von Immunglobulin in sämtlichen Kapillarschlingen des Glomerulus. Mit freundlicher Genehmigung von Dr. V. Houba.

sich nur in den jeweiligen Spezies vermehren können. Es gibt zwar einige Ausnahmen von dieser Regel, z. B. kann der Schweinefinnenbandwurm (Taenia solium) auch den Menschen befallen, aber meistens wird im falschen Wirt der Lebenszyklus des Parasiten unterbrochen. Innerhalb einer Art können sich mehrere Stämme in Abhängigkeit von „Immun-response-Genen" in ihrer Widerstandsfähigkeit unterscheiden. Nicht zum MHC gehörende Gene sind hier besonders wichtig. So ist beispielsweise die angeborene Abwehrkraft von Mäusen gegenüber einer Infektion durch Leishmania donovani und einigen anderen Parasiten durch das Lsh-Gen genetisch festgelegt (s. Kap. 9). Die Abwehr des Wirtes gegen spezielle Parasiten beinhaltet immer mehrere immunologische Effektormechanismen, und die Parasiten verfügen über viele verschiedene Möglichkeiten, diese zu umgehen. Manche benutzen selbst Zellen und Moleküle des Immunsystems zu ihrem eigenen Nutzen. Leishmanien, die Makrophagen besiedeln, benutzen z. B. Komplementrezeptoren, um in die Zelle einzudringen.

Es liegt im Eigeninteresse des Parasiten, daß der Wirt überlebt, und so verlaufen parasitäre Infektionen normalerweise chronisch. Zu den Folgen einer chronischen Infektion gehören die Anwesenheit zirkulierender Antigene, die Persistenz des antigenen Stimulus und die Entstehung von Immunkomplexen (Abb. 16.**3**). Bei einigen Infektionen werden vermehrt Immunoglobuline gebildet: IgM bei der Trypanosomiasis und Malaria, IgG bei Malaria und viszeraler Leishmaniose und IgE bei Wurminfektionen. Die meisten parasitären Infektionen gehen mit einer Milzvergrößerung einher, und offenbar können parasitäre Antigene als polyklonale Mitogene direkt auf Lymphozyten einwirken. Zusätzlich zur Immunantwort findet man häufig auch immunsuppressive und immunpathologische Effekte.

Verallgemeinert gesagt, ist die zellvermittelte Antwort am wirksamsten gegen intrazelluläre Protozoen, während Antikörper für extrazelluläre Parasiten im Blut und in der Gewebsflüssigkeit zuständig sind, wobei jedoch die Art der Immunantwort, die den umfassendsten Schutz erzeugt, vom jeweiligen Parasiten abhängt. Antikörper allein oder mit Komplement können einen extrazellulären Parasiten schädigen, aber sie sind in ihrer Wirkung wesentlich effizienter, wenn sie zusammen mit Effektorzellen eingesetzt werden, z. B. durch Opsonisierung oder durch Stärkung der antikörperabhängigen, zellvermittelten Zytotoxizität (ADCC). Die Wirkungen sind lokal, und bei Abstoßungsreaktionen können viele mediatorensezernierende Zellen vor Ort sein.

Bei einer einzigen Infektion können unterschiedliche Immunantworten gegen verschiedene Entwicklungsstadien des Erregers tätig werden. Bei der Malaria scheint beispielsweise die zellvermittelte Immunität die Entwicklung innerhalb der Hepatozyten zu verhindern, wohingegen Antikörper gegen extrazelluläre Formen die Fähigkeit zur Invasion weiterer Zellen unterbinden. Dies wurde an Mäusen gezeigt, die man mit Salmonella typhimurium, das das Gen für das Oberflächenantigen der Sporozoiten enthielt, geimpft hatte. Die Tiere entwickelten eine zellvermittelte Immunität gegen Sporozoiten, jedoch keine Antikörper.

Effektormechanismen

Verschiedene Effektorzellen, Makrophagen, Neutrophile, Eosinophile und sogar Plättchen, unterstützen die Wirtsabwehr gegen Parasiteninfektionen und kontrollieren die Vermehrung und Ausbreitung von bereits eingenisteten Parasiten. Es leuchtet ein, daß die anatomische Lokalisation dieser Effektorzellen von Bedeutung ist. Der experimentelle Entzug der drei kernhaltigen Zelltypen aus der Haut immuner Mäuse erhöhte z. B. deren Empfänglichkeit gegenüber einer Infektion mit Zerkarien von Schistosoma mansoni. Dies belegt, daß hier zelluläre Effektormechanismen in der Haut zur Immunität des Wirtes beitragen.

Viele antiparasitäre Wirkungen von Effektorzellen werden durch Interaktionen mit Zytokinen, die als Antwort auf eine Infektion von anderen Zellen freigesetzt werden, verstärkt. Zytokine dürften ebenfalls die Zellwanderung beeinflussen. Grundsätzlich werden Zytokine von T-Lymphozyten und Makrophagen abgesondert. Einige jedoch können von B-Lymphozyten, Fibroblasten und dem Endothel der Blutgefäße abgegeben werden. Manche Zytokine können ihrerseits Endothelzellen veranlassen, andere Zytokine freizusetzen, und viele wirken synergistisch und verursachen eine weitere Verstärkung der Entzündungsantwort. Einige Zytokine können Endothelzellen veranlassen, reaktive Sauerstoffmetaboliten abzusondern, die für die Parasiten toxisch sind, jedoch ebenfalls die wirtseigenen Gewebe schädigen können.

T-Zellen

T-Zellen bilden die Basis für die Kontrolle der Parasitenvermehrung. Der Schutz vor den meisten Parasiteninfektionen kann durch die Übertragung von Milzzellen, insbesondere von T-Zellen, von immunen auf normale Tiere übertragen werden. Handelt es sich jedoch um akut infizierte Tiere, kann die Übertragung von T-Zellen manchmal – so z. B. im Fall einer Leishmania-tropica-Infektion – eine schützende Immunantwort unterdrücken und so zum Tode des Empfängertieres führen.

Daß T-Zellen benötigt werden, kann dadurch gezeigt werden, daß thymuslose Nacktmäuse oder Mäuse nach T-Zell-Entzug nicht mehr in der Lage sind, normalerweise nichttödliche Infektionen, wie Nagermalaria (Abb. 16.**4**) oder Trypanosoma-cruzi-Infektionen, abzuwehren.

Sowohl der schützende T-Zell-Typ als auch seine Wirkungsweise hängen von der Natur der Infektion ab. Beispielsweise übertragen T-Zellen vom $CD4^+$-(Helfer-)Phänotyp einen Schutz gegen Leishmania major und Leishmania tropica, die Erreger der Hautleishmaniose. Monoklonale Antikörper gegen das $CD4^+$-Antigen vergrößern das Ausmaß der Hautläsionen bei resistenten Mäusestämmen und verursachen ein Anwachsen der Parasitenzahl. T-Zellen desselben Phänotyps sind jedoch notwendig, um Mäuse von einer Infektion mit dem Parasiten Giardia muris, einem Darmbewohner, zu heilen. Für den Schutz gegenüber den jeweiligen Infektionsstadien können verschiedene T-Zell-Phänotypen notwendig sein. Während $CD8^+$-T-Zellen-Mäuse gegen das Leberstadium der Nagermalaria, ausgelöst durch den Parasiten Plasmodium berghei, schützen (sonst immune Mäuse werden nach Entzug dieser Zellen gegenüber einer Sporozoiteninfektion empfänglich), sind es die $CD4^+$-T-Zellen, die die Immunabwehr gegen das Blutstadium von Plasmodium yoelii vermitteln. Die $CD8^+$-Zellen zerstören infizierte Hepatozyten und sezernieren IFNγ, welches die Multiplikation der Parasiten innerhalb der Hepatozyten hemmt. Da Hepatozyten MHC-Klasse-II-negativ sind, werden sie von $CD4^+$-Zellen nicht erkannt und nicht zur Freisetzung von IFNγ stimuliert. Zytotoxische T-Zellen zerstören

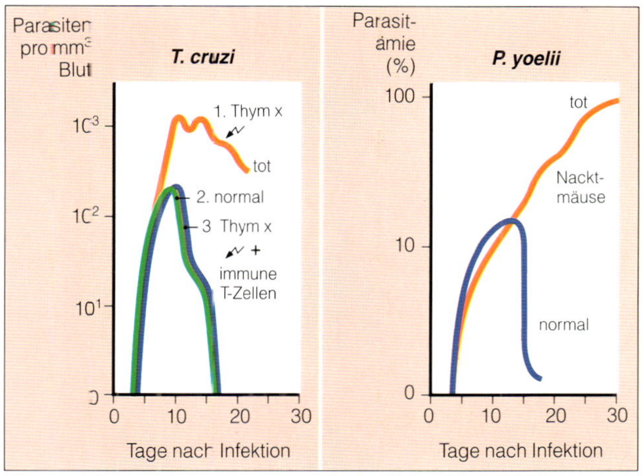

Abb. 16.**4** **Parasitäre Infektionen bei T-deprivierten Mäusen.** Die Abbildungen zeigen den Anstieg der Blutparasiten (Parasitämie) bei infizierten Mäusen. Trypanosoma cruzi vermehrt sich in thymektomierten (Thym x) und bestrahlten (↯) Mäusen (1) (deren Zellen dadurch zerstört wurden) und führt bald zu einem letalen Ausgang der Infektion (1); normale Mäuse können den Parasiten innerhalb von 16 Tagen aus ihrem Blut entfernen (2). Rekonstitution der T-deprivierten Mäuse und T-Zellen immuner Artgenossen (immune T-Zellen) versetzt die Tiere wieder in die Lage, mit der Parasitämie fertig zu werden (3). In diesen Versuchen bekamen beide Gruppen (1 und 3) fetale Leberzellen zur Wiederherstellung der vitalen hämatopoetischen Funktionen. Plasmodium yoelii verursacht in normalen Mäusen eine selbstbegrenzende Infektion, und die Parasiten sind nach 20 Tagen aus dem Blut verschwunden. In Nacktmäusen (die von Geburt an keine T-Zellen besitzen) vermehren sich die Parasiten ungehemmt, und die Mäuse sterben nach etwa 30 Tagen.

ebenfalls mit Theileria parva, einem Parasiten in Rinderlymphozyten, infizierte Zellen.

Zytokinfreisetzung durch T-Zellen

Die Bedeutung von Zytokinen bei parasitären Infektionen wurde aufgeklärt, indem man sie an infizierte Tiere verabreichte oder sie mit Hilfe von monoklonalen Antikörpern eliminierte. Viele Zytokine wirken auf Effektorzellen ein, um deren zytotoxische oder zytostatische Kapazitäten zu verstärken und die Zellanzahl zu erhöhen. Die Monozytose bei Malaria und die charakteristische Milzvergrößerung, verursacht durch ein massives Anwachsen der Zellzahl, sind T-Zell-abhängig; ebenso die Anhäufung von Makrophagen in den Lebergranulomen bei der Bilharziose und die für Wurminfektionen charakteristische Eosinophilie. Aktivierte T-Zellen setzen Zytokine aus der Familie der koloniestimulierenden Faktoren (CSF) frei, z. B. Interleukin 3 (IL-3) und GM-CSF, die Zellen der myeloiden Reihe beeinflussen, indem sie deren Vermehrung, Differenzierung und Aktivierung hervorrufen. Eosinophile, die durch CSF wie IL-3 und GM-CSF aktiviert werden, können effektiver Larven von Pärchenegeln abtöten.

Unter gewissen Umständen kann jedoch die Zytokinfreisetzung den Wirt schädigen:

Verabreicht man beispielsweise an mit Leishmania major infizierte Mäuse IL-3, so führt dies zu einer Exa-

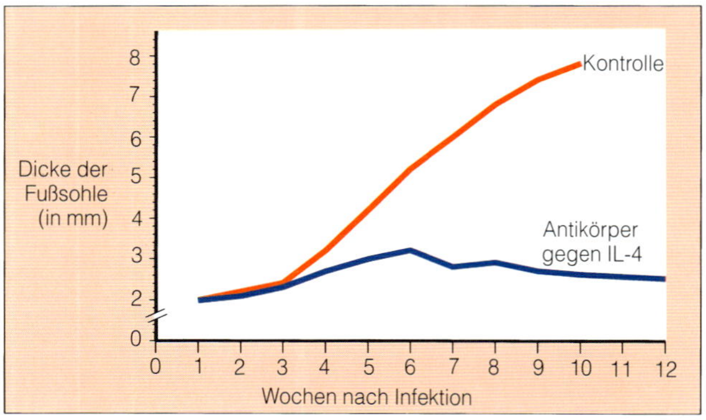

Abb. 16.5 **Zytokinproduktion und Ausbreitung der Infektion.** Die Empfänglichkeit eines sensiblen Mäusestammes gegenüber einer Infektion durch Leishmania major hängt von der IL-4-Produktion ab. Hier wurden die Mäuse an der Fußsohle infiziert und die Größe der Läsion jede Woche gemessen. Die wöchentliche Behandlung mit monoklonalen Antikörpern gegen IL-4 verhinderte ein Ausbreiten des Parasiten.

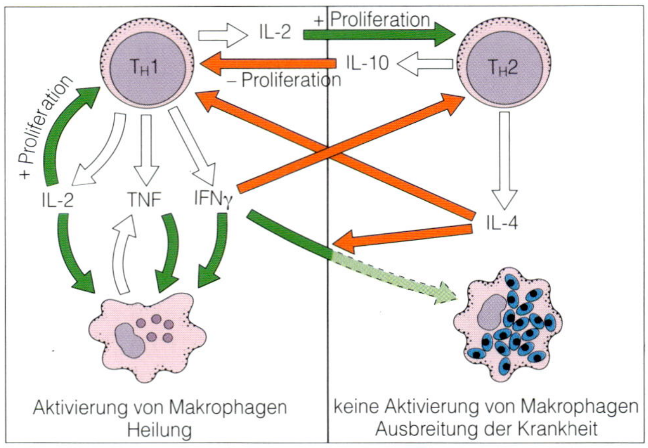

Abb. 16.6 **Wirkung von T_H1- und T_H2-Zellen bei einer Leishmaniainfektion.** Die Abbildung zeigt die durch verschiedene Untereinheiten von T-Zellen während der Entwicklung einer Immunantwort sezernierten Zytokine und deren Wirkung auf den Verlauf der Krankheit.

zerbation der lokalen Infektion und einer raschen Disseminierung der Parasiten. Wahrscheinlich geschieht dies durch vermehrte Proliferation von parasitentragenden Vorläuferzellen im Knochenmark.

Einige offensichtliche Widersprüchlichkeiten wurden erst kürzlich durch die Differenzierung zwischen T_H1- und T_H2-Untereinheiten von $CD4^+$-T-Zellen aufgeklärt.

So sind T_H1-Zellen besser für intrazelluläre Zellen bzw. T_H2-Zellen für extrazelluläre Parasiten. Obwohl diese klare Trennung nicht für menschliche T-Zellen aufrechterhalten werden konnte, können doch Immunantworten, die während vieler parasitärer Infektionen ablaufen, als „T_H1-like" oder „T_H2-like" beschrieben werden. Das Verhältnis zwischen beiden kann sich mit dem Alter ändern.

Die Bedeutung unterschiedlicher Zytokine bei unterschiedlichen Infektionen variiert auch je nach Wirt. T_H2-Wirkungen bei Bilharziose scheinen beim Menschen wesentlich für die Immunität zu sein, während diese bei der Maus Immunpathologien hervorrufen und T_H1 und IFNγ für die Schutzwirkung verantwortlich sind.

Eine oder die andere Untereinheit der T-Helferzelle dominiert normalerweise. Mit Leishmania infizierte Mäuse benötigen T_H1 zum Aufbau einer Immunität. Somit hängt die Resistenz von einigen Mäusestämmen gegenüber Infektionen mit Leishmania major von der Produktion von IFNγ ab. Bei empfänglichen Mäusen mit fortschreitender Krankheit produzieren die $CD4^+$-Zellen kein IFNγ, sondern IL-3 und IL-4 (Abb. 16.**5**). Eine Übertragung von IL-4-produzierenden $CD4^+$-Zellen hemmt die positiven Effekte von IFNγ und verschlimmert die Krankheit. In vitro hemmt IL-4 auch die IFNγ-induzierten Aktivitäten von menschlichen Monozyten gegen Leishmania donovani (Abb. 16.**6**). T_H1-Zellen-aktivierende Peptide induzieren am besten eine Immunität gegen Leishmania.

Beide Untereinheiten der T-Helferzellen können aufeinanderfolgend in einer selbstlimitierenden Infektion vorkommen. T_H1 kommt oft am Anfang einer Infektion vor und sezerniert IFNγ, welches unspezifisch die Parasitenvermehrung kontrolliert, indem es Effektorzellen aktiviert und die Anzahl der phagozytosefördernden Rezeptoren erhöht. Es verstärkt auch die Antigenpräsentierung durch vermehrte Expression von MHC-Klasse-II-Molekülen. T_H2-Zellen herrschen dann später vor und unterstützen die Produktion von Antikörpern, die der Immunreaktion Spezifität verleihen. Bei Malaria beispielsweise, wo der Schutz von der Blutform von $CD4^+$-Zellen und einer intakten Milz abhängt, könnte die Eliminierung der Parasiten dort mit Hilfe von aktivierten Effektorzellen und antikörperabhängiger Toxizität stattfinden.

Das Muster der Zytokinproduktion in einem nichtimmunen, infizierten Wirt könnte zu dem eines immunen unterschiedlich sein. Bei Schistosoma-mansoni-infizierten Mäusen dominieren IL-5-produzierende T_H2-Zellen während der Infektion. In Mäusen jedoch, die durch eine Impfung mit bestrahlten Zerkarien immunisiert worden sind, sind IgE und Eosinophile niedrig, und IFNβ-produzierende T_H1-Zellen dominieren. Für den Unterschied zwischen empfänglichen und immunen Mäusen scheint ein lösliches Eiantigen verantwortlich zu sein, das zu einem späteren Zeitpunkt freigesetzt wird, nämlich dann, wenn adulte Würmer mit der Eiproduktion beginnen. Dieses Antigen reduziert die Funktionen von T_H1 und den Gehalt von IFNγ und erhöht die Produktion von IL-5 durch T_H2.

Interleukin 2. Das durch proliferierende Lymphozyten freigesetzte IL-2 ist bei einigen parasitären Infektionen, wie z. B. Malaria, afrikanische Trypanosomiasis und Chagas-Krankheit, defizient. Wenn T-Zellen von Trypanosoma-brucei-infizierten Mäusen inkubiert und durch Mitogen sensibilisiert werden, dann sind IL-2-Produktion und Expression von IL-2-Rezeptoren auf niedrigem Niveau.

In Trypanosoma-cruzi-infizierten Mäusen stellt eine IL-2-Injektion die Aktivität der T-Helferzellen wieder her, was zu einem Anstieg von parasitenspezifischem IgM und IgG, einem Absinken der Parasitenzahl im Blut und einem längeren Überleben führt.

Interferon γ (IFNγ). IFNγ ist an jenen Immunmechanismen beteiligt, die – wahrscheinlich über die Aktivierung von Effektorzellen – die Vermehrung von vielen Parasiten begrenzt. In vitro verleiht eine Behandlung von Makrophagen mit IFNγ letzteren eine Resistenz gegen das Eindringen von einigen intrazellulären Parasiten (z. B. Toxoplasma gondii und Leishmania spp.) und führt zur Eliminierung von bereits resistenten Parasiten. Die Fähigkeit von einfachen Lymphokinpräparaten, Makrophagen zur Abtötung dieser Parasiten zu stimulieren (Abb. 16.**7**), wird durch Antikörper gegen IFNγ aufgehoben. Die Tatsache, daß diese Ergebnisse durchaus Geschehnisse in vivo reflektieren, wurde durch die therapeutischen Wirkungen von IFNγ auf Trypanosoma-cruzi-infizierte Mäuse aufgezeigt (Abb. 16.**8**). Darüber hinaus starben Mäuse, behandelt mit Antikörpern, die die IFNγ-Bindung blockierten, an einer Infektion mit einem normalerweise avirulenten Stamm von Toxoplasma gondii. Peritonealmakrophagen von den behandelten Mäusen waren nicht aktiviert und tolerierten die Vermehrung des Parasiten, während jene von Kontrolltieren aktiviert und resistent waren.

Ähnlich korreliert die Resistenz gegenüber Leishmania donovani mit der Produktion von IFNγ, Makrophagenaktivierung und der Bildung von Granulomen; keine dieser Aktivitäten wird bei Nacktmäusen (ohne Thymus) festgestellt, wo sich die Parasiten unkontrolliert vermehren. Milzzellen, genetisch resistenten Mäusen während der akuten Phase einer Infektion entnommen und mit Parasitenantigen inkubiert, sezernieren kein IFNγ oder IL-2 im Gegensatz zu jenen, die am Anfang der Rekonvaleszenzphase entnommen wurden. Verabreicht man IFNγ während der akuten Phase, so wird die Multiplikation der Parasiten blockiert. Auf ähnliche Weise hebt die Behandlung von Mäusen mit Antikörpern gegen IFNγ deren natürliche Resistenz auf und erlaubt die Ausbreitung des Parasiten. Auch beim Menschen stellt man fest, daß mit Parasitenantigen inkubierte T-Zellen kein IFNγ sezernieren.

Auch extrazelluläre Parasiten, wie Entamoeba histolytica und Schistosoma mansoni, sind empfänglich für die Effekte der IFNγ-Aktivierung von Makrophagen. Diese Effekte könnten durch die Anwesenheit von Antikörpern, über ADCC, verstärkt werden.

Bei Malaria vermindert die Verabreichung von menschlichem IFNγ an Schimpansen, die mit Sporozoiten von Plasmodium vivax infiziert sind, die Parasitämie. Die Fähigkeit von immunen Mäusen, einer Ansteckung durch Sporozoiten von Plasmodium berghei zu widerstehen, wurde durch eine Behandlung mit Antikörpern gegen IFNγ aufgehoben.

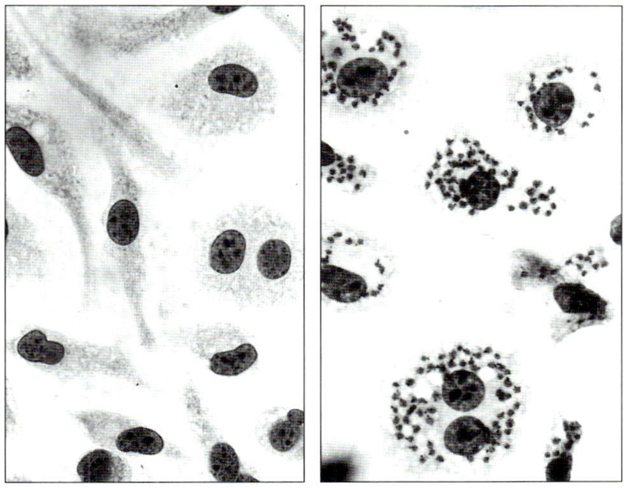

Abb 16.**7** **Zytokinbehandlung verhindert die Parasitenvermehrung in Makrophagen.** Peritonealmakrophagen von Balb/c-Mäusen werden mit 10^7 Antimastigoten von Leishmania donovani infiziert und 72 Stunden später entweder mit einem lymphokinhaltigen Überstand aktivierter T-Zellen oder einem Kontrollüberstand behandelt. Nach Kultivierung weisen die mit Zytokinen behandelten Zellen keine Parasiten (links) im Gegensatz zur unbehandelten Probe (rechts) auf. Folgestudien mit rekombinanten IFNγ und monoklonalen Antikörpern gegen IFNγ zeigten, daß die Hemmung durch dieses Zytokin vermittelt wurde. Mit freundlicher Genehmigung von Dr. H. Murray; aus J. Immunol. 129 (1982) 334.

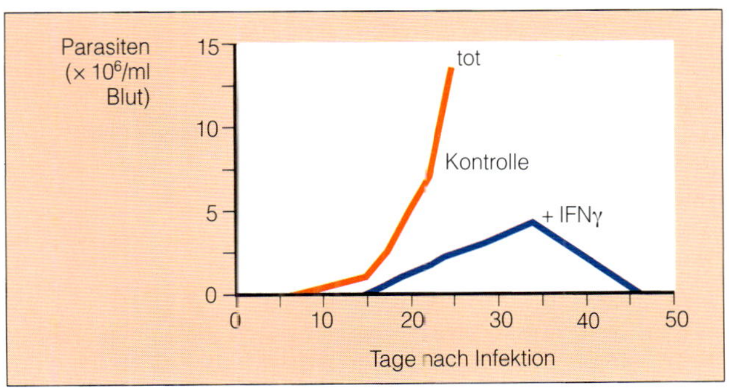

Abb. 16.**8** **Die Schutzwirkung von IFNγ** bei akuter Trypanosoma-cruzi-Infektion. Bei diesen Mäusen vermehren sich die Parasiten derart, daß sie nach 3 Wochen den Tod des Wirtes herbeiführen. Die Verabreichung von rekombinantem Mäuse-IFNγ beherrscht die Vermehrung und führt letztlich zur Eliminierung des Erregers.

Makrophagen

Makrophagen initiieren nicht allein als antigenpräsentierende Zellen eine Immunantwort, sondern beeinflussen auf zweierlei Weise den Verlauf von parasitären Infektionen:

1. Sie agieren als Effektorzellen, die die Vermehrung von Parasiten hemmen und sie zerstören.
2. Sie sezernieren Moleküle, die die Entzündungsantwort steuern. Einige, wie die Zytokine IL-1, TNFα und die CSF, verstärken die Immunität durch Aktivierung von anderen Zellen oder über die Stimulierung ihrer Proliferation. Andere wiederum, wie Prostaglandine und TGFβ, könnten immunsuppressiv wirken.

Die Aktivierung von Makrophagen kennzeichnet die frühe Phase einer Infektion und verstärkt alle Funktionen. Die Makrophagen werden hauptsächlich durch T-Zell-sezernierte Zytokine (z. B. IFNγ, GM-CSF, IL-3 und IL-4) aktiviert, jedoch ist nicht die gesamte Aktivierung T-Zell-vermittelt.

Einige Parasitenprodukte, wie lösliche Antigene von Malariaerregern und Trypanosoma brucei, induzieren beispielsweise bei Makrophagen die Freisetzung von TNFα, welches wiederum andere Makrophagen aktiviert. NK-Zellen können als IFNγ-Quelle fungieren.

Phagozytose. Die Phagozytose gehört zu den führenden Funktionen der Makrophagen; sie ist für die Wirtsabwehr gegen kleinere Parasiten bedeutsam, und ihre Effektivität kann deutlich durch Opsonierung des aufzunehmenden Erregers verstärkt werden. Zusätzlich prägen aktivierte Makrophagen mehr Fc- und C3-Rezeptoren aus, die ebenfalls ihre phagozytäre Funktion verstärken. Die Eliminationsgeschwindigkeit einzelliger Parasiten aus dem Blut wird dadurch in Gegenwart spezifischer Antikörper besonders verstärkt. Afrikanische Trypanosomen, wie Trypanosoma cruzi, werden rasch durch Makrophagen in der Leber aufgenommen, insbesondere wenn sie durch Antikörper und C3b opsoniert sind. Resistenzvergleiche zwischen Mäusestämmen mit verschiedenen immunologischen Defekten gegenüber einer Infektion mit Trypanosoma rhodesiense zeigen, daß die Phagozytose und die Zerstörung der Parasiten durch Makrophagen ein wichtiger Effektormechanismus bei der Bekämpfung der Trypanosomiasis ist.

Die Phagozytose wird allerdings auch von einigen Parasiten benutzt, um in Makrophagen hineinzugelangen und sich dort zu vermehren. Die Promastigoten von Leishmania donovani, Erreger der Kala-Azar, und von Leishmania major, Erreger des Hautleishmaniose, fixieren Komplement über den alternativen Reaktionsweg und binden dann an CR3-Rezeptoren auf der Oberfläche von Makrophagen, was zu ihrer Phagozytose führt. Monoklonale Antikörper gegen den Rezeptor blockieren die Bindung des Erregers. Die Parasiten können ebenfalls an den Mannose-Fucose-Rezeptor auf der Makrophagenoberfläche binden, was auf ähnliche Weise ihren Zelleintritt erleichtert.

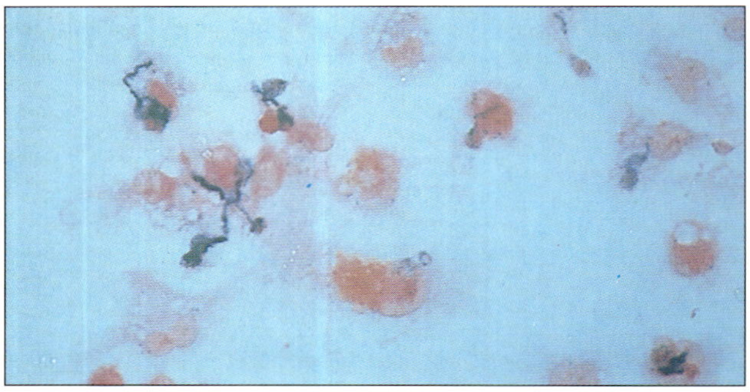

Abb. 16.**9** **Auslösen des „respiratory burst" von Makrophagen durch Leishmania donovani.** Die Aufnahme zeigt eine Kultur von Peritonealmakrophagen, die Promastigoten von Leishmania donovani zusammen mit Nitroblautetrazolium (NBT) aufgenommen haben. Das schwarze Präzipitat zeigt, daß NBT durch Produkte des „respiratory burst" reduziert wurde, welcher durch den Kontakt mit den Parasiten – wahrscheinlich eine Interaktion mit einem spezifischen Rezeptor – ausgelöst worden ist. Über 80% der Promastigoten (dieses Stadium wird von Insekten übertragen) werden durch normale Makrophagen zerstört, einige jedoch können aus den Phagolysosomen entkommen und entwickeln sich zu Amastigoten. Amastigoten induzieren nicht so leicht wie Promastigoten einen „respiratory burst" und können deshalb ganz gut in normalen Makrophagen überleben. In vitro werden sie jedoch durch Inkubation der Zellen mit Lymphokinen zerstört. Beide Entwicklungsstadien werden durch H_2O_2, nicht jedoch durch die anderen Sauerstoffmetaboliten getötet. Promastigoten sind empfindlicher gegen H_2O_2 als Amastigoten. Mit freundlicher Genehmigung von Dr. J. Blackwell.

Parasitentötende Eigenschaften. Makrophagen sezernieren eine Vielzahl löslicher Faktoren, von denen viele zytotoxisch wirken und folglich Parasiten durch Vorgänge, die parasitenunabhängig sind, abtöten können.

Aktivierte Makrophagen sind für die Kontrolle von Infektionen, wie sie beispielsweise durch Trypanosoma cruzi, Leishmanien und Plasmodien ausgelöst werden, wichtig. Makrophagen können nicht nur relativ kleine extrazelluläre Parasiten, wie die extrazellulären Stadien der Malaria, sondern auch – im aktivierten Zustand – größere Parasiten, wie die Larvenstadien der Pärchenegel abtöten. Durch antikörpervermittelte Toxizität (ADCC) können sie auch als „Killerzellen" fungieren; besonders IgG und IgE können ihre Fähigkeit, Schistosomula abzutöten, verstärken. Ebenso sezernieren sie verschiedene Zytokine (z. B. TNFα und IL-1), die mit anderen Zelltypen interagieren und Leberzellen widerstandsfähig gegenüber dem Malariaerreger machen.

Reaktive Sauerstoffmetaboliten (ROI) werden von Makrophagen und Granulozyten nach Phagozytose von verschiedenen Parasiten, wie Trypanosoma cruzi, Toxoplasma gondii, Leishmania spp., Malariaerreger, Filarien und Schistosomula (Abb. 16.**9**), gebildet. Aktivierte Makrophagen setzen mehr Superoxide und Wasserstoffperoxide als normale, ruhende Makrophagen frei; zugleich sind ihre sauerstoffunabhängigen Abwehrfunktionen ausgeprägter.

Menschliche Makrophagen jedoch töten Toxoplasma gondii durch einen sauerstoffunabhängigen Mechanismus. Dies könnte eine Erklärung sein für unsere angeborene Resistenz diesem Erreger gegenüber.

Stickoxid ist ein wirksames sauerstoffunabhängiges Toxin, dessen Synthese besonders durch Zytokine wie TNFα und IFNγ verstärkt wird, besonders wenn diese gleichzeitig agieren. Stickoxid entstammt dem Metabolismus von L-Arginin, und auch Endothelzellen kommen als Quelle in Betracht. Stickoxid trägt zur Immunisierung gegen Leishmaniose, Bilharziose und Malaria bei und könnte generell von Bedeutung bei der Kontrolle von parasitären Infektionen sein (Abb. 16.**10**).

Tumornekrosefaktor (TNFα). Obwohl Lymphozyten TNFα sezernieren, sind aktivierte Makrophagen die wichtigste Quelle dieses Moleküls. TNFα vermittelt Immunantworten gegen mehrere Protozoen (z. B. Leishmania, Abb. 16.**11**) und Würmer (z. B. Schistosoma mansoni). Es kann aber auch wirtsschädigende Wirkungen zeitigen, je nachdem, in welcher Konzentration es vorliegt und ob es frei im Kreislauf zirkuliert oder lokal begrenzt ist. Die Verabreichung von TNFα heilt einen empfänglichen Stamm von Mäusen, die mit dem Erreger der Nagermalaria, Plasmodium chabaudi, infiziert wurden, tötet aber einen genetisch resistenten. Vermutlich produziert letzterer selbst genügend TNFα um die Parasitenausbreitung zu kontrollieren, und jede Erhöhung der Konzentration ist toxisch.

TNFα aktiviert Makrophagen, Eosinophile und Plättchen zur Abtötung von Larven von Schistosoma mansoni, und diese Wirkung erfährt eine Verstärkung durch IFNγ. Die Zytotoxizität von Makrophagen gegenüber den Schistosomula erscheint durch TNFα vermittelt, da diese Wirkung stark unterdrückt wird durch die Zugabe von Antikörpern gegen TNFα. Da die Wirkung aber

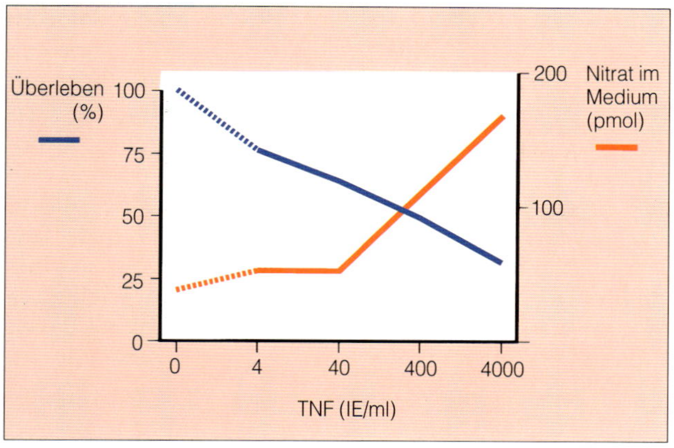

Abb. 16.**10** **Toxischer Effekt von Stickoxid auf Leishmania in vitro.** Beweis, daß das Abtöten von Leishmania major durch aktivierte Makrophagen mit der Freisetzung von Stickoxid korreliert. Inkubierte Makrophagen werden durch rekombinantes TNF in gestaffelten Dosen aktiviert, wobei die höchste Dosis die Überlebenszeit der Parasiten auf ein Drittel jener einer Kontrolle reduziert. Im selben Zeitraum nimmt der Stickoxidgehalt im Medium zu. Etwaige Beeinträchtigungen der Stickoxidproduktion fördert das Überleben der Parasiten. (Nach Liew, Li u. Millot.)

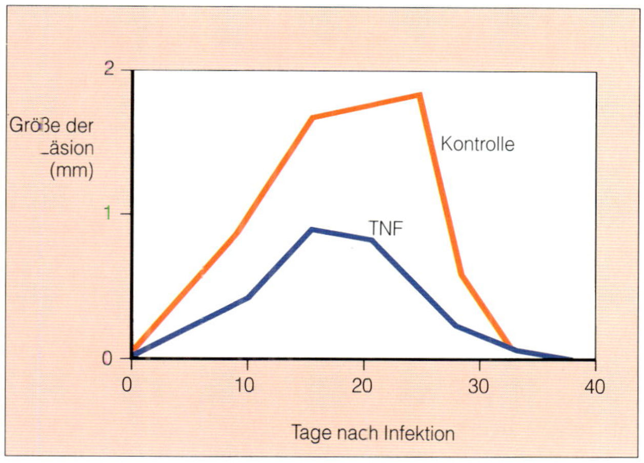

Abb. 16.**11** **Kontrolle der Hautleishmaniose durch TNF.** TNF begrenzt die Größe der Läsionen bei muriner Hautleishmaniose. Diese Grafik trägt die durchschnittliche Größe der durch Leishmania major am Fußballen von Mäusen induzierten Läsion gegen die Zeit in Tagen nach Infektion auf. Eine Verabreichung von rekombinanten TNF bewirkte eine Dickenreduzierung des Fußballens. Lymphknotenzellen einer infizierten Maus eines resistenten Stammes sezernieren TNF bei Inkubierung mit spezifischem Antigen, jene eines empfänglichen Stammes dagegen nicht. (Nach Titus u. Mitarb.)

nicht ganz aufgehoben wird, vermutet man noch weitere Faktoren.

Die Bildung von Granulomen in der Leber und fibröse Abkapselungen. Bei manchen parasitären Infektionen kann das Immunsystem den Parasiten nicht vollständig eliminieren, und der Körper begrenzt den Schaden durch Abschottung des Parasiten hinter einer Kapsel von Entzündungszellen. Diese T-Zell-abhängige Reaktion ist eine chronische, zellvermittelte Immunantwort gegen lokal freigesetzte Antigene und wird durch Zytokine, einschließlich IFNγ und TNFα, vermittelt. Makrophagen akkumulieren und sezernieren fibrogene Faktoren, welche die Ausbildung von granulomatösem Gewebe und letztlich eine Fibrose hervorrufen. Bei Bilharziose findet man granulomatöse Formationen als Reaktion auf ein spezifisches lösliches Eiantigen rund um Wurmeier, die sich in der Leber festgesetzt haben. Obwohl diese Reaktion als positiv für den Wirt erscheint, da sie die Leberzellen von toxischen Ausscheidungen der Wurmeier schützt, stellt sie doch die Hauptquelle für Schäden dar, da sie irreversible Veränderungen an der Leber und diverse Funktionsausfälle hervorruft. Ohne T-Zellen bilden sich keine granulomatösen Formationen und daher auch keine fibrösen Abkapselungen (Abb. 16.**12**).

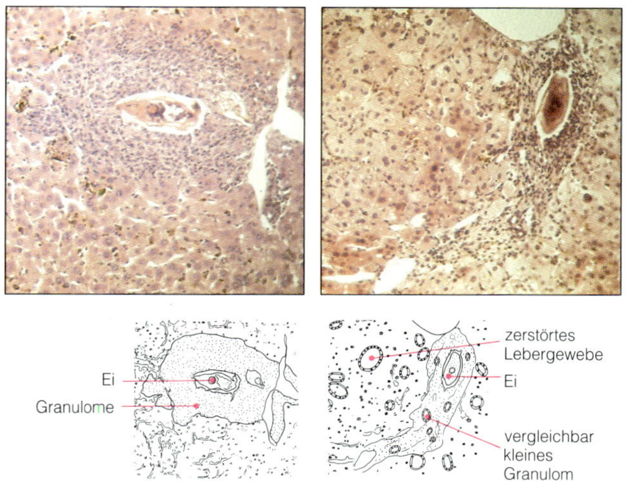

Abb. 16.**12** **T-Zell-Abhängigkeit der Granulombildung um Schistosomeneier in der Leber.** Eier von Schistosomenwürmern gelangen oft in die Leber, wo sie von Entzündungszellen abgekapselt werden. Bei normalen Mäusen bestehen die Granulömchen hauptsächlich aus Eosinophilen und sind das Ergebnis einer T-Zell-abhängigen Reaktion (links). Bei Vorliegen einer T-Zell-Defizienz induzieren die Eier von Schistosoma mansoni kaum eine Granulombildung, und als Folge des verminderten Immunschutzes können toxische Produkte der Eier in die Umgebung diffundieren und das Lebergewebe schädigen (rechts). Mit freundlicher Genehmigung von Dr. M. Doenoff.

Granulozyten

Neutrophile. Wie die Makrophagen, so sind auch die Neutrophilen phagozytäre Zellen, die eine Vielzahl von großen und kleinen Parasiten abtöten können. Beide Zelltypen haben eine Reihe von Effektoreigenschaften gemein. Ihre tödlichen Waffen sind sowohl sauerstoffabhängig als auch -unabhängig. Neutrophile produzieren einen noch stärkeren „oxidative burst" als Makrophagen, ihre Sekretgranula enthalten äußerst zytotoxische Proteine.

Neutrophile können auch durch Zytokine wie IFNγ oder TNFα aktiviert werden. Nach Vorbehandlung mit

GM-CSF erfolgt die Abtötung von Trypanosoma cruzi innerhalb kürzester Zeit. Die extrazelluläre Abtötung wird in diesem Fall durch H_2O_2 vermittelt, während die Granulakomponenten an der intrazellulären Zerstörung aufgenommener Organismen beteiligt sind. Neutrophile findet man in durch Parasiten infizierten entzündeten Läsionen, und sie entfernen wahrscheinlich Parasiten aus zerstörten Zellen. Ihre Oberfläche ist bestückt mit Fc-Rezeptoren und Rezeptoren für Komplement, welche sie zur Teilnahme an antikörperabhängigen, zytotoxischen Reaktionen qualifizieren. Sie können Schistosoma-mansoni-Larven durch Mechanismen töten, die in Gegenwart von Antikörpern oder Komplement verstärkt ablaufen, und sie können besser als Eosinophile mehrere Nematodenarten, einschließlich Trichinella spiralis, abtöten, obwohl die relative Effektivität dieser beiden Leukozytentypen von der Antikörperquelle abhängig sein mag.

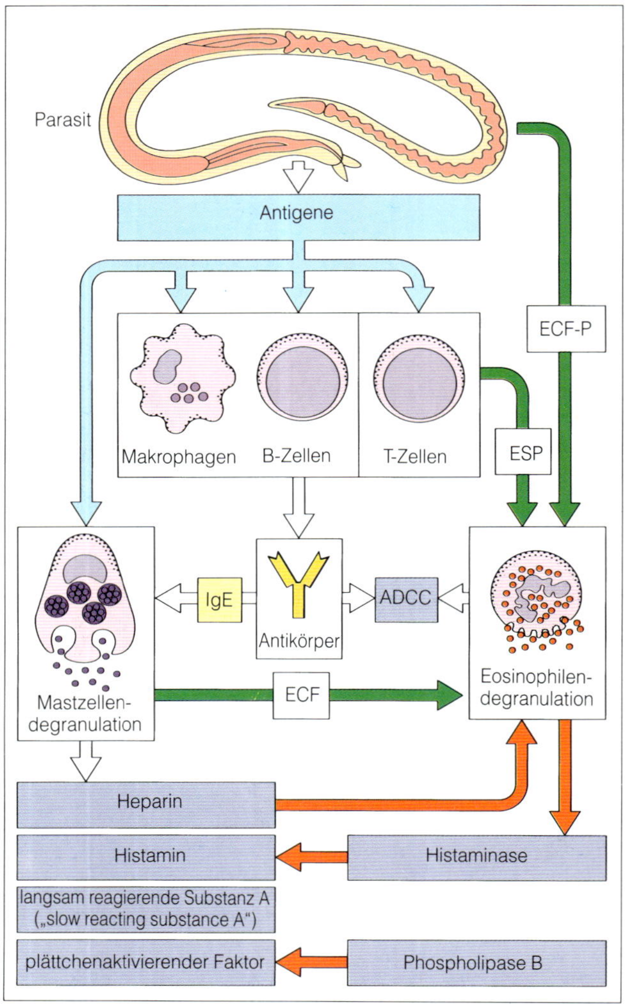

Abb. 16.**13** **Zellinteraktion bei der koordinierten Immunantwort auf eine Wurminfektion.** Von Parasiten freigesetzte Antigene stimulieren T-Zellen und Makrophagen zur Interaktion mit B-Zellen, damit diese spezifische Antikörper bilden können. Lokale Mastzellen werden durch spezifische IgE-Antikörper sensibilisiert und degranulieren bei Kontakt mit dem Antigen, wobei verschiedene Effektormoleküle frei werden. Zusätzlich setzen Mastzellen eosinophile chemotaktische Faktoren (ECF) frei. Eosinophile werden durch parasiteneigene chemotaktische Faktoren (ECF-P) zum Wurm hingelockt und durch den von antigenstimulierten T-Zellen stammenden eosinophilen Stimulationspromotor (ESP) zur Proliferation angeregt. Es gibt im wesentlichen zwei Funktionsmechanismen der Eosinophilen:
1. In Verbindung mit spezifischen Antikörpern wird der Wurm über die antikörperabhängige Zytotoxizität (ADCC) getötet.
2. Aus den eosinophilen Granula freigesetzte Enzyme üben eine Kontrollfunktion auf die Mastzellenprodukte aus. Faktoren aus den Mastzellen regulieren die Permeabilitätsänderung der lokalen Blutgefäße und damit das Ausmaß der Entzündung. Heparin vermindert die Degranulation von Eosinophilen. (Grüne Pfeile bedeuten Stimulation, rote Pfeile Hemmung.)

Eosinophile. Eosinophile und hohe IgE-Serumspiegel folgen gemeinhin auf eine Infektion mit parasitären Würmern; Eosinophile scheinen wichtige Effektorzellen gegen Helminthen zu sein. Es wird vermutet, daß die Eosinophilen sich als spezielle Abwehr gegen parasitäre Gewebsstadien entwickelt haben, die aufgrund ihrer Größe nicht phagozytiert werden können (z. B. Helminthen), und daß die IgE-abhängige Mastzellenreaktion sich in erster Linie herausgebildet hat, um Eosinophile an die Parasiten heranzuführen und dann ihre antiparasitären Eigenschaften zu verstärken.

Die Zunahme der Eosinophilen bei Wurmerkrankungen wie Bilharziose und Askaridenbefall ist T-Zell-abhängig. Die Zellen befinden sich in einem aktivierten Zustand. Bei der Bilharziose des Menschen scheinen „T_H2-like"-Effekte einen Anteil an der Immunität zu haben. IgE und Eosinophilie, beides Symptome für eine Wurmerkrankung, werden durch von T_H2-Zellen freigesetzte Zytokine kontrolliert. Im Experiment reduziert die Verabreichung von Antikörpern gegen IL-4 an Mäuse den Gehalt an zirkulierendem IgE drastisch, während die Gabe von Antikörpern gegen IL-5 die wurminduzierte Eosinophilie hemmt.

Bei einer Wurmerkrankung werden auch durch T-Zellen Eosinophile aus der Darmmukosa rekrutiert. Die Rekrutierung wird durch einen spezifischen Faktor vermittelt, den ESP (eosinophil stimulation promoter) (Abb. 16.**13**). Die Bedeutung dieser Effektorzellen in vivo wurde durch Experimente belegt, in denen Antiserum gegen Eosinophile benutzt wurde und bei denen mit Trichinella spiralis infizierte Mäuse nach Antiserumgabe mehr Muskelzysten als die Kontrolltiere entwickelten: Ohne die schützenden Eigenschaften von Eosinophilen können die Mäuse die Würmer lediglich verkapseln, um den Schaden zu begrenzen, jedoch nicht eliminieren. Entsprechend können immune Mäuse nach Antiserumgabe gegen Eosinophile eine Schistosoma-mansoni-Infektion nicht mehr abwehren.

Die phagozytierenden Eigenschaften von Eosinophilen sind schwächer ausgeprägt als die von Neutrophilen, aber ähnlich wie Neutrophile können auch sie Parasiten sowohl sauerstoffabhängig als auch -unabhängig abtöten; ihre Aktivität wird auch durch Zytokine, wie TNFα und GM-CSF, verstärkt. Sie antworten auf eine Irritation ihrer Oberflächenmembran mit Degranulation. Besonders wenn Larven (z. B. von S. mansoni und T. spiralis) von IgE oder IgG eingehüllt sind, führt die Bindung von Eosinophilen an die Larvenhülle zur Ausscheidung des Granulainhaltes auf die Wurmoberfläche, wodurch die Zerstörung des Parasiten erfolgt. Die Schädigung der Schistosomen kann durch das „major

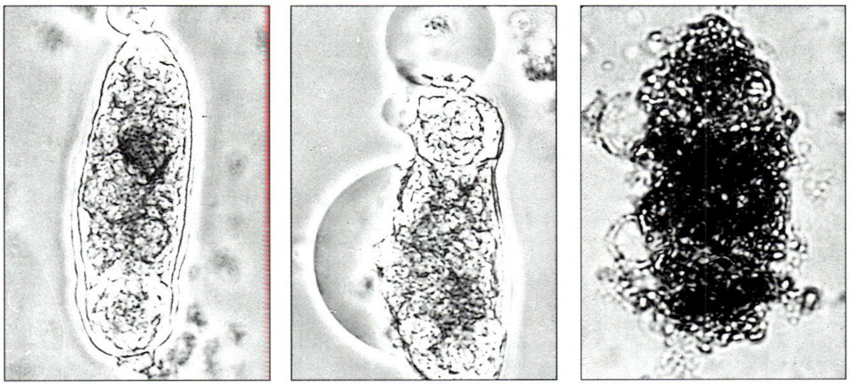

Abb. 16.**14** **Wirkung des basischen Proteins von Eosinophilen auf Schistosomalarven.** Die Wirkung von Eosinophilen auf Schistosomenlarven kann mit dem „major basic protein" der Granula zusammenhängen. Die Aufnahmen zeigen die fortschreitende Zerstörung einer Larve nach Inkubation mit diesem Zellprodukt: intakter Wurm (links), beginnende Zerstörung (Mitte), vollständige Zerstörung des Parasiten (rechts). Mit freundlicher Genehmigung von Dr. D. McLaren.

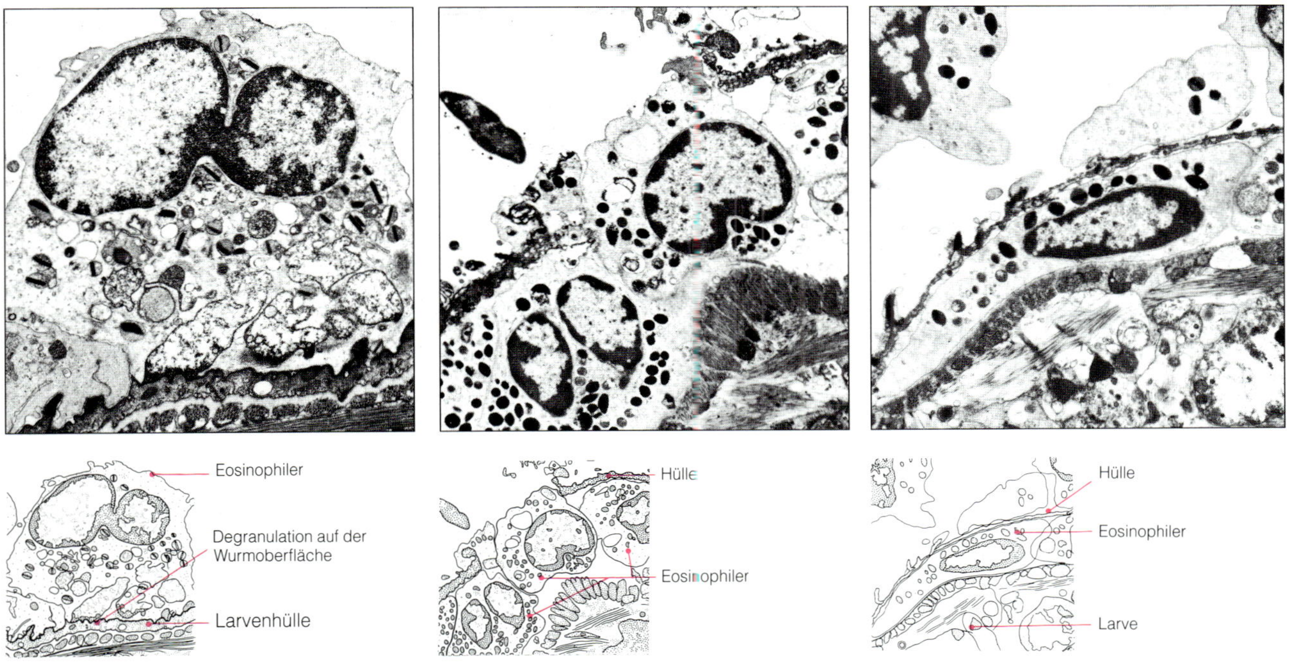

Abb. 16.**15** **Zerstörung von Schistosomalarven durch Eosinophile.** Eosinophile können sich an Schistosomenlarven anlagern und sie zerstören. Die Schädigung setzt eine Degranulation der Eosinophilen voraus. Die Aufnahmen zeigen die Anlagerung und Degranulation der Eosinophilen an der Wurmoberfläche (links), verschiedene Stadien der Zerstörung der Wurmhülle und die Einwanderung von Eosinophilen durch die Läsion (Mitte, rechts). Mit freundlicher Genehmigung von Dr. D. McLaren.

basic protein" (MBP), das sich im kristalloiden Kern der Eosinophilen befindet, erfolgen (Abb. 16.**14** und 16.**15**).

Diese Schädigung ist unspezifisch. Aber dadurch, daß MBP lediglich in den schmalen Spalt zwischen dem Eosinophilen und der Oberfläche der Schistosomen freigesetzt wird, ist seine Wirkung lokal begrenzt, so daß die Nachbarzellen kaum in Mitleidenschaft gezogen werden. Die Abtötung von Schistosoma mansoni durch Eosinophile wird durch Mastzellenprodukte verstärkt. In vitro haben Untersuchungen gezeigt, daß Eosinophile von Bilharziosepatienten effizienter sind als solche von Kontrollen. Die freigesetzten Antigene verursachen eine lokale IgG-abhängige Mastzellendegranulation und die Freisetzung von Mediatoren, die selektiv Eosinophile anziehen und ihre Aktivität verstärken. Andere Eosinophilenprodukte blockieren im weiteren Verlauf diese Mastzellenreaktion.

Die Bedeutung dieser Effektormechanismen in vivo wurde durch Experimente mit Affen belegt, in denen gezeigt wurde, daß die Abtötung von Schistosomen assoziiert ist mit einer Akkumulierung von Eosinophilen (Abb. 16.**16**).

Mastzellen

Die zytoplasmatischen Granula der Mastzellen enthalten eine Anzahl von fertigen Mediatoren (s. Kap. 19). Sie stellen auch eine Quelle dar für viele verschiedene Zytokine, wie IL-3, IL-4, GM-CSF und TNFα. Ruhende Peritonealmastzellen von Mäusen enthalten ungefähr doppelt soviel TNFα als stimulierte Makrophagen. Diese TNFα-Vorräte können nach Zellaktivierung sofort freigesetzt werden, wohingegen Makrophagen diese Moleküle erst synthetisieren müssen.

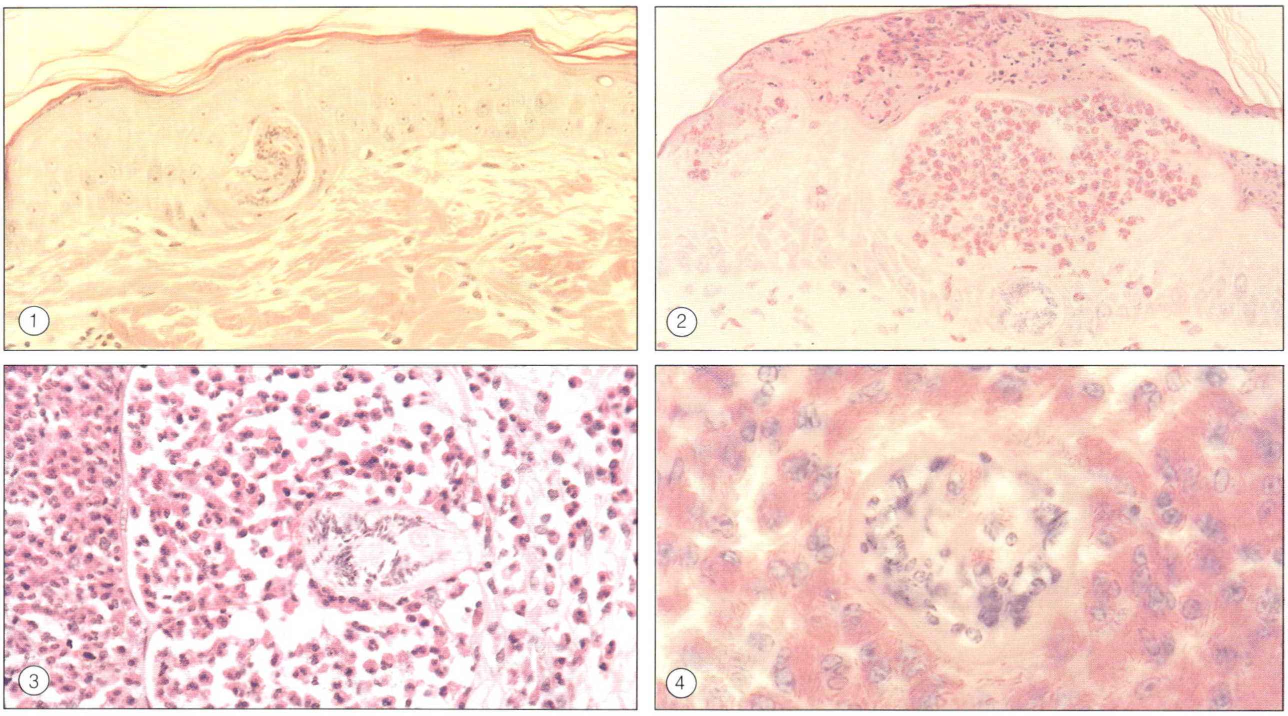

Abb. 16.**16** **In-vivo-Immunität gegen Schistosoma mansoni.** Normalen und bereits infizierten Pavianen wurden jeweils 1000 Zerkarien von Schistosoma mansoni epidermal verabreicht.

1. Bei Kontrolltieren gibt es 72 Stunden danach weder eine Entzündungs- noch eine Immunreaktion; die Schistosomen liegen direkt oberhalb der Basalmembran (HE-Färbung, 160 ×).
2. Zwei Jahre zuvor infizierte Tiere zeigen bereits 24 Stunden nach der Neuinfektion eine von Eosinophilen beherrschte entzündliche Infiltration um die Schistosomen (Giemsa, 160 ×).
3. Bei immunen Tieren ist die Schistosomenlarve nach 24 Stunden bereits in einem Abszeß aus adhärenten Eosinophilen eingeschlossen (Giemsa, 250 ×).
4. Beim selben Tier wie unter 3 ist hier ein abgetöteter Parasit dargestellt, in den schon Eosinophile eingedrungen sind (640 ×). Mit freundlicher Genehmigung von Dr. B. J. Cottrell und Dr. H. M. Seitz.

Die Mastzellen der Mukosa werden bei einer Wurminfektion von T-Zellen aktiviert, und Mastzellenmediatoren treten auf, um die Aktivität von anderen Effektorprozessen zu verstärken. Die Zusammenarbeit mit Eosinophilen spielt auch eine wichtige, wenn auch nicht essentielle Rolle bei der Beschleunigung der Nematodenaustreibung aus dem Darmlumen (Abb. 16.**17**). Mastzellenprodukte, u. a. eine Proteinase, verändern die Permeabilität des Darmes und die Abschilferung des Epithels, was die Ausschleusung einiger einzelliger Parasiten unterstützt. Handelt es sich um eine durch Nematoden ausgelöste intestinale Infektion, dann werden die Würmer vor ihrer Ausschleusung in Schleim gehüllt (Abb. 16.**18**). In einem neuen Wirt können die Würmer an die Schleimhaut binden. In einem immunen Tier werden sie jedoch in Schleim eingeschlossen, so daß ihnen dies nicht gelingt. Antikörper und Komplement scheinen den Schleimeinschluß zu unterstützen. Mastzellenmediatoren verändern die Schleimhautpermeabilität, worauf Serumantikörper in das Darmlumen austreten. Die Mediatoren können auch die intestinale glatte Muskulatur beeinflussen, um so die Austreibung über die Peristaltik zu fördern.

Blutplättchen

Blutplättchen können verschiedene Parasiten bzw. einige ihrer Stadien abtöten. Dazu gehören Toxoplasma gondii, Trypanosoma cruzi und Schistosomen. Wie bei anderen Effektorzellen wird auch ihre zytotoxische Aktivität durch die Behandlung mit Zytokinen (z. B. IFNγ und TNFα) verstärkt. Infiziert man Ratten mit Schistosoma mansoni, dann erlangen die Plättchen larventötende Eigenschaften, noch bevor Antikörper nachgewiesen werden können. Jedoch erscheinen bereits die „Akute-Phase-Proteine" im Serum, und die Inkubation von normalen Plättchen mit solchem Serum kann zu ihrer Aktivierung führen. Außerdem tragen sie Fc-Rezeptoren für IgE, über die sie eine antikörperabhängige Zytotoxizität vermitteln.

Antikörper

Neben einem Anstieg spezifischer Antikörper rufen viele Parasiteninfektionen eine unspezifische Hypergammaglobulinämie hervor. Während eine spezifische Immunantwort meist T-Zell-abhängig ist, hängt die unspezifische Antikörperbildung wahrscheinlich von den Antigenen ab, die ein Parasit freisetzt und die als B-Zell-Mitogene wirken. Spezifische Antikörper sind für die Kontrolle extrazellulärer Parasiten besonders bedeutsam. Dabei unterdrücken Antikörper die Reinvasion von Zellen im Falle „blutständiger" Parasiten. Sind jedoch die Parasiten erst einmal in die Wirtszelle eingedrungen, sind die Antikörper ineffektiv. Die Bedeutung antikörperabhängiger im Vergleich zu antikörperunab-

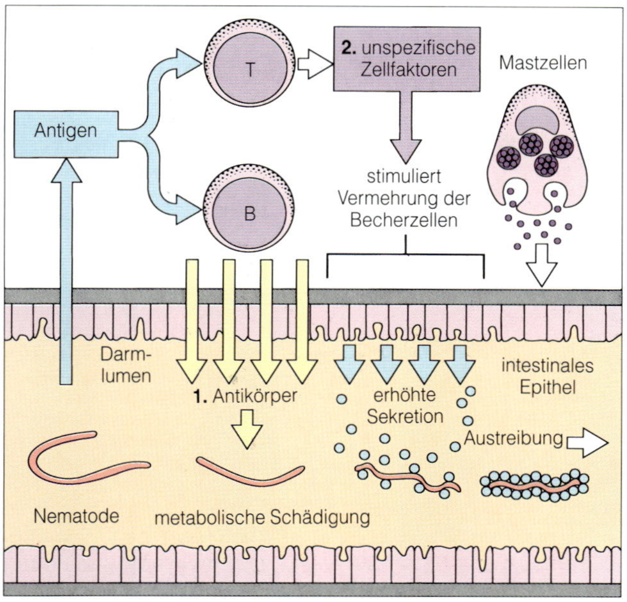

Abb. 16.**17** **Zweistufige Austreibung von Nematoden aus dem Darm.** Die Austreibung einiger Intestinalnematoden erfolgt auf spontane Art wenige Wochen nach der Erstinfektion. Sie hängt von zwei aufeinanderfolgenden Schritten ab, die der Sensibilisierung von T- und B-Zellen durch Antigen folgen.
1. Antikörper (hauptsächlich IgG1) schädigen die Würmer, können aber allein keine Eliminierung bewerkstelligen.
2. T-Zellen binden nicht direkt an Würmer, setzen aber unspezifische Faktoren frei, die auf schleimsezernierende Becherzellen im intestinalen Epithel einwirken. Der Schleim umhüllt die Würmer und trägt zu ihrer Austreibung bei. Die Anzahl der Becherzellen im jejunalen Epithel und die Stärke der Sekretion steigen mit der parasitären Belastung. Die antigenspezifischen Effektorzellen vom T-Zell-Typ werden bereits im Frühstadium der Entzündung gebildet; der geschwindigkeitsbegrenzende Schritt ist der Beginn der Schädigung durch Antikörper.

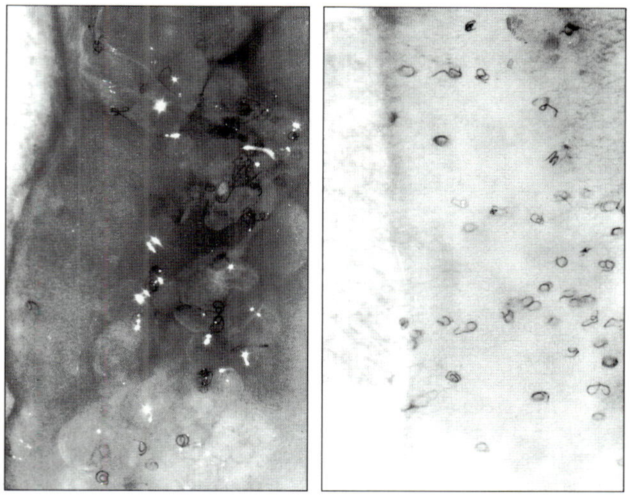

Abb. 16.**18** **Einfluß der Schleimsekretion auf die Austreibung von Würmern.** Aufnahmen von Rattendärmen nach Infektion mit jeweils 1000 Würmern der Art Nippostrongylus brasiliensis. Die Bilder wurden 2 Stunden nach Infektion gemacht. Die Tiere auf der linken Seite hatten 18 Tage zuvor eine subkutane Injektion mit dem Parasiten bekommen. Bei diesen Tieren wurden die Würmer in Schleimkügelchen eingeschlossen. Bei nichtimmunisierten Ratten (rechts) hefteten sich die Würmer an die Darmwand an; eine Schleimproduktion ist nicht zu erkennen. Mit freundlicher Genehmigung von Dr. H. R. P. Miller; aus Immunology 44 (1981) 419.

hängigen Reaktionen hängt von der Art der Infektion ab (Abb. 16.**19**).

Die Abwehrmechanismen spezifischer Antikörper gegen parasitäre Infektionen sind in Abb. 16.**20** zusammengefaßt und stellen sich folgendermaßen dar:

1. Antikörper können schädigend auf Protozoen einwirken, entweder direkt oder über die Aktivierung des Komplementsystems (Abb. 16.**21**).
2. Antikörper können einen Parasiten direkt neutralisieren, indem sie seine Anlagerung an eine neue Wirtszelle verhindern, wie z. B. bei Plasmodium spp., dessen Merozoiten den Erythrozyten über bestimmte Rezeptoren betreten: Dieses Tor wird durch spezifische Antikörper besetzt (Abb. 16. **22**). Antikörper können auch die Ausbreitung von Parasiten verhindern, wie z. B. in der akuten Phase einer Infektion durch Trypanosoma cruzi.
3. Antikörper fördern die Phagozytoseaktivitäten der Makrophagen. Die Phagozytose wird sogar noch verstärkt durch Zugabe von Komplement. Diese Wirkungen werden über Fc- und C3-Rezeptoren auf der Oberfläche der Makrophagen vermittelt, deren Anzahl bei Aktivierung der Makrophagen noch erhöht wird. Die Phagozytose spielt bei Infektionen mit Plasmodien und Trypanosoma cruzi eine Rolle.
4. Antikörper sind ebenfalls an der antikörperabhängigen zellvermittelten Zytotoxizität beteiligt, z. B. bei Infektionen mit Trypanosoma cruzi, Trichinella spiralis, Schistosoma mansoni und Filarien. Zytotoxische Zellen wie Makrophagen, Neutrophile und Eosinophile können sich über Fc- und C3-Rezeptoren an von Antikörpern eingehüllte Würmer anlagern (Abb. 16.**23**) und den Inhalt ihrer Granula freisetzen.

Unterschiedliche Antikörper und Zelltypen agieren in unterschiedlichen Stadien des Entwicklungszyklus. Zum Beispiel sind Eosinophile effizienter in der Abtötung frisch geschlüpfter Larven von Trichinella spiralis, während Makrophagen wirkungsvoller gegen Mikrofilarien angehen. In jedem Fall jedoch ist der reaktionsvermittelnde Antikörper stadienspezifisch: IgG vermittelt für Eosinophile und IgE für die Makrophagen.

Unterschiedliche Antikörperisotypen können unterschiedliche Wirkungen hervorrufen. Bei Kindern in Gambia, die mit Schistosoma haematobium infiziert waren, korreliert das parasitenspezifische IgE mit der Schutzwirkung gegen den adulten Wurm, und Gehalt an IgE im Blut und Reinfektion stehen in einem umgekehrten Verhältnis. IgG4 scheint diese Wirkung zu hemmen, und so ist eine Reinfektion bei Kindern wahr-

Parasit und Vorkommen		antikörperabhängig			antikörperunabhängig	
		Bedeutung	Mechanismus	Schutz vor immunologischem Zugriff	Bedeutung	Mechanismus
T. brucei im Blut	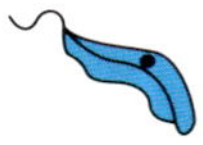	++++	Lyse mit Komplement, welches für die Phagozytose opsoniert	antigene Variation	–	
Plasmodium im Erythrozyten		+++	verhindert das Eindringen in die Zelle, opsoniert für Phagozytose	intrazelluläre Antigenvariation	Leberstadium +++ Blutstadium +++	Zytokine Makrophagenaktivierung
T. cruzi im Makrophagen	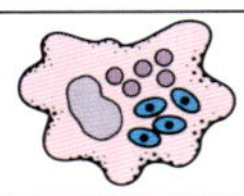	++	begrenzt die Ausbreitung während der akuten Infektion, leitet ADCC ein	intrazellulär	+++ (chronische Phase)	Makrophagenaktivierung durch Zytokine und Abtötung durch Sauerstoffmetaboliten
Leishmania im Makrophagen	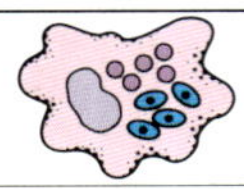	+	begrenzt die Ausbreitung	intrazellulär	++++	

Abb. 16.**19** **Die relative Bedeutung der antikörper- und zellvermittelten Immunantwort bei Infektionen mit Protozoen.** In der Tabelle sind die relative Bedeutung der jeweiligen Immunantwort, die beteiligten Mechanismen und die Schutzmaßnahmen der Protozoen gegen einen Antikörperangriff aufgeführt. Gegen Blutparasiten – wie afrikanische Trypanosomen und Plasmodien – sind Antikörper am wirksamsten, während die zellvermittelte Immunität für Gewebeparasiten wie Leishmanien zuständig ist. Antikörper können den Parasiten direkt schädigen, dessen Phagozytose fördern, Komplement aktivieren oder den Zugang zur Wirtszelle verwehren und damit die Austreibung der Infektion begrenzen. Gelingt es dem Parasiten dennoch, in die Zelle zu gelangen, greifen diese Mechanismen nicht mehr. Trypanosoma cruzi und Leishmania sind empfindlich gegen Sauerstoffmetaboliten, die beim „respiratory burst" der Makrophagen entstehen. Zytokine aus T-Zellen verstärken die Ausschüttung dieser Substanzen durch Makrophagen und vermindern dadurch das Eindringen und die Überlebenszeit der Parasiten. Intraerythrozytäre Malariaparasiten können durch Wasserstoffperoxid und andere zytotoxische Substanzen aus aktivierten Makrophagen angegriffen werden; welche Bedeutung dies aber für eine Immunität hat, ist noch nicht geklärt.

Parasit	*Plasmodium*sporozoiten, Darmwürmer, Trypanosomen	*Plasmodium*sporozoiten und Merozoiten, *Trypanosoma cruzi, Toxoplasma gondii*	*Plasmodium,* Trypanosomen	Schistosomen, *Trichinella spiralis,* Filarien
Mechanismus	1 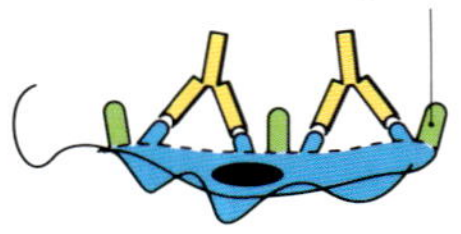	2 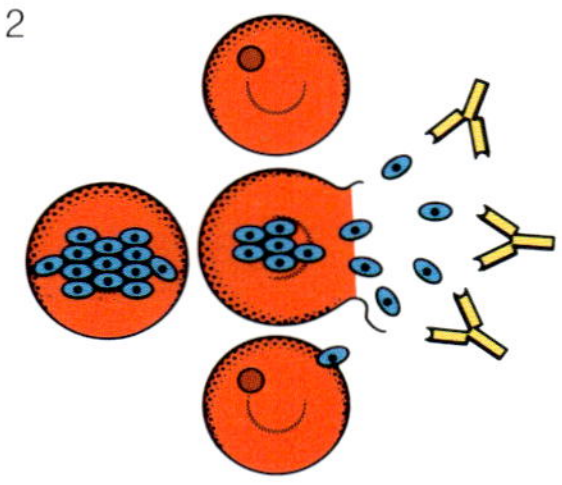	3 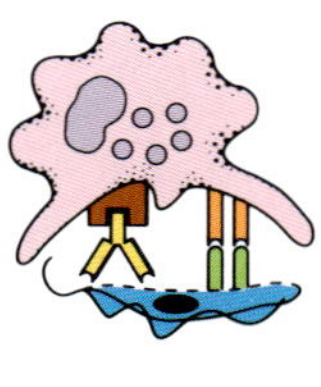	4 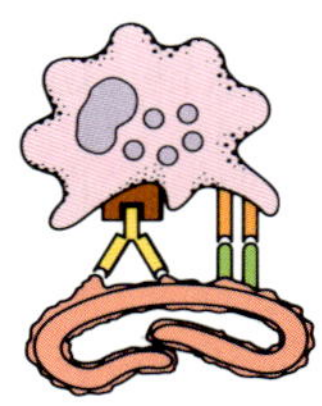
Wirkung	direkte Schädigung durch komplementvermittelte Lyse	durch Besetzen der Anlagerungsstelle wird weitere Ausbreitung verhindert; Einschluß in der lysosomalen Vakuole verhindert Hemmung der lysosomalen Fusion	Phagozytose wird gefördert	antikörperabhängige, zellvermittelte Zytotoxizität (ADCC)

Abb. 16.**20** **Kontrolle einer parasitären Infektion durch spezifische Antikörper.**
1. Direkte Schädigung. Eine Aktivierung des klassischen Komplementreaktionsweges durch Antikörper bewirkt eine direkte Schädigung des Parasiten und dadurch eine erhöhte Empfindlichkeit gegenüber anderen Mediatoren.
2. Neutralisation. Plasmodium spp. verbreitet sich, indem es sich über spezifische Rezeptoren an neue Zellen anlagert. Antikörper blockieren den Bindungsort der Merozoiten, die sich daraufhin nicht mehr an die Erythrozytenoberfläche anlagern können; dadurch wird die weitere Vermehrung des Parasiten unterbunden.
3. Unterstützung der Phagozytose. Komplement C3b auf der Parasitenmembran opsoniert den Erreger für die Phagozytose durch Zellen mit C3b-Rezeptoren (z. B. Makrophagen). Makrophagen besitzen auch Fc-Rezeptoren.
4. Eosinophile, Neutrophile, Thrombozyten und Makrophagen können für einige Parasiten zytotoxisch werden, wenn sie diese über einen spezifischen Antikörper erkennen (ADCC). Diese Reaktion wird durch Komplement verstärkt.

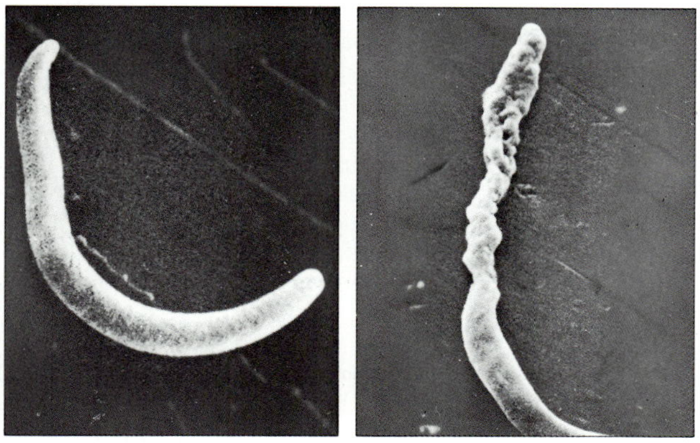

Abb. 16.**21** **Direkte Wirkung von Antikörpern auf Sporozoiten von Malariaparasiten.** Die elektronenmikroskopischen Aufnahmen zeigen einen Plasmodium-berghei-Sporozoiten (ein Malariaerreger bei Nagetieren) vor (links) und nach (rechts) Inkubation mit Immunserum. Die Oberfläche des Parasiten ist zerstört. Spezifische Antikörper schützen gegen die Infektion mit verschiedenen extrazellulären Entwicklungsstadien von Plasmodium spp., wobei gegen jedes Stadium ein eigener Antikörper gebildet wird. Spezifische Antikörper greifen die äußere Membran der Sporozoiten an, was zu einem Flüssigkeitsaustritt aus der Parasitenzelle führt. Mit freundlicher Genehmigung von Dr. R. Nussenzweig.

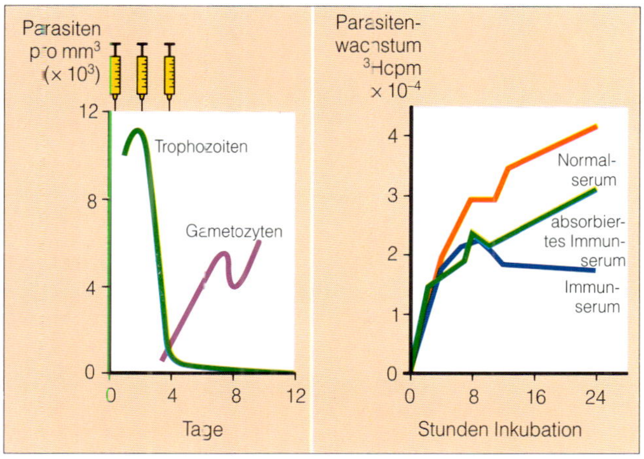

Abb. 16.**22** **Die Wirkung von Antikörpern auf Malariaparasiten.** Links: Beim Menschen konnte mit der Übertragung von γ-Globulin von immunen Erwachsenen auf ein mit Plasmodium falciparum infiziertes Kind eine drastische Verminderung der Parasitämie erzielt werden. Die spezifischen Antikörper greifen das Merozoitenstadium des Parasiten an und verhindern den weiteren Vermehrungszyklus. Die Entwicklung von Gametozyten aus bereits vorhandenen intrazellulären Formen bleibt davon unberührt. Rechts: In der Zellkultur blockiert die Anwesenheit von Immunserum die kontinuierliche Vermehrung von Plasmodium knowlesi (Malariaerreger bei Affen), was durch die Aufnahme von ^{3}H-Leucin nachgewiesen werden kann. Der Entwicklungszyklus wird im Schizontenstadium unterbrochen, indem die freiwerdenden Merozoiten daran gehindert werden, neue Erythrozyten zu befallen. Die Wirkung des Immunserums kann durch Absorption der spezifischen Antikörper mit freien Schizonten wieder aufgehoben werden.

scheinlicher, die einen hohen Gehalt an IgG4 vorweisen. Der Aufbau einer Immunität hängt daher wahrscheinlich vom altersbedingten Wechsel von IgG4 zu IgE ab, und die Infektionsraten sind bei 10- bis 14jährigen am höchsten, einem Alter, wo auch der IgG4-Gehalt sein Maximum erreicht.

Bei vielen Infektionen kann man nur schwer zwischen zellvermittelten und antikörpervermittelten Abwehrmechanismen unterscheiden, da beide gemeinsam gegen Parasiten vorgehen. Die Abb. 16.**24** faßt die Immunreaktionen, die bei Pärchenegelbefall auftreten, zusammen.

Unspezifische Effektormechanismen

Gewebsmakrophagen, Monozyten und Granulozyten besitzen eine intrinsische antiparasitäre Aktivität, die sich allerdings erst im Zusammenspiel mit Antikörpern und von sensibilisierten Lymphozyten freigesetzten Zytokinen entfaltet.

Von den löslichen Faktoren im Serum wurde das Komplement bereits erwähnt, das über den klassischen Reaktionsweg mit spezifischen Antikörpern zusammenwirkt. Verschiedene Parasiten, wie erwachsene Würmer und infektiöse Larven von Trichinella spiralis und Schistosomula von Schistosoma mansoni, aktivieren den alternativen Reaktionsweg direkt, was mit der Beschaffenheit der Moleküle in ihren Oberflächenhüllen zusammenhängt.

Escape-Mechanismen

Charakteristisch für einen erfolgreichen Parasiten ist, daß er, auf welche Weise auch immer, dem Zugriff der Immunantwort seines Wirtes – zumindest teilweise – entkommt.

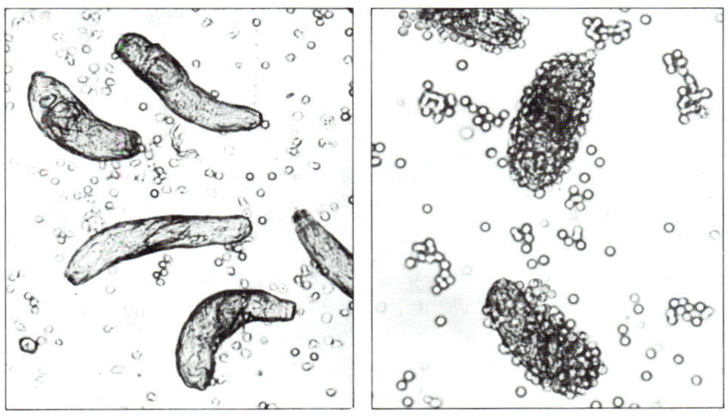

Abb. 16.**23** **Durch Neutrophile vermittelte antikörperabhängige Zytotoxizität gegen Schistosomen.** Die Aufnahmen zeigen Schistosomenlarven von Schistosoma mansoni, die mit Neutrophilen in Anwesenheit von normalem Rattenserum (links) bzw. frischem Immunserum (welches aktives Komplement enthält) (rechts) inkubiert wurden. Es ist die Anlagerung von Neutrophilen an die Larvenoberfläche zu erkennen. Diese Anlagerung wird von Antikörpern und Komplement vermittelt und ist der erste Schritt bei der Abtötung des Parasiten. Wahrscheinlich geht der Wurm an Wasserstoffperoxid und anderen Sauerstoffmetaboliten zugrunde, die beim „respiratory burst" nach Kontakt mit den Neutrophilen durch die geschädigte Parasitenmembran eindringen. Neutrophile von Patienten mit chronisch granulomatösen Erkrankungen sind oft außerstande, Wasserstoffperoxid zu bilden diese Zellen besitzen eine deutlich verminderte Fähigkeit, Schistosomenlarven abzutöten. Mit freundlicher Genehmigung von Dr. D. McLaren.

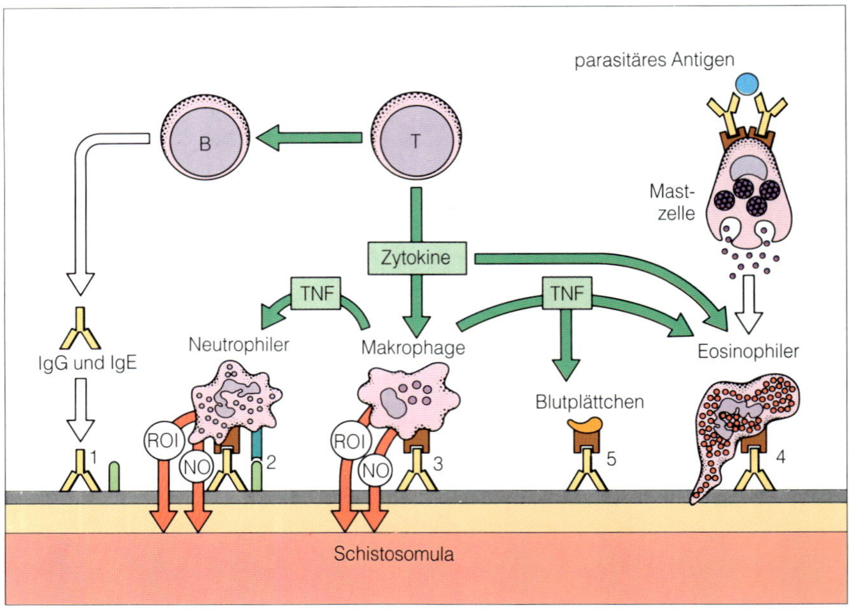

Abb. 16.**24** **Koordinierte Immunantwort gegen Schistosomenlarven.** Die Abbildung veranschaulicht die verschiedenen Effektormechanismen, von denen man weiß, daß sie Schistosomen in vitro schädigen können. In hoher Konzentration schädigen Antikörper und Komplement die Würmer direkt (1), niedrige Antikörperspiegel sensibilisieren Neutrophile (2), Makrophagen (3), Eosinophile (4) und Blutplättchen (5) und bewirken eine antikörperabhängige Zytotoxizität (ADCC). Die Effekte von Neutrophilen und Makrophagen beruhen wahrscheinlich auf der Freisetzung giftiger Sauerstoffprodukte, während die Eosinophilen die Wurmhülle durch Freisetzung des „major basic protein" (MBP) schädigen. Diese Immunantwort wird durch Zytokine (z. B. TNF) verstärkt. IgE-Antikörper sensibilisieren sowohl Eosinophile als auch gewebsständige Mastzellen, wodurch eine Vielzahl von Mediatoren freigesetzt wird, von denen einige wiederum Eosinophile aktivieren.

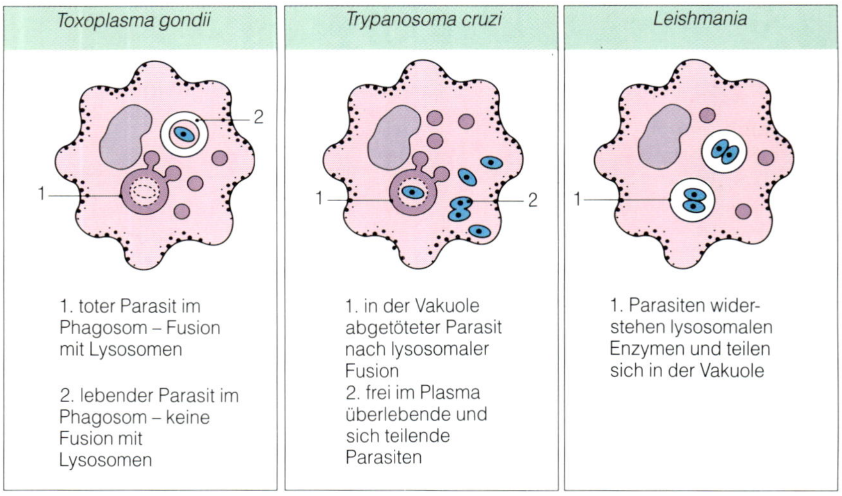

Abb. 16.**25** **Verschiedene Mechanismen, mit denen sich Protozoen, die sich in Makrophagen vermehren, einer Verdauung durch lysosomale Enzyme entziehen können.** Toxoplasma gondii. Durch Hemmung der Fusion zwischen sekundären Lysosomen und der phagosomalen Vakuole, in der sich die Parasiten aufhalten, kommt kein Kontakt zwischen lebenden Parasiten und den lysosomalen Enzymen zustande. Tote – oder mit Antikörpern umhüllte – Parasiten verlieren die Fähigkeit, die Fusion zu blockieren, und werden verdaut.
Trypanosoma cruzi. Die Überlebensfähigkeit dieser Parasiten hängt von ihrem Entwicklungsstadium ab; Trypomastigoten können aktiv die Vakuole verlassen und teilen sich im Zytoplasma, während Epimastigoten diese Fähigkeit nicht besitzen und deshalb verdaut werden. Nach Aktivierung von Makrophagen vermindert sich die Anzahl der Parasiten im Zytoplasma.
Leishmania. Diese Parasiten vermehren sich in der phagozytären Vakuole und sind resistent gegen Verdauungsenzyme. Sind die Makrophagen durch eine Vorbehandlung mit Lymphokinen bereits aktiviert, werden weniger Parasiten in den Zellen gefunden.

Mit der Fähigkeit, der Schädigung durch Komplement zu widerstehen, geht die Virulenz einher. Leishmania tropica wird sehr leicht durch Komplement abgetötet und ruft daher nur eine begrenzte selbstabheilende Infektion in der Haut hervor, während Leishmania donovani, die zehnmal resistenter gegen Komplement ist, sich in den Eingeweiden ausbreiten kann und häufig tödlich endende Krankheiten auslöst. Die Mechanismen, mit deren Hilfe die Parasiten der Komplementwirkung widerstehen, sind vielfältig. Der Lipophosphoglykanoberflächenbelag von Leishmania major aktiviert Komplement, jedoch wird der entstehende Komplex abgeschilfert, und der Parasit entgeht so der Lyse. Die Trypomastigoten von Trypanosoma cruzi tragen ein Oberflächenglykoprotein, das in seiner Wirkung dem DAF ähnelt, also die Komplementreaktion einschränkt.

Anatomische Unzulänglichkeit

Parasiten, die im Zellinneren leben, entgehen während der intrazellulären Phase ihrer Entwicklung einigen Abwehrmechanismen des Wirtes. Andere schützen sich durch Zysten, wie Trichinella spiralis und Entamoeba histolytica, oder sind Darmbewohner (intestinale Nematoden).

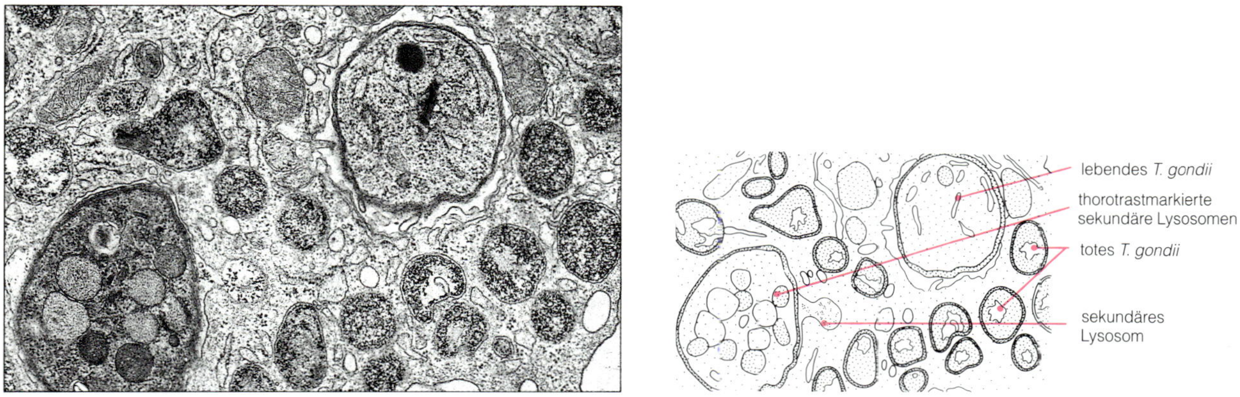

Abb. 16.**26** **Elektronenmikroskopische Aufnahme eines mit Toxoplasma gondii infizierten Makrophagen.** Nach der Infektion wurden die Makrophagen mit Thorotrast behandelt, um damit die Elektronendichte des Inhalts der sekundären Lysosomen zu erhöhen. Die lebenden Parasiten verhindern eine Verschmelzung des sekundären Lysosoms mit dem Phagosom. Der tote Parasit liegt in einer thorotrasthaltigen Vakuole, die gerade mit einem Lysosom fusioniert, das seinen Inhalt in die Vakuole entleert; 14000 ×. Mit freundlicher Genehmigung von Prof. T. C. Jones.

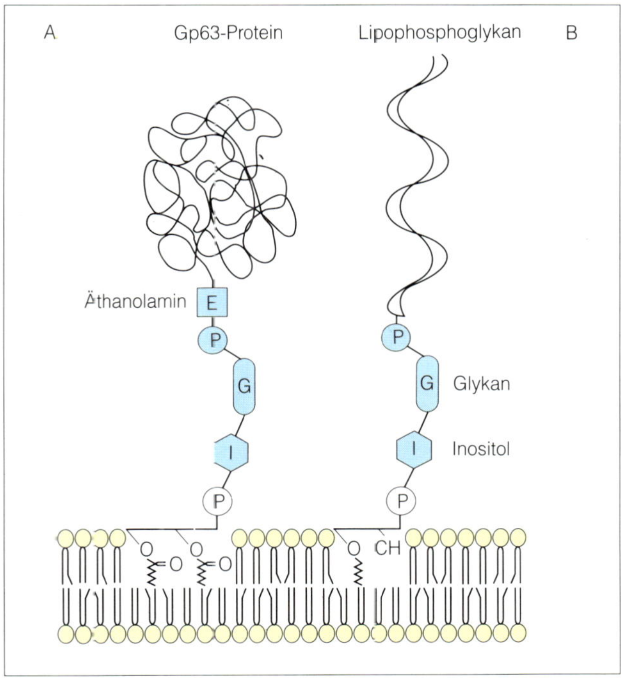

Abb. 16.**27** **Zwei Oberflächenantigene von Leishmania.** Schematische Darstellung von zwei Oberflächenantigenen von Leishmania, die mit Hilfe von Phosphatidylinositolfortsätzen in der Membran verankert sind.
A Dieses Proteinantigen, Gp63, besitzt einen Proteaseeffekt. Dasjenige von Leishmania mexicana bindet Komplement in Zusammenwirken mit LPG. Dies befähigt den Promastigoten dazu, in den Makrophagen über den C3-Komplementrezeptor einzudringen.
B Dieses Glykolipidantigen, ein Lipophosphoglykan, verleiht Schutz vor komplementvermittelter Lyse. Dasjenige von Leishmania major bindet an C3b, die dritte Komplementkomponente, und ermöglicht dem Promastigoten das Eindringen über den CR1-Komplementrezeptor. Antikörper gegen beide Antigene verleihen einen Schutz gegen murine Hautleishmaniose.

Diejenigen, die sich innerhalb von Makrophagen aufhalten, haben verschiedene Tricks entwickelt, die Einwirkung von O_2-Metaboliten und lysosomalen Enzymen zu überleben (Abb. 16.**25** u. 16.**26**).

Toxoplasma gondii dringt in den Makrophagen durch einen nichtphagozytären Mechanismus ein und verhindert dadurch die Auslösung des „oxidative burst"; Leishmaniaorganismen benützen dazu die Anbindung an Komplementrezeptoren, eine andere Art, den „burst" zu umgehen. Zusätzlich verfügen sie über protektive Enzyme, wie Superoxiddismutase, welche sie vor der Wirkung der Superoxide schützt, und über einen Lipophosphoglykanoberflächenbelag (LPG), der Sauerstoffmetaboliten entfernt und einen Schutz gegen enzymatische Angriffe bietet.

Ein Glykoprotein, Gp63 (Abb. 16.**27**) hemmt die Aktivitäten der lysosomalen Enzyme der Makrophagen. Leishmania spp. kann auch die Aussprossung von MHC Klasse II auf den Makrophagen, die sie besiedeln, reduzieren, um so deren T_H-Stimulierungskapazität zu erniedrigen. Die Effektivität dieser „Escape"-Mechanismen ist im immunen Wirt jedoch begrenzt.

Täuschung der Erkennung

Parasiten, die mit Antikörpern zu tun haben, haben im Laufe der Evolution Methoden entwickelt, sich vor ihnen zu tarnen. Afrikanische Trypanosomen können durch die sog. Antigenvariation die Antigene auf ihrer Oberfläche verändern (Abb. 16.**28**). Jede Variante besitzt ein eigenes, antigenetisch definiertes Glykoprotein, das die Oberflächenumhüllung bildet. Diese immunologische Einmaligkeit spiegelt die Diversität der Aminosäuresequenzen wider. Die Glykoproteine dieser

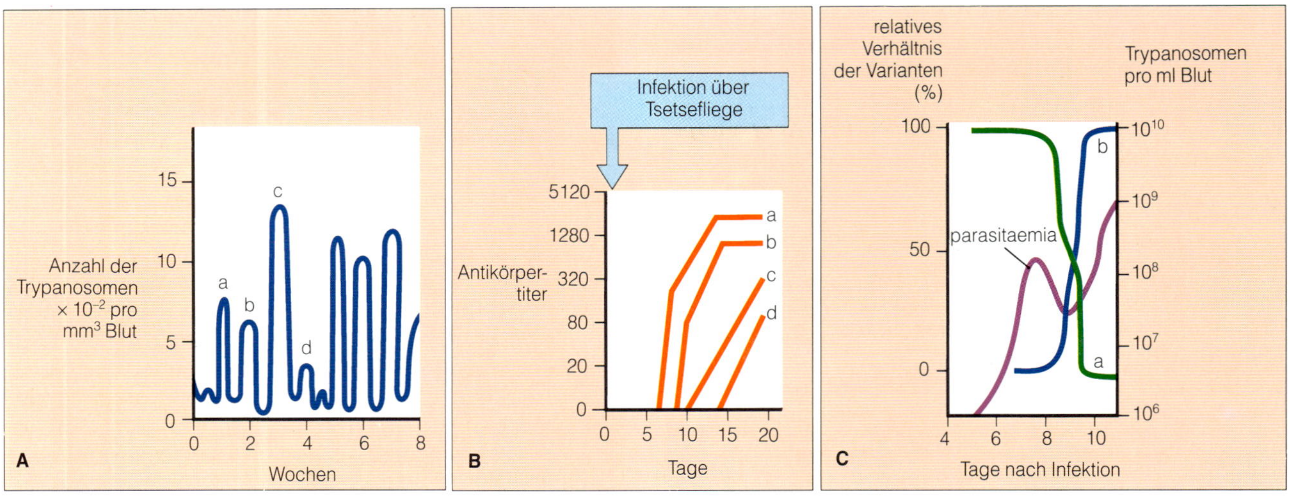

Abb. 16.**28** **Antigenvariation bei afrikanischen Trypanosomen.** Eine Trypanosomeninfektion kann schon durch einen einzigen Parasiten verursacht werden und verläuft über mehrere Monate in wiederkehrenden parasitämischen Wellen. Abb. A zeigt den Verlauf der Parasitämie bei einem Patienten mit Schlafkrankheit. Jede der Wellen ist durch eine immunologisch unterschiedliche Population des Parasiten verursacht (a, b, c, d); Antikörper gegen die vorausgegangene Variante üben keinen Schutz aus. Die Varianten treten bei verschiedenen Wirten oft in derselben Reihenfolge auf. Bei immungeschwächten Tieren (bei denen ein Teil der Immunreaktion unterdrückt wurde) wird keine Variation beobachtet. Abb. B zeigt das zeitliche Auftreten von Antikörpern gegen vier Varianten bei einem Kaninchen, das durch den Stich einer Tsetsefliege mit Trypanosoma brucei infiziert wurde. Kurz nach Auftreten der Variante erscheinen die entsprechenden Antikörper und erreichen bald ein Plateau. Unter dem Druck der Antikörper bildet der Parasit wenig später eine neue Variante. Abb. C zeigt die Kinetik einer Variante (a) von T. brucei, mit der eine Ratte infiziert wurde. Sobald sich die neue Variante (b) durchsetzt, folgt eine neue Parasitämie.

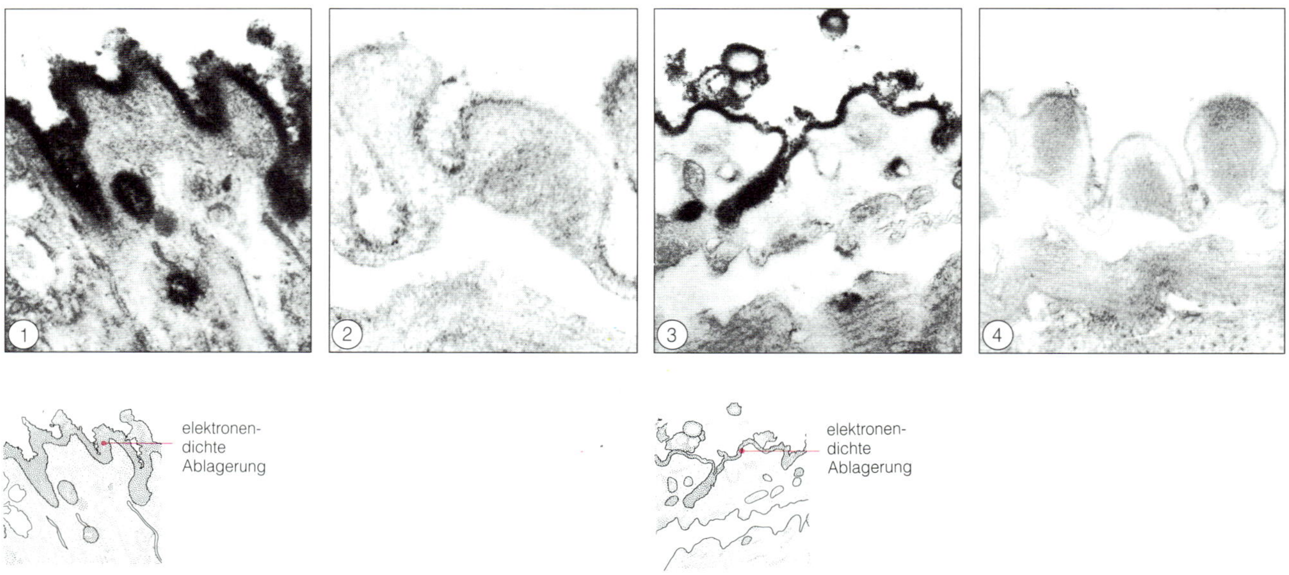

Abb. 16.**29** **Maskierung mit Antigenen des Wirtes bei Schistosomen.** Die elektronenmikroskopischen Aufnahmen zeigen die Oberflächen von Schistosomen, die mit markierten Antikörpern gegen schistosomale Antigene oder gegen Mäuseerythrozyten inkubiert worden sind. Jedes Antigen erscheint als elektronendichte Ablagerung von markierten Antikörpern. 3 Stunden alte Schistosomula binden spezifische Antikörper in vitro (1); dies ist jedoch nicht in vivo der Fall (2), wenn Parasiten 4 Tage in einer Maus als Wirt verbracht haben. Antikörper gegen Mausantigene binden an den 4 Tage alten Parasiten im Lungenstadium (3), aber nicht mehr an das Larvenstadium (4). Demnach exprimieren die älteren Würmer die speziesspezifischen Antigene ihres Wirtes und keine wurmeigenen Antigene. Würmer im Lungenstadium sind in vitro immun gegen den Angriff von Komplement und antikörpervermittelten Effektoren. Würmer, die von einer Spezies auf eine andere übertragen worden sind, sterben innerhalb von 24 Stunden. Sie können in vitro durch spezifische Antikörper nur dann angegriffen werden, wenn sie keine protektiven Antigene ihres Wirtes angelagert haben; Antikörper gegen Erythrozyten des Wirtes zerstören die Oberfläche des Wurmes. Mit freundlicher Genehmigung von Dr. D. McLaren.

Organismen können in Gewebsextrakten durch Immunfluoreszenz oder mit dem Radioimmunassay identifiziert werden. Die Oberflächenumhüllung schützt wahrscheinlich die darunterliegende Oberflächenmembran vor den Abwehrmechanismen des Wirtes. Auch einige Malariaparasiten zeigen eine Antigenvariation.

Andere Parasiten maskieren sich mit den Antigenen des Wirtes, so daß dieser sie nicht von „Selbst"-Antigenen unterscheiden kann (Abb. 16.**29**). Schistosomula, die in vitro in einem Medium mit menschlichem Serum und roten Blutkörperchen inkubiert werden, können sich Oberflächenmoleküle aneignen, die A-, B- und H-Blutgruppendeterminanten enthalten. Ebenso können sie die Antigene des Haupthistokompatibilitätskomplexes annehmen. Indem der Parasit Moleküle seines Wirtes einbaut, schützt er sich vor dem Angriff der Antikörper. Es kann aber sogar vorkommen, daß sich Schistosomula sogar in einem Medium, das keine Moleküle des Wirtes enthält, dem Angriff von Antikörpern und Komplement widersetzen können; die Oberfläche des Parasiten kann sich also verändern, ohne daß Antigene des Wirtes aufgenommen worden sind. Welche Bedeutung diese „Antigenmaskierung" für die Umgebung der Erkennung hat, kann bislang nicht abschließend beurteilt werden.

Unterdrückung der Immunantwort des Wirtes

Die Immunsuppression ist ein Escape-Mechanismus, der von allen Parasiten praktiziert wird. Einige können lymphatische Gewebe oder Zellen direkt schädigen. So setzen frisch geschlüpfte Larven von Trichinella spiralis einen löslichen lymphozytotoxischen Faktor frei, während Schistosomen von IgG ein Peptid abspalten können, das viele zelluläre Immunaktionen inhibiert. Lösliche parasitäre Antigene treten manchmal in enormen Mengen auf und können die Immunantwort des Wirtes durch einen „immune distraction" (Ablenkung) genannten Vorgang beeinträchtigen. Man vermutet, daß lösliche Antigene (die S- oder hitzestabilen Antigene) von Plasmodium falciparum auf diese Weise zirkulierende Antikörper abfängt und sie so vom Parasiten ablenkt. Viele der abgeschilferten Oberflächenantigene sind lösliche Formen von Molekülen, die mit Hilfe eines GPI-Ankers in der Parasitenmembran eingebunden sind, wie die VSG von Trypanosoma brucei, die LPG oder „excreted factor" vom Leishmania (Abb. 16.**27**) und zahlreiche Oberflächenantigene von Schistosomula. Diese werden durch endogene phosphatidylinositolspezifische Phospholipasen freigesetzt.

Die unspezifische Immunsuppression ist ein typisches Merkmal einer parasitären Infektion (Abb. 16.**30**) und betrifft sowohl die antikörper- (Abb. 16.**31** u. 16.**32**) als auch die zellvermittelte Immunantwort. Zum

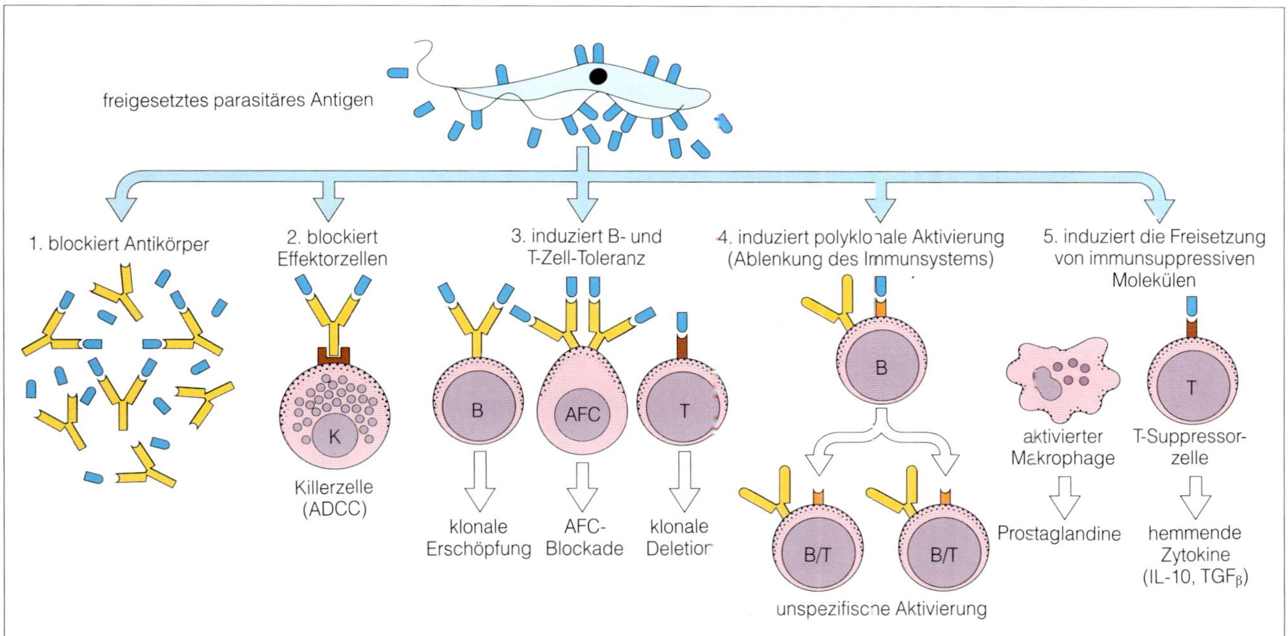

Abb. 16.**30** **Beeinflussung der Immunantwort durch parasitäre Antigene.** Freie Antigene können:
1. mit Antikörpern binden und sie dadurch vom Parasiten ablenken. Das „variant surface glycoprotein", VSG, von Trypanosoma brucei und das lösliche Antigen von Plasmodium falciparum, welche auch polymorph sind und repetitive Aminosäuresequenzen enthalten, agieren so vermutlich als Köder;
2. Effektorzellen blockieren, entweder direkt oder als Immunkomplex. Zirkulierende Immunkomplexe können beispielsweise die Wirkung von zytotoxischen Zellen gegen Schistosoma mansoni hemmen;
3. eine T- oder B-Zell-Toleranz induzieren, was vermutlich über eine Blockade von antikörperbildenden Zellen (AFC) oder über die Ausschaltung von reifen antigenspezifischen Lymphozyten erfolgt (z. B. durch klonale Erschöpfung);
4. polyklonale Aktivierung verursachen: Viele Produkte wirken auf B- und T-Zellen als Mitogene, und wahrscheinlich ist die hohe Konzentration von unspezifischem IgM (und IgG) bei parasitären Infektionen Folge einer solchen polyklonalen Stimulation. Dauert dies zu lange an, kommt es wahrscheinlich zu einer Beeinträchtigung der B-Zell-Funktion, zu einer fortschreitenden Verringerung der antigenreaktiven B-Lymphozyten und damit zu einer Immunsuppression;
5. T-Zellen oder Makrophagen oder beide aktivieren, um suppressive Moleküle freizusetzen.

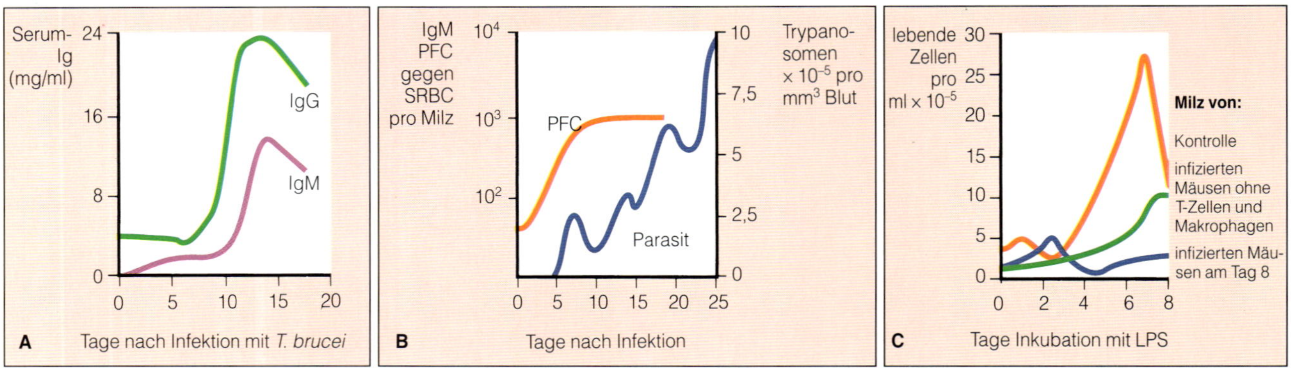

Abb. 16.**31** **Polyklonale Aktivierung durch afrikanische Trypanosomen.** Abb. A zeigt die steigenden Konzentrationen von Serumimmunglobulinen in Trypanosoma-brucei-infizierten Mäusen. Es handelt sich um eine polyklonale Stimulation und nicht nur um spezifische Antikörper. Abb. B zeigt den Anstieg von Hämolyseplaques durch IgM-sezernierende Zellen gegen Schaferythrozyten (SRBC); während einer Infektion vermehren sich diese plaquebildenden Zellen spontan, d. h. ohne Injektion von SRBC. Im Verlauf der Parasitämie steigen diese Zellen auf das 20- bis 30fache des Normalwertes. Ähnlich steigt auch die Anzahl der antikörpersezernierenden Zellen gegen andere Antigene. Die lösliche Fraktion eines Parasitenextraktes zeigt eine mitogene Aktivität, die durch Makrophagen verstärkt wird. Trypanosomen – und andere Parasiten – unterstützen die Proliferation von B-Lymphozyten, was letztlich zu einer Verarmung an antigenreaktiven B-Zellen führen kann. In Abb. C sind die Milzlymphozyten, die nach 8 Tagen von infizierten Mäusen gewonnen wurden, nicht in der Lage, nach Stimulation mit Lipopolysacchariden in vitro zu proliferieren. Werden T-Zellen und Makrophagen kurz nach der Infektion aus der Milz entfernt, wird die Immunantwort teilweise wiederhergestellt; geschieht dies zu einem späteren Zeitpunkt, können sich die B-Zellen nicht mehr erholen. Kurz nach der Infektion geerntete Makrophagen unterdrücken die Reaktivität normaler Milzzellen auf LPS.

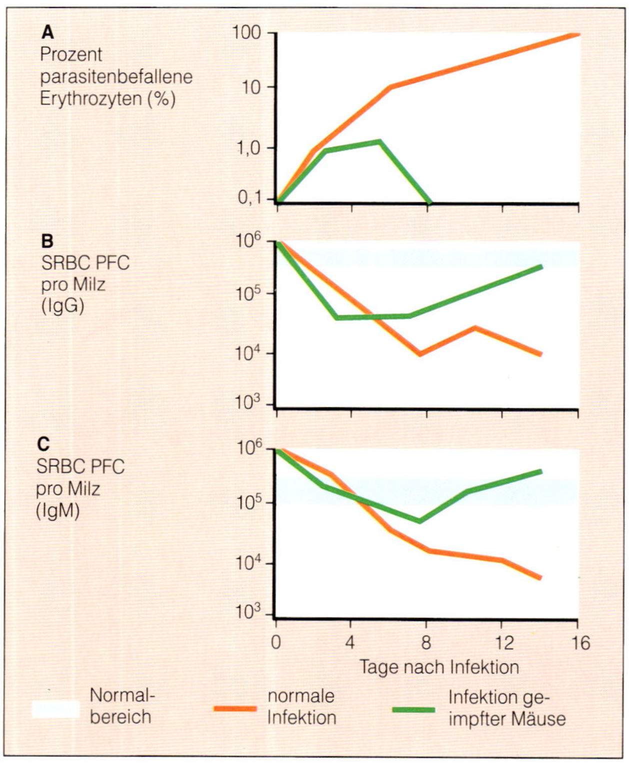

Abb. 16.**32** **Unterdrückung der Bildung von nichtspezifischen Antikörpern bei malariainfizierten Mäusen.** In Abb. A ist der Verlauf der Parasitämie bei geimpften und ungeimpften Mäusen dargestellt, die mit einer letalen Variante des Parasiten Plasmodium yoelii infiziert worden sind. Ungeimpfte Mäuse sterben etwa 16 Tage nach der Infektion, geimpfte Tiere überleben und haben nach 8 Tagen alle Parasiten aus ihrem Blut eliminiert. Der zeitliche Verlauf der Parasitämie korreliert mit der Immunsuppression. In Abb. B und C ist die Anzahl der IgM- und IgG-plaquebildenden Zellen (PFC) pro Milz wiedergegeben, die 5 Tage nach Injektion von Schaferythrozyten (SRBC) bei zwei Gruppen von Mäusen ermittelt worden ist. Die Anzahl der antikörperbildenden Zellen nimmt im Verlauf der Infektion ab und kehrt bei den geimpften Tieren nach überstandener Infektion auf den Ausgangswert zurück. Die Unterdrückung der PFC (und damit Antikörper) scheint das Vorhandensein von Parasiten anzuzeigen. Der Mechanismus hierfür ist nicht bekannt.

großen Teil mag die Suppression der Immunantwort mit der Überflutung durch Antigene und der konsekutiven Funktionsbeeinträchtigung der Makrophagen verbunden sein. Beispielsweise sind bei Mäusen, die mit afrikanischen Trypanosomen infiziert sind, die IL-1-Produktion sowie die antigenpräsentierende Kapazität eingeschränkt. Hinzu kommt, daß Makrophagen Prostaglandine freisetzen, die einige Entzündungsmechanismen unterdrücken.

Auch eine spezifische Suppression kann vorkommen, wie das Beispiel der Leishmaniose zeigt (Abb. 16.**33**). T-Zellen von mit Leishmania donovani infizierten Patienten, sezernieren nach Inkubation mit spezifischen Antigenen weder IL-2 noch IFNγ. Auch ihre Produktion von IL-1 und MHC Klasse II ist erniedrigt, während Prostaglandine verstärkt sezerniert werden. Solchen Patienten hilft eine Behandlung mit IFNγ, kombiniert mit pentavalentem Antimon.

Dennoch kann eine Immunsuppression sowohl für den Parasiten als auch für den Wirt von Vorteil sein, wie es das Beispiel der Bilharziose zeigt. Bei dieser Infektion werden viele Immunreaktionen, besonders jene von T_H-Zellen, unterdrückt. Durch einen vom Wurm freigesetzten Faktor wird die Lymphozytenproliferation direkt gehemmt, was auch durch von Makrophagen und T-Zellen sezernierte suppressive Moleküle verursacht wird.

Durch Schistosomeneier hervorgerufene Lebergranulome werden mit der Zeit kleiner, was sich mit einer verringerten lokalen Produktion von Zytokinen erklären läßt. Diese Immunsuppression ist sowohl für den Wirt als auch für den Parasiten von Vorteil, weil – trotz Leberschädigung durch ausgedehnte Granulome – die Anhäufung von Makrophagen einen gewissen Schutz gegen die toxischen Ausscheidungen der Eier für das Gewebe bietet.

Einige der eben besprochenen Escape-Mechanismen sind in der Abb. 16.**34** zusammengefaßt.

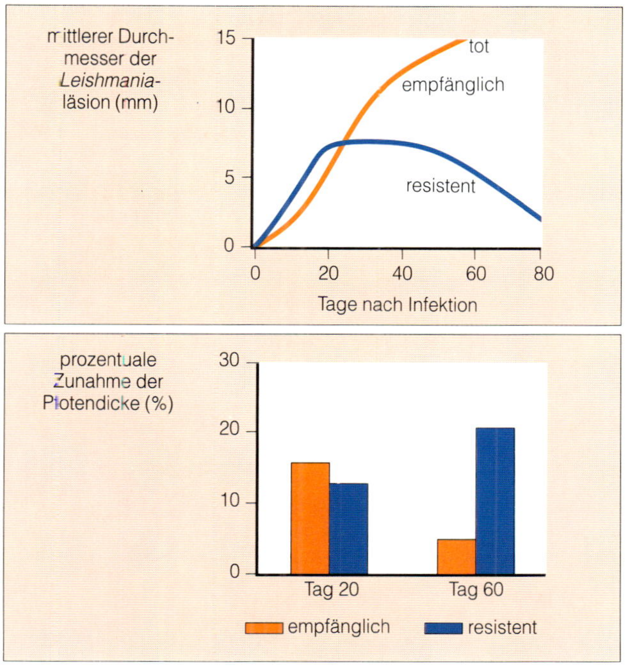

Abb. 16.**33** **Unterdrückung der spezifischen verzögerten Überempfindlichkeitsreaktion bei leishmaniainfizierten Mäusen.** Oben links: Der Verlauf einer Infektion mit Leishmania tropica (objektiviert durch die Größe der Läsion an der Infektionsstelle) bei einem empfänglichen Mäusestamm wird mit der Infektion bei einem resistenten Stamm verglichen. Mäuse vom empfänglichen Stamm sterben etwa 70 Tage nach der Infektion. Die verzögerte Überempfindlichkeit gegen spezifisches Antigen (das in die Pfote injiziert wurde) ist durch die prozentuale Zunahme der Pfotendicke dargestellt. Während der Erholungsphase verstärkt sich die Reaktion bei den resistenten Tieren, während sie bei den empfänglichen Mäusen signifikant vermindert ist. Diese Verminderung ist antigenspezifisch und wird von Suppressor-T-Zellen vermittelt, die nur die verzögerte Überempfindlichkeitsreaktion, nicht aber die Antikörperbildung hemmen. Das Überstehen dieser Infektion ist eine Leistung der zellvermittelten Immunität.

Immunpathologische Folgen parasitärer Infektionen

Abgesehen vom direkt schädigenden Einfluß des Parasiten und seiner Produkte auf das Wirtsgewebe, hat oft auch die Immunantwort darauf ihre pathologische Eigendynamik. Die Milz- und Lebervergrößerung bei Malaria, Schlafkrankheit und viszeraler Leishmaniose gehen jeweils mit einer Zunahme der Anzahl und der Aktivität von Makrophagen und Lymphozyten in Leber und Milz einher.

Oft kommt es zur Ausbildung von Immunkomplexen, die sich in der Niere ablagern und so zum nephrotischen Syndrom wie bei der Malaria quartana führen. Ebenso können viele weitere pathologische Veränderun-

Parasit	Vorkommen	Effektor	Schutzmechanismen des Parasiten
Trypanosoma brucei	Blutbahn	Antikörper + Komplement	antigene Variation
Plasmodium spp.	Leber (Hepatozyten) Blutzellen	Zytokine, Antikörper	unbekannt, antigene Variation
Toxoplasma gondii	Makrophage	Sauerstoffmetaboliten und lysosomale Enzyme	fehlender Auslöser, verhindert Fusion der Lysosomen
Trypanosoma cruzi	Makrophage	Sauerstoffmetaboliten und lysosomale Enzyme	Flucht in das Zytoplasma
Leishmania	Makrophage	Sauerstoffmetaboliten und lysosomale Enzyme	Behinderung des „oxidative burst" unterdrückt die Verdauung
Trichinella spiralis	Darmkrypten, Blut, Muskeln	myeloische Zellen, Antikörper und Komplement	Zystenbildung im Muskel
Schistosoma mansoni	Haut, Blutbahn, Lunge, Pfortader	myeloische Zellen, Antikörper und Komplement	Übernahme wirtseigener Antigene, Blockierung durch lösliche Antigene und Immunkomplexe

Abb. 16.**34** **Beispiele für die Mechanismen, mit denen Parasiten die Abwehr des Wirtes unterlaufen.**

gen auftreten. Beispielsweise wurden gewebsständige Immunglobuline in den Muskeln von Mäusen gefunden, die mit afrikanischen Trypanosomen infiziert waren, und ebenso in den Plexus chorioidei von Mäusen mit Malaria.

Die bei Wurminfektionen auftretende IgE-Vermehrung kann den Wirt wegen der Freisetzung von Mastzellenmediatoren schwer schädigen; so kann es bei der Ruptur einer Hydatidenzyste zum anaphylaktischen Schock kommen, asthmaähnliche Reaktionen treten bei Toxocara-canis-Infektion auf. Ähnliches geschieht bei der tropischen Eosinophilie, wenn Fadenwürmer durch die Lunge wandern.

Antikörper gegen Erythrozyten, Lymphozyten und DNA wurden beispielsweise bei Trypanosomiasis und Malaria gefunden. Antiparasitäre Antikörper können mit Wirtsgewebe kreuzreagieren: Beispiele hierfür sind die Kardiomyopathie, Ösophagusdilatation und das Megakolon bei der Chagas-Krankheit, die vermutlich durch autoimmune Antikörper gegen Ganglienzellen oder mit Trypanosoma cruzi kreuzreagierende zytotoxische T-Zellen hervorgerufen werden.

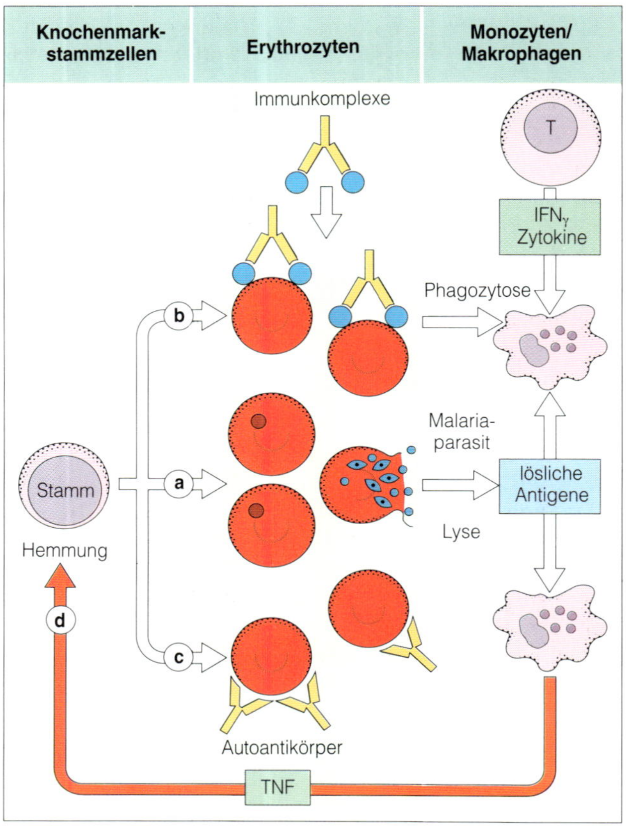

Abb. 16.**35** **Genese der Anämie bei Malaria.** Zusätzlich zur direkten Schädigung der Erythrozyten durch die Malariaerreger (a) tragen immunpathologische Mechanismen zur Anämie bei. Immunkomplexe können, wenn sie parasitäre Antigene enthalten, an noch nicht befallene Erythrozyten binden und dadurch deren Abbau durch das retikuloendotheliale System in Leber und Milz beschleunigen (b). Ebenfalls führt die Bildung von Autoantikörpern gegen Erythrozyten zu deren raschem Abbau (c). Schließlich hemmt der bei einer Infektion freigesetzte Tumornekrosefaktor (TNF) die Bildung neuer Erythrozyten im Knochenmark (d).

Ein Zuviel an manchen Zytokinen kann zu einigen Krankheitssymptomen beitragen. So ähneln Fieber, Anämie, Durchfall und pulmonale Veränderungen bei akuter Malaria stark den Symptomen einer Endotoxämie; sie werden wahrscheinlich durch den Tumornekrosefaktor (TNF) verursacht. Hierzu paßt, daß die Entwicklung einer zerebralen Malaria bei Mäusen durch Antikörper gegen TNF verhindert werden kann. Die Auszehrung, die man bei Rindern mit Trypanosomenbefall beobachtet, scheint ebenfalls TNF-bedingt zu sein. Viele immunologische Mechanismen wirken vermutlich bezüglich der pathologischen Erscheinungen zusammen, wie es wohl auch für die Malariaanämie der Fall ist (Abb. 16.**35**).

Da die unspezifische Immunsuppression so umfassend ist, könnte man damit letztlich die Tatsache erklären, warum Patienten mit parasitären Infektionen besonders anfällig sind für bakterielle und virale Infekte (z. B. Masern). Ferner wäre es auch eine Erklärung für den Zusammenhang des Burkitt-Lymphoms mit der Malaria.

Impfstoffe

In der Tiermedizin gibt es einige Beispiele erfolgreicher Impfungen mit attenuierten, lebenden Parasiten. Heute jedoch, als Ergebnis der jüngsten, aufregenden Fortschritte auf dem Gebiet der Molekularbiologie, werden große Anstrengungen unternommen, Vakzinen gegen Untereinheiten von Parasiten zu entwickeln, um sie gegen die wichtigsten humanen Parasitenkrankheiten einzusetzen.

Größte Schwierigkeiten bereitet jedoch die polymorphe und rasch wechselnde Natur der parasitären Antigene, hier besonders von Trypanosomen und Malariaerregern. Darüber hinaus könnte eine Immunisierung zur Selektion eines neuen parasitären Antigens führen und damit zur Geburt einer neuen Variante.

Um effizient zu sein, muß ein Impfstoff eine lang anhaltende Antwort sowohl von T- als auch von B-Zellen hervorrufen. Da durch T-Zellen erkannte Determinanten meist eine ausgeprägte genetische Restriktion zeigen, muß eine Vakzine mit den T-Zellen der meisten MHC-Haplotypen reagieren, möglichst ohne eine Suppression auszuüben. Antigene, die die falsche Immunantwort induzieren, dürfen in der Vakzine nicht enthalten sein, da unter Umständen Antikörper zur Disseminierung von Parasiten führen können und die zellvermittelte Immunantwort dann zusätzlichen Schaden stiftet.

Strategien für die Entwicklung von Impfstoffen

Für gewöhnlich versucht man zunächst, protektive Antigene und deren entscheidenden immunogenen Teil zu identifizieren, der mit einiger Wahrscheinlichkeit dann ein anderer ist als derjenige oder diejenigen, die eine Immunsuppression auslösen. Die Isolierung protektiver Antigene kann bei denjenigen Krankheiten besonders schwierig sein, bei denen ein schützender Effekt von der Entwicklung einer guten zellvermittelten Immunität abhängt. Dies kommt daher, daß solche Antigene gewöhnlich aufgrund ihrer Bindung an Antikörper identifiziert werden. Ferner ist eine humorale Immunantwort am stärksten gegen Oberflächenantigene ausgeprägt, so daß eine Antikörperpräparation von immunen Individuen für diese Antigene selektiv ist, wohingegen man einen besseren Schutz erhalten könnte, wenn er sich gegen Antigene richtet, die sich innerhalb der Parasiten befinden, wie z. B. das Paramyosin von Pärchenegeln. Diese internen Antigene stimulieren wahrscheinlich T-Zellen zur Freigabe von Zytokinen und zur Aktivierung von Makrophagen. Auch wenn ein Vollschutz nicht erreicht werden kann, so könnte die Herstellung von Vakzinen, die den Parasitendruck erniedrigen, doch von großem Wert sein.

Eine andere denkbare Möglichkeit ist die Entwicklung von Vakzinen, die nicht die initiale Infektion blokkieren, aber einer klinischen Manifestation der Krankheit vorbeugen. Impfziel bei einer Krankheit wie der Bilharziose kann es beispielsweise sein, daß eine Vakzine die Bildung von Eiern blockiert, weil diese die charakteristischen Lebergranulome, die einen wichtigen Teil der Krankheit ausmachen, verursachen. Auch bei der Malaria, bei der immune Individuen trotz Parasitennachweis im Blut ohne andere Krankheitszeichen leben können, würde das Ziel sein, gegen jene Antigene zu impfen, die die Sekretion von Tumornekrosefaktor anregen: Ein Übermaß an TNFα hält man für viele Krankheitssymptome für verantwortlich.

Antigenpräparation. Wenn einmal erfolgversprechende Antigene identifiziert worden sind, gibt es verschiedene Möglichkeiten für das weitere Vorgehen:
1. Durch den Transfer von Genen, die für die Antigensynthese kodieren, auf Bakterien oder Hefen erhält man rekombinante Antigene. Ein Nachteil dieser Methode ist, daß die erhaltenen rekombinanten Moleküle sich von den natürlichen Peptiden, z. B. durch Fehlen der Glykosylierung, unterscheiden können.
2. Man sequenziert die relevanten Peptide und synthetisiert sie im Laboratorium neu.
3. Aus den Antigenen macht man Idiotypvakzinen, die die relevanten Peptide imitieren. Idiotypvakzinen hätten den Vorteil, daß man sie gegen die Kohlenhydratanteile des Antigens herstellen könnte und eine solche Vakzine ohne das Antigen selbst auskäme.

Enzyme als Antigene. Parasitäre Enzyme können brauchbare Ziele für einen immunologischen Angriff darstellen. Promastigoten von Leishmania tragen beispielsweise eine Protease (Gp63) auf ihrer Oberfläche. Antikörper gegen das gereinigte Enzym sind immunologisch unwirksam, aber wenn Mäuse mit dem Enzym geimpft wurden, wurde eine starke zellvermittelte Immunantwort induziert, die die Tiere schützte. Kürzlich wurde ein Gen aus dem Blutstadium von Malariaerregern kloniert, das keine repetitiven Sequenzen aufweist und für ein Polypeptid mit Aldolasefunktion kodiert. Es weist in einigen Bereichen Homologie mit der Säugeraldolase auf, führt jedoch bei der Impfung von Affen damit zu einem partiellen Schutz.

Leishmaniose. Zwei phospholipidhaltige Oberflächenantigene von Promastigoten sind bekannt als protektiv und erzielen als Vakzine ermutigende Resultate, wenn sie in Lipcsomen eingebracht werden.

Malaria. Durch die moderne rekombinante DNA-Technologie gelang es, ein Antigen aus dem Hüllprotein der Sporozoiten von Plasmodium falciparum zu isolieren. Ein kleines Peptid wurde synthetisiert, das einem Ausschnitt aus dem Molekül homolog ist. Es setzt sich aus einer repetitiven Sequenz von 4 Aminosäureresten zusammen, die sich in der Natur, abhängig vom Parasitenstamm, bis zu 40mal im selben Molekül wiederholen. Sowohl klonierte Antigene als auch diese synthetischen Peptide induzieren neutralisierende Antikörper gegen Sporozoiten. Für einen echten immunologischen Schutz ist jedoch noch einiges mehr erforderlich. In Mäusen zeigte sich unglücklicherweise, daß die Immunantwort auf Sporozoiten einer klaren genetischen Restriktion unterliegt und in Beziehung zum MHC-Haplotyp steht.

Das Blutstadium von Malariaerregern weist mehrere Antigene auf, die ebenfalls kloniert und sequenziert wurden; es wurden synthetische Peptide hergestellt, die ausgewählten Abschnitten aus verschiedenen Molekülen entsprechen. Auch diese Moleküle besitzen viele repetitive Sequenzen, die immundominant sind und eine Antikörperproduktion induzieren. Es ist jedoch möglich, daß gerade die Antigene, die die benötigte zellvermittelte Immunität induzieren, außerhalb dieser repetitiven Sequenzen liegen, nämlich in den variablen Molekülregionen. Versuche mit Mixturen aus synthetischen Peptiden von sowohl Sporozoiten als auch Merozoiten sind vielversprechend.

Abschließend kann man sagen, daß wahrscheinlich eine Antigenkombination zusammen mit einem Adjuvans oder Zytokin vermutlich der erfolgversprechendste Weg zu wirksamen Impfstoffen ist. Außerdem muß an der Applikation eines solchen Impfstoffes noch viel gearbeitet werden. Lebende Träger sind von Vorteil, da sie sich selbst vermehren. BCG-Bazillen werden oft als Vakzine eingesetzt und wirken selbst zusätzlich noch als Adjuvans. Ähnlich dazu laufen klinische Studien mit Salmonella spp., die mit gentechnischen Mitteln avirulent gemacht wurden und oral verabreicht werden können.

17 Tumorimmunologie

Peter Beverley

Die Vorstellung, daß es gegen Tumoren gerichtete Immunreaktionen geben könnte, ist schon alt. Um die Jahrhundertwende vermutete Paul Ehrlich, daß es beim Menschen mit hoher Frequenz „anomale Keime" (Tumoren) gibt, die uns bei einer fehlenden Überwachung durch das Immunsystem überwältigen würden. Daher wurden Tumoren so betrachtet wie transplantierte Gewebe, die vom Immunsystem erkannt werden können. Diese Vorstellung wiederum führte zu Versuchen, in denen man das Immunsystem dazu stimulierte, die Tumoren abzustoßen. Gelegentliche Regressionen, die entweder nach Behandlung mit bakteriellen Vakzinen (Coleys Toxin) oder spontan auftraten, wurden als Beweis für eine effektive Immunantwort angesehen.

In den ersten Jahren dieses Jahrhunderts begannen die Experimentalisten, die Tumorimmunität zu untersuchen, und bemerkten, daß sich transplantierte Tumoren normalerweise zurückentwickeln. Allerdings gerieten viele dieser frühen Arbeiten in Verruf, als man erkannte, daß die Regression nur eine Folge der genetischen Verschiedenheit zwischen Wirt und Tumor war und keine gegen den Tumor gerichtete Immunantwort darstellte. Es war erst in der Nachkriegszeit, als genetisch homologe Inzuchtnagetiere verfügbar waren und es möglich war, Immunantworten von tumortragenden Tieren zu untersuchen. Ein zusätzlicher Impuls für diese Untersuchungen ging von Burnett und Thomas aus, die Ehrlichs Idee einer Immunantwort gegen „anomale Keime" zur Theorie der Immunüberwachung („immune surveillance") ausarbeiteten.

Grund der Immundefizienz	allgemeine Tumorarten	beteiligte Viren
angeborene Immundefizienz	Lymphom	EBV
Immunsuppression wegen Organtransplantation oder AIDS	Lymphom	EBV
	Gebärmutterhalskrebs	Papillomavirus
	Kaposi-Sarkom	unbekannt
Malaria	Burkitt-Lymphom	EBV
Autoimmunität	Lymphom	EBV

Abb. 17.**1** **Tumorviren und Immundefizienz.** Bei allen Formen der Immundefizienz nimmt die Frequenz von Tumoren des lymphatischen Systems am meisten zu. Bei vielen Tumoren ist der Epstein-Barr-Virus (EBV) beteiligt. Die meisten normalen Erwachsenen tragen EBV ihr Leben lang, ohne Krankheitssymptome zu zeigen. Die Frequenz der meisten epithelialen Tumoren, die keine Assoziation mit Viren aufzeigen, ist auch bei immunsupprimierten oder immundefizienten Patienten nicht erhöht.

Immunüberwachung

Die Theorie von Burnett und Thomas geht davon aus, daß das Immunsystem den Körper kontinuierlich überwacht und abnorme Zellen, sobald sie erkannt werden, zerstört werden. Man vermutete, daß die Immunantwort gegen einen Tumor frühzeitig stattfindet und daß die meisten Tumoren zerstört werden, noch bevor sie klinisch in Erscheinung treten. Es wurde auch vorgeschlagen, daß das Immunsystem eine wichtige Rolle bei der Verzögerung des Tumorwachstums spielt oder die Regression etablierter Tumoren verursacht. Eine Vielzahl von Anhaltspunkten wurden zur Unterstützung dieser Vorstellungen angeführt:

1. postmortale Daten lassen vermuten, daß es mehr Tumoren gibt als klinisch in Erscheinung treten;
2. viele Tumoren enthalten lymphatische Infiltrate, bei einigen Tumoren ist dies ein positives Zeichen;
3. spontane Regression von Tumoren kommt vor;
4. Tumoren treten mit erhöhter Frequenz in der Kindheit und bei älteren Menschen auf, d. h. zu Zeiten, in denen das Immunsystem nicht optimal arbeitet.

Obwohl diese Auflistung auf den ersten Blick eindrucksvolle Anhaltspunkte für die aufgestellte Theorie liefert, ist gerade der stärkste Punkt, nämlich die Immunsuppression und die zunehmende Tumorinzidenz, bei genauerer Untersuchung weniger überzeugend. Bei allen Beispielen von Immundefizienzen oder Immunsuppressionen beim Menschen ist das Spektrum der auftretenden Tumoren limitiert, und es gibt Hinweise dafür, daß Viren an der Entstehung vieler dieser Tumoren beteiligt sind (Abb. 17.**1**). Daraus kann gefolgert werden, daß das Immunsystem eher eine Ausbreitung potentieller onkogener Viren verhindert als Tumoren jedweder Art immunologisch zu überwachen. Normale Menschen, die mit EBV infiziert werden, tragen den Virus ein Leben lang und besitzen eine starke zytotoxische, gegen den Virus gerichtete T-Zell-Reaktion. Bei immundefizienten Idividuen hingegen konnten eine erhöhte Virusreplikation und Abschilferungen viraler Partikel in Sekreten gezeigt werden. Unter normalen Umständen wird also die Virusreplikation von der Immunreaktion limitiert (Abb. 17.**2**).

Experimentelle Daten aus Tierversuchen unterstützen die Annahme, daß die Immunüberwachung eher gegen Viren als gegen Tumoren gerichtet ist. Eine groß angelegte Untersuchung bei athymischen Mäusen ergab, daß die Tumorfrequenz nicht generell zunahm. Allerdings entwickelte ein hoher Prozentsatz der Mäuse Tumoren, die von einem kleinen DNA-Polyomavirus verursacht werden. Dieses Virus induziert nur selten Tumoren in normalen Tieren. Ein vergleichbares Ergebnis lieferte eine Studie über die Wirkungen einer Langzeitbehandlung mit Antilymphozytenserum auf die Immunantworten.

Diese Daten implizieren allerdings nicht zwangsläufig, daß es keine Immunantwort gegen einen Großteil

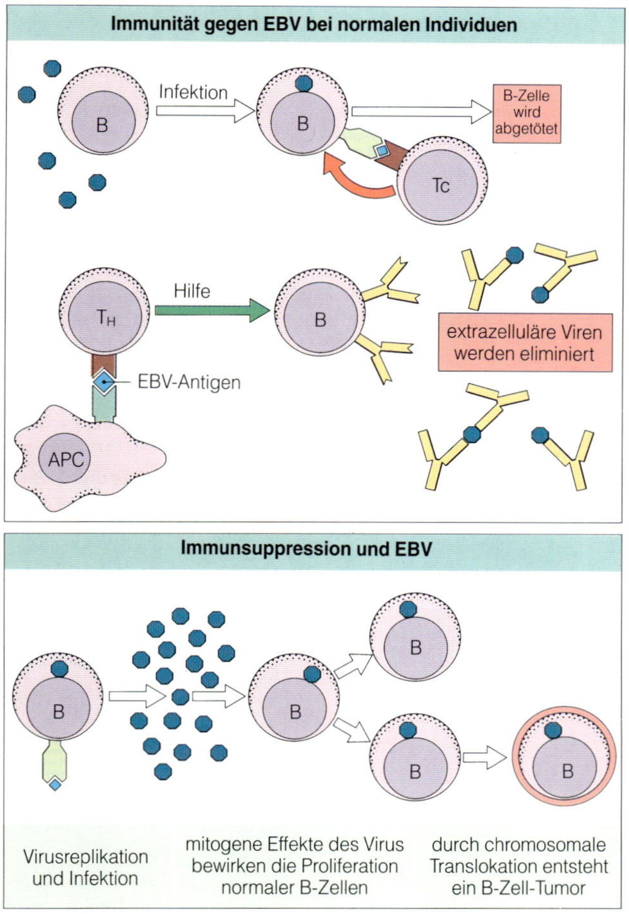

Abb. 17.**2** **Bedeutung von EBV bei der Tumorgenese.** Bei normalen Individuen werden B-Lymphozyten mit EBV infiziert. Eine Ausbreitung wird aber von Tc-Zellen und Antikörpern, die infizierte Zellen und Viren eliminieren, verhindert. Bei einigen immunsupprimierten Individuen sowie bei einigen Patienten, die Cyclosporin bekommen, kann sich das Virus replizieren und mehr B-Zellen infizieren. Das Virus ist zudem auch mitogen für B-Zellen, so daß infizierte B-Zellen bei einem immunsupprimierten Individuum dazu tendieren, sich sehr schnell zu vermehren. Eine chromosomale Translokation in der infizierten B-Zelle kann zu einer malignen Transformation führen.

der Tumoren gibt. Eher kann man aus ihnen schließen, daß die Immunantwort, bei der Mehrzahl der Tumoren, relativ spät und unwirksam ist.

Tumorantigene

Beim Menschen sind nur wenige Tumoren bekannt, die von Viren verursacht werden (Abb. 17.3). Aber es gibt reichlich Hinweise auf genetische Veränderungen (Mutation, Genamplifikation, chromosomale Deletion oder Translokation) bei den meisten, wenn nicht sogar bei allen Tumoren. Es ist bekannt, daß zumindest durch einige dieser genetischen Veränderungen die Expression von modifizierten Proteinen in den Tumorzellen bewirkt wird. Man nimmt an, daß diese modifizierten Proteine antigenische Zielstrukturen für die Immunabwehr darstellen. Experimentell können sie nachgewiesen werden, indem andere Spezies mit Tumormaterial immunisiert werden.

Tumor	Virus
Leberzellkarzinom	Hepatitis-B-Virus
Gebärmutterhalskrebs	humane Papillomaviren (HPV 16 und HPV 18)
Burkitt-Lymphom oder andere Lymphome bei Immunsuppression	EBV
Nasopharyngealkarzinom	EBV
T-Zell-Leukämie des Erwachsenen	humaner T-Leukämie-Virus I (HTLV-I)

Abb. 17.**3** **Viren und menschliche Tumoren.** EBV ist mit dem Burkitt-Lymphom, das in Afrika auftritt, und mit dem Nasopharyngealkarzinom, das in China vorkommt, assoziiert. Man kann daraus folgern, daß entweder genetische oder umweltbedingte Kofaktoren benötigt werden, um den Tumor zu verursachen. T-Zell-Leukämie bei Erwachsenen kommt hauptsächlich in Japan und in der Karibik vor.

Tumorassoziierte Transplantationsantigene (TATA)

Es werden zwei Arten von tumorassoziierten Transplantationsantigenen (TATA) unterschieden. Zu der ersten Art, den gemeinsamen Antigenen, gehören Antigene, die bei vielen Tumoren vorkommen, obwohl sich diese Tumoren noch nicht einmal aus Geweben gleichen Ursprungs entwickelt haben. Zu der zweiten Art, den spezifischen Antigenen, zählen Antigene, die für einen einzelnen Tumor spezifisch sind. Tumoren können sowohl spezifische als auch gemeinsame (shared) Antigene exprimieren.

Gemeinsame Tumorantigene

Gemeinsame Tumorantigene können auf Tumoren nachgewiesen werden, die durch Viren wie die kleinen DNA-Polyomaviren und SV40-Viren (die Tumoren bei Versuchstieren verursachen) sowie Papillomaviren (die beim menschlichen Gebärmutterhalskrebs beteiligt sind) induziert werden. Diese Viren kodieren T-(Tumor-)Antigene, die sie mit anderen Viren der gleichen Gruppe teilen. T-Antigene sind nukleäre Proteine, die eine Bedeutung für die Aufrechterhaltung des transformierten (kanzerogenen) Status besitzen. Bei Tieren sind viele infektiöse onkogene RNA-Viren bekannt, die Leukämien und Sarkome verursachen. Zumindest ein menschliches Leukämievirus wurde bis jetzt entdeckt (Abb. 17.**3**). Diese Viren knospen sich von der Zellmembran infizierter Zellen ab. Die Glykoproteine der viralen Hülle können in der Zellmembran des Wirtes nachgewiesen werden. Es gibt starke humorale und zellvermittelte Immunantworten gegen DNA- und RNA-Tumorviren, die vor der Gefahr einer Tumorentwicklung schützen können (Abb. 17.**4**).

Bei einigen Mäusestämmen tritt regelmäßig eine Aktivierung endogener RNA-Tumorviren auf, die eine Leukämie induzieren. Bei anderen Stämmen exprimieren die Tumoren, wenn karzinogene Chemikalien gegeben wurden, virale Antigene und produzieren infektiöses murines Leukämievirus (MusLV). Derartige Tumoren exprimieren gemeinsame tumorassoziierte Transplantationsantigene wie auch tumorspezifische Transplantationsantigene (TSTA), die weiter unten be-

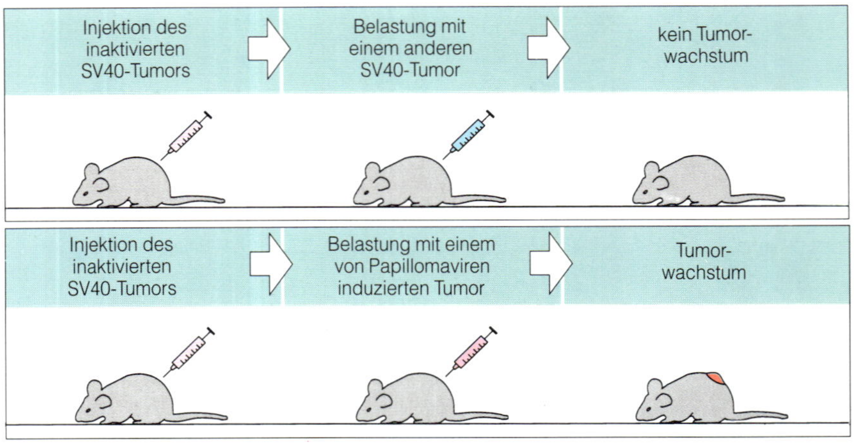

Abb. 17.**4** **Immunisierung gegen Tumorantigene.** Darstellung der allgemeinen tumorassoziierten Transplantationsantigene (TATA). Ingezüchtete Mäuse wurden mit einem SV40-Virus-induzierten Tumor durch wiederholte Injektion von Tumorzellen, die durch Bestrahlung inaktiviert wurden, immunisiert. Eine Hälfte der Mäuse wurde anschließend mit einem anderen SV40-Tumor belastet, die andere Hälfte mit einem Tumor, der von einem Polyomavirus induziert worden war. Die Mäuse konnten den SV40-Tumor abstoßen, nicht jedoch den Polyomavirustumor. Dieses Ergebnis zeigt, daß die Mäuse gegen T-Antigene von SV40 immun waren.

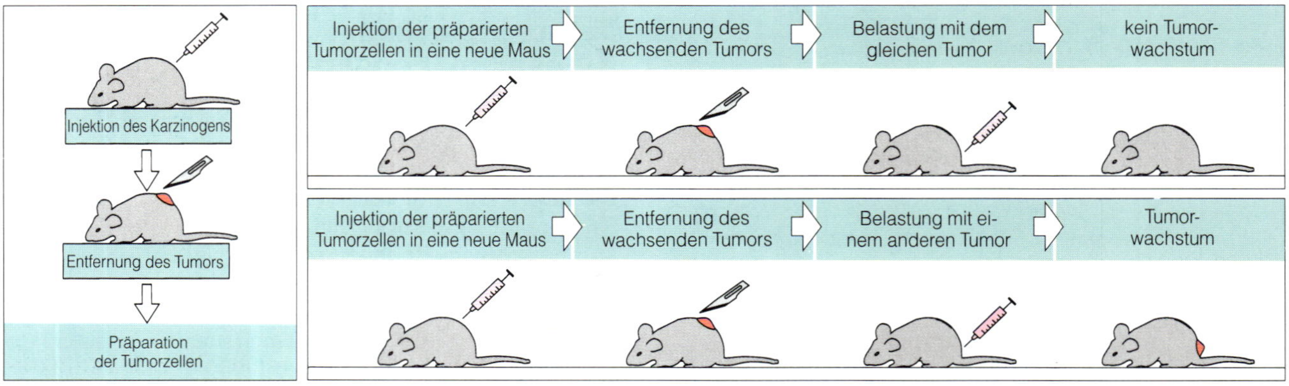

Abb. 17.**5** **Darstellung tumorspezifischer Antigene von chemisch induzierten Tumoren.** Durch Injektion eines chemischen Karzinogens (Methylcholanthren) wurden in Mäusen Tumoren induziert. Tumorzellen dieser Mäuse wurden dann subkutan in genetisch identische Mäuse injiziert. Später wurden die wachsenden Tumoren operativ entfernt. Mäuse, die anschließend mit dem gleichen Tumor belastet wurden, konnten ihn abstoßen, während Mäuse, die mit einem anderen Tumor (induziert von dem gleichen Karzinogen) immunisiert wurden, dazu nicht in der Lage waren.

sprochen werden. Die Immunabwehr des Wirtes gegen endogene RNA-Viren ist, vermutlich aufgrund immunologischer Toleranz, nur schwach ausgeprägt (s. Kap. 10).

Tumorspezifische Transplantationsantigene (TSTA)

Tumorspezifische Transplantationsantigene (TSTA) sind Antigene, die eine Immunantwort gegen injizierte Tumorzellen hervorrufen können, obwohl das Tier vorher bereits mit dem gleichen Tumor immunisiert worden ist (Abb. 17.**5**). Diese Antigene wurden erstmals bei Tumoren ingezüchteter Mäuse beschrieben, die mit chemischen Karzinogenen induziert wurden. Über viele Jahre hinweg war die Natur dieser Antigene unklar, aber nun konnte sie aufgeklärt werden. Ein transplantierbarer (und daher wenig immunogener) Tumor des Mausstammes DBA2 wurde in vitro einem starken Mutagen ausgesetzt. Auf diese Weise wurden Subklonmutanten erzeugt, von denen nun einige nicht mehr in vivo weiterwachsen konnten, es sei denn, eine sehr große Anzahl von Tumorzellen wurde implantiert. Die Mutanten waren deutlich immunogener als der ursprüngliche Tumor. Einer dieser Tumor-(tum-)Varianten-Klone wurde zur Immunisierung syngener Mäuse verwendet. Auf diese Weise wurden Tc-Zellen hergestellt, die nur den für die Immunisierung verwendeten Tumor abtöten konnten, nicht hingegen den ursprünglichen Tumor oder andere tum-Varianten (Abb. 17.**6**). Die Tc-Zellen wurden anschließend während des molekularen Klonierens der Tumorantigene als Proben zur Identifizierung mutierter Formen benutzt. Schließlich wurde das mutierte Gen (tum-Gen), das für das Tumorantigen kodiert, identifiziert und sequenziert. Ein Vergleich zwischen diesem Gen und dem homologen Gen des ursprünglichen Tumors ergab, daß sich beide Gene nur in einer einzigen Aminosäure voneinander unterschieden. Ein formeller Beweis dafür, daß diese Mutation ein immunogenes Antigen erzeugt, das von bestimmten Tc-Zellen erkannt wird, wurde dann erbracht: Zellen des ursprünglichen Tumors konnten abgetötet werden, wenn sie zusammen mit einem 10 Aminosäuren langen Peptid, das die tum-Sequenz enthält, inkubiert wurden. Erfolgte die Inkubation im Gegensatz dazu mit dem homologen Peptidstück aus dem ursprünglichen Tumor,

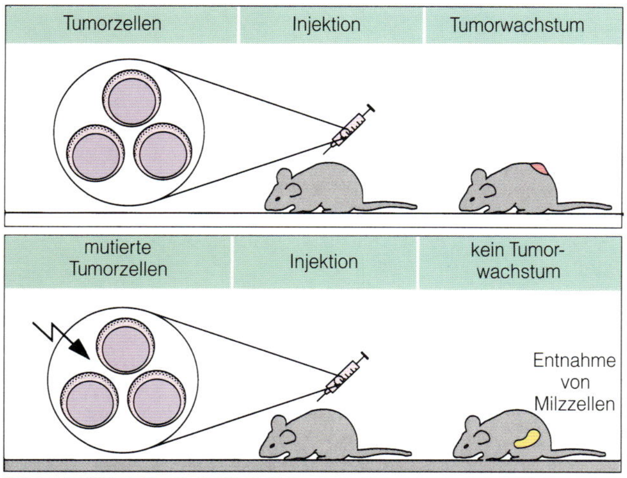

Zellart	Wirkung der Milzzelle
Tumor	keine Wirkung
tum-Variante	zytotoxisch

Abb. 17.**6** **Spezifität der Tumorimmunität.** Die Produktion eines hochimmunogenen (tum-)Varianten-Tumors und der entsprechenden spezifischen Tc-Zellen. Nach der Induktion von Mutationen in den ursprünglichen Tumorzellen erhielt man Subklone, die nicht mehr in DBA2-Mäusen wachsen konnten. Tc-Zellen aus der Milz von Mäusen, die mit diesen tum-Zellen immunisiert worden waren, konnten den tum-Tumor, aber nicht den ursprünglichen Tumor in vitro abtöten.

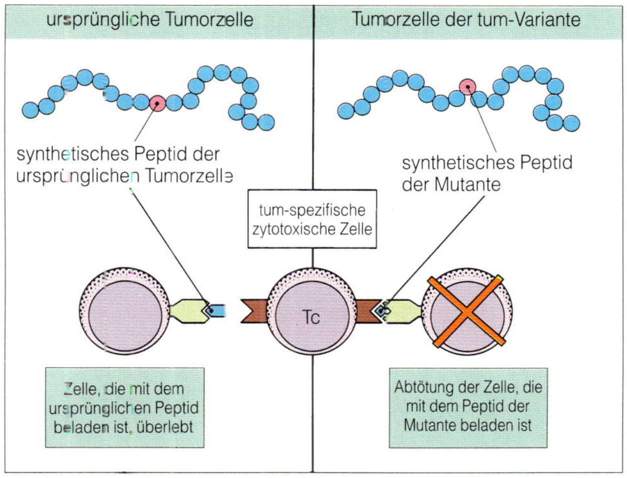

Abb. 17.**7** **Spezifität von Tc-Zellen für ein peptidisches Tumorantigen.** Tc-Zellen wurden aus einer Maus, die mit einem tum-Varianten-Tumor immunisiert worden war, isoliert. In vitro konnten sie Tumorzellen abtöten, an die ein von der tum-Gensequenz kodiertes Peptid gekoppelt war, nicht aber Zellen, die das gesamte homologe Peptid des ursprünglichen Tumors trugen. Die beiden Peptide unterscheiden sich nur in einer einzigen Aminosäure voneinander.

konnten die Tumorzellen nicht abgetötet werden (Abb. 17.**7**). (Tc-Zellen sind MHC-Klasse-I-restringiert. Es ist daher sehr wahrscheinlich, daß das tumorspezifische Protein innerhalb der Zelle prozessiert, das erzeugte Peptidstück mit MHC-Klasse-I-Molekülen assoziiert und zur Zelloberfläche transportiert wird.)

Es gibt gute Anhaltspunkte dafür, daß auch MHC-Klasse-II-restringierte Antworten gegen menschliche Tumoren vorhanden sind. Allerdings ist viel weniger über Tumorantigene, die mit MHC-Klasse-II-Molekülen assoziiert sind, bekannt. Sie werden ausführlicher weiter unten besprochen.

Tumorassoziierte Antigene

Vielfach versuchte man, Antigene zu entdecken, die für einen Tumor einzigartig sind. Dazu wurde entweder Serum des tumortragenden Wirtes (autologes Typisieren) oder Serum von Tieren, die absichtlich mit Tumormaterial immunisiert wurden (heterologes Typisieren), benutzt. Die zuletzt veröffentlichten Arbeiten stützen sich auf monoklonale Antikörper, die entweder von autologen der heterologen B-Zellen abstammten. Obwohl es nur sehr wenige Hinweise auf Moleküle gibt, die einzig und allein von Tumoren exprimiert werden, konnten einige Antigenarten identifiziert werden, die auf irgendeine Art und Weise mit Tumoren assoziiert sind (einige Neoantigene und einige Differenzierungsantigene).

Weitverbreitete Differenzierungsantigene

Diese Antigene sind weit verbreitet auf oder, auch allgemeiner, in Tumoren und normalen Zellen. Diese Antigenart oder die entsprechenden monoklonalen Antikörper werden meistens in Seren von Patienten, die Tumoren tragen, nachgewiesen. Die Antikörper sind meist IgM und besitzen nur eine geringe Affinität. Vergleichbare monoklonale Antikörper können durch Immortalisierung von B-Lymphozyten aus normalen Individuen hergestellt werden. Diese Antikörper detektieren Autoantigene, und ihre Bedeutung für die Immunantwort des Wirtes gegen Tumoren (wenn es überhaupt eine gibt) ist unklar.

Normale Differenzierungsantigene mit restringierter Verteilung

Die meisten Tumorzellen repräsentieren die klonalen Nachfahren einer einzigen Zelle. Wenn diese Zellart selten ist, dann exprimieren Tumorzellen Antigene, die nur bei wenigen normalen Zellen vorhanden sind. Ein Beispiel dafür ist das allgemeine akute lymphoblastische Leukämieantigen (common acute lymphoblastic leucaemia antigen, CALLA oder CD10) (Abb. 17.**8**).

Onkofetale Antigene

Tumoren können bestimmte Antigene exprimieren, die zwar bei Adulten nicht oder nur in sehr geringen Mengen vorkommen, die aber während der fetalen Entwicklung vorhanden sind. Beispiele hierfür sind das α-Fetoprotein, das von Leberkrebszellen produziert wird, und das karzinoembryonale Antigen (carcinoembryonic antigen, CEA), das von Krebszellen des Kolons und anderer epithelialer Tumoren produziert wird.

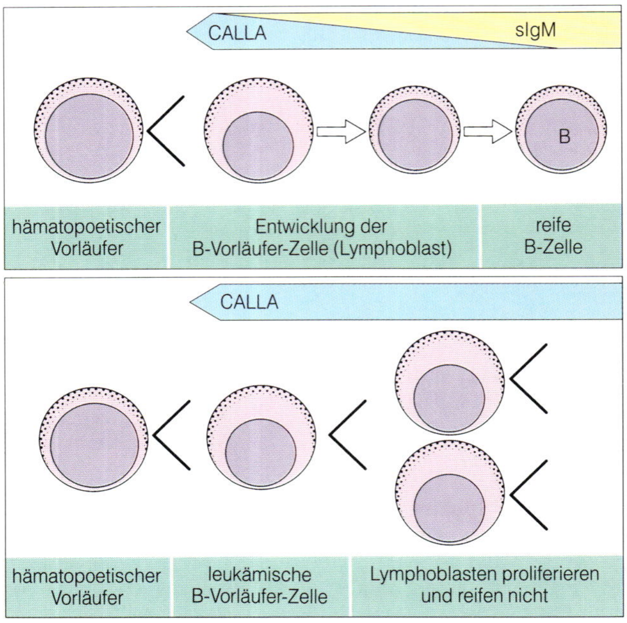

Abb. 17.**8** **Expression von CALLA bei normalen Zellen und bei Lymphomen.** CALLA wird normalerweise nur von B-Zell-Vorläufern oder Lymphoblasten exprimiert, die bis zu < 1% der normalen Knochenmarkzellen ausmachen. CALLA kommt wesentlich häufiger bei der allgemeinsten Form der Leukämie in der Kindheit vor.

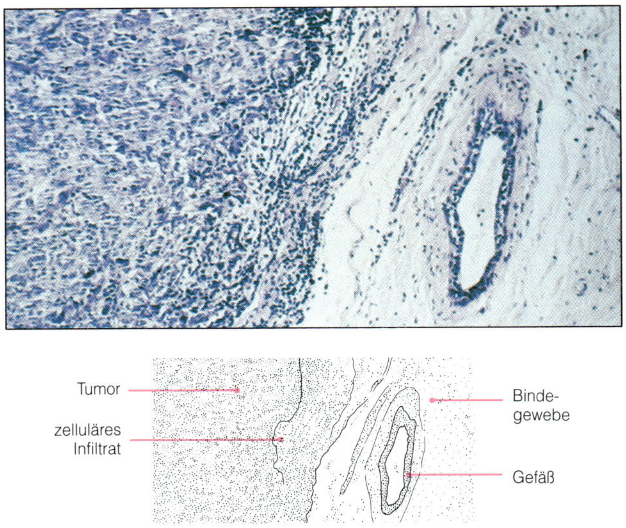

Abb. 17.**9** **Immunreaktion auf ein Mammakarzinom.** Das Präparat zeigt ein mit mononukleären Zellen stark infiltriertes Mammakarzinom, was die Vermutung nahelegt, daß Karzinome von Zellen erkannt werden können, die innerhalb des Immunsystems eine potentielle Fähigkeit zur Begrenzung oder Beseitigung von Tumorzellen besitzen. HE-Färbung, 50 ×.

Veränderte Antigene

Bei vielen Tumoren ist die Glykosylierung verändert. Das kann zur Expression neuer Kohlenhydratepitope führen, z. B. das Thomsen-Friedenreich-Antigen. Dieses Antigen ist ein Disaccharid, das gewöhnlich bei normalen Zellen versteckt ist. Abnorme Blutgruppen können ebenfalls auf diese Weise erzeugt werden. Veränderungen der Glykosylierung können auch Epitope auf einem Proteingerüst hervortreten lassen, die bei normalen Zellen selten nachweisbar sind. Zum Beispiel werden polymorphe epitheliale Mucine von vielen normalen Epithelzellen produziert. Mucine sind hochmolekulare Glykoproteine, die aus einer sich wiederholenden Peptidgrundeinheit, an die Kohlenhydratseitenketten gebunden sind, bestehen. Bei epithelialen Tumoren kann ein neues Proteinepitop in der sich wiederholenden Grundstruktur nachgewiesen werden.

Immunantworten gegen menschliche Tumoren

Die Immunantwort gegen Tumoren in situ

Histologische Untersuchungen menschlicher Tumoren haben gezeigt, daß die Mehrzahl der Tumoren deutlich erkennbar mit inflammatorischen Zellen infiltriert ist (Abb. 17.**9**). Normalerweise herrschen Lymphozyten und Makrophagen vor, es sind aber auch andere Zellarten wie dendritische Zellen, Granulozyten und Mastzellen nachweisbar. Mit Hilfe von monoklonalen Antikörpern konnten die einzelnen Untergruppen der lymphatischen Zellen genau nachgewiesen werden. Dies ermöglichte eine verbesserte Analyse der innerhalb eines Tumors vorhandenen Zelltypen (Abb. 17.**10**). Die Analyse ergab, daß die meisten der wichtigen Lymphozytenuntergruppen in Tumoren zu finden sind.

Das Aktivierungsstadium der Zellen kann ebenfalls mit Hilfe von monoklonalen Antikörpern (mAk), die spezifisch für den IL-2-Rezeptor, MHC-Klasse-II-Moleküle oder andere Aktivierungsmarker sind, analysiert werden. Allerdings konnten noch keine eindeutigen Assoziationen zwischen der Anwesenheit bestimmter Lymphozytenuntergruppen und der Prognose für den Krebspatienten gezeigt werden. Dies liegt vermutlich daran, daß nur ein kleiner Teil der Zellen des beobachteten Tumorinfiltrates speziell zum Tumor gewandert ist. Die sich daraus ergebenden Interpretationsschwierigkeiten haben zu neuen Versuchsansätzen geführt, um die Funktion tumorinfiltrierender Lymphozyten in vitro analysieren zu können. Diese Untersuchungen werden im nächsten Abschnitt besprochen.

Nachweis von Immunantworten in vitro

Die ersten Versuche zum Nachweis zellvermittelter Immunantworten gegen menschliche Tumoren wurden mit Hilfe von Kolonieinhibitionstests durchgeführt. Tumorzellen wurden als Zielstrukturen mit peripheren Blutlymphozyten inkubiert. Nach einer gewissen Zeit wuchsen die überlebenden Tumorzellen zu Kolonien heran, die gezählt werden konnten. Aus diesen ersten Daten schloß man, daß Lymphozyten eines Tumorpatienten die eigenen Tumorzellen abtöten können. Auch Tumorzellen von anderen Patienten konnten abgetötet werden, wenn die Zellen von dem gleichen zytologischen Tumor abstammten. Daher schien die beobachtete Zytotoxizität zwar tumorspezifisch, aber nicht genetisch restringiert zu sein. Später erst wurde beobachtet,

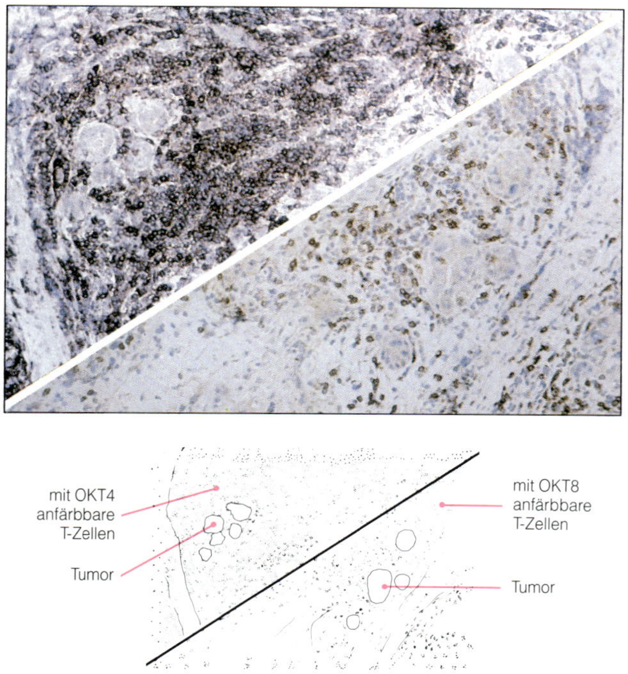

Abb. 17.**10** **CD4⁺- und CD8⁺-Untergruppen von T-Lymphozyten beim Brustkarzinom.** Die zahlreichen dunkel gefärbten, mit monoklonalen OKT4-Antikörpern dargestellten Zellen sind gleichmäßig im gesamten Tumor verteilt, während sich die mit monoklonalen OKT8-Antikörpern dargestellten Zellen mehr in der Peripherie aufhalten. Indirekte Immunperoxidasetechnik, Gegenfärbung mit Hämatoxylin.

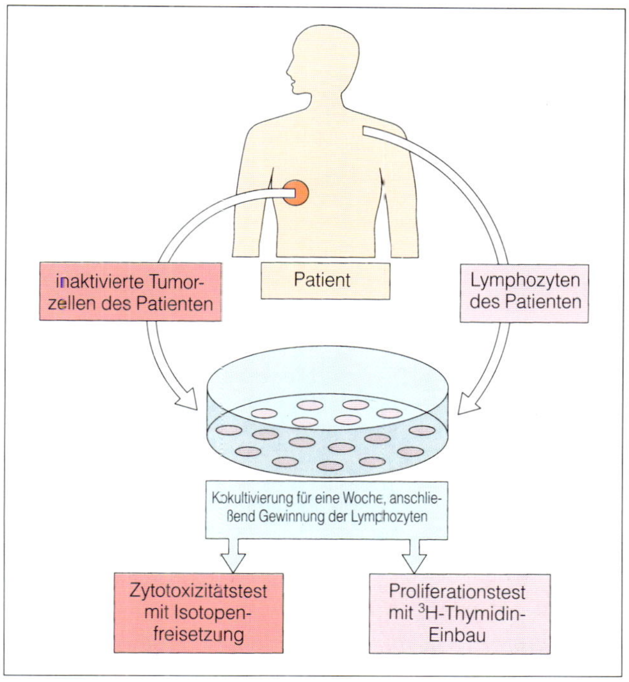

Abb. 17.**11** **Die gemischte Lymphozyt-Tumor-Interaktion.** Lymphozyten aus dem Blut, aus den tumordränierenden Lymphknoten oder direkt aus dem Tumorgewebe werden zusammen mit autologen Tumorzellen kultiviert, die durch Bestrahlung oder Behandlung mit Mitomycin C inaktiviert worden sind. Nach einer bestimmten Kultivierungsdauer wird die Proliferation der Lymphozyten durch Inkorporation von ^{3}H-Thymidin (das dem Kulturmedium zugesetzt wird) gemessen. Ihre Fähigkeit, Zielzellen zu lysieren, kann mit Isotopenfreisetzungstests (isotope release assays) untersucht werden.

daß auch die Lymphozyten normaler Individuen für Tumorzellen zytotoxisch sind. Es wurde erkannt, daß der Großteil der Zytotoxizität von natürlichen Killerzellen (NK-Zellen) vermittelt wird und daß sich Tumorpatienten von den normalen Individuen in bezug auf die Spezifität ihrer NK-Zellen nur wenig unterscheiden.

Gemischte Lymphozyt-Tumor-Interaktionen

Die Entdeckung der NK-Aktivität und die spätere Beobachtung, daß Tc-Zellen generell in vitro eine Verstärkung mit Antigen benötigen, bevor sie zytotoxische Reaktionen zeigen, führten zu vielen Experimenten, mit denen untersucht werden sollte, ob das Immunsystem eines Patienten auf den Tumor reagieren kann. Dazu wurden Lymphozyten des Patienten durch inaktivierte Tumorzellen in gemischten Lymphozyt-Tumor-Interaktionen (MLTI) stimuliert (Abb. 17.**11**). Die Lymphozyten wurden aus dem peripheren Blut, den Lymphknoten, die den Tumor dränieren, oder dem Tumor selbst (bekannt als tumorinfiltrierende Lymphozyten, TIL) entnommen.

Der MLTI-Test wurde entworfen, um die Antwort von T-Zellen eines Patienten gegen den eigenen Tumor zu messen. Bei diesen Tests werden Tc-Zellen erzeugt, und es ist möglich, ihre zytotoxische Aktivität durch ^{51}Cr-Freisetzung (s. Kap. 25) zu bestimmen. Tc-Zellen können auch stimuliert werden, indem sie zusammen mit IL-2 kultiviert werden, um jede in vivo erzeugte Effektorzelle zu expandieren. Man sollte jedoch die Aktivität der Tc-Zellen von der Aktivität der NK-Zellen unterscheiden. Dies kann mit Hilfe von Untersuchungen der expandierten Lymphozytenpopulationen auf entsprechenden Zielzellen geschehen.

Spezifität von humanen Antitumorlymphozyten

Die Spezifitäten von CD4- und CD8-Zellen sind vergleichbar und weisen eine Reihe von Reaktionsmustern gegen unterschiedliche Zielstrukturen bei verschiedenen Patienten auf (Abb. 17.**12**).

1. In beiden Fällen ist nur eine Minderheit der klonierten T-Zellen für den autologen Tumor spezifisch.
2. Einige Klone reagieren mit dem autologen Tumor sowie mit allen oder einem Anteil der getesteten autologen Gewebe.
3. Einige Klone sind gegen autologe und gegen einige allogene Tumoren reaktiv.
4. Die verbleibenden Zellen zeigen ein breites Reaktivitätsspektrum gegen viele Tumoren.

Das 3. Reaktionsmuster erinnert an die Art der Tumorspezifität, die bei den frühen Kolonieinhibitionstests beschrieben wurde (s. o.). Erst vor kurzem durchgeführte Untersuchungen lassen vermuten, daß dieser Klontyp auf die sich wiederholende Peptidgrundeinheit der Mucine spezifisch, aber nicht genetisch restringiert antwortet. Es ist noch unklar, ob das Peptid von MHC-

Zielzelle	antwortende Lymphozyten			
	tumor-spezifische Tc-Zelle	autoreaktive Tc-Zelle	tumorspezifische, MHC-restringierte zytotoxische Zellen	NK-Zellen ± Tc-Zellen
NK-Ziel	–	–	–	+
allogener Tumor	–	–	+	+
autologe normale Zelle	–	+	–	+
autologer Tumor	+	+	+	+

Abb. 17.**12** **Bei MLTI erzeugte Reaktionsmuster.** Die Reaktion von Lymphozyten, die von MLTI geerntet wurden, auf unterschiedliche Tumoren oder normale Zellen wird mit einem ^{51}Cr-Freisetzungstest untersucht. Abtötung wird durch die Freisetzung des Isotops in den Kulturüberstand nachgewiesen. Verschiedene Spezifitätsmuster können bei Lymphozyten aus unterschiedlichen Patienten nachgewiesen werden, die von der Lyse nur autologer Tumorzellen bis hin zur unspezifischen Lyse aller Zielzellen variieren. Die unspezifische Lyse wird vermutlich von aktivierten NK-Zellen oder T-Zellen vermittelt. Unter den T-Zellen zeigen CD4- und CD8-Zellen ein vergleichbares Verhalten: die Antworten fallen ähnlich unterschiedlich aus.

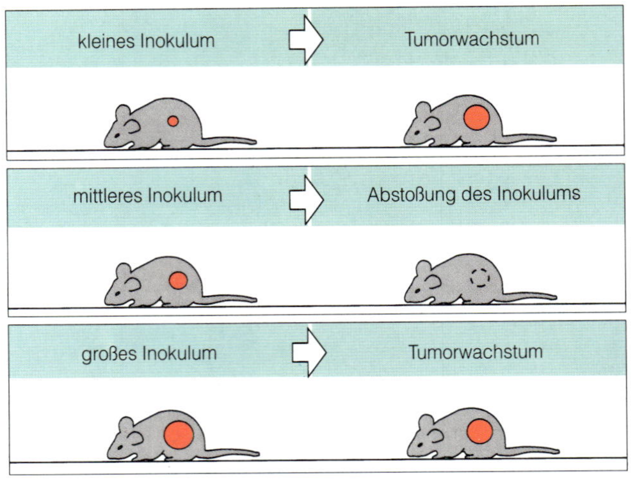

Abb. 17.**13** **„Durchmogeln".** Bestimmte Tumorzellkonzentrationen werden nichtimmunen Mäusen injiziert. Geringe Konzentrationen bewirken ein progressives Wachstum, da die Tumorzellen erst eine Immunantwort stimulieren, wenn der Tumor bereits etabliert ist. Mittlere Konzentrationen verursachen eine Abstoßungsreaktion, während hohe Konzentrationen die Immunantwort überwältigen und die Tumorzellen wiederum progressiv wachsen.

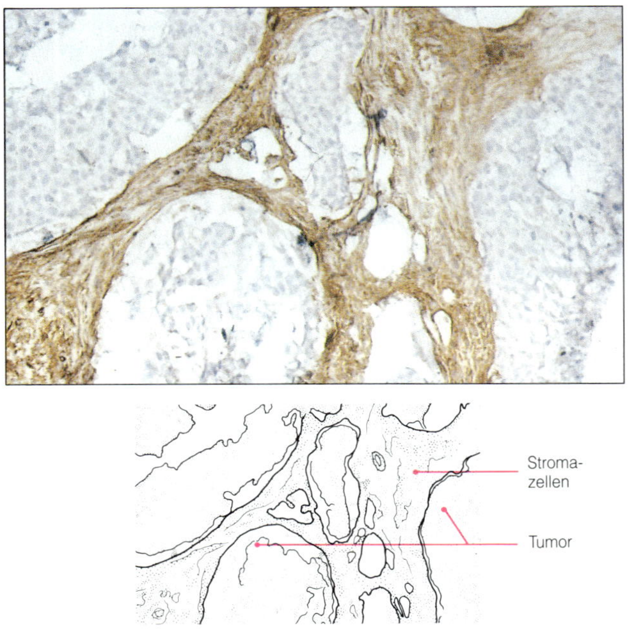

Abb. 17.**14** **Mammakarzinomgewebe, welches mit monoklonalen Antikörpern (2A1) gegen die monomorphe Determinante von Klasse-I-HLA-Antigenen reagiert.** Es sind nur die Stromazellen angefärbt, was bedeutet, daß die malignen Epithelialzellen keine MHC-Klasse-I-Antigene exprimieren. Etwa 50% der primären Brustkarzinome des Menschen gehören zu dieser Kategorie. Bei einigen Tumoren kann eine aberrierende Klasse-II-Expression vorkommen. Indirekte Immunperoxidasetechnik, Gegenfärbung mit Hämatoxylin.

Molekülen oder auf eine andere Weise (z. B. durch Agieren als Superantigen) präsentiert wird. Zellen, die auf Mucine antworten, können entweder CD4- oder CD8-positiv sein.

Die In-vivo-Bedeutung der zytotoxischen Antworten, die in vitro entdeckt wurden, bleibt unklar. Allerdings bewirken klonierte, gegen einen Tumor gerichtete, zytolytische Zellen in experimentellen Tiermodellen eine Tumorregression.

Immun-„escape"-Mechanismen

Da spontane Tumoren wachsen und den Wirt abtöten können, müssen viele Tumoren dem Immunsystem des Wirtes entkommen. Für diese „Flucht" wurde eine Vielzahl von Mechanismen vorgeschlagen. Der offensichtlichste ist, daß der Tumor nicht immunogen ist. Wenn allerdings ein Tumor immunogen ist, dann kann er durch einige Mechanismen vor der Immunabwehr geschützt werden. Zuerst „mogelt" er sich möglicherweise durch, indem der Tumor anfangs zu klein ist, um von dem Immunsystem erkannt zu werden, und ist später, wenn er eine Immunantwort stimuliert, bereits für eine Zerstörung und Beseitigung zu groß. Dieses Phänomen konnte experimentell gezeigt werden (Abb. 17.**13**). Alternativ können blockierende oder supprimierende Mechanismen das Immunsystem beeinflussen. Obwohl die Bedeutung von blockierenden Antikörpern und von Ts-Zellen noch unklar ist, konnte gezeigt werden, daß einige Tumoren Zytokine produzieren (z. B. TGF_{β}), die die Immunantworten inhibieren.

Tumorzellen können dem Immunsystem auch durch den Verlust von Molekülen, die für eine immunologische Erkennung wichtig sind, entkommen. Der Verlust eines MHC-Klasse-I-Allels oder sogar aller MHC-Klasse-I-Moleküle ist bei Tumoren gut bekannt (Abb. 17.**14**). Alternativ dazu können auf Tumoren auch Moleküle fehlen, die für eine Adhäsion von Lymphozyten benötigt werden (wie z. B. LFA-1 und LFA-3), oder sie können Moleküle dazuerwerben, die ihre metastatische Fähigkeit verändern (wie z. B. CD44). Burkitt-Lymphoma-Zellen sind beispielsweise gegen eine Tc-Zell-ver-

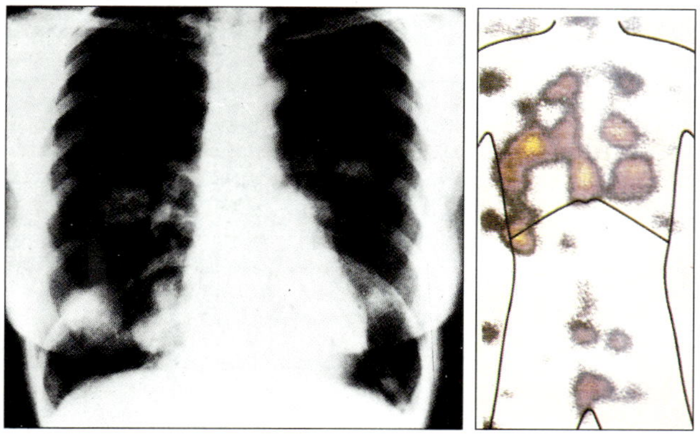

Abb. 17.**15** **Thoraxaufnahme und Immunszintigramm eines Patienten mit Kolonkarzinom und Leber- und Lungenmetastasen.** Der monoklonale Antikörper YPC2/12,1 (gebildet gegen menschliche Krebszellen des Kolons und Rektums) bindet an CEA und reagiert mit einem Glykoprotein (Molekulargewicht 180 kDa). Die Antikörper wurden mit ^{131}J markiert, intravenös injiziert, und nach 48 Stunden wurde das Szintigramm erstellt. Das Bild entstand nach einem Subtraktionsverfahren, bei dem die Hintergrundaktivität (verursacht durch im Blut zirkulierenden MAK) gelöscht wurde. Mit freundlicher Genehmigung von Prof. K. Sikora.

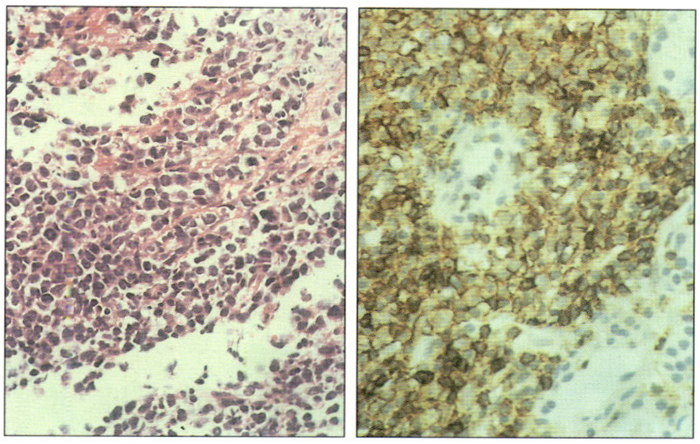

Abb. 17.**16** **Identifizierung der Ursprungszelle eines undifferenzierten Tumors.** Konventionelle Histologie einer Biopsie dieses Tumors zeigte eine Lage undifferenzierter Tumorzellen, die nicht identifiziert werden konnten. Als der Tumor mit einem Antikörper gegen CD45 (das bei Leukozyten verbreitete Antigen) und der indirekten Immunperoxidasetechnik angefärbt wurde, waren die Tumorzellen stark positiv, und der Tumor konnte als Lymphom identifiziert werden.

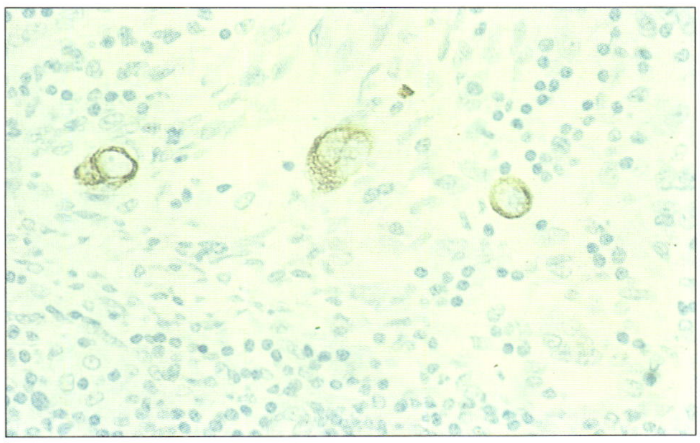

Abb. 17.**17** **Nachweis von Mikrometastasen mit einem monoklonalen Antikörper.** Die Abbildung zeigt einen Gewebeschnitt durch einen tumordränierenden Lymphknoten, der einem Patienten mit Brustkrebs entnommen wurde. Der Schnitt wurde mit einem gegen Zytokeratin gerichteten Antikörper und der indirekten Immunperoxidasereaktion angefärbt. Die Karzinomzellen exprimieren Zytokeratine und sind deutlich braun gefärbt. Verstreute einzelne Tumorzellen, wie sie in diesem Lymphknoten vorhanden sind, werden bei der konventionellen histologischen Untersuchung leicht übersehen.

mittelte Lyse resistent, da sie nur wenig LFA-1 exprimieren. Ein anderes Beispiel ist die Expression einer alternativ gespleißten Form des CD44 bei metastatischen Tumorzellen der Ratte. Ein anderer Schutzmechanismus kommt bei Zellen vor, die ICAM-1 auf der Oberfläche vermehrt exprimieren – wie es bei fortschreitender Melanomerkrankung der Fall ist. ICAM-1 weist Homologien mit komplementbindenden Proteinen auf und schützt vermutlich den Tumor vor der komplementvermittelten Lyse.

Immundiagnose

Obwohl es nur wenige Moleküle gibt, die ausschließlich auf Tumorzellen vorkommen, können Antikörper gegen tumorassoziierte Moleküle sehr nützlich bei der Diagnose eines Tumors sein: Sie können entweder erhöhte Mengen eines Antigens oder die Anwesenheit eines Antigens an einem abnormalen Ort nachweisen.

In vivo

Radioaktivmarkierte Antikörper, die gegen tumorassoziierte Moleküle gerichtet sind, wurden zum Nachweis von Tumoren benutzt (Abb. 17.**15**). Allerdings ist diese Methode selten empfindlicher als die modernen Methoden der Computertomographie oder der Kernspintomographie. Ferner ist bei der Immunszintigraphie nachteilig, daß Antikörper für jeden Patienten frisch markiert werden müssen und daß jeweils andere Antikörper für die verschiedenen Tumorarten optimal sind.

In vitro

Antikörper sind für die Identifizierung der Ursprungszelle undifferenzierter Tumoren (Abb. 17.**16**) sowie für die Detektion von Mikrometastasen im Knochenmark, in der Zerebrospinalflüssigkeit, in lymphatischen Organen usw. (Abb. 17.**17**) sehr nützlich. Es gibt auch Immuntests für einige tumorassoziierte Moleküle, die im Serum nachweisbar sind. Dazu gehören z. B. CEA und AFP. Die Feststellung erhöhter Konzentrationen eines dieser beiden Moleküle ist für die Diagnose wichtig. Da aber beide Moleküle nicht nur mit einer einzigen Tumorart assoziiert sind, eignen sie sich eher für die Verlaufskontrolle einer Behandlung (Abb. 17.**18**).

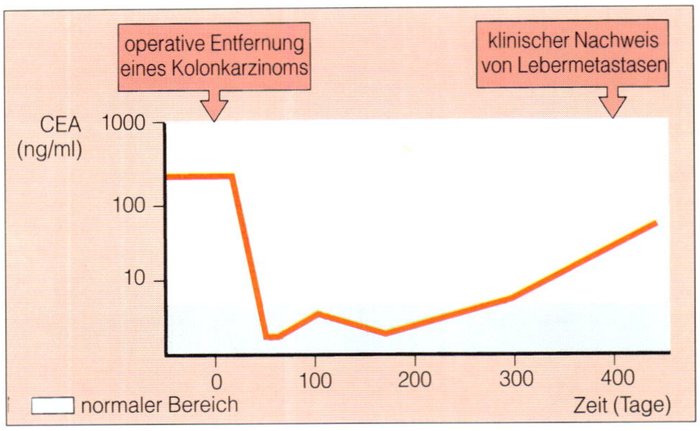

Abb. 17.**18** **Überwachung der CEA-Konzentration im Serum beim Kolonkarzinom.** Beziehung zwischen dem Serumspiegel von CEA (karzinoembryonales Antigen) und dem Krankheitsverlauf eines Patienten mit Kolonkarzinom. Bei der Präsentation ist ein hoher CEA-Gehalt vorhanden, der nach der operativen Entfernung des Tumors abfällt. Ein erneuter Anstieg der CEA-Konzentration weist auf vorhandene Metastasen hin, die klinisch noch nicht nachweisbar sind.

aktiv	unspezifisch	BCG, *Corynebacterium parvum*, Levamisol
	spezifisch	präventive Vakzine aus Tumorzellen, Zellextrakten, gereinigten oder rekombinanten Antigenen oder Idiotypen
passiv	unspezifisch	LAK-Zellen, Zytokine
	spezifisch	Antikörper allein oder gekoppelt mit Wirkstoffen, Wirkstoffvorstufen, Toxinen oder Radioisotopen bispezifische Antikörper T-Zellen
	kombiniert	LAK-Zellen und bispezifischer Antikörper

Abb. 17.**19** **Immuntherapie von Tumoren.** Unspezifische Mechanismen verstärken die allgemeinen Immunfunktionen oder die spezifischen Killerzellen, oft in Verbindung mit Zytokinen. Spezifische antikörpervermittelte Zytotoxizität kann ebenfalls wirksam sein.

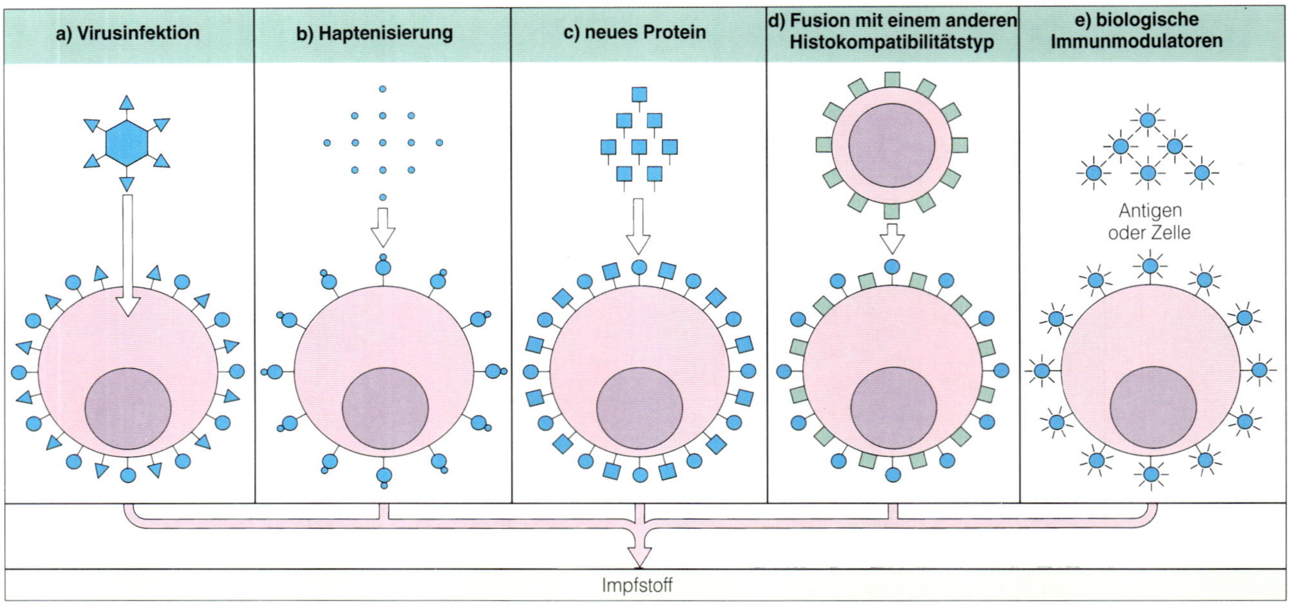

Abb. 17.**20** **Verstärkung der Abwehrreaktion.** Mit einer Tumorschutzimpfung wird beabsichtigt, die Immunreaktion gegen das Neoplasma zu erhöhen, und zwar durch
a) Infektion des Tumors mit einem Virus,
b) Kopplung der Oberflächenantigene des Tumors an Haptene,
c) Kopplung von Proteinantigenen an die Tumoroberfläche,
d) Fusion des Tumors mit Zellen eines anderen Histokompatibilitätstyps,
e) Verwendung eines Adjuvans und anderer Immunmodulatoren. Diese Möglichkeiten wurden in Versuchstieren vor oder nach einer Belastung mit Tumoren untersucht. Einige (z. B. e) wurden auch an Menschen getestet.

Immuntherapie

Obwohl die Immuntherapie eine lange Geschichte hat, ist sie selten die Behandlung der ersten Wahl. Der Eingriff erfolgt aktiv oder passiv, spezifisch oder unspezifisch. In Abb. 17.**19** sind die verschiedenen Möglichkeiten zusammengefaßt.

Aktive Immunisierung

Spezifische aktive Immunisierung mit inaktivierten Tumorzellen hat bei Tiermodellen dann Erfolge erzielt, wenn die Immunisierung vor einer Belastung mit dem Tumor stattfand. Versuche, die Regression etablierter Tumoren zu induzieren, waren weit weniger erfolgreich. Viel Arbeit wurde in die Entwicklung von Ideen investiert, um Tumoren immunogener zu machen (Abb. 17.**20**). Von diesen Ansätzen nehmen viele unser heutiges Verständnis über die Art und Weise, in der antigenische Epitope in Assoziation mit MHC-Molekülen an T-Zellen präsentiert werden, vorweg. An Orten, an denen diese Strategien wirksam sind, induzieren sie aber vermutlich hauptsächlich eine inflammatorische Antwort, die die Expansion antigenspezifischer T-Zellen verstärkt und möglicherweise so hilft, die inhibitorischen Effekte des Tumors zu überwinden. Auf jeden Fall gibt es bis jetzt nur sehr wenig Hinweise dafür, daß eine spezifische aktive Immunisierung beim Menschen wirklich erfolgreich war.

Eine Vielzahl von Agenzien wurde eingesetzt, um die Immunantwort unspezifisch zu stimulieren (Abb. 17.**21**). Die meisten Versuche einer systemischen Therapie beim Menschen waren nicht besonders erfolgreich. Allerdings kann intraläsional verabreichtes BCG eine Regression von Melanomen bewirken. Ebenso ist eine unspezifische lokale Immunisierung mit BCG bei Blasentumoren wirksam.

Da es zunehmend Hinweise auf eine Bedeutung von Viren bei einigen menschlichen Krebsformen gibt, ist die vielversprechendste Aussicht, mit Hilfe der aktiven Immunisierung eine Infektion mit potentiellen onkogenen Agenzien zu verhindern. Eine erfolgreiche Massenimmunisierung gegen Hepatitis-B-Virus wird vermutlich die Entstehung primärer Hepatome reduzieren. Es ist auch möglich, eventuelle Risikogruppen gegen die Papillomaviren HTLV-1 oder EBV zu vakzinieren.

Passive Immuntherapie

Therapie mit Antikörpern

Die frühen Versuche einer passiven Immuntherapie mit polyklonalen Antiseren waren wegen der Schwierigkeit, hohe Titer und ausreichende Spezifität zu erzielen, begrenzt. Mit dem Aufkommen der monoklonalen Antikörper schienen diese Probleme überwindbar, trotzdem gab es bis jetzt wenig Fortschritte. Dies liegt vor allem daran, daß mit Ausnahme der B- und T-Zell-Idiotypen auf Lymphomen noch keine Antigene, die einzig und allein von Tumoren exprimiert werden, bekannt sind. Allerdings gibt es einige Antigene, die von bestimmten Tumorzellen vermehrt exprimiert werden. Möglicherweise öffnen diese Antigene den Weg zu einer Behandlung mit Antikörpern. In anderen Fällen mag eine Zerstörung normaler Körperzellen, die das gleiche Antigen tragen, unwichtig oder tolerabel sein. Monoklonale Antikörper können allein oder gekoppelt an Wirkstoffe, Wirkstoffvorstufen, Toxine, Zytokine oder Isotypen eingesetzt werden (Abb. 17.**22**). Allerdings gibt es einige Einschränkungen für die Behandlung mit Antikörpern.

1. Die Penetration der Antikörper von großen Tumormassen ist oft schlecht. Im Prinzip könnte dieses Problem mit kleineren Molekülen, die die spezifische Antigenbindung behalten, z. B. F(ab')-Fragmente oder gentechnisch hergestellte Einzeldomänenantikörper, überwunden werden. Eine andere Alternative wäre auch, die Therapie auf das Endothel der Blutgefäße des Tumors zu richten.
2. Antikörper binden an jede normale Zelle, die das Zielantigen exprimiert, und werden unspezifisch von Zellen, die Fc-Rezeptoren oder Rezeptoren für die Kohlenhydrate der Immunglobuline tragen, gebunden. Mit Hilfe von chemischen Modifikationen oder der gentechnischen Herstellung von Antikörpermolekülen können diese Schwierigkeiten teilweise überwunden werden. Eine bessere Diskriminierung zwischen Tumorzelle und normaler Zelle kann mit bispezifischen Antikörpern erreicht werden, die gegen zwei unterschiedliche Antigene gerichtet sind, wenn beide Antigene von den Tumorzellen exprimiert werden, aber bei normalen Zellen nur separat vorhanden sind.
3. Antikörper sind selbst immunogen und können deswegen vom Immunsystem attackiert werden. Selbst chimäre oder humanisierte Antikörper können eine Immunantwort gegen ihren Idiotyp induzieren. Dieses Pro-

Typ	Beispiele	Hauptwirkung
bakterielle Produkte	BCG, *C. parvum* Muramyldipeptid Trehalasedimycolat	Aktivierung von Makrophagen und NK-Zellen
synthetische Moleküle	Pyrankopolymer, MVE, Poly I : C Pyrimidine	Induktion der Interferonproduktion
Zytokine	IFN_α, IFN_β, IFN_γ IL-2, TNF	Aktivierung von Makrophagen und NK-Zellen
Hormone	Thymosin, Thymulin Thymopoetin	Veränderung der T-Zell-Funktion

Abb 17.**21** **Einige biologische Immunmodulatoren.** Biologische Immunmodulatoren werden zur Verstärkung der Immunantwort verwendet; es lassen sich vier Hauptgruppen unterscheiden. Bakterielle Produkte haben im allgemeinen eine adjuvante Wirkung auf Makrophagen; verschiedene synthetische Polymere, Nucleotide und Polynucleotide induzieren die Bildung und Freisetzung von Interferon; Zytokine wirken direkt auf Makrophagen und NK-Zellen, und verschiedene Hormone (wie z. B. Thymushormone) unterstützen die Funktion von T-Zellen. MVE Maleinanhydriddivinyläther.

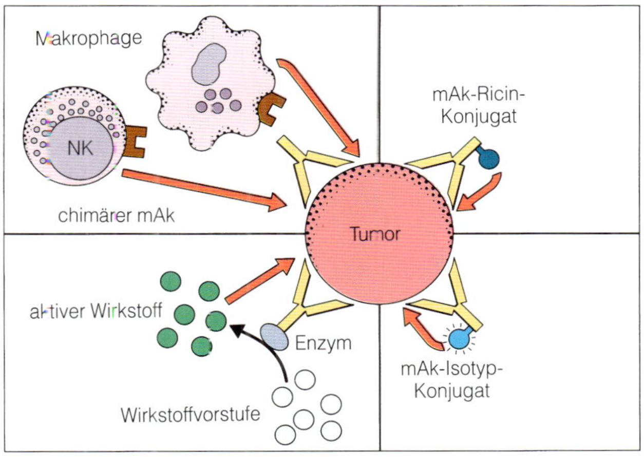

Abb. 17.**22** **Therapeutische Modifikationen monoklonaler Antikörper.** Gentechnisch hergestellte chimäre Antikörper mit humanem Fc-Anteil reduzieren das Risiko einer gegen den monoklonalen Antikörper gerichteten Immunantwort. Der humane Fc-Anteil wird auch die humanen Effektorfunktionen ausüben. Alternativ dazu können auch unterschiedliche Moleküle, die zum Tumor transportiert werden sollen, an monoklonale Antikörper gekoppelt werden. Dazu zählen Toxine, radioaktive Isotope, zytotoxische Wirkstoffe oder Enzyme, die Wirkstoffvorstufen aktivieren können.

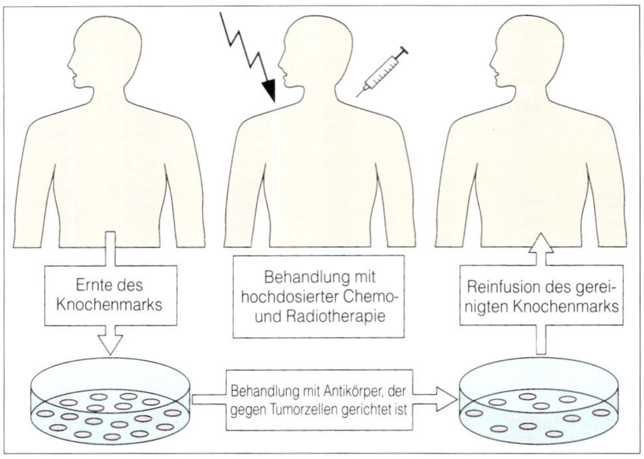

Abb. 17.**23** **Reinigung von tumorinfiltriertem Knochenmark in vitro.** Knochenmark, das Tumorzellen enthält, kann mit Hilfe von monoklonalen Antikörpern und Komplement, Antikörper-Toxin-Konjugaten oder Antikörpern, an die magnetische Kügelchen gekoppelt sind, gereinigt werden. Das gereinigte Knochenmark wird verwahrt, während der Patient einer hochdosierten Chemo- und Radiotherapie unterzogen wird. Anschließend wird das Knochenmark dem Patienten reimplantiert. Diese Art der Behandlung erzielte vielversprechende Ergebnisse bei einigen Patienten mit Leukämien und Lymphomen, denen mit konventionellen Therapieformen nicht mehr zu helfen war.

Zytokin	Tumorart und Ergebnisse	Wirkungen des Zytokins und mögliche Antitumormechanismen
IFN_α	verlängerte Remissionen der Haarzellenleukämie	eventuell zytostatischer Effekt auf Tumor
	schwache Effekte auf einige Karzinome	erhöhte Expression von MHC Klasse I, Zytostase
IFN_γ	systemisch unwirksam, Remission peritonealer Karzinome der Eierstöcke	erhöhte MHC Klasse I und II Makrophagenaktivierung, Tc-Zell-Aktivierung, Zytostase
IL-2	Remission renaler Karzinome und Melanome	T-Zell-Aktivierung und T-Zell-Proliferation, NK-Zell-Aktivierung
TNF_α	Reduzierung maligner Aszites	? erhöhte Tumorzelladhäsion, Makrophagen- und Lymphozytenaktivierung

Abb. 17.**25** **Zytokintherapie bei Tumoren.** Die meisten Zytokine wurden systemisch in hoher Konzentration verabreicht. Der Mechanismus der Antitumorwirkung ist bei den meisten Fällen unklar. In vitro wirken die IFN und TNFα auf einige Tumorzellen zytostatisch. In vivo hingegen können alle beobachteten Effekte auch indirekt sein, da viele Zytokine die Produktion andere Zytokine induzieren (Zytokinkaskade). Die Tatsache, daß einige der mit IL-2 behandelten Patienten an einer vorübergehenden Autoimmunthyreoiditis leiden, liefert Hinweise dafür, daß die Behandlung mit Zytokinen die Immunantworten verstärkt.

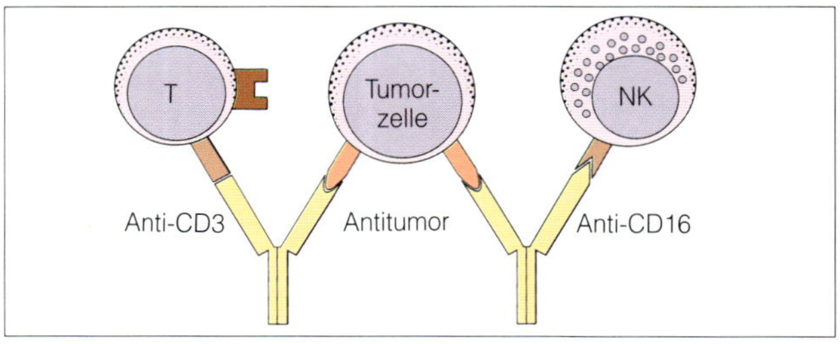

Abb. 17.**24** **Zelluläre Therapie mit anitkörpervermittelter gezielter Lokalisation („targeting").** Bispezifische Antikörper können entweder durch chemische Kopplung zweier monoklonaler Antikörper oder durch die Herstellung von Quadromen (durch Fusion von zwei unterschiedlichen, monoklonalen antikörpersezernierenden Hybridomen) konstruiert werden. Ein bispezifischer Antikörper kann eingesetzt werden, um Effektorzellen zu Tumorzellantigenen zu transportieren. Antikörper, die gegen bestimmte Zelloberflächenmoleküle von Leukozyten gerichtet sind (z. B. gegen CD3 auf T-Zellen), besitzen den zusätzlichen Vorteil, daß sie T-Zellen aktivieren. In vitro wird durch diese Methode der gezielten Lokalisation („targeting") das spezifische Abtöten von Tumorzellen signifikant erhöht.

blem könnte durch den Einsatz unterschiedlicher monoklonaler Antikörper für den erfolgreichen Verlauf der Therapie gelöst werden.

Wegen dieser Schwierigkeiten (die möglicherweise überwindbar sind) war die Behandlung mit Antikörpern bis jetzt am wirksamsten, wenn die Penetration des Tumors sichergestellt war, z. B. bei Tumoren des blutbildenden Systems (Leukämien) oder bei Tumoren in der Bauchhöhle. Monoklonale Antikörper werden auch in vitro benutzt, um vor einer Knochenmarktransplantation das Knochenmark von Tumorzellen zu reinigen (Abb. 17.**23**).

Lymphokinaktivierte Killerzellen (LAK-Zellen)

Wenn menschliche mononukleäre Zellen aus dem peripheren Blut zusammen mit IL-2 kultiviert werden, werden sie hoch zytotoxisch für eine große Vielzahl von Tumorzielstrukturen, von denen viele gegen frisch isolierte natürliche Killerzellen (NK-Zellen) resistent sind. Anfängliche Experimente an Tieren und Menschen, bei denen LAK-Zellen reinfundiert wurden, lieferten vor allem dann gute Ergebnisse, wenn IL-2 zur gleichen Zeit gegeben wurde. Allerdings waren die Ergebnisse weiterer kontrollierter Untersuchungen weniger ermutigend. Die Therapie mit hohen IL-2-Konzentrationen ist zudem deutlich toxisch. Die schlechten Ergebnisse sind vermutlich zum Teil darauf zurückführbar, daß nur wenig LAK-Zellen in Tumoren lokalisieren. Um dieses Problem zu überwinden, wurden bispezifische Antikörper benutzt: eine Spezifität ist gegen das Tumorantigen gerichtet, die andere gegen einen Lymphozytenoberflächenmarker. In der Theorie sollten diese Antikörper zu einer Anreicherung von LAK-Zellen im Tumor führen (Abb. 17.**24**). Während derartige Strategien in vitro gut funktionieren, ist ihre Wirksamkeit in vivo nicht eindeutig zu belegen.

Tumorinfiltrierende Lymphozyten (TIL)

T-Zellen, die aus Tumoren extrahiert wurden, können in vitro mit IL-2 vermehrt und eventuell reinfundiert werden. In einigen Fällen zeigen die T-Zellen eine gewisse Spezifität für den Tumor, aus dem sie isoliert wurden. In tierischen Modellsystemen ist eindeutig gezeigt, daß tumorspezifische zytotoxische T-Zellen eine dramatische Regression des Tumors bewirken können. Die Tumortoxizität derartiger tumorinfiltrierender Lymphozyten (TIL) kann erhöht werden, indem TIL mit Genen, die für die Produktion von Zytokinen kodieren, transfektiert werden. Die Wirksamkeit solcher Strategien beim Menschen muß allerdings erst noch untersucht werden.

Zytokine

Viele Zytokine wurden kloniert, exprimiert und zur Behandlung von Tumoren eingesetzt (Abb. 17.**25** faßt die Informationen über die Zytokine, die bis jetzt am genauesten untersucht sind, zusammen). Erfolge sind bis jetzt dünn gesät, obwohl IFNα eine verlängerte Remission der seltenen Haarzellenleukämie induzieren kann und IL-2 bei einem Teil der Melanome und renalen Karzinome wirksam ist. Es gibt auch ermutigende Ergebnisse bei der Behandlung von intraperitonealen Tumoren der Eierstöcke mit IFNγ und TNFα. Es ist auch gut möglich, daß Zytokine bislang nicht richtig eingesetzt worden sind. Im allgemeinen wurden sie ähnlich wie zytotoxische Wirkstoffe verabreicht, d. h. mit der höchsten tolerablen Konzentration. Erst kürzlich durchgeführte Untersuchungen bei Hals-Nasen-Ohren-Tumoren lassen vermuten, daß geringere Konzentrationen ähnlich wirksam, wenn nicht sogar noch wirksamer, sind. Zudem treten bei der Behandlung mit niedrigen Konzentrationen auch weniger Nebeneffekte auf.

Einige Zytokine sind für die Unterstützung einer Behandlung bedeutsam. Koloniestimulierende Faktoren können die Zeitspanne der Aplasie nach einer Knochenmarktransplantation oder einer zytotoxischen Therapie verkürzen, und Erythropoetin kann die Anämie mildern.

18 Immundefizienz

Fred Rosen

Die Immundefizienz ist die Folge einer fehlenden oder gestörten Immunfunktion, wobei eine oder mehrere Komponenten des Immunsystems betroffen sein können. Spezifische Immundefektzustände werden durch Störungen der T- oder B-Zell-Funktion, also der Zellen des erworbenen (adaptiven) Systems, hervorgerufen. Die Ursachen der unspezifischen Immundefizienz sind in Beeinträchtigungen der an der unspezifischen Immunantwort beteiligten Elemente, wie Komplement oder Phagozyten, zu suchen. Primäre Immundefektzustände werden durch konstitutionelle, größtenteils genetisch gedingte Veränderung der Zellen des Immunsystems verursacht. Dagegen beruhen sekundäre Immundefektzustände auf äußeren Faktoren wie Drogen, Strahlung, Mangelernährung und Infektion. Somit gehört AIDS zu den sekundären Immundefekten, die durch eine Virusinfektion verursacht werden.

X-chromosomale Agammaglobulinämie
IgA-Mangel
IgG-Subklassen-Mangel
Immundefekt mit vermehrter IgM-Bildung
variable Immundefektzustände
vorübergehende Hypogammaglobulinämie im Kindesalter

Abb. 18.**1** **Primäre B-Zell-Defekte.** Die B-Zell-Defekt-Variationen reichen von verzögerter Reifung der normalen Immunglobulinbildung über einzelne Isotypendefizienzen bis zur X-chromosomalen Agammaglobulinämie. Bei letzterer besitzen die betroffenen männlichen Kinder keine B-Zellen und produzieren keine Serumimmunglobuline.

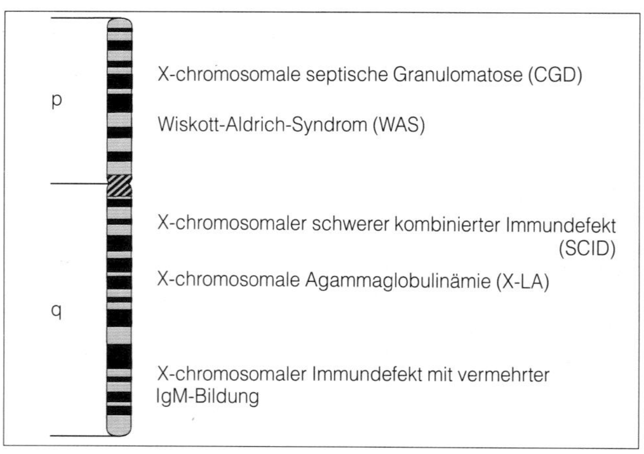

Abb. 18.**2** **X-chromosomale Immundefekte.** Die Gene für zahlreiche Immundefekterkrankungen befinden sich auf dem langen Arm des X-Chromosoms. Außer für CGD ist nicht bekannt, wodurch die verschiedenen Genorte kodiert werden oder was zur Immundefizienz führt. (Nach Schwaber u. Rosen.)

Patienten mit Immundefizienz neigen zu erhöhter Infektanfälligkeit. Bei immundefizienten Patienten auftretende Infektionen werden – allgemein betrachtet – zwei Kategorien zugeordnet. Patienten, die Defekte der Immunglobuline, Komplementproteine oder Phagozyten aufweisen, zeigen erhöhte Anfälligkeit für rezidivierende Infektionen, die durch verkapselte Bakterien wie Haemophilus influenzae, Streptococcus pneumoniae, Staphylococcus aureus usw. hervorgerufen werden. Da bei derartigen Infektionen vermehrt Eiterbildung erfolgt, werden sie als pyogene Infektionen bezeichnet. Patienten mit Störungen der zellvermittelten Immunität, z. B. T-Zell-Defekten, sind dagegen für massive zum Teil letale Infektionen durch ubiquitär vorhandene Mikroorganismen, gegen die gesunde Menschen rasch resistent werden, anfällig. Aus diesem Grund werden sie als opportunistische Infektionen bezeichnet; zu den opportunistisch pathogenen Mikroorganismen gehören Hefen sowie übliche Viren, z. B. Hühnerpocken.

B-Zell-Defizienz

Häufig auftretende Defekte der B-Zell-Funktion sind in Abb. 18.**1** dargestellt. Patienten mit derartigen Defekten leiden an rezidivierenden, pyogenen Infektionen wie Pneumonie, Otitis media und Sinusitis. Ohne adäquate Therapie entstehen aus den rezidivierenden Pneumonien schwerwiegende obstruktive Lungenveränderungen (Bronchiektasie), die zu einem Verlust der Elastizität der Atemwege führen.

X-chromosomal vererbte Agammaglobulinämie

(infantile X-chromosomal vererbte Agammaglobulinämie)

Als Modell eines B-Zell-Defektes ist die X-chromosomal vererbte Agammaglobulinämie (X-LA) zu nennen. X-LA ist die erste, im Detail bekannte Immundefizienzerkrankung, deren Ursache 1952 entdeckt wurde. Die betroffenen männlichen Kinder haben weder im Blut noch in den Lymphgeweben B-Zellen; deswegen sind ihre Lymphknoten auffällig klein, die Tonsillen fehlen. Ihr Serum enthält kein IgA, IgM, IgD oder IgE, außerdem nur geringe Mengen IgG (weniger als 100 mg/dl). Während der ersten 6–12 Lebensmonate sind diese Kinder durch maternales IgG, das die Plazentaschranke passiert hat und so in den Fetus gelangt ist, geschützt. Sind die IgG-Vorräte erschöpft, kommt es bei ihnen zu rezidivierenden, pyogenen Infektionen. Verabreicht man ihnen auf intravenösem Weg hohe Dosen Gammaglobulin, so bleiben sie gesund.

Das X-LA-Gen befindet sich auf dem langen Arm des X-Chromosoms (Abb. 18.**2**). Dies ist außerdem die Lokalisation zahlreicher anderer Immundefizienzerkrankungen; die pränatale Diagnosestellung wird durch die Lage dieser Gene erleichtert. Es ist, abgesehen von

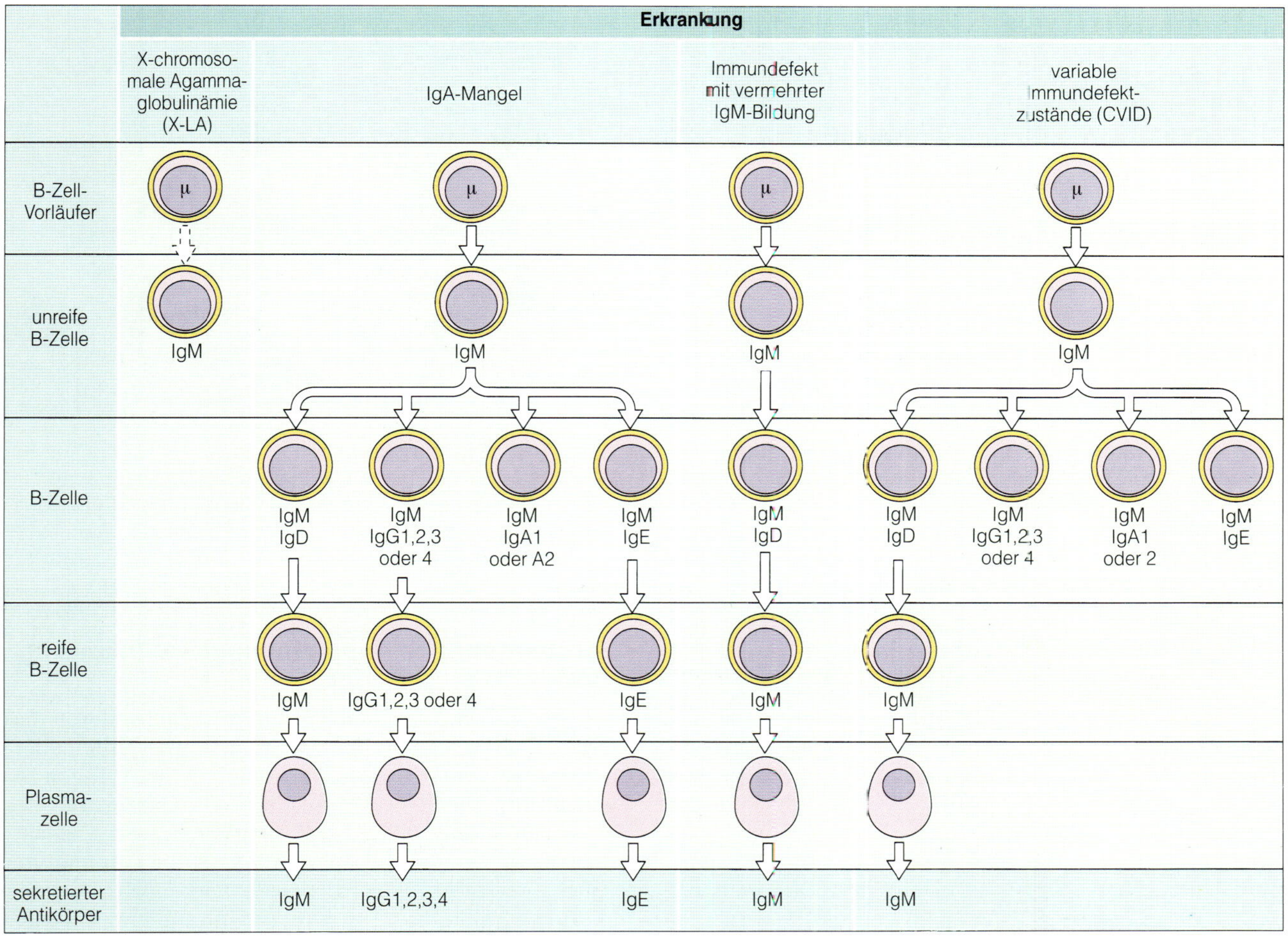

Abb. 18.**3** **B-Zell-Reifung bei X-chromosomalen Immundefekten.** Von X-LA betroffene männliche Kinder haben keine B-Zellen und keine Serumimmunglobuline, außer geringen Mengen an IgG. Bei IgA-Mangel sind die IgA-produzierenden B-Zellen und in einigen Fällen die IgG2- und IgG4-produzierenden B-Zellen nicht in der Lage, sich zu Plasmazellen zu differenzieren. Patienten, die einen Immundefekt mit vermehrter IgM-Bildung aufweisen, haben IgG- und IgA-Mangel. Die meisten Isotypen der CVID-B-Zellen können nicht zu Plasmazellen differenzieren.

der septischen Granulomatose (s. u.), derzeit nicht bekannt, was diese verschiedenen Loci kodieren bzw. wodurch die Immundefizienz verursacht wird. Es gelingt jedoch zusehends, diese Gene zu isolieren. Das Knochenmark der männlichen X-LA-Patienten enthält zahlreiche B-Zell-Vorläufer, die aus unbekannten Gründen nicht zu B-Zellen reifen können (Abb. 8.**13**).

IgA-Mangel und IgG-Subklassen-Mangel

Der am häufigsten vorkommende Immundefekt ist ein IgA-Mangel. Einer von 700 Kaukasiern weist IgA-Mangel auf, bei anderen ethnischen Gruppen findet man diesen Defekt dagegen nicht oder nur sehr selten. Personen mit IgA-Mangel tendieren dazu, eine Immunkomplexerkrankung (Typ-II-Hypersensibilität) zu entwickeln. Außerdem fehlen bei ca. 20% der Personen mit IgA-Mangel zusätzlich IgG2 und IgG4, sie sind folglich für pyogene Infekte hochanfällig. Beim Menschen gehören die meisten Antikörper gegen kapsuläre Polysaccharide pyogener Bakterien in die IgG2-Subklasse. Selbst wenn lediglich IgG2-Mangel besteht, treten rezidivierende, pyogene Infektionen auf. Warum Patienten, die lediglich IgG3-Mangel aufweisen, ebenfalls zu rezidivierenden Infektionen neigen, ist nicht bekannt. Der Klassen- und Subklassenmangel ist Folge einer gestörten Enddifferenzierung der B-Zellen (Abb. 18.**3**).

Immundefizienz mit vermehrter IgM-Bildung

(Hypogammaglobulinämie mit vermehrter IgM-Bildung)

Eine spezielle Immundefizienz wird bei Patienten, die IgG- und IgA-Mangel aufweisen, aber große Mengen polyklonaler IgM (mehr als 200 mg/dl) synthetisieren, beobachtet. Diese Patienten neigen zu pyogenen Infektionen und sollten mit Gammaglobulin intravenös therapiert werden. Bei ihnen besteht die Tendenz zur Bildung von IgM-Autoantikörpern, die gegen Neutrophile, Thrombozyten oder andere Blutbestandteile sowie gegen Gewebsantigene gerichtet sind. Neben dem Komplex der Autoimmunerkrankungen besteht folglich eine Immundefizienz. Die Gewebe, speziell des Magen-Darm-Traktes, werden von IgM-produzierenden Zellen infiltriert (Abb. 18.**4**).

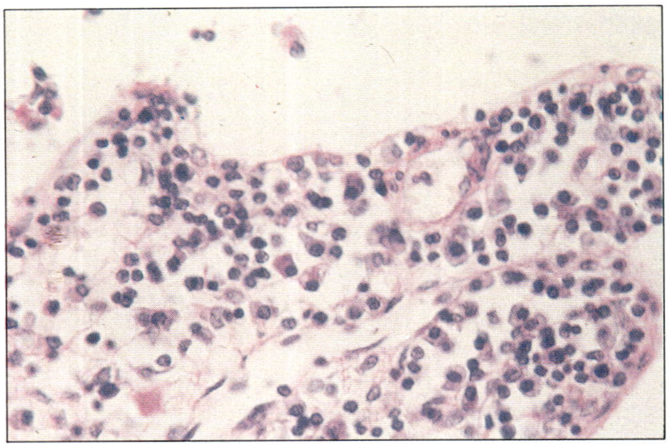

Abb. 18.4 **Gallenblase eines Patienten mit einem Immundefekt mit vermehrter IgM-Bildung.** Die Submukosa ist voll von Zellen mit rosagefärbtem Zytoplasma und exzentrischen Nuklei. Diese Zellen synthetisieren und exkretieren IgM.

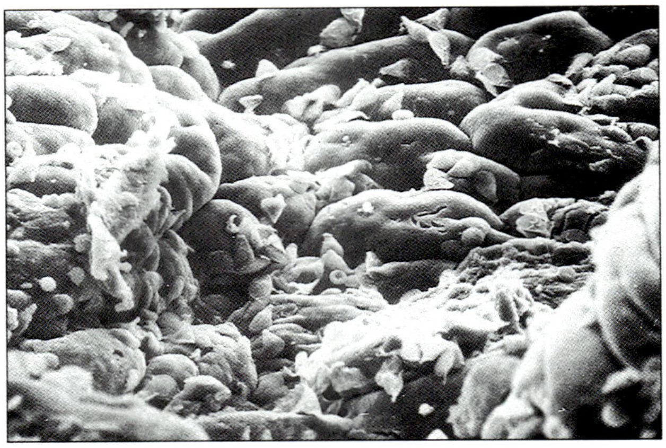

Abb. 18.5 **Giardia lamblia.** Es sind unzählige Giardien sichtbar, welche sich in der jejunalen Schleimhaut eines Patienten mit variablen Immundefektzuständen (CVID) ausbreiten.

Variable Immundefektzustände

(Common variable immunodeficiency – CVID)

Patienten mit CVID entwickeln im 2. oder 3. Lebensjahrzehnt oder später eine erworbene Agammaimmunglobulinämie. Es gibt keine geschlechtsspezifischen Unterschiede der CVID-Häufigkeit. Die Ursache der Agammaimmunglobulinämie ist nicht bekannt. CVID kann nach Virsuinfektionen z. B. durch das Epstein-Barr-Virus (EBV), welches die infektiöse Mononukleose hervorruft, auftreten. Patienten mit CVID sind, ähnlich wie männliche X-LA-Patienten, für pyogene Organismen und für das intestinale Protozoon Giardia lamblia, welches zu massiven Durchfallerkrankungen führt, sehr anfällig (Abb. 18.**5**). Bei den meisten Patienten (80%) mit CVID liegt eine Störung der B-Zell-Funktion vor. Die B-Zell-Defekte sind allerdings unterschiedlich, und bei einigen Patienten besteht außerdem eine verminderte T-Zell-Funktion. CVID sollte mit intravenöser Gabe von Gammaglobulinen behandelt werden, da diese Schutz vor rezidivierenden, pyogenen Infektionen bieten. Viele Patienten mit CVID entwickeln eine Autoimmunerkrankung, vorwiegend eine perniziöse Anämie. Die Gründe hierfür sind bisher nicht bekannt. CVID ist nicht erblich, geht jedoch häufig mit den MCH-Haplotypen HLA-B8 und HLA-DR3 einher.

schwerer kombinierter Immundefekt
Adenosindesaminasemangel
Purinnucleosidphosphorylase-Mangel
MHC-Klasse-II-Mangel
DiGeorge-Anomalie
Ataxia teleangiectatica
Wiskott-Aldrich-Syndrom

Abb. 18.6 **Primäre T-Zell-Defekte.** Für T-Zell-Defekte gibt es eine Vielzahl von Ursachen, welche von fehlenden Lymphozyten bis zu Enzymmangel und MHC-Mangel reichen. Alle beeinträchtigen eine ordnungsgemäße T-Zell-Funktion, was wiederum zur humoralen Immundefizienz, u. a. zu kombinierter T- und B-Zell-Defizienz, führt.

Vorübergehende Hypogammaglobulinämie im Kindesalter

Wie bereits erwähnt, sind Säuglinge zunächst durch maternale IgG geschützt. Die maternalen IgG werden allerdings mit einer Halbwertszeit von ungefähr 30 Tagen abgebaut. Im Alter von 3 Monaten ist der Organismus des gesunden Kindes in der Lage, Antikörper selbst zu synthetisieren. Erst im 2. Lebensjahr setzt die Bildung von Antikörpern, die gegen bakterielle, verkapselte Polysaccharide gerichtet sind, in vollem Umfang ein. Bei einigen Kindern erfolgt die normale IgG-Synthese erst ab dem 36. Lebensmonat, diese Kinder neigen bis zu diesem Zeitpunkt zu pyogenen Infektionen. Die B-Zellen der Kinder sind normal, es scheint ihnen jedoch an der zur Synthese von Antikörpern notwendigen Unterstützung durch $CD4^+$-Zellen zu mangeln.

T-Zell-Defizienzen

Die wichtigsten T-Zell-Defizienzen sind in Abb. 18.**6** dargestellt. Patienten ohne T-Zellen oder mit schwacher T-Zell-Funktion sind für opportunistische Infektionen anfällig. Da die B-Zell-Funktion beim Menschen T-Zell-abhängig ist, führt ein T-Zell-Defekt zu humoraler Immundefizienz; anders ausgedrückt bedeutet dies, daß eine T-Zell-Defizienz eine kombinierte Beeinträchtigung sowohl der humoralen als auch der zellvermittelten Immunität verursacht.

Schwerer kombinierter Immundefekt

(Severe combined immunodeficiency – SCID)

Die schwerwiegendste, erblich bedingte Störung der zellvermittelten Immunität tritt bei Kindern mit schwerem kombiniertem Immundefekt auf. Kinder mit SCID neigen in sehr frühen Lebensphasen (im Gegensatz zu X-LA) zu rezidivierenden Infektionen. Bei ihnen kommt es zu langanhaltenden, durch Rotavirus oder bakterielle Infektion des Gastrointestinaltraktes verursachte Durchfälle. Protozoen, Pneumocystis carinii, rufen außerdem Pneumonien hervor, Mundhöhle und Haut werden massiv von Hefen, Candida albicans, be-

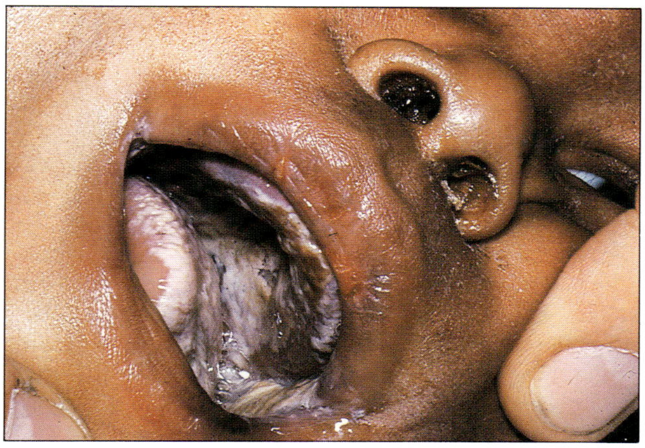

Abb. 18.**7** **Candida albicans im Mund eines Patienten mit schwerem kombiniertem Immundefekt.** Der Erreger wächst bei SCID-Patienten ungehemmt im Mund und auf der Haut.

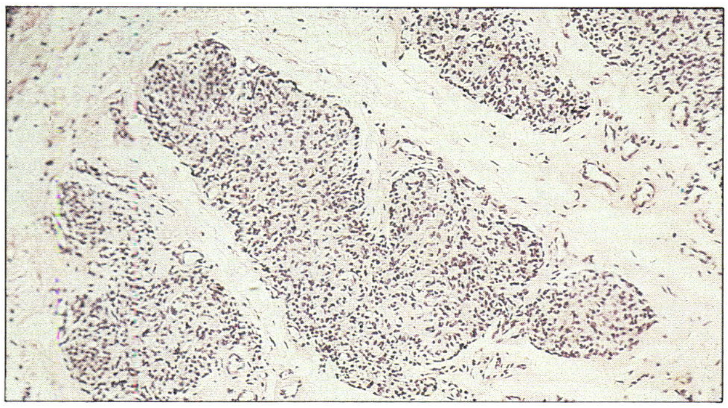

Abb. 18.**8** **Thymus bei schwerem kombiniertem Immundefekt.** Beachten Sie, daß im Thymusgewebe keine Lymphoidzellen und keine Hassall-Körperchen sichtbar sind. Die Drüse hat ein fetales Erscheinungsbild.

fallen (Abb. 18.**7**). Werden diese Kinder mit einer Lebendvakzine wie z. B. Vacciniavirus (Pockenimpfung) oder Bacillus Calmette-Guérin (Tuberkuloseimpfung) geimpft, so sterben sie an einer fortschreitenden Infektion dieser ursprünglich unschädlichen Impfung. Kinder mit SCID sind nicht überlebensfähig und sterben innerhalb der ersten zwei Lebensjahre, außer es gelingt, sie mit Knochenmarktransplantaten zu retten. Wird den Kindern Knochenmark transplantiert, so können sie als „Lymphozytenchimären" überleben und ein normales Leben führen.

Kinder mit SCID haben nur eine sehr geringe Anzahl an Lymphozyten im Blut (weniger als 3000/µl), ihr lymphatisches Gewebe ist ebenfalls lymphozytenarm. Der Thymus hat ein fetales Erscheinungsbild (Abb. 18.**8**) und enthält endodermale Stromazellen, die während der Embryonalentwicklung aus der dritten und vierten Schlundtasche entstehen. Im Thymus fehlen lymphoide Stammzellen, die dort beim Menschen normalerweise in der 6. Schwangerschaftswoche vorhanden sind, der Thymus entwickelt sich nicht zu einem funktionsfähigen Lymphorgan.

SCID kommt bei männlichen Kindern häufiger als bei weiblichen vor (3:1). Der Grund hierfür ist, daß über 50% der SCID-Fälle durch ein Gen auf dem X-Chromosom hervorgerufen werden. Die übrigen SCID-Fälle beruhen auf rezessiven Genen, die auf anderen Chromosomen liegen; die Hälfte hiervon weist genetische Defekte der Adenosindesaminase (ADA) oder der Purinnucleosidphosphorylase (PNP) auf. Ein Defekt dieser purinabbauenden Enzyme führt zur Akkumulation von Metaboliten (dATP und dGPT), die für die lymphoiden Stammzellen toxisch sind (Abb. 18.**9**). Diese Metaboliten hemmen die Ribonucleotidreductase, ein Enzym, welches für die DNA-Synthese und somit für die Zellreplikation benötigt wird. ADA und PNP sind bei Säugern in allen Zellen vorhanden, warum sollten also ausschließlich Lymphozyten von diesen Störungen betroffen sein? Die Erklärung scheint in dem relativen 5'-Nucleotidase-Mangel der lymphoiden Zellen zu liegen; dieses Enzym kompensiert normalerweise ADA- oder PNP-Defekte, indem es dAMP- und dGMP-Akkumulation verhindert.

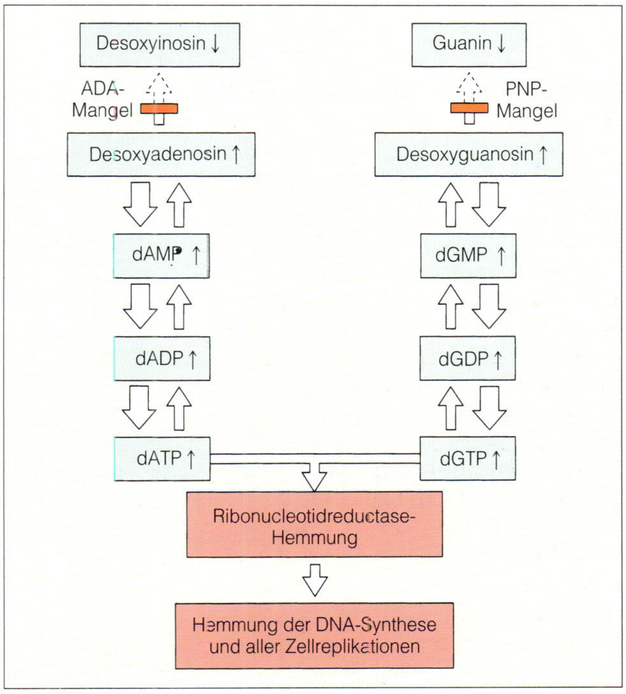

Abb. 18.**9** **Mögliche Rolle von ADA- und PNP-Mangel bei SCID.** Man nimmt an, daß die Defizienz von ADA und PNP zur Akkumulation von dATP bzw. dGPT führt. Beide Metaboliten sind höchst wirksame Inhibitoren der Ribonucleotidreductase, ein für die DNA-Synthese essentielles Enzym.

Als optimale Behandlung des SCID gilt die Knochenmarktransplantation von histoidentischen Spendern, üblicherweise gesunden Geschwistern. Ungefähr 40% der Patienten haben allerdings keine histoidentischen Geschwister, in diesen Fällen ist teilweise eine Knochenmarkübertragung von haploidentischen Eltern erfolgversprechend. Kürzlich wurde ein retroviraler Vektor verwendet, in den das ADA-Gen eingeschleust wurde, um so die Lymphozyten von Kindern mit ADA-Defizienz zu transfizieren. Diese Behandlung ist das erste Beispiel einer erfolgreichen „Gentherapie".

MHC-Klasse-II-Mangel

Das Unvermögen, Klasse-II-Haupthistokompatibilitätsmoleküle an antigenpräsentierende Zellen (Makrophagen und B-Zellen) zu exprimieren, ist ein autosomal-rezessives Vererbungsmerkmal. Es hat mit dem Genort der Haupthistokompatibilität auf dem kurzen Arm des Chromosom 6 keine Verbindung. Die betroffenen Kinder neigen zu rezidivierenden Infektionen, speziell des Magen-Darm-Traktes. Da die $CD4^+$-T-Zellen-Bildung von der positiven Selektion durch MHC-Klasse-II-Moleküle im Thymus abhängt, liegt bei Kindern mit MHC-Klasse-II-Defekt ein Mangel an $CD4^+$-T-Zellen vor. Dieser Mangel an T_H-Zellen verursacht gleichzeitig einen Antikörpermangel.

Der MHC-Klasse-II-Defekt beruht auf einer Störung der Promotorproteine, die an die „5'-unübertragenen" Regionen der Klasse-II-Gene binden.

DiGeorge-Syndrom

Wie bereits erwähnt, entwickelt sich beim Menschen das Thymusepithel in der 6. Schwangerschaftswoche aus der 3. und 4. Schlundtasche. Anschließend wandern lymphoide Stammzellen in das endodermale Gewebe ein und entwickeln sich zu T-Zellen. Die Nebenschilddrüsen haben denselben embryonalen Ursprung. Das DiGeorge-Syndrom beruht auf einer Fehlentwicklung der aus der 3. und 4. Schlundtasche hervorgehenden Organe. Die betroffenen Kinder weisen spezifische Gesichtsdysmorphien wie weit auseinanderliegende Augen (Hypertelorismus), tiefer Ansatz der Ohren und Verkürzung des Philtrums der Oberlippe (Mikrognathie) auf (Abb. 18.**10**). Außerdem bestehen angeborene Mißbildungen des Herzens und des Aortenbogens. Aufgrund der Hypoplasie oder Aplasie der Nebenschilddrüsen kommt es zur neonatalen Tetanie. Die T-Zell-Defekte sind, je nachdem wie stark der Thymus betroffen ist, unterschiedlicher Art.

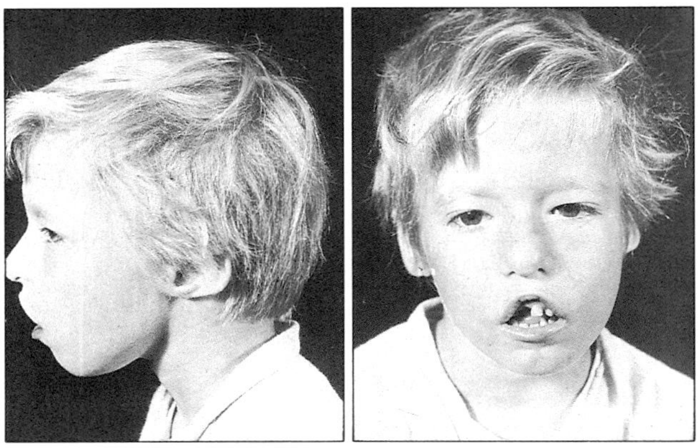

Abb. 18.**10** **DiGeorge-Syndrom.** Beachten Sie die weit auseinanderliegenden Augen, die tiefangesetzten Ohren und das verkürzte Oberlippenphiltrum.

Ataxia teleangiectatica (AT)

AT ist eine autosomal-rezessiv vererbte Erkrankung. Die betroffenen Kinder entwickeln im Alter von ca. 18 Monaten einen wackeligen Gang (Ataxie). Im Alter von 6 Jahren kommt es an Augen und Haut zur Erweiterung der Kapillaren (okulokutane Teleangiektasie). AT geht mit unterschiedlichen T-Zell-Defekten einher. Bei ungefähr 70% der Patienten besteht IgA-Mangel, zum Teil auch IgG2- und IgG4-Mangel. Sie neigen zu schwerwiegenden, rezidivierenden Sinusitiden und Lungeninfektionen. Im Bereich der T-Zell-Rezeptor-Gene und im Bereich der Gene, die die schweren Ketten der Immunglobuline kodieren, wird eine erhöhte Chromosomenbrüchigkeit, gewöhnlich an den Chromosomen 7 und 14, beobachtet. AT-Patienten sind, ebenso wie deren Zellen in vitro, gegenüber ionisierender Strahlung sehr empfindlich; es scheint ein Defekt der DNS-Reparatursysteme vorzuliegen, die Ursache hierfür ist jedoch nicht bekannt.

Wiskott-Aldrich-Syndrom (WAS)

Das WAS ist eine X-chromosomale Immundefizienzerkrankung. Die Betroffenen sind ausschließlich männlichen Geschlechts, sie weisen kleine, hochgradig veränderte Thrombozyten und Thrombozytopenie auf. Kin-

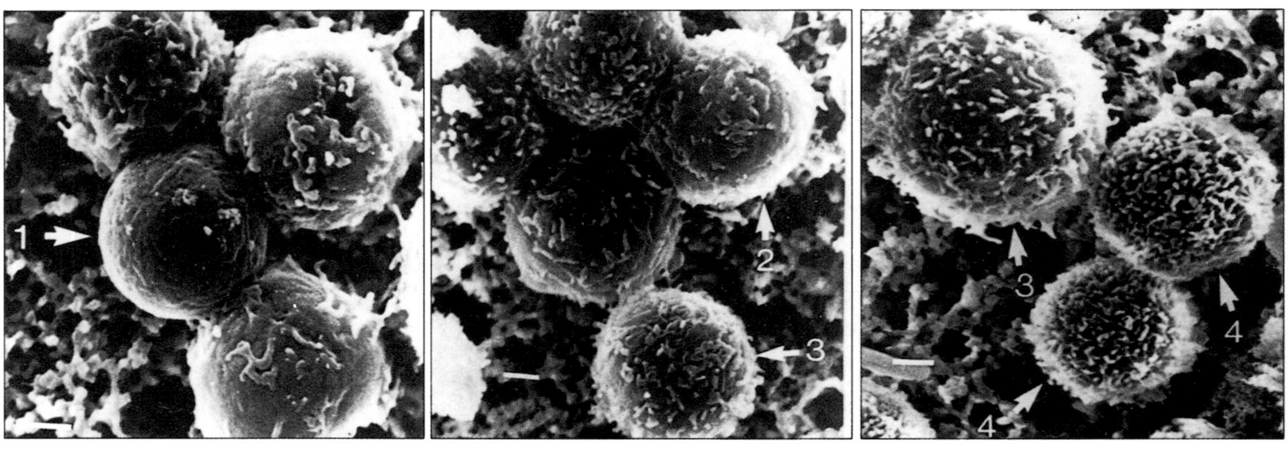

Abb. 18.**11** **Elektronenmikroskopische Aufnahme von Lymphozyten bei Wiskott-Aldrich-Syndrom.** Die im Blut befindlichen WAS-Lymphozyten (1 und 2) besitzen eine geringere Anzahl an Oberflächenmikrovilli als normale Lymphozyten (3 und 4). Mit freundlicher Genehmigung von Dr. D. Kenney, aus Remold-O'-Donnel, E., F. S. Rosen: Immunodeficiency Rev. 2; 167.

der mit WAS neigen zu massiven Ekzemen sowie zu pyogenen und opportunistischen Infekten. In ihrem Serum werden erhöhte IgA- und IgE-Werte, normale IgG- und verringerte IgM-Spiegel gemessen. Die T-Zellen haben Funktionsdefekte, wobei diese Störung der zellvermittelten Immunität ständig zunimmt. Wie elektronenmikroskopisch darstellbar ist, sind die Thrombozyten in typischer Weise verändert (Abb. 18.**11**). Sie besitzen auf der Zelloberfläche eine geringere Anzahl Mikrovilli als normale T-Zellen. Die Sialoglykoproteine in den Membranen sind sowohl bei Thrombozyten als auch bei T-Zellen verändert, die Ursache hierfür ist derzeit nicht bekannt.

Sekundäre Immundefekterkrankungen

Sekundäre Immundefekte beruhen auf extrinsischen Faktoren bzw. sind umweltbedingt. So sind z. B. zahlreiche in der Chemotherapie eingesetzte Arzneimittel für T-Zellen zytotoxisch. Wahrscheinlich ist bei Kindern weltweit die häufigste Ursache von Immundefekten die Proteinunterversorgung; sie führt zu ausgeprägten T-Zell-Defekten und erhöhter Anfälligkeit für opportunistische Infektionen. Der Verlust von Immunglobulinen via Darmtrakt, wie er bei entzündlichen Darmerkrankungen auftritt, kann zu humoralen Immunstörungen führen. Bei Verbrennungen sind außerdem erhebliche Immunglobulinverluste über die geschädigte Haut zu beobachten. Infektionen wie AIDS sind ebenfalls in der Lage, das Immunsystem durch Befall der Zellen zu beeinträchtigen.

Acquired Immunodeficiency Syndrome (AIDS)

AIDS wird durch eine Infektion mit dem Human immunodeficiency virus (HIV) verursacht. Die HIV-Übertragung erfolgt durch sexuellen Kontakt, ist von der Mutter auf das Kind via Plazenta sowie durch Vollblutkonserven oder Blutprodukte möglich. Es scheint keine anderen, gesicherten HIV-Übertragungswege zu geben. Die auf einem der oben genannten Wege erfolgende HIV-Exposition kann zur Infektion führen oder auch nicht.

Zu Infektionsbeginn zeigen 15% der HIV-infizierten Personen eine vorübergehende Erkrankung, die durch Fieber, geschwollene Lymphknoten, Hautausschläge und Entzündung der Meningen gekennzeichnet ist. Bei den übrigen verläuft die initiale Infektionsphase asymptomatisch. Im weiteren Verlauf können bei infizierten Personen Lymphknotenschwellungen an verschiedenen Körperabschnitten auftreten, dies wird als progressive, generalisierte Lymphadenopathie (PGL) bezeichnet. Es kommt vor, daß Patienten mit PGL danach wieder eine symptomfreie Phase durchlaufen. Sowohl bei Patienten mit PGL als auch bei symptomfreien HIV-Infizierten ist das Fortschreiten der Erkrankung in Form des sog. AIDS-related complex (ARC) möglich. Dieser äußert sich als Nachtschweiß, Fieber, Gewichtsabnahme und eventuell milde Infektionen, wie Hefebefall der Mundhöhle (Soor). Patienten mit ARC durchlaufen im Gegensatz zu PGL-Patienen kein asymptomatisches Stadium. Sobald die Krankheit vom ACR zum AIDS-Vollbild fortgeschritten ist, zeigt der Patient massive opportunistische Infektionen oder eine der bizarren, mit AIDS assoziierten, malignen Erkrankungen.

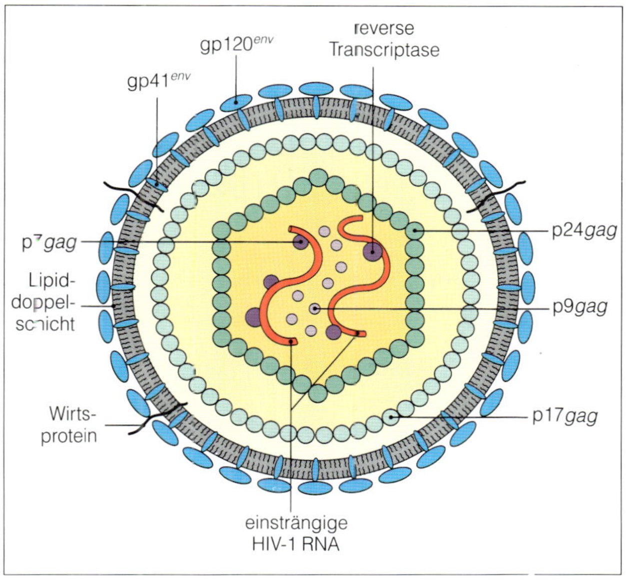

Abb. 18.**12** **Schematische Darstellung von HIV.** Die Membranhülle (*env*) enthält 2 Proteine, zwei liegen im Capsid (*gag*) und zwei in der Nuklearregion (*gag*) mit diploidem RNA-Genom. In der Nuklearregion befindet sich ebenfalls die reverse Transcriptase, eine DNA-Polymerase, die RNA als Schablone verwendet (nach Greene).

Die markantesten malignen Erkrankungen der AIDS-Patienten sind das Kaposi-Sarkom – ein Endothelzelltumor mit der Bildung hervortretender, bräunlich-violetter Hauteffloreszenzen – und das die B-Zellen betreffende Burkitt-Lymphom. Zu jedem Zeitpunkt der HIV-Infektion kann der Patient zudem Thrombozytopenie oder Erkrankungen des Nervensystems, die zu Demenz und Paralyse führen, entwickeln.

Die HIV-Struktur ist in Abb. 18.**12** schematisch dargestellt. Die Membranhülle enthält zwei verbundene Glykoproteine, gp120 und gp41, die durch Teilung aus einem gemeinsamen Vorläufer, gp160, entstanden sind. Das gp120-Protein bindet an CD4, mit diesem Marker gelangt das Virus in die Zellen. Zu den befallenen Zellen gehören CD4⁺-T-Zellen (T_H-Zellen), die Zellen der Monozyten-/Makrophagen-Linie, wie die dendritischen Zellen der lymphoiden Gewebe und der Haut (Langerhans-Zellen), sowie die Mikroglia des ZNS. Das HIV-Nucleocapsid enthält 4 Proteine, p24, p17, p9 und p7. Diese 4 Proteine sind durch Teilung aus dem 53-kDa-Molekül (p53) entstanden und werden durch das *gag*-Gen des Virus kodiert. HIV-inifizierte Patienten bilden Antikörper gegen gp120, gp41 und – vorherrschend unter den *gag*-Proteinen – gegen p24. Da der direkte Virusnachweis Schwierigkeiten macht, wird die Infektion durch den Nachweis von Antikörpern im Serum, die gegen eines oder alle der oben genannten Proteine gerichtet sind, verifiziert. Vom Infektionsbeginn bis zur Serokonversion (Auftreten von Antikörpern) können 3 Monate vergehen.

Der Lebenszyklus des HI-Virus ist in Abb. 18.**13** dargestellt. Sobald das Virus in eine Zelle eingedrungen ist, verliert es seine Hülle und erfolgt die Synthese einer einsträngigen DNA-Kopie der Virus-RNA. Dieser Vorgang wird durch ein virales Enzym, die HIV-reverse-

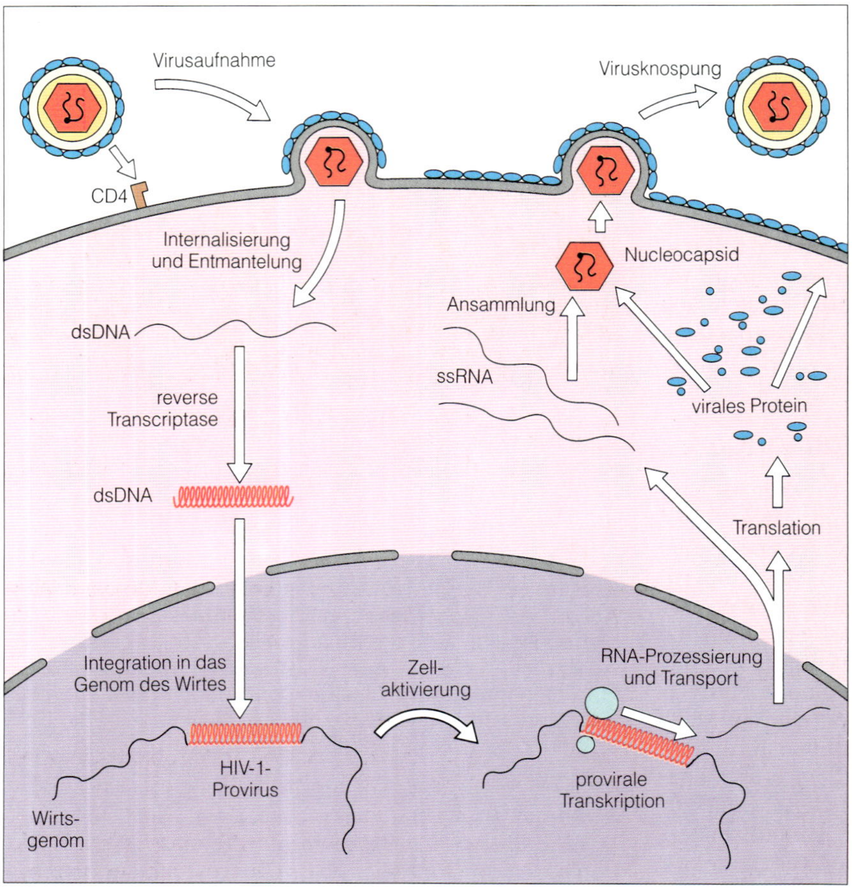

Abb. 18.**13** **Lebenszyklus eines HIV-1.** Nach Interaktion des gp120^{env} mit dem CD4-Membranrezeptor tritt eine gp41-vermittelte Membranfusion ein, welche die Einschleusung von HIV-1 in die Zelle zur Folge hat. Nach Entfernung der Hülle beginnt die reverse Transkription der viralen RNA, dies hat die Produktion einer doppelsträngigen DNA aus dem Virusgenom zur Folge. Das HIV-Integrat regt wiederum die Einschleusung dieses viralen DNA-Doppelstranges in das Wirtsgenom an, ein HIV-1-Provirus entsteht. Zu Beginn wird die Expression des HIV-1-Gens durch die Wirkung speziell induzierbarer und konstitutiver Wirtstranskriptionsfaktoren mit Bindungsstellen in der langen, terminalen Wiederholung stimuliert. Diese Stimulation führt zur sequentiellen Produktion verschiedener viraler mRNA. Die ersten produzierten mRNA sind die mehrfach verbundenen Spezies von ca. 2 kb, welche die Tat-, Rev und Nef-regulatorischen Proteine kodieren. Danach werden die Strukturproteine des Virus produziert, dies ermöglicht eine Virionenansammlung. Die freien HIV-1-Virionen, welche von den Wirtszellen durch Virusknospung produziert werden, können durch Infektion weiterer CD4$^+$-Zielzellen wieder in den retroviralen Lebenszyklus eingeschleust werden (nach Greene).

Pneumocystis carinii
Candida albicans
Mycobacterium avium-intracellulare
Toxoplasma gondii
Cryptosporidium spp.
Herpes simplex – genital und anal

Abb. 18.**14** **Übliche opportunistische Infektionen.** Dargestellt ist eine kleine Anzahl der zahlreichen Organismen, die immundefiziente Personen, insbesondere AIDS-Patienten, befallen können. Je niedriger die Serumkonzentrationen an CD4$^+$-T-Zellen sind, desto höher ist die Anfälligkeit für opportunistische Infektionen.

Transcriptase, vermittelt. Zuletzt wird ein komplementärer DNA-Strang produziert, um eine doppelsträngige DNA-Replik des Virusgenoms herzustellen. Diese wird in das Wirtsgenom inkorporiert. Eine DNA-Kopie der Virus-RNA kann in der Zelle über Monate oder Jahre ruhen.

Infektiöse Viruspartikel werden besonders bei Aktivierung von infizierten T-Zellen produziert. Kurz nach der Primärinfektion kann eine von 100 T-Zellen HIV inkorporiert haben. Zunächst gelingt es den Abwehrmechanismen des Wirtsorganismus, den viralen Befall in Grenzen zu halten, aber letztendlich gewinnt das Virus, es werden mehr und mehr T-Zellen infiziert. Sicherster Indikator für das Fortschreiten der Infektion ist die Bestimmung der CD4$^+$-Zellen im Blut des Patienten. Fällt die absolute Zahl der CD4$^+$-T-Zellen unter 600/μl, so verschlechtert sich die zellvermittelte Immunität des Patienten zusehends, die Folge sind opportunistische Infektionen (Abb. 18.**14**). Zu Beginn der Infektion erfolgt eine polyklonale Vermehrung der B-Zellen, das Serum enthält große Mengen IgG, IgM und IgA. In späten AIDS-Stadien fällt der Serumimmunglobulingehalt massiv ab, gleichzeitig werden die Antikörpertiter gegen gp120 und p24 zusehends weniger.

Bisher war der einzig wirksame Behandlungsansatz bei HIV-Infektionen die Applikation der Dideoxynucleoside Azidothymidin und Zidovudin. Diese hemmen die reverse Transcriptase des HIV und stören somit die Produktion von Virus-DNA-Repliken.

Defekte der Komplementproteine

Die Proteine des Komplementsystems und ihre Interaktionen werden in Kapitel 12 diskutiert. Beim Menschen wurden genetische Defekte fast aller Komplementproteine beobachtet (Abb. 18.**15**). Diese Veränderungen geben über die normale Funktion des Komplementsystems Aufschluß. Sind die klassischen Komponenten der normalen Reaktionswege – C1q, C1r und C1s, C4

Gruppe	Typ	Defekt	Vererbung		
			AR	AD	XL
I	Immunkomplexdefekt	C1q	•		
		C1 oder C1r und C1s	•		
		C2	•		
		C4	•		
II	Angioödem	C1-Inhibitor		•	
III	rekurrente bakterielle Infekte	C3	•		
		Faktor H	•		
		Faktor I	•		
IV	rekurrente Infekte mit Neisserien	C5	•		
		C6	•		
		C7	•		
		C8	•		
		Properdin			•
		Faktor D	?	?	?
V	asymptomatisch	C9	•		

◄ Abb. 18.**15** **Genetische Komplementdefekte beim Menschen.** AR phänotypisch autosomal-rezessiv; AD autosomal-dominant; XL X-chromosomal-rezessiv.

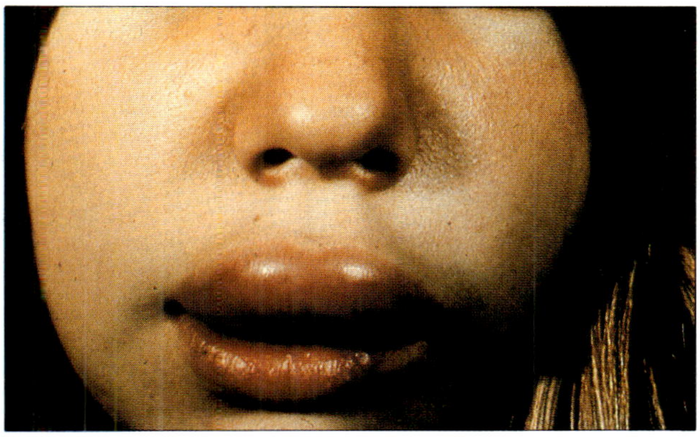

Abb. 18.**16** **Hereditäres Angioödem.** Das Photo veranschaulicht das Erscheinungsbild eines bei diesem Immundefekt auftretenden Ödems mit wandernder Lokalisierung.

und C2 – gestört, so besteht Neigung zu Immunkomplexerkrankungen, wie z. B. dem systemischen Lupus erythematodes. Dies scheint mit bisher unbekannten Funktionen der klassischen Abbauwege für Immunkomplexe übereinzustimmen. C3-, Faktor-H- oder Faktor-I-Mangel hat eine erhöhte Anfälligkeit für pyogene Infektionen zur Folge; dies korreliert mit der bedeutenden Rolle, die C3 bei der Opsonierung von pyogenen Bakterien spielt. Ein Mangel der Endkomponenten C5, C6, C7, C8 und anderer Bestandteile – Faktor D und Properdin – bedingen eine deutlich erhöhte Infektionsanfälligkeit für die zwei pathogenen Spezies des Genus Neisseria: Neisseria gonorrhoeae und Neisseria meningitidis. Dies ist ein Beweis dafür, wie wichtig die alternativen Reaktionswege und der makromolekulare Angriffskomplex für die Bakteriolyse dieses Bakteriengenus sind. Alle genannten Defekte der Komplementbestandteile werden autosomal-rezessiv vererbt. Eine Ausnahme hiervon bilden nur der Properdinmangel, welcher X-chromosomal-rezessiv vererbt wird, sowie der C1-Inhibitor-Mangel mit autosomal-dominantem Erbgang.

Das hereditäre Angioödem
(Hereditary angioneurotic oedema – HAE)

Der klinisch bedeutendste Mangel an Komplementbestandteilen ist ein erniedrigter C1-Inhibitor-Serumspiegel. Dieses Molekül ist für die Dissoziation von aktiviertem C1 verantwortlich, indem es $C1r_2$ $C1s_2$ bindet. Dieser Mangel ruft eine allgemein bekannte Erkrankung, das hereditäre Angioödem, hervor (Abb. 18.**16**). Es handelt sich hierbei um einen autosomal-dominanten Erbgang. Patienten mit HAE neigen zu wiederholten Anfällen umschriebener Schwellungen verschiedener Körperteile (Angioödeme). Ein Angioödem im Verdauungstrakt kann abdominelle Schmerzen und Krämpfe mit massivem Erbrechen verursachen. Ein Angioödem der oberen Atemwege kann zu lebensbedrohlichen Verlegungen der Luftwege führen. Das Angioödem der oberen Luftwege stellt somit einen medizinischen Notfall dar, der die sofortige Wiederherstellung einer normalen Atmung erforderlich macht.

C1-Inhibitor hemmt nicht nur die klassischen Reaktionswege von Komplement, sondern auch der beteiligten Elemente des Kinin-, Plasmin- und Gerinnungssystems. Das Ödem wird von zwei Peptiden, die durch ungehemmte Aktivierung des Komplement- und Kontaktsystems entstehen, vermittelt: das als C2-Kinin bezeichnete Peptid stammt aus der C2-Aktivierung und Bradykinin entsteht aus der Aktivierung des Kontaktsystems (Abb. 18.**17**). Diese Peptide wirken auf die postkapillären Venolen. Dort kontrahieren sich die Endothelzellen, und es kommt zur Spaltenbildung, dies hat eine erhöhte Gefäßpermeabilität zur Folge (Abb. 18.**18**).

Es gibt zwei Formen des erblich bedingten Angioödems. Beim Typ I liegt ein Defekt des C1-Inhibitor-Gens vor, es werden keine Transkripte formiert. Beim Typ II treten am C1-Inhibitor-Gen Punktmutationen auf, somit werden defekte Moleküle synthetisiert. Diese Unterscheidung ist für die Diagnosestellung von Bedeutung, denn die Typ-II-Erkrankung ist nicht anhand der quantitativen Bestimmung des C1-Serum-Inhibitors allein diagnostizierbar. Vielmehr muß zugleich eine Bestimmung von C4 erfolgen. Bei Patienten mit hereditärem Angioödem liegen, aufgrund einer C4-Destruktion durch nicht gehemmte, aktivierte C1, immer erniedrigte C4-Serumwerte vor.

Ein C1-Inhibitor-Mangel kann auch im Laufe des Lebens erworben werden. In einigen Fällen werden C1-Inhibitor-Autoantikörper gefunden. In anderen Fällen tritt, wie bei der chronisch-lymphatischen Leukämie, dem multiplen Myelom oder dem B-Zell-Lymphom, eine monoklonale B-Zell-Proliferation auf. Bei solchen Patienten besteht aus unbekannten Gründen eine Idiotyp-Antiidiotyp-Interaktion, welche C1, C4, C2 und C1-Inhibitor verbraucht, ohne eine wirksame C3-Konvertase (welche zu C3-Deposition und zur Elimination des Komplexes führen würde) zu formieren.

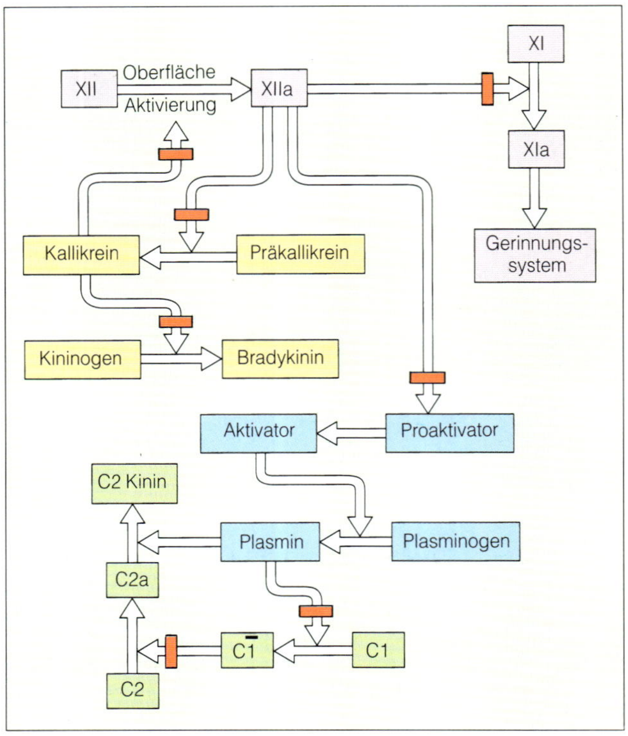

Abb. 18.**17** **Pathogenese des hereditären angioneurotischen Ödems.** An der Inaktivierung der Gerinnungsbestandteile von Kinin und Plasmin sowie des Komplementsystems ist der C1-Inhibitor, der im Anschluß an die oberflächenabhängige Aktivierung des Faktor XII (Hageman-Faktor) angeregt werden kann, beteiligt. Die Stellen, an denen der C1-Inhibitor eingreift, sind rot markiert. Eine unkontrollierte Aktivierung dieser Reaktionswege führt zu Produktion von Bradykinin und C2-Kinin, welche Ödembildung verursachen.

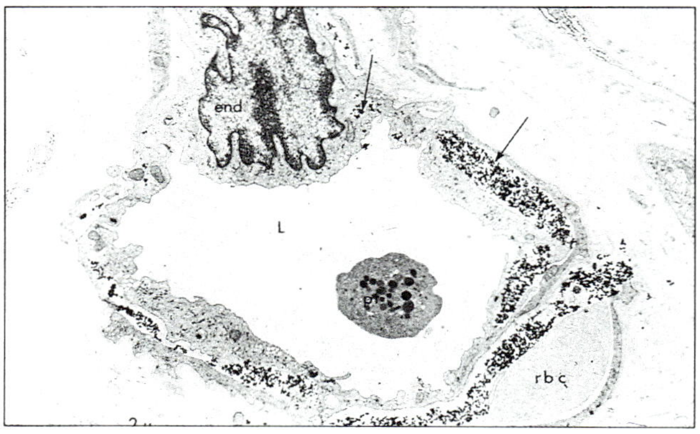

Abb. 18.**18** **Postkapilläre Venole eines Meerschweinchens.** Man injizierte dem Meerschweinchen India-Tinte (Kohlepartikel) intravenös. Anschließend wurde in die Haut C1 injiziert. Zwischen den Endothelzellen entstanden Spalten, durch die Kohlepartikel aus den Blutgefäßen drangen. Mit freundlicher Erlaubnis von Prof. Kaethe Willms.

Phagozytendefekte

Phagozytierende Zellen – polymorphnukleäre Leukozyten und Zellen der Monozyten-/Makrophagen-Reihe – sind bei der Abwehr von pyogenen Bakterien und anderen intrazellulären Mikroorganismen von Bedeutung. Ein massiv ausgeprägter Mangel an polymorphnukleären Leukozyten (Neutropenie) kann zu schwerwiegenden bakteriellen Infektionen führen. Zwei genetische Makrophagendefekte sind von klinischer Bedeutung, da sie eine erhöhte Anfälligkeit für massive und häufig tödliche Infektionen bedingen: die progressive septische Granulomatose (chronic granulomatous disease, CGD) und die Leukozytenadhäsionsdefizienz (LAD).

Progressive septische Granulomatose
(Chronic granulomatous disease – CGD)

Für die intrazelluläre Abtötung ingestierter Bakterien ist die Reduktion von O_2 zu O_2^- durch die folgende Reaktion von Bedeutung:

$$NADPH + 2O_2 \rightarrow NADP^+ + 2O_2^- + H^+.$$

Patienten mit CGD sind im Anschluß an die Ingestion von Mikroorganismen durch die Phagozyten nicht in der Lage, Sauerstoffradikale ($2O_2^-$) und Wasserstoffperoxid in ihren Phagozyten zu produzieren. Folglich können sie die aufgenommenen Bakterien oder Pilze, insbesondere katalaseproduzierende Mikroorganismen, nicht abtöten.

Deswegen überleben die Mikroorganismen in den Phagozyten von CGD-Patienten. Dies wiederum verursacht eine gesteigerte, zellvermittelte Immunantwort auf intrazellulär persistierende, mikrobielle Antigene und Granulombildung. Kinder mit CGD entwickeln Pneumonie, Infektionen der Lymphknoten (Lymphadenitis) sowie Abszesse an der Haut, Leber und anderen inneren Organen.

Die Diagnosestellung erfolgt anhand der Tatsache, daß bei CGD die Phagozyten nach einem phagozytären Stimulus nicht in der Lage sind, Nitroblautetrazolium-Tinte (NBT-Tinte) zu reduzieren. NBT, eine klare, blaßgelbe Tinte, wird von den Phagozyten, wenn sie Partikel ingestieren, aufgenommen. Wenn NBT H^+ bindet und infolge der NADPH-Oxidation reduziert wird, bildet sich in den Phagozyten ein dunkelviolettes Präzipitat. Bei CGD-Patienten tritt in den Phagozyten keine NBT-Reduktion ein (Abb. 18.**19**).

Die NADPH-Oxidase-Reaktion ist sehr kompliziert, der Enzymkomplex besitzt zahlreiche Untereinheiten (Subunits). Bei ruhenden Phagozyten enthält die Membran ein phagozytenspezifisches Zytochrom, das Zytochrom b_{558}. Dieses Zytochrom besteht aus zwei Ketten, eine von 91 kDa, welche von einem Gen auf dem kurzen Arm des X-Chromosoms kodiert wird, und eine Kette von 22 kDa, welche durch ein Gen auf dem Chromosom 16 kodiert wird.

Während der Phagozytose werden verschiedene Zytosolproteine phosphoryliert, wandern an die Membran und binden an Zytochrom b_{558}. Der hierbei entstehende Komplex agiert als Enzym, indem er die NADPH-Oxidationsreaktion katalysiert und die Sauerstoffradikalbildung anregt (Abb. 18.**20**). Am häufigsten wird die X-chromosomale Form der CGD beobachtet, bei der ein Defekt des Zytochrom b_{558} an der 91-kDa-Kette vorliegt. Drei Typen der CGD werden autosomal rezessiv vererbt und entstehen aufgrund von Defekten an der 22-kDa-Kette des Zytochrom b_{558} oder durch Defekte an ein oder zwei Proteinen, die $p47^{phox}$ und $p67^{phox}$ ge-

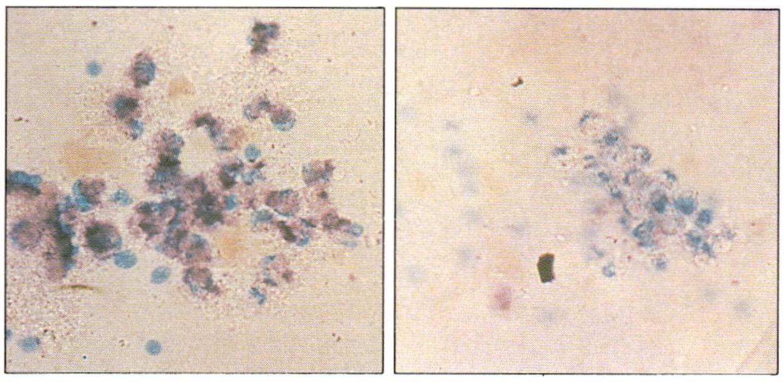

Abb. 18.**19** **Nitroblautetrazoliumtest (NBT).** Links: Bei normalen Polymorphen und Monozyten werden durch Phagozytose reaktive Sauerstoffzwischenprodukte aktiviert und gelbes NBT in blaues Formazan umgewandelt. Rechts: Patienten mit CGD können keine reaktiven Sauerstoffzwischenprodukte formieren, deswegen bleibt die Tinte gelb. Mit freundlicher Erlaubnis von Prof. A. R. Hayward.

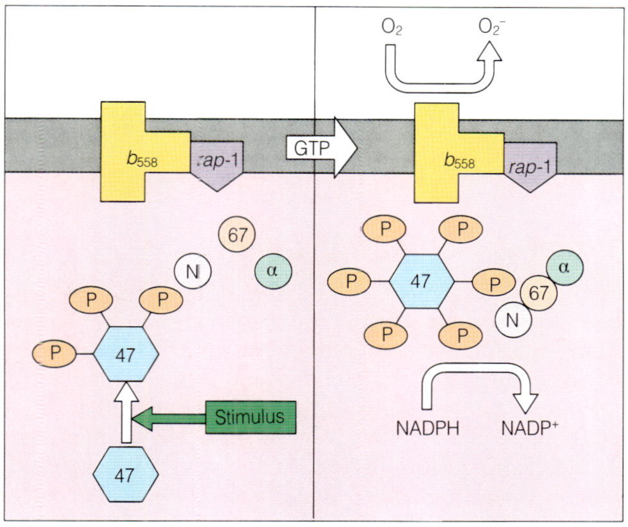

Abb. 18.**20** **NADPH-Oxidase und CGD.** Die derzeitigen Kenntnisse über die NADPH-Oxidase lassen den Schluß zu, daß sich in ihrem Ruhestadium einige ihrer Bestandteile in der Membran (Zytochrom b_{558} und möglicherweise *rap-1*), andere im Zytosol ($p47^{phox}$, $p67^{phox}$, die NADPH-bindende Komponente N und eine fragliche 4. Komponente, α, befinden. Nach der Phagozytose assoziieren die Zytosolkomponenten und wandern an die Membran, ein Vorgang der möglicherweise durch Phosphorylierung von $p47^{phox}$ vermittelt wird. Sind die Zytosolkomponenten mit den Membrankomponenten verbunden, wird die Oxydase katalysatorisch wirksam und $p47^{phox}$ weiter phosphoryliert (nach Curnutte).

nannt werden (*phox* ist eine Abkürzung für phagozytäre Oxidase).

Leukozytenadhäsionsdefizienz (LAD)

Entscheidend für die phagozytäre Bakterieningestion ist ein Rezeptor in der Phagozytenmembran, der an C3bi opsonierter Mikroorganismen bindet. Dieser als Komplementrezeptor 3 oder CR3 bezeichnete Rezeptor ist bei Patienten mit LAD gestört. Sie neigen zu schwerwiegenden bakteriellen Infektionen der Mundhöhle und des Magen-Darm-Traktes.

CR3 besteht aus zwei Polypeptidketten: einer α-Kette von 165 kDa (CD11b) und einer β-Kette von 95 kDa (CD18). Bei LAD liegt ein genetischer Defekt der β-Kette, der durch ein Gen auf dem Chromosom 21 kodiert wird, vor. Zwei weitere Proteine, das lymphozytenfunktionsassoziierte Antigen (LFA-1) und p150,95 (s. Kap. 12), sind an derselben β-Kette beteiligt. Obwohl sie spezifische α-Ketten besitzen (CD11a bzw. CD11c), sind diese Proteine bei LAD ebenfalls defekt. LFA-1 ist für die Zelladhäsion von Bedeutung und wirkt mit dem Interzelluläradhäsionsmolekül 1 (ICAM-1), das auf der Oberfläche von Endothelzellen und anderen Zellmembranen vorhanden ist, zusammen. Aufgrund des LFA-1-Defektes können sich die Phagozyten von LAD-Patienten nicht an das Gefäßendothel anlagern und somit nicht aus dem Blutgefäß in infizierte Gewebe wandern. Deswegen sind LAD-Patienten nicht zur effektiven Eiterbildung in der Lage, und dies ermöglicht eine rasche Streuung der bakteriellen Eindringlinge.

19 Überempfindlichkeit – Typ-I-Reaktion

Jonathan Brostoff und Tony Hall

Typen der Empfindlichkeit

Wird körpereigenes Gewebe durch eine überschießende oder inadäquate Antwort des erworbenen Immunsystems geschädigt, spricht man von einer Überempfindlichkeit. Sie kann sich – individuell unterschiedlich – nach dem zweiten Kontakt mit einem bestimmten Antigen manifestieren. Von Coombs und Gell wurden vier Typen der Überempfindlichkeitsreaktion (Typ I, II, III und IV) beschrieben, in der Praxis können aber auch Mischformen beobachtet werden. Diese Reaktionen sind nichts anderes als die bereits besprochenen Reaktionen des Immunsystems zur Aufrechterhaltung der Gesundheit; in diesem Fall schießen sie jedoch über das Ziel hinaus und können entzündliche Reaktionen und Gewebeschädigungen hervorrufen. Die drei ersten Typen werden durch Antikörper vermittelt, der vierte in erster Linie durch T-Zellen und Makrophagen.

Die Typ-I-Reaktion oder die Überempfindlichkeit vom Soforttyp ist eine IgE-Antwort, die sich gegen harmlose Antigene, wie etwa Pollen, richtet und zu einer Freisetzung von Mediatoren, z. B. Histamin, aus IgE-sensibilisierten Mastzellen führt; das Ergebnis ist eine akute Entzündungsreaktion mit Symptomen wie Asthma oder Rhinitis. Bei der antikörperabhängigen zytotoxischen Überempfindlichkeit vom Typ II kommt es nach einer Antigen-Antikörper-Bindung zur Aktivierung von Killerzellen, Phagozytose oder zur komplementvermittelten Lyse. Die immunkomplexvermittelte Überempfindlichkeit vom Typ III entsteht, wenn Antigen-Antikörper-Komplexe in größerer Menge gebildet werden oder vom retikuloendothelialen System nicht ausreichend eliminiert werden können, was zu Reaktionen vom Typ der Serumkrankheit führt. Die verzögerte Überempfindlichkeit (delayed type hypersensitivity, DTH) vom Typ IV entwickelt sich am stärksten, wenn Antigene, z. B. Tuberkelbazillen, von Makrophagen eingeschlossen werden, dann aber nicht eliminiert werden können. Dadurch werden T-Lymphozyten zur Produktion von Lymphokinen angeregt, die eine Reihe von entzündlichen Reaktionen verursachen. Andere Manifestationen der DTH sind Transplantatabstoßung und die allergische Kontaktdermatitis. Die vier Typen der Überempfindlichkeitsreaktion sind schematisch in Abb. 19.**1** dargestellt.

Typ I – Überempfindlichkeit vom Soforttyp

Definition

Die Überempfindlichkeit vom Typ I zeichnet sich durch eine sofortige allergische Reaktion unmittelbar nach

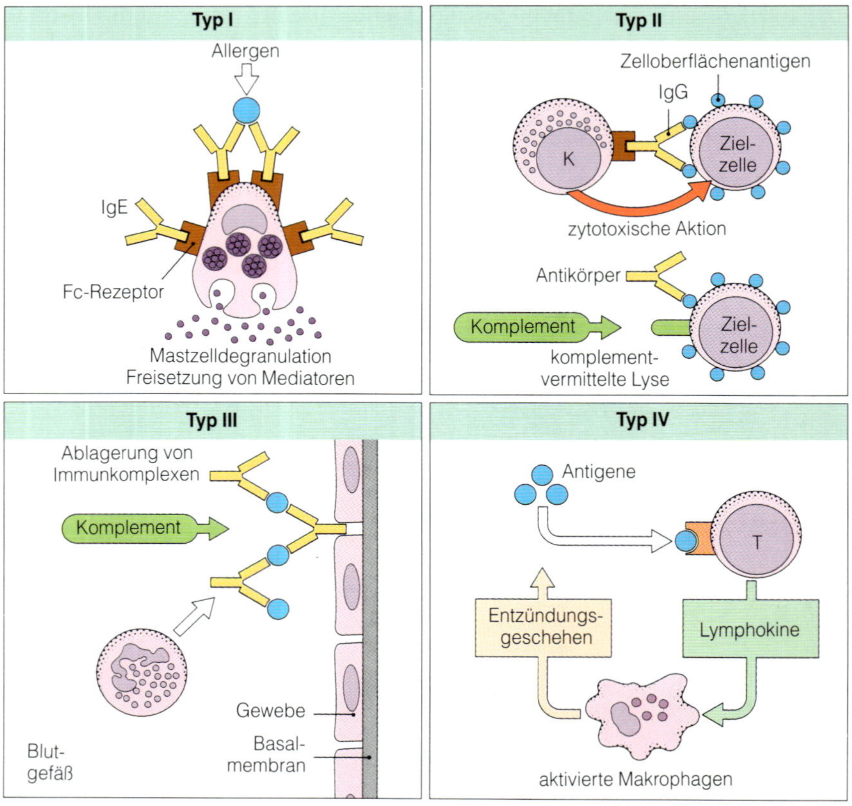

Abb. 19.**1** **Übersicht über die vier Typen der Überempfindlichkeitsreaktion.**
Typ I: Mastzellen binden über ihre Fc-Rezeptoren an IgE. Bei der Konfrontation mit einem Antigen kommt es zu einer Kreuzvernetzung von IgE und zur Freisetzung von Mediatoren aus degranulierenden Mastzellen.
Typ II: Bei diesem Typ richten sich die Antikörper gegen Antigene, die auf körpereigenen Zellen sitzen; auf diese Weise werden körpereigene Zellen zum Ziel der Immunreaktion. Es kommt zur zytotoxischen Aktion von K-Zellen oder zur komplementvermittelten Lyse.
Typ III: Die Ablagerung von Immunkomplexen führt zur lokalen Schädigung des betroffenen Gewebes durch Aktivierung von Komplement und Rekrutierung von Polymorphen.
Typ IV: Bei einem zweiten Kontakt mit demselben Antigen setzten antigensensibilisierte T-Zellen Lymphokine frei. Lymphokine induzieren eine Entzündungsreaktion und aktivieren Makrophagen, die ihrerseits Mediatoren freisetzen.

Kontakt mit dem Antigen (Allergen) aus (Abb. 19.**2**). Der Ausdruck „Allergie" wurde erstmals 1906 durch von Pirquet geprägt und meint eine „veränderte Reaktivität" beim zweiten oder folgenden Kontakt mit einem „Agens". Damals wurde noch nicht zwischen den verschiedenen Immunreaktionen unterschieden, und erst seit den letzten Jahren wird der Ausdruck „Allergie" als Symptom für die Überempfindlichkeitsreaktionen vom Typ I verwendet. Bei den Reaktionen werden IgE-sensibilisierte Mastzellen durch Antigen dazu gebracht, Entzündungsmediatoren freizusetzen (Abb. 19.**3**). Bedeutende neuere Untersuchungen haben gezeigt, daß auch zahlreiche multifunktionelle Lymphokine und Zytokine als Ergebnis einer IgE-vermittelten Mastzellenaktivierung freigesetzt werden. IL-3 und IL-4 können bedeutende autokrine Effekte auf die Mastzellen an sich haben und können zusammen mit anderen Zytokinen die Produktion von IgE durch B-Zellen verstärken. Zusätzlich können zahlreiche Zytokine bei der Chemotaxis und bei der Aktivierung von entzündlichen Zellen am Ort der Allergie eine wichtige Rolle spielen.

Es muß jedoch an dieser Stelle angemerkt werden, daß die In-vivo-Rolle der Mastzellzytokine noch grundlegend untersucht werden muß.

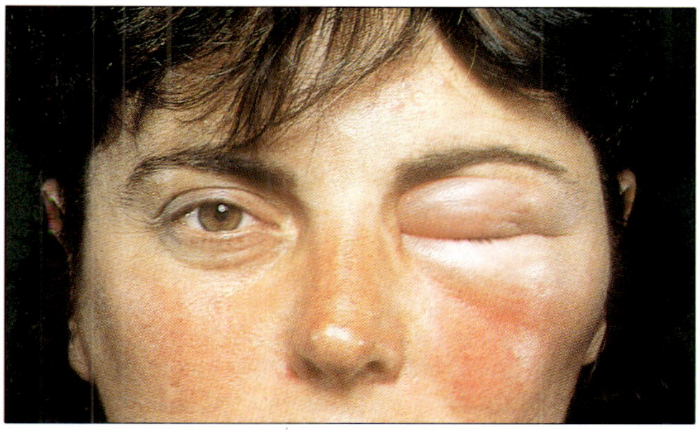

Abb. 19.**2** **Anaphylaktische Reaktion auf Bienengift.** Diese Patientin wurde von einer Biene in die Wange gestochen. Die Sofortreaktion auf das Bienengift ist eine typische Überempfindlichkeit vom Typ I mit Freisetzung von Mediatoren (u. a. Histamin) aus Mastzellen. Die Reaktion kann bei einem anaphylaktischen Schock tödlich verlaufen; sie ist bei Injektion des Allergens im allgemeinen stärker als bei Inhalation. In diesem Fall wurde die Reaktion durch das im Bienengift enthaltene Mellitin verstärkt, welches die Mastzellen noch zusätzlich reizt.

Atopie

Der Ausdruck „Atopie" wurde zum erstenmal 1923 von Coca u. Cooke verwendet und bezeichnet das klinische Bild der Überempfindlichkeit vom Typ I mit Asthma, Ekzem, Heufieber und Urtikaria; es fiel auf, daß die Symptome familiär gehäuft auftraten. Die Erkrankten zeigten bei Kontakt mit gewöhnlichen Inhalationsallergenen eine Sofortreaktion mit Rötung und Quaddelbildung der Haut. Ein Zusammenhang zwischen Heufieber oder Asthma des Menschen mit der Anaphylaxie (1902 von Portier u. Richet bei Tieren entdeckt) wurde vermutet; während aber 90% der Tiere präzipitierende Antikörper gegen injizierte heterologe Proteine oder Toxine entwickelten, konnte eine Sensibilisierung gegen Flugallergene beim Menschen in nur 5–10% der Fälle nachgewiesen werden. Außerdem schien die Allergie nur beim Menschen an eine genetische Disposition geknüpft zu sein, nicht jedoch im Tiermodell. Aus diesen

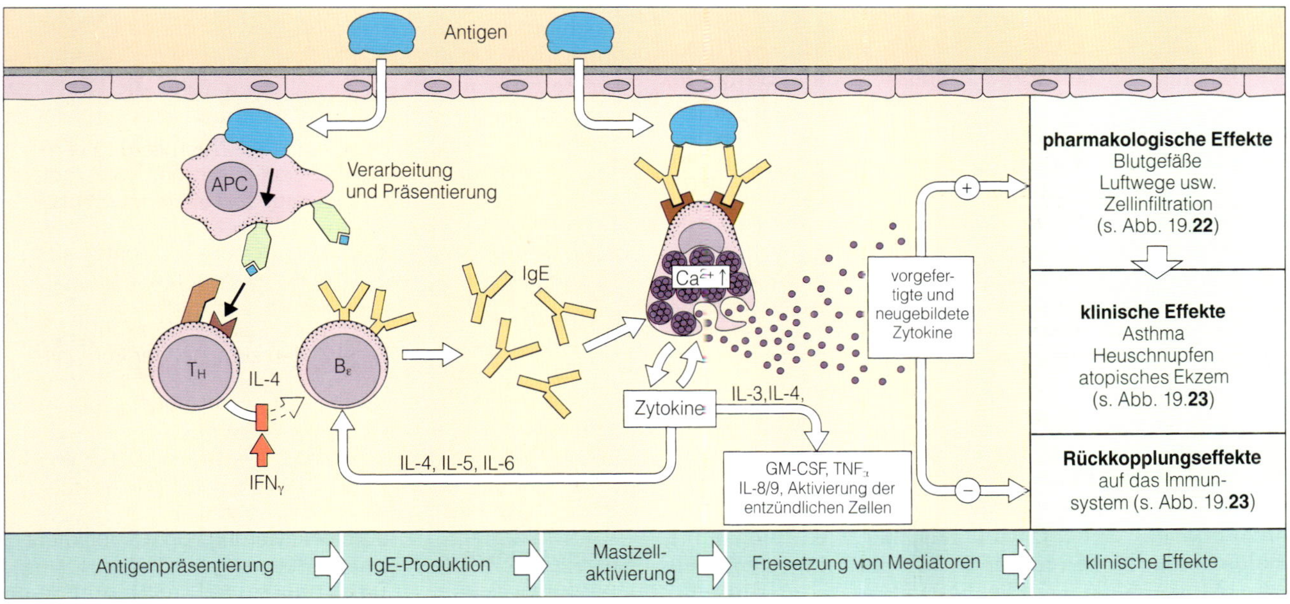

Abb. 19.**3** **Induktion und Effektormechanismen bei der Typ-I-Überempfindlichkeitsreaktion.** Durch Antigen werden B_ϵ-Zellen zur Bildung von spezifischem IgE mit T-Zell-Hilfe angeregt. Dieses antigenspezifische IgE bindet über Fc_ϵ-Rezeptoren ($Fc_\epsilon R$) an Mastzellen, wodurch diese sensibilisiert werden. Beim nächsten Antigenkontakt mit der sensibilisierten Mastzelle wird das gebundene IgE kreuzvernetzt, und die Zelle degranuliert unter Freisetzung von Mediatoren, welche die bekannten Symptome hervorrufen.

Gründen glaubten Coca u. Cooke, daß allergische Erkrankungen des Menschen sich grundsätzlich von der Anaphylaxie bei Tieren unterscheiden, und nannten sie deshalb „atopische Erkrankungen". Der Begriff „Atopie" ist bis heute beibehalten worden, um damit im klinischen Sprachgebrauch eine Reihe von Erkrankungen mit einigen ähnlichen Symptomen – Asthma, Ekzem, Pollinose – zusammenfassen zu können.

Die erste Beschreibung der Mechanismen der allergischen Reaktion erfolgte durch Prausnitz u. Küstner (1921), die zeigten, daß die Reaktion durch Einspritzen eines Serumfaktors (den sie Reagin nannten) in die Haut eines normalen Individuums passiv übertragen werden kann. Etwa 45 Jahre später fanden Ishizaka u. Mitarb., daß es sich bei diesem „atopischen Reagin" um eine neue Klasse von Immunglobulinen – das Immunglobulin E (IgE) – handelt.

Immunglobulin E

Nach dem ersten Kontakt eines Allergens mit der Schleimhaut findet eine ganze Serie von Ereignissen statt, bevor IgE produziert wird und bevor es zu allergischen Symptomen nach einem zweiten Kontakt mit demselben Allergen kommt. Die IgE-Antwort ist ein lokales Ereignis an der Eintrittspforte des Allergens in den Körper, also auf Schleimhautoberflächen und/oder in lokalen Lymphknoten. Bevor IgE produziert wird, muß eine Antigenpräsentation durch APC, ferner eine T-Zell-Hilfe und eine Stimulation von B-Zellen stattgefunden haben. Das lokal entstehende IgE sensibilisiert zuerst die örtlichen Mastzellen, und erst das überschüssige IgE tritt in den Blutkreislauf über und bindet sowohl an zirkulierende Basophile als auch an gewebeständige Mastzellen im ganzen Körper.

In Abb. 19.**4** werden die Strukturen von IgE und IgG miteinander verglichen. Wie andere Immunglobuline besteht auch IgE aus zwei schweren und zwei leichten Ketten, wobei jedoch die schweren Ketten fünf Domänen haben.

Die wichtigsten Merkmale von IgE sind seine Hitzelabilität und die Fähigkeit, an Mastzellen und Basophile zu binden. Obwohl die Halbwertszeit von IgE im Serum nur 2½ Tage beträgt, bleiben Mastzellen bemerkenswerterweise nach einem Serumkontakt mit IgE bis zu 12 Wochen sensibilisiert. Wie schon erwähnt, beschrieben als erste Prausnitz u. Küstner einen passiven Transfer der Überempfindlichkeit durch Übertragung von Serumkomponenten. Küstner war allergisch auf Fisch, und eine Injektion seines Serums in die Haut von Prausnitz (der ein Pollenallergiker war) führte zu einer sofortigen Rötung und Schwellung der Haut, als anschließend Fischantigen in die sensibilisierte Stelle gespritzt wurde. Ein ähnlicher Test wird im Tierversuch angewandt, wenn IgE nachgewiesen werden soll (passive kutane Anaphylaxie, PCA).

Die hautsensibilisierende Komponente befindet sich im Fc-Anteil des IgE-Moleküls und wird durch eine halbstündige Erhitzung auf 56 °C zerstört; die Fähigkeit zur Antigenbindung (die vom Fab-Anteil ausgeht) bleibt erhalten. Um IgE von anderen Antikörpern, die ebenfalls Mastzellen sensibilisieren (z. B. IgG1 des Meerschweinchens), zu unterscheiden, braucht man deshalb nur den PCA-Test vor und nach Erhitzen des Serums durchzuführen.

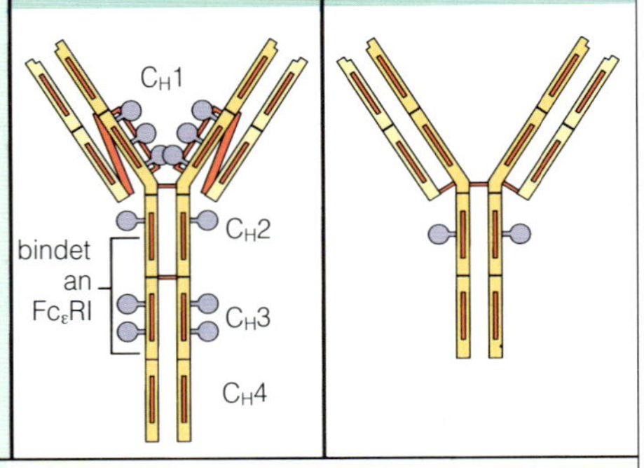

	IgE	IgG1
Schwerketten-domänen	5	4
Molekular-gewicht	188 000	146 000
Kohlenstoffanteil	12%	2–3%
Halbwertszeit (Serum)	2½ Tage	21 Tage

Abb. 19.**4** **Strukturen von IgG1 und IgE.** IgE kommt im Serum normalerweise nur in Spuren vor (< 0,001% des gesamten Immunglobulins im Serum). Es besitzt 5 Domänen in der schweren Kette und weicht etwas von der Grundstruktur des IgG ab. Ein Teil der Fc-Region des IgE (C_H3 und C_H4) ist für die Bindung an Fc_ε-Rezeptoren ($Fc_\varepsilon R$) von Mastzellen und Basophilen zuständig. Diese Fc-Bindung ist hitzelabil und wird durch eine halbstündige Erhitzung auf 56 °C inaktiviert, während die Bindung an den Fab-Anteil hitzebeständig ist. Der IgE-Serumspiegel ist bei parasitären Infektionen und atopischen Krankheiten erhöht.

IgE bei Krankheiten

Der IgE-Spiegel ist bei allergischen Erkrankungen oft erhöht und kann bei parasitärem Befall sehr stark ansteigen. Für die Diagnose einer atopischen Krankheit bei Kindern und Erwachsenen ist der Nachweis eines erhöhten IgE-Spiegels hilfreich, auf der anderen Seite darf jedoch nicht vergessen werden, daß normale IgE-Spiegel eine Atopie nicht ausschließen (Abb. 19.**5**). Die alleinige Bestimmung von IgE genügt nicht für die Diagnose einer Allergie, da für die Ausbildung der klinischen Symptome genetische und umweltbedingte Faktoren eine Rolle spielen. An einem größeren Kollektiv ausgeführte Hauttestungen fallen zum Teil auch bei symptomlosen Personen positiv aus. In einer kürzlich durchgeführten Studie wiesen bis zu 30% eines zufällig ausgewählten Kollektivs von 5000 Personen eine positive Hautreaktion auf eines oder mehrere gängige Allergene auf, d. h. diese Probanden produzieren spezifisches IgE, jedoch nicht einen bestimmten Faktor (Faktor „X", s. Abb. 19.**35**), der für die Manifestation der atopischen Symptome verantwortlich ist.

Steuerung der Bildung von IgE

Frühe Studien

In seinen frühen Untersuchungen an der Ratte konnte Tada eindeutig nachweisen, daß die IgE-Produktion der T-Zell-Kontrolle unterliegt. Tiere, die mit dem Antigen DNP-Askaris (und Bordetella pertussis als Adjuvans) immunisiert worden waren, zeigten bis zum 5.–10. Tag einen Anstieg der IgE-Titer, die während der nächsten

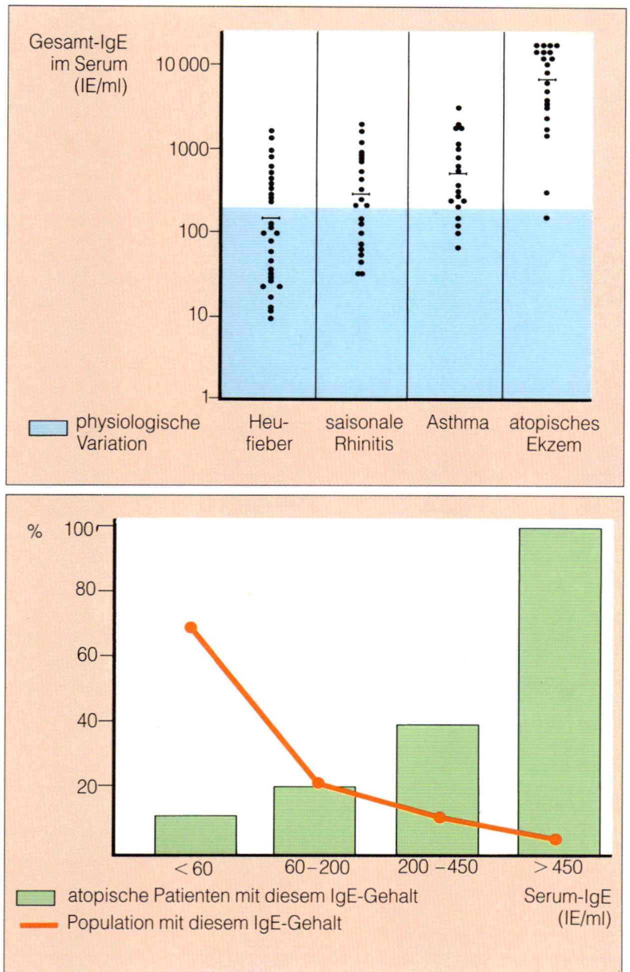

Abb. 19.**5** **IgE-Spiegel bei atopischen Erkrankungen.** Oben: die Serumkonzentration von IgE (ca. 100 IE/ml) ist 10^5mal geringer als die von IgG (ca. 10 mg/ml) und stellt damit weniger als 0,001% des Gesamtimmunglobulins dar. Bei Atopikern sind die Werte insgesamt erhöht (1 IE = 2 ng). Unten: Je höher die IgE-Werte, desto größer die Wahrscheinlichkeit einer Atopie; übersteigen die Werte 450 IE/ml, dann sind die Patienten atopisch bei einer atopischen Infektion.

6 Wochen wieder auf das normale Niveau abfielen. Wurden diese Tiere thymektomiert oder als Erwachsene bestrahlt, war die IgE-Antwort verstärkt und verlängert. Wenn während dieser Phase der verstärkten IgE-Bildung Thymozyten oder Milzzellen von askarisimmunen Tieren passiv übertragen wurden, war die IgE-Produktion wieder supprimiert (Abb. 19.**6**).

Die IgM- oder IgG-Antworten waren bei den behandelten Tieren nicht erniedrigt, was darauf schließen läßt, daß die verstärkte IgE-Produktion nicht durch einen defekten negativen Rückkopplungsmechanismus der Serum-IgG-Antikörper verursacht war, sondern durch eine erniedrigte Aktivität von T-Suppressorzellen. Neonatal thymektomierte Tiere können überhaupt kein IgE auf DNP-Askaris produzieren, was auf die entscheidende Rolle von T-Helferzellen für die IgE-Antwort hinweist. Bei verschiedenen Krankheitsbildern gibt es eine Korrelation zwischen einer erniedrigten T-Suppressorzellzahl und hohen Spiegeln von IgE; auch

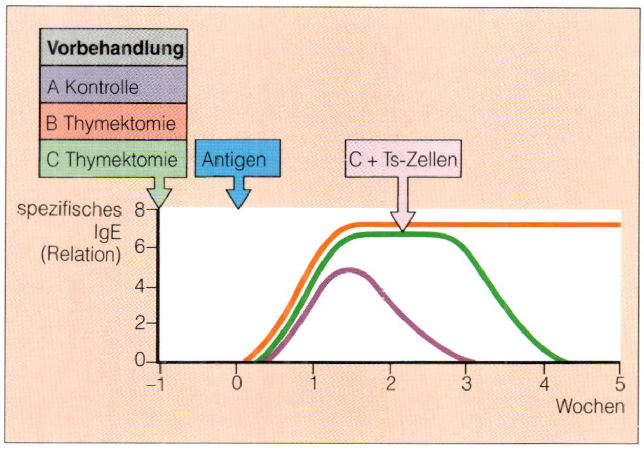

Abb. 19.**6** **Kontrolle der IgE-Antwort durch T-Zellen.** Die IgE-Antwort wird von T-Helfer- und T-Suppressorzellen kontrolliert. An diesem Experiment nahmen drei Gruppen von Ratten teil – eine nicht vorbehandelte Kontrollgruppe (A) und zwei Gruppen von thymektomierten Tieren (B, C). Alle Tiere wurden mit Antigen belastet, darauf wurde regelmäßig die IgE-Antwort gemessen. Bei der Immunisierung steigt antigen-spezifisches IgE vorübergehend an (A). Nach der Thymektomie (oder Bestrahlung) ist die Antwort verlängert (B), kann aber durch den Zusatz von antigenstimulierten Milzzellen (die Ts-Zellen enthalten) (C) wieder verkürzt werden. Neonatal thymektomierte Ratten bringen nach Immunisierung keine Immunantwort zustande, was die Beteiligung von Helfer-T-Zellen an der IgE-Antwort vermuten läßt.

dies spricht für eine Kontrolle der IgE-Produktion durch T-Zellen beim Menschen.

Neuere Studien

Bereits bekannt ist, daß Untereinheiten von T_H-Zellen, welche spezielle Typen von Lymphokinen produzieren, für die Steuerung der IgE-Produktion durch B-Zellen verantwortlich sind. Die an dieser Steuerung beteiligten zellulären Mechanismen sind in Abb. 19.**7** dargestellt. Untersuchungen an Mensch und Tier haben gezeigt, daß von T_H2-Zellen produziertes IL-4 die IgE-Produktion verstärkt, wohingegen IFNγ von T_H1-Zellen diese hemmt (Abb. 19.**8**).

Die entscheidende Rolle dieser Lymphokine in vivo wurde anhand von Mäusen aufgezeigt, bei denen neutralisierende Antikörper gegen IL-4 oder die Verabreichung von IFNγ zu einer Hemmung der IgE-Antwort führen.

Welche entscheidende Rolle diese Lymphokine in vivo spielen, wurde anhand von Mäusen gezeigt, bei denen sowohl neutralisierende Antikörper gegen IL-4 als auch die Verabreichung von IFNγ zu einer Hemmung der IgE-Synthese führen. Darüber hinaus können Mäusemutanten mit Inaktivierung des IL-4-Gens nach einer Nematodeninfektion kein IgE produzieren. Bei Patienten mit Hyper-IgE-Syndrom führt eine Verabreichung von IFNγ ebenfalls zu einer Senkung des IgE-Serumlevels. Der molekulare Mechanismus, über den IL-4 bei B-Zellen die IgE-Synthese anstößt, bleibt noch zu erforschen.

Es soll an dieser Stelle betont sein, daß T_H2-Zellen auch IL-5 produzieren, welches die B-Zellen zur Pro-

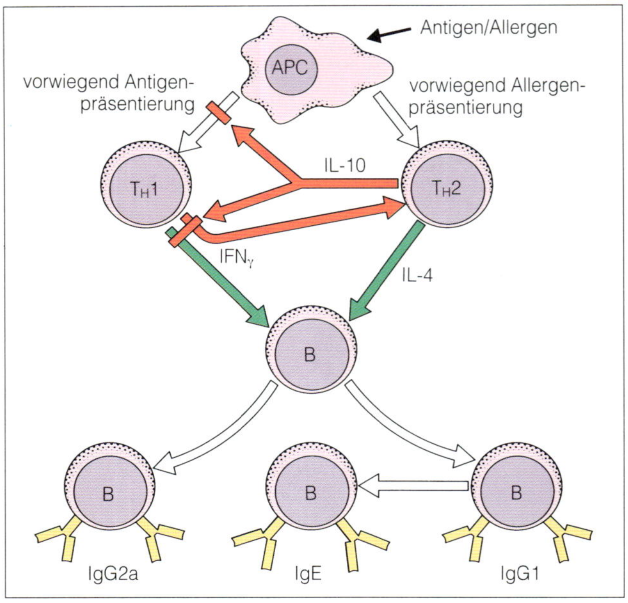

Abb. 19.**7** **Molekulare Kontrolle von IgE – neuere Studien.** Die Maus besitzt zwei Populationen von T_H-Zellen, die durch das Profil der von ihnen produzierten Lymphokine charakterisiert werden. Somit produzieren T_H1-Zellen IFNγ und IL-2, während T_H2-Zellen IL-4 und IL-5 produzieren. Während einer Immunantwort auf ein Allergen werden T_H2-Zellen vorwiegend durch APC stimuliert, wodurch die ausgelöste Freisetzung von IL-4 die Produktion von IgE durch B-Zellen fördert. T_H1-Zellen werden vornehmlich durch Antigene wie das Tetanustoxoid aktiviert. Diese setzen IFNγ frei, was zur Produktion von IgG2a durch B-Zellen und zur Hemmung der T_H2-Antwort auf das Antigen führt. In der Reaktion auf ein Allergen können T_H2-Zellen die T_H1-Antwort ebenso durch die Bildung von IL-10 unterdrücken. Auch kann dies die IFNγ-Produktion hemmen. Beim Menschen spielen IL-4 und IFNγ eine ähnliche Rolle wie bei der Maus, jedoch sind die Lymphokinprofile von T_H1 und T_H2 nicht so klar abgegrenzt.

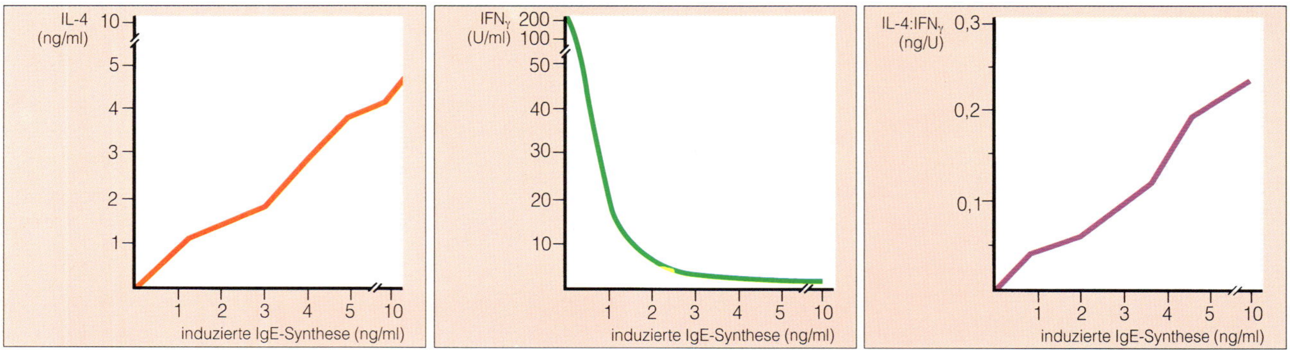

Abb. 19.**8** **Wirkung von IFNα auf die induzierte IgE-Synthese.** Die Fähigkeit von T-Zell-Klonen, eine IgE-Synthese zu induzieren, korreliert mit ihrer Ausschüttung an IL-4 und IFNγ. So induziert z. B. Überstand-IL-4 von aktivierten T-Zell-Klonen die Ausschüttung von IgE durch B-Zellen (links). Interessanterweise ist das nicht der Fall für IL-4-freien T-Zell-Überstand. Wo IFNγ sezerniert wird (Mitte), ist die IgE-Sekretion gehemmt. In Gegenwart von IL-4 und IFNγ kann der Überstand die IgE-Synthese induzieren, sofern das Verhältnis zwischen den beiden zugunsten von IL-4 tendiert (rechts) (nach Del Prete u. Mitarb.).

duktion von IgA anregt und welches eine entscheidende Rolle bei der Stimulierung der Entwicklung und Aktivierung von Eosinophilen spielt.

Die Produktion von IL-4 und IL-5 durch T_H2-Zellen erklärt vielleicht die Eosinophilie, welche häufig mit IgE-vermittelten allergischen Reaktionen assozziiert ist. Erkennbar ist auf jeden Fall, daß die Steuerung des Lymphokinproduktionsprofils oder der Wirkung von Lymphokinen sehr nützlich für die zukünftige Behandlung von IgE-vermittelten Problemen sein kann.

Genetische Kontrolle von IgE bei der Maus

Verschiedene Stämme einer Tierart besitzen eine unterschiedliche Fähigkeit zur Bildung von IgE; diese Tatsache spricht dafür, daß die IgE-Produktion einer direkten genetischen Kontrolle untersteht. Low-responder-Mäusestämme wie SJL bringen keine hohen Titer von IgE zustande, selbst wenn man sie einem optimalen Impfzyklus unterzieht. Bei solchen Versuchen hängt der Erfolg stark von der optimalen Dosis sowie der Applikationsart ab (Abb. 19.**9**). Man darf nicht vergessen, daß die IgE-Produktion im Tiermodell zwar nachvollzogen werden kann, daß es sich dabei aber nicht um ein Allergiemodell handelt; es gibt keine Versuchsmäuse, die spontan ein Heufieber entwickeln würden (bei einigen Hunden kann es schon vorkommen). Beim Menschen erfolgt ja die Sensibilisierung mit vielen kleinen Allergendosen (z. B. im Sommer durch Pollen) über die Schleimhautoberfläche und nicht durch intraperitoneale Injektionen. Die genetisch kontrollierte Bildung von IgE als Antwort auf ein Allergen ist nur ein Faktor von vielen bei der Entstehung einer Atopie (s. u.).

Genetik der Allergie beim Menschen

Schon in den 20er Jahren war bekannt, daß allergische Kinder auch häufig allergische Eltern haben. In einer breit angelegten Studie zeigte sich, daß bei zwei allergischen Elternteilen die Wahrscheinlichkeit für die Kinder, eine Allergie zu entwickeln, bei 50% liegt. Sogar

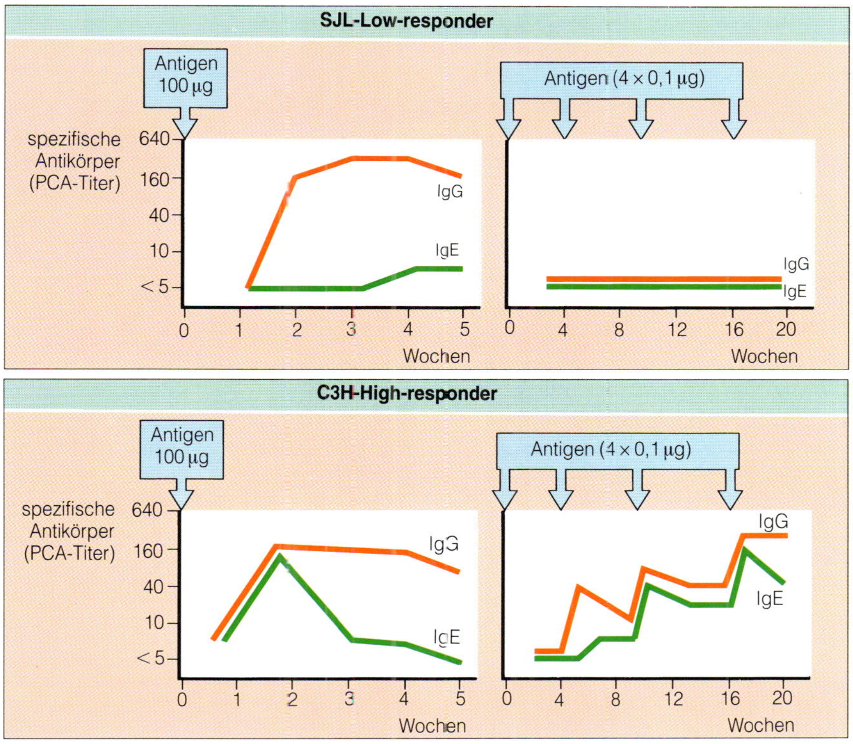

Abb. 19.**9** **IgE-Antwort auf genetische Konstitution:** Abhängigkeit der IgE-Antwort von der Antigendosis und der genetischen Konstitution des Tieres. Eine „Low-responder"-SJL-Maus (oben) reagiert auf die einmalige Verabreichung einer hohen Antigendosis (100 µg) mit der Bildung von IgG (links), produziert aber nur wenig oder gar kein IgG bzw. IgE, wenn wiederholt kleine Dosen (0,1 µg) verabreicht werden. Im Gegensatz dazu reagiert eine C3H-„High-responder"-Maus (unten) auf eine einzelne hohe Antigendosis vorübergehend mit einer starken IgE-Antwort, die nach 3–4 Wochen abgeklungen ist, während bei wiederholten Gaben von kleinen Antigenmengen die Titer von IgE und IgG nach jeder Injektion ansteigen.

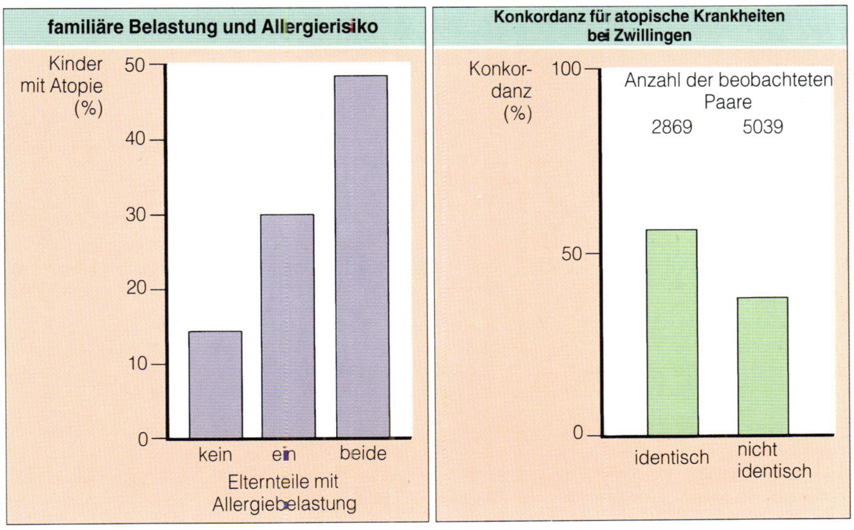

Abb. 19.**10** **Vererbung und Umwelt: Atopie.** Die Rolle der Vererbung und des Environments bei Atopien. Links: Je ausgeprägter die parentale Allergiehistorie, desto höher die Wahrscheinlichkeit für die Kinder, atopisch zu sein. Rechts: Die Konkordanz von atopischen Krankheiten in dizygoten Zwillingen ist etwas höher als in der Bevölkerung und liegt bei ca. 17%. Die Konkordanz bei monozygoten Zwillingen liegt jedoch weit unter 100%, die man erwartet hätte, wenn der Genotyp als der einzig determinierende Faktor bei der Entwicklung der Atopie gelten würde. Diese beiden Tatsachen belegen, daß sowohl genetische als auch Umweltfaktoren bei der Ausprägung von atopischen Krankheiten eine Rolle spielen.

mit nur einem allergischen Elternteil beträgt die Wahrscheinlichkeit immerhin noch 30%. Sowohl die genetischen Voraussetzungen als auch erhöhte Serum-IgE-Spiegel sind also Risikofaktoren (Abb. 19.**10**). Die errechnete Menge der jährlichen Belastung mit Blütenpollen liegt für das einzelne Individuum in der Größenordnung von einem Mikrogramm, was eindeutig einer „Low-dose"-Belastung entspricht. Es ist erstaunlich, daß immerhin 15% der Bevölkerung auf diese außerordentlich geringe Belastungsdosis reagieren. Eine wichtige Rolle spielt auch eine Reihe nichtgenetischer Faktoren, wie Exposition, Ernährungszustand, bestehende chronische Erkrankung oder ein akuter Virusinfekt (s. Abb. 19.**36**). Drei genetische Hauptmechanismen steuern die allergische Reaktion.

Gesamtmenge des IgE

Familienstudien (wobei mindestens ein Familienmitglied hohe IgE-Spiegel haben muß) bestätigen die Hypothese, daß ein niedriger IgE-Spiegel dominant vererbt wird.

An HLA gekoppelte allergenspezifische Antwort

Grundsätzlich kann man eine HLA-gekoppelte genetische Reaktionsbereitschaft an Inhalationsallergenen am besten mit einem hochgereinigten (>99,5%) Antigen demonstrieren, das aus einem Extrakt isoliert wurde. Am stärksten wirksam sind sehr kleine Dosen eines Allergens mit einem niedrigen Molekulargewicht, z. B. das Ragweed-Antigen Ra5 (5 kDa), welches viel stärker allergisierend wirkt als z. B. AgE, welches mit 38 kDa zu den hochmolekularen Allergenen zählt. Über 90% der Personen, die auf Ra5 mit einer IgE-Antwort reagieren, sind HLA-Dw2-positiv, während für AgE bislang noch keine HLA-Assoziation nachgewiesen wurde (Abb. 19.**11**).

Die an HLA gekoppelte Reaktionsbereitschaft korreliert mit IgE-Antikörpern und mit der kutanen Sofortreaktion, dagegen weniger mit der Bildung von IgG-Antikörpern. Dennoch läßt sich nach Hyposensibilisierung gegen Ragweed-Antigen eine gute IgE-Antwort nur bei Personen mit dem HLA-Dw2,Ra5$^+$-Haplotyp beobachten, was zeigt, daß die Immunantwort auf Ra5 nicht nur IgE, sondern auch andere Immunglobulinklassen einbezieht.

Bei Personen mit niedrigen Gesamt-IgE-Spiegeln im Serum findet sich häufiger eine Assoziation der Immunantwort mit HLA, z. B. reagiert nur einer von sechs Ragweed-Allergikern auf die Nebendeterminante Ra3; von den Ra3$^+$-Patienten, die niedrige Gesamt-IgE-Spiegel haben, besitzen 90% den HLA-A2-Haplotyp (Abb. 19.**12**). Mit höheren Spiegeln von IgE wird die Restriktion auf bestimmte Determinanten immer geringer, bis schließlich keine Assoziation mit dem HLA mehr besteht.

Allgemeine Allergieneigung

Die Neigung zu Überreaktionen auf ein breites Spektrum von Antigenen wurde an Patienten einer Allergieklinik getestet, die lediglich aufgrund positiver oder negativer Hauttests in 2 Gruppen unterteilt worden waren (Abb. 19.**13**). Bei den Allergikern wurde eine signifikant höhere Frequenz von HLA-B8 und HLA-Dw3, nicht jedoch von HLA-A1 gefunden.

Die Allergiebereitschaft war auch bei denen vorhanden, die schon Ragweed-IgE-Antikörper produziert hatten, wobei die HLA-B8-Träger höhere Antikörpertiter und auch hohe Gesamt-IgE-Spiegel aufwiesen.

systematischer Name	alte Bezeichnung	Molekulargewicht (Da)	primäre Assoziation	*p*-Wert
Ambrosia (Ragweed) spp.				
Amb a I	AgE	37 800	keine	–
Amb a III	Ra3	12 300	A2	0,01
Amb a VI	Ra6	11 500	DR5	$< 10^{-7}$
Amb a V	Ra5	5000	DR2/Dw2	$< 10^{-9}$
Amb t V	Ra5G	4400	DR2/Dw2	$< 10^{-3}$
Lolium (Roggen) spp.				
Lol p I	Rye I	27 000	DR3/Dw3	$< 10^{-3}$
Lol p II	Rye II	11 000	DR3/Dw3	$< 10^{-3}$
Lol p III	Rye III	11 000	DR3/Dw3	$< 10^{-4}$

Abb. 19.**11** **Allergene und HLA-Assoziationen.** HLA-Assoziation der IgE-Antwort auf Allergene von Ambrosia (ragweed) und Roggen. Mit freundlicher Genehmigung von Dr. D. Marsh.

HLA	Hauttest		*P*
	positiv (%)	negativ (%)	
A1	28,7	24,1	0,400
B8	22,3	11,5	0,010
Dw3	25,2	11,7	0,002

Abb. 19.**13** **IgE-Antwort: genetische Assoziation.** Bei Atopikern, die im Hauttest auf verschiedene Umweltantigene (z. B. Pollen, Hausstaubmilben) reagieren, sind HLA-B8- und HLA-Dw3-Antigene signifikant häufiger zu finden als bei Personen, die im Hauttest negativ reagieren. Es besteht ein deutlicher genetischer Zusammenhang bei der IgE-Antikörperantwort sowohl auf ein bestimmtes Antigen als auch hinsichtlich einer allgemeinen „Allergieneigung".

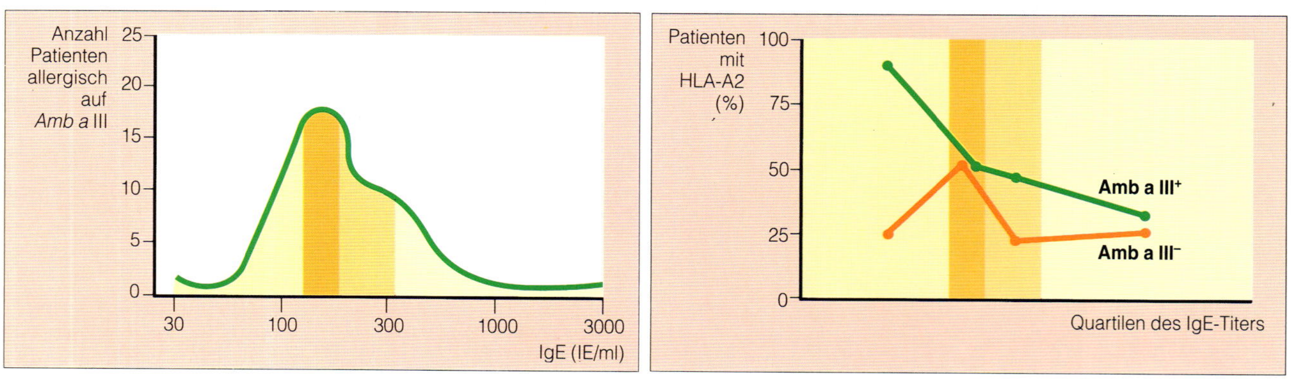

Abb. 19.**12** **Atopie: IgE-Spiegel und Gewebetyp.** Links: Die Abbildung zeigt die Häufigkeitsverteilung von Ragweed-Allergien (Ra^{3+}), bezogen auf den IgE-Gesamtspiegel. Die Quartilen der Verteilungskurve sind verschiedenfarbig dargestellt. Rechts: In der Abbildung ist der Prozentsatz der Patienten aufgeführt, die das HLA-Antigen A2 aufweisen (es sind sowohl Ra^{3+}- als auch Ra^{3-}-Individuen berücksichtigt). Es scheint, daß Personen mit dem HLA-A2-Antigen zu einer Ra3-Überempfindlichkeit tendieren. Die genetische Assoziation wird besonders bei niedrigen IgE-Spiegeln (erste Quartile) deutlich. HLA-A2 ist bei 47% der Gesamtbevölkerung vorhanden.

HLA-B8 ist auch mit anderen Formen der Immun„hyperaktivität" – wie Autoimmunerkrankungen – assoziiert; daraus ergibt sich, daß die Immunantwort möglicherweise durch T-Suppressorzellen kontrolliert wird, da eine erniedrigte Ts-Aktivität eine wichtige Rolle sowohl bei Autoimmun- als auch bei IgE-Reaktionen zu spielen scheint.

Mastzellen

Schon seit langem ist bekannt, daß es zwischen den verschiedenen Tierarten Unterschiede in der Morphologie der Mastzellen gibt. Die Unterschiede zeigen sich in der Anfärbbarkeit der Zellen, in der äußeren Struktur der Granula und im Ablauf der Degranulation. Letzteres ist sehr deutlich beim Menschen zu sehen, wo die Membranen um die Zellgranula herum vor der Exozytose miteinander fusionieren, im Gegensatz zur Ratte, wo die Granula einzeln ausgestoßen werden (Abb. 19.**14** u. 19.**15**). Zu den morphologischen gibt es auch funktionelle Speziesunterschiede, und auch zwischen den Mastzellen, die aus verschiedenen Bildungsorten desselben Tieres stammen. Die funktionellen Unterschiede äußern sich in der Reaktion auf sekretionsfördernde Mittel (Histaminliberatoren) und auf Medikamente, durch welche die Histaminfreisetzung blockiert oder gefördert wird.

Früher hielt man die Mastzellen für eine homogene Zellpopulation mit einer Struktur, wie sie heute der Bindegewebsmastzelle (connective tissue mast cell, CTMC), zugeordnet wird. Zur Färbung der CTMC verwendete man eine Formalinfixierung und Toluidinblau. Mittlerweile weiß man, daß diese Färbemethode die Mukosamastzelle (MMC) nur unzureichend darstellt und daß man dazu eine spezielle Färbung und Fixierung braucht (Abb. 19.**16** u. 19.**17**).

Verteilung der Mastzellen

CTMC finden sich perivaskulär in den meisten Geweben. CTMC verschiedenen Ursprungs besitzen zwar ähnliche Eigenschaften, können sich jedoch in ihrer Morphologie deutlich unterscheiden. CTMC aus dem Peritoneum und der Haut haben beispielsweise unter-

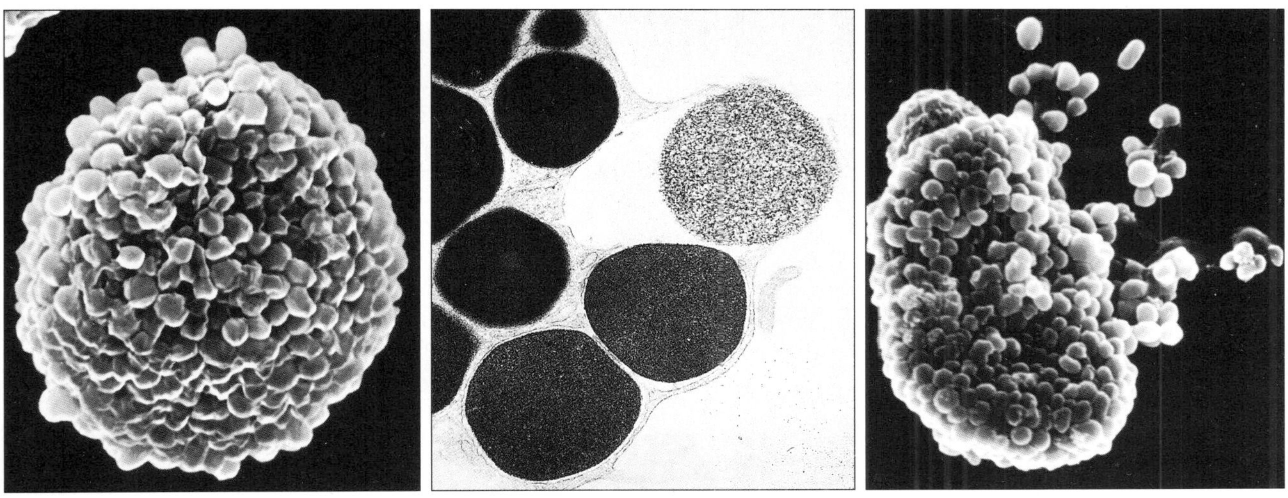

Abb. 19.**14** **Elektronenmikroskopische Darstellung von Mastzellen-I.** Links: Nicht degranulierte Mastzelle aus dem Peritoneum einer Ratte (Raster-EM, 1500 ×). Mitte: Granula während der Exozytose (Transmissions-EM, 15 000 ×). Rechts: Exozytose von Granula nach 30 Sekunden Inkubation mit Anti-IgE bei 37 °C (Raster-EM, 1500 ×). Mit freundlicher Genehmigung von Dr. T. S. C. Orr.

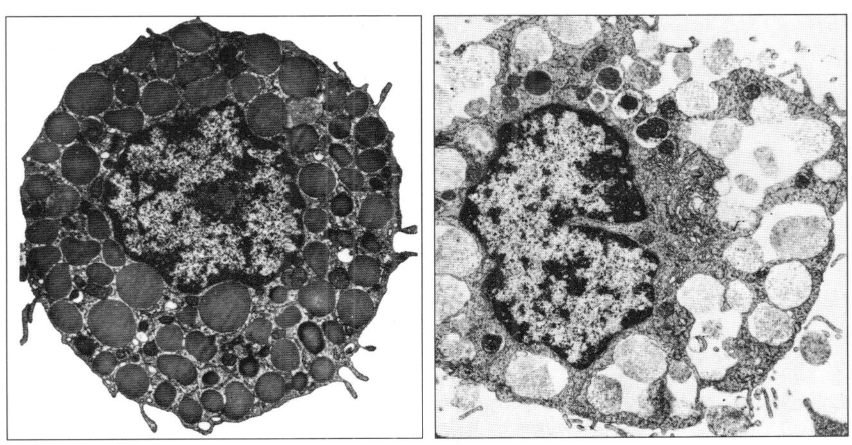

Abb. 19.**15** **Elektronenmikroskopische Darstellung von Mastzellen-II.** Zu erkennen sind die elektronendichten Granula einer peritonealen Rattenmastzelle vor (links) und nach (rechts) Inkubation mit Anti-IgE; es kommt zur Vakuolenbildung und Exozytose der Granula (Transmissions-EM, 2700 ×). Mit freundlicher Genehmigung von Dr. D. Lawson.

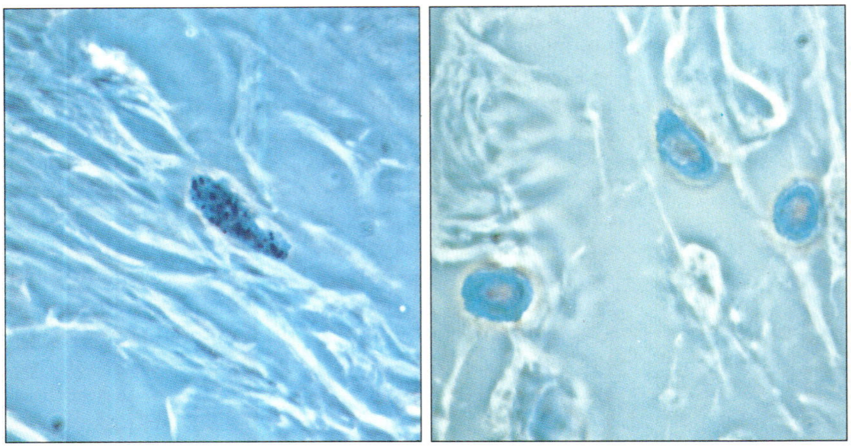

Abb. 19.**16** **Histologie von Ratten-Darmmastzellen.** Links: Mastzellen aus dem Bindegewebe zeigen sowohl blaue als auch braune Granula. Rechts: Drei Mukosamastzellen mit jeweils nur blau angefärbten Granula. Formolfixierung, Alzianblau- und Safraninfärbung, 600 ×. Mit freundlicher Genehmigung von Dr. T. S. C. Orr.

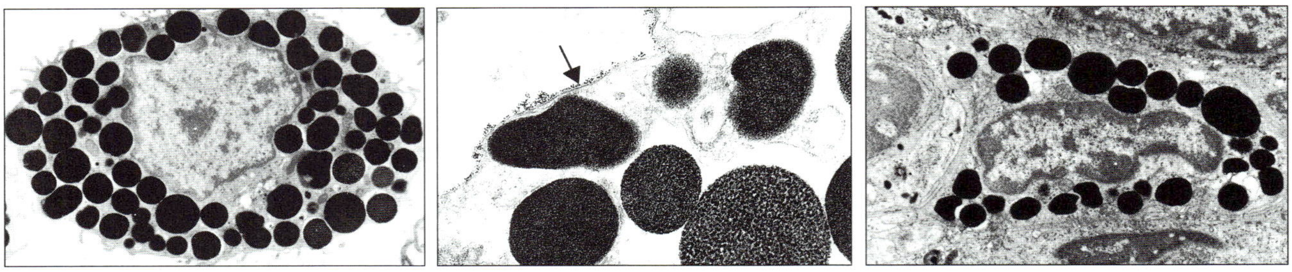

Abb. 19.**17** **Elektronenmikroskopische Darstellung von Mastzellen der Ratte-III.** Die Bindegewebsmastzelle (CTMC) (links) enthält viele elektronendichte Granula und ein niedriges Kern-Plasma-Verhältnis. Die Mukosamastzelle (MMC) aus der Darmzotte einer Ratte (rechts) besitzt nur spärlich Granula unterschiedlicher Größe. Das mittlere Bild zeigt in stärkerer Vergrößerung eine CTMC der Ratte mit gebundenem IgE, welches mit kolloidalen Goldpartikeln markiert wurde. Mit freundlicher Genehmigung von H. Coleman.

schiedliche Granula, ein unterschiedliches Färbeverhalten und auch verschiedene pharmakologische Eigenschaften (Abb. 19.**18**).

MMC sind anders verteilt als CTMC. Beim Menschen finden sich die höchsten Konzentrationen in der Mukosa des Mitteldarmes und in der Lunge. Bei parasitären Infektionen treten MMC vermehrt in der Darmmukosa auf, wie z. B. bei Ratten, die mit Nippostrongylus brasiliensis infiziert wurden. Ähnliches beobachtet man auch beim *Morbus Crohn* und der *Colitis ulcerosa*, ebenfalls enthält die Synovia von Patienten mit rheumatoider Arthritis vermehrt CTMC. Die Rolle der Mastzellen bei diesen Erkrankungen ist nicht geklärt. Es ist möglich, daß die Vorläufer der MMC im Darm in den mesenterialen Lymphknoten entstehen und dann über den Ductus thoracicus zurück in den Darm wandern. Jedenfalls ist die Proliferation von MMC nach einer parasitären Infektion abhängig von Lymphokinen wie IL-3 und IL-4 aus T-Zellen. In Fibroblastenkulturen wachsen CTMC-Klone unabhängig von T-Zellen und deren Faktoren.

Nach jüngsten Erkenntnissen entstehen MMC und CTMC aus derselben Vorläuferzelle, und der endgültige Phänotyp der ausgereiften Zelle ist abhängig von den Faktoren der Umgebung, in der sie heranwachsen.

Neutrale Mastzellproteasen

In letzter Zeit wurden zahlreiche Mastzellgranulaproteasen geklont und sequenziert. Zwei davon, Tryptase und Chymase, wurden eingesetzt, um Mastzellsubpopulationen zu definieren, welche beim Menschen unterschiedliche Gewebsverteilungen vorweisen (Abb. 19.**19**).

Diese Proteasen sind insofern von klinischem Interesse, als Tryptase eine bronchiale Allergie auslöst und Chymase die bronchiale Schleimsekretion stimuliert – beides Zeichen für Asthma (s. Abb. 19.**34**). Beide Proteasen können auch vasoaktive intestinale Peptide (VIP), Vermittler der bronchialen Entspannung, abbauen.

Klinische Studien

In neueren klinischen Studien konnte nachgewiesen werden, daß das Epithel der Nasenschleimhaut von Heuschnupfenpatienten nur während der Pollensaison mit MMC infiltriert ist. In der bronchoalveolären Lavage von Asthmatikern finden sich vermehrt Mastzellen ungeklärten Ursprungs. Da über die Schleimhautoberfläche der erste Kontakt mit dem inhalierten Allergen stattfindet, wird es dort zu einer Interaktion zwischen oberflächlichen Mastzellen und dem Allergen mit anschließender Freisetzung von Mediatoren aus Mastzellen kommen, was zu einer erhöhten Permeabilität der Schleimhaut für das Allergen führt. Als Folge davon werden weitere Mediatoren aus submukösen Mastzellen freigesetzt, wodurch die klinischen Symptome verstärkt werden.

	Mukosa-mastzelle	Bindegewebs-mastzelle
Vorkommen *in vivo*	Darm und Lunge	ubiquitär
Lebensdauer	< 40 Tage (?)	> 40 Tage (?)
T-Zell-abhängig	+	–
Anzahl der Fc_ε-Rezeptoren	25×10^5	3×10^4
Histamingehalt	+	++
zytoplasmatisches IgE	+	–
Verhältnis der Arachidonsäuremetaboliten LTC_4:PGD_2	25 : 1	1 : 40
DSCG/Theophyllin hemmt die Histaminfreisetzung	–	+
wichtigstes Proteoglykan	Chondroitinsulfat	Heparin

Abb. 19.**18** **Unterschiede zwischen den verschiedenen Mastzellpopulationen.** Ein großer Teil dieser Erkenntnisse stammt von Nagern und ist nicht auf den Menschen übertragbar. Es gibt mindestens zwei verschiedene Subpopulationen der Mastzellen, die Mukosamastzellen (MMC) und die Bindegewebsmastzellen (CTMC). Die morphologischen und pharmakologischen Unterschiede lassen verschiedene Funktionen in vivo vermuten. MMC treten in Verbindung mit parasitären Infektionen und eventuell bei allergischen Reaktionen auf. Im Gegensatz zu CTMC ist die MMC kleiner, kurzlebiger, T-Zell-abhängig, besitzt mehr Oberflächen-Fc-Rezeptoren und enthält intrazytoplasmatische IgE. Beide Zellen enthalten in ihren Granula Histamin und Serotonin; der Histamingehalt der CTMC ist höher, ebenso die Anzahl der Granula. Beide Zellen produzieren in verschiedener Menge Arachidonsäuremetaboliten, Prostaglandine und Leukotriene. Zum Beispiel beträgt das Verhältnis des Leukotriens LTC4 zum Prostaglandin PGD_2 in der MMC 25 : 1 und in der CTMC 1 : 40; Pharmaka mit einem degranulierenden Effekt wirken bei den beiden Zelltypen unterschiedlich. Das Na-Salz der Cromoglycinsäure (DSCG) und Theophyllin hemmen die Histaminfreisetzung aus CTMC, nicht jedoch aus MMC. Diese Tatsache kann für die Asthmabehandlung von Bedeutung sein.

Zelltyp	Ort	Gehalt pro Zelle (pg)	
		Tryptase	Chymase
MC_T (MMC)	Lunge, Nasenhöhle, intestinale Mukosa	10	< 0,04
MC_{TC} (CTMC)	Haut, Blutgefäße, intestinale Mukosa	35	4,5
Basophile	Kreislauf	0,04	< 0,04

Abb. 19.**19** **Unterschiede zwischen Mastzellpopulationen.** Tryptase ist ein Tetramer mit einem Molekulargewicht von 134 kDa und macht bis zu 25% des Mastzellproteins aus. Chymase ist ein Monomer mit 30 kDa. Dieses Verhältnis der Proteasen untereinander definiert die MC_T- und MC_{TC}-Populationen, welche eine unterschiedliche Verteilung im menschlichen Gewebe haben. Basophile besitzen nur kleine Mengen von beiden Proteasen. (Die Suffixe T und TC verkörpern den Gehalt an Tryptase und Chymase in den entsprechenden Zellen.)

Eine bessere Kenntnis der oberflächlichen bronchoalveolären Mastzellen und deren Verhalten auf antiallergische Medikamente werden die therapeutischen Möglichkeiten entscheidend beeinflussen. Bei Ratten, die mit dem parasitischen Nematoden Nippostrongylus brasiliensis infiziert worden sind, kann die MMC-Rekrutierung im Darm durch Corticosteroide sehr rasch und drastisch vermindert werden.

Bei lokaler Anwendung können Corticosteroide die Mastzellen in der Nasenschleimhaut von Heuschnupfenpatienten während der Pollensaison niedrig halten. Was sich dabei genau abspielt, ist nicht klar, bekannt ist lediglich, daß Corticosteroide die Produktion von Lymphokininen durch T-Helferzellen hemmen, so z. B. von IL-3, welches ein Wachstumsfaktor für Mastzellen ist.

Wirkung von Pharmaka

Von großem klinischem Interesse ist der Einfluß von Medikamenten auf die Degranulation von Mastzellen. Das Natriumsalz der Cromoglycinsäure und Theophyllin hemmen bei der Ratte die Histaminfreisetzung aus CTMC, nicht aber aus MMC. Wegen der großen Heterogenität und der tierartlichen Unterschiede bei den Mastzellen wird die Entwicklung von „reinen" menschlichen Mastzellinien eine große Hilfe bei der Erforschung von Medikamenten zur Behandlung von Allergien sein.

Struktur und Funktion von Fc-Rezeptoren für IgE

Bisher sind zwei verschiedene Rezeptoren für IgE auf der Zelle bekannt (Abb. 19.**20**). Der hochaffine Rezeptor ($Fc_\varepsilon RI$) wird auf Mastzellen und Basophilen gefunden und gilt als der „klassische" IgE-Rezeptor. Dieser Rezeptor ist Teil der Immunglobulinsupergen-Familie und unterscheidet sich erheblich vom niedrigaffinen Rezeptor für IgE ($Fc_\varepsilon RII$), den man auf Leukozyten und Lymphozyten findet. Der niedrigaffine Rezeptor hat sich nicht aus der Immunglobulinsupergen-Familie heraus entwickelt, besitzt aber substantielle Homologien mit zahlreichen tierischen Lectinen.

Der hochaffine Rezeptor $Fc_\varepsilon RI$

Seit Mitte der 70er Jahre ist an der Erforschung der Struktur des $Fc_\varepsilon RI$-Rezeptors gearbeitet worden; sie ist in Abb. 19.**20** dargestellt.

Die zwei Untereinheiten der α-Kette (ein 55-kDa-Polypeptid) sind glykolisiert und sitzen an der Oberfläche. Antikörper gegen die α-Kette können die Bindung von IgE an den Rezeptoren hemmen und stimulieren die Freisetzung von Histamin an basophilen leukämischen Zellen der Ratte. Wie bei vielen Zelloberflächenproteinen dient der Kohlenhydratanteil wahrscheinlich zum Schutz der α-Kette vor Verdauung durch Serumprotease. Es ist unwahrscheinlich, daß die Zuckerkomponente an der IgE-Bindung oder der IgE-vermittelten Histaminfreisetzung beteiligt ist. Es wurde zwar gezeigt, daß Lectine über Vernetzung der Zuckerreste eine Histaminfreisetzung bewirken, unter physiologischen Gesichtspunkten dürfte dies jedoch keine Rolle spielen.

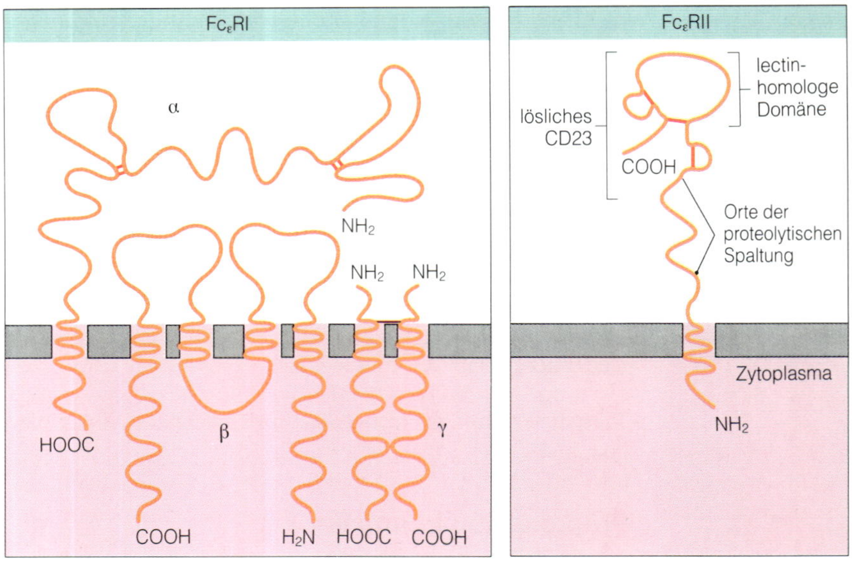

Abb. 19.**20** **Fc-Rezeptoren für IgE.** Das Modell für $Fc_\epsilon RI$ zeigt ein Tetramer, bestehend aus einer α-Kette mit zwei disulfidverbundenen, immunglobulinähnlichen Schleifen. Die β-Kette hat zwei extrazelluläre Anteile, nahe bei zwei γ-Ketten, die durch eine Disulfidbrücke miteinander verbunden sind. Die α-Kette ist für die IgE-Bindung entscheidend. Das hypothetische Modell für $Fc_\epsilon RII$ gründet sich auf Sequenzierungsdaten und auf die Homologität mit tierischen Lectinen. Die proteolytische Spaltung kann zahlreiche IgE-BF-Arten freisetzen, wie das lösliche 25-kDa-CD23-Molekül, welches die lectinbindende Domäne enthält. Diese Spaltung wird durch IgE gehemmt und ist verantwortlich für den offensichtlichen Anstieg der $Fc_\epsilon RII$-Expression auf Lymphozyten, angezüchtet in Gegenwart von IgE.

Rezeptoren	Zellen	Beschreibung
$Fc_\epsilon RIIa$	B-Zellen	auf normalen B-Zellen exprimiert wirkt als Zellwachstumsfaktor und Adhäsionsmolekül
$Fc_\epsilon RIIb$	T-Zellen, B-Zellen, Makrophagen, Langerhans-Zellen, follikuläre dendritische Zellen	induziert durch IL-4 auf normalen Zellen, bei einigen T-Zellen, B-Zellen, Monozyten und Makrophagen permanent exprimiert, Langerhans-Zellen und follikuläre dendritische Zellen

Abb. 19.**21** **IgE-Bindung auf anderen Zellen (außer Mastzellen).** Rezeptoren auf anderen Zellen ($Fc_\epsilon RII$) haben, verglichen mit jenen auf Mastzellen und Basophilen, eine wesentlich niedrigere Affinität gegenüber IgE. $Fc_\epsilon RII$ wird permanent auf normalen B-Zellen exprimiert, während die Expression von $Fc_\epsilon RIIb$ auf zahlreichen Zelltypen durch IL-4 induziert wird. T-Zellen, B-Zellen, Monozyten und Makrophagen exprimieren $Fc_\epsilon RIIb$ auf dieselbe Art wie Langerhans-Zellen in der Haut. Letztere Zelle kann auch den hochaffinen Rezeptor $Fc_\epsilon RI$ exprimieren.

Die einzelne β-Kette (Molekulargewicht: 33 kDa) und die beiden über eine Disulfidbrücke verbundenen γ-Ketten (Molekulargewicht: 9 kDa) sitzen nicht an der Oberfläche der Zelle, beteiligen sich aber als Bestandteil der $\alpha\beta\gamma_2$-Rezeptor-Einheit wahrscheinlich an der Übermittlung von Signalen.

Der Rezeptor interagiert mit dem distalen Anteil der IgE-schweren Kette, d. h. mit den Regionen G_HII und/oder C_HIII-Domänen. Die Bindungskonstante für IgE ist sehr hoch (etwa $10^{10} M^{-1}$), und entsprechend ist die Interaktion sehr spezifisch.

Die Interaktion von monovalentem IgE mit dem Rezeptorkomplex scheint Mastzellen oder Basophile nicht zu aktivieren, da es nicht zu einer Histaminfreisetzung kommt; die Degranulation wird durch Kreuzvernetzung des gebundenen IgE mit Antigenen und anderen Molekülen stimuliert. Es ist auch erwähnenswert, daß die Kohlenwasserstoffgruppen des IgE keine Rolle bei der Interaktion mit $Fc_\epsilon RI$ spielen. Sie scheinen bei der Freisetzung von IgE aus B-Zellen beteiligt zu sein.

Der hochaffine Rezeptor schien begrenzt zu sein auf Mastzellen und Basophile. Jedoch zeigen neuere Ergebnisse, daß die Rezeptoren auch in den Langerhans-Zellen zu finden sind.

Der niedrigaffine Rezeptor $Fc_\epsilon RII$

Der $Fc_\epsilon RII$-Rezeptor oder das CD23-Antigen (45 kDa) des menschlichen Lymphozyten zeigt die Merkmale eines membrangebundenen Moleküls, d. h. eine transmembrane Domäne, obwohl es ungewöhnlicherweise verkehrt herum, den C-Terminus extrazellulär, in der Membran liegt (Abb. 19.**20**). Im Gegensatz zu anderen Fc-Rezeptoren ist $Fc_\epsilon RII$ kein Miglied der Immunglobulinsupergen-Familie, jedoch gehören sie zur primitiven Superfamilie der tierischen Lectine. Bis jetzt sind 2 Formen der menschlichen $Fc_\epsilon RII$ geklont und sequenziert worden. Sie unterscheiden sich nur in der aminoterminalen zytoplasmatischen Region, während die extrazellulären Domänen identisch sind. Der $Fc_\epsilon RIIa$ wird normalerweise auf B-Zellen exprimiert, während die Expression von $Fc_\epsilon RIIb$ auf T-Zellen, B-Zellen, Monozyten und Eosinophilen die Induktion durch IL-4 erfordert (Abb. 19.**21**). Dies könnte eine Beobachtung erklären, nämlich den Unterschied in der Wirkung von $Fc_\epsilon RII$-Subtypen auf B-Zellen während der normalen Aktivitäten zum einen und der Effektorphase einer IgE-vermittelten Immunität zum anderen. Darum ist es bemerkenswert, daß $Fc_\epsilon RIIb^+$-Lymphozyten und Monozyten verstärkt im Kreislauf von Atopikern vorhanden sind, besonders von Patienten mit atopischem Ekzem. Bei Patienten mit Heuschnupfen erfolgt während der Pollensaison der Anstieg der Expression auf Lymphozyten zeitgleich mit dem Anstieg des IgE-Gehalts. Normale alveoläre Makrophagen, die nach Sensibilisierung mit allergenspezifischem IgE und darauffolgender Belastung durch das Allergen $Fc_{\epsilon}RIIb$ exprimieren, setzen Enzyme frei. Diese Tatsache läßt vermuten, daß diese Zellen an der Entstehung von allergeninduzierten Lungenkrankheiten, ob Asthma oder Alveolitis, beteiligt sind.

Während die Rolle von $Fc_{\epsilon}RIIa$ bei der B-Zell-Differenzierung und des Anlagerungsprozesses dargestellt werden konnte, ist die Funktion der zahlreichen löslichen CD23-Moleküle (sog. IgE-Bindungsfaktoren) noch nicht geklärt. Als autokriner Wachstumsfaktor für B-Zellen und als sehr bedeutend für den Isotypenwechsel zu IgE, kann man sie als eine weitere Form von Zytokinen ansehen.

Weitere IgE-bindende Zellen

Nach einer Sensibilisierung durch IgE verfügen normale Eosinophile und Thrombozyten über eine verstärkte Zytotoxizität gegenüber einigen Parasiten, wie z. B. Schistosomen. Bei Allergikern können diese Zellen noch zusätzlich durch zirkulierende, IgE-haltige Immunkomplexe sensibilisiert werden. Sie tragen zur allergischen Reaktion bei, indem sie sowohl eine große Vielfalt an Mediatoren, als auch entzündliche Proteine aufweisen, die die Geschehnisse verschlimmern können. Jedoch deuten jüngste Ergebnisse darauf hin, daß IgE an diese Zellen nicht über einen IgE-spezifischen Fc-Rezeptor anbindet, sondern über einen anderen Rezeptortyp, der aber bis jetzt noch nicht identifiziert wurde.

In der Haut von Patienten mit atopischem Ekzem findet man Langerhans-Zellen mit oberflächlich über CD23 gebundenem IgE, was eine Rolle bei der Antigenpräsentierung und beim Entzündungsgeschehen spielen könnte. Derartige IgE-bindende Langerhans-Zellen findet man weder in normaler Haut, noch bei Atopikern ohne Ekzem.

Aktivierung von Mastzellen

Wenn IgE an die $Fc_{\epsilon}RI$-Rezeptoren von Mastzellen und Basophilen bindet, kann durch eine Kreuzvernetzung des IgE (und dadurch auch der Fc_{ϵ}-Rezeptoren) eine Degranulation ausgelöst werden. Dies wird von Allergenen oder anderen Molekülen gewährleistet und führt zur Aggregation der Fc_{ϵ}-Rezeptoren. Auch durch eine direkte Vernetzung der Rezeptoren kann eine Degranulation zustande kommen (Abb. 19.**22**). Auch Lectine, wie PHA und Concanavalin A, können IgE durch Bindung an Kohlenstoffreste in der Fc-Region kreuzweise vernetzen und eine Degranulation hervorrufen. Möglicherweise läßt sich so die Urtikaria nach dem Genuß von Erdbeeren (die große Mengen an Lectin enthalten) erklären.

Auch andere Verbindungen erweisen sich als sehr aktiv in der Degranulation von Mastzellen. Die wichtigsten darunter sind in vivo die Spaltprodukte der Komplementaktivierung, also C3a und C5a.

Die Anaphylatoxine wirken auch auf verschiedene andere Zellen, wie Neutrophile, Thrombozyten und Makrophagen. Daneben gibt es noch viele Substanzen mit direkter aktivierender Wirkung auf die Mastzellen, wie z. B. Ca-Ionophoren, Mellitin und Compound 48/80, sowie einige Pharmaka, wie synthetisches ACTH, Codein und Morphin. Alle genannten Substanzen aktivieren die Mastzelle über einen Einstrom von Calciumionen. Die durch diese Substanzen induzierte anaphylaktische Antwort ist identisch zu jener, beobachtet bei IgE-vermittelten Reaktionen, obwohl oder gerade weil sie über IgE-abhängige Mechanismen ablaufen.

T-Zellen und die Aktivierung von Mastzellen

Die Mukosamastzelle benötigt für ihre Reifung die Mithilfe von T-Zell-Faktoren (IL-3, IL-4), bei der Freisetzung von Mediatoren scheint es daneben aber noch eine unmittelbare Zusammenarbeit zwischen diesen Zellen zu geben. Außer IgE und Antigen können auch Lymphokine, die aus stimulierten menschlichen Lymphozyten stammen, aus Basophilen Histamin freisetzen. Der sog. Histamin-Releasing-Faktor (HRF) ist bei der unspezifischen Verstärkung der Überempfindlichkeit vom verzögerten Typ beteiligt und beeinflußt auch die Überempfindlichkeitsreaktionen vom Typ I. Neben dieser unspezifischen Aktivierung werden Mastzellen nach Antigenkontakt auch noch durch einen antigenspezifischen T-Zell-Faktor stimuliert, Mediatoren freizusetzen. Die Sensibilisierung der Mastzelle durch diesen Faktor hält nur einige Stunden an, bei IgE sind es einige Tage.

Freisetzung von Mediatoren

Der Einstrom von Calciumionen in die Zelle hat hauptsächlich zwei Auswirkungen: Zum einen durch Exozytose präformierte Mediatoren – hauptsächlich Histamin – aus den Granula freigesetzt, zum zweiten kommt es zu einer Neubildung von Mediatoren aus der Arachidonsäure und damit zu einer Synthese von Prostaglandinen und Leukotrienen. Diese Mediatoren haben eine direkte lokale Wirkung auf das Gewebe und verursachen in der Lunge durch sofortige Bronchostriktion, Schleimhautödem und Hypersekretion das klinische Bild eines Asthmaanfalls (Abb. 19.**22**).

Wie schon erwähnt, stammen die verschiedenen neugebildeten Mediatoren aus unterschiedlichen Mastzellpopulationen; deshalb sind die organspezifischen Manifestationen je nach Art der im jeweiligen Organ vorhandenen Mastzellen verschieden.

Die Ausschüttung der Mediatoren kann auf zweierlei Weise pharmakologisch blockiert werden:
1. durch Erhöhung des intrazellulären cAMP über Stimulation von β-Rezeptoren mit z. B. Isoprenalin und
2. mit Substanzen wie z. B. Theophyllin, die den enzymatischen (Phosphodiesterase) cAMP-Abbau verhindern. Der Wirkungsmechanismus von Cromoglycin-Na bei der Verhinderung der Histaminausschüttung ist unklar; wahrscheinlich wird der initiale antigeninduzierte Calciuminflux gehemmt. Zusätzlich existieren inhibitorische Rückkopplungseffekte auf Zellen des Immunsystems durch Mediatoren wie Histamin (Abb. 19.**23**) und Prostaglandine.

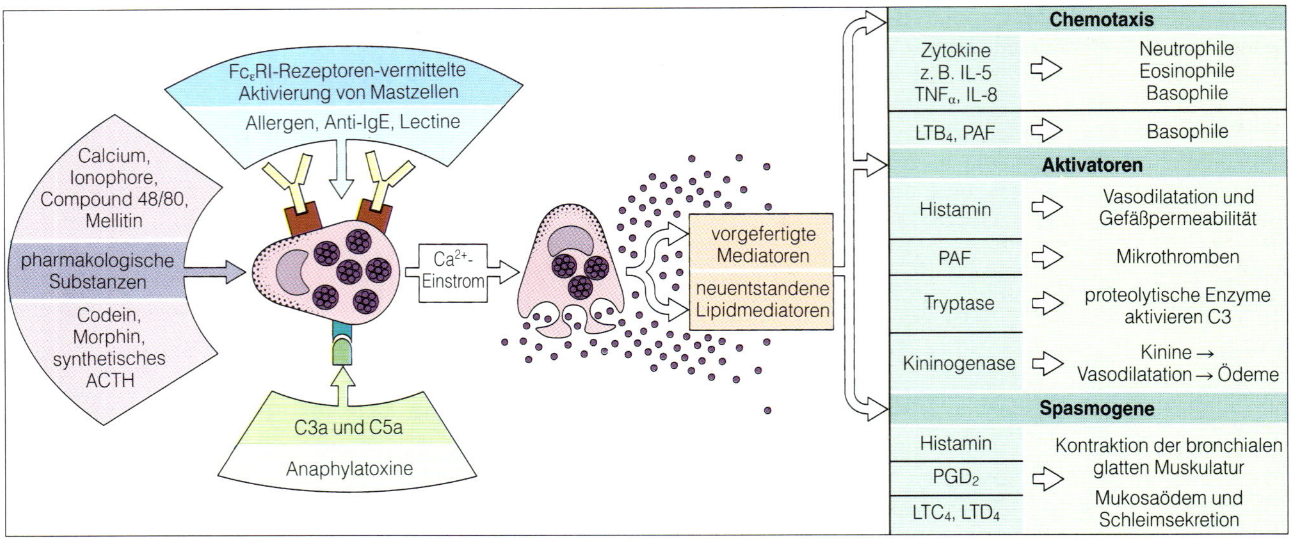

Abb. 19.**22** **Aktivierung von Mastzellen und physiologische Wirkung von mastzellstämmigen Mediatoren.** Die Aktivierung der Mastzellen kann sowohl durch immunologische Reize, z. B. die Kreuzvernetzung der Fc_ϵ-Rezeptoren, als auch durch andere Substanzen, wie Anaphylatoxine und Secretagogues (z. B. Compound 48/80, Mellitin, Ca-Ionophore, a23187) erfolgen. Daneben besitzen auch andere Pharmaka, wie Codein, Morphin und synthetisches ACTH, eine direkt aktivierende Wirkung auf Mastzellen. Alle genannten Substanzen wirken über den Einstrom von Calciumionen in die Mastzelle, den für die Degranulation entscheidenden Vorgang.

Die Bewegung der Granula zur Zellmembran führt zur Verschmelzung beider Membranen und zur Freisetzung von vorgefertigten granula-assoziierten Mediatoren. Veränderungen innerhalb der Plasmamembran, in Verbindung mit der Aktivierung von Phospholipase A_2, setzen Arachidonsäure frei, welche dann durch Lipoxygenase- oder Cyclooxygenaseenzyme, je nach Mastzelltyp, metabolisiert werden kann. Zu diesen neuentstandenen Lipidmetaboliten zählen Prostaglandine (PGD_2), über den Cyclooxygenasereaktionsweg entstandene Thromboxane und über den Lipogenasereaktionsweg produzierte Leukotriene (LTC_4, LTD_4 und chemotaktisches LTB_4).

Beide Arten von Mediatoren haben drei Hauptaktionsfelder. **Chemotaktische Substanzen.** Eine Vielfalt von Zellen wird zum Ort der Mastzellaktivierung hingezogen, hier besonders Eosinophile, Neutrophile und mononukleäre Zellen, darunter auch Lymphozyten. Jüngste Ergebnisse zeigen, daß zusätzlich dazu einige der vorgefertigten Zytokine, freigesetzt durch degranulierende Mastzellen, auch chemotaktisch für entzündliche Zellen sind.

Entzündungsaktivatoren verursachen Vasodilatation, Ödeme und, via Platelet activating factor (PAF), Mikrothromben, die zu einer lokalen Gewebsschädigung führen. Tryptase, die wichtigste neutrale Protease der menschlichen Lungenmastzelle, kann C3 direkt aktivieren. Diese Funktion wird durch Heparin gehemmt. Auch Kininogenasen werden freigesetzt, wodurch kleine Gefäße geschädigt werden, indem Kinine aus Kininogenen entstehen, welche wiederum zu einer Entzündung führen.

Spasmogene besitzen eine direkte Wirkung auf die glatte Muskulatur der Bronchien. Sie können aber auch eine Erhöhung der Schleimproduktion bewirken, was zu bronchialen Verlegungen führen kann.

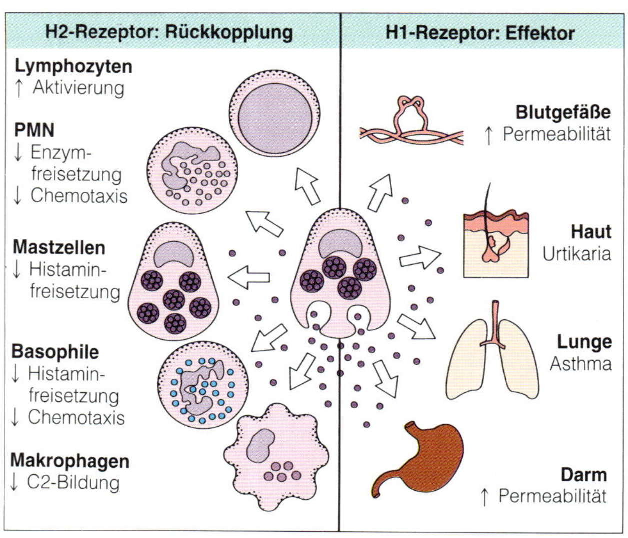

Abb. 19.**23** **Histaminrezeptoren und ihre Effekte.** Histamin besitzt Funktionen, die durch H1- und H2-Rezeptoren vermittelt werden. Die Entzündungseffekte von Histamin erklären sich aus seinen pharmakologischen Eigenschaften, die über H1-Rezeptoren auf Blutgefäße, glatte Muskulatur und die Oberfläche von Schleimhäuten einwirken. Die entzündungshemmende Wirkung wird über H2-Rezeptoren vermittelt, wobei in der Zielzelle cAMP als „second messenger" aktiv wird.

Grundlagen der Immunpathologie von allergischen Reaktionen

Hautreaktion

„Prick"-Test

Es ist in der Tat bemerkenswert, daß der „Prick"-Test als der einfachste diagnostische Allergietest soviel Aufschluß über die Immunpathologie der allergischen Reaktionen gibt. Der klassische Hauttest bei atopischen Erkrankungen ist die Typ-1-Reaktion mit Rötung und Quaddelbildung, bei der das intrakutan verabreichte Allergen zu einer Freisetzung von präformierten Mediatoren führt und dadurch erhöhte Gefäßpermeabilität, lokale Ödeme und Juckreiz hervorruft (Abb. 19.**24** u. 19.**25**). Ist der Hauttest positiv, fallen normalerweise auch der RAST (ein Test auf antigenspezifisches IgE) und der entsprechende Provokationstest (z. B. nasale oder bronchiale Provokation mit dem Antigen) positiv aus.

Eine Hautreaktion vom verzögerten Typ wird oft übersehen und äußert sich in einer nichtjuckenden, eher schmerzhaften Verdickung der Haut.

Die Tatsache, daß Patienten mit einer Vielzahl von atopischen Störungen nach dem „Prick"-Test die klassische Typ-1-Reaktion mit Rötung und Quaddelbildung zeigen, spricht dafür, daß IgE an Hautmastzellen gebunden ist, obwohl die Allergiesymptome in der Nase oder den Bronchien lokalisiert sind. Jedoch gibt es auch Patienten mit einer nachgewiesenen allergischen Rhinitis, bei denen Hauttest und RAST ausfallen. Trotz der Abwesenheit von IgE in Haut und Serum erfolgt bei diesen Patienten eine lokale Schleimhaut-IgE-Antwort.

Dies kann mit Hilfe eines nasalen Provokationstests mit diesem Allergen durch die mit dem RAST belegte Anwesenheit von IgE im Nasensekret gezeigt werden. Eine Allergenstimulation von Lymphozyten dieser Patienten induziert eine blastoide Transformation der Lymphozyten und die Produktion von Lymphokinen, also eine Reaktion von T-Zellen auf dieses Allergen. Das heißt nicht unbedingt, daß die Reaktion vom verzögerten Typ direkt am Krankheitsgeschehen beteiligt ist, sondern lediglich, daß allergenspezifische T-Zellen vorhanden sind und die IgE-Antwort unterstützen.

„Patch"-Test

Atopische Ekzematiker (Abb. 19.**26**) mit IgE-Antikörpern gegen die Hausstaubmilbe zeigen einen positiven „Patch"-Test nach Aufbringung des Milbenantigens auf leicht aufgerauhte, nicht befallene Hautstellen (Abb. 19.**27**). Interessanterweise reagiert ein Teil der Patienten, bei denen die Hausstaubmilbe (Abb. 19.**28**) eine Rhinitis auslöst, auf den „Patch"-Test positiv mit einer basophilen Infiltration, was darauf hinweist, daß die Infiltration eine Immunantwort auf das Antigen der Hausstaubmilbe und kein Merkmal des atopischen Ekzems ist.

Bei der Erstbeschreibung der Spätphasenhautreaktion vermutete man eine Typ-3-Überempfindlichkeit durch präzipitierende IgG-Komplexe, ähnlich wie bei der bronchopulmonalen Aspergillose. Präzipitierende Antikörper können bei der späten Reaktion jedoch nicht gefunden werden, und weitergehende Forschun-

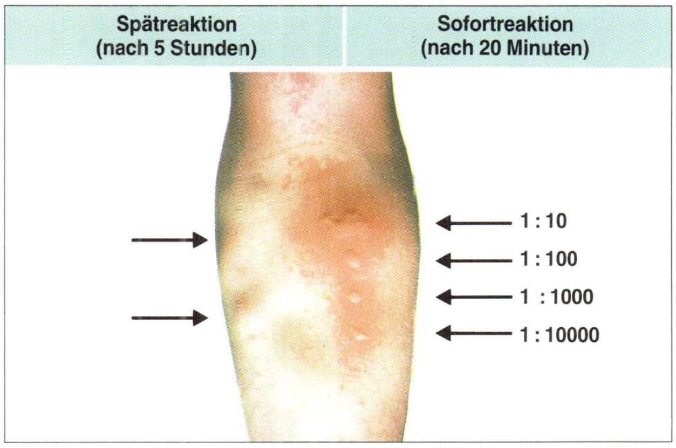

Abb. 19.**24** **Hautreaktionen vom Sofort- und vom verzögerten Typ.** Der Test wurde 5 Stunden (links) und 20 Minuten (rechts) vor der Aufnahme durchgeführt. Der Test rechts ist eine typische Endpunktfiltration einer Typ-1-Reaktion mit Rötung und Quaddelbildung. Die Spätphasenreaktion (links) ist nach 5 Stunden deutlich zu erkennen, besonders wenn ihr eine Sofortreaktion vorausgegangen ist. Es sind die Verdünnungsstufen des Allergens angegeben.

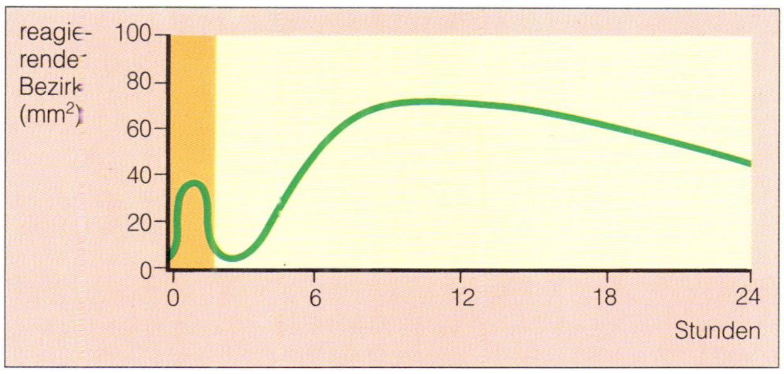

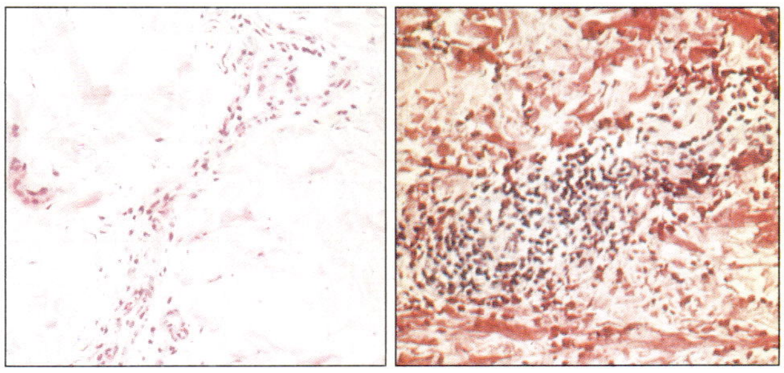

Abb. 19.**25** **Früh- und Spätphasenreaktionen im Hautbereich.** Oben: Beim „Prick"- oder Intrakutantest folgt der Sofortreaktion (Quaddelbildung, Rötung) oft eine Spätphasenreaktion. Diese Phase kann 24 Stunden dauern, wobei die Reaktion ausgedehnter und im allgemeinen stärker ödematös als die Sofortreaktion ist. Links: Der Soforttyp (das Beispiel zeigt die Biopsie aus einer chronischen Urtikaria) weist ein spärliches zelluläres Infiltrat um die Hautgefäße herum auf, hauptsächlich aus Neutrophilen bestehend. Mit freundlicher Genehmigung von Dr. A. K. Black. Rechts: Die späte Reaktion ist durch ein dichtes Infiltrat mit vielen Basophilen gekennzeichnet. Die Spätphasenreaktion kann nach Allergenexposition der Haut, der Nasenschleimhaut und der Bronchien beobachtet werden und hat eine besondere Bedeutung bei der Entstehung des chronischen Asthmas. Mit freundlicher Genehmigung von Dr. G. Gleich.

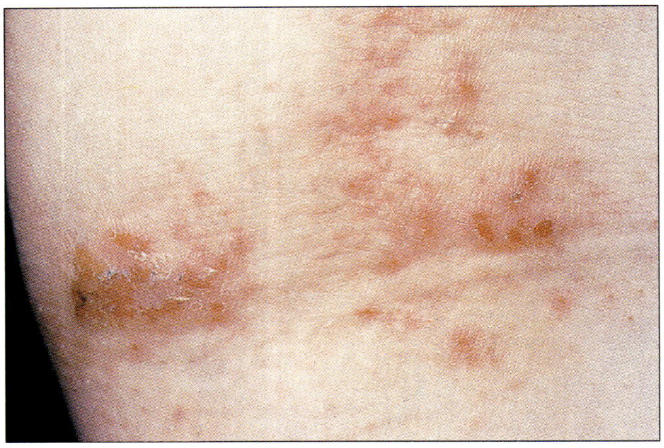

Abb. 19.**26** **Atopisches Ekzem** in der Kniekehle eines Kindes mit Reis- und Eierallergie.

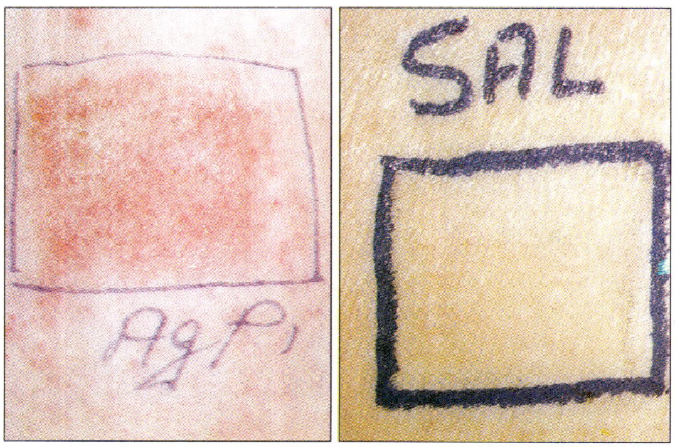

Abb. 19.**27** **„Patch"-Test** mit Hausstaubmilben-(Dermatophagoides-pteronyssinus-)Antigen bei einem Patienten mit atopischem Ekzem. Rechts: Nach vorsichtigem Abschleifen der Keratinschicht wurde der Extrakt unter einem Okklusionsverband für 48 Stunden auf eine gesunde Hautstelle aufgebracht. Es entstand ein makroskopisch sichtbares Ekzem, welches mit Eosinophilen und Basophilen infiltriert war. Links: Kontrolle mit Kochsalzlösung. Mit freundlicher Genehmigung von Dr. E. B. Mitchell.

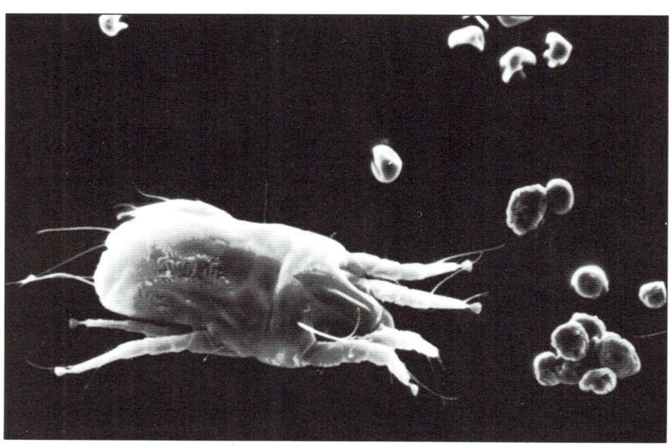

Abb. 19.**28** **Die Hausstaubmilbe – ein häufiges Allergen.** Die elektronenmikroskopische Aufnahme zeigt die Hausstaubmilbe – Dermatophagoides pteronyssinus – und ihre Ausscheidungen (unten rechts), die hauptsächlich für die Allergien verantwortlich sind. Der Größenvergleich mit Pollen (rechts oben) zeigt, daß nur die Ausscheidungen – und nicht die Milbe selbst – über die Atemluft aufgenommen werden können. Mit freundlicher Genehmigung von Dr. E. Tovey.

gen ergaben, daß es sich um eine IgE-abhängige Spätwirkung der Sofortreaktion handelt.

Bronchiale Reaktionen

Die bronchiale Belastung mit einem Allergen ruft eine kombinierte Sofort- und Spätbelastung hervor (Abb. 19.**29**). Das allergische Asthma läßt sich mit Cromoglycinsäure sehr wirksam behandeln, weil sowohl die Sofort- als auch die Spätreaktion nach bronchialer Provokation mit dem Allergen unterdrückt wird. Daraus ist ersichtlich, daß einer pulmonalen Spätreaktion eine initiale Allergen+IgE/Mastzelleninteraktion vorhergehen muß; verhindert Cromoglycinsäure die Degranulation, werden auch die Folgereaktionen unterbunden. Patienten, die mit Corticosteroiden oder Prostaglandinsynthesehemmern vorbehandelt sind, zeigen unveränderte Sofortreaktionen, die Spätreaktionen bleiben jedoch gänzlich aus. An der Spätreaktion scheinen also Metaboliten der Arachidonsäure (wie Prostaglandine und Leukotriene) aus Mastzellen beteiligt zu sein (Abb. 19.**22**).

Bei reversibel obstruktiven Asthmaerkrankungen sind Corticosteroide meist hilfreich, obwohl sie die IgE-

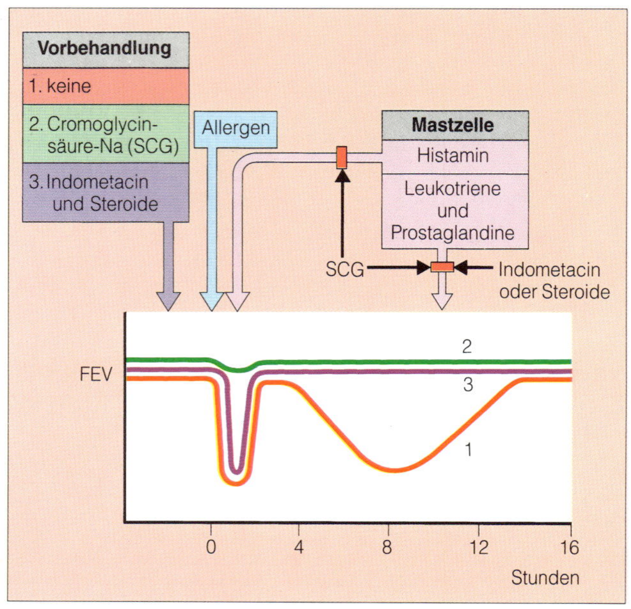

Abb. 19.**29** **Sofort- und Spätreaktion im Bronchialbereich.** Die Abbildung zeigt die forcierten exspiratorischen Volumina (FEV) dreier Gruppen von Probanden vor und einige Stunden nach bronchialer Provokation mit einem Allergen. Jede Gruppe wurde unterschiedlich vorbehandelt. Wie bei der Kontrollgruppe deutlich wird (1), verläuft die bronchiale Konstriktion in zwei Phasen (Initial- und Spätphase). Die Initialreaktion dauert eine Stunde; ihr folgt die Spätphase, die mehrere Stunden anhält. Die Sofortreaktion ist wahrscheinlich eine Wirkung des Histamins, welches aus degranulierenden Mastzellen freigesetzt wird. Durch Vorbehandlung mit Cromoglycinsäure-Na (SCG) werden Degranulation der Mastzellen und somit beide Phasen der Reaktion gehemmt (2). Indometacin und Corticosteroide blockieren den Arachidonsäurereaktionsweg; diese Substanzen schwächen die Spät-, jedoch nicht die Initialphase der Reaktion ab (3), was eine ursächliche Beteiligung von SRS-A und PGD_2 bei der Spätreaktion wahrscheinlich erscheinen läßt.

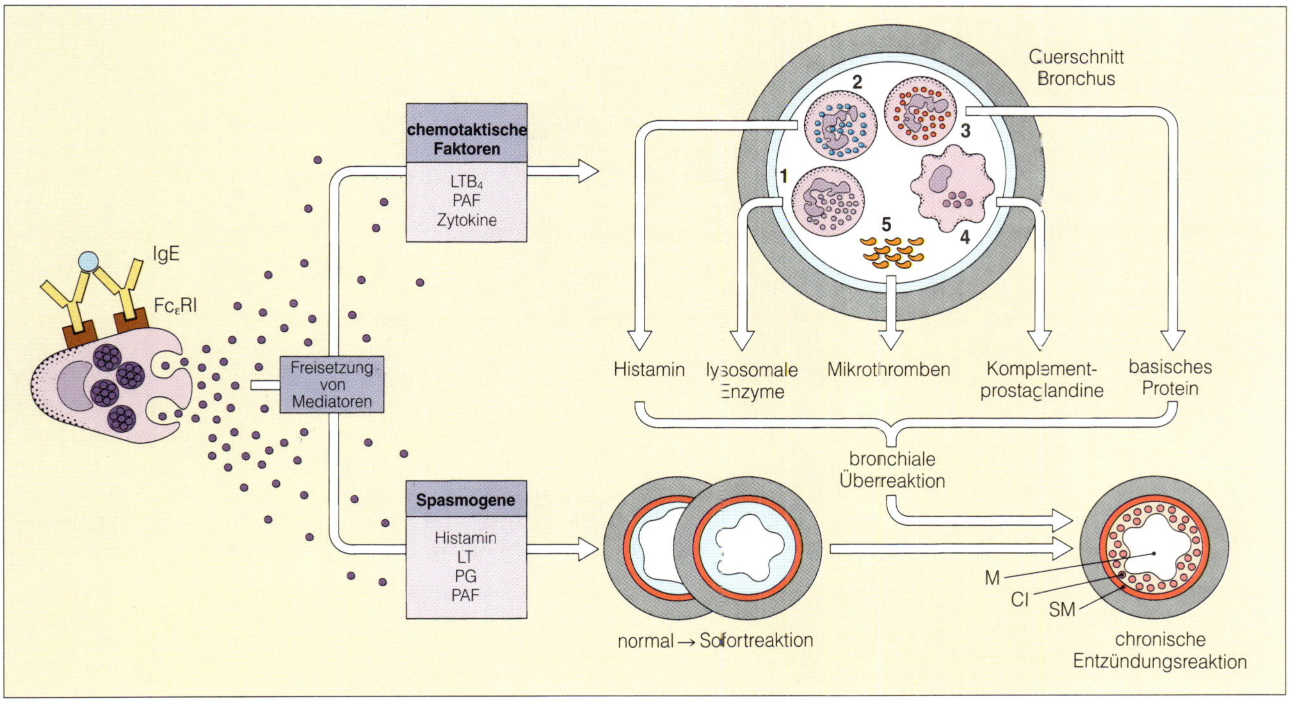

Abb. 19.**30** **Die entzündliche Reaktion bei Asthma bronchiale.** Bei den Mediatoren der Mastzellen können chemotaktische und direkt wirkende (spasmogene) Faktoren unterschieden werden. Die chemotaktischen Faktoren führen zu einer Ansammlung von Neutrophilen (1), Basophilen (2), Eosinophilen (3), Makrophagen (4) und Thrombozyten (5), zur Bildung von weiteren Entzündungsmolekülen durch diese Zellen und schließlich zur Spätreaktion. Die spasmogenen Mediatoren vermitteln die Sofortreaktion und bewirken auch eine erhöhte Permeabilität der kleinen Blutgefäße, eine Ödembildung und die Auswanderung von Zellen. Aus diesen Faktoren, zusammen mit einer vermehrten Schleimsekretion (M), Hypertrophie der glatten Muskulatur (SM), Zellinfiltration (CI) und der bronchialen Hyperreaktivität, resultiert eine subakute oder chronische Entzündung.

vermittelte Sofortreaktion kaum oder gar nicht beeinflussen. Die Wirksamkeit der Corticosteroide verdeutlicht die klinische Bedeutung der Spätreaktion für das chronische Asthma. Wahrscheinlich bewirken Corticosteroide bei dieser Krankheit eine Verminderung der Zellinfiltration in die Bronchien (Abb. 19.**30**).

Bronchoalveoläre Lavage

Bei Asthmatikern findet man eine erhöhte Zahl von Mastzellen in den Bronchiallumina. Diese Zellen sind dort ausschließlich zu dem Zweck angesiedelt. mit den inhalierten Allergenen zu reagieren und IgE-vermittelte Reaktionen in der Lunge zu initiieren. Untersuchungen dieser durch bronchoalveoläre Lavage (BAL) isolierten Zellen zeugen von einer ausgesprochenen „Freisetzungsfreudigkeit", wofür ein hoher Gehalt an Mediatoren in der BAL-Flüssigkeit spricht. Diese Zellen sind wahrscheinlich das therapeutische Hauptangriffsziel von Cromoglycinsäure-Na (SCG) und anderen Medikamenten. Die BAL-Mastzellen werden auf einfache Weise durch SCG gehemmt, im Gegensatz zu den aus pulmonalem Parenchym gewonnenen (Abb. 19.**29**).

Vieles spricht dafür, daß während der späten Phase die Infiltration mit Entzündungszellen der entscheidende Vorgang ist. Besonders den eosinophilen Granulozyten (die vermehrt bei Spät-, jedoch nicht bei Sofortreaktionen in der Bronchiallavage gefunden werden) wird angelastet, die bekannten Schäden am respiratorischen Epithel hervorzurufen, und zwar über eine Freisetzung des basischen Myelinproteins (MBP) und des eosinophilen kationischen Proteins (ECP) (Abb. 19.**31**). Dies wiederum erleichtert den Entzündungsmediatoren den Zugang zu afferenten Nervenendigungen, wo es über den neuronalen Axonreflex zur Bronchokonstriktion kommt. Zum asthmatischen Krankheitsbild gehört eine Überempfindlichkeit der Bronchien auf Histamin und auf unspezifische Reize wie Kälte und Wasserdampf. Bei Gesunden kann ein Asthmaanfall mit 10 ng Histamin ausgelöst werden, bei Asthmatikern genügt schon der zwanzigste Teil dieser Menge.

Daß diese Überempfindlichkeit eine Folge einer chronischen Antigenbelastung ist, wird durch die Untersuchungen von Platt-Mills deutlich: Gegen Hausstaubmilben allergische Asthmatiker zeigen nach 3monatiger Allergenkarenz eine deutlich verminderte Histaminempfindlichkeit und in einigen Fällen eine vollkommene Remission.

Ursachen der Allergie

Neben der genetischen Prädisposition kennt man heute verschiedene weitere Faktoren, die für die Entstehung einer Allergie von Bedeutung sind und im folgenden besprochen werden sollen.

T-Zell-Defizienz

Es deutet vieles auf eine Mitwirkung von T-Zellen bei der IgE-Antwort hin (Abb. 19.**6** u. 19.**7**). Deswegen

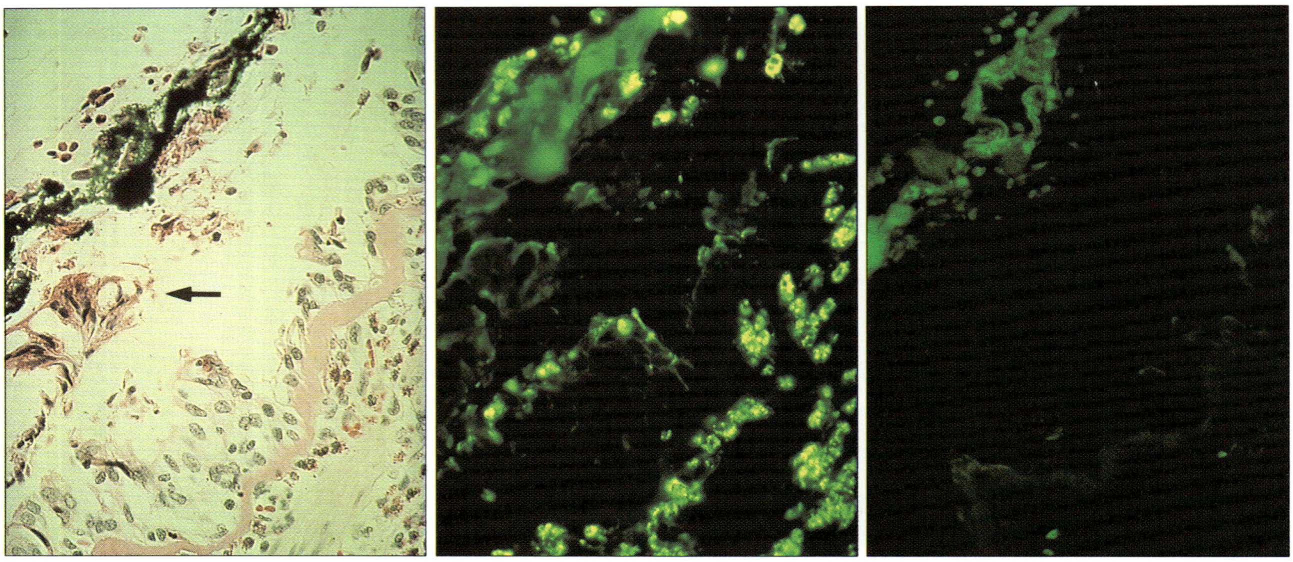

Abb. 19.**31** **Lokalisierung des „major basic protein" (MBP) in der Lunge eines schweren Asthmatikers.** Links: respiratorisches Epithel mit auffälliger submuköser eosinophiler Infiltration und Ansammlungen abgeschilferter Epithelzellen im Bronchiallumen (Pfeil). HE-Färbung. Mitte: Dieselbe Stelle, angefärbt für MBP, zeigt fluoreszierende Lokalisierung in infiltrierenden Eosinophilen. Man findet MBP auch auf abgeschilferten Epithelzellen im Bronchiallumen. Rechts: Eine Kontrolle, gefärbt mit normalem Kaninchenserum, färbt keine Eosinophilen oder Bronchialgewebe, jedoch erfolgt eine unspezifische Anfärbung von Rußablagerungen. Mit freundlicher Genehmigung von Dr. G. Gleich, J. Allergy, autorisiert.

nimmt man an, daß T-Zell-Defekte (vor allem von Suppressor-T-Zellen) an der Entstehung einer Atopie beteiligt sind. Eine verminderte Anzahl von E-Rosetten-bildenden Zellen und Suppressor-T-Zellen wird bei schwerem atopischem Ekzem und – weniger deutlich – bei Heuschnupfen und Asthma beobachtet (Abb. 19.**32**). Außerdem ist bei schweren Atopikern (mit Ekzem) die T-Zell-Reaktivität auf Mitogene herabgesetzt, was in vivo mit einer verminderten zellvermittelten Antwort im Hauttest korreliert ist.

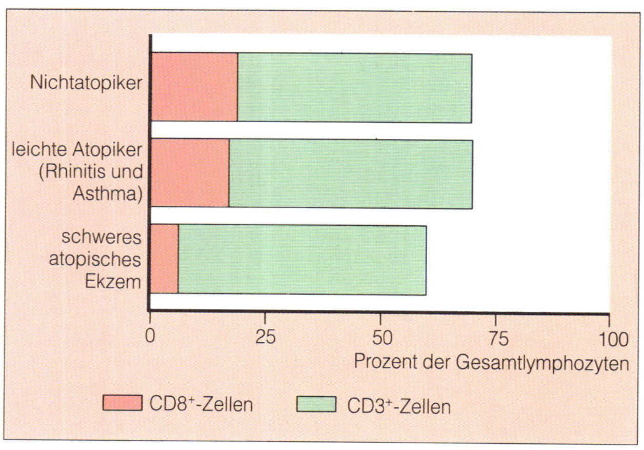

Abb. 19.**32** **Suppressor-T-Zellen bei der Atopie.** Patienten mit schwerem atopischem Ekzem – nicht jedoch Patienten mit Rhinitis oder Asthma – haben erniedrigte CD3-T-Zellen, und zwar fast nur wegen eines Defizits an $CD8^+$-Suppressor-T-Zellen. Eine Erniedrigung der zirkulierenden Suppressor-T-Zellen ist mit einer oft starken Erhöhung des IgE-Spiegels bei atopischem Ekzem vergesellschaftet.

Noch bis vor kurzem war nicht klar, ob dieser T-Zell-Defekt Ursache oder Folge der atopischen Erkrankung ist. Neuere Untersuchungen konnten einen interessanten Kausalzusammenhang zwischen dem T-Zell-Defekt bei Atopie und der frühkindlichen Ernährung herstellen. Soothill u. Mitarb. wiesen nach, daß Ekzeme bei brustgestillten Säuglingen seltener auftreten; andere Arbeitsgruppen erkannten eine Korrelation zwischen Flaschenernährung in der Säuglingszeit, IgE-Spiegel und T-Zell-Anzahl (Abb. 19.**33**). Ist in der Säuglingszeit frühzeitig abgestillt worden und sind bestimmte regulatorische T-Zell-Untergruppen vermindert, so folgt daraus eine Erhöhung der IgE-Spiegel; dabei ist es jedoch nicht sicher, ob die Flaschenernährung die Ursache für die Zellerniedrigung ist. Mit anderen Worten: auch andere Umweltfaktoren sind bei der Ausbildung von Allergien von Bedeutung.

Rückkopplung über Mediatoren

Mastzellmediatoren wie Histamin, Prostaglandine und Leukotriene werden als grundsätzlich entzündungsfördernde Substanzen angesehen. Neuere Beobachtungen zeigen allerdings, daß sie auf verschiedene Zellen auch entzündungshemmend wirken können. In diesem Zusammenhang wurde Histamin besonders gut untersucht; die wichtigsten Rückkopplungsmechanismen sind in Abb. 19.**22** dargestellt.

Die Entzündungseffekte von Histamin werden über H1-Rezeptoren vermittelt, während die entzündungshemmende Wirkung über H2-Rezeptoren und cAMP abläuft. Die ursprüngliche Annahme von Szentivanyi, daß ein Defekt der cAMP-Signalübermittlung die Grundlage der Atopie sei, wird heute nicht allgemein anerkannt. Immerhin ist aber belegt, daß bei Atopikern sowohl die Hemmung der Freisetzung lysosomaler En-

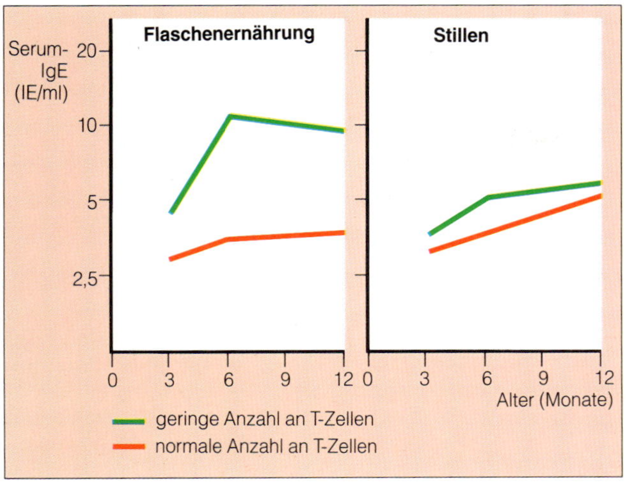

Abb. 19.**33** **Einfluß von früher Flaschenfütterung und T-Zell-Defizienz auf den Serum-IgE-Spiegel.** Bei Kindern mit niedrigen T-Zell-Werten wurden hohe IgE-Spiegel im Serum derjenigen Kinder gefunden, die als Säuglinge schon früh von Muttermilch auf Flaschenfütterung umgestellt worden waren. Andere Kinder mit verminderten T-Zellen, die jedoch gestillt worden waren, hatten ähnliche IgE-Werte wie Kinder mit normalen T-Werten (die Kinder in der Vergleichsgruppe waren gestillt oder mit der Flasche ernährt worden). Diese Ergebnisse zeigen, daß der IgE-Spiegel von der Anzahl der vorhandenen T-Zellen und von der Art der Ernährung abhängt; ein T-Zell-Defekt könnte also in Verbindung mit Umwelteinflüssen (Ernährung) die Ausbildung einer Atopie beeinflussen.

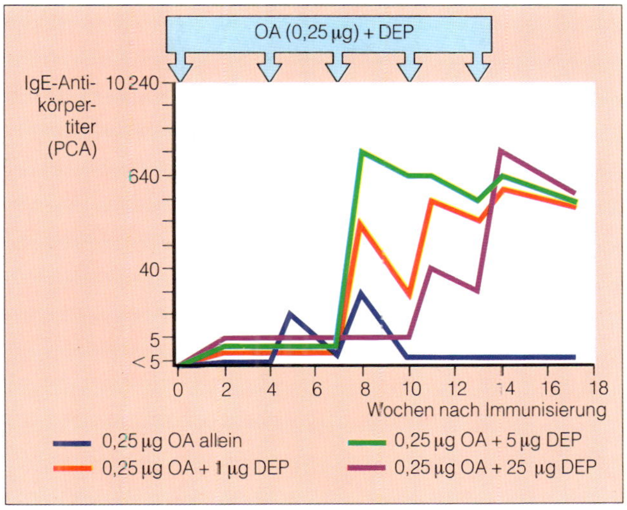

Abb. 19.**34** **Der Einfluß von Luftverschmutzung (Dieselabgaspartikel, DAP) auf die IgE-Antwort auf Ovalbumin bei der Maus.** Wenn Mäuse intranasal mit Ovalbumin (OA) immunisiert werden, ist nach 5 und 8 Wochen ein kleiner IgE-Antikörper-Anstieg festzustellen, der danach wieder verschwindet. Wenn DAP gleichzeitig mit OA verabreicht wird, bleibt der IgE-Anstieg über die ganze Immunisierungsperiode erhalten. DAP ist also ein gutes Adjuvans für die IgE-Bildung, womit die Zunahme von Allergien in den letzten Jahren erklärt werden könnte. Mit freundlicher Genehmigung von Dr. S. Takafuchi (aus J. Allergy 79 [1987] 639).

zyme (also eine Funktion der H2-Rezeptoren) als auch die Aktivierung von Suppressor-T-Zellen durch Histamin defekt sind. Deshalb sind die Rückkopplungsmechanismen der Mediatoren weiterhin ein interessantes Forschungsobjekt geblieben.

Umweltfaktoren

Umweltbelastungen wie SO_2, Stickoxide, Dieselabgase und Rußpartikel können die Permeabilität von Schleimhäuten erhöhen und so die Aufnahme von Antigenen mit nachfolgender IgE-Antwort unterstützen. Die Folgen des Rauchens scheinen dosisabhängig zu sein, wobei der IgE-Spiegel bei geringem Zigarettenkonsum ansteigt und bei starken Rauchern wieder abfällt. Das Rauchen führt auch zu einer deutlichen Verminderung der Immunantwort auf inhalierte Antigene, und passives Mitrauchen kann das Asthmarisiko bei Kindern erhöhen. Partikel aus Dieselabgasen sind ein wirkungsvoller Stimulus für die Bildung von IgE (Abb. 19.**34**). Die Teilchen sind kleiner als 1 µm im Durchmesser und können leicht inhaliert werden. Die Konzentration in der Stadtluft beträgt ca. 2 µg/m^3, auf Hauptstraßen kann sie 30 µg/m^3 und zu Hauptverkehrszeiten bis zu 500 µg/m^3 betragen. Zusammen mit Antigen gegeben, erzeugen Abgaspartikel einen deutlichen Anstieg des antigenspezifischen IgE. Dieser adjuvante Effekt wird bereits bei Konzentrationen gesehen, die „normalerweise" in der Umwelt erreicht werden. Der Anstieg von allergischer Rhinitis und Asthma in den letzten 3 Jahrzehnten entspricht der steigenden Luftverschmutzung mit Dieselabgasen. Unter diesem Aspekt kann die zunehmende Umweltbelastung in Beziehung mit der IgE-Antwort und somit mit dem Anstieg von allergischen Erkrankungen gesehen werden.

Konzept des allergischen Durchbruchs

Bei der Entstehung einer Allergie sind ganz offensichtlich viele Faktoren beteiligt, woraus die Theorie des allergischen Durchbruchs entstand, die besagt, daß eine Allergie erst dann Symptome macht, wenn die Immunaktivität ein gewisses Maß (allergischer Durchbruch) überschreitet (Abb. 19.**35**). Wann dieser Punkt erreicht ist, hängt von den Begleitumständen ab wie Allergenexposition, genetische Prädisposition und Bereitschaft zur IgE-Bildung; auch andere Faktoren spielen eine Rolle, wie z. B. interkurrente virale Infekte des oberen Respirationstraktes, verminderte Suppressoraktivität oder eine vorübergehende IgA-Defizienz.

Bei viralen Infektionen können sich allergische Symptome verschlimmern, wahrscheinlich weil einige Viren (z. B. Herpes simplex) die Freisetzung von Histamin aus Basophilen fördern (Abb. 19.**36**). Sowohl lebende als auch durch UV-Strahlen inaktivierte Viren können die Histaminausschüttung verstärken, wobei Interferon eine Vermittlerrolle spielt. Auch können Viren dem Allergen das Eindringen in verletzte Schleimhautoberflächen erleichtern und die Empfindlichkeit der betroffenen Organe auf Histamin erhöhen. Die Beteiligung von Viren bei der Entstehung einer Allergie ist für die Forschung ein besonders interessantes Thema.

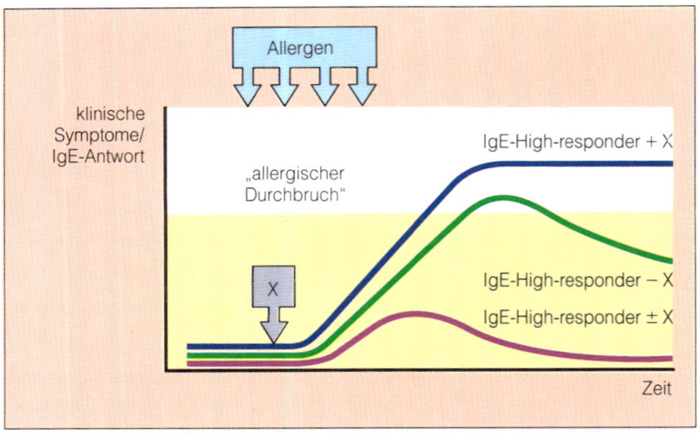

Abb. 19.**35** **Allergischer Durchbruch beim Menschen: Hypothese.** Nach Allergenexposition entwickeln auch IgE-„low responder" eine vorübergehende IgE-Antwort, bevor diese von der normalen Suppressor-T-Zell-Aktivität gestoppt wird. Bei „high responders" ist die IgE-Antwort vergleichsweise viel stärker; klinische Symptome einer Überempfindlichkeit entwickeln sich jedoch erst, wenn eine kritische Schwelle zum „allergischen Durchbruch" überschritten ist. Dabei spielen verschiedene Begleitfaktoren (X) eine Rolle, wie etwa Virusinfektionen des oberen Respirationstraktes, eine vorübergehende IgA-Defizienz oder eine verminderte Suppressorzellaktivität. In Abwesenheit eines solchen „Faktor X" kann ein „high responder" bei kurzer Allergenexposition symptomfrei bleiben, ist jedoch bei einem zukünftigen Kontakt mit demselben Allergen nicht vor einer Allergie geschützt, wenn ein „Faktor X" mitbeteiligt ist.

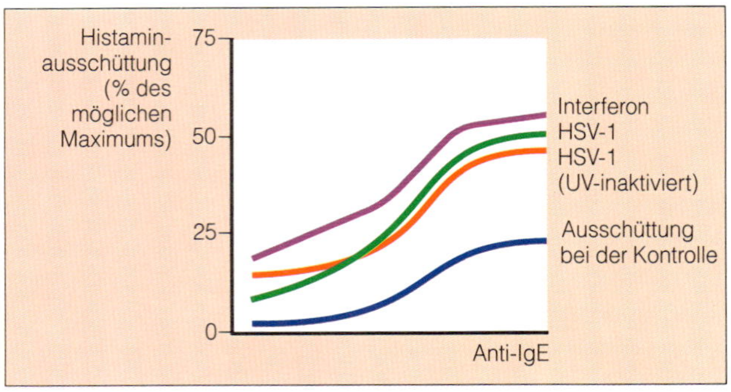

Abb. 19.**36** **Verstärkung der IgE-vermittelten Histaminfreisetzung durch Viren.** Durch Kreuzvernetzung der Fc-Rezeptoren mit Anti-IgE kann eine Histaminausschüttung aus Basophilen induziert werden (Kontrolle). In Anwesenheit von lebendem Herpes-simplex-Virus (HSV-1) oder UV-inaktiviertem HSV ist die Histaminausschüttung erhöht. Dieser Effekt wird dem Interferon zugeschrieben, da es die gleiche Wirkung wie eine Virusinfektion zeigt. Damit könnte die bei Atopikern beobachtete Exazerbation eines Asthma bronchiale nach einer Virusinfektion der oberen Atemwege erklärt werden.

Abb. 19.**37** **Hyposensibilisierung: eine Möglichkeit der Allergiebehandlung.** Bei der Hyposensibilisierung wird das Allergen in ansteigenden Dosen injiziert. Es kommt zu einem Anstieg von antigenspezifischem IgG, bei einem gleichzeitigen Absinken von antigenspezifischem IgE. Der IgE-Abfall wird der gesteigerten Aktivität von Suppressor-T-Zellen zugeschrieben, was sich in vitro durch eine verminderte antigeninduzierte lymphozytäre Transformation (LT) ausdrückt.

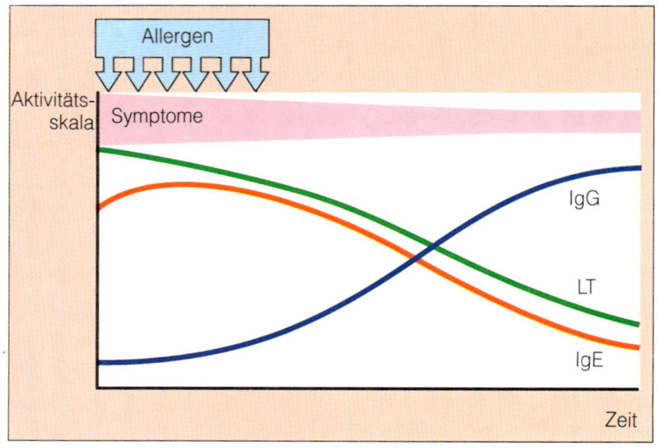

Hyposensibilisierung

Bei der therapeutischen Hyposensibilisierung werden ansteigende Allergendosen injiziert, und obwohl oft eine klinische Besserung erreicht wird, weiß man nicht, welche Mechanismen dabei genau ablaufen. Nach einer Behandlung steigen der Spiegel des allergenspezifischen IgG und die Aktivität von Suppressor-T-Zellen im Serum an, während spezifisches IgE etwas abnimmt (Abb. 19.**37**). In den meisten Fällen gibt es jedoch keine klare Korrelation zwischen diesen Befunden und einer klinischen Besserung beim Patienten. Eine Ausnahme bildet die Bienengiftallergie, bei der nach Hyposensibilisierung IgG entsteht, das in vivo Giftantigen neutralisieren kann. In diesen Fällen besteht eine eindeutige Korrelation zwischen IgG-Antikörpern und Schutzwirkung. Bei erfolgreich hyposensibilisierten Allergikern gegen Ragweed-Antigen werden allergenspezifische Suppressor-T-Zellen gebildet, wodurch z. B. die IgE-Antwort und möglicherweise auch die Rekrutierung von T-Zell-abhängigen Mastzellen unterdrückt werden können.

Bei Versuchstieren gibt es gute Daten über langlebige Suppressor-T-Zellen und strahlenunempfindliche B-Zellen. Bei der Ratte und der Maus führt die wiederholte Inhalation von Antigenen (Ovalbumin) zu einer Toleranz, vor allem bezüglich der IgE-Antwort. Bei IgE-High-responder-Tieren konnte die Arbeitsgruppe um Holt nachweisen, daß B-Gedächtnis- und Plasmazellen auf ovalbuminspezifische T-Suppressorzellen kaum reagieren; die IgE-Antwort blieb unverändert, obwohl T-Suppressorzellen bei nichtimmunisierten Tieren eine IgE-Antwort auf Ovalbumin normalerweise unterbinden. Diese Beobachtungen sind von großer Bedeutung, da eine Allergie beim Menschen erst nach stattgefundener Sensibilisierung klinisch diagnostiziert wird, und damit die mäßigen Erfolge der Desensibilisierung erklärt werden könnten. Ein besseres Verständnis der Persistenz von B_ϵ-Zellen, z. B. bei anhaltender Präsentation von Antigenen auf dendritischen Zellen oder durch das Idiotypnetzwerk, wird dazu beitragen, die therapeutische Beeinflussung der IgE-Antwort beim Menschen zu verbessern.

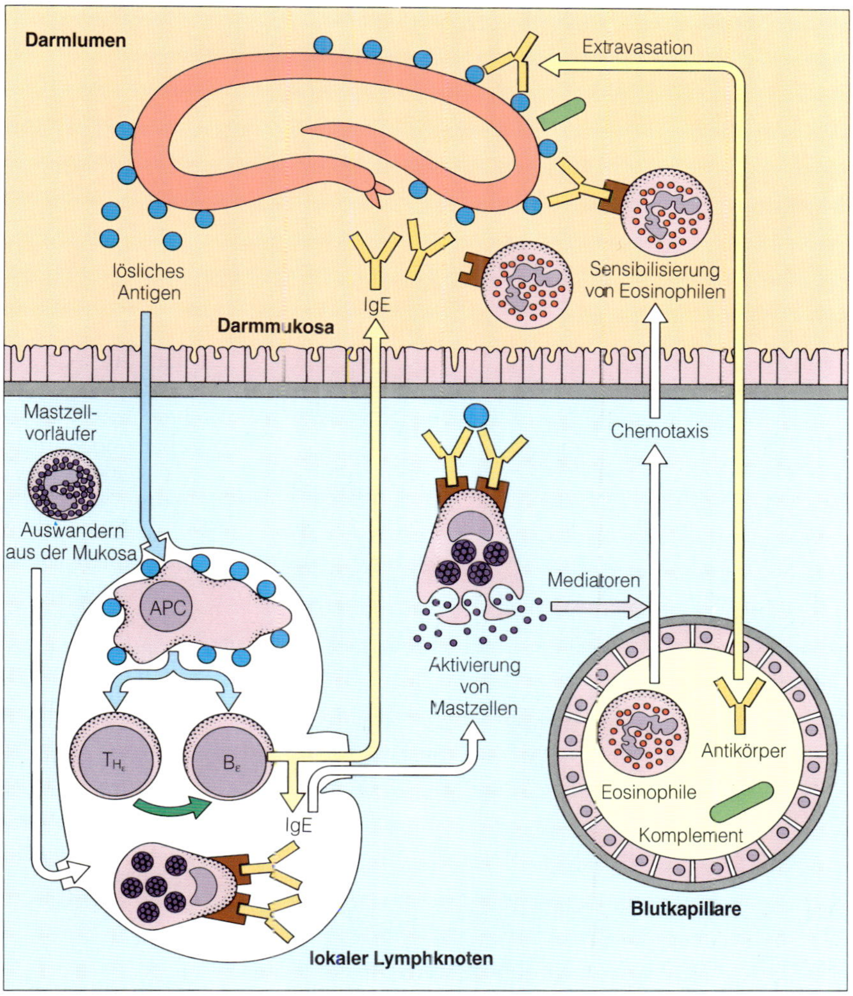

Abb. 19.**38** **Wirkung einer therapeutischen Hyposensibilisierung.** IgE spielt bei parasitären Wurminfektionen eine positive Rolle. Bei einer Wurminfektion diffundieren lösliche Antigene des Parasiten durch die Darmschleimhaut und werden zu den lokalen Lymphknoten transportiert, wo eine IgE-Antwort stattfindet.

Die Gruppe um Holt zeigte auch, daß die Inhalation von Schadstoffen (Stickoxide oder Histamin) vor der inhalativen Belastung mit Antigenen bei Low-responder-Tieren die IgE-Antwort signifikant erhöht; dies ist ein weiteres Argument für die bereits erwähnte Beteiligung von Umweltfaktoren an allergischen Reaktionen.

Unreife Mastzellen wandern ebenfalls aus der Darmschleimhaut zum Lymphknoten, machen dort ihre weitere Entwicklung durch (wobei sie auf ihrer Oberfläche wurmspezifisches IgE aufnehmen) und kehren über den Ductus thoracicus und das Blut in die Darmschleimhaut zurück. Beim nächsten Kontakt mit Wurmantigen degranulieren diese Mastzellen und setzen Mediatoren frei, welche die Gefäßpermeabilität erhöhen und Entzündungszellen – u. a. Eosinophile – anlocken. IgE sensibilisiert überdies den Wurm für den Angriff durch Eosinophile, die Fc-Rezeptoren für IgE tragen. Nachdem Mediatoren wie z. B. Histamin die Gefäßpermeabilität erhöht haben, können auch Komplement und wurmspezifisches IgG an den Ort des Geschehens gelangen, außerdem wird die Schleimhautsekretion durch Becherzellen verstärkt. Das Zusammenwirken dieser Mechanismen führt zur Zerstörung und Ausscheidung der Parasiten.

Physiologische Rolle des IgE

Bei so vielen schädlichen Nebenwirkungen einer IgE-Antwort stellt sich die Frage, wozu IgE eigentlich gut sein soll. Dem IgE wird schon seit langem die Hauptrolle bei der Bekämpfung von Wurmparasiten zugesprochen; Abb. 19.**38** zeigt die dabei beteiligten Mechanismen. Falls IgA das Eindringen eines Organismus oder Wurmes durch die Darmschleimhaut nicht verhindern kann, führt der Kontakt mit IgE-sensibilisierten Mastzellen zu einer Ausschüttung von Mediatoren, die Serumfaktoren (IgG und Komplement) rekrutieren, während gleichzeitig Eosinophile und Neutrophile durch chemotaktische Faktoren auf den Plan gerufen werden, um die lokale Abwehr zu übernehmen. Auffallend ist der Zusammenhang zwischen IgA-Defizienz und der Entstehung einer Atopie, was auf Parallelen zwischen der Immunantwort auf Infektionserreger und Inhalationsallergene hinweist. Immerhin leidet etwa ein Drittel der Weltbevölkerung unter parasitären Wurminfektionen, und diese Tatsache könnte unter dem Evolutionsdruck zur Entwicklung der IgE-Klasse geführt haben, wobei Allergien als ein unglückliches Nebenprodukt dieses Evolutionsschrittes entstanden sind.

20 Überempfindlichkeit – Typ-II-Reaktion

David Male

Die verschiedenen Formen der Überempfindlichkeit wurden ursprünglich anhand der jeweiligen Mechanismen klassifiziert, über die es zu einer Schädigung des Gewebes kommt. Bei den Typen II und III der Überempfindlichkeit sind IgG- und IgM-Antikörper beteiligt.

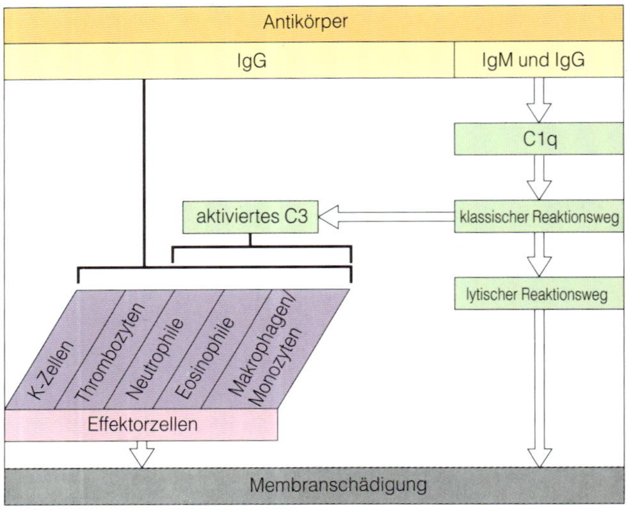

Abb. 20.**1** **Antikörperabhängige Zytotoxizität.** Die Wirkung von Antikörpern wird über Fc-Zellen vermittelt. Thrombozyten, Neutrophile, Eosinophile und Zellen aus der mononukleären Phagozytenreihe besitzen Fc-Rezeptoren, über die sie mit dem Zielgewebe in Kontakt treten können. K-Zellen sind von der Funktion her als Fc-tragende zytotoxische Zellen definiert. C1q ist ein löslicher Fc-Rezeptor und das erste Molekül der klassischen Komplementkaskade. Aktiviertes C3-Komplement kann die direkte Lyse von Zielzellen einleiten und vermittelt die Anlagerung von phagozytierenden Zellen mit Rezeptoren für C3 an ihre Zielzellen.

Der wichtigste Unterschied besteht darin, daß beim Typ II die Antikörper gezielt gegen Antigene auf der Oberfläche von spezifischen Zellen oder Gewebe gerichtet sind, während beim Typ III Antigene angesteuert werden, die weit verbreitet sind oder als lösliche Antigene im Serum schwimmen. Entsprechend betreffen die Folgen einer Typ-II-Reaktion ein bestimmtes Gewebe oder einen bestimmten Zelltyp, während Schäden bei Typ-III-Reaktionen an den Organen auftreten, an denen sich Antigen-Antikörper-Komplexe abgelagert haben.

Überempfindlichkeitsreaktionen folgen denselben Prinzipien wie eine normale Immunantwort gegen Mikroorganismen und Parasiten; ist die Immunantwort überschießend, schadet sie dem Wirt mehr als dem pathogenen Organismus, gegen die sie gerichtet ist. In solchen Fällen ist die Grenze zwischen einer normalen und einer überschießenden Immunreaktion fließend. Es gibt viele Vorgänge, in denen immunologische Vorgänge in eine Überreaktion münden können. Zwei besonders wichtige Gebiete in diesem Zusammenhang sind die Autoimmunität und die Transplantation. Die Mechanismen der Autoimmunerkrankungen und der Transplantatabstoßung werden in den Kapiteln abgehandelt, die sich mit Reaktionen vom Typ II, III und IV beschäftigen.

Mechanismen der Schädigung

Bei der Typ-II-Reaktion interagieren Antikörper, die sich gegen Antigene richten, mit Molekülen des Komplementsystems und einer Reihe von Effektorzellen, wobei die Zielzellen geschädigt werden (Abb. 20.**1**). Mit dem Komplementsystem interagieren Antikörper durch Aktivierung von C1 des klassischen Reaktionswegs; alternativ können sie als Brücke zwischen Gewebe und Effektorzellen (über deren Fc-Rezeptoren) die-

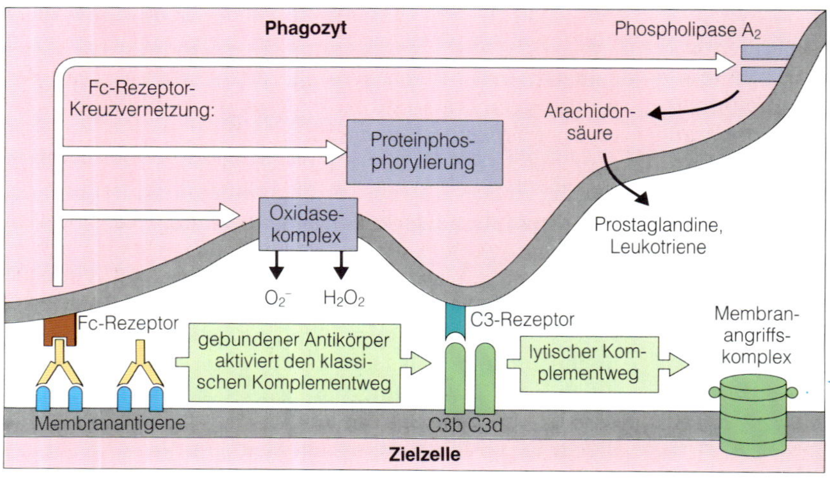

Abb. 20.**2** **Zytotoxische Mechanismen bei der Typ-II-Reaktion.** Antikörper binden an Membranantigene auf Effektorzellen und opsonieren sie für die Phagozytose. Über Kreuzvernetzung der Fc-Rezeptoren wird ein Membranoxidasekomplex zur Sekretion von Sauerstoffradikalen angeregt; dies führt zu einer erhöhten Proteinphosphorylierung und somit zur Zellaktivierung; ferner wird über Phospholipase A vermehrt Arachidonsäure aus Membranphospholipiden freigesetzt. Immunkomplexe führen zur Anlagerung von C3b-Komplement, welches auch mit den opsonierenden Adhärenzrezeptoren auf Phagozyten interagieren kann. Über Aktivierung des lytischen Reaktionswegs wird aus den Komponenten C5–C9 der Membranangriffskomplex zusammengesetzt.

nen. Das Komplementsystem kann dabei zwei verschiedene Reaktionswege beschreiten (Abb. 20.**2**):

1. Durch Antikörper sensibilisierte Zellen können durch Aktivierung des klassischen oder lytischen Reaktionsweges lysiert werden, was zur Ablagerung des C5b-9-Membranangriffskomplexes auf den Zielzellen führt.
2. C3b kann bei Aktivierung des klassischen Reaktionsweges und dessen Verstärkungsmechanismen auf Zellen plaziert werden. Diese werden dadurch zum Ziel für Effektorzellen, wie z. B. Makrophagen und neutrophile Granulozyten, die Rezeptoren für aktivierte Komplementkomponenten tragen (CR1, CR3).

C3b bindet kovalent an Zielzellen, nachdem durch enzymatische Aktivierung von C3 eine interne Thioesterbindung gespalten worden ist. Nach Inaktivierung von C3b durch Faktor I und andere Serumenzyme bleibt C3b kovalent an die Zielzelle gebunden. C3b und C3d werden von Zellen mit Komplementrezeptoren erkannt (s. Kap. 12).

Antikörper können nicht nur den klassischen Reaktionsweg aktivieren, sondern auch mit Zellen interagieren, die Fc-Rezeptoren tragen. Dazu gehören Makrophagen, Neutrophile, Eosinophile und K-Zellen. Die verschiedenen Antikörpersubklassen haben eine unterschiedliche Fähigkeit, mit Effektorzellen und C1q zu interagieren. Dies entspricht der jeweiligen Bindungscharakteristik der verschiedenen Fc-Rezeptor-Typen. Beispielsweise bindet C1q innerhalb der Cγ2-Domäne von IgG1, während die Bindungszelle für Makrophagen die Cγ3-Domänen umfaßt.

Komplementfragmente und IgG wirken als Opsonine, und durch Anwesenheit von Mikroorganismen werden den Phagozyten dazu aktiviert, opsonierte Partikel aufzunehmen. Durch Verstärkung der lysosomalen Aktivität von Phagozyten und Stimulation der Bildung von reaktiven Sauerstoffmetaboliten unterstützen Opsonine die Phagozyten bei der Zerstörung von pathogenen Organismen, erhöhen aber gleichzeitig deren Fähigkeit, im Fall eines immunpathologischen Vorgangs Schaden anzurichten (Abb. 20.**3**). Bei Patienten mit rheumatoider Arthritis produzieren neutrophile Granulozyten aus der Synovialflüssigkeit mehr Superoxid als die neutrophilen Granulozyten aus dem Blut; erklärt wird dies dadurch, daß im rheumatischen Gelenk Mediatoren wie Immunkomplexe und Komplexfragment vorhanden sind, die eine Aktivierung bewirken.

Aus zusätzlich freigesetzter Arachidonsäure entstehen Prostaglandine und Leukotriene, die wichtige Bestandteile einer entzündlichen Reaktion sind. Ferner signalisieren Fibrinpeptide, Leukotriene (LTB4), chemotaktische Polypeptide aus Mastzellen und Lymphozyten den bislang unbeteiligten Effektorzellen, daß eine Entzündung stattfindet (Abb. 20.**4**).

Effektorzellen mit Fc-Rezeptoren machen bei einer Überempfindlichkeitsreaktion nichts anderes, als ihre physiologische Funktion in der Auseinandersetzung mit pathogenen Erregern auszuüben (Abb. 20.**5**). Die meisten pathogenen Organismen – sofern sie nicht phagozytoseresistent sind – gehen in Phagolysosomen zugrunde, weil sie das Sperrfeuer von Sauerstoffmetaboliten, Radikalen, Ionen, Enzymen, ungünstigem pH-Wert und anderen Faktoren, die mit ihrem Metabolismus nicht vereinbar sind, nicht überstehen. Ist die Zielzelle so groß, daß sie sich der Phagozyt nicht einverleiben

Funktion der Neutrophilen	Aktivator					
	IgG	C3	IgG + C3	C5a	C5b67	IgA
Adhärenz	+	+	+++	+	–	+
Sauerstoff-metabolismus	+	±	++++	+++	++	+
Freisetzung von lysosomalen Enzymen	+	+	++++	+++	–+	+
Chemotaxis	+	–	+	+++	++	?
Phagozytose	+	±	++++	–	–	?

Abb. 20.**3** **Aktivierung von Neutrophilen.** Neutrophile werden durch Antikörperkomplexe (IgG und IgA) sowie durch (ihrerseits aktivierte) Komplementkomponenten aktiviert. Jeder Mediator hat ein bestimmtes Aktivitätsspektrum. Aktiviertes C3 (je nach Reifungsgrad der beteiligten Zelle C3b, C3bi und C3d) und die Aktivierung über IgG verstärken sich wechselseitig. Bei Anwesenheit beider Komponenten fällt das Signal auf die Zielzellen besonders stark aus.

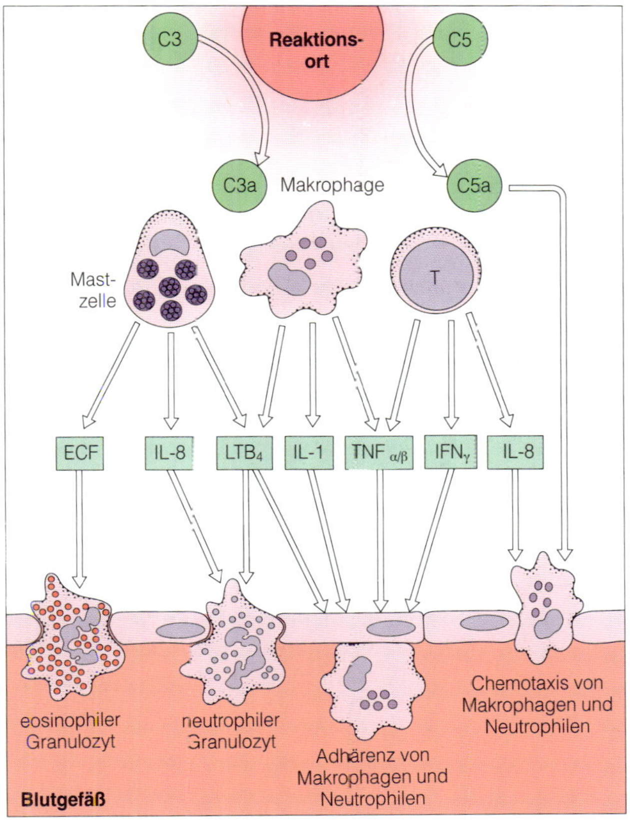

Abb. 20.**4** **Chemotaktische Faktoren bei Überempfindlichkeitsreaktionen.** Aktivierte Mastzellen setzen Faktoren frei, die chemotaktisch auf eosinophile (ECF) und neutrophile (NCF) Granulozyten wirken; das Leukotrien B4 (LTB4) wird von Makrophagen produziert und ist chemotaktisch für neutrophile Granulozyten und Makrophagen. LTB4, IL-1 und IFNγ führen zu einer verstärkten Adhärenz von Neutrophilen und Monozyten am Endothel. C5a lockt Neutrophile und Makrophagen an. Aktivierte T-Zellen setzen sowohl IFNγ als auch einen chemotaktischen Faktor (lymphocyte derived chemotactic factor, LDCF) frei, der für die Infiltration von Makrophagen bei Reaktionen vom verzögerten Typ von Bedeutung zu sein scheint.

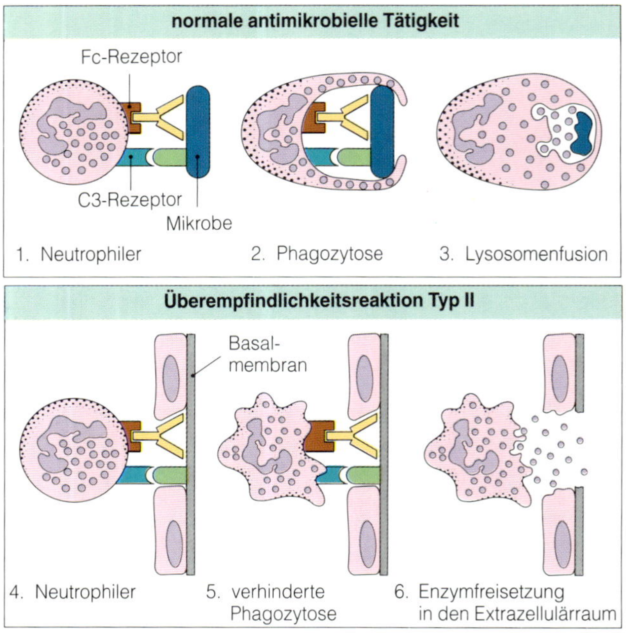

Abb. 20.**5** **Mechanismus der Zellschädigung.** Bei der Überempfindlichkeitsreaktion gehen Neutrophile gegen Körperzellen im Prinzip genauso vor wie gegen Bakterien (1): Ein Neutrophiler bindet an die Fc- und C3-Rezeptoren der Mikrobe. Diese wird phagozytiert (2) und nach Entstehung des Phagolysosoms verdaut (3). Bei der Überempfindlichkeitsreaktion wird die mit Antikörpern umhüllte Wirtszelle in ähnlicher Weise phagozytiert; ist das Ziel, z. B. eine Basalmembran (4), für eine Phagozytose zu groß (5), behilft sich der Neutrophile damit, daß er seine Lysosomen nach außen freisetzt, wodurch auch Zellen in der Nachbarschaft geschädigt werden (6).

kann, setzt er seine Granula und Lysosomen nach außen frei, was auch das umliegende Gewebe des Wirtes schädigt (Abb. 20.**6**). Diesen Vorgang nennt man Exozytose. In einigen Fällen, wie bei den Reaktionen der Eosinophilen gegen Schistosomen, ist dieses Vorgehen sinnvoll; wenn aber das eigene Gewebe durch Antikörper sensibilisiert ist, aktiviert es ähnliche Effektormechanismen, woraus mehr Schaden als Nutzen entsteht.

Antikörper können Überempfindlichkeitsreaktionen auch durch Kreuzvernetzung zwischen K-Zellen und dem Zielgewebe vermitteln. K-Zellen finden sich hauptsächlich in der Population der großen granulierten Lymphozyten und binden über ihre hochaffinen Fc-Rezeptoren an Antikörper. Die daraus entstehende Zytotoxizität folgt denselben Mechanismen wie bei zytotoxischen T-Zellen. Obwohl die K-Zell-Aktivität gegen verschiedene Zelltypen in vitro gut nachgewiesen werden kann, ist die Rolle der K-Zellen bei Überempfindlichkeitsreaktionen schwierig einzuschätzen. Die Empfänglichkeit (Suszeptibilität) der Zielzellen gegenüber den verschiedenen Effektorzellen ist unterschiedlich. Sie hängt davon ab, wie groß die Menge eines bestimmten Antigens ist, welche Strukturen auf der Oberfläche der Zielzellen exprimiert werden, und auch von der allgemeinen Widerstandskraft der betroffenen Zielzelle. Ein Erythrozyt wird beispielsweise durch eine einzige Bindung an eine aktive C5-Konvertase lysiert, während die meisten kernhaltigen Zellen erst dann zerstört werden,

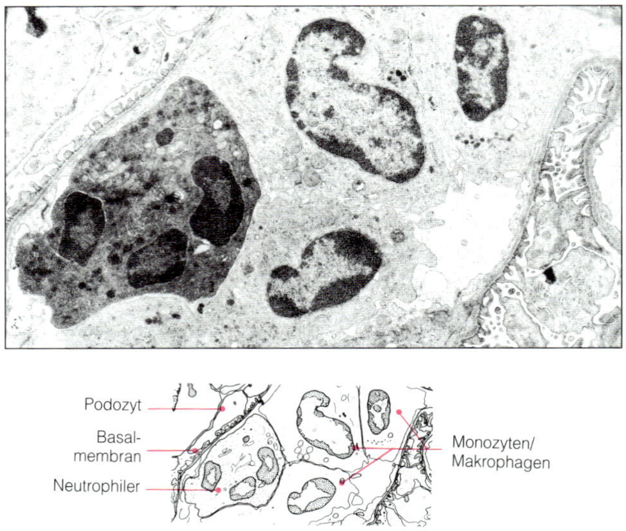

Abb. 20.**6** **Phagozyten beim Angriff auf die Basalmembran.** Die elektronenmikroskopische Aufnahme zeigt einen Neutrophilen und drei Monozyten, die gerade an die Basalmembran einer Nierenkapillare (Kaninchen) binden, welche mit Antikörpern beladen ist; 3500 ×. Mit freundlicher Genehmigung von Prof. G. A. Andres.

wenn viele solcher Bindungsorte gleichzeitig besetzt sind.

Der Rest des Kapitels wird sich nun mit Fällen beschäftigen, in denen eine antikörperabhängige Zytotoxizität zur Zellzerstörung oder zu anderen immunpathologischen Schädigungen führt.

Reaktionen gegen Blutzellen und Thrombozyten

Einige der besten Beispiele für Typ-II-Reaktionen finden sich in der Immunantwort auf Erythrozyten, nämlich bei Transfusionszwischenfällen, bei denen der Empfänger gegen die Antigene des Blutspenders sensibilisiert ist. Andere wichtige Beispiele sind autoimmunhämolytische Anämien und Thrombozytopenien, bei denen Sensibilisierung gegen körpereigene Erythrozyten oder Thrombozyten vorliegt.

Transfusionsreaktionen

Beim Menschen kennt man mindestens 20 verschiedene Blutgruppensysteme mit mehr als 200 allogenen Varianten. Jedes System ist einem Genlocus zuzuordnen, der die entsprechenden Antigene auf der Oberfläche von Erythrozyten (und manchmal auch auf anderen Zellen) spezifiziert. Innerhalb eines jeden Systems können zwei oder mehrere Phänotypen existieren. So gibt es im AB0-System vier Phänotypen (A, B, AB und 0), woraus wiederum vier Blutgruppen für dieses System resultieren. Ein Individuum mit einer bestimmten Blutgruppe kann Erythrozyten erkennen, die Antigene einer anderen Blutgruppe tragen, und Antikörper gegen sie bilden. Solche Antikörper können auch ohne einen früheren Kontakt mit Erythrozyten vorhanden sein. Es gibt Unterschiede in der Immunogenität der verschiedenen Blutgruppenantigene. Zur Vermeidung von Transfu-

System	Genloci	Antigene	Frequenz des Phänotyps
AB0	1	A, B oder 0	A 42% B 8% AB 3% 0 47%
Rhesus	3 eng verbundene Loci Hauptantigen = RhD	C oder c D oder d E oder e	RhD^+ 85% RhD^- 15%
Kell	1	K oder k	K 9% k 91%
Duffy	1	Fy^a, Fy^b oder Fy	Fy^aFy^b 46% Fy^a 20% Fy^b 34% Fy 0,1%
MN	1	M oder N	MM 28% MN 50% NN 22%

Abb. 20.**7** **Die fünf wichtigsten Blutgruppen bei Transfusionszwischenfällen.** Nicht alle Gruppen besitzen die gleiche antigene Potenz. RhD ruft bei einem inkompatiblen Empfänger eine stärkere Reaktion hervor als die anderen Rhesusantigene, und Fy^a ist stärker als Fy^b. Die angegebenen Frequenzen beziehen sich auf eine kaukasische Population; bei anderen Rassen gelten andere Genfrequenzen.

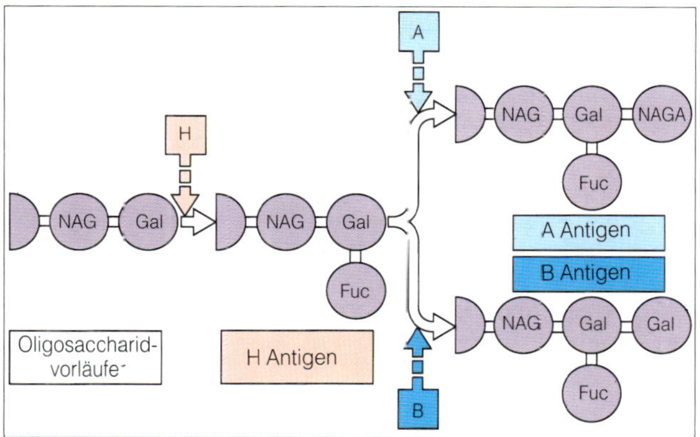

Blutgruppen (Phänotyp)	Genotyp	Antigen	Serumantigene gegen AB0
A	AA, A0	A	Anti-B
B	BB, B0	B	Anti-A
AB	AB	A und B	keine
0	00	H	Anti-A und Anti-B

Abb. 20.**8** **Reaktivität der AB0-Blutgruppen.** Das Schema zeigt vereinfacht den Aufbau des AB0-Blutgruppensystems. Das vom H-Gen gebildete Enzym hängt einen Fucoserest (Fuc) an die terminale Galactose (Gal) der Oligosaccharidvorstufe an. Bei Menschen, die das A-Gen besitzen, folgt auf diesen Galactoserest ein N-Acetylgalactosamin (NAGA); Träger eines B-Gens bilden eine starke Galactose, und so entstehen entweder A- oder B-Antigene. Personen mit beiden Genen produzieren beide Antigene. In der Tabelle sind Genotypen und Antigene des AB0-Systems einander zugeordnet. Die meisten Menschen bilden Antikörper gegen die Blutgruppenantigene, die sie selbst nicht besitzen. NAG N-Acetylglucosamin.

sionszwischenfällen ist eine möglichst große Übereinstimmung der Blutgruppen zwischen Spender und Empfänger wichtig. In Abb. 20.**7** sind 5 der wichtigsten Blutgruppen aufgeführt.

Das AB0-System ist von besonderer Bedeutung. Die Antigene werden auf Kohlenstoffgruppen von Glykoproteinen exprimiert. Die Kohlenwasserstoffe dieses Systems und des verwandten Lewis-Blutgruppensystems werden von allelen Genen determiniert, die das Kohlenwasserstoffskelett mit endständigen Zuckerresten versehen (Abb. 20.**8**). Beim AB0-System können Antikörper auch ohne vorherige Immunisierung mit fremden Blutzellen vorhanden sein. Man nimmt an, daß die meisten Menschen auf AB0-Antigene sensibilisiert sind, weil zufälligerweise identische antigene Determinanten auf vielen Organismen vorkommen. Da Antikörper gegen das AB0-System bereits natürlicherweise vorhanden sein können, ist die Übereinstimmung zwischen Spender und Empfänger hinsichtlich dieses Blutgruppensystems besonders wichtig.

Von Bedeutung ist ferner das Rhesussystem als die Hauptursache des Morbus haemolyticus neonatorum. Rhesusantigene sind lipidabhängige Proteine, die über die ganze Zelloberfläche verteilt sind. Sie werden von drei benachbarten Genen kodiert, von denen der Rhesus-D-Locus wegen seiner hohen Immunogenität der wichtigste ist.

Die Antigene des MN-Systems werden auf der glykosylierten N-terminalen Region von Glycophorin A auf der Erythrozytenoberfläche exprimiert. Die Antigenität ist durch Polymorphismus der Aminosäuren 1 und 5 determiniert. Die Antigene des verwandten Ss-Systems sitzen auf Glycophorin B. Die Beziehung zwi-

Erythrozytenoberflächenglykoprotein	exprimierte Blutgruppen	Anzahl der Lokalitäten pro Zelle
Anionentransportprotein	AB0, Ii	10^6
Glycophorin A	MN	10^6
Glucosetransporter	AB0, Ii	5×10^5
Mr 45 000–100 000	AB0 } Rh	$1 \cdot 2 \times 10^5$
Mr 30 000	AB0 } Rh	
Glycophorin B	N, Ss	$2 \cdot 5 \times 10^5$
Glycophorin C und D	Gerbich (Ge)	10^5
DAF (delay accelerating factor)	Cromer	$< 10^4$
CD44 (80 kDa)	Ina/Inh	$3 \times 10^3 - 6 \times 10^3$
Kell (93 kDa)	Kell	$3 \times 10^3 - 6 \times 10^3$
Fg (40 kDa)	Fg	12×10^3
Lutheran (78 u. 85 kDa)	Lutheran	$1 \cdot 5 \times 10^3 - 4 \times 10^3$

Abb. 20.**9** **Blutgruppenantigene von Erythrozyten.** Es ist darauf hinzuweisen, daß für jene Blutgruppen, welche von Kohlenstoffantigenen abhängen, wie AB0 und Ii (exprimiert auf den AB0-Polysaccharidvorstufen), das Antigen auf verschiedenen Proteinen vorhanden sein kann, während andere Antigene, wie das Cromer, Proteine sind und das Epitop nur auf einem Typ von Molekül vorkommt.

schen Blutgruppen und Erythrozytenoberflächenproteinen ist in der Abb. 20.**9** dargestellt. Bei Unverträglichkeit der anderen Blutgruppen sind Transfusionsreaktionen seltener. Dennoch sollte eine möglichst gute Übereinstimmung zwischen Spender und Empfänger in der Kreuztestung angestrebt werden.

Bei der Kreuztestung wird danach gesucht, ob der Empfänger Antikörper gegen die Spenderzelle besitzt. Antikörper gegen AB0-Blutgruppenantigene führen zur Agglutination, schwächere Reaktionen können nur durch einen indirekten Coombs-Test erkannt werden (s. u.). Bei der Übertragung von Vollblut muß auch darauf geachtet werden, daß das Spenderserum nicht mit den Erythrozyten des Empfängers reagiert. Die Transfusion von Vollblut ist mittlerweile unüblich; bei den meisten Blutspenden werden Serum und die verschiedenen zellulären Anteile fraktioniert.

Die Übertragung von Blutzellen auf einen Empfänger, der bereits Antikörper gegen diese Zellen besitzt, ruft eine sofortige Unverträglichkeitsreaktion hervor (Abb. 20.**10**). Die Schwere der Reaktion hängt von der Menge und der Klasse der beteiligten Antikörper ab. Antikörper gegen das AB0-System gehören meist zur IgM-Klasse. Sie führen zu Agglutination, Komplementaktivierung und intravasaler Hämolyse. Andere Blutgruppen induzieren IgG-Antikörper, die eine geringere Zellagglutination hervorrufen als IgM-Antikörper. Bei schweren Reaktionen findet eine Zerstörung der Erythrozyten durch Komplementaktivierung statt; häufiger werden IgG-sensibilisierte Zellen jedoch in Milz und Leber über Fc-Rezeptoren tragende Zellen abgefangen. Die Zellzerstörung kann einen Kreislaufschock und eine akute Nekrose der Nierentubuli verursachen. Die Reaktion auf eine inkompatible Bluttransfusion kann sich bei einem vorher nicht sensibilisierten Empfänger über Tage oder Wochen hinweg entwickeln und zu Anämie und Gelbsucht führen.

Auch gegen andere Blutkomponenten wie z. B. Leukozyten und Thrombozyten sind Transfusionsreaktionen möglich, verlaufen aber nicht so dramatisch wie eine Erythrozytenunverträglichkeit.

Fieber
Hypotension
Kreuzschmerzen
Druckgefühl im Brustkorb
Übelkeit und Erbrechen

Abb. 20.**10** **Klinische Anzeichen eines Transfusionszwischenfalls.** Im Fall eines sensibilisierten Individuums setzt eine Transfusionsreaktion sofort ein. Die entsprechenden klinischen Symptome sind oben wiedergegeben.

Hämolytische Anämien bei Neugeborenen

Der MHN (Morbus haemolyticus neonatorum) tritt beim Neugeborenen auf, dessen Mutter IgG-Antikörper gegen die Blutgruppenantigene der kindlichen Erythrozyten besitzt. Die Antikörper passieren die Plazenta und zerstören die fetalen Erythrozyten (Abb. 20.**11** u. 20.**12**). Meistens handelt es sich dabei um Reaktionen gegen das Rhesus-D-(RhD-)Antigen. Eine Gefahr besteht, wenn die Mutter Rh^- ist und das Kind Rh^+. Die Sensibilisierung der Rh^--Mutter auf die Rh^+-Erythrozyten geschieht gewöhnlich während der Geburt, wenn einige fetale Blutzellen retrograd in den mütterlichen Kreislauf übertreten und vom mütterlichen Immunsystem als fremd erkannt werden. Aus diesem Grund ist das erste inkompatible Kind gewöhnlicherweise nicht betroffen, das zweite und die folgenden Kinder sind einem steigenden Risiko ausgesetzt, da die Mutter bei jeder folgenden Schwangerschaft sensibilisiert wird. Der MHN kann auch bei anderen Blutgruppenunverträglichkeiten auftreten, am zweithäufigsten bei inkompatiblem K-Antigen des Kell-Systems. Dies geschieht weit seltener als eine Rhesus-D-Unverträglichkeit, weil das K-Antigen weniger weit verbreitet ist (9%) und zudem eine weit schwächere Antigenität besitzt.

Es fiel auf, daß bei bestehender Rhesusinkompatibilität ein MHN seltener als erwartet auftrat, wenn der Vater eine andere AB0-Blutgruppe als die Mutter hatte. Daraus entwickelte sich die Vorstellung, daß die fetalen Rh^+-Zellen in der Rh^--Mutter durch deren Antikörper sofort zerstört werden, wenn sie gleichzeitig AB0-inkompatibel sind. Folglich können sie dann die Mutter nicht mehr auf Rhesus-D-Antigen sensibilisieren. Dies war die Grundlage für die sog. Anti-D-Prophylaxe, bei der rhesusnegativen Müttern unmittelbar nach der Entbindung von einem rhesuspositiven Kind Anti-RhD-Antikörper gegeben werden. Seitdem sind die Komplikationen wegen Rhesusunverträglichkeit wesentlich

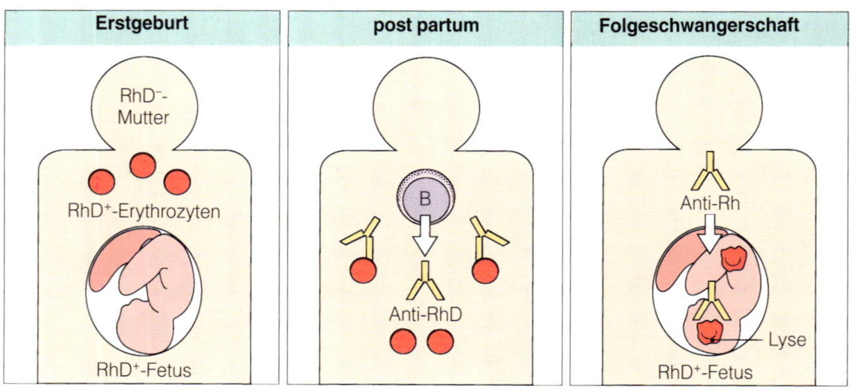

Abb. 20.**11** **Morbus haemolyticus neonatorum-I.** Während der ersten Schwangerschaft gelangen inkompatible rhesuspositive (RhD^+-)Erythrozyten des Fetus in den Blutkreislauf der Mutter. Diese bildet post partum Anti-Rhesus-IgG-Antikörper, welche bei der folgenden Schwangerschaft über die Plazenta in den fetalen Blutkreislauf übertreten (IgM-Antikörper können die Plazenta nicht passieren). Bei Inkompatibilität werden die kindlichen Erythrozyten von den Antikörpern zerstört.

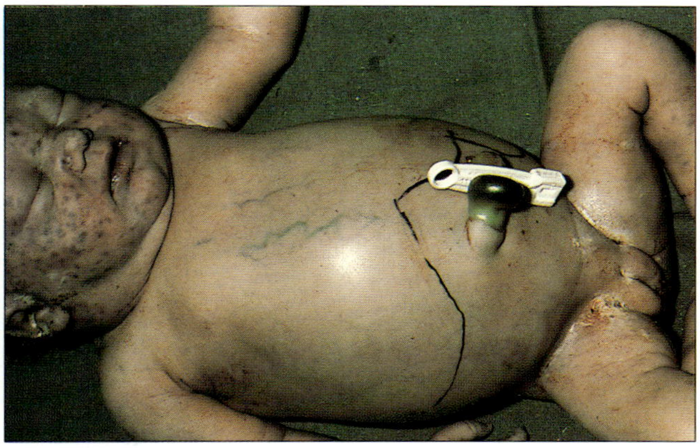

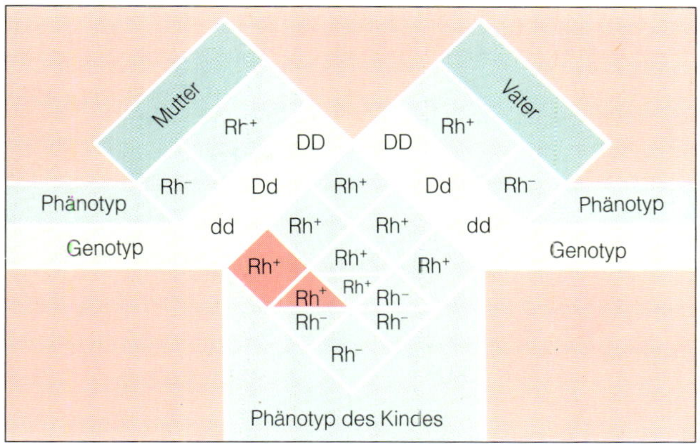

Abb. 20.**12** **Morbus haemolyticus neonatorum-II.** Das Bild zeigt ein Kind mit MHN. Wegen der Zerstörung von Erythrozyten durch mütterliche antierythrozytäre Antikörper im kindlichen Kreislauf sind Leber und Milz beträchtlich vergrößert. Bilirubin (ein Abbauprodukt des Hämoglobins) ist erhöht, die petechialen Blutungen im Gesicht sind eine Folge der gestörten Thrombozytenfunktion. Mit freundlicher Genehmigung von Dr. K. Sloper. Das bei einem solchen Krankheitsbild am häufigsten beteiligte Antigen ist RhD. Das Schaubild zeigt die möglichen Phänotypen bei Kindern von Eltern mit verschiedenen RhD-Phänotypen. Die Rh-positiven Individuen können homozygot (DD) oder heterozygot (Dd) sein. Rh-negative Individuen sind immer homozygot (dd). Die Gefahr eines MHN besteht bei Rh-negativen Müttern mit Rh-positiven Kindern (rot).

Abb. 20.**13** **Rhesusprophylaxe.** Ohne Prophylaxe gelangen Rh^+-Erythrozyten in den Blutkreislauf einer Rh^--Mutter und sensibilisieren sie gegen Rh-Antigene (A). Werden kurz nach der Entbindung Anti-Rh-Antikörper (Anti-D) injiziert, kann damit durch rechtzeitige Beseitigung der Rh^+-Erythrozyten eine Sensibilisierung der Mutter verhindert werden (B). Die MHN-Todesfälle gingen in den Jahren 1959–1966 wegen der besseren Patientenversorgung zurück, ein rasches Absinken der Erkrankungsfälle wurde aber erst seit 1969 mit Einführung der Rhesusprophylaxe erreicht.

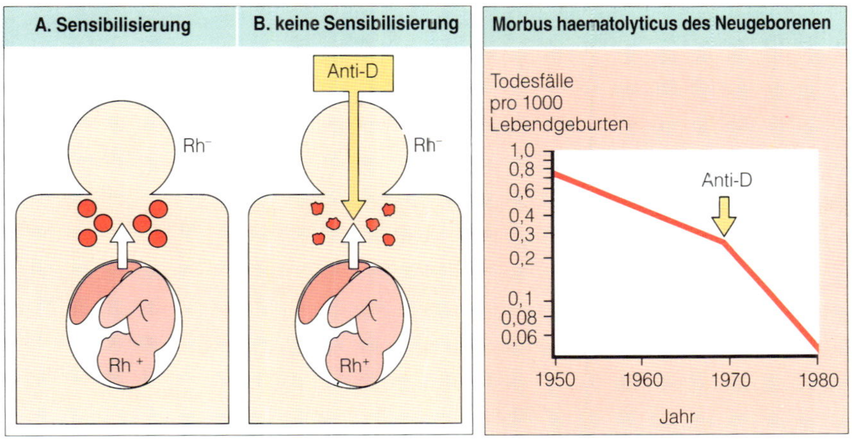

seltener geworden (Abb. 20.**13**). Man weiß nicht sicher, vermutet aber, daß die Prophylaxe über die Zerstörung der fetalen Erythrozyten, die in die Mutter gelangt sind, funktioniert.

Autoimmunhämolytische Anämien

Auch bei den autoimmunhämolytischen Anämien, bei denen die Antikörper gegen körpereigene Erythrozyten gebildet werden, handelt es sich um Reaktionen gegen Blutgruppenantigene. Weist ein Patient einen positiven Coombs-Test auf, besteht der Verdacht auf eine autoimmune hämolytische Anämie (Abb. 20.**14**). Mit diesem Test werden Antikörper auf Erythrozyten nachgewiesen: Entweder sind Antikörper gegen erythrozytäre Antigene gebildet worden, oder Immunkomplexe haften an der Oberfläche des Erythrozyten an.

Ebenso wird der Coombs-Test verwendet, um nach Fehltransfusionen Antikörper auf Erythrozyten zu entdecken, und bei der Diagnose des Morbus haemolyticus neonatorum. Die autoimmunen hämolytischen Anämien können in drei Typen eingeteilt werden, je nachdem, ob die beteiligten Antikörper

1. wärmereaktiv sind, d. h. mit dem Antigen bei 37 °C reagieren, oder
2. kältereaktiv sind, d. h. mit dem Antigen bei einer Temperatur unterhalb von 37 °C reagieren,
3. oder ob es sich um Antikörper handelt, die aufgrund allergischer Reaktionen auf Medikamente entstanden sind.

Wärmereaktive Autoantikörper (Wärmeantikörper)

Wärmereaktive Antikörper finden sich häufig gegen Antigene des Rhesussystems, also gegen Determinanten der Rh-C, Rh-E und Rh-D-Loci. Diese Autoantikörper rufen nicht die typische Transfusionsreaktion hervor, da offenbar andere Epitope auf den Rh-Antigenen beteiligt sind. Gelegentlich findet man auch Autoantikörper gegen andere Blutgruppenantigene. Die Ursachen für die meisten wärmeaktiven hämolytischen An-

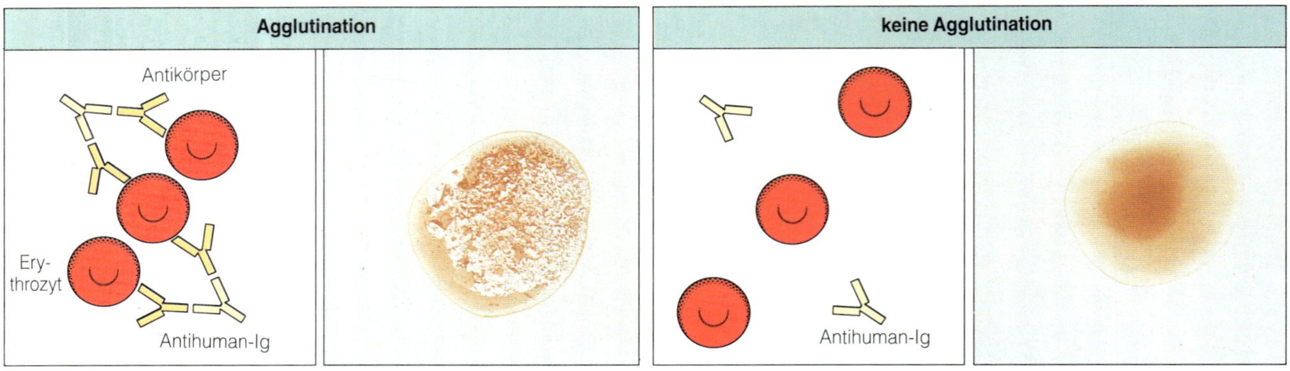

Abb. 20.**14** **Coombs-Test.** Mit diesem Test – auch Antiglobulintest genannt – können Antikörper auf Erythrozyten nachgewiesen werden. In Anwesenheit von Antikörpern agglutinieren die Erythrozyten, wenn antihumanes Immunglobulin zugegeben wird (unten). Sind keine Antikörper auf den Erythrozyten, findet keine Agglutination durch das Serum statt.

ämien sind unbekannt, einige gehen jedoch mit anderen Autoimmunerkrankungen einher. Bei diesen Patienten scheint die Anämie eher durch den beschleunigten Abbau der sensibilisierten Erythrozyten über Milzmakrophagen bedingt zu sein als durch eine komplementvermittelte Lyse.

Kältereaktive Autoantikörper

Kältereaktive Autoantikörper liegen meist in höheren Titern vor als wärmereaktive. Sie reagieren größtenteils gegen das Ii-Blutgruppensystem (auf das bisher nicht eingegangen wurde), gehören primär der IgM-Klasse an und binden Komplement. Die Antigene werden auf Polysacchariden exprimiert, aus denen auch die Antigene des AB0-Systems entstehen. Bei unvollständiger Glykosilierung der Polysaccharide werden vermehrt I- und i-Antigene exprimiert.

Die Reaktion des Antikörpers mit den Erythrozyten (besonders im Winter) findet in der Peripherie statt, wo die Temperatur in den Kapillarschlingen exponierter Hautstellen bis unter 30 °C abfallen kann. In schweren Fällen kann das bis zur Nekrose im Bereich der peripheren Endstrombahn führen. Nachdem die Temperatur in Organen wie Milz und Leber bei 37 °C liegt und die Antikörper bei dieser Temperatur nicht binden, werden bei dieser Form der Anämie die sensibilisierten Erythrozyten offenbar nicht durch eine Fc-vermittelte Lyse in den inneren Organen zerstört, sondern durch einen komplementvermittelten Vorgang in der Peripherie. Die Schwere der Anämie entspricht der Komplementbindungskapazität im Serum des Patienten.

Meist treten kältereaktive autoimmunhämolytische Anämien bei älteren Menschen auf, und meist ist die Ursache unbekannt; es fällt jedoch auf, daß die gebildeten Autoantikörper gewöhnlich von einer sehr begrenzten Klonalität sind. Manchmal geht eine Infektion mit Mycoplasma pneumoniae voraus. Dabei handelt es sich gewöhnlich um eine akut auftretende Erkrankung von kurzer Dauer, die mit der Bildung von polyklonalen Autoantikörpern einhergeht. Man nimmt an, daß es zwischen diesen Bakterien und Erythrozyten kreuzreagierende Antigene gibt und daß auf diese Weise die normalen Toleranzmechanismen unterlaufen werden (s. Kap. 23).

Pharmakologisch hervorgerufene Reaktionen gegen Blutbestandteile

Medikamente können allergische und autoallergische Reaktionen gegen Blutzellen wie Erythrozyten und Thrombozyten hervorrufen. Dabei gibt es verschiedene Möglichkeiten (Abb. 20.**15**). Der Auslöser ist das Medikament oder seine Metaboliten, wenn gleichzeitig der entsprechende Antikörper vorhanden ist. Die erste Beobachtung dieser Art wurde von Ackroyd gemacht, der eine thrombozytopenische Purpura (Zerstörung von Thrombozyten) nach Verabreichung des Medikaments Sedormid beschrieb. Hämolytische Anämien können durch eine ganze Reihe von Medikamenten, wie etwa Penicillin, Chinin und Sulfonamide, hervorgerufen werden. Glücklicherweise handelt es sich hierbei um seltene Zwischenfälle.

Gelegentlich können Medikamente allergische Reaktionen induzieren, bei denen Autoantikörper gegen Erythrozytenantigene gebildet werden, wie dies bei 0,3% der Patienten der Fall ist, die mit α-Methyldopa behandelt werden. Diese Antikörper ähneln den Wärmeantikörpern, mit dem einen Unterschied, daß das Krankheitsbild nach Absetzen des Medikaments verschwindet.

Reaktionen gegen Leukozyten und Thrombozyten

Vereinzelt wurde über Autoantikörper gegen neutrophile Granulozyten (Abb. 20.**16**) und Lymphozyten berichtet. Anders als die Autoantikörper gegen Antigene des AB0-Systems sind Autoantikörper gegen neutrophile Granulozyten echte gewebsspezifische Antikörper. AB0-Antigene werden in vielen Geweben, z. B. Erythrozyten, Niere, Speicheldrüsen usw., gefunden, die neutrophilenspezifischen Antigene dagegen nur auf Granulozyten. Beim systemischen Lupus erythematodes (SLE) werden Antikörper sowohl gegen Neutrophile als auch gegen Lymphozyten gefunden, weil diese Zellen gebundene Antikörper ziemlich schnell wieder abschütteln können.

Autoantikörper gegen Thrombozyten werden in bis zu 70% der Fälle von idiophatischer thrombozytopenischer Purpura gesehen, einer Erkrankung, bei der Blut-

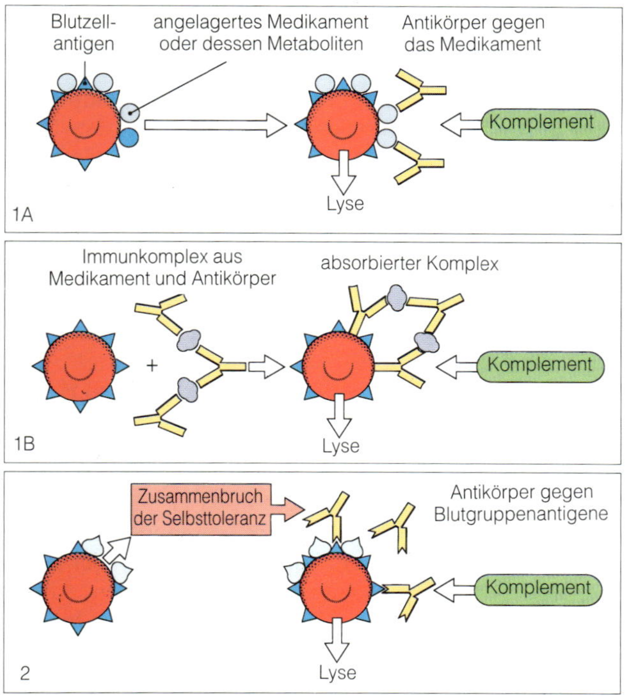

Abb. 20.**15** **Pharmakologisch induzierte Reaktionen gegen Blutzellen.** Die Abbildung zeigt drei Mechanismen, wie Bestandteile des Blutes durch Medikamente geschädigt werden können:
1A Medikamente (oder deren Metaboliten) lagern sich an die Zellmembranen an. Induzieren sie die Bildung von Antikörpern, binden diese an die Zellen und setzen eine komplementvermittelte Lyse in Gang.
1B Immunkomplexe, bestehend aus Medikament und Antikörper, lagern sich an Erythrozyten an. Dies geschieht offenbar über Immunadhärenz-(CR1-)Rezeptoren und/oder die Fc-Region der Immunglobuline. Unsicher ist, ob die Fc-abhängige Bindung spezifisch ist. Die Schädigung erfolgt über komplementvermittelte Lyse.
2 Medikamente auf Zellmembranen können ein Versagen der „Selbst"toleranz induzieren, wahrscheinlich indem sie T_H-Zellen stimulieren. Dies kann zur Bildung von Antikörpern gegen Blutgruppenantigene auf der Zelloberfläche führen. In den Fällen 1A und 1B richten sich die Antikörper gegen das Medikament, bei 2 gegen normale Zellantigene, ganz gleich ob das Medikament noch auf der Zelle vorhanden ist oder nicht.

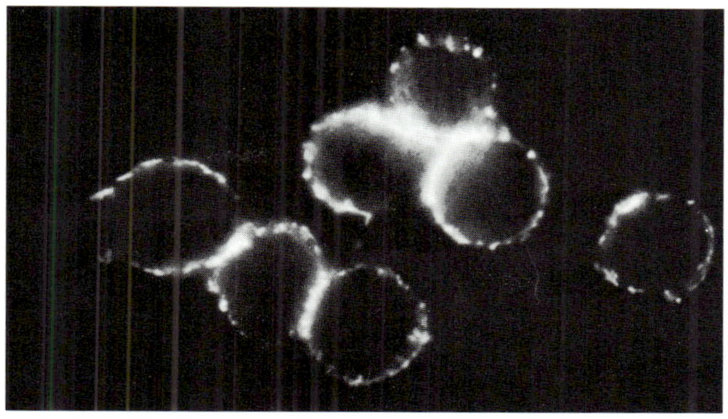

Abb. 20.**16** **Immunfluoreszenzmikroskopische Aufnahme von normalen Neutrophilen, die mit SLE-Serum und antihumanem F(ab')$_2$FITC (von der Ziege) inkubiert wurden.** Beim systemischen Lupus erythematodes werden Antikörper gegen Neutrophile gebildet (in der Abbildung haben sich die Antikörper an normale neutrophile Zellen angelagert). Bei akuten Transfusionsreaktionen gegen Neutrophile kann es zu hohem Fieber kommen, wahrscheinlich durch Pyrogene, die aus den zerstörten Neutrophilen freigesetzt werden. Antineutrophile Antikörper können Neutrophile zerstören, wiewohl ihre Rolle bei der Pathogenese des SLE nicht geklärt ist. Nachdruck aus J. clin. Invest. 64 (1979) 902.

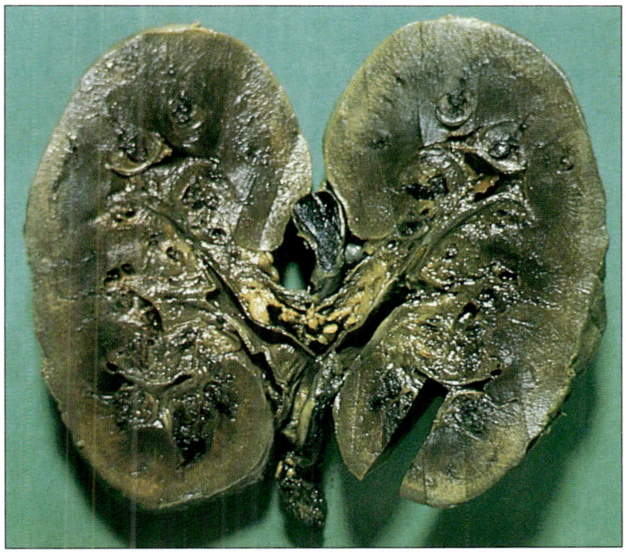

Abb. 20.**17** **Hyperakute Transplantatabstoßung.** 18 Stunden nach der Transplantation mußte diese thrombosierte und hämorrhagische Niere entfernt werden. Das gesamte Gewebe ist dunkel und nekrotisch. Mit freundlicher Genehmigung von Dr. K. Welsh.

plättchen beschleunigt aus dem Kreislauf entfernt werden, und zwar über Immunadhärenzrezeptoren von Milzmakrophagen. Diesem Krankheitsbild geht meistens eine bakterielle oder virale Infektion voraus, weniger häufig geht es mit einer Autoimmunerkrankung wie SLE einher. Beim SLE können manchmal Antikörper gegen Cardiolipin auf Thrombozyten nachgewiesen werden. Autoantikörper gegen Phosphorlipide können die Blutgerinnung beeinträchtigen und verursachen in manchen Fällen Venenthrombosen und Fehlgeburten. Auch Medikamente können über die in Abb. 20.**15** gezeigten Mechanismen eine Thrombozytopenie auslösen.

Hyperakute Transplantatabstoßung

Eine hyperakute Transplantatabstoßung kommt vor, wenn der Empfänger bereits präformierte Antikörper gegen das Transplantat besitzt. Sie findet einige Minuten bis 48 Stunden nach der Transplantation statt; die Antikörper des Empfängers reagieren sofort nach Kontakt mit den Spenderzellen. Die meisten schweren Reaktionen dieses Typs beruhen auf der Unverträglichkeit von Antigenen der AB0-Gruppe, die auf Nierenzellen exprimiert werden; da Spender und Empfänger heute bezüglich dieser Antigene immer untersucht werden, sind diese Reaktionen selten geworden. Präformierte Antikörper gegen andere Gewebsantigene wie MHC-

Klasse-I-Moleküle können auch diesen Typ der Abstoßung hervorrufen. Solche Antikörper können nach früheren Transfusionen oder erfolglosen Transplantationen gebildet worden sein. Das Risiko einer hyperakuten Abstoßung kann durch eine Kreuztestung von T-Zellen des Spenders mit Serum des Empfängers verringert werden.

Diese Reaktion beobachtet man nur bei Transplantaten, die rasch revaskularisiert werden, z. B. bei Nierentransplantaten. Innerhalb einer Stunde nach Anschluß der Blutgefäße beginnt eine extensive Infiltration mit Neutrophilen; darauf folgt eine ausgedehnte hämorrhagische Zerstörung der glomerulären Kapillaren. Durch Ablagerung von Thromben in den Arteriolen wird das Transplantat irreversibel geschädigt (Abb. 20.**17**).

Die wichtigsten Effektoren sind Neutrophile und Thrombozyten, die mit den sensibilisierten Zellen über Fc, C3b- und C3d-Rezeptoren interagieren.

Reaktionen gegen Gewebsantigene

Viele Autoimmunerkrankungen werden durch Antikörper gegen körpereigenes Gewebe und die daraus resultierenden Mechanismen der Typ-II-Überempfindlichkeitsreaktion hervorgerufen. Die Antigene können auf extrazellulären Strukturproteinen oder auf der Oberfläche von Zellen exprimiert sein. Beispiele solcher Erkrankungen sind das Goodpasture-Syndrom und Myasthenia gravis. Es gibt noch viele andere Beispiele für die Mitbeteiligung von Autoantikörpern; in diesen Fällen ist jedoch nicht klar, ob tatsächlich eine Reaktion vom Typ II vorliegt.

Reaktionen gegen Basalmembranen

Bei Patienten mit einer Nierenentzündung findet man nicht selten Antikörper gegen ein Glykoprotein der glomerulären Basalmembran (Abb. 20.**18**). Gewöhnlich handelt es sich um IgG-Antikörper, und bei mindestens 50% der Patienten läßt sich eine Komplementbindung nachweisen.

Das Krankheitsbild mündet gewöhnlich in eine schwere glomeruläre Nekrose mit Fibrinablagerung. Der Zusammenhang zwischen dieser Art Nephritis und der pulmonalen Hämorrhagie wurde von Goodpasture erkannt (Goodpasture-Syndrom). Offenbar gibt es kreuzreaktive Autoantikörper in den Basalmembranen der Lungen und der Glomerula. Es können bei dem Syndrom – wie ursprünglich beschrieben – auch andere Ursachen beteiligt sein, jedoch gilt heute die Bezeichnung „Goodpasture-Syndrom" als Synonym für eine durch Antikörper gegen Basalmembranen hervorgerufene Glomerulonephritis.

Ein Tiermodell für das Goodpasture-Syndrom ist die nephrotoxische Serumnephritis (Masugi-Glomerulonephritis). In diesem Modell werden heterologe Antikörper gegen die glomeruläre Basalmembran an Ratten oder Kaninchen verabreicht, die daraufhin eine akute Nephritis entwickeln. Die Antikörper lagern sich an den Basalmembranen ab, und das Empfängertier bildet weitere Antikörper gegen das heterologe Immunglobulin. Die Stärke der Nephritis und Proteinurie hängt von der Akkumulation der Granulozyten ab, die über komplementabhängige Mechanismen dazukommen. Ähnliche Läsionen können durch Immunisierung mit heterologen Basalmembranen induziert werden (Stablay-Modell). Ein anderes Tiermodell (Heyman-Nephritis), bei dem Autoantikörper gegen ein Protein der glomerulären Epithelzellen induziert werden, ähnelt der membranösen Glomerulonephritis des Menschen. Interessanterweise spielen sich in diesem Modell hauptsächlich komplementvermittelte Vorgänge ab, da in Abwesenheit von Komplement der Verlauf der Erkrankung wesentlich abgemildert ist.

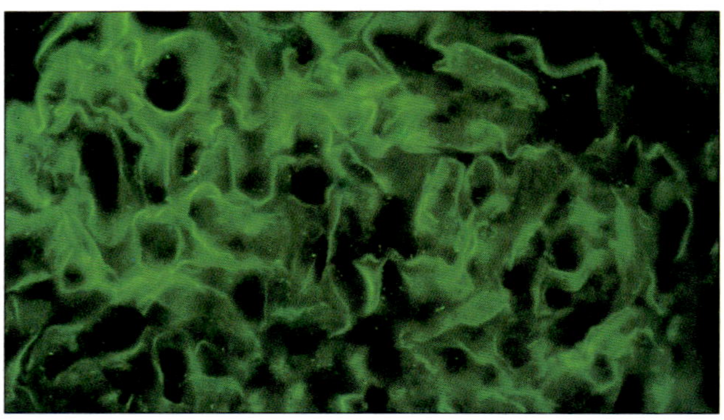

Abb. 20.**18** **Bildung von Immunkomplexen beim Goodpasture-Syndrom.** Antikörper gegen Basalmembranantigene bedecken wie ein durchgehendes Band die gesamte Basalmembran, was mit fluoreszierendem Anti-IgG sichtbar gemacht werden kann. Mit freundlicher Genehmigung von Dr. F. Hay.

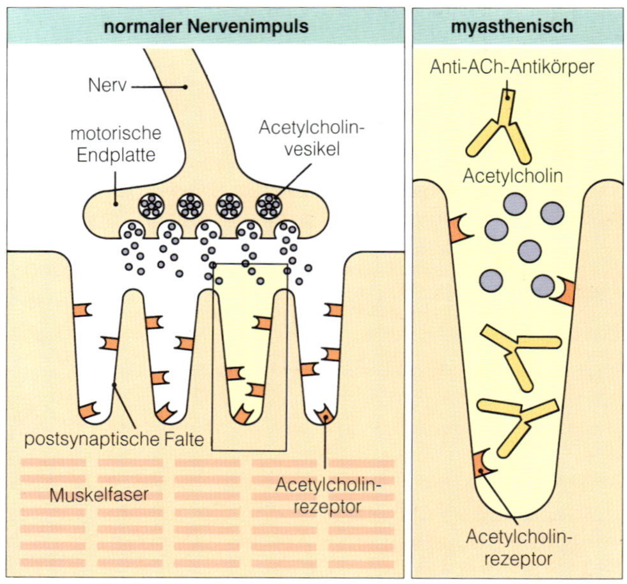

Abb. 20.**19** **Myasthenia gravis.** Normalerweise erreicht ein Nervenimpuls über ein Neuron die motorische Endplatte, worauf acetylcholinhaltige Vesikel mit der Zellmembran verschmelzen und Acetylcholin (ACh) freigesetzt wird. Dieses diffundiert durch den neuromuskulären Spalt, und durch Anlagerung an die muskulären ACh-Rezeptoren öffnen sich Ionenkanäle in der Muskelmembran. Bei der Myasthenia gravis blockieren Antirezeptorenantikörper die Bindung des ACh-Transmitters, so daß die freigesetzten Vesikel nur unzureichend wirksam werden können. Dies ist wahrscheinlich nur einer der Faktoren in der Pathogenese der Erkrankung.

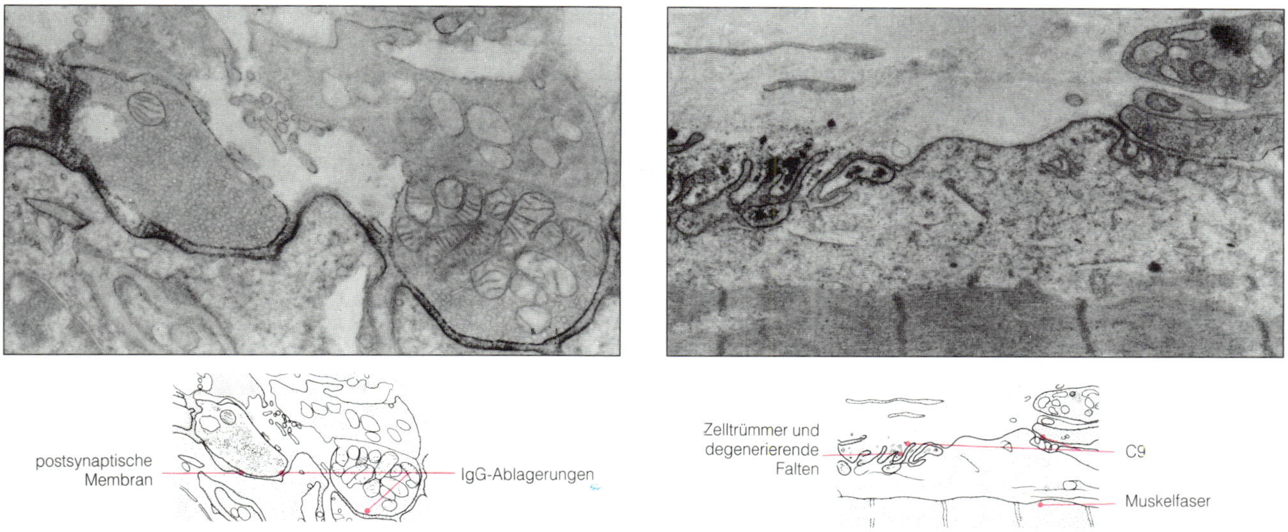

Abb. 20.**20** **Elektronenmikroskopische Aufnahme einer motorischen Endplatte mit IgG-Autoantikörpern (oben) und Komplement C9 (rechts) bei Myasthenia gravis.** Die IgG-Ablagerungen sind als schwach erkennbare Flecken über die postsynaptische Membran verteilt (oben, 13 000 ×). In der Aufnahme rechts ist C9 in der postsynaptischen Region einer bereits zerstörten Nervenendigung zu erkennen; es sind nur noch Zelltrümmer und degenerative Falten vorhanden; 9000 ×. Mit freundlicher Genehmigung von Dr. A. G. Engel.

Myasthenia gravis und Lambert-Eaton Syndrom

Heute weiß man, daß die Myasthenia gravis – ein Zustand extremer Muskelschwäche – mit Antikörpern gegen Acetylcholinrezeptoren auf der Oberfläche von Muskelmembranen vergesellschaftet ist. Die Acetylcholinrezeptoren befinden sich auf der motorischen Endplatte, wo das Neuron mit den Muskeln Kontakt aufnimmt. Die Impulse aus den Nervenendigungen erreichen die Muskelfibrillen über Ausschüttung von Acetylcholin in den neuromuskulären Spalt.

Nach Impfung von Versuchstieren mit gereinigten Acetylcholinrezeptoren konnte eine Muskelschwäche beobachtet werden, die der Myasthenie des Menschen ähnlich sieht. Daraus wurde abgeleitet, daß Antikörper gegen Acetylcholinrezeptoren bei dieser Erkrankung des Menschen eine Rolle spielen. Analysen myasthenischer Muskeln zeigten, daß die Ursache nicht darin liegt, daß kein Acetylcholin synthetisiert oder abgegeben werden kann, sondern daß die Reaktion auf den Impuls ausbleibt. Das freigesetzte Acetylcholin ist also nicht in der Lage, den Muskel zu depolarisieren (Abb. 20.**19**).

Auf neuromuskulären Endplatten können IgG-, C3- und C9-Ablagerungen auf der postsynaptischen Seite des Muskels gefunden werden (Abb. 20.**20**). IgG und Komplement wirken wahrscheinlich auf zwei verschiedene Weisen: 1. über eine erhöhte Turnover-Rate der Acetylcholinrezeptoren und 2. über eine Blockade von Acetylcholin, was zu einer verminderten Depolarisierungsfähigkeit des Muskels führt. Die Injektion von myasthenischem Serum vermindert bei Versuchstieren die Höhe des Miniaturendplattenpotentials MEPP (die Stärke der Depolarisation durch ein einzelnes Vesikelquantum Acetylcholin). Man sieht selten eine zelluläre Infiltration der myasthenischen Endplatten, folglich sind Effektorzellen wahrscheinlich nicht beteiligt. Die vorübergehende Muskelschwäche von Neugeborenen myasthenischer Mütter ist ein weiterer Hinweis darauf, daß bei der Pathogenese IgG-Antikörper beteiligt sind, da sie die Plazenta passieren können.

Unter ähnlichen Konditionen liegt beim Lambert-Eaton-Syndrom auch eine Muskelschwäche vor, welche jedoch auf der mangelnden Freisetzung von Acetylcholin aus dem Neuron basiert. Mit Hilfe von Patientenserum

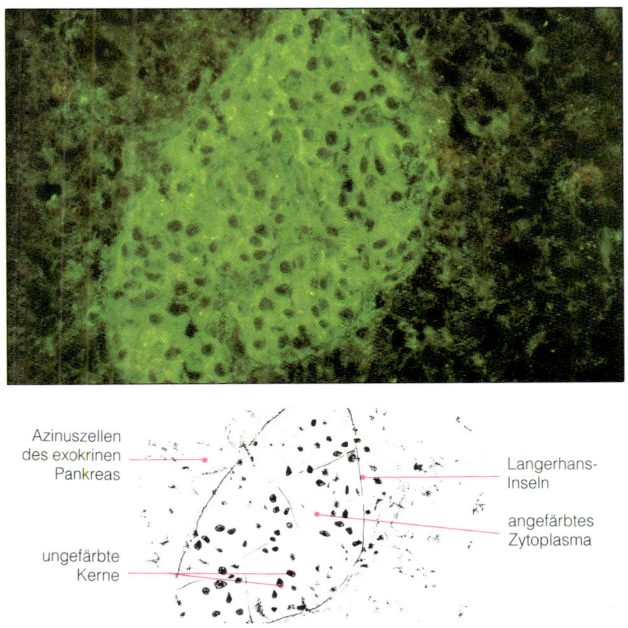

Abb. 20.**21** **Autoantikörper gegen Inselzellen.** Mit der Immunfluoreszenz können bei Diabetikern Autoantikörper gegen die Bauchspeicheldrüse nachgewiesen werden. Sie sind in vitro zytotoxisch für Inselzellen und spielen wahrscheinlich bei der Entstehung des Diabetes eine Rolle. Mit freundlicher Genehmigung von Dr. B. Dean.

oder -IgG sind diese Symptome auf Mäuse übertragbar, indem die Präsenz von Autoantikörpern induziert wird. Man vermutet, daß das Autoantigen mit einem Ionenkanal auf dem Neuron selbst, also nicht auf der Endplatte, assoziiert ist.

Reaktionen gegen zelluläre Antigene

Viele Autoantikörper reagieren mit Gewebeantigenen; ob sie in vivo pathologische Veränderungen hervorrufen, ist nicht sicher. Beispielsweise läßt sich in vitro mit einem Serum, das Antikörper gegen thyreoidale Mikrosomen enthält, eine Zytotoxizität gegen Schilddrüsenzellen demonstrieren; ebenso ist das Serum von Diabetikern zytotoxisch für Pankreasinselzellen (Abb. 20. **21**). Dennoch heißt dies nicht unbedingt, daß die Antikörper ursächlich für die Gewebsschäden verantwortlich wären, sie könnten ebenso erst im Verlauf des Krankheitsprozesses entstanden sein. Meist sind Autoantikörper gegen intrazelluläre Moleküle im Zytosol oder in den Organellen gerichtet. Spuren dieser Antigene können jedoch auf der Zelloberfläche vorhanden sein und dort zum Ziel einer Typ-II-Reaktion werden.

In manchen Fällen können Autoantikörper Rezeptoren auf Zellen stimulieren, was zu einer Störung der physiologischen Steuerung führen kann, ohne daß daraus zwangsläufig eine zytotoxische Zellschädigung resultieren muß (s. Kap. 24).

21 Überempfindlichkeit – Typ-III-Reaktion

Frank Hay

Typen der Immunkomplexerkrankung

Immunkomplexe entstehen immer dann, wenn Antigen und Antikörper zusammentreffen; in der Regel werden sie durch Zellen des retikuloendothelialen Systems effektiv beseitigt, jedoch können sie gelegentlich auch eine Überempfindlichkeitsreaktion auslösen. Die Krankheiten, die als Folge von Immunkomplexbildung entstehen, können in drei große Gruppen eingeteilt werden (Abb. 21.**1**):

1. Bei einer chronischen Infektion, z. B. mit α-hämolysierendem Streptococcus viridans, bei Staphylokokkenendokarditis, bei Infektionen mit Parasiten wie Plasmodium vivax oder bei Virushepatitis, kann es bei Erregerpersistenz und gleichzeitiger schwacher Antikörperantwort zur chronischen Bildung von Immunkomplexen kommen, die unter Umständen im Gewebe abgelagert werden (Abb. 21.**2**).

2. Die Immunkomplexerkrankung ist eine häufige Komplikation von Autoimmunkrankheiten, bei denen die dauernde Produktion von Autoantikörpern gegen ein Selbstantigen die über längere Zeit andauernde Immunkomplexbildung auslöst. Die für die Immunkomplexbeseitigung zuständigen Systeme – das mononukleäre Phagozytensystem, die Erythrozyten und das Komplementsystem – werden überfordert, und es kommt zur Komplexablagerung im Gewebe: Ein Beispiel hierfür ist der systemische Lupus erythematodes (SLE) (Abb. 21.**3**).

3. Immunkomplexe können auf Körperoberflächen entstehen, so z. B. in der Lunge als Folge wiederholter Inhalation antigenen Materials von Schimmelpilzen, Pflanzen oder Tieren. Beispiele sind die Farmerlunge und die Taubenzüchterlunge, hier werden zirkulierende Antikörper gegen Aktinomyzeten aus schimmeligem Heu oder gegen Taubenantigene gebildet. Beide Krankheiten sind Formen der exogenen allergischen Alveolitis und treten nur nach wiederholter Exposition auf. Durch diese Antigene wird vor allem die Bildung von IgG-Antikörpern induziert. IgE-Antikörper, die bei der Sofort-

Ursache	Antigen	Organe, in denen Komplexe abgelagert werden
persistierende Infektion	mikrobielles Antigen	infizierte Organe, Nieren
Autoimmunität	Selbstantigen	Nieren, Gelenke, Arterien, Haut
inhaliertes Antigen	Schimmelpilze, pflanzliche oder tierische Antigene	Lunge

Abb. 21.1 **Drei Kategorien von Immunkomplexerkrankungen.** Die Tabelle zeigt die Herkunft der Antigene und die am häufigsten betroffenen Organe.

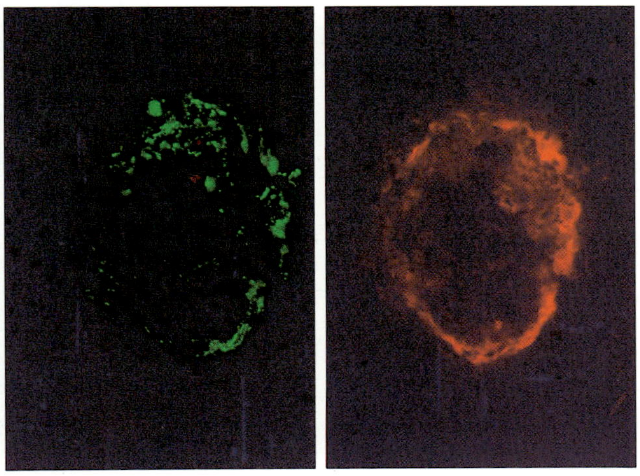

Abb. 21.2 **Immunkomplexe bei Infektionskrankheiten (Immunfluoreszenz).** Die beiden Serienschnitte einer Nierenarterie eines Patienten mit chronischer Hepatitis B sind mit fluoresceinmarkiertem Anti-Hepatitis-B-Antigen (links) und rhodaminiertem Anti-IgM (rechts) gefärbt. Die Anwesenheit sowohl von Antigen als auch von Antikörpern in der Intima und Media der Gefäßwand deutet auf eine Komplexablagerung an dieser Stelle hin. IgG- und C3-Ablagerungen zeigen dasselbe Verteilungsmuster. Mit freundlicher Genehmigung von Dr. A. Nowoslawski.

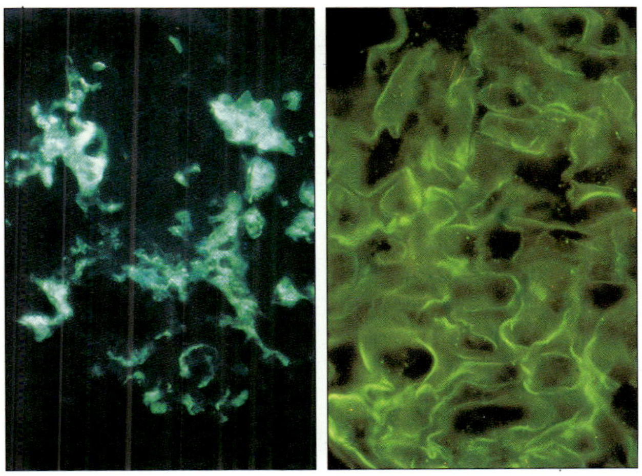

Abb. 21.3 **Immunkomplexe bei Autoimmunerkrankungen (Immunfluoreszenz).** Gegenüberstellung von Schnitten aus den Nieren eines Patienten mit SLE (Überempfindlichkeit Typ III; links) und eines Patienten mit Goodpasture-Syndrom (Überempfindlichkeit Typ II; rechts). In beiden Fällen wurde das Antigen mit fluoreszierendem Anti-IgG dargestellt. Die Komplexe bilden in der Niere charakteristische unregelmäßige („lumpy bumpy") Ablagerungen (links). Die Antibasalmembranantikörper beim Goodpasture-Syndrom bilden ein gleichmäßiges Band auf der glomerulären Basalmembran.

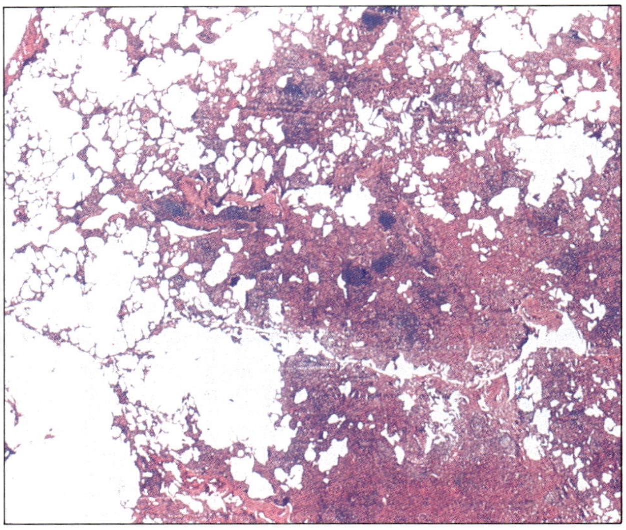

Abb. 21.**4** **Histologie der Lunge bei exogener allergischer Alveolitis (Taubenzüchterkrankheit).** Die Alveolen sind hochgradig geschädigt und zeigen verdichtete (dunkel gefärbte) Entzündungs- und Fibrosierungsherde, entstanden durch lokale Bildung von Immunkomplexen. HE-Färbung, 150 ×. Mit freundlicher Genehmigung von Dr. G. Boyd.

reaktion (Typ I) beteiligt sind, spielen eine untergeordnete Rolle. Bei erneuter Antigeninhalation rufen die in den Alveolen gebildeten Immunkomplexe eine Entzündung hervor (Abb. 21.**4**). Präzipitierende Serumantikörper gegen inhalierte Actinomycesantigene finden sich bei 90% der Patienten mit Farmerlunge, da sie jedoch auch bei Gesunden vorkommen können und bei manchen Erkrankten fehlen, scheint es, daß auch andere Faktoren, z. B. Überempfindlichkeitsreaktionen vom Typ IV, beteiligt sind.

Die Krankheiten, bei denen Immunkomplexe eine wichtige Rolle spielen, sind in Abb. 21.**5** zusammengefaßt. Die Lokalisation von Immunkomplexen hängt davon ab, wo günstige Verhältnisse für eine Ablagerung bestehen bzw. wo Antigene vorhanden sind, die zur Komplexbildung führen.

Entzündungsmechanismen bei der Überempfindlichkeit vom Typ III

Immunkomplexe lösen eine Reihe von Entzündungsprozessen aus. Sie können die Bildung der Komplementfaktoren C3a und C5a (Anaphylatoxine) anregen, die die Freisetzung vasoaktiver Amine aus Mastzellen und Basophilen induzieren und so die Gefäßpermeabilität erhöhen. Die chemotaktischen Eigenschaften dieser Anaphylatoxine ziehen Granulozyten an. Über einen Mechanismus, an dem die Bereitstellung von Neutrophilen beteiligt ist, spielen auch Zytokine aus Makrophagen, vor allem Tumornekrosefaktor (TNF) und IL-1, eine wichtige Rolle bei lokalen Immunkomplexkrankheiten wie der Alveolitis. Auch Thrombozyten können über ihre Fc-Rezeptoren mit Immunkomplexen interagieren, als Folge kommt es zu Thrombozytenaggregation und Mikrothrombenbildung, die wiederum durch Freisetzung vasoaktiver Amine die Gefäßpermeabilität weiter erhöht (Abb. 21.**6**). Die Freisetzung thrombozytärer Wachstumsfaktoren kann zur Zellproliferation beitragen, die bei Immunkomplexkrankheiten wie Glomerulonephritis und rheumatoider Arthritis auftritt.

Die angelockten Granulozyten versuchen, die Komplexe zu phagozytieren; wenn diese aber im Gewebe eingeschlossen sind, geben die Phagozyten ihre lysosomalen Enzyme nach außen ab. Dadurch wird auch das umgebende Gewebe geschädigt (Abb. 21.**7**). Im Blut oder in der freien Gewebsflüssigkeit setzen die lysosomalen Enzyme keinen großen Entzündungsreiz, da sie schnell durch Enzyminhibitoren aus dem Serum neutra-

	Lokalisation der Ablagerungen					
Autoimmunität	**zirkulierende Komplexe**	**Gefäß-system**	**Nieren**	**Gelenke**	**Haut**	**andere Organe**
rheumatoide Arthritis	+	+		+		
systemischer Lupus erythematodes	+	+	+	+	+	Gehirn
Polyarteriitis	+	+	+			Muskel/Leber
Polymyositis/Dermatomyositis		+			+	Muskel
kutane Vaskulitis	+	+			+	
fibrosierende Alveolitis	+					Lunge
Kryoglobulinämie	+	+	+	+	+	
durch mikrobielle Antigene ausgelöst						
Lepra	+		+	+	+	Augen
bakterielle Endokarditis	+	+	+			Herz
Malaria	+		+			
Trypanosomiasis (afrikanische)	+	+	+			Herz/Gehirn
Hepatitis	+	+	+	+		Leber
Dengue-Fieber/hämorrhagisches Fieber	+		+		+	

Abb. 21.**5** **Einige der wichtigsten Immunkomplexkrankheiten: Lokalisation der Ablagerungen.** Die Erkrankungen im oberen Teil der Tabelle sind primär durch Autoimmunität, die im unteren Teil durch mikrobielle Antigene ausgelöst. Es gibt keine für eine bestimmte Krankheit charakteristische Lokalisation der abgelagerten Immunkomplexe.

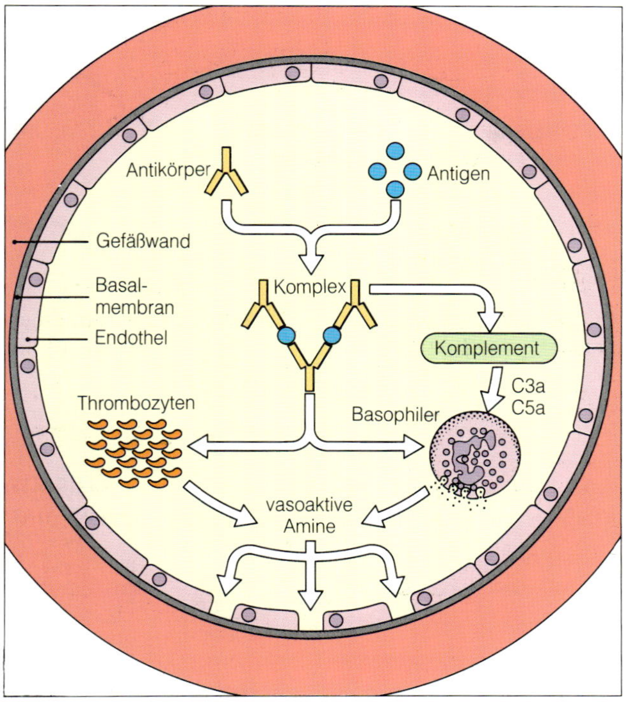

Abb. 21.**6** **Ablagerung von Immunkomplexen in der Blutgefäßwand I.** Antigen und Antikörper bilden zusammen Immunkomplexe. Durch die Komplexe werden die Komplementkomponenten C3a und C5a abgespalten, was zur Freisetzung vasoaktiver Amine aus Basophilen führt. Die Komplexe können auch direkt eine Ausschüttung von vasoaktiven Aminen aus Basophilen und (beim Menschen) Thrombozyten induzieren. Zu den freigesetzten Aminen gehören Histamin und 5-Hydroxytryptamin, die eine Retraktion von Epithelzellen und damit eine Steigerung der Gefäßpermeabilität bewirken.

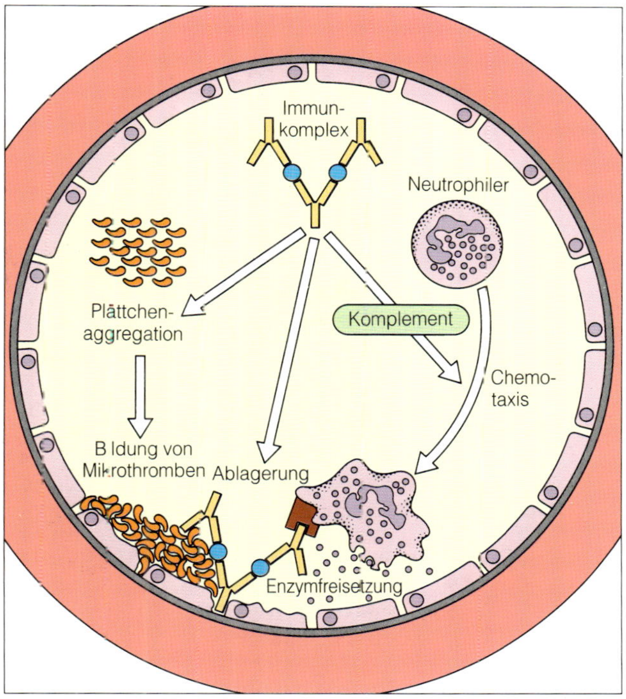

Abb. 21.**7** **Ablagerung von Immunkomplexen in der Blutgefäßwand II.** Mit zunehmender Gefäßpermeabilität lagern sich Komplexe in den Gefäßwänden ab. Es kommt zur Thrombozytenaggregation und zur Komplementaktivierung. Auf dem Kollagen der endothelialen Basalmembran verklumpen die Plättchen zu Mikrothromben. Durch chemotaktische Komplementprodukte angelockte Neutrophile (PMN) können die Komplexe nicht phagozytieren und geben deshalb ihre lysosomalen Enzyme nach außen ab, wodurch die Gefäßwand weiter geschädigt wird.

lisiert werden. Wenn die Phagozyten aber durch Fc-Rezeptor-Bindung in engen Kontakt mit den gewebeständigen Komplexen treten, entziehen sie sich den Seruminhibitoren und können das umliegende Gewebe schädigen.

Experimentelle Modelle der Immunkomplexerkrankung

Für jeden der drei genannten Haupttypen der Immunkomplexerkrankung steht ein experimentelles Modell zur Verfügung: die Serumkrankheit (induziert durch Injektion von Fremdantigen) für die persistierende Infektion, die NZB/NZW-Maus für die Autoimmunität und die Arthus-Reaktion für lokale Schädigung durch ein extrinsisches Antigen. Tiermodelle müssen mit Vorsicht interpretiert werden, da die Erythrozyten von Nagern und Kaninchen – anders als die von Primaten – keinen C3b-Komplementrezeptor für Immunkomplexe (CR1) haben.

Serumkrankheit

Bei der Serumkrankheit lagern sich zirkulierende Immunkomplexe in Gefäßwänden und Gewebe ab. Dies führt zur erhöhten Gefäßpermeabilität und so zu entzündlichen Erkrankungen wie Glomerulonephritis und Arthritis. In der vorantibiotischen Ära war die Serumkrankheit eine Komplikation der Serumtherapie von Krankheiten wie z. B. der Diphtherie, bei der hohe Antikörperdosen eingesetzt wurden. In der Regel wurde Antidiphtherieserum vom Pferd verwendet, und manche Patienten bildeten Antikörper gegen Pferdeprotein.

Die Serumkrankheit wird heute meist an Kaninchen untersucht. Den Tieren wird lösliches Fremdeiweiß, z. B. bovines Serumalbumin (BSA), intravenös injiziert. Nach einer Woche sind zirkulierende Antikörper vorhanden, die mit dem im Überschuß vorhandenen Antigen Komplexe bilden (Abb. 21.**8**). Diese kleinen Komplexe (bei Antigenüberschuß) werden nur langsam vom mononukleären Phagozytensystem entfernt und persistieren in der Zirkulation. Mit der Komplexbildung geht ein Abfall des Gesamtspiegels an hämolytischem Komplement einher, und die klinischen Zeichen der Serumkrankheit entwickeln sich aufgrund granulärer Ablagerungen von Antigen-Antikörper-Komplexen und C3 entlang der glomerulären Basalmembran (GBM) und in anderen kleinen Gefäßen. Mit der vermehrten Antikörperbildung wird die Komplexbildung optimiert und die Komplexe werden abgebaut: Die Tiere erholen sich wieder. Durch tägliche Antigenapplikation kann ein chronischer Verlauf erzeugt werden.

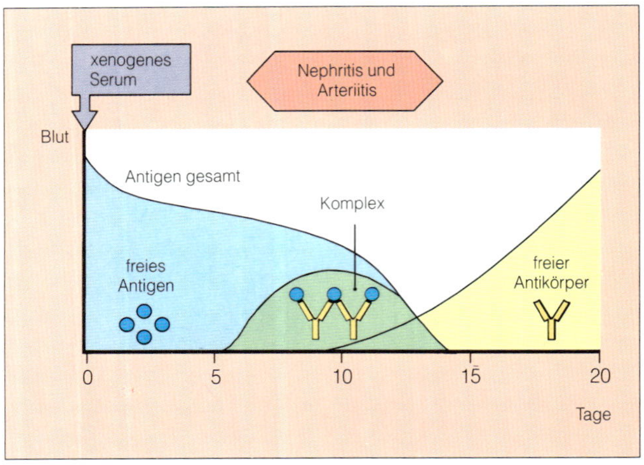

Abb. 21.**8** **Zeitlicher Verlauf der experimentell induzierten Serumkrankheit.** Nach der Injektion eines xenogenen Serums folgt eine symptomfreie Latenzperiode von etwa 5 Tagen, während der freies Antigen im Serum nachgewiesen werden kann. Nach dieser Phase entstehen Antikörper gegen die fremden Proteine, und es bilden sich Immunkomplexe im Serum. Gleichzeitig entwickeln sich die Symptome einer Nephritis und Arteriitis. Anfangs werden bei Antigenüberschuß kleine Komplexe gefunden, mit steigenden Antikörpertitern werden größere Komplexe gebildet, sie lagern sich ab und werden dann abgebaut. In diesem Stadium bilden sich die Symptome zurück.

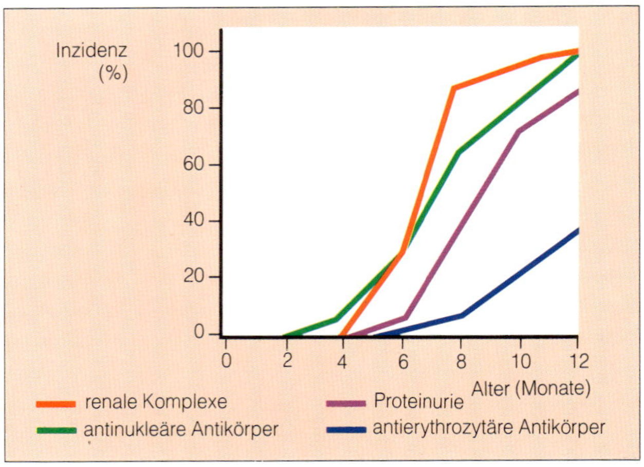

Abb. 21.**9** **Autoimmunkrankheit bei der NZB/NZW-Maus.** Die Graphik zeigt eine Zunahme der Autoimmunerkrankungen mit steigendem Lebensalter der weiblichen NZB/NZW-Mäuse. Die Inzidenz bezieht sich jeweils auf die Mäuse, bei denen die entsprechenden Parameter untersucht wurden. Die Immunkomplexe wurden durch Immunfluoreszenzfärbung von Nierenschnitten dargestellt. Antinukleäre Antikörper im Serum wurden mittels indirekter Immunfluoreszenz nachgewiesen. Die Proteinurie deutet auf eine Nierenschädigung hin. Autoantikörper gegen Erythrozyten werden später im Verlauf der Krankheit gebildet und stehen deshalb wahrscheinlich in keinem Zusammenhang mit der Nierenschädigung. Bei männlichen Mäusen beginnt die Erkrankung etwa 3 Monate später.

Autoimmune Immunkomplexerkrankung

An F_1-Hybriden von NZB/NZW-Mäusen können viele Merkmale des systemischen Lupus erythematodes des Menschen dargestellt werden. Diese Mäuse produzieren eine Reihe von Autoantikörpern, darunter Antierythrozyten-, antinukleäre und Anti-DNA-Antikörper sowie Antikörper gegen glatte Muskulatur. Bei der Geburt sind die Tiere klinisch unauffällig, innerhalb von 2–3 Monaten entwickeln sie aber Anzeichen einer hämolytischen Anämie mit positivem Coombs-Test (auf Antierythrozytenantikörper), antinukleäre Antikörper, einen positiven Lupuszelltest und zirkulierende Immunkomplexe, die sich in Glomeruli und Chorioidplexus ablagern. Die Krankheit ist bei weiblichen Tieren, die innerhalb weniger Monate nach dem Auftreten erster Symptome sterben, sehr viel stärker ausgeprägt (Abb. 21.**9**).

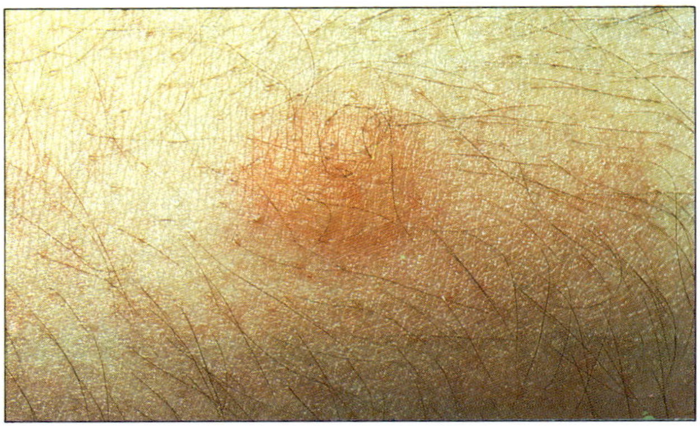

Abb. 21.**10** **Makroskopisches Bild der Arthus-Reaktion.** Die Entzündung erreicht 5–6 Stunden nach Injektion des Antigens ihre größte Intensität.

Arthus-Reaktion

Die Arthus-Reaktion ist lokal begrenzt auf die Wände und das perivaskuläre Gewebe der kleinen Blutgefäße; am häufigsten wird sie in der Haut beobachtet. Versuchstiere werden wiederholt immunisiert, bis ein bestimmter Spiegel von präzipitierenden, vor allem IgG-Antikörpern erreicht ist. Auf die subkutane oder intradermale Injektion des Antigens entwickelt sich eine Reaktion, die nach ca. 4–10 Stunden ihre maximale Intensität erreicht (Abb. 21.**10**). Abhängig von der injizierten Antigenmenge entsteht an der Injektionsstelle ein mehr oder weniger ausgeprägtes hämorrhagisches Ödem. Die Reaktion läßt dann in ihrer Stärke nach und ist nach 48 Stunden deutlich schwächer.

Mit Hilfe von Immunfluoreszenzuntersuchungen konnte gezeigt werden, daß auf die anfängliche Ablagerung von Antigen, Antikörper und Komplement in der Gefäßwand eine Infiltration von Neutrophilen und eine intravaskuläre Thrombozytenaggregation folgen (Abb. 21.**11**). Diese Thrombozytenreaktion kann in schweren Fällen zur Gefäßokklusion mit Nekrose führen. Nach 24–48 Stunden werden die Neutrophilen durch mononukleäre Zellen ersetzt, und gelegentlich finden sich auch einige Plasmazellen.

Komplementaktivierung, entweder über den klassischen oder den alternativen Reaktionsweg, ist eine zwingende Voraussetzung für das Entstehen der Arthus-

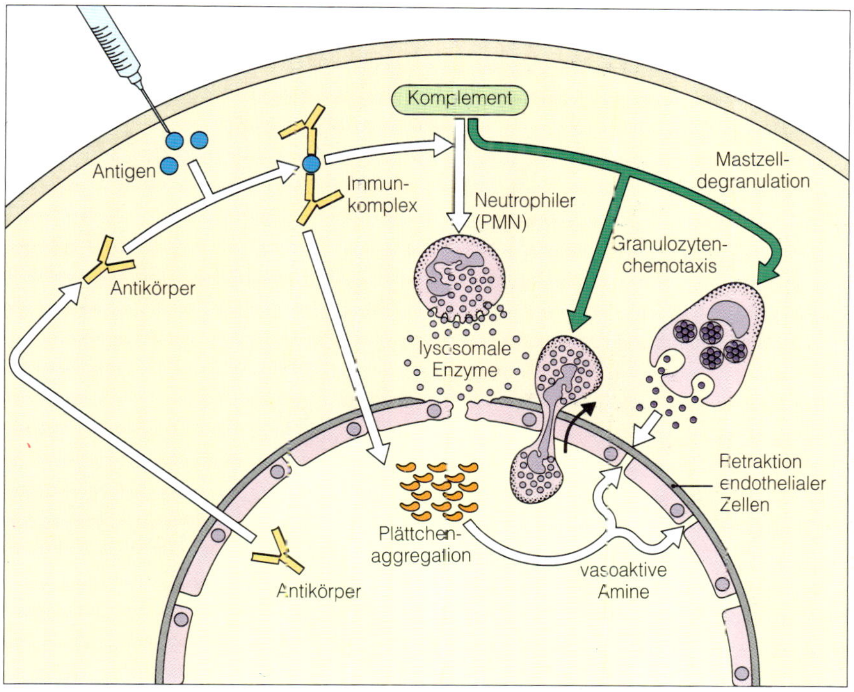

Abb. 21.**11** **Die Arthus-Reaktion.** Intradermal injiziertes Antigen verbindet sich mit spezifischen Antikörpern aus dem Blut zu Immunkomplexen. Diese aktivieren Komplement und setzen vasoaktive Amine aus Thrombozyten frei; sie induzieren auch die Freisetzung von TNF und IL-1 aus Makrophagen (nicht abgebildet). Die Komplementfragmente C3a und C5a bewirken die Degranulation von Mastzellen und locken Neutrophile in das Gewebe. Produkte der Mastzellen, darunter Histamin und Leukotriene, erhöhen die Durchblutung und die Kapillarpermeabilität. Die Entzündungsreaktion wird durch lysosomale Enzyme aus den Granulozyten potenziert. Außerdem werden die Komplexe durch angelagertes C3b für Phagozyten opsoniert. Die Arthus-Reaktion wird bei Patienten mit präzipitierenden Antikörpern beobachtet, z. B. beim Vorliegen einer extrinsischen allergischen Alveolitis, assoziiert mit Micropolysporum.

Reaktion. Ohne Komplement kommt es nicht zur Einwanderung von Neutrophilen, in deren Abwesenheit sich nur ein geringgradiges Ödem entwickelt. Durch Behandlung mit Anti-TNF-Antikörpern ist die Reaktion nur etwa halb so stark ausgeprägt. Für eine maximale Reaktion ist das Verhältnis von Antikörper zu Antigen ausschlaggebend. Bei Antigen- oder Antikörperüberschuß sind die Komplexe in der Regel weniger toxisch, als wenn beide Komponenten im Gleichgewicht vorliegen.

Persistenz von Komplexen

Normalerweise werden Immunkomplexe vom mononukleären Phagozytensystem, vor allem in Leber und Milz, beseitigt. Einige Verwirrung entstand aus der Tatsache, daß Primaten einerseits und Nager und Kaninchen andererseits über unterschiedliche Mechanismen zur Entfernung von Immunkomplexen verfügen. Erythrozyten von Primaten besitzen den CR1-Rezeptor für C3b, diejenigen von Nagern und Kaninchen jedoch nicht.

Diese Nichtprimatenspezies haben nur den thrombozytären C3b-Rezeptor, einen Rezeptor, über den die Primaten auch verfügen. Aufgrund der hohen Erythrozytenzahlen stellt der erythrozytäre CR1 den Hauptanteil der CR1-Rezeptoren im Blut. Pro Erythrozyt sind es ungefähr 700 Rezeptoren, und ihre Effektivität wird durch Bildung von Rezeptor„haufen", die mit hoher Avidität große Komplexe binden können, noch erhöht. Der CR1-Rezeptor bindet Immunkomplexe, die Komplement angelagert haben. Experimentell konnte dies mit Tieren, denen Komplement fehlt, demonstriert werden (Abb. 21.**12**). Die Komplexe werden dann in Leber und Milz transportiert, wo sie durch gewebeständige Makrophagen beseitigt werden (Abb. 21.**13**). Ein Großteil des CR1 wird im Verlauf dieses Prozesses entfernt; das

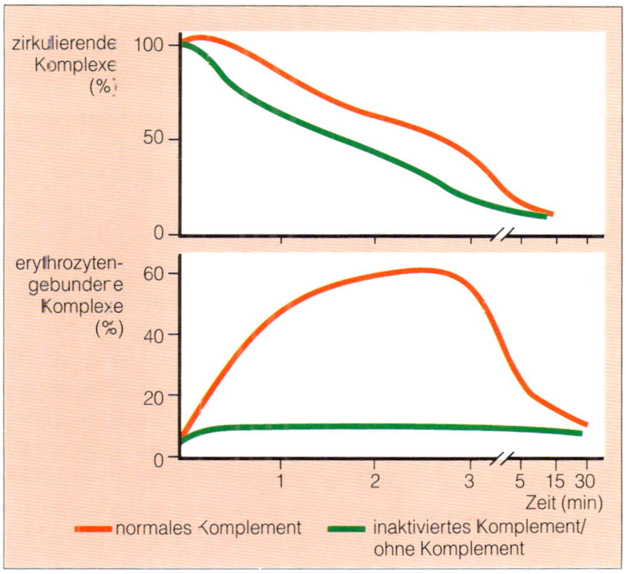

Abb. 21.**12** **Auswirkungen eines Komplementmangels auf den Umgang mit Immunkomplexen.** Immunkomplexe wurden als Bolus in die Zirkulation von Primaten infundiert. Bei Tieren mit normalem Komplementsystem wurden die Komplexe schnell an den CR1-Rezeptor der Erythrozyten gebunden. Bei Tieren, bei denen durch Gabe von Kobragift ein Komplementmangel erzeugt worden war, wurden praktisch keine Immunkomplexe von den Erythrozyten gebunden. Paradoxerweise führt der Komplementmangel zum etwas schnelleren Verschwinden der Komplexe aus der Zirkulation; sie werden aber nicht in Leber und Milz abgebaut, sondern im Gewebe abgelagert (nach Waxman u. Mitarb.).

führt bei kontinuierlicher Immunkomplexbildung zur stetigen Verminderung aktiver Rezeptoren und damit zur Verschlechterung der Immunkomplexverarbeitung.

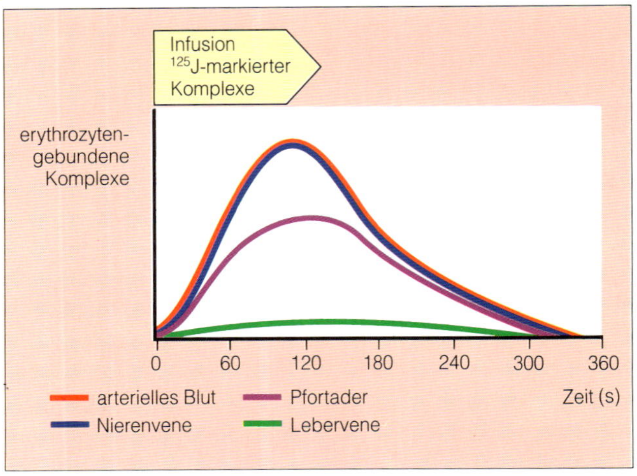

Abb. 21.**13** **Abbau von Immunkomplexen in der Leber.** ^{125}I-BSA/Anti-BSA-Komplexe wurden einem Primaten 2 Minuten lang infundiert. Danach wurden Blutproben aus Nieren- und Lebervenen sowie der Pfortader entnommen, und die Menge erythrozytengebundener Immunkomplexe wurde durch Messung der Radioaktivität der Erythrozyten bestimmt. In Nierenvenen und der Pfortader entsprachen die Spiegel in etwa denen des arteriellen Blutes, hingegen waren in den abführenden Lebervenen keine Immunkomplexe nachzuweisen. Dies deutet darauf hin, daß an Erythrozyten gebundene Komplexe während einer einzigen Leberpassage entfernt werden (nach Cornacoff u. Mitarb.).

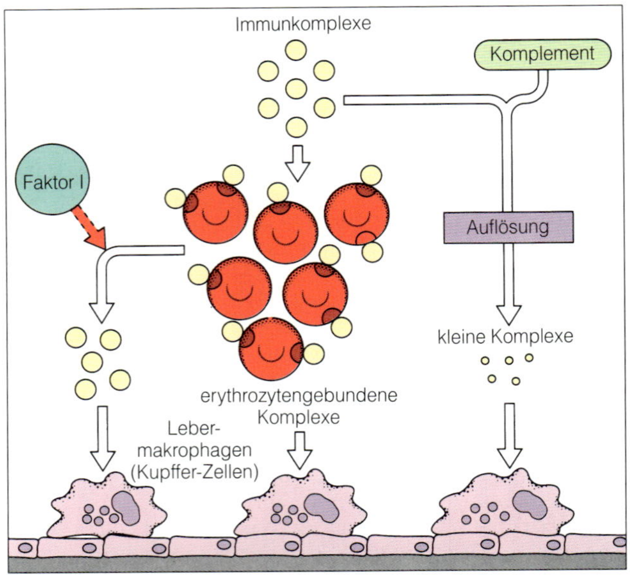

Abb. 21.**14** **Transport und Entfernung von Immunkomplexen.** Beim Menschen und anderen Primaten werden Immunkomplexe über den CR1-Rezeptor an Erythrozyten gebunden zur Leber transportiert und dort von Makrophagen entfernt. Durch Einwirkung von Faktor I lösen sich Komplexe von den Erythrozyten und werden über Fc- und Komplementrezeptoren an andere Zellen (auch Makrophagen) gebunden. Durch die Auflösung großer entstehen kleine lösliche Komplexe, die direkt von Gewebemakrophagen übernommen werden können.

Bei SLE-Patienten kann die Rezeptormenge sogar um die Hälfte abfallen.

Immunkomplexe können auch über den Faktor I, der C3b enzymatisch spaltet, von den Erythrozyten in die Zirkulation freigesetzt werden. Ein kleines Fragment, C3dg, das an den CR1-Rezeptor der Zellmembran gebunden ist, bleibt übrig. Diese löslichen Komplexe werden dann von Phagozyten, die den IgG-Fc-Rezeptor exprimieren, entfernt (Abb. 21.**14**).

Bei Patienten mit niedrigen Spiegeln der Komponenten des klassischen Reaktionsweges (hereditäre Defizienzen oder Verbrauch durch Komplexbildung) werden Immunkomplexe nur schwach an Erythrozyten gebunden. Als Folge kann man in der Zirkulation persistierende Immunkomplexe erwarten, tatsächlich geschieht aber das Gegenteil: die Komplexe verschwinden schnell aus der Zirkulation. Ungünstigerweise werden die nicht an Erythrozyten gebundenen Komplexe bei der Leber- und Milzpassage nicht wie erwartet dort aufgenommen, sondern lagern sich in Haut, Niere oder Muskulatur ab. Dort können sie entzündliche Reaktionen in Gang setzen.

Die Erythrozyten normaler Primaten haben einen Puffermechanismus, der komplementfixierte Komplexe bindet und effektiv aus dem Plasma beseitigt. In kleinen Blutgefäßen können die Erythrozyten bei laminarer Strömung ins Zentrum wandern und sind vom strömenden Plasma umgeben; so steht nur das Plasma im Kontakt mit der Gefäßwand (Abb. 21.**15**). Die Erythrozyten treffen nur in den Sinusoiden von Leber und Milz oder in Bereichen turbulenter Strömung auf das Gefäßendothel.

Die Größe eines Immunkomplexes hat erheblichen Einfluß auf seine Entfernung. Normalerweise werden größere Komplexe innerhalb weniger Minuten in der Leber beseitigt, während kleinere über längere Zeiträume zirkulieren (Abb. 21.**16**). Der Grund dafür liegt darin, daß größere Komplexe mehr Komplement binden können und sich so besser an Erythrozyten anheften. Größere Komplexe werden auch langsamer durch den Faktor I von den Erythrozyten abgespalten. Alles, was die Größe von Immunkomplexen beeinflußt, hat demnach vermutlich auch Einfluß auf ihre Eliminierung. Es wurde auch ein genetischer Defekt vermutet, der zur Bildung niedrig affiner Antikörper führt und so über die Bildung kleinerer Komplexe zur Entstehung von Immunkomplexerkrankungen beiträgt. Im allgemeinen werden bei der Bildung von Antikörpern gegen Selbstantigene nur wenige Epitope auf dem Antigen erkannt; dies führt zur Bildung kleiner Komplexe, da die Formation von kreuzvernetzten Komplexen eingeschränkt ist.

Erstaunliche Unterschiede wurden bei der Eliminierung von Komplexen mit Komponenten verschiedener Immunglobulinklassen beobachtet. IgG-Komplexe werden von Erythrozyten gebunden und nach und nach aus der Zirkulation entfernt, während sich IgA-Komplexe kaum an Erythrozyten anlagern, aber schnell aus der Zirkulation verschwinden; sie lagern sich verstärkt in Nieren, Lunge und Gehirn ab. Hohe Komplexkonzentrationen können das mononukleäre Phagozytensystem überfordern. Es kann im Tierversuch blockiert werden, und in der Folge bleiben Immunkomplexe länger in der Zirkulation und lagern sich in den Glomeruli ab. Wahrscheinlich liegt auch bei der Immunkomplexerkran-

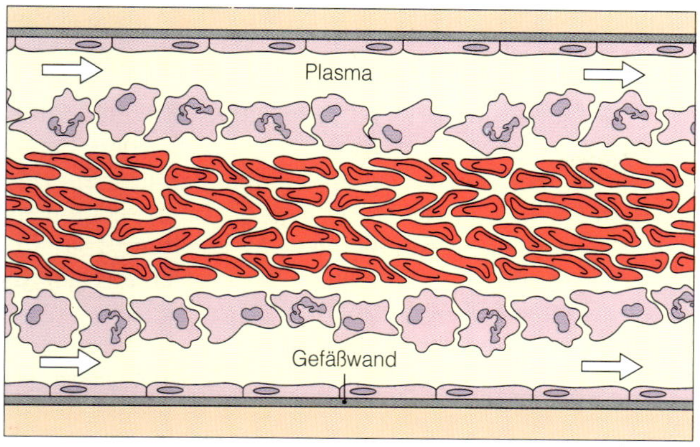

Abb. 21.**15** **Strömungsverhältnisse in den Blutgefäßen.** Es herrscht eine laminare Strömung vor: In der Mitte des Stroms befinden sich die Erythrozyten, umgeben von den Leukozyten; zwischen den zellulären Bestandteilen und der Gefäßwand ist das Plasma. Immunkomplexe, die über den C1-Rezeptor an Erythrozyten gebunden sind, werden von der Gefäßwand ferngehalten. Komplementmangel verhindert die Bindung an Erythrozyten und ermöglicht so den Komplexen den Kontakt mit der Gefäßwand und damit die Ablagerung.

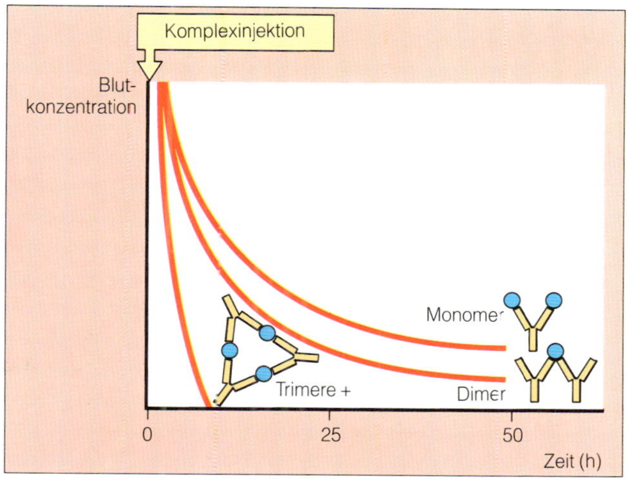

Abb. 21.**16** **Beseitigung von Immunkomplexen durch das retikuloendotheliale System.** Große Immunkomplexe werden schnell beseitigt, da sie den retikuloendothelialen Zellen ein ganzes Gitterwerk aus IgG-Fc präsentieren und deshalb mit hoher Avidität gebunden werden können. Sie binden auch Komplement besser als kleine Komplexe.

kung des Menschen ein Defekt des mononukleären Phagozytensystems vor; es handelt sich hier aber vermutlich eher um eine Überlastung als um einen primären Defekt.

Kürzlich konnte gezeigt werden, daß Kohlenhydratgruppen von Immunglobulinmolekülen eine wichtige Rolle bei der Entfernung von Immunkomplexen durch Phagozyten spielen und daß Anomalien dieser Kohlenhydrate bei bestimmten Immunkomplexkrankheiten, insbesondere bei der rheumatoiden Arthritis und beim SLE, zu finden sind. Allerdings ist nicht klar, ob diese Anomalien schon primär vorhanden waren oder eine Folge der Krankheit sind.

Obwohl Immunkomplexe in der Zirkulation über längere Zeit persistieren können, richtet die Persistenz selbst keinen Schaden an; Probleme treten erst dann auf, wenn sie sich im Gewebe ablagern.

Ablagerung von Komplexen im Gewebe

Zwei Fragen sind im Zusammenhang mit der Ablagerung im Gewebe relevant:
1. Warum lagern sich Komplexe ab?
2. Warum zeigen Komplexe bei den verschiedenen Krankheiten eine Affinität zu bestimmten Geweben?

Erhöhung der Gefäßpermeabilität

Der wichtigste Auslöser für eine Ablagerung im Gewebe ist wahrscheinlich eine erhöhte Gefäßpermeabilität. Auch inerte Substanzen, wie z. B. kolloidaler Kohlenstoff, können sich in Gefäßwänden von Versuchstieren ablagern, wenn gleichzeitig vasoaktive Substanzen wie Histamin oder Serotonin verabreicht werden. Auf ähnliche Weise kann man die Ablagerung zirkulierender Immunkomplexe durch die Infusion von Substanzen provozieren, die aus Mastzellen vasoaktive Amine, darunter Histamin, freisetzen. Eine Vorbehandlung mit Antihistaminika blockiert diesen Effekt. Bei der experimentell erzeugten Immunkomplexkrankheit werden bedeutend weniger Komplexe abgelagert, wenn Antagonisten von vasoaktiven Aminen (z. B. Chlorpheniramin oder Methysergid) über längere Zeit gegeben werden (Abb. 21.**17**). Eine wichtige Beobachtung ist, daß mit

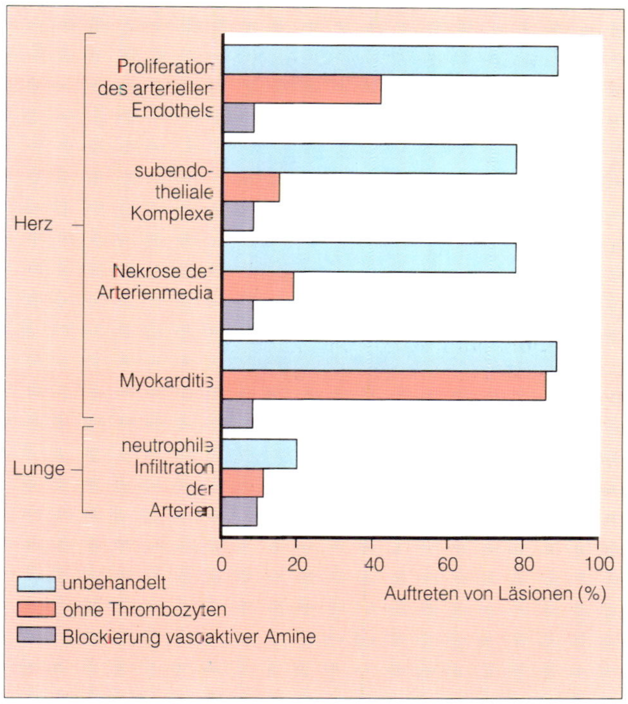

Abb. 21.**17** **Einfluß von Antagonisten vasoaktiver Amine auf die Immunkomplexkrankheit.** Bei Kaninchen wurde durch eine einmalige Injektion von bovinem Serumalbumin eine Serumkrankheit erzeugt. Die Tiere wurden in drei Gruppen eingeteilt: keine Behandlung, Verminderung der Thrombozyten, Behandlung mit Substanzen, die die Wirkung vasoaktiver Amine blockieren. Die Inzidenz der durch Serumkrankheit verursachten Läsionen in Herz und Lunge wurde bestimmt. Die medikamentöse Behandlung reduzierte durch eine Senkung der Gefäßpermeabilität und damit einer Minimierung der Komplexablagerung die Krankheitssymptome deutlich.

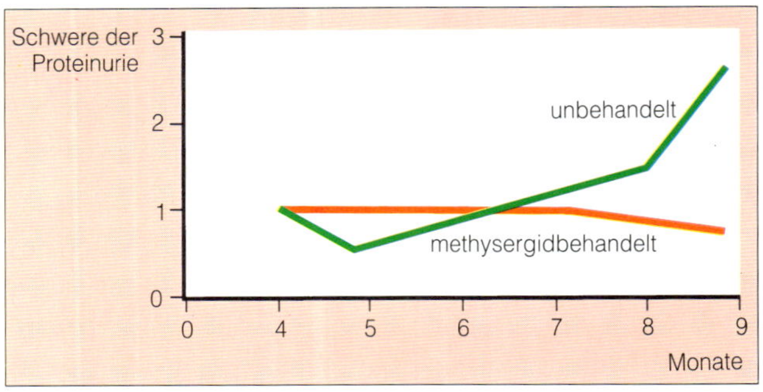

Abb. 21.**18** **Einfluß von Methysergid (ein Antagonist von vasoaktiven Aminen) auf die Nierenschädigung.** Über einen Zeitraum von 5 Monaten wurde bei NZB/NZW-Mäusen die Proteinurie als Parameter für eine Nierenschädigung gemessen. Unbehandelte Tiere entwickelten eine schwere Proteinurie, während dies bei methysergidbehandelten Mäusen nicht der Fall war. Methysergid blockiert die Bildung des vasoaktiven Amins 5-Hydroxytryptamin (5-HT) und damit eine Reihe entzündlicher Vorgänge, z. B. die Komplexablagerung, die neutrophile Infiltration der Kapillarwände und die Proliferation der Endothelzellen, die zusammen die glomerulären Schädigungen erzeugen.

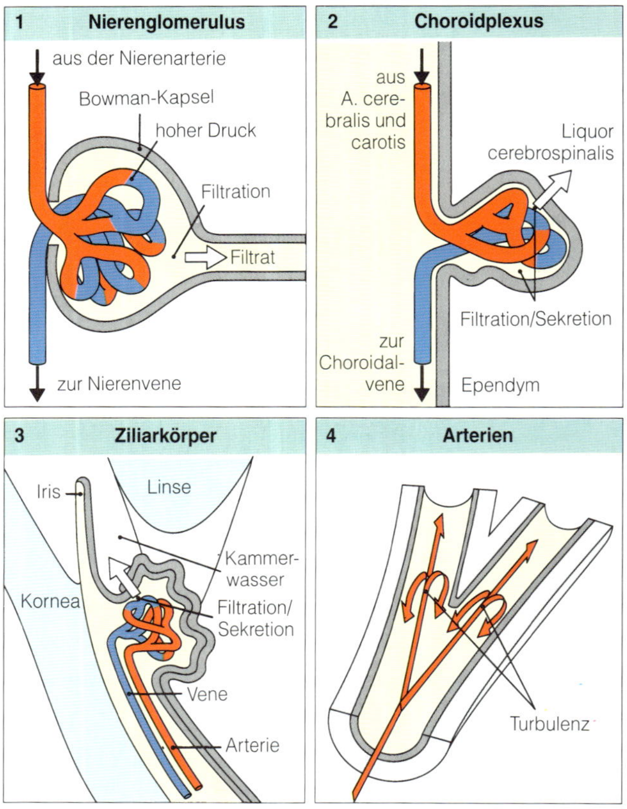

Abb. 21.**19** **Einfluß hämodynamischer Faktoren auf die Ablagerung von Immunkomplexen.** Besondere hämodynamische Verhältnisse treten auf
bei der Filtration, bei der das glomeruläre Ultrafiltrat entsteht (1),
bei der Bildung des Liquor cerebrospinalis im Plexus chorioideus (2),
bei der Bildung des Kammerwassers im Epithel des Ziliarkörpers des Auges (3).
Hoher Druck im renalen Glomerulus fördert die Ablagerung von Komplexen ebenso wie turbulente Strömungen an Biegungen oder Aufzweigungen von Arterien (4).

Methysergid behandelte junge NZB/NZW-Mäuse geringere Nierenschäden zeigten als Kontrolltiere (Abb. 21.**18**).

Eine Steigerung der Gefäßpermeabilität kann durch eine Reihe von Mechanismen ausgelöst werden, deren Bedeutung bei verschiedenen Krankheiten und Spezies variiert. Dieser Umstand erschwert die Interpretation einiger Tiermodelle. Komplement, Mastzellen, Basophile und Thrombozyten können an der Freisetzung gefäßaktiver Amine beteiligt sein.

Hämodynamische Prozesse

Immunkomplexablagerung tritt besonders an Stellen auf, wo ein hoher Blutdruck und eine turbulente Strömung herrschen (Abb. 21.**19**). Viele Makromoleküle lagern sich in den glomerulären Kapillaren ab, dort ist der Blutdruck etwa viermal höher als in den meisten anderen Kapillaren. Die Senkung des glomerulären Blutdrucks (durch Verengung der Nierenarterie oder durch Ligatur des Ureters) führt zur verminderten Komplexablagerung; experimentell erzeugte Hypertension hingegen verstärkt beim Kaninchen die akute Serumkrankheit. Auch an anderen Stellen, etwa in Arterienwänden, treten die schwersten Läsionen dort auf, wo Turbulenzen bestehen (an Gefäßaufzweigungen) oder in Gefäßfiltern wie dem Choroidplexus oder dem Ziliarkörper des Auges.

Bindung von Antigen an Gewebe

Es läßt sich mit den lokal herrschenden Blutdruckverhältnissen grundsätzlich erklären, warum einige Organe Prädilektionsstellen für die Ablagerung von Immunkomplexen sind, jedoch nicht, warum Immunkomplexe bei den verschiedenen Erkrankungen bestimmte Organe bevorzugen. Beim SLE ist die Niere das Zielorgan, während bei rheumatoider Arthritis trotz zirkulierender Komplexe die Niere in der Regel nicht beteiligt ist und hauptsächlich die Gelenke befallen werden. Möglicherweise geht die Organspezifität von der Antigenkomponente des Komplexes aus. Ein überzeugendes Modell lieferten Versuche, bei denen Mäusen Endotoxin gegeben wurde, das eine Zellschädigung und Freisetzung von DNA verursacht. Die DNA bindet an die gesunde glomeruläre Basalmembran; durch polyklonale Aktivierung von B-Zellen wird daraufhin Anti-DNA gebildet, welche durch Bindung an die gewebeständige DNA lokale Immunkomplexe entstehen läßt (Abb. 21.**20**). Möglicherweise werden auch bei anderen Erkrankungen weitere Antigene mit einer Affinität zu bestimmten Organen identifiziert.

Die Ladung von Antigen und Antikörper kann in manchen Systemen von Bedeutung sein; z. B. lagern sich positiv geladene (kationische) Antigene und Antikörper bevorzugt in der negativ geladenen Basalmembran der Glomeruli ab. Auch der Grad der Glykosylierung beeinflußt das Schicksal von Komplexen mit glykoproteinhaltigen Antigenen. Bei bestimmten Krankheiten werden Antikörper und Antigene im Zielorgan gebildet. Im Extrem ist das bei der rheumatoiden Arthritis der Fall: Hier werden Anti-IgG-Antikörper von Plasmazellen in der Synovia gebildet; die Antikörper vereinigen sich miteinander („Selbstassoziation“) und setzen so eine entzündliche Reaktion in Gang.

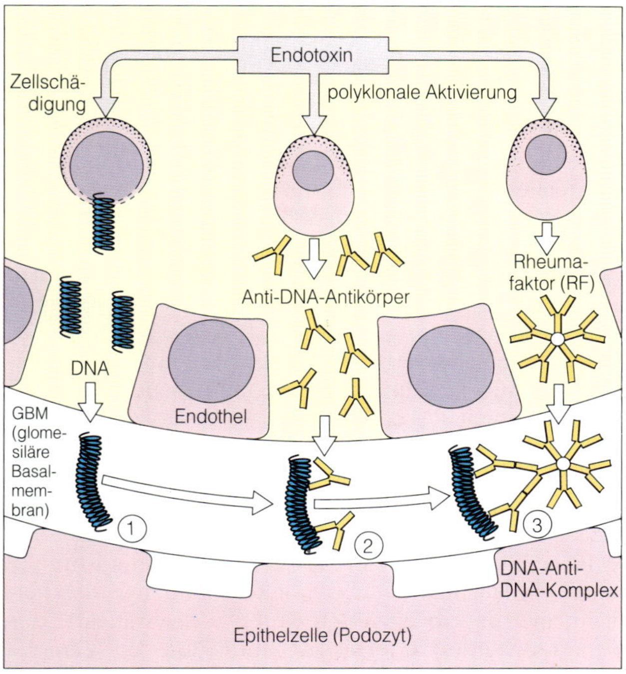

Abb. 21.**20** **Bindung von Antigen an Gewebe mit der Bildung lokaler Immunkomplexe.** Die Injektion von Endotoxin in Mäuse führt zur Zellzerstörung mit Freisetzung von DNA, die sich auf dem Kollagen der glomerulären Basalmembran (GBM) ablagern kann (1). Darüber hinaus kann Endotoxin eine polyklonale Stimulation von B-Zellen induzieren, von denen einige Autoantikörper wie Anti-DNA- und Anti-IgM-Antikörper produzieren (letztere werden auch als Rheumafaktoren, RF, bezeichnet). Anti-DNA-Antikörper binden an die abgelagerte DNA, es entsteht ein lokaler Immunkomplex (2). Rheumafaktoren (die eine niedrige Affinität für monomeres IgG haben) binden mit hoher Avidität an den DNA-Anti-DNA-Komplex (3). Die Bildung weiterer Immunkomplexe findet also in situ statt.

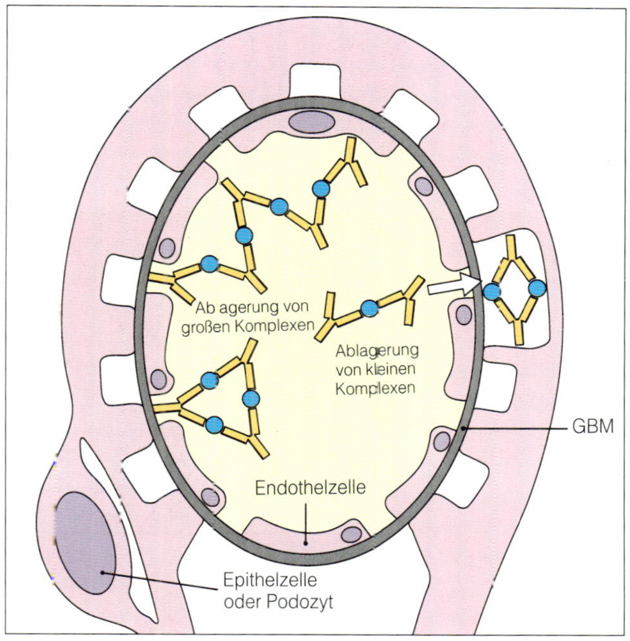

Abb 21.**21** **Immunkomplexablagerung in der Niere.** Die Lokalisation der Komplexe in der Niere hängt von der Größe der zirkulierenden Komplexe ab. Große Komplexe werden in der glomerulären Basalmembran (GBM) abgelagert während kleinere die Basalmembran passieren und auf der epithelialen Seite des Glomerulus gefunden werden.

Größe der Immunkomplexe

Wo genau sich Immunkomplexe ablagern, hängt zum Teil von ihrer Größe ab. Dies zeigt sich in der Niere, wo kleine Immunkomplexe die glomeruläre Basalmembran bis zur Epithelseite passieren können, während große Komplexe die Membran nicht durchdringen und normalerweise zwischen Endothel und Basalmembran oder im Mesangium akkumulieren (Abb. 21.**21**). Die Größe der Immunkomplexe ist von der Valenz des Antigens sowie von der Menge und Affinität der Antikörper abhängig.

Immunglobulinklasse

Die Klasse des beteiligten Immunglobulins kann die Ablagerung von Immunkomplexen beeinflussen. Die Klassen und Subklassen von Anti-DNA-Antikörpern beim SLE variieren je nach Alter und Geschlecht erheblich. Bei jungen NZB/NZW-Mäusen herrschen IgM-Antikörper vor, mit zunehmendem Alter der Tiere findet ein Umschalten (Switch) auf IgG2a statt. Bei weiblichen Tieren geschieht dies früher als bei männlichen und fällt zeitlich mit dem Beginn der Nierenerkrankung zusammen, die innerhalb von 2–3 Monaten tödlich verläuft. Dies weist darauf hin, daß die Antikörperklasse

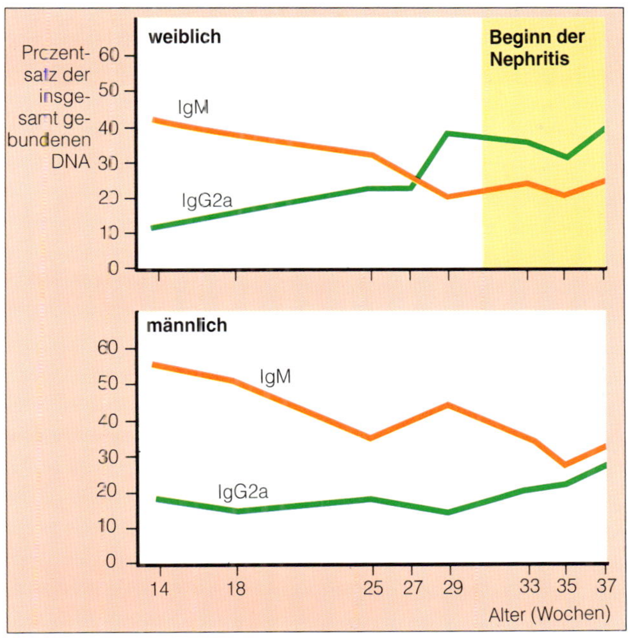

Abb. 21.**22** **Antikörperklassen und Immunkomplexerkrankung.** Der Immunkomplexerkrankung bei der NZB/NZW-Maus geht ein Umschalten (Switch) der Antikörperklassen von IgM auf IgG2a voraus. Die Kurven zeigen die Titer der Anti-DNA-Antikörper (IgM und IgG2a) bei weiblichen (oben) und männlichen (unten) Tieren. Sowohl das Umschalten der Antikörperklasse als auch die tödlich verlaufende Nierenerkrankung setzen bei weiblichen Tieren dieses Stammes früher ein.

bei der Ablagerung von Komplexen im Gewebe von Bedeutung ist (Abb. 21.**22**).

Auflösung von Immunkomplexen durch Komplement

Seit Heidelbergers Arbeiten zur Präzipitinkurve ist bekannt, daß Komplement die Präzipitation von Immunkomplexen verzögert. Diese Fähigkeit, Komplexe in löslicher Form zu halten, ist eine Funktion des klassischen Reaktionsweges. Man nimmt an, daß die Komplementkomponenten durch Einschub in die Gitterstruktur des Komplexes die Anzahl der Epitope reduzieren können, welche Antikörper binden (genauer: sie vermindern die Valenz); dies führt zu kleineren Komplexen, die löslich bleiben. Bei Primaten werden die komplementtragenden Komplexe schnell vom erythrozytären Rezeptor für C3b (CR1) gebunden.

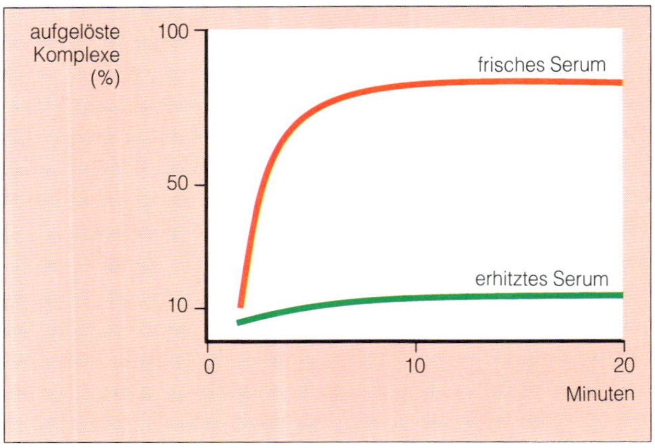

Abb. 21.**23** **Auflösung von Immunkomplexen durch Komplement.** Komplement kann präzipitierte Komplexe in vitro auflösen. Durch Zugabe von aktiviertem Komplement in frisches Serum wird der größte Teil unlöslicher Komplexe nach 15 min bei 37 °C aufgelöst. Erhitztes Serum (56 °C, 30 min) enthält kein aktives Komplement und kann die Komplexe nicht in die lösliche Form überführen. Offenbar bewirken hauptsächlich die Komplementkomponenten C3b und C3d die Komplexauflösung.

Sogar im Gewebe abgelagerte Komplexe können noch einmal aufgelöst werden. Auch hier ist Komplement beteiligt.

Über den alternativen Reaktionsweg können präzipitierte Komplexe schnell durch Komplement wieder aufgelöst werden (Abb. 21.**23**). Dies geschieht anscheinend durch den Einbau der Komplementfragmente C3b und C3d in die Komplexe. Möglicherweise werden beim Gesunden kontinuierlich Komplexe abgelagert und durch Auflösung wieder entfernt. Wenn dies zutrifft, müßte bei Patienten, deren Blut zu wenig Komplement enthält, das Gleichgewicht gestört und die Verweildauer der abgelagerten Komplexe verlängert sein. Eine reduzierte Fähigkeit zur Auflösung von Komplexen wurde im Serum von Patienten mit systemischen Immunkomplexerkrankungen festgestellt; es ist jedoch nicht bekannt, ob es sich hierbei um einen primären oder sekundären Defekt handelt.

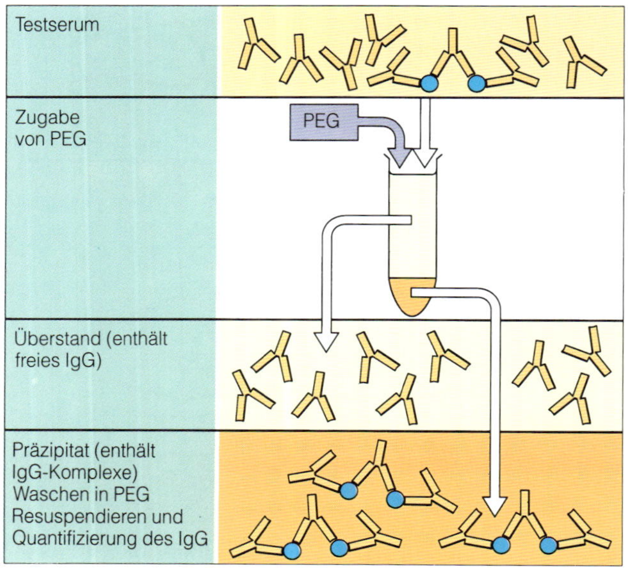

Abb. 21.**24** **Nachweis von Immunkomplexen (Test auf Polyäthylenglykol-[PEG-]Basis).** Einem Serum, das monomeres IgG und IgG-Komplexe enthält, wird PEG bis zu einer Endkonzentration von 2% zugegeben. In der 2%igen PEG-Lösung werden die Komplexe selektiv ausgefällt, der Überstand enthält freie Antikörper. Nach der Zentrifugation bilden die Komplexe ein Pellet, und der Überstand kann abgenommen werden. Nach Waschen und Wiederauflösen des Präzipitats kann das komplexgebundene IgG quantifiziert werden (durch einfache radiale Immundiffusion, Nephelometrie oder Radioimmunoassay).

Nachweis von Immunkomplexen

Es gibt viele Techniken zum Nachweis und zur Quantifizierung von Immunkomplexen. Ideal ist es, im betroffenen Organ nach Komplexen zu suchen. Gewebeproben können mittels Immunfluoreszenz auf die Anwesenheit von Immunglobulin und Komplement untersucht werden. Zusammensetzung, Verteilungsmuster und die genaue Lokalisation im betroffenen Gewebe geben brauchbare Informationen über Schweregrad und Prognose der Erkrankung. So hat z. B. ein Patient mit membranöser Glomerulonephritis, bei dem kontinuierlich granuläre subepitheliale IgG-Ablagerungen gefunden wurden, eine schlechtere Prognose als ein Patient, bei dem die Komplexe im Mesangium lokalisiert sind. Nicht alle gewebeständigen Komplexe rufen eine entzündliche Reaktion hervor; beim SLE findet man Komplexe in entzündeten, häufig jedoch auch in unveränderten Hautarealen. Komplexe können auch in der Zirkulation gefunden werden, wo sie sich physikalisch als hochmolekulares Immunglobulin darstellen.

Zirkulierende Komplexe finden sich in zwei Kompartimenten: an Erythrozyten gebunden und frei im Plasma. Erythrozytengebundene Komplexe wirken weniger schädigend, deshalb ist es wichtiger, die Menge der freien Komplexe zu bestimmen. Bei der Probenentnahme ist Sorgfalt nötig, da während der Gerinnung gebundene Komplexe durch die Wirkung von Faktor I leicht freigesetzt werden können. Für einen exakteren Nachweis freier Komplexe sollten die Erythrozyten möglichst schnell vom Plasma getrennt werden, um die Freisetzung der gebundenen Komplexe zu verhindern.

Die Präzipitation von Immunkomplexen durch Polyäthylenglykol mit Bestimmung des präzipitierten IgG wird häufig zum Nachweis für hochmolekulares IgG angewandt und bildet die Grundlage für einen kommerziell verwendeten Test (Abb. 21.**24**). Zirkulierende

Komplexe werden oft anhand ihrer Affinität zum Komplement C1q identifiziert, welches entweder radioaktiv markiert oder an eine feste Trägersubstanz gekoppelt wird (Abb. 21.**25**). Auch andere Rezeptoren können verwendet werden, so z. B. der C3-Rezeptor auf RAJI-Zellen (ein B0-Zell-Tumor) oder der Fc-Rezeptor auf Thrombozyten.

Die Bestimmung von Immunkomplexen bei Patienten mit Autoimmunerkrankungen muß mit besonderer Sorgfalt erfolgen. Oft haben solche Patienten Antikörper gegen Komponenten des Testsystems entwickelt. Beim SLE produzieren die Patienten Antilymphozyten- und Anti-DNA-Antikörper, die sich an die RAJI-Zellen binden und so zu einem falsch-positiven Immunkomplexnachweis führen. Die Struktur von C1q ist ähnlich der des Kollagens, und Anti-C1q-Antikörper wurden auch bei einer Reihe von Bindegewebserkrankungen gefunden. Des weiteren ist es immer wichtig nachzuprüfen, ob der vermutete Immunkomplex auch wirklich ein höheres Molekulargewicht als monomeres IgG hat. Noch mehr Sorgfalt als bei Gewebekomplexen erfordert die Interpretation zirkulierender Komplexe, da diese an sich oft nicht schädigend sind. Schädigungen treten nur auf, wenn sie sich im Gewebe ablagern.

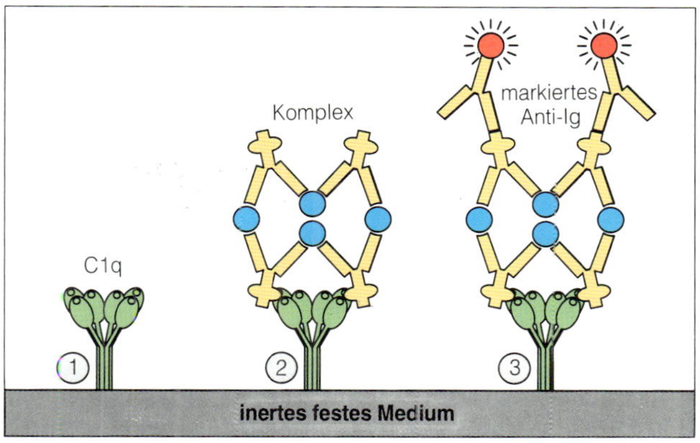

Abb. 21.**25** **Dreischichtiger Radioimmunoassay für Immunkomplexe unter Verwendung von C1q.**
1. C1q ist an ein inertes festes Medium (feste Phase) gebunden (normalerweise Polystyren).
2. Nach Zugabe des Serums binden die Komplexe mit ihrer Fc-Region an das C1q in der festen Phase.
3. Die Menge der an C1q gebundenen Komplexe wird bestimmt, indem nach Zusatz von radioaktiv markiertem Antikörper gegen IgG die Radioaktivität gemessen wird.

22 Überempfindlichkeit – Typ-IV-Reaktion

Ross Barnetson und David Gawkrodger

Nach der Klassifizierung der Überempfindlichkeitsreaktionen von Coombs und Gell wird die Typ-IV-Überempfindlichkeit (verzögerte Überempfindlichkeit) als Oberbegriff für Überempfindlichkeitsreaktionen verwendet, die erst nach 12 oder mehr Stunden auftreten und an denen eher zellvermittelte als humorale Immunreaktionen beteiligt sind. Inzwischen ist bekannt, daß auch andere Reaktionen, wie die IgE-vermittelte Spätreaktion, ihr Maximum zwischen 12 und 24 Stunden nach Allergenkontakt erreichen können. Kompliziert wird das Bild dadurch, daß zwar einem IgE-vermittelten Mechanismus der Hauptanteil zukommt, jedoch auch T-Helferzellen vom Typ T_H2 beteiligt sind. In der Vergangenheit wurden auch andere Reaktionen (wie die Jones-Mote-Reaktion, die möglicherweise der kutanen basophilen Überempfindlichkeit des Meerschweinchens analog ist) zu den verzögerten Überempfindlichkeitsreaktionen gezählt; die Mechanismen, die zu ihrer Ausbildung führen, und ihre klinische Bedeutung bleiben unklar. Aus diesem Grund werden diese Reaktionen im folgenden nicht weiter behandelt.

Reaktion vom verzögerten Typ	maximale Reaktionszeit
Kontaktallergie	48–72 Stunden
Tuberkulinreaktion	48–72 Stunden
granulomatöse Reaktion	21–28 Tage

Abb. 22.1 **Die drei Formen der Überempfindlichkeitsreaktion vom verzögerten Typ.** Die Kontaktallergie und die Reaktion vom Tuberkulintyp haben einen ähnlichen zeitlichen Verlauf und erreichen ihren Höhepunkt nach 48–72 Stunden. Unter bestimmten Umständen (z. B. unlösliche Antigene) können sich innerhalb von 21–28 Tagen auch granulomatöse Reaktionen entwickeln (z. B. Hauttest bei Lepra).

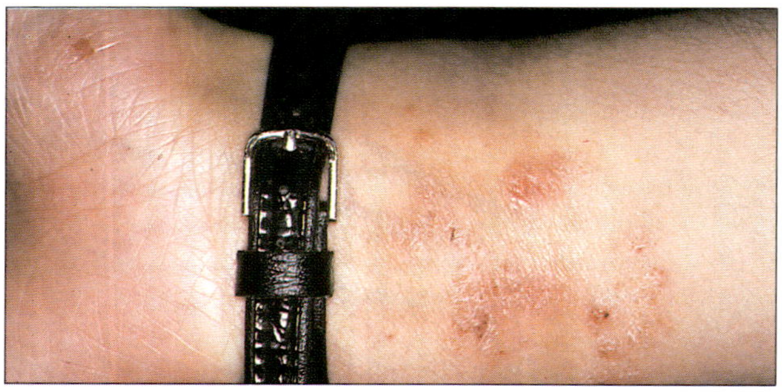

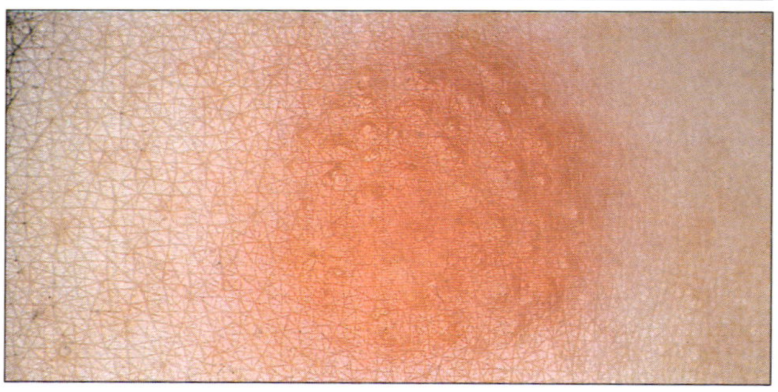

Abb. 22.2 **Kontaktallergie: klinisches Bild und „Patch"-Test.** Oben: Die ekzematöse Veränderung am Handgelenk aufgrund einer Sensibilisierung gegen Nickel (im Verschluß des Uhrenarmbandes). Unten: Die vermuteten Allergene werden in entsprechender Verdünnung und mit den entsprechenden Trägersubstanzen auf die Haut des oberen Rückens aufgetragen (Patch-Test). Eine positive Reaktion in Form einer ekzematösen Veränderung an der Kontaktstelle nach 2–4 Tagen bestätigt den Verdacht.

Abweichend von anderen Formen der Überempfindlichkeitsreaktionen kann die Überempfindlichkeit vom Typ IV von einem Tier auf ein anderes nicht mit dem Serum übertragen werden; mit T-Zellen (T_H1-Zellen bei Mäusen) ist dies jedoch möglich. Offenbar besteht ein Zusammenhang mit der T-Zell-Immunität, die Parallelen sind jedoch nicht zwingend – es besteht nicht immer eine vollständige Korrelation zwischen verzögerter Überempfindlichkeit und protektiver Immunität. Die für die Entstehung einer verzögerten Reaktion notwendigen T-Zellen sind durch einen früheren Kontakt mit dem entsprechenden Antigen spezifisch gegen dieses sensibilisiert, und sie beziehen andere Zelltypen in die Reaktion mit ein.

Bei den Überempfindlichkeitsreaktionen vom verzögerten Typ werden drei Formen unterschieden (Abb. 22.**1**), von denen die Kontaktallergie und die Allergie vom Tuberkulintyp innerhalb von 72 Stunden nach Antigenkontakt auftreten, während sich granulomatöse Reaktionen über Wochen entwickeln. Die Granulome entstehen durch Aggregation und Proliferation von Makrophagen, sie können über Wochen persistieren. Klinisch gesehen ist diese Reaktion die weitaus schwerwiegendste Form der verzögerten Überempfindlichkeit. Die Verhältnisse werden dadurch kompliziert, daß sich diese verschiedenen Reaktionstypen überschneiden oder auch nacheinander nach einmaligem Antigenkontakt auftreten können.

Ursprünglich wurden die drei Formen der verzögerten Überempfindlichkeit anhand einer Reaktion unterschieden, die ein Antigen bei epikutaner oder intradermaler Applikation hervorruft. Der Grad der Reaktion wird im Tierversuch anhand der Hautdickenzunahme bestimmt. Zusätzlich zu den Unterschieden im zeitlichen Verlauf und im Grad der Hautverdickung weisen die verschiedenen Überempfindlichkeitsreaktionen noch andere Charakteristika auf, die im folgenden besprochen werden.

Kontaktallergie

Die Kontaktallergie äußert sich klinisch in einer ekzematösen Reaktion an der Kontaktstelle mit dem Allergen. In Europa sind die häufigsten Antigene Haptene wie Nickel, Chromat und Chemikalien, die in Gummi vorkommen (Abb. 22.**2**). In den USA sind auch bestimmte Pflanzen (poison ivy, poison oak) von Bedeutung.

Haptene sind Moleküle mit einem Molekulargewicht von häufig unter 1 kDa; sie sind zu klein, um selbst als Allergene zu wirken. Bei der Kontaktallergie durchdringen sie die Epidermis, wo sie dann, meist kovalent, an normale Körperproteine konjugiert werden. Metalle wie Nickel bilden Hapten-Carrier-Komplexe mit „Carrier"-Proteinen. Das allergene Potential eines Haptens von seiner chemischen Struktur abzuleiten, ist schwierig, es kann jedoch eine gewisse Korrelation zwischen der Anzahl der an den Carrier gebundenen Haptene und der Penetrationsfähigkeit des Moleküls bestehen. Einige Kontaktallergene verfügen über ungesättigte Kohlenstoffverbindungen, so daß sie leicht oxidiert werden können und so die Möglichkeit weiterer Bindungen haben. Manche Haptene, z. B. Dinitrochlorbenzen (DNCB), wirken nahezu immer sensibilisierend. Nach epikutaner Applikation von DNCB werden ca. 85% der Substanz über Lysin-NH_2-Gruppen an epidermale Zellproteine gebunden. Die so gebildeten Konjugate wirken allergen. Die Erkennung durch T-Zellen ist spezifisch für Hapten-Carrier-Komplexe und hängt somit nicht von der getrennten Erkennung von Hapten und Carrier ab, wie sie bei der Antikörperbildung vorkommt.

Die Langerhans-Zelle

Die Kontaktallergie ist in erster Linie eine Reaktion der Epidermis (im Unterschied zur Tuberkulinallergie, die als dermale Reaktion abläuft). Die Langerhans-Zelle aus der Familie der follikulären dendritischen Zellen ist die primäre antigenpräsentierende Zelle bei der Kontaktüberempfindlichkeit (Abb. 22.**3**). Langerhans-Zellen sind in der suprabasalen Epidermis lokalisiert und leiten sich vom Knochenmark ab. Sie exprimieren das kortikale Thymozytenantigen CD1, MHC-Klasse-II-Antigene und Oberflächenrezeptoren für Fc und Komplement. Elektronenmikroskopisch lassen sich für Langerhans-Zellen spezifische Organellen, die Birbeck-Granula, darstellen (Abb. 22.**4**). Ihre Funktion ist nicht bekannt.

Langerhans-ähnliche Zellen (Schleierzellen) werden nach Antigenapplikation auf die Haut sensibilisierter Tiere in der efferenten Lymphe gefunden. In vitro können Langerhans-Zellen als antigenpräsentierende Zellen fungieren; sie vermögen mehr zu leisten als Blutmonozyten. Schon 4 Stunden nach Belastung mit DNCB werden bei Mäusen Langerhans-Zellen im Parakortex von Lymphknoten gefunden. Bei Mäusen existiert eine zweite Population epidermaler dendritischer Zellen, die durch das Thy-1-Oberflächenantigen und das Fehlen von Klasse-II-Molekülen charakterisiert ist. Ein entsprechender Zelltyp wurde bisher beim Menschen nicht nachgewiesen.

Sensibilisierung

Der Sensibilisierungsprozeß dauert beim Menschen etwa 10–14 Tage. Nach der Absorption bindet sich das Hapten an ein Protein und wird von epidermalen Langerhans-Zellen inkorporiert. Die Langerhans-Zellen wandern aus der Epidermis über die efferenten Lymphbahnen in die parakortikalen Bereiche der regionären Lymphknoten. Hier präsentieren sie aufbereitete Hapten-Protein-Konjugate (mit Klasse-II-HLA-DR-Molekülen) $CD4^+$-Lymphozyten: Es entsteht eine Population von „Memory"-$CD4^+$-T-Zellen (Abb. 22.**5**). Humanstudien mit DNCB zeigten eine Dosis-Wirkungs-Relation (höhere Dosen erzeugen eine höhere Reaktionsbereitschaft und einen höheren Anteil sensibilisierter Individuen). Auch die Konzentration hat einen Einfluß: Dosen (DNCB pro Einheit Hautareal) unterhalb eines bestimmten kritischen Levels erzeugen überhaupt keine Reaktion; Dosen, die ein bestimmtes Level überschreiten, führen zu keinem weiteren Anstieg der Sensibilisierung (sichtbar an einem Plateau der Antwortkurve). Daraus kann man schließen, daß eher die Antigen-

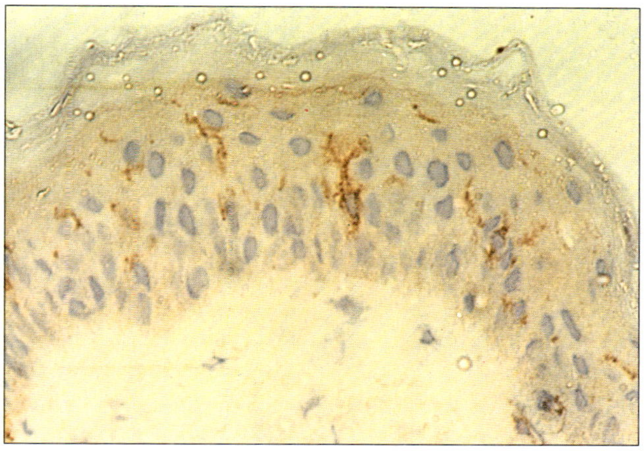

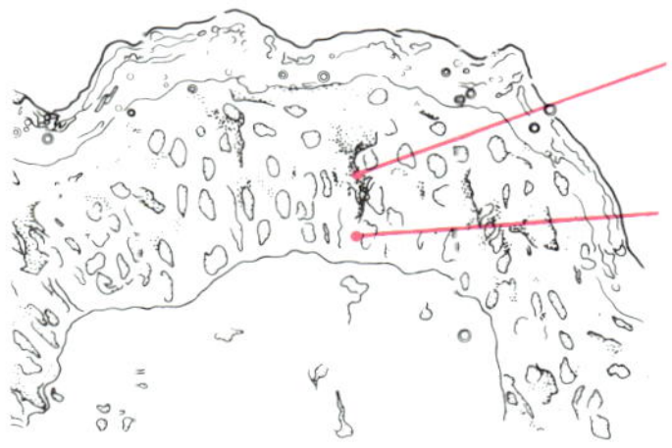

Abb. 22.3 **Langerhans-Zellen in einem normalen Hautpräparat.** Diese dendritischen Zellen stellen 3% aller Epidermiszellen. Sie exprimieren verschiedene Oberflächenmarker, mit deren Hilfe sie sichtbar gemacht werden können. Hier wurden sie mit einem monoklonalen Anti-CD1-Antikörper dargestellt (Gegenfärbung mit Mayers Haemalum); 312 ×.

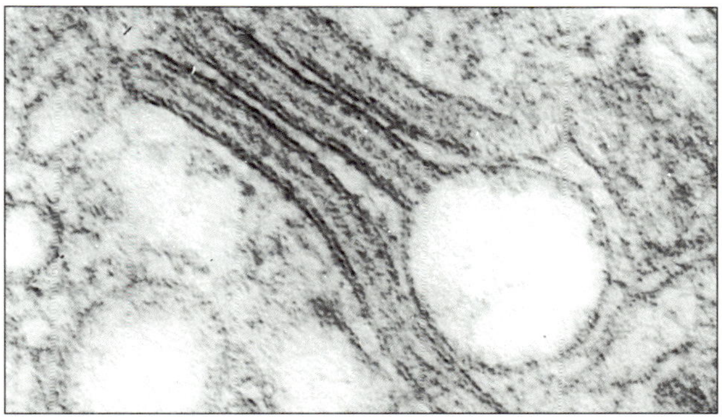

Abb. 22.4 **Elektronenmikroskopische Aufnahme einer Langerhans-Zelle mit den charakteristischen „Birbeck-Granula".** Die Organelle hat die Form eines Tennisschlägers. 132 000 ×.

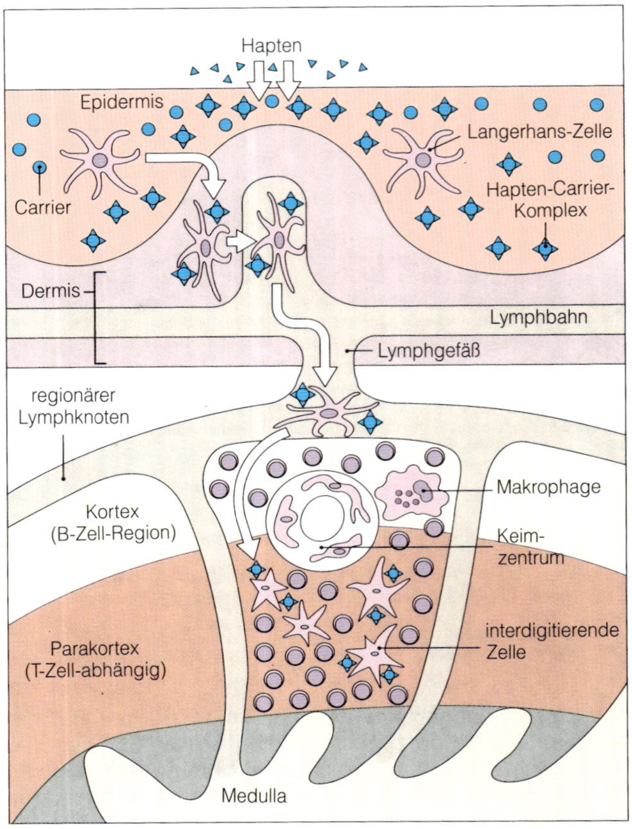

Abb. 22.**5** **Kontaktallergie: Sensibilisierungsphase.** Das Hapten bildet in der Epidermis einen Hapten-Carrier-Komplex. Langerhans-Zellen, die das Antigen transportieren, wandern entlang der afferenten Lymphbahnen zum Parakortex des regionären Lymphknotens, wo sie als interdigitierende Zellen den $CD4^+$-Zellen das Antigen präsentieren.

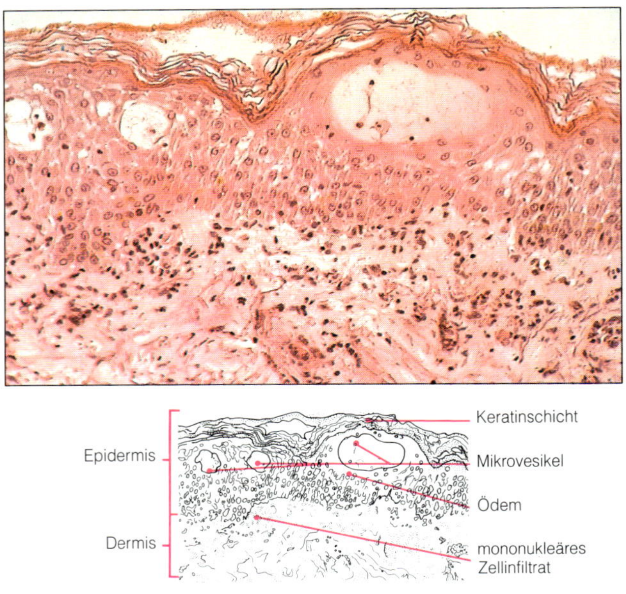

Abb. 22.**6** **Kontaktallergie: histologisches Bild einer Läsion.** Mononukleäre Zellen infiltrieren Dermis und Epidermis. In der vorgewölbten Epidermis bilden sich ödembedingt Mikrovesikel. HE-Färbung, 130 ×.

dosis pro Einheit Hautareal – und nicht die Gesamtdosis oder die Gesamtfläche – den Haupteinfluß bei der Sensibilisierung hat.

Manifestation

Die frühesten histologischen Veränderungen bei der Kontaktallergie äußern sich nach 4–8 Stunden: Mononukleäre Zellen sammeln sich um Schweiß- und Talgdrüsen, Follikel oder Blutgefäße und infiltrieren dann die Epidermis. Nach 48–72 Stunden erreicht das epidermale und dermale Infiltrat sein Maximum; zu diesem Zeitpunkt bilden sich Ödeme in der Epidermis und Dermis (Abb. 22.**6**). Der Großteil der infiltrierenden Lymphozyten ist $CD4^+$, ein geringerer Anteil $CD8^+$. Langerhans-Zellen ($CD1^+$) in der Epidermis sind 24 und 48 Stunden nach Beginn der Reaktion vermehrt vorhanden und $CD1^+$-Zellen werden im dermalen Infiltrat gefunden. Makrophagen wandern nach 48 Stunden in die Epidermis und Dermis ein. Gelegentlich werden Basophile beobachtet und auch Mastzellen ohne Granula; dies spricht für eine vorausgegangene Degranulation.

Mechanismus

In den letzten 10 Jahren konnten Einzelheiten der pathophysiologischen Mechanismen, die dieser Reaktion zugrunde liegen, aufgeklärt werden. Wenn Langerhans-Zellen das aufbereitete Hapten-Protein-Konjugat sensibilisierten $CD4^+$-Memory-T-Zellen präsentieren, wird dadurch der Transduktions-CD3-Rezeptor der T-Zellen aktiviert und sie setzen Zytokine frei, darunter IL-2, IL-3, IFNγ und GM-CSF. Die T-Zellen exprimieren auch IL-2-Rezeptoren. Die T-Zell-Proliferation wird durch die Bindung von IL-2 an den entsprechenden Rezeptor der Zelle induziert. IFNγ und Tumornekrosefaktor (TNF) induzieren die Expression interzellulärer Adhäsionsmoleküle (z. B. ICAM-1) durch epidermale Keratinozyten 24–48 Stunden nach Antigenbelastung. Nach etwa 48 Stunden exprimieren die Keratinozyten, stimuliert durch IFNγ, HLA-DR (Abb. 22.**7**). ICAM-1 ist der natürliche Ligand für das Integrin LFA-1, das auf vielen lymphoiden und myeloiden Zellen gefunden wird, so daß die ICAM-1-Expression eine Bedeutung für die Lokalisation von Lymphozyten und Makrophagen in der Haut haben könnte. Aktivierte Keratinozyten setzen IL-1, IL-6 und GM-CSF frei, was die Aktivierung und Proliferation von T-Zellen fördern könnte. GM-CSF stimuliert auch Langerhans-Zellen in gleicher Weise (Abb. 22.**8**). Dermale Endothelzellen können auch Adhäsionsmoleküle exprimieren, und sie können auch an der Lymphozytenmigration zum Ort der Entzündung beteiligt sein. Die Reaktion schwächt sich nach 48–72 Stunden ab. Für diese „down-regulation" wird eine Reihe von Mechanismen verantwortlich gemacht: Makrophagen und Keratinozyten produzieren Prostaglandin E (PGE), das die Produktion von IL-1 und IL-2 inhibiert, und T-Zellen binden sich an aktivierte Keratinozyten. Auch das Haptenkonjugat wird (enzymatisch und durch zelluläre Mechanismen) abgebaut.

Überempfindlichkeit vom Tuberkulintyp

Diese Form der Überempfindlichkeit wurde erstmals von Robert Koch beschrieben. Er beobachtete bei Tuberkulosepatienten nach einer subkutanen Injektion

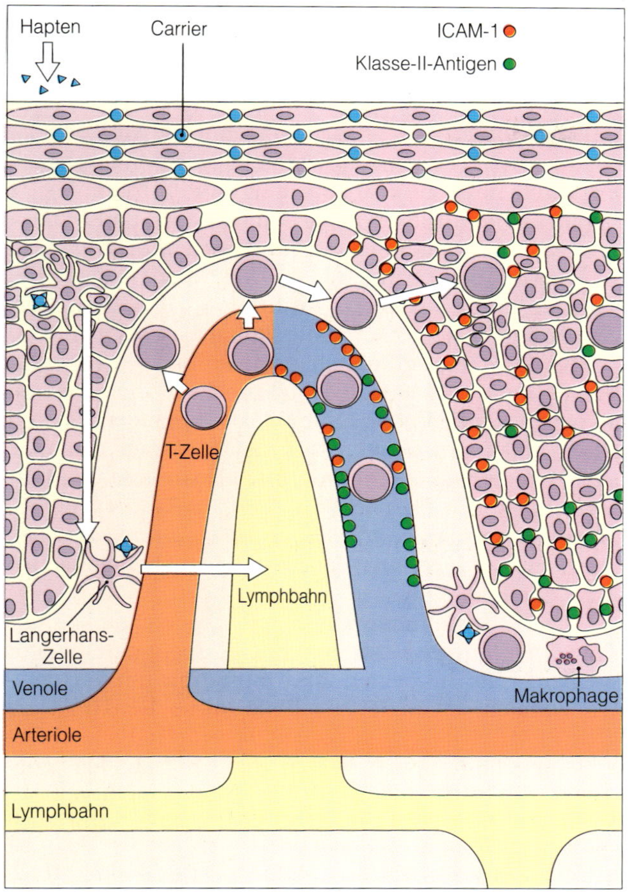

Abb. 22.**7** **Kontaktallergie: Manifestationsphase.** Hapten-Carrier-Komplex-beladene Langerhans-Zellen wandern aus der Epidermis in die Dermis ein (und in regionäre Lymphknoten), wo sie den Haptenkomplex CD4⁺-Memory-T-Zellen präsentieren. Aktivierte CD4⁺-T-Zellen setzen IFNγ frei, das die Expression von ICAM-1 und, später, von MHC-Klasse-II-Molekülen auf der Oberfläche von Keratinozyten und Endothelzellen dermaler Kapillaren induziert. Aktivierte Keratinozyten setzen proinflammatorische Zytokine frei, z. B. IL-1, IL-6 und GM-CSF, möglicherweise auch Eicosanoide, z. B. PGE, die Lymphozyten inhibieren könnten. Nicht-antigenspezifische CD4⁺-Zellen werden von Zytokinen an die Stelle des Geschehens gelockt und könnten sich über ICAM-1 und Klasse-II-Moleküle an Keratinozyten heften. Auch aktivierte Makrophagen werden angelockt, jedoch erst später, wenn die Abschwächung der Reaktion begonnen hat.

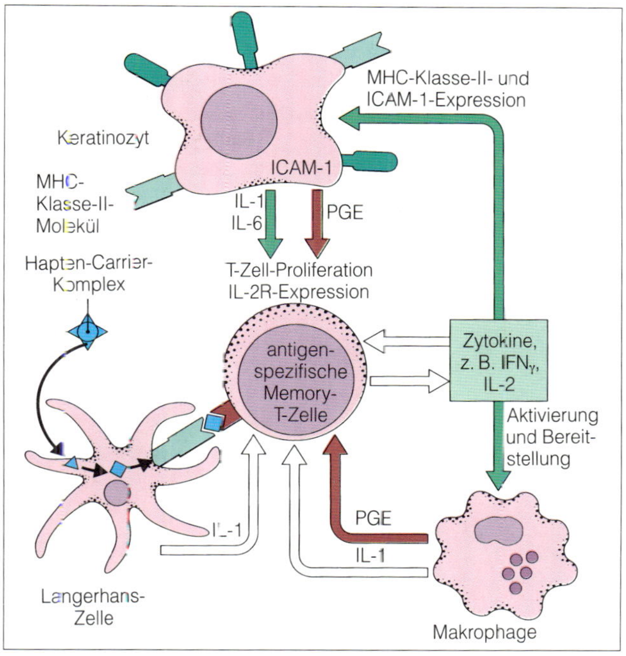

Abb. 22.**8** **Kontaktallergie: Zytokine, Prostaglandine und zelluläre Interaktionen.** An zentraler Stelle der komplexen Interaktionen zwischen Langerhans-Zellen, CD4⁺-T-Zellen, Keratinozyten, Makrophagen und Endothelzellen stehen Zytokine und Prostaglandine. Die Antigenpräsentation löst die Zytokinfreisetzung aus, die zuerst zur Aktivierung und Proliferation von CD4⁺-T-Zellen, zur Induktion der ICAM-1- und MHC-Klasse-II-Molekül-Expression auf Keratinozyten und Endothelzellen und zur Anlockung von T-Zellen und Makrophagen in die Haut führt. Die anschließende PGE-Produktion durch Keratinozyten und Makrophagen wirkt möglicherweise inhibierend auf die IL-1- und IL-2-Produktion. PGE-Produktion, die Bindung aktivierter T-Zellen an Keratinozyten und enzymatische und zelluläre Degradation des Hapten-Carrier-Komplexes tragen dann gemeinsam zur Abschwächung der Reaktion bei.

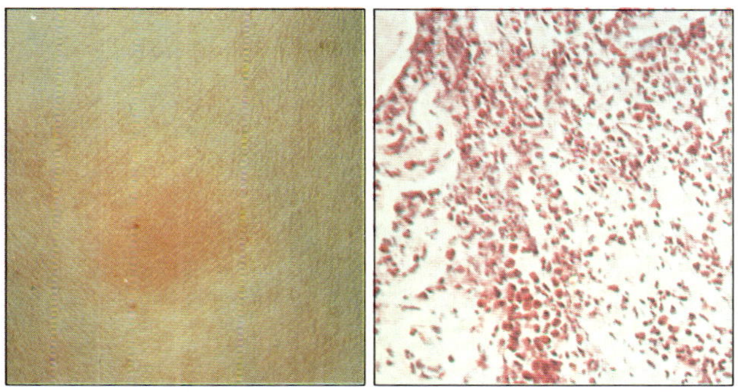

Abb. 22.**9** **Überempfindlichkeit vom Tuberkulintyp.** Die Reaktion auf die Injektion des Leprabazillus bei vorbestehender Sensibilisierung ist als Fernandez-Reaktion bekannt. Charakteristisch ist eine derbe rote Schwellung der Haut mit einem Maximum nach 48–72 Stunden nach Antigenapplikation (links). Histologisch (rechts) findet sich eine dichte Infiltration der Haut mit Leukozyten und Makrophagen. HE-Färbung, 30 ×.

von Tuberkulin (einem Lipoproteinantigen aus dem Tuberkelbazillus) ein allgemeines Krankheitsgefühl und Fieber. An der Injektionsstelle entwickelte sich eine Verhärtung und Schwellung der Haut. Ähnliche Reaktionen werden bei sensibilisierten Personen durch lösliche Antigene verschiedener Erreger, z. B. Mycobacterium tuberculosis, Mycobacterium leprae und Leishmania tropica, ausgelöst. Die Hautreaktion wird häufig als Test eingesetzt, um anhand der Sensibilisierung gegen diese Organismen eine frühere Exposition nachzuweisen (Abb. 22.**9**). Diese Form der Überempfindlichkeitsreaktion kann auch durch nichtmikrobielle Antigene wie Beryllium oder Zirkonium hervorgerufen werden.

Tuberkulintest

12 Stunden nach intradermaler Tuberkulinapplikation wandern bei sensibilisierten Individuen T-Zellen aus

den Kapillaren aus. Das Infiltrat breitet sich unter Sprengung von Kollagenbündeln der Haut nach außen aus und erreicht nach 48 Stunden sein Maximum. Das Verhältnis von $CD4^+$- zu $CD8^+$-Zellen liegt bei ca. 2 : 1. $CD1^+$-Zellen (Langerhans-ähnliche Zellen ohne Birbeck-Granula) werden ebenfalls nach 24 und 48 Stunden im Hautinfiltrat gefunden und einige $CD4^+$-Zellen infiltrieren die Haut 24–48 Stunden nach Antigenbelastung. Nach 12 Stunden sammeln sich Makrophagen um Hautgefäße, ihre Anzahl steigt im Zeitraum bis 72 Stunden. Die infiltrierenden Lymphozyten und Makrophagen exprimieren HLA-DR. Die darüberliegenden Keratinozyten exprimieren 48–96 Stunden nach Beginn der lymphozytären Infiltration HLA-DR. Abb. 22.**10** zeigt eine Zusammenfassung dieser Vorgänge.

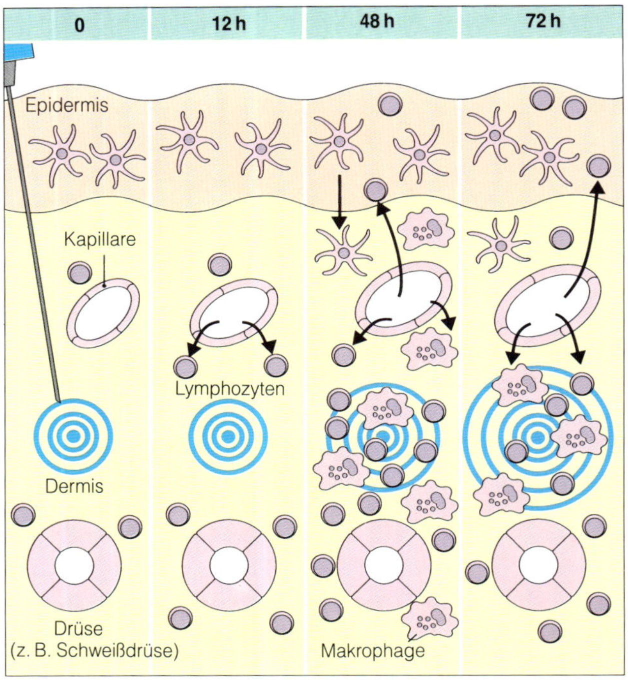

Abb. 22.**10** **Überempfindlichkeit vom Tuberkulintyp.** Die Abbildung zeigt die Zellbewegungen nach intradermaler Injektion von Tuberkulin. Nach 12 Stunden treten Lymphozyten aus lokalen Blutgefäßen aus und sammeln sich um Drüsen in der Haut. Nach 48 Stunden sind auch Makrophagen vorhanden, und Langerhans-Zellen beginnen, aus der Epidermis auszuwandern. Der Zellverkehr dauert die nächsten 24 Stunden an, und es kommt zur Expression von Klasse-II-Molekülen auf Keratinozyten. Es besteht – im Gegensatz zur Kontaktallergie – kein Ödem der Epidermis.

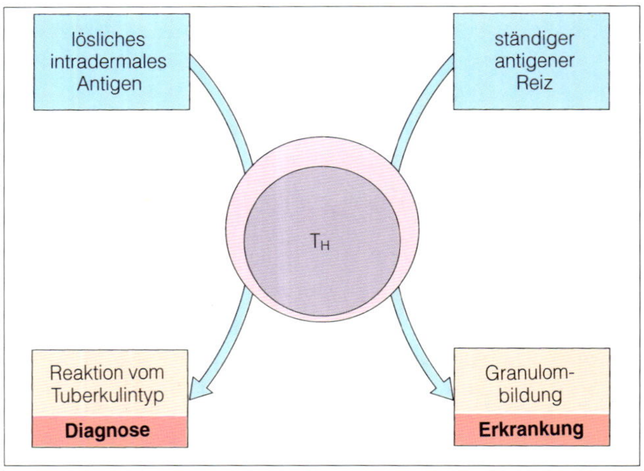

Abb. 22.**11** **Stimulation der T-Zellen.** Sowohl die Reaktion vom Tuberkulintyp als auch granulomatöse Überempfindlichkeitsreaktionen werden von $CD4^+$-Zellen vermittelt. Bei andauernder Stimulation durch Erregerpersistenz oder rekurrent verlaufende Infektionen oder wenn Makrophagen nicht in der Lage sind, das Antigen zu zerstören, bildet sich ein Granulom. Die Anwesenheit sensibilisierter T_H-Zellen wird mit der Tuberkulintypreaktion auf die intradermale Injektion des entsprechenden Antigens nachgewiesen.

Bei der Überempfindlichkeitsreaktion vom Tuberkulintyp sind wahrscheinlich Makrophagen die primären antigenpräsentierenden Zellen. Das Vorhandensein von $CD1^+$-Zellen im Hautinfiltrat deutet darauf hin, daß auch Langerhans-Zellen oder nichtbestimmte dendritische Zellen am Geschehen beteiligt sein können. Die Zirkulation immunkompetenter Zellen zu und von den regionären Lymphknoten ist vermutlich ähnlich wie bei der Kontaktallergie.

Die Tuberkulinreaktion kann, wahrscheinlich als Folge der Antigenpersistenz im Gewebe, granulomatös werden. Eine subepidermale Infiltration mit Basophilen ist nicht charakteristisch für diese Reaktion, sie kann aber bei manchen Kontaktüberempfindlichkeitsreaktionen und Hauttests mit heterologen Proteinen beobachtet werden, z. B. bei der Jones-Mote-Reaktion.

Granulomatöse Überempfindlichkeitsreaktion

Von den verzögerten Überempfindlichkeitsreaktionen kommt der granulomatösen Form die größte klinische Bedeutung zu; sie verursacht viele der pathologischen Effekte bei Krankheiten, bei denen T-Zell-vermittelte Immunreaktionen beteiligt sind. Ursache der Granulombildung ist normalerweise die Persistenz von Mikroorganismen oder anderen Partikeln in den Makrophagen, die diese nicht beseitigen können. Gelegentlich sind auch persistierende Immunkomplexe die Ursache, z. B. bei der allergischen Alveolitis. Die Folge ist eine granulomatöse Wucherung von Epitheloidzellen.

Histologisch unterscheidet sich die granulomatöse Reaktion deutlich von der Reaktion vom Tuberkulintyp, die in der Regel eher eine selbstlimitierende Antwort auf einen antigenen Reiz als die Folge einer Antigenpersistenz ist. Dennoch sind beide häufig das Resultat einer Sensibilisierung gegen ähnliche mikrobielle Antigene, z. B. Mycobacterium tuberculosis und Mycobacterium leprae (Abb. 22.**11**). Eine immunvermittelte Granulombildung tritt auch bei Überempfindlichkeitsreaktionen gegen Zirkonium und Beryllium sowie bei der Sarkoidose auf (in diesem Fall ist das Antigen unbekannt), während Fremdkörpergranulome mit Substanzen wie Talkum, Silica und einer Reihe anderer Feststoffpartikel entstehen. In diesem Fall sind die Makrophagen nicht in der Lage, das anorganische Material zu verdauen. Diese nichtimmunologischen Granulome erkennt man daran, daß sie keine Lymphozyten enthalten.

Epitheloidzellen

Der für die granulomatöse Überempfindlichkeit charakteristische Zelltyp ist die Epitheloidzelle, eine große, ab-

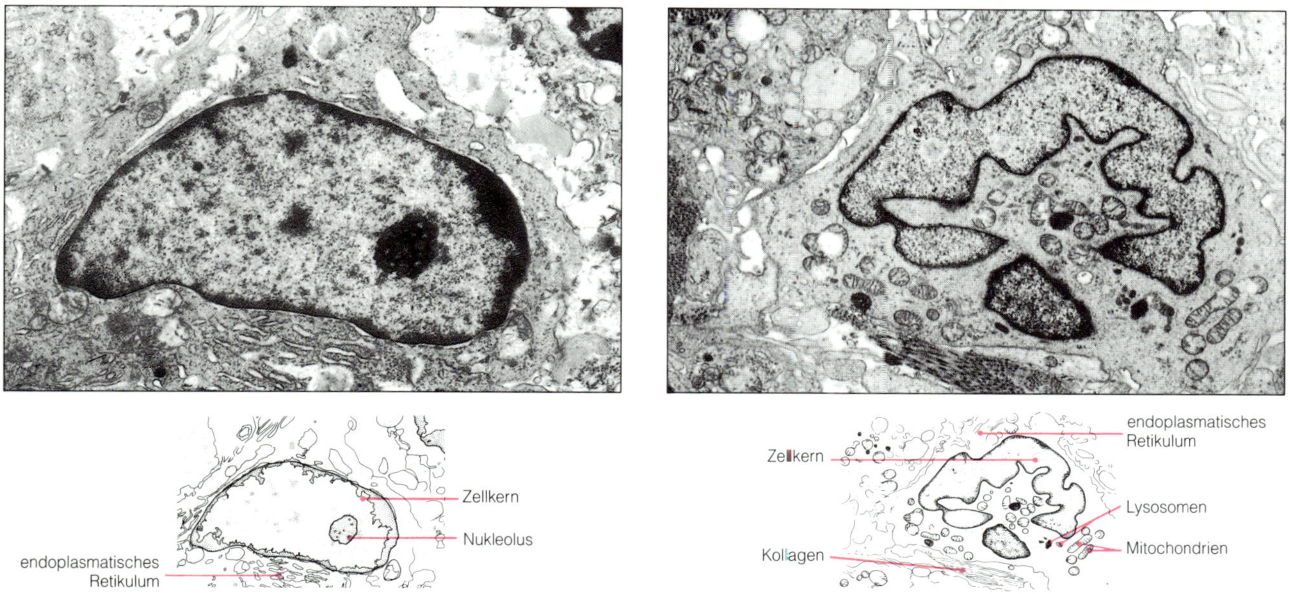

Abb. 22.**12** **Elektronenmikroskopische Aufnahme einer Epitheloidzelle.** Die Epitheloidzelle ist charakteristisch für die granulomatöse Überempfindlichkeitsreaktion. Man beachte den Gehalt an endoplasmatischem Retikulum der Epitheloidzelle (links 4800 ×), verglichen mit dem eines Gewebsmakrophagen (rechts, 4800 ×). Die Aufnahmen wurden freundlicherweise von M. J. Spencer zur Verfügung gestellt.

geflachte Zelle mit vermehrtem endoplasmatischem Retikulum (Abb. 22.**12**). Die Epitheloidzellen sind noch nicht sehr gut erforscht. Man hat vermutet, daß sie von aktivierten Makrophagen abstammen, sie weisen jedoch im Gegensatz zu diesen keine Phagosomen auf.

Riesenzellen

Bei der granulomatösen Reaktion findet man auch vielkernige Riesenzellen (Abb. 22.**13**), die manchmal als Langerhans-Riesenzellen bezeichnet werden (nicht zu verwechseln mit den Langerhans-Zellen). Riesenzellen haben mehrere exzentrisch liegende Kerne, wenig endoplasmatisches Retikulum, und ihre Mitochondrien und Lysosomen scheinen degenerativ verändert. Deshalb nimmt man an, daß Riesenzellen ein Endstadium in der Differenzierung der Monozyten-Makrophagen-Linie darstellen könnten.

Das Granulom

Charakteristisch für das Immungranulom ist sein Kern aus Epitheloidzellen und Makrophagen, gelegentlich auch Riesenzellen. Bei manchen Erkrankungen, z. B. Tuberkulose, kann dieser zentrale Bereich eine nekrotische Zone (Zelltod) mit vollständiger Zerstörung der zellulären Architektur aufweisen. An den Kern aus Makrophagen und Epitheloidzellen schließt sich ein Lymphozytensaum an, und durch Fibroblastenproliferation und vermehrter Kollagensynthese kann auch eine beträchtliche Fibrose (Ablagerung kollagener Fasern) entstehen. Beispiele granulomatöser Reaktionen sind die Mitsuda-Reaktion auf Lepraantigene (s. Abb. 22.**13**) oder der Kveim-Test, bei dem an Sarkoidose (einer Erkrankung unbekannter Ätiologie) erkrankte Personen auf nicht bekannte Milzantigene anderer Sarkoidosepatienten reagieren.

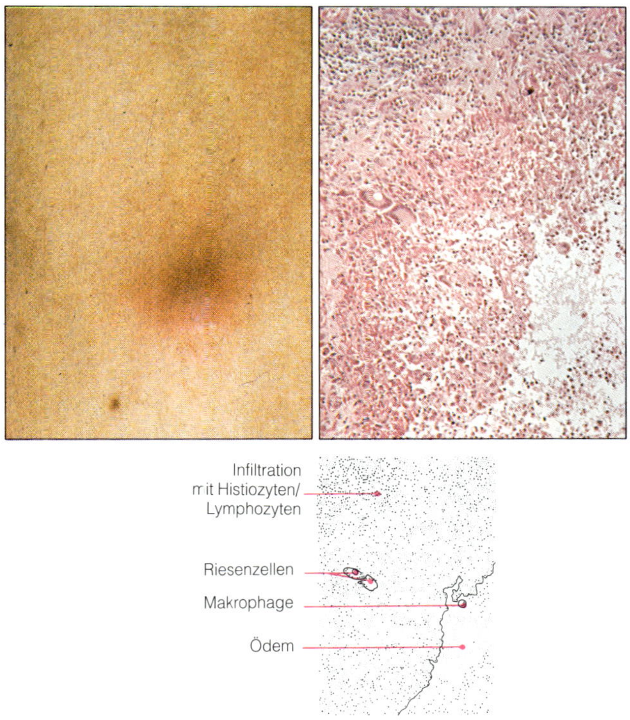

Abb. 22.**13** **Klinisches und histologisches Bild der lepromatösen Mitsuda-Reaktion nach 28 Tagen.** Links: Die Hautschwellung (die auch ulzeriert sein kann) ist nach 28 Tagen wesentlich stärker verhärtet und besser abgegrenzt als nach 48 Stunden.
Rechts: Histologisch ist ein typisches Epitheloidzellgranulom zu erkennen (HE-Färbung, 60 ×). Das Zentrum der Läsion enthält Riesenzellen und ist von einem Lymphozytensaum umgeben. Diese Reaktion ähnelt mehr den pathologischen Prozessen bei Krankheiten mit verzögerter Überempfindlichkeit als der Reaktion vom Tuberkulintyp, die eine Tendenz zur Selbstauflösung hat. Die Persistenz des mykobakteriellen Antigens ist der auslösende Faktor für diese Reaktion.

Typ	Merkmale: Reaktionszeit	Merkmale: klinisches Bild	Merkmale: histologisches Bild	Merkmale: Antigen
Kontakt	48–72 Stunden	Ekzem	Infiltration von Lymphozyten, später Makrophagen; Ödem der Epidermis	epidermal: z. B. Nickel, Gummi, Pflanzen; i. d. R. Haptene
Tuberkulin	48–72 Stunden	lokale Verhärtung und Schwellung ± Fieber	Infiltration von Lymphozyten, Monozyten und Makrophagen	intradermal; diagnostische Anwendung: Tuberkulin, Antigene von Mykobakterien und Leishmanien
granulomatös	4 Wochen	Verhärtung (v. a. Haut oder Lunge)	Granulom enthält Epitheloidzellen, Riesenzellen und Makrophagen; Fibrose ± Nekrose	persistierende Antigene oder Antigen-Antikörper-Komplexe in Makrophagen; oder nichtimmunologische Substanzen, z. B. Talkum

Abb. 22.**14** **Zusammenfassung der wichtigsten Merkmale der drei Typen der verzögerten Überempfindlichkeitsreaktion.** Unterschiedlich sind nicht nur die Zeitintervalle bis zum Auftreten der Reaktion, sondern auch die beteiligten Zelltypen.

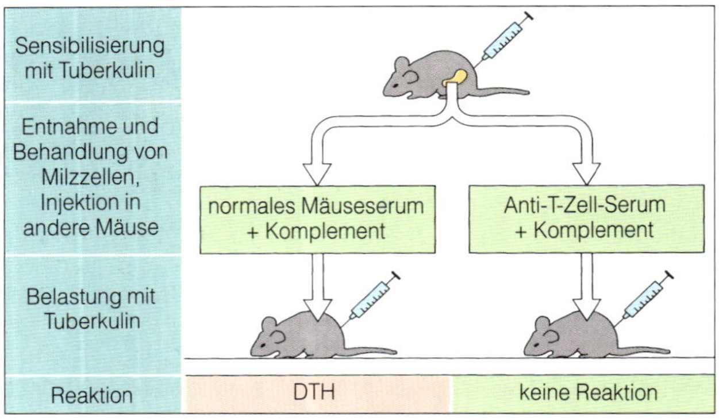

Abb. 22.**15** **Die Rolle der T-Zellen bei der Tuberkulinreaktion.** Eine Maus wird durch intradermale Tuberkulininjektion sensibilisiert. Später werden die Milzzellen des Tieres entnommen und entweder mit Normalserum und Komplement oder mit Anti-T-Lymphozytenserum und Komplement behandelt. Die behandelten Zellen werden Empfängertieren injiziert, die dann mit Tuberkulin belastet werden. Nur Tiere, die mit Normalserum behandelte Milzzellen erhalten haben, entwickeln eine Tuberkulinreaktion, während die anderen Mäuse keine Reaktion zeigen.

In der Abb. 22.**14** sind die drei Typen der verzögerten Überempfindlichkeitsreaktionen zusammengefaßt.

Zelluläre Reaktionen bei der Überempfindlichkeit vom verzögerten Typ

Verzögerte Überempfindlichkeitsreaktionen werden eher durch Zellen als durch Antikörper ausgelöst. 1942 zeigten Landsteiner und Chase, daß die Reaktionsbereitschaft nur mit lymphozytenhaltigen Zellsuspensionen auf nichtsensibilisierte Individuen übertragen werden kann. Die Entfernung der T-Lymphozyten aus der Suspension zeigt, daß diese Zellen die Effektoren der Reaktion vom Tuberkulintyp sind (Abb. 22.**15**).

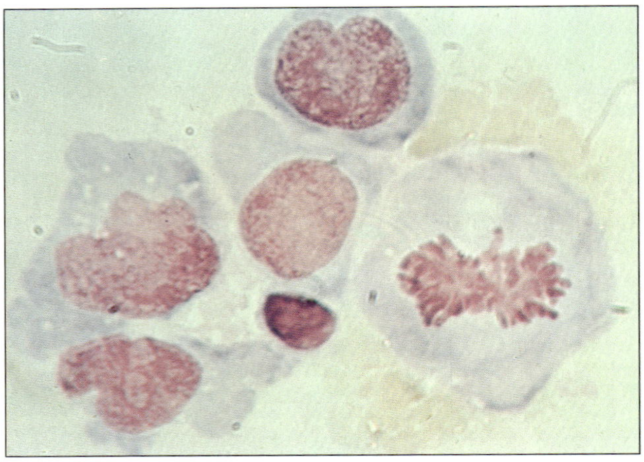

Abb. 22.**16** **Transformierte Lymphozyten.** Nach Stimulation mit dem entsprechenden Antigen findet bei T-Zellen vor der Zellteilung eine lymphoblastoide Transformation statt. Das Präparat zeigt Blastzellen mit vermehrtem Zytoplasma und vergrößerten Zellkernen (es ist auch ein Lymphozyt in der Metaphase der Zellteilung zu erkennen).

Auch die anderen Reaktionen vom verzögerten Typ werden von T-Zellen ausgelöst. Sensibilisierte T-Zellen machen nach Stimulation mit dem entsprechenden Antigen eine lymphoblastoide Transformation und anschließend Zellteilung durch (Abb. 22.**16**). Auf dieser Basis arbeitet der Lymphozytentransformationstest (s. Kap. 25). Die Lymphozytentransformation geht mit der DNA-Synthese einher, die durch die Aufnahme von radioaktiv markiertem Thymidin, einem für die DNA-Synthese benötigten Nucleosid, quantifiziert werden kann. Es werden Lymphozyten eines Patienten mit dem vermuteten Antigen inkubiert, um festzustellen, ob eine Transformation ausgelöst wird. Dieser Test sagt nur etwas über das T-Zell-Gedächtnis aus und nichts darüber, ob eine protektive Immunität besteht.

Nach der Aktivierung durch antigenpräsentierende Zellen produzieren T-Zellen eine Reihe von Zytokinen, die Makrophagen anlocken und aktivieren. Zu diesen Zytokinen gehören IFNγ, TNF, IL-3 und IL-6. Bei granulomatösen Reaktionen werden die sich sammelnden Makrophagen zu einer der Hauptquellen für TNF, und die Granulome entwickeln sich in einem selbstverstärkten Prozeß unter Differenzierung von Makrophagen in Epitheloidzellen (Abb. 22.**17** u. 22.**18**). Diese setzen mehr TNF frei, es kommt zur Bildung weiterer Epitheloidzellen, durch deren Fusion letztlich Riesenzellen entstehen (Abb. 22.**19**).

Erkrankungen, bei denen eine Überempfindlichkeit vom verzögerten Typ besteht

Eine Reihe chronischer Erkrankungen des Menschen geht mit Überempfindlichkeitsreaktionen vom verzögerten Typ einher; die meisten werden durch Erreger

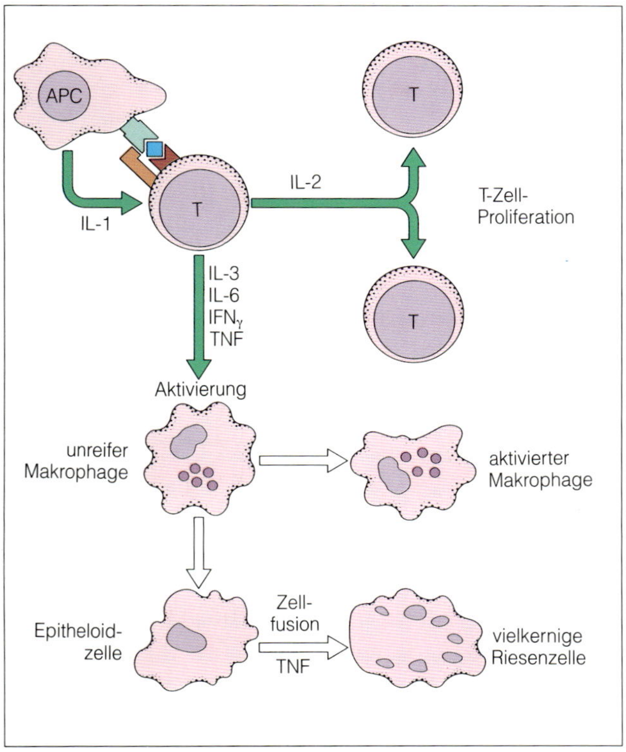

Abb. 22.**17** **Differenzierung von Makrophagen.** Aktivierte T-Zellen sezernieren die Zytokine IL-3, IL-6, IFNγ und TNF. Diese Zytokine unterstützen die Differenzierung von Makrophagen in entweder aktivierte Makrophagen oder Epitheloidzellen. Epitheloidzellen setzen große Mengen TNF frei; manche verschmelzen zu vielkernigen Riesenzellen. APC antigenpräsentierende Zelle.

wie Mykobakterien, Protozoen und Pilze verursacht. Zu den wichtigsten Erkrankungen gehören in diesem Zusammenhang:

1. Tuberkulose,
2. Lepra,
3. Leishmaniose,
4. Listeriose,
5. tiefe Pilzinfektionen (z. B. Blastomykose),
6. Wurminfektionen (z. B. Schistosomiasis).

Bei diesen Krankheiten persistiert der Erreger und stellt einen ständigen antigenen Reiz dar, über den Lymphozyten und Makrophagen auf den Plan gerufen werden. Wenn diese Krankheiten auch eine protektive Immunität erzeugen können, muß beim Vorliegen einer verzögerten Überempfindlichkeitsreaktion nicht auch eine schützende Immunität vorhanden sein.

Lepra

Lepra wird in drei Hauptformen, die tuberkuloide, Borderline- und lepromatöse Form, eingeteilt. Beim tuberkuloiden Typ zeigt die Haut einige scharf begrenzte hypopigmentierte Flecken mit intensiver lymphozytärer und epitheloidzelliger Infiltration ohne den Nachweis von Mikroorganismen. Im Gegensatz dazu treten bei der extremen lepromatösen Reaktion multiple, konfluierende Hautläsionen auf, die durch zahlreiche Erreger mit schaumigen Makrophagen und einer geringen Anzahl von Lymphozyten charakterisiert sind. Borderline-

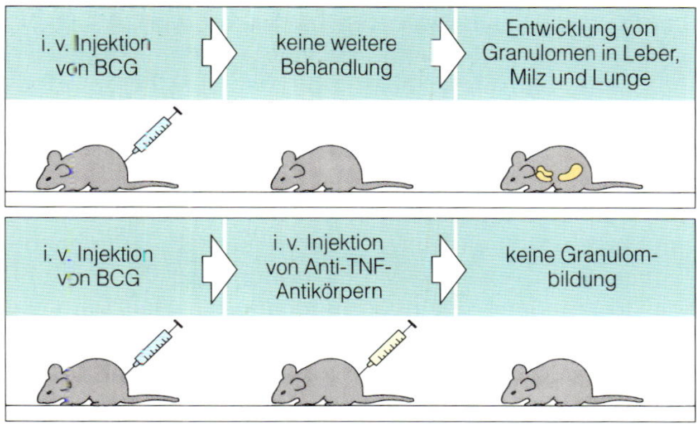

Abb. 22.**18** **Die Bedeutung von TNF für die Granulombildung.** TNF ist für die Bildung von Epitheloidgranulomen unverzichtbar. Wenn Mäusen, die eine BCG-Injektion erhalten haben, Anti-TNF-Antikörper injiziert werden, entwickeln sie keine Granulome.

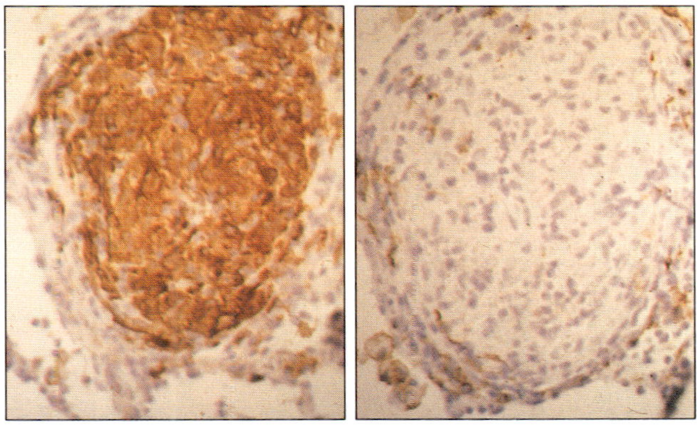

Abb. 22.**19** **Epitheloidzellen aus einem Granulom in der Lunge bei Sarkoidose.** Links: Die Epitheloid- und Riesenzellen im Zentrum wurden mit dem spezifischen Antikörper RFD 9 dargestellt. Rechts: Das Granulom umgebende reife Gewebsmakrophagen sind mit dem spezifischen Antikörper RFD 7 dargestellt. Die Aufnahmen wurden freundlicherweise von C. S. Munro zur Verfügung gestellt.

Lepra-Typ	**Test**			
	verzögerte Überempfindlichkeitsreaktion	Lepromin-Hauttest	Antigen-Antikörper-Komplexe	Mikroorganismen
tuberkuloid (TT)	+++	+++	–	–
Borderline (BB)	++	++	++	+
lepromatös (LL)	±	–	±	+++

Abb. 22.**20** **Überempfindlichkeit und die Formen der Lepra.** Das Krankheitsspektrum bei Lepra hängt von der Abwehrbereitschaft des betroffenen Organismus ab. Bei guter Abwehrlage entwickelt der Erkrankte eine tuberkuloide (TT), bei fehlender Abwehr eine lepromatöse (LL) Reaktion. Zwischen diesen Extremen liegt die Borderline-Lepra (BB).

Lepra weist Charakteristika beider Formen auf (Abb. 22.**20**).

Ein dramatisches Beispiel verzögerter Überempfindlichkeit tritt bei der Borderline-Lepra auf. Lepra ist eine Krankheit, bei der die protektive Immunität ausschließlich zellvermittelt ist, während humorale Mechanismen keine schützende Rolle spielen. Borderline-Reaktionen entwickeln sich entweder spontan oder als Folge medikamentöser Behandlung. Es kommt zur Schwellung und Entzündung der hypopigmentierten Hautläsionen, die Mycobacterium leprae enthalten (Abb. 22.**21**), weil der Patient nun zu einer verzögerten Überempfindlichkeitsreaktion in der Lage ist. Das histologische Bild zeigt mehr mononukleäre Zellen, d. h., es wird mehr tuberkuloid. Dieser Prozeß kann in peripheren Nerven auftreten, wo mykobakterielle Antigene vorkommen. Das ist die wichtigste Ursache der Nervenschädigung bei dieser Krankheit. Die Läsionen der Borderline-Lepra zeigen typische Merkmale einer granulomatösen Überempfindlichkeit (Abb. 22.**21**).

Wenn die Immunität zusammen mit einer Überempfindlichkeit vom Tuberkulintyp vorliegt, kann die T-Zell-Sensibilisierung in vitro mit dem Lymphozytentransformationstest bestimmt werden. Als Antigen dient dazu entweder komplettes oder ultraschalldenaturiertes Mycobacterium leprae (Abb. 22.**22**).

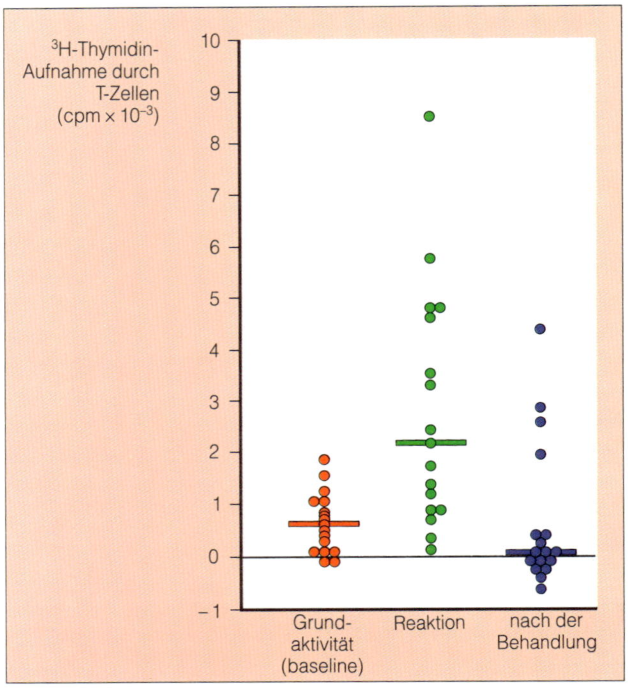

Abb. 22.**22** **Lymphozytentransformationstest.** Während der lepromatösen Borderline-Reaktion steigt die Lymphozytentransformationsrate als Antwort auf Mycobacterium leprae an und fällt im Verlauf einer erfolgreichen Behandlung mit Corticosteroiden wieder ab. Die Abbildung zeigt die Lymphozytentransformation (quantifiziert anhand der ^{3}H-Thymidin-Aufnahme) nach Stimulation mit ultraschallbehandeltem Mycobacterium leprae bei 17 Patienten:
- vor der Behandlung mit leprawirksamen Substanzen (Nulllinie),
- während der Reaktion und
- nach erfolgreicher Behandlung mit Steroiden.

(Die Mediane sind durch waagrechte Balken dargestellt.)

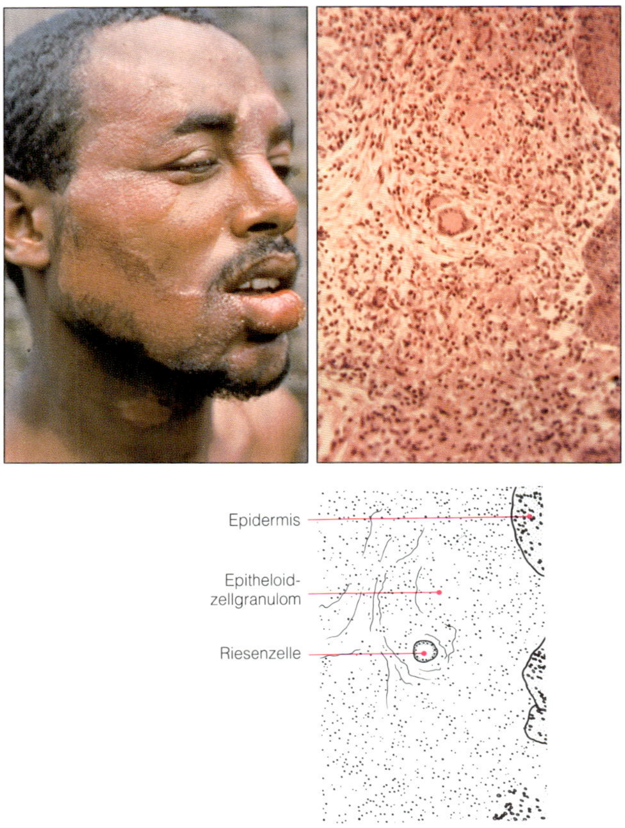

Abb. 22.**21** **Reaktion bei Borderline-Lepra.** Links: Die zuvor hypopigmentierten Hautläsionen sind nach Sensibilisierung auf Antigene von Mycobacterium leprae geschwollen und entzündet. Rechts: Das histologische Bild ist typisch für eine granulomatöse Überempfindlichkeitsreaktion. Man beachte die Riesenzelle und die mono- und lymphozytäre Infiltration. HE-Färbung, 140 ×.

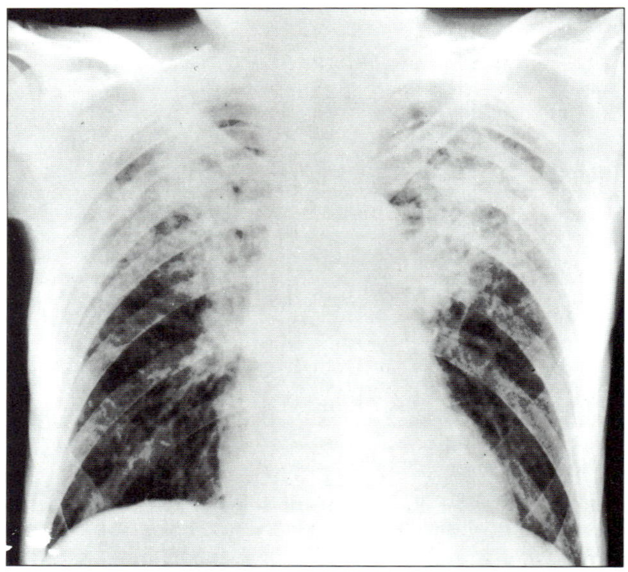

Abb. 22.**23** **Thoraxaufnahme eines Patienten mit Lungentuberkulose.** Es besteht vor allem in den oberen Lungenbereichen eine deutliche streifige Zeichnung des Parenchyms, eine typische Veränderung bei chronischer bilateraler Lungentuberkulose. Auch eine Vergrößerung des Herzens ist zu sehen.

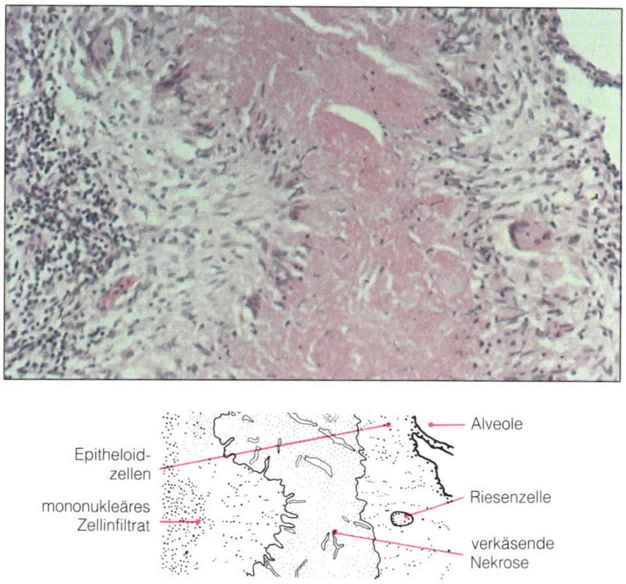

Abb. 22.**24** **Histologisches Präparat aus einer tuberkulösen Lunge.** Die Abbildung zeigt ein Epitheloidzellgranulom mit Riesenzellen. In dem Granulom sind Verkäsung und Nekrose bereits fortgeschritten. HE-Färbung, 75 ×.

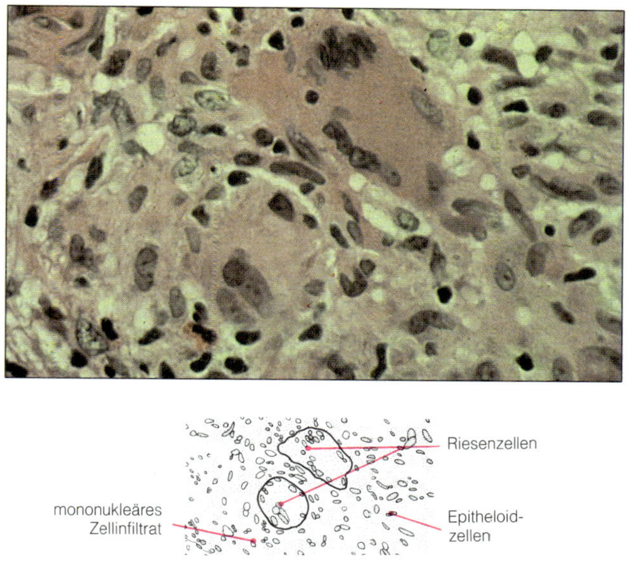

Abb. 22.**25** **Histologisches Bild der Sarkoidose (Lymphknotenbiopsie).** Das typische Granulom bei Sarkoidose besteht aus Epitheloidzellen und vielkernigen Riesenzellen. Es liegt jedoch keine verkäsende Nekrose vor. Nur ein geringgradiges mononukleäres Zellinfiltrat ist am Rand des Granuloms zu sehen. HE-Färbung, 240 ×.

Tuberkulose

Bei der Tuberkulose entstehen Granulome in der Lunge oder in anderen infizierten Organen. Die Lungenschädigung durch granulomatöse Reaktionen führt zur Bildung von Kavernen, von denen aus die Bakterien sich ausbreiten.

Mit diesen Reaktionen geht häufig eine ausgedehnte Fibrose einher, die durch eine Röntgenaufnahme des Thorax dargestellt werden kann (Abb. 22.**23**). Das histologische Bild der Veränderungen ist typisch für eine granulomatöse Reaktion mit zentraler verkäsender Nekrose (Abb. 22.**24**). Diese ist von einem Wall aus Epitheloidzellen mit einigen Riesenzellen umgeben. Am Rand der Läsion besteht mononukleäre Infiltration.

Sarkoidose

Die Ätiologie der Sarkoidose ist unbekannt, jedoch könnte die Infektion mit einem Erreger wie z. B. einem Mykobakterium eine Rolle spielen, da Immungranulome, begleitet von Fibrosierung, auftreten (Abb. 22.**25**). Die Erkrankung betrifft speziell die lymphoiden Gewebe; Thoraxröntgenaufnahmen von Sarkoidosepatienten können vergrößerte Lymphknoten zeigen (Abb. 22.**26**).

Ein Paradoxon der klinischen Immunologie ist die Tatsache, daß diese Krankheit mit einer Verminderung der verzögerten Überempfindlichkeit sowohl in vivo als auch in vitro einhergeht. Die Patienten reagieren nicht auf den Tuberkulintest; wenn jedoch Tuberkulinantigen zusammen mit Cortison injiziert wird, werden die Hauttests positiv. Das läßt den Schluß zu, daß cortisonempfindliche T-Suppressorzellen für die Anergie verantwortlich sind. Normalerweise würde Cortison die verzögerte Überempfindlichkeitsreaktion unterdrükken.

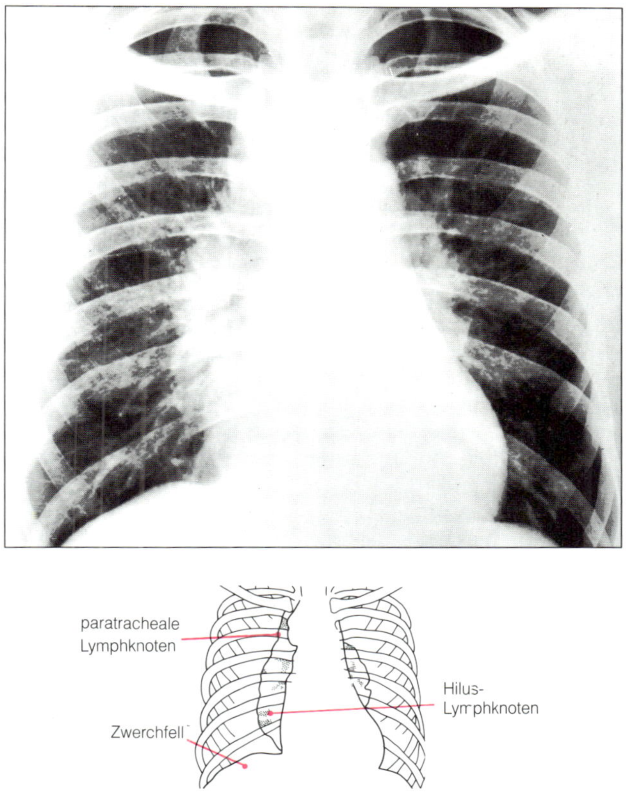

Abb. 22.**26** **Thoraxaufnahme eines Patienten mit Sarkoidose.** Die Aufnahme zeigt eine bilaterale Vergrößerung hilärer und paratrachealer Lymphknoten mit diffuser Infiltration der Lunge; diese Befunde sind für die Erkrankung charakteristisch.

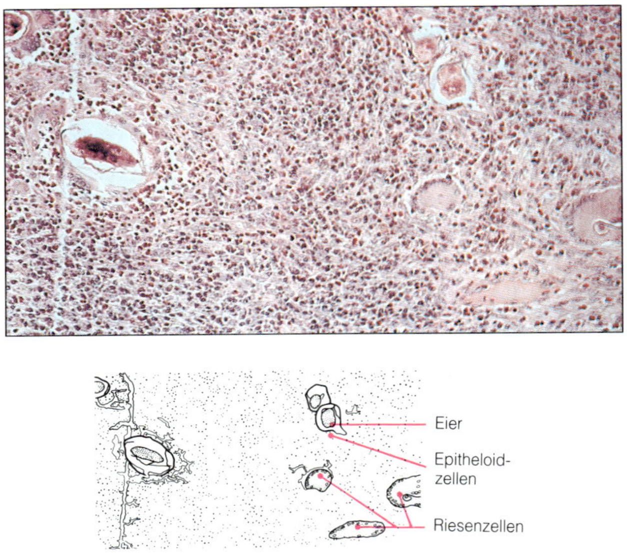

Abb. 22.**27** **Histologisches Präparat der Leber bei Schistosomiasis.** Die Schistosomeneier sind von einem Epitheloidzellgranulom umgeben. Es sind auch Riesenzellen vorhanden. HE-Färbung, 100 ×.

Bei der Sarkoidose entwickeln sich Granulome in verschiedenen Organen, am häufigsten sind Lunge, Lymphknoten, Knochen, Nervengewebe und die Haut betroffen. Akut können Fieber und ein allgemeines Krankheitsgefühl auftreten, im Langzeitverlauf entwickeln Patienten mit Lungenmanifestation Dyspnoe. Eine Verdachtsdiagnose ist oft anhand röntgenologischer Veränderungen möglich, gesichert wird sie durch eine Biopsie oder den Kveim-Test (s. o.).

Schistosomiasis

Ein anderes Beispiel für granulomatöse Überempfindlichkeit ist die Schistosomiasis, eine durch Trematoden (Schistosoma) hervorgerufene parasitäre Wurmerkrankung. Es kommt zur Sensibilisierung des Wirts gegen die Eier des Parasiten mit typischer Granulombildung im befallenen Gewebe (Abb. 22.**27**; s. auch Kap. 16).

23 Transplantation und Abstoßung

Ian Hutchinson

Die Immunbiologie der Transplantation ist aus mehreren Gründen von großer Bedeutung. Die Untersuchung der Abstoßung von Hauttransplantaten bei der Maus führte zur Entdeckung der Major-histocompatibility-complex-(MHC-)Antigene (s. Kap. 4), welche den T-Lymphozyten Antigene präsentieren (s. Kap. 6). T-Zellen sind bei der Abstoßung von Transplantaten von zentraler Bedeutung, und viele Erkenntnisse über ihre Physiologie, Funktionalität, Eigentoleranz, Autoimmunität und die Rolle des Thymus bei der Ausbildung von T-Zellen wurden aufgrund von Transplantationsstudien gewonnen. Auf diese Weise hat die Transplantation zum besseren Verständnis der immunvermittelten Gewebsschädigungen bei Hypersensibilität und Autoimmunität beigetragen. Auch klinisch ist die Gewebsübertragung von großer Bedeutung. Um Gewebsabstoßungen vorzubeugen, wurden sowohl neue immunmodulatorische Medikamente entwickelt und eingesetzt als auch Wege entwickelt, eine Toleranz dem transplantierten Gewebe gegenüber zu induzieren. Diese Ansätze finden breite Anwendung bei der Behandlung von vielfältigen Immunstörungen.

In der Praxis werden Organe verpflanzt, um ein funktionelles Defizit auszugleichen (Abb. 23.**1**). Solange Spender und Empfänger genetisch nicht identisch sind, werden die Antigene des Transplantats eine immunologische Abstoßungsreaktion auslösen. Eine Transplantation kann die ganze Vielfalt der aktiven Mechanismen der humoralen und zellulären Immunität, ob spezifisch oder unspezifisch, stimulieren. Ursächlich ist dabei, daß die T-Zellen des Empfängers die Peptidantigene, assoziiert mit fremden MHC-Antigenen, auf den Transplantatzellen erkennen. In diesem Zusammenhang ist anzumerken, daß die Peptidantigene normalerweise von Komponenten normaler Zellen abstammen, jedoch können sie auch ihren Ursprung von intrazellulären Viren oder anderen Mikroorganismen haben. (Auf diesen Punkt wird später noch genauer eingegangen.) Über dieselbe Schiene kann ein Transplantat alle regulatorischen Mechanismen, welche Immunantworten kontrollieren, aktivieren (s. Kap. 9). Deshalb umfaßt die Immunbiologie der Transplantation tatsächlich alle Aspekte der Immunität.

transplantiertes Organ	Krankheitsbeispiele
Niere	Nierenversagen, Endstadium
Herz	terminales Herzversagen
Lunge oder Herz/Lunge	pulmonale Hypertension, zystische Fibrose
Leber	Zirrhose, Krebs, biliäre Atresie
Kornea	Dystrophie, Keratitis
Pankreas	Diabetes
Knochenmark	Immundefizienz, Leukämie
Dünndarm	Krebs
Haut	Verbrennungen

Abb. 23.**1** **Klinische Transplantation.** Organe und Gewebe werden zur Behandlung verschiedenster Konditionen transplantiert. Jedes Transplantat hat seine medizinischen und chirurgischen Schwierigkeiten.

Barrieren der Transplantation

Barrieren gegen eine Transplantation lassen sich über die genetische Disparität zwischen Spender und Empfänger erklären (Abb. 23.**2**). Autotransplantate von einer Körperstelle zu einer anderen sind in diesem Zusammenhang nicht fremd und rufen aus diesem Grund keine Abstoßung hervor. Ähnlich verhält es sich bei Isotransplantaten zwischen genetisch identischen Individuen, wie z. B. eineiigen Zwillingen. Sie exprimieren keine dem Empfänger fremden Antigene und lösen somit keine Abstoßungsreaktion aus. Das Allotransplantat ist das im klinischen Bereich gängige Transplantat, wo die Übertragung zwischen zwei genetisch nicht identi-

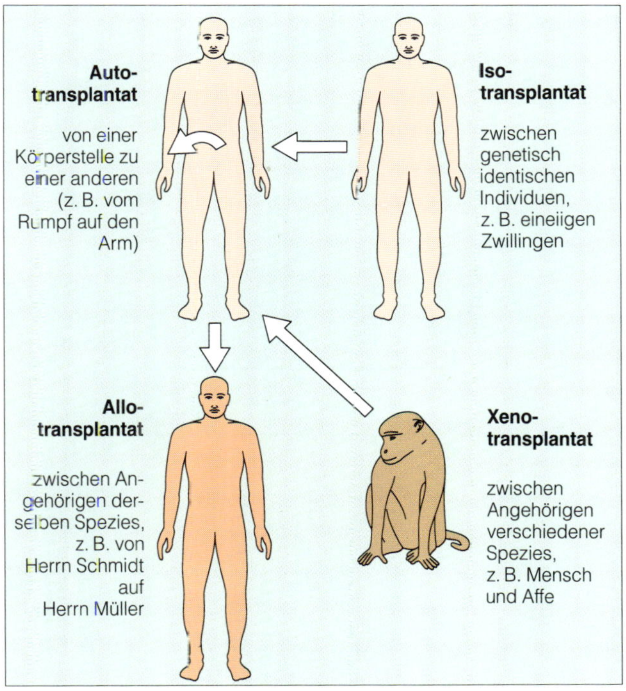

Abb. 23.**2** **Genetische Barrieren gegen eine Transplantation.** Die genetische Beziehung zwischen Spender und Empfänger entscheidet darüber, ob eine Abstoßung erfolgt oder nicht. Auto- und Isotransplantate werden normalerweise toleriert, im Gegensatz zu Allo- und Xenotransplantaten.

schen Individuen stattfindet. In diesem Fall ist die Übertragung allogen (es existieren allele Varianten von bestimmten Genen). Die Zellen des Allotransplantats exprimieren Alloantigene, welche vom Empfänger als fremd erkannt werden können.

Maximale genetische Disparität besteht zwischen Angehörigen verschiedener Spezies, und eine Xenotransplantation über xenogenetische Barrieren hinweg wird generell rasch abgestoßen, sei es durch natürlicherweise vorkommende IgM-Antikörper im Empfänger oder eine rasche zellvermittelte Abstoßung (s. u.).

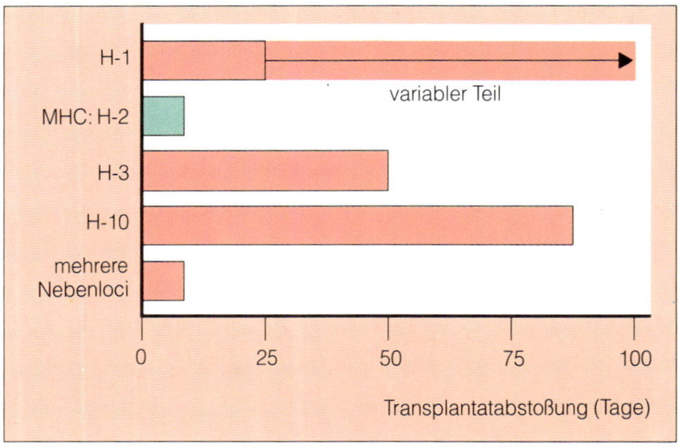

Abb. 23.**3** **Histokompatibilitätsantigene und Überlebenszeit des Transplantats.** Die Graphik zeigt den Zeitpunkt der Abstoßung eines Hauttransplantats, wenn Spender und Empfänger unterschiedliche Histokompatibilitätsnebenloci (rot) aufweisen oder sich im H-2-MHC-Locus unterscheiden (blau). Transplantate mit mehreren inkompatiblen Nebenloci werden ebenso schnell abgestoßen wie H-2-inkompatibles Gewebe. Die Daten stammen von Graff u. Bailey.

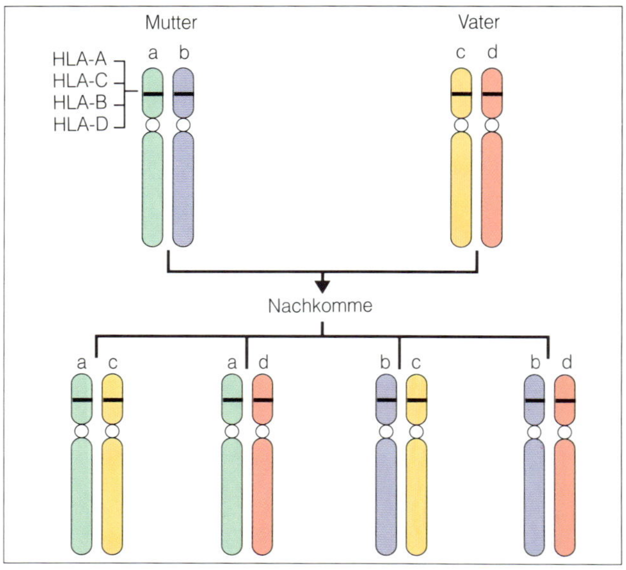

Abb. 23.**4** **Vererbung von Haplotypen bei MHC-Antigenen.** Der MHC des Menschen befindet sich auf dem kurzen Arm des Chromosom 6. Ein Set (Haplotyp) der Klasse-I-(HLA-A, B und C)- und Klasse-II-(HLA-D-)Antigene wird en bloc nach den Mendelschen Regeln von jedem Elternteil vererbt.

Nicht lebensfähige Xenotransplantate, wie z. B. Haut, Blutgefäße oder Herzklappen vom Schwein, können vorbehandelt (Minderung der Immunogenität) auf den Menschen übertragen werden. Dagegen erwies sich die Übertragung von Organen als extrem erfolglos, obwohl Xenotransplantationen in Tierversuchen erfolgversprechend verliefen. Sollten die immunologischen Probleme der Xenotransplantation überwunden werden, dann könnte die Verwendung von tierischen Spendern dem weltweiten Mangel an menschlichen Organen entgegenwirken. Nichtsdestoweniger verbleiben zahlreiche nichtimmunologische Probleme, wie Spendergröße, tierische Krankheiten und der ethische Aspekt von Xenotransplantationen.

Genetik der Transplantation

Die auf genetisch disparaten Geweben vorhandenen Antigene werden Histokompatibilitätsantigene genannt und die kodierenden Gene entsprechend Histokompatibilitätsgene. Es gibt mehr als 30 Histokompatibilitätsgenloci, welche eine Abstoßung bei unterschiedlichen Verhältnissen auslösen. Aus diesem Pool induzieren Alloantigene (vom Haupthistokompatibilitätskomplex, MHC, kodiert) besonders starke Reaktionen. Diese Produkte des MHC werden auch MHC-Antigene genannt. Die Produkte der anderen Histokompatibilitätgene verursachen jedes für sich schwächere Abstoßungsreaktionen und sind deshalb auch als Neben-(minor-)Histokompatibilitätsgene bekannt. Nichtsdestoweniger können Kombinationen dieser Nebenantigene starke Abstoßungsreaktionen auslösen (Abb. 23.**3**).

Vererbung von Haplotypen bei MHC-Antigenen

Die Gene des MHC unterliegen den einfachen Regeln der Mendelschen Vererbungslehre und werden kodominant exprimiert. Anders ausgedrückt besitzt jedes Individuum 2 „Halbsets" (Haplotypen) von Genen, je einen Haplotyp von einem Elternteil (Abb. 23.**4**). Jeder dieser Haplotypen wird gleichmäßig exprimiert, so daß jede Zelle eines Nachkommens sowohl väterliche als auch mütterliche Antigene auf der Oberfläche aufweist (Abb. 23.**5**). Im Fall der Klasse-I-MHC-Antigene, bei welchen im MHC nur eine α-Kette kodiert ist, verlaufen genetische Vererbung und Antigenexprimierung geradlinig – jedes vererbte Klasse-I-Gen führt zur Exprimierung eines Antigens auf der Zelloberfläche. Im Gegensatz dazu sind Klasse-II-MHC-Gene heterodimer und weisen sowohl eine α- als auch eine β-Kette, im MHC kodiert, auf. Diese α- und β-Gene werden entweder in cis- (entlang des DNS-Stranges) oder trans-(über zwei DNS-Stränge)Konfiguration exprimiert. Auf diese Weise gäbe es vier verschiedene Kombinationen aus maternalen (m) und paternalen (p) α- und β-Ketten für jedes Klasse-II-Molekül.

Exprimierung von MHC-Antigenen auf Geweben

MHC-Antigene sind nicht gleichmäßig auf allen Zellen des Körpers verteilt. Die Klasse-I-Moleküle werden normalerweise auf den kernhaltigen Zellen (bei manchen Spezies auch auf Erythrozyten und Thrombozyten) exprimiert, während Klasse-II-Moleküle auf anti-

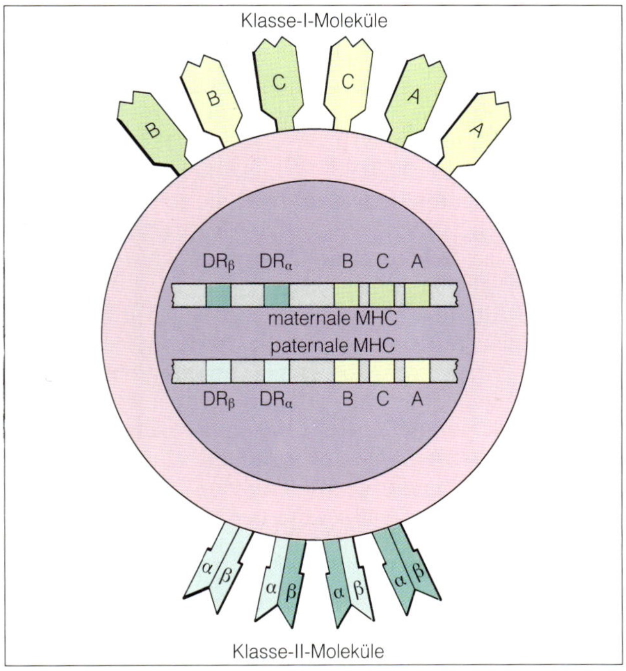

Abb. 23.**5** **Kodominante Expression von MHC-Antigenen.** Alle vererbten MHC-Gene werden auf der Zelloberfläche exprimiert. Für jedes maternale und paternale Klasse-I-Gen befinden sich Klasse-I-Moleküle auf der Membran. Für jedes Klasse-II-α- und -β-Gen befinden sich α- und β-Ketten auf der Zelloberfläche, welche sich jedoch zu vier verschiedenen Molekülen assoziieren können. Erwähnenswert ist hier, daß es noch andere Klasse-II-α- und -β-Gene gibt, welche auch DP- und DQ-Antigene kodieren. B-Lymphozyten besitzen pro Zelle 23×10^5 Klasse-I-Moleküle und die gleiche Anzahl an Klasse-II-Molekülen.

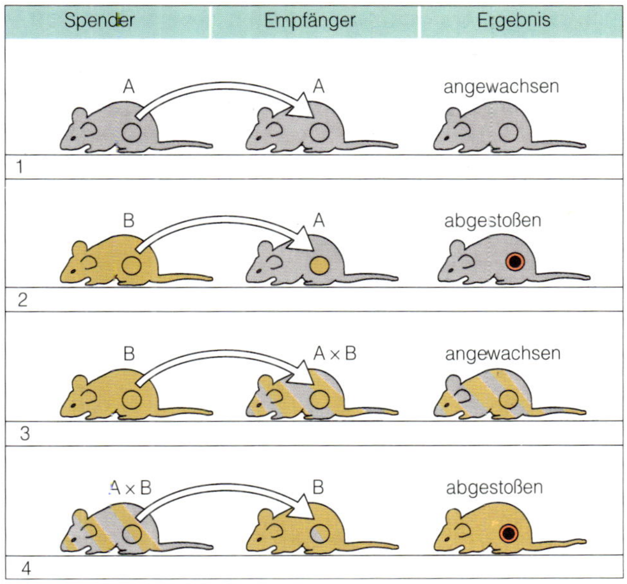

Abb. 23.**6** **Gesetzmäßigkeiten bei Transplantationen.** Transplantate zwischen genetisch identischen Tieren werden angenommen. Zwischen genetisch nichtidentischen Tieren übertragenes Gewebe wird verschieden schnell abgestoßen, und zwar abhängig von der Art der genetischen Unterschiede. Zum Beispiel werden Transplantate von syngenen Spendern toleriert, die einen identischen MHC-Locus aufweisen (1) Bei abweichendem MHC-Locus findet eine Abstoßung statt (2). Ein Transplantat wird akzeptiert, wenn Spender und Empfänger gemeinsame Histokompatibilitätsgene besitzen. Dies wird bei Transplantationen zwischen Eltern und F_1(A × B)-Nachkommen deutlich (3 und 4). Bei genetischen Unterschieden außerhalb des MHC kommt es auch zur Abstoßung, jedoch wesentlich langsamer. Die Ausnahmen zu dieser Regel werden an anderer Stelle besprochen.

genpräsentierende Zellen (z. B. dendritische Zellen, aktivierte Makrophagen, B-Zellen und, in einigen Spezies, aktivierte T-Zellen und vaskuläre Endothelzellen) beschränkt sind. Die MHC-Expression auf den Zelloberflächen wird von Zytokinen gesteuert. Interferon γ (IFN_γ) und Tumornekrosefaktor (TNF) zeichnen als machtvolle Induktoren der Expression von MHC-Antigenen auf vielen Zelltypen, welche anderenfalls wesentlich schwächer ausfallen würde. Die Bedeutung dieses und anderer Zytokineffekte während einer Transplantatabstoßung werden später noch genauer beschrieben.

Gesetze der Transplantation

Die ausschlaggebende Betrachtung bei der Abstoßung eines Organallotransplantats ist, ob das Transplantat Antigene trägt, die nicht beim Empfänger vorkommen. Die Prinzipien dieser Host-versus-graft-Reaktion ist in Abb. 23.**6** dargestellt. Die wichtigste Ausnahme zu dieser Regel bildet die Graft-versus-host-(GVH-)Krankheit, die durch immunologisch kompetente T-Zellen hervorgerufen wird, welche auf einen allogenen Empfänger übertragen werden, der sie nicht abstoßen kann. Diese Unfähigkeit kann an der genetischen Beziehung zwischen Spender und Empfänger liegen, aber auch an einem Mangel an Immunkompetenz, hervorgerufen durch Immaturität oder Immunsuppression beim Emp-

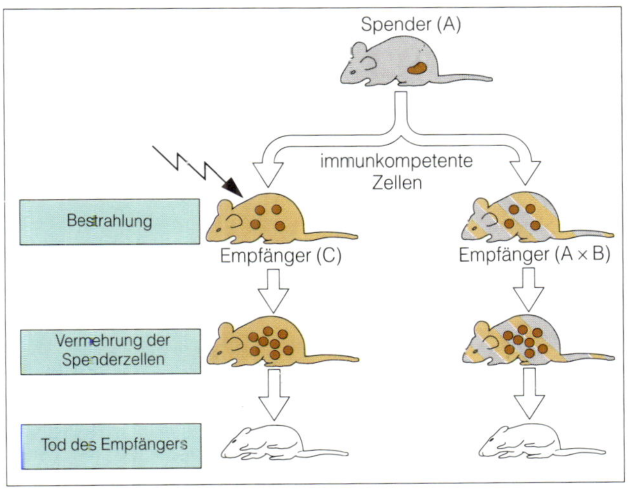

Abb. 23.**7** **„Graft-versus-host"-Abstoßungsreaktion.** Immunkompetente Zellen eines Typ-„A"-Spenders werden auf einen immunsupprimierten (bestrahlten) Typ-„C"-Empfänger und auf ein normales F_1(A × B)-Tier übertragen. Die Zellen werden in beiden Fällen wegen der bestehenden Immunsuppression bzw. Toleranz zunächst nicht abgestoßen, erkennen aber den Gewebetyp ‚B" bzw. „C' des jeweiligen Empfängers als körperfremde Zellen. Die übertragenen Zellen teilen sich, reagieren gegen die Zellen des Empfängers und rekrutieren Entzündungszellen des Wirtes, wodurch die Reaktion noch verstärkt wird. Häufig führt dieser Prozeß zum Tod des Empfängers.

fänger. In einer derartigen Situation können die übertragenen immunkompetenten T-Zellen den Empfänger angreifen (Abb. 23.**7**). Die GVH-Krankheit stellt eine der wichtigsten Komplikationen bei der Übertragung von Knochenmark dar und schädigt speziell Haut und Darm.

Rolle der T-Zellen bei der Abstoßung

Die T-Zellen sind bei der Abstoßungsreaktion von zentraler Bedeutung. Thymuslose Nacktmäuse stoßen Transplantate nicht ab. Dasselbe gilt für normale Ratten oder Mäuse, deren Thymus in der Neugeborenenphase entfernt wurde, also bevor reife T-Zellen in die Umgebung freigesetzt werden. Werden erwachsene Ratten oder Mäuse thymektomiert (keine weitere T-Zellen-Produktion), bestrahlt (Abtötung existierender T-Zellen) und dann einer Knochenmarktransplantation unterzogen (Wiederaufnahme der Hämatopoese), dann erhält man sog. „ATXBM-Empfänger", die mangels T-Zellen keine Transplantate abstoßen können.

Bei jedem dieser Tiere (Nacktmäuse, neonatal thymektomierte oder ATXBM) kann die Fähigkeit zur Gewebsabstoßung mit der Inokulation von T-Zellen von Tieren desselben Stammes wiederhergestellt werden. T-Zellen sind also für die Abstoßung notwendig. Das impliziert aber nicht, daß Antikörper, B-Zellen oder andere Zellen keine Rolle spielen. Und tatsächlich verursachen Antikörper Transplantatschädigungen und sind Makrophagen an entzündlichen Prozessen im Transplantat beteiligt (s. u.). Aber weder B-Zellen noch Makrophagen spielen eine entscheidende Rolle in der Abstoßung, und sie sind von der Aktivität der T-Zellen, besonders in primären Abstoßungsreaktionen, abhängig.

Molekulare Grundlage der allogenen Erkennung

An der Abstoßung beteiligte T-Zellen erkennen spenderstämmige Peptide in Assoziation mit auf dem Transplantat exprimierten MHC-Antigenen. Die Struktur des T-Zell-Rezeptors (TCR) ist so konzipiert, daß die T-Zelle nur Peptidantigene wahrnimmt, die mit MHC-Molekülen assoziiert sind; diese MHC-Restriktion wird bei der positiven Selektion im Thymus noch verstärkt (s. Kap. 10 u. 11 und Abb. 23.**8**).

Die Strukturen verschiedener MHC-Antigene sind fast identisch. So bestehen alle MHC-Moleküle aus zwei α-Helices, die über zwei immunglobulinähnlichen Domänen, welche auf der Zellmembran sitzen, auf einem β-gefalteten Blatt liegen. Zwischen den beiden α-Helices befindet sich eine tiefe Einbuchtung, in der Peptide gebunden werden können. Obwohl antigene Epitope auf der Außenseite der Moleküle zu finden sind, verfügt der für die T-Zell-Erkennung wichtige Teil des MHC-Moleküls, gemeint ist die äußere Oberfläche der α-Helices, hoch konserviert zwischen verschiedenen MHC-Molekülen, nicht über derartige Epitope. Die einzigen Unterschiede in der Aminosäuresequenz zwischen zwei MHC-Molekülen, wenn man z. B. die HLA-A2- und die HLA-Aw68-Antigene vergleicht, liegen tief in der Einbuchtung zwischen den α-Helices, aber nicht auf der äußeren Oberfläche, wo der TCR bindet (Abb. 23.**9**). Also besteht, was die T-Zell-Erkennung betrifft, der wichtigste Unterschied zwischen MHC-Molekülen in Form und Ladung der peptidbindenden Einbuchtung (Abb. 23.**10**). Danach richtet sich, welches Peptid gebunden werden kann und in welcher Orientierung es den T-Zell-Rezeptoren präsentiert wird (s. Kap. 6).

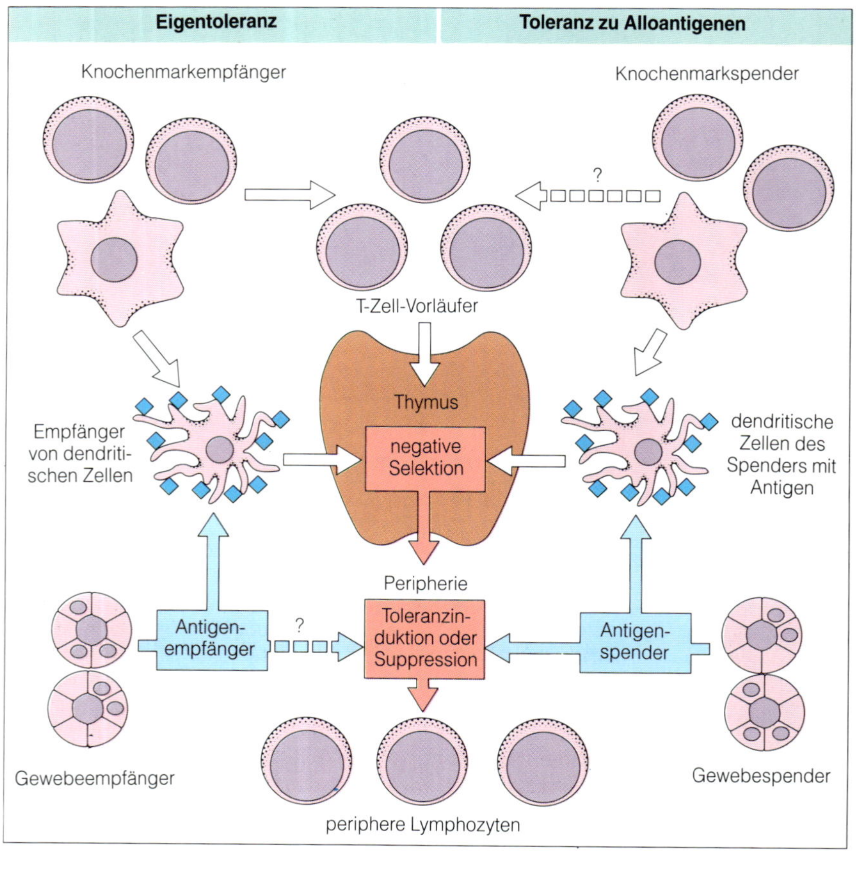

Abb. 23.**8** **Intra- und extrathymäre Toleranzinduktion.** Unter physiologischen Bedingungen werden knochenmarkstämmige T-Zell-Vorläufer in den Thymus eingeschwemmt, um dort, wenn sie im Kortex auf Epithelzellen stoßen, einer positiven Selektion (Rettung vor dem programmierten Zelltod), bzw. wenn sie am kortikomedullären Übergang auf dendritische Zellen treffen, einer negativen Selektion (Eliminierung) zu unterliegen. Neue reaktive T-Zellen können außerhalb des Thymus durch peripheres Antigen inaktiviert werden (aber nicht notwendigerweise eliminiert). Alternativ dazu können sie auch zu aktivierten Suppressorzellen werden. In allotoleranten Tieren kann körperfremdes Antigen in der thymären Medulla vorhanden sein, wo es durch klonale Deletion eine Toleranz auslösen kann. Alternativ dazu kann körperfremdes Antigen in der Peripherie klonale Anergie (Reaktionslosigkeit) hervorrufen oder aktive Suppression bei allotoleranten Tieren stimulieren.

Unter physiologischen Bedingungen ist die MHC-Einbuchtung durch normale Zellbestandteile, von intrazellulären Abbauvorgängen stammend, besetzt. In virusinfizierten oder speziellen, antigenpräsentierenden Zellen werden die „Selbst"-Peptide durch Peptide fremden Ursprungs ersetzt. T-Zellen reagieren dann mit diesen Fremdpeptiden in Assoziation mit „Selbst"-MHC-Molekülen. (Merke: T-Zellen, die sonst mit „Selbst"-Peptid-„Selbst"-MHC-Komplexen reagiert hätten, werden im Thymus entweder klonal neutralisiert oder negativ selektiert – s. Kap. 11.)

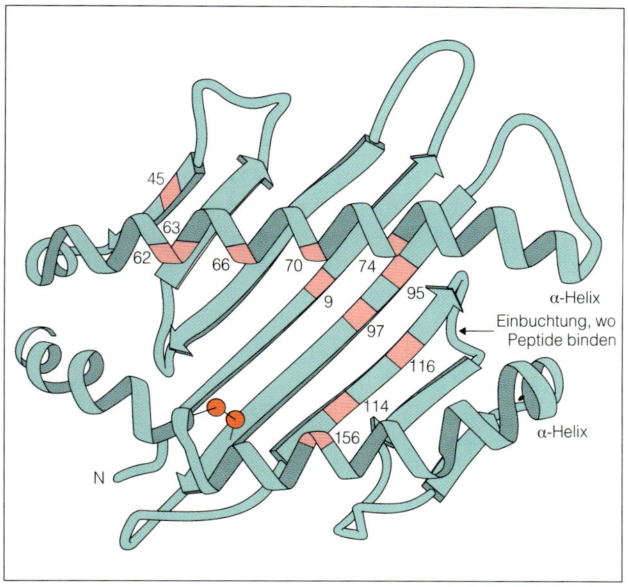

Abb. 23.**9** **Lokalisation der Unterschiede in der Aminosäuresequenz zwischen zwei MHC-Molekülen.** Viele Unterschiede in der Aminosäuresequenz zwischen zwei MHC-Molekülen sind innerhalb der peptidbindenden Einbuchtung, entweder in der Wand (α-Helices) oder im Boden (β-gefaltetes Blatt) der Spalte, lokalisiert. In dieser Abbildung sind die Orte der Aminosäureunterschiede zwischen HLA-A2 und HLA-Aw68 illustriert. Mit freundlicher Genehmigung von P. Parham, übernommen aus Nature, 342, 617, autorisiert.

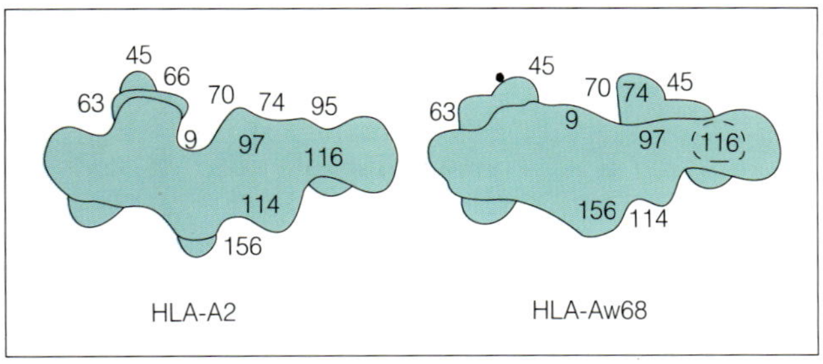

Abb. 23.**10** **Vergleich der Form der peptidbindenden Einbuchtung von zwei MHC-Molekülen.** Die Form der peptidbindenden Einbuchtung von zwei MHC-Klasse-I-Molekülen, HLA-A2 und HLA-Aw68, wurde mit Hilfe von Kristallographie und Elektronendichteerfassung verglichen. Innerhalb der Einbuchtung befinden sich 10 Aminosäureunterschiede, und zwar an den Positionen 9, 63, 66, 70, 95, 97, 114, 116 und 156, welche die Form und die Ladung der Spalte ändern und verschiedene „Taschen" schaffen (z. B. an Position 45 und 74), um Peptidseitenketten aufzunehmen. Folglich können verschiedene MHC-Moleküle unterschiedliche Peptidantigene binden und präsentieren. Mit freundlicher Genehmigung von T. P. Garret u. Mitarb., übernommen aus Nature, 342, 629, autorisiert.

Im Fall einer Transplantation von genetisch unterschiedlichem Gewebe wird aufgrund der verschiedenen Form und Ladung der MHC-Einbuchtung eine unterschiedliche Auswahl derselben Zellbestandteile auf der Zelloberfläche präsentiert. Zusätzlich dazu können auch noch verschiedene allele Formen der normalen Zellbestandteile (determiniert durch Neben-(Minor-)Histokompatibilitätsloci) vorkommen, was die Möglichkeit einer grundsätzlich neuen Peptidselektion eröffnet. Dadurch führen Unterschiede in den Haupthistokompatibilitätsantigenen (unterschiedlich geformte und geladene Einbuchtungen) oder in den Nebenhistokompatibilitätsantigenen (verschiedene Peptide) zwischen Transplantatspender und -empfänger zur Expression einer großen Anzahl neuer Antigene auf dem übertragenen Gewebe, welche von den Empfänger-T-Zellen erkannt werden können.

Rolle der T-Helfer-(T_H-)Zellen bei der Abstoßung

Die relative Kontribution von T-Zell-Untereinheiten zur Abstoßungsreaktion kann anhand von athymischen Tieren getestet werden. Eine Injektion von T-Zellen der $CD4^+$-Subpopulation (T_H-Zellen) in Nacktmäuse oder ATXBM-Empfänger führt zu einer akuten Hauttrans-

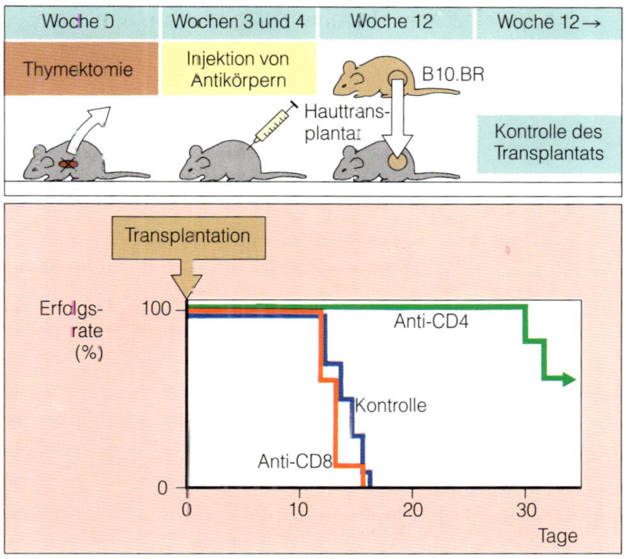

Abb. 23.**11** **Die Rolle der T-Zellen bei der Transplantatabstoßung.** Sechs Wochen alte thymektomierte CBA-Mäuse wurden mit zytotoxischen monoklonalen Antikörpern gegen CD4 und CD8 behandelt, um diese T-Zell-Populationen selektiv zu depletieren. Dann erhielten sie Hauttransplantate von B10.BR-Mäusen, die unterschiedliche Nebenhistokompatibilitätsloci besitzen. Danach wurde die Überlebenszeit der Transplantate gemessen. Mit Anti-CD4 behandelte Tiere behielten das Transplantat wesentlich länger als unbehandelte Kontrolltiere oder die mit Anti-CD8 behandelte Gruppe. Daraus ist die Bedeutung von CD4 für die Transplantatabstoßung ersichtlich (nach Daten von Cobbold u. Mitarb.)

plantatabstoßung. Naive, nichtsensibilisierte $CD8^+$-T-Zellen sind dazu nicht in der Lage. Werden jedoch $CD8^+$-T-Zellen mit einer sehr geringen Anzahl von $CD4^+$-T-Zellen zusammengebracht oder gegen Transplantatantigene (z. B. von Tieren, die bereits abgestoßen haben) vorsensibilisiert, dann erfolgt eine rasche Zerstörung des Transplantats. Eine weitere Bestätigung der Bedeutung der $CD4^+$-T-Zellen erhielt man durch die Behandlung von Empfängern mit monoklonalen Anti-$CD4^+$-Antikörpern (Abb. 23.**11**). Daher sind $CD4^+$-T-Zellen sowohl notwendig als auch ausreichend, um eine Transplantatabstoßung, auch in Abwesenheit von $CD8^+$-T-Zellen, auszulösen. Im Gegensatz dazu benötigen naive $CD8^+$-T-Zellen die Anwesenheit von $CD4^+$-T-Zellen. Nach einer Sensibilisierung durch $CD4^+$-T-Zellen spielen jedoch auch die $CD8^+$-T-Zellen eine wichtige Rolle.

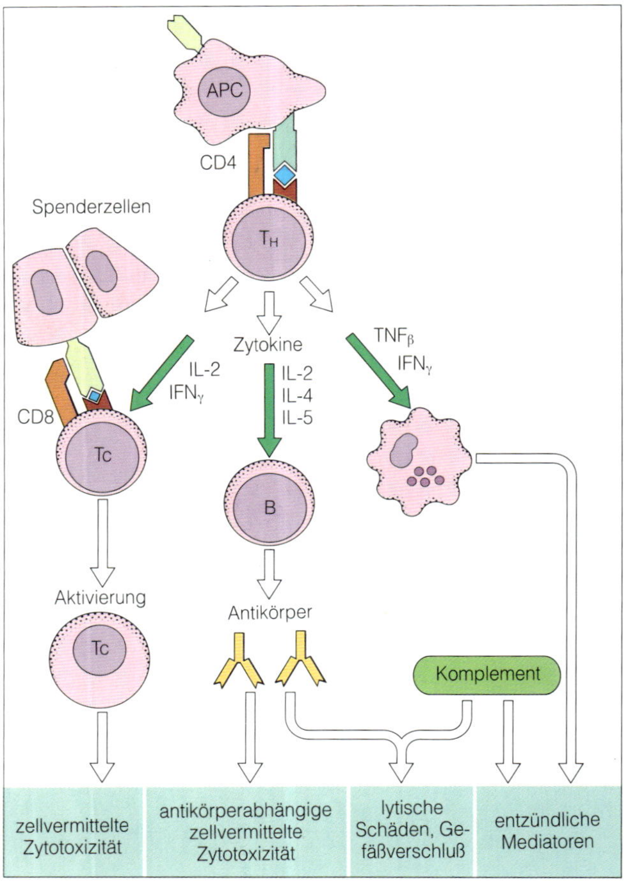

Abb. 23.**12** **Immunologische Komponenten der Abstoßung.** T-Helferzellen (T_H) werden durch APC zur Freisetzung von Lymphokinen stimuliert. IL-2 und IFNγ werden für die Aktivierung der T-zytotoxischen Zellen (Tc) benötigt; IL-2, IL-4 und IL-5 sind an der Aktivierung von B-Zellen beteiligt; ein Gemisch aus TNF_β (Lymphotoxin) und IFNγ agiert als makrophagenaktivierender Faktor (MAF). Diese Zellen stoßen das Transplantat entweder durch spezifische zellvermittelte und antikörpervermittelte immunologische Reaktionswege oder durch unspezifische entzündliche Reaktionen ab.

Rolle der Lymphokine bei der Abstoßung

Die Experimente mit athymischen Tieren, denen $CD4^+$-T-Helferzellen (T_H) injiziert wurden, veranschaulicht deren zentrale Bedeutung für die Auslösung einer Abstoßung. Aber darüber hinaus sind noch eine Vielzahl von immunologischen Mechanismen an diesem Vorgang beteiligt. Eine Gesamtübersicht zeigt Abb. 23.**12**.

T_H-Zellen werden von knochenmarkstämmigen APC aktiviert, welche MHC-Klasse-II-Moleküle tragen. Die abstoßungsaktivierenden APC können entweder vom Spender oder vom Empfänger kommen. Jene vom Spender kommen in der Transplantation als „Passenger"-(Passagier-)Zellen (interstitielle dendritische Zellen) an und verursachen eine direkte Aktivierung von Empfänger-T_H-Zellen. Jene vom Empfänger sitzen im abführenden lymphatischen Gewebe, nehmen vom Transplantat abgegebene Antigene auf und präsentieren sie den Empfänger-T_H-Zellen, um eine indirekte Aktivierung auszulösen. Die direkte Aktivierung ist für die Abstoßungsreaktion ein stärkerer Stimulus als die sog. indirekte Route, da dieser Empfänger gegen allogene Spender-MHC-Moleküle sensibilisiert wird. Daher können „Passagier"-Zellen einen großen Einfluß auf das Überleben des Transplantats haben (Abb. 23.**13**). Unabhängig von der Art der Aktivierung produzieren aktivierte T_H-Zellen Zytokine, die als Wachstums- und Differenzierungsfaktoren für andere Zellen, die an der Abstoßungsreaktion beteiligt sind, benötigt werden (Abb. 23.**12**).

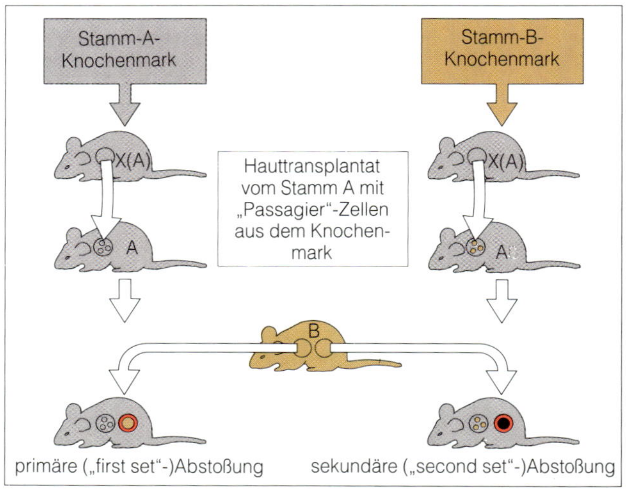

Abb. 23.**13** **Beteiligung von „Passagier"-Zellen bei der Transplantatabstoßung.** Stamm-A-Mäuse wurden bestrahlt (x) und mit Knochenmarkzellen von Stamm-A- oder Stamm-B-Tieren rekonstituiert. Hauttransplantate von diesen Tieren auf Empfänger vom Stamm A wurden akzeptiert. Dieselben Empfänger bekamen anschließend Hauttransplantate von Stamm-B-Tieren. Diejenigen Tiere, deren erstes Transplantat von einer mit A-Zellen rekonstituierten Maus stammte, stießen das Transplantat langsamer ab als die Tiere, deren erstes Transplantat von einer mit Stamm-B-Zellen rekonstituierten Maus stammte. Dies bedeutet, daß Knochenmarkzellen vom Stamm B, die mit dem ersten Transplantat als Passagiere mit übertragen worden sind, den Empfänger gegen Alloantigene vom Stamm B sensibilisiert haben.

Die wichtigsten Lymphokine bei der Abstoßungsreaktion sind IL-2, welches zur Aktivierung der T-zytotoxischen-Zellen benötigt wird, und IFN_γ, welches die MHC-Antigenexpression induziert, die APC-Aktivität erhöht, große granulierte Lymphozyten aktiviert und, zusammen mit TNF_β (Lymphotoxin), Makrophagen aktiviert. (Merke: Die Mischung aus TNF_β und IFN_γ war früher als makrophagenaktivierender Faktor, MAF, bekannt.)

Lymphokine werden auch zur Stimulierung von B-Zellen benötigt, was zur Produktion von Anti-Transplantat-Antikörpern führt. Diese Antikörper binden Komplement und verursachen Schädigungen des vaskulären Endothels, was wiederum zu Blutungen, Thrombenbildung in den Gefäßen und im Transplantat, lytischer Schädigung der Transplantatzellen und Freisetzung der entzündlichen Komplexkomponenten C3a und C5a führt.

Nicht alle Komponenten des Transplantats müssen angegriffen werden, um eine Abstoßung auszulösen. Die kritischen Ziele sind das vaskuläre Endothel des Mikrogefäßsystems und die spezialisierten Parenchymzellen der Organe, wie renale Tubuli, die Langerhans-Inseln des Pankreas und Myozyten des Herzens.

Es ist signifikant, daß IFN_γ sowohl Gefäßendothelzellen dazu veranlassen kann, Klasse-II-MHC-Antigene zu exprimieren, als auch die Expression von Klasse-I- und -II-Antigenen auf Parenchymzellen induzieren kann, welche normalerweise schwach positiv oder negativ diesen Antigenen gegenüber sind. Diese Verstärkung der MHC-Antigenexpression kann eine stärkere Stimulierung der Abstoßungsreaktion verursachen und eine größere Anzahl an Zielmolekülen für Antikörper und aktivierte Zellen innerhalb des Transplantats zur Verfügung stellen.

TFN_β und IFN_γ verstärken auch die Expression von Adhäsionsmolekülen auf Gefäßendothel. Diese sind notwendig, um den Leukozyten aus der Blutbahn die Anlagerung an die Gefäßwand vor deren Passieren in das Gewebe zu ermöglichen.

Geschwindigkeit der Abstoßung

Das Abstoßungsrisiko hängt teilweise von den zugrundeliegenden Effektormechanismen ab. Kliniker beurteilen Transplantatschädigungen nach der Geschwindigkeit der beobachteten Abstoßung (Abb. 23.**14**). Hyperakute Abstoßung findet man bei Patienten, welche schon Antikörper gegen das Transplantat besitzen. Derartige Antikörper werden induziert durch eine vorangegangene Bluttransfusion, mehrfache Schwangerschaften, vorangegangene Abstoßung oder, eher selten, absichtliche Immunisierung mit körperfremden Zellen, um Alloantikörper zu induzieren. Präformierte Antikörper binden Komplement und schädigen dadurch die Endothelzellauskleidung der Blutgefäße. Als Folge treten Zellen und Flüssigkeit aus, und es bilden sich Thromben, die dann durch Blockierung der Feindurchblutung das Transplantat von der Blutversorgung abschneiden (Abb. 23.**15**). Eine hyperakute Abstoßung kann durch eine Kreuztestung verhindert werden, in der das Serum des Empfängers auf die Anwesenheit von zytotoxischen Antispenderantikörpern untersucht wird.

Eine akute Abstoßung benötigt zur Manifestation Tage bis Wochen und ist ursächlich auf eine primäre Aktivierung von T-Lymphozyten und die daraus folgende Auslösung von verschiedenen Effektormechanismen zurückzuführen (Abb. 23.**16**–23.**18**). Wenn eine Gewebsübertragung auf jemanden stattfindet, der schon gegen Antigene auf dem Transplantat präsensibilisiert worden ist, dann setzt eine sekundäre Aktivierung der T-Zellen ein, welche zu einer beschleunigten zellvermittelten Abstoßung führt. Beschleunigte oder sekundäre Abstoßungen („second set") von Hauttransplantaten sind besonders gefürchtet, da das Transplantat abgestoßen wird, bevor es Zeit gehabt hat, einzuheilen (Abb. 23.**19**).

Typ der Abstoßung	benötigte Zeit	Ursache
hyperakut	Minuten-Stunden	präformierte Antispenderantikörper und Komplement
beschleunigt	Tage	Reaktivierung von sensibilisierten T-Zellen
akut	Tage-Wochen	primäre Aktivierung von T-Zellen
chronisch	Monate-Jahre	Ursache unklar: Antikörper, Immunkomplexe, langsame zelluläre Reaktionen, Krankheitsrückfälle

Abb. 23.**14** **Geschwindigkeit von Abstoßungsreaktionen.** Viele Aussagen über den Mechanismus der Abstoßung können aufgrund der Beobachtung der Geschwindigkeit der Transplantatschädigung gemacht werden. Präformierte Antikörper und präsensibilisierte Lymphozyten verursachen eine im Vergleich zu primären oder sich langsam entwickelnden Antworten schnelle Abstoßung.

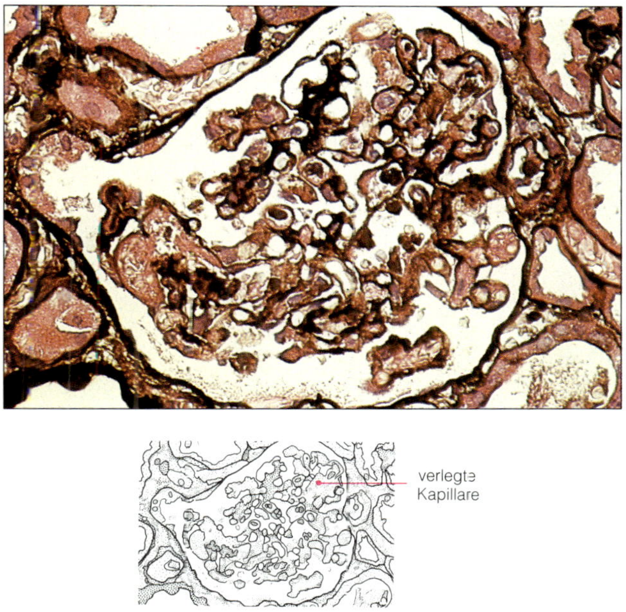

Abb. 23.**15** **Histologisches Nierenpräparat mit hyperakuter Transplantatabstoßung.** Extensive Nekrosen der glomerulären Kapillaren sind assoziiert mit massiven interstitiellen Blutungen. Den extensiven Nekrosen geht eine intensive Infiltration durch Polymorphkernige voraus, die sich innerhalb der ersten Stunde nach der Revaskularisation des Transplantats abspielt. Die abgebildeten Veränderungen manifestieren sich zwischen 24 und 48 Stunden danach. HE-Färbung, 200 ×.

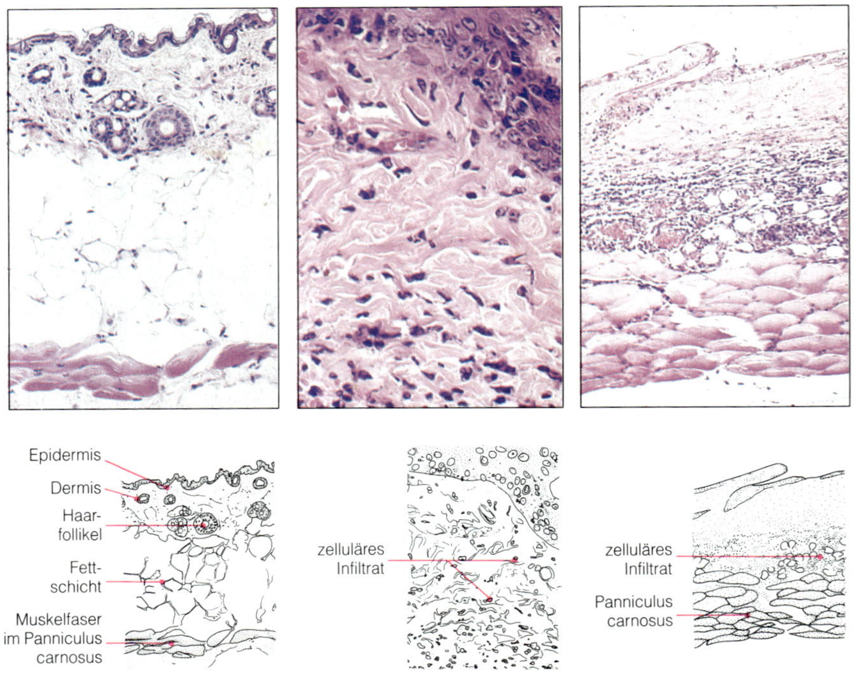

Abb. 23.**16** **Hautpräparate von einer Stamm-A-Maus: normale Haut (links), Allotransplantat auf eine CBA-Maus nach 5 Tagen (Mitte) und nach 12 Tagen (rechts).** Nach 5 Tagen ist die Haut mit mononukleären Zellen des Empfängers infiltriert. Nach 12 Tagen ist das vollkommen zerstörte Epithel von der Dermis abgehoben, die nun keine Zellen enthält; das Zellinfiltrat ist durch die bestehende Anoxie zerstört, es besteht jedoch ein Zellaustausch im Transplantatbett zwischen Dermis und Panniculus carnosus. Mit freundlicher Genehmigung von Prof. L. Brent.

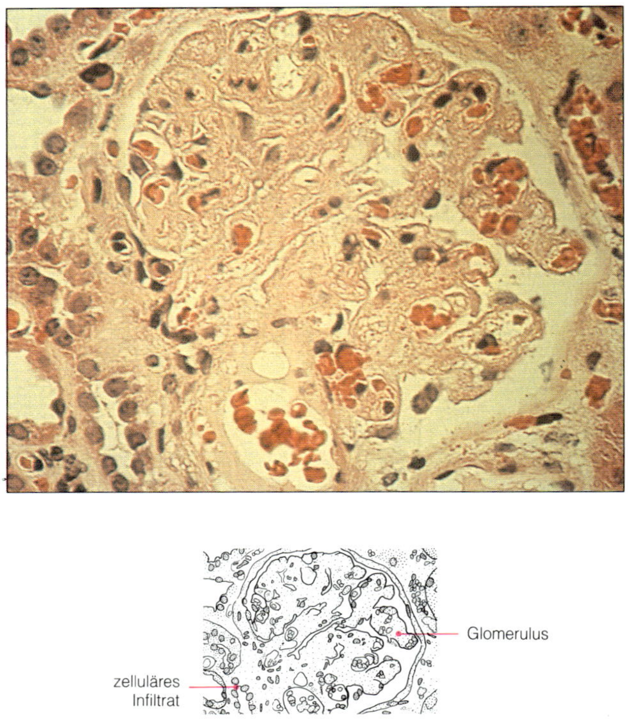

Abb. 23.**17** **Histologisches Bild eines akut abgestoßenen Nierentransplantats I.** Im Interstitium des Organs sammeln sich kleine Lymphknoten und andere Zellen an. Eine solche Infiltration ist typisch für die akute Abstoßung und beginnt bereits vor Ausprägung der ersten klinischen Symptome. HE-Färbung, 200 ×.

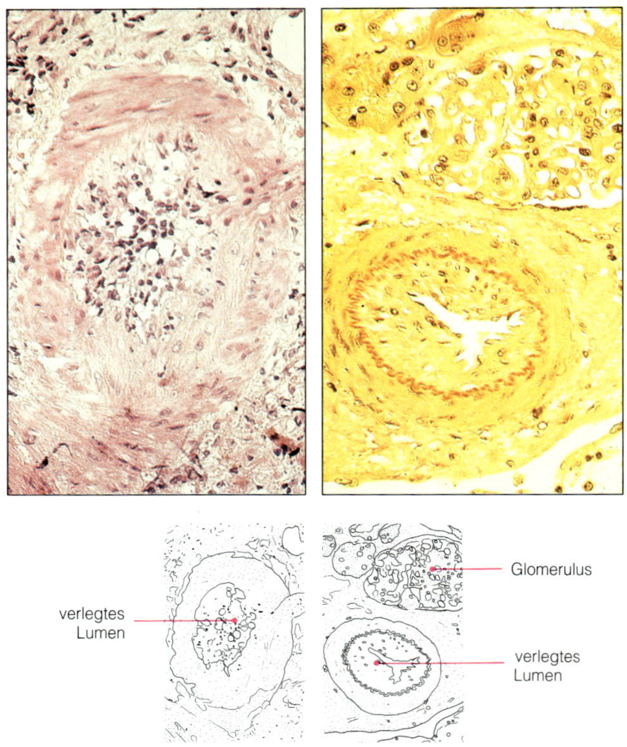

Abb. 23.**18** **Histologisches Bild eines akut abgestoßenen Nierentransplantats II.** Die vaskuläre Obstruktion (links, HE-Färbung) führt zu dem rechts gezeigten Endstadium. Van-Gieson-Färbung; 140 ×.

Die Abstoßung eines Transplantats kann sich über Monate und Jahre hinziehen, je nach dem Grad der genetischen Disparität zwischen Spender und Empfänger und dem Einsatz von Immunsuppressiva. Man nennt diesen Vorgang chronische Abstoßung und legt verschiedene Ursachen, wie z. B. eine schwache zellvermittelte Abstoßung, zugrunde. Transplantate können auch durch jeden chronischen pathologischen Prozeß, der eigentlicher Anlaß der Übertragung ist, geschädigt werden.

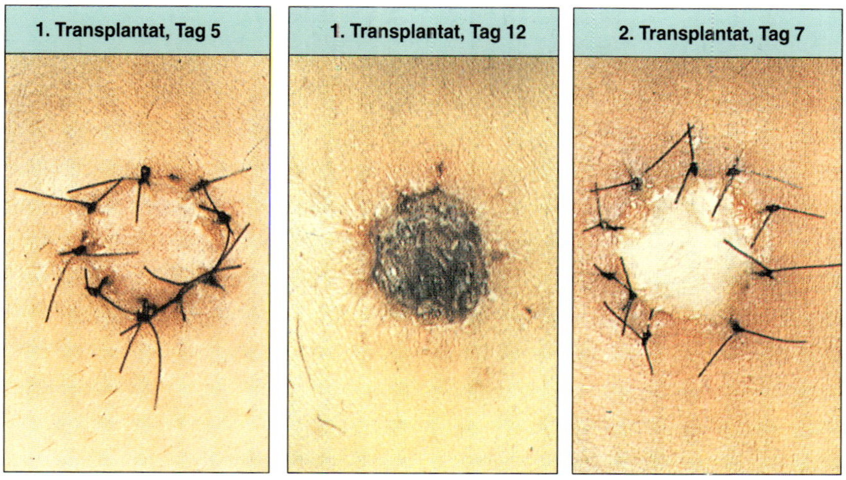

Abb. 23.**19** **Transplantatabstoßung als Beispiel für das immunologische Gedächtnis.** Ein menschliches Hautallotransplantat am Tag 5 (links) ist voll vaskularisiert, und die Zellen teilen sich; am Tag 12 (Mitte) ist es total zerstört. Ein zweites Transplantat von demselben Spender am Tag 7 (rechts) wird nicht vaskularisiert und rasch zerstört. Dies zeigt, daß die Sensibilisierung gegen das erste Transplantat das immunologische Gedächtnis induziert.

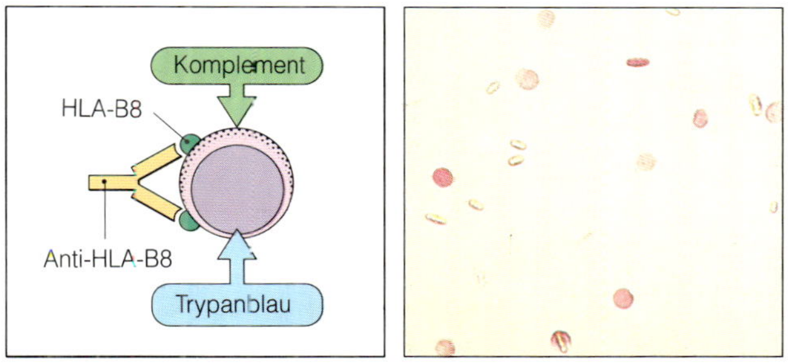

Abb. 23.**20** **Serologische Gewebstypisierung.** Bei der serologischen Gewebstypisierung werden Antiseren einer definierten Spezifität (z. B. HLA-B8), Komplement und der Farbstoff Trypanblau zusammen mit den zu testenden Zellen in den Napf einer Mikrotiterplatte pipettiert. Zellen, die das in Frage kommende Antigen (HLA-B8) tragen, sterben ab, wodurch Trypanblau in das Zellinnere eindringen kann. Tote, von Trypanblau dunkelgefärbte Zellen sind rechts in der Abbildung zu erkennen.

Verhinderung der Abstoßung durch Gewebstypisierung

Ein Weg, um eine Abstoßung zu verhindern, ist die Gewebstypisierung nach Histokompatibilitätsantigenen. Natürlich wären der ideale Spender und Empfänger genetisch identisch, wie z. B. eineiige Zwillinge. Dies kommt jedoch beim Menschen relativ selten vor, und so existieren in allen anderen Fällen große und/oder kleine Histokompatibilitätsunterschiede zwischen Spender und Empfänger. Nur die MHC(HLA)-Antigene können in der Praxis typisiert werden. Dabei wird hauptsächlich die serologische Typisierung angewandt, bei der Zellen von Spender und Empfänger typisiert werden, indem man sie einem Spektrum von zytotoxischen Antikörpern aussetzt, welche mit allen bekannten HLA-Antigenen reagieren, um die exprimierten Moleküle zu identifizieren. Die serologische Gewebstypisierung dauert nur wenige Stunden und kann deshalb durchgeführt werden, während das Spenderorgan auf Eis lagert (Abb. 23.**20**). Die Liste aller bekannten Klasse-I(HLA-A, HLA-B und HLA-C)- und Klasse-II(HLA-DP, HLA-DQ und HLA-DR)-Antigene ist lang (Abb. 23.**21**), und die Wahrscheinlichkeit, zufällig zwei passende Individuen zu finden, ist äußerst gering. Es ist praktisch unmöglich, auf alle bekannten HLA-Antigene hin zu testen, jedoch erreicht man schon eine solide Transplantatverträglichkeit, wenn Spender und Empfänger wenigstens die MHC-Klasse-II-Antigene (besonders HLA-DR) gemeinsam haben (Abb. 23.**22**).

Eine weitere Methode der Gewebstypisierung bedient sich der Tatsache, daß T-Lymphozyten in Anwesenheit von Zellen, die fremde Antigene der Histokom-

	Klasse I				Klasse II		
Locus	A	B		C	DR	DQ	DP
Antigene	1	5	w50	w1	1	w1	w1
	2	7	51	w2	2	w2	w2
	3	8	w52	w3	3	w3	w3
	9	12	w53	w4	4	w4	w4
	10	13	w54	w5	5	w5	w5
	11	14	w55	w6	w6	w6	w6
	w19	15	w56	w7	7	w7	
	23	16	w57	w8	w8	w8	
	24	17	w58	w9	w9	w9	
	25	18	w59	w10	w10		
	26	21	w60	w11	w11		
	28	w22	w61		w12		
	29	27	w62		w13		
	30	35	w63		w14		
	31	37	w64		w15		
	32	38	w65		w16		
	w33	39	w67		w17		
	w34	40	w70		w18		
	w36	w41	w71		w52		
	w43	w42	w72		w53		
	w66	44	w73				
	w68	45	w75				
	w69	w46	w76				
	w74	w47	w4				
		w48	w6				
		49					

Abb. 23.**21** **Serologisch identifizierte HLA-Spezifitäten.** Beim Menschen wurden bisher fast 80 verschiedene Klasse-I-Moleküle (HLA-A, B und C) und über 35 verschiedene Klasse-II-Moleküle (HLA-DP, DQ und DR) identifiziert. Die Techniken der Molekulargenetik führen zur Entdeckung von immer mehr Varianten. Jedoch können nicht alle dieser neuentdeckten Varianten serologisch unterschieden werden.

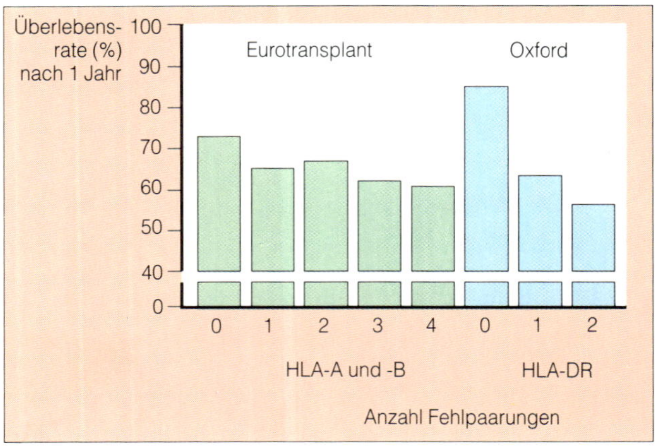

Abb. 23.**22** **Nierentransplantation und HLA-Kompatibilität.** Die Graphik zeigt die Ergebnisse zweier getrennter Studien über die prozentuale Überlebensrate von menschlichen Leichennieren 12 Monate nach Transplantation. In der ersten Studie (Eurotransplant) wurden die Spender so weit wie möglich bezüglich der HLA-A- und -B-Antigene (Klasse I) ausgewählt. In der zweiten Studie waren HLA-DR-Antigene (Klasse II) das Auswahlkriterium.

patibilitätsklasse II tragen, zum Wachstum stimuliert werden; daher der Name des Tests „Mixed Lymphocyte Reaction" (MLR), die gemischte Lymphozytenreaktion (Abb. 23.**23**). Eine schwache Empfänger-anti-Spender-MLR-Reaktion ist assoziiert mit einer exzellenten Transplantatverträglichkeit. Der Einsatz in der klinischen Organtransplantation ist jedoch sehr eingeschränkt durch die Tatsache, daß dieser Test sehr zeitaufwendig ist, und Organe von toten oder hirntoten Spendern nicht länger als 24 bis 48 Stunden konserviert werden können. In Fällen von lebenden Spendern (z. B. Verwandte) ist eine Anwendung möglich. Die MLR ist besonders wichtig bei Knochenmarkübertragungen und wird sehr oft angewandt, um zu sehen, ob die Spenderknochenmarkzellen mit den Empfängerantigenen reagieren und eine Graft-versus-host-(GVD-)Reaktion verursachen (s. S. 323). In diesem Test werden die lymphoiden Zellen des Empfängers bestrahlt, während die Spenderlymphozyten proliferieren.

Behandlung der Abstoßung durch unspezifische Immunsuppression

Es gibt zwei Hauptkategorien der immunsuppressiven Behandlung, die unspezifische und die spezifische Immunsuppression. Die unspezifische Immunsuppression schwächt oder stoppt die Aktivitäten des Immunsystems, unabhängig vom Antigen. So schützt z. B. eine hohe Strahlendosis vor Abstoßung, hat aber viele schädliche Nebenwirkungen. Die meisten heute benutzten unspezifischen Behandlungen sind selektiv für das Immunsystem oder werden auf eine Weise eingesetzt, die eine gewisse Selektivität hervorbringt. Jedoch sind die Nebenwirkungen der unspezifischen Behandlung sehr schwierig zu beherrschen. Die ideale Behandlung würde nur jene Lymphozytenklone inaktivieren, die eine Spezifität gegen das Spenderantigen besitzen, und die anderen Klone intakt lassen, so daß der Patient weder unter einer Infektion noch einer Nebenwirkung zu leiden hätte. Doch bleibt eine derartig spezifische Immunsuppression der „Heilige Gral" der Transplantationsimmunbiologie und wird später noch beschrieben.

In klinischer Anwendung befinden sich heute folgende drei Substanzen: Steroide, Ciclosporin und Azathioprin (Abb. 23.**24**). Steroide besitzen antiphlogistische Eigenschaften und unterdrücken aktivierte Makropha-

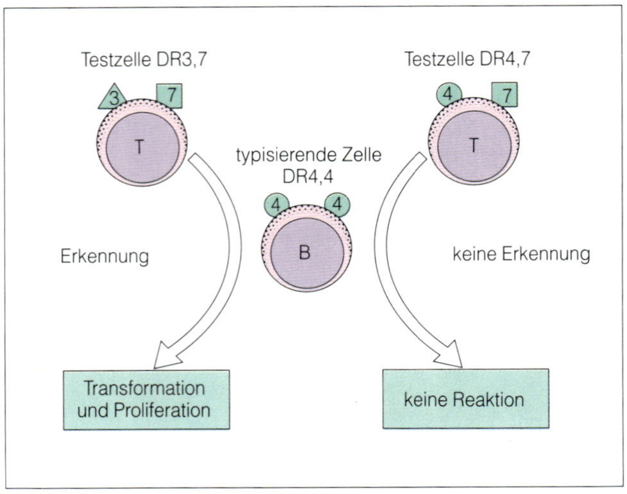

Abb. 23.**23** **Gewebstypisierung – gemischte Lymphozytenreaktion.** In diesem Beispiel ist die typisierende Zelle homozygot HLA-DR4,4; die verschiedenen Antigenspezifitäten sind durch die verschieden eingerahmten Zahlen symbolisiert. Es sind zwei verschiedene Testlymphozyten dargestellt, DR3,7 und DR4,7. DR4,7 trägt die Spezifität der typisierenden Zelle (4), erkennt deshalb DR4,4 nicht als fremd und reagiert folglich nicht mit der Zelle. DR3,7 erkennt dagegen die zu typisierende Zelle als fremd. Dies äußert sich in einer Transformation und Proliferation der Testzelle (die zu typisierenden Zellen werden entsprechend vorbehandelt, damit bei ihnen eine Zellteilung unterbunden wird).

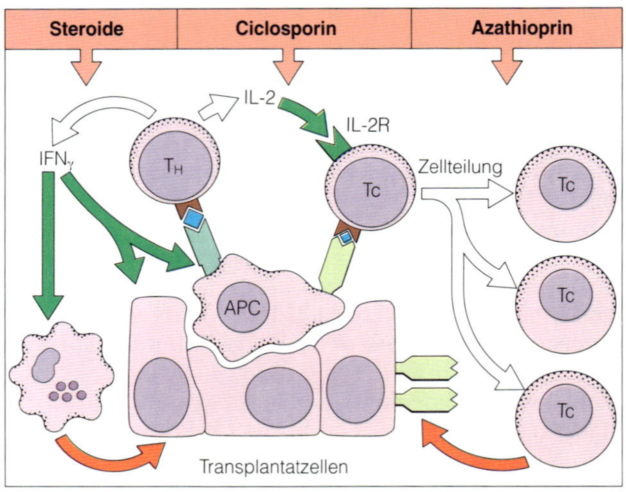

Abb. 23.**24** **Medikamentöse Immunsuppression.** Die heute gebräuchlichen Substanzen sind Steroide, Ciclosporin und Azathioprin. Sie unterdrücken die Abstoßung an verschiedenen Stellen. Steroide sind antiphlogistisch und unterdrücken aktivierte Makrophagen, mindern die Funktion der APC und reduzieren die MHC-Antigenexpression. Ciclosporin greift in die Lymphokinproduktion ein. Azathioprin verhindert die Proliferation von aktivierten Zellen.

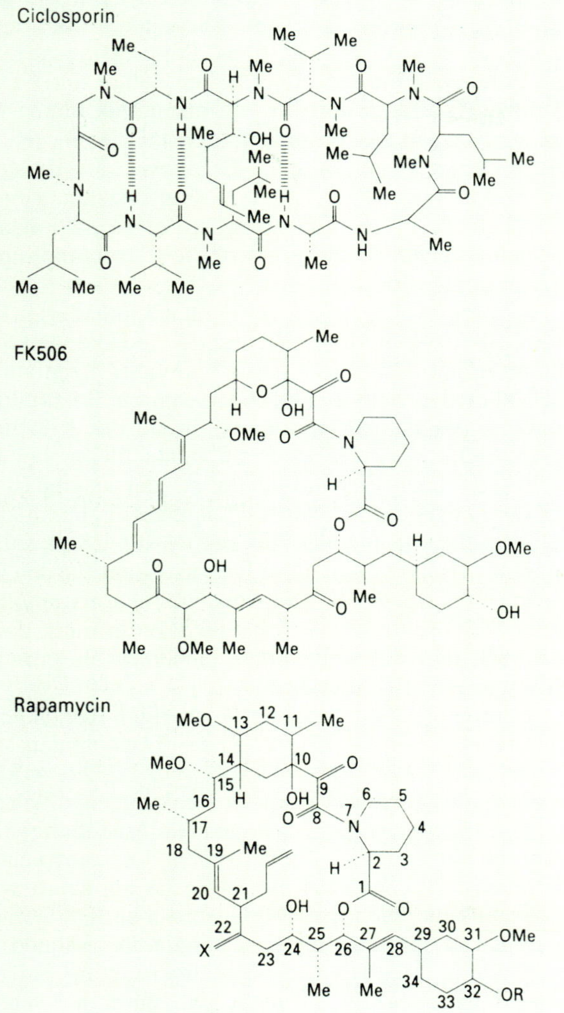

Abb. 23.**25** **Die Struktur immunsuppressiver Makrolide.** Die immunsuppressiven Makrolide Ciclosporin, FK 506 und Rapamycin sind in ihrer Struktur sehr unterschiedlich. Auch in ihrer Wirkung auf Lymphozyten unterscheiden sie sich. So greifen Ciclosporin und FK 506 in die Lymphokinproduktion ein, während Rapamycin die Signalreaktionen des IL-2-Rezeptors stört.

Substanz	Ziel
heterologe Antiseren/Antikörper	
Antilymphozytenserum (ALS)	alle Lymphozyten
Antithymozytenglobulin (ATG)	selektiv für T-Zellen
monoklonale Antikörper	
Anti-CD3	reife T-Zellen
Anti-CD4	T-Helferzellen
Anti-CD25 (IL-2R)	aktivierte T-Zellen
Antikörper-Toxin-Konjugate	
Anti-CD5, gekoppelt mit der A-Kette von Rizintoxin	aktivierte (CD5-positive) T-Zellen
Lymphokin-Toxin-Konjugate	
IL-2, gekoppelt mit Diphtherietoxin	aktivierte T-Zellen (welche IL-2-Rezeptoren exprimieren)

Abb. 23.**26** **Selektive Ansätze zur Immunsuppression.** Antikörper und Lymphokine können auf Zellen des Immunsystems angesetzt (zielgerichtet) werden. Auf der anderen Seite können Medikamente nachteilige Wirkungen auf nichtlymphatisches Gewebe haben, wie z. B. Nephrotoxizität und Hepatotoxizität. Die Effizienz von biologischen Substanzen kann durch eine Kopplung mit Medikamenten oder Toxinen erhöht werden.

gen; sie stören die APC-Wirkung und reduzieren die Expression von MHC-Antigenen. Tatsächlich kehren Steroide viele Wirkungen von IFN_γ auf Makrophagen und transplantiertes Gewebe um.

Ciclosporin ist ein von Bodenpilzen produziertes Makrolid (Abb. 23.**25**), das in den USA und in Norwegen isoliert wurde. Das Ciclosporin sollte zuerst als Antibiotikum eingesetzt werden. Obwohl es in dieser Hinsicht eher schwache Potenzen aufweist, besitzt es dennoch interessante und starke immunsuppressive Eigenschaften. Seine hauptsächliche Wirkung besteht in der Unterdrückung der Lymphokinproduktion durch T_H-Zellen und, direkt oder indirekt, in der Reduzierung der Expression von Rezeptoren für IL-2 auf Lymphozyten, die sich in Aktivierung befinden.

Auch andere Makrolide von Bodenpilzen besitzen immunsuppressive Eigenschaften und sind Objekt vieler Untersuchungen. Eines davon ist das FK 506, welches von einem japanischen Pilz produziert wird. Ein weiteres ist Rapamycin, benannt nach dem polynesischen Namen für Osterinsel, dem Ursprung der Bodenprobe. FK 506 unterdrückt die Produktion von Lymphokinen durch T_H-Zellen auf eine Weise, die verschieden ist zu jener von Ciclosporin. Rapamycin stört die intrazellulären Signalreaktionen des IL-2-Rezeptors und verhindert dadurch die IL-2-abhängige Aktivierung von Lymphozyten.

Azathioprin ist ein antiproliferatives Medikament. Analog zu 6-Mercaptopurin verhindert seine Einlagerung in die DNS von sich teilenden Zellen deren weitere Proliferation.

Diese Substanzen können als Alleingabe wirksam sein, obwohl normalerweise hoch dosiert werden muß und die Wahrscheinlichkeit von Nebenwirkungen stark erhöht ist. Zusammen in verschiedenen Kombinationen verabreicht, besitzen sie eine synergistische Wirkung, da sie an verschiedenen Stellen des Immunreaktionsweges eingreifen. Auf diese Weise kann die Dosis der einzelnen Substanz reduziert werden und somit auch die Nebenwirkungen. Die seit dem Einsatz von Ciclosporin erzielten klinischen Ergebnisse sind ermutigend (85–90% Transplantatverträglichkeit nach 1 Jahr bei Nieren, Herz und Lebern), obwohl das Problem der chronischen Abstoßung bleibt und eine Langzeitbehandlung immer noch mit Nebenwirkungen verbunden ist. Eine weitere Verbesserung könnte durch den Einsatz von FK 506 und Rapamycin erzielt werden.

Neue unspezifische, aber höher selektive Substanzen befinden sich im Entwicklungsstadium (Abb. 23.**26**). Monoklonale Antikörper gegen Oberflächenmoleküle von Lymphozyten, hier besonders CD3, CD4, CD8, und den IL-2-Rezeptor (IL-2R) können zur Eliminierung von Zellen oder zur Blockierung ihrer Funktion eingesetzt werden. Zytotoxische Substanzen können an diese Antikörper gekoppelt werden, um ihre Effizienz noch zu erhöhen. Bei einem ähnlichen Ansatz koppelt man ein Toxin mit IL-2, um auf diese Weise Zellen, die als Reaktion auf Transplantatantigene aktiviert werden und IL-2-Rezeptoren exprimieren, selektiv abzutöten.

Spezifische Immunsuppression

Das Immunsystem wird durch eine Vielzahl von Feedback-Mechanismen reguliert, welche Umfang, Typ und Spezifität einer Immunreaktion steuern (s. Kap. 9). In experimentellen Modellen ist es möglich, diese Feedback-Systeme zu bändigen, um eine Abstoßung zu verhindern. Es gibt dafür drei klassische Prozeduren: neonatal-induzierte Toleranz, aktives und passives Enhancement.

Neugeborene Nager werden geboren, kurz bevor reife T-Zellen zum ersten Mal aus dem Thymus auswandern (nicht wie beim Menschen). (Merke: Das vergleichbare Stadium der menschlichen Entwicklung liegt bei einem Schwangerschaftsstadium von 16–20 Wochen.) Wird der neugeborene Nager einer bleibenden Antigenquelle, z. B. lebenden Zellen mit Wachstumspotential oder wiederholten Antigeninjektionen, ausgesetzt, so wird die Entwicklung von reifen T-Zellen, die mit diesen Antigenen reagieren, unterdrückt. Klassischerweise werden Knochenmarkzellen einer $(A{\times}B)F_1$-Maus in eine neugeborene B-Maus injiziert. (Merke: $(A{\times}B)F_1$-Spenderzellen werden benutzt, um einer Stamm-A-Anti-B-GVH-Reaktion vorzubeugen, welche bei der Verwendung von A-Spenderzellen ablaufen würde.) Das Knochenmarkinokulat produziert Zellen, welche eine permanente Antigenquelle darstellen. Wenn die B-Maus dann erwachsen ist, erfolgt keine Reaktion gegenüber den A-Antigenen, denen sie ausgesetzt war, und sie ist tolerant gegenüber A-Antigenen auf Hauttransplantaten und anderen Geweben von Stamm A- oder $(A{\times}B)F_1$-Spendern. Eine Übersicht über die Mechanismen, welche der neonatalen Toleranz zugrunde liegen, ist in der Abb. 23.**8** dargestellt; ausführlich wird das Thema im Kap. 11 behandelt.

Antigen kann selektiv bestimmte Lymphozytensubpopulationen aktivieren. Man spricht heute bei den T-Helferzellen von zwei Haupttypen, T_H1 und T_H2 (s. Kap. 7). Neugeborene toleranzinduzierte Mäuse können ein Defizit an spenderspezifischen T_H1-Zellen und eine erhöhte Zahl an T_H2-Zellen vorweisen. T_H1-Zellen produzieren IFN_γ und IL-2 und verkörpern die T_H-Zellen in der Abb. 23.**24**, welche an einer Abstoßung beteiligt sind. Im Gegensatz dazu produzieren T_H2-Zellen andere Lymphokine, wie IL-10 oder den „cytokine synthesis inhibiting factor" (CSIF), der in die Lymphokinsynthese bei T_H1-Zellen eingreift. Im Fall der neonatal toleranzinduzierten Mäuse bedeutet das Defizit an spenderspezifischen T_H1-Zellen und das Mehr an spenderspezifischen T_H2-Zellen eine Verschiebung des Gleichgewichts zwischen Abstoßung und Akzeptanz zugunsten einer Tolerierung des Transplantats. Diese Form der Toleranz ist keine Reaktionslosigkeit als solche, sondern eine umgeleitete Reaktion. Interessanterweise übt Ciclosporin seine Wirkung besonders auf T_H1-Zellen aus und weniger auf T_H2.

Schließlich können Antigene auch T-Suppressorzellen (Ts) aktivieren. Wie diese Zellen identifiziert werden, ist noch unklar. Bekannt ist aber, daß die Abstoßung eines Antigen-A-tragenden Transplantats verhindert wird, wenn T-Zellen von einem Spender-A-Transplantat-tolerierenden Tier auf ein anderes übertragen werden. Dies wird als „adoptiver" Suppressionstransfer bezeichnet, und die verantwortlichen Zellen sind $CD8^+$-T-Zellen. Ts-Zellen und ihr Aktionsmodus bieten immer noch Anlaß zu kontroversen Diskussionen, jedoch belegen obige experimentelle Ergebnisse die Existenz von funktionalen Ts-Zellen. Sie sind resistent gegenüber Ciclosporin und können sogar dessen Aktionsmodus unterstützen. Ts-Zellen vermitteln Toleranz durch aktive Suppression.

Ein direktes Äquivalent zur neonatal induzierten Toleranz gibt es beim Menschen nicht. Jedoch können Vorgehensweisen wie die „total lymphoid irradiation" (TLI), bei der reife Lymphozyten durch Bestrahlung massiv abgeschwächt werden, während das Knochenmark geschützt ist und dadurch intakt bleibt, bei Erwachsenen einen Zustand herstellen, der analog ist zu dem der neugeborenen Nager. Und tatsächlich induziert TLI nach darauffolgender Antigenbelastung eine solide Toleranz. Trotzdem gilt TLI als sehr riskant für den klinischen Routineeinsatz. Die Anwendung von monoklonalen Antikörpern gegen reife T-Zellen erreicht deren Abschwächung auf eine weitaus sicherere, aber mindestens genauso effiziente Art.

In einigen Fällen kann ein vorheriger Kontakt mit Spenderantigenen das Überleben des Transplantats verlängern oder sogar sichern (Abb. 23.**27**). Dies widerspricht natürlich der erwarteten Reaktion, nämlich einer beschleunigten oder hyperakuten Abstoßung. Das Phänomen heißt aktives Enhancement des Transplantatüberlebens. Die Art, wie die Antigene appliziert werden, spielt eine wichtige Rolle, wahrscheinlich weil sie spezielles lymphoides Gewebe tangieren. Anhand eines Modells, nämlich der Nierenübertragung bei der Ratte, konnte gezeigt werden, daß eine intravenöse Transfusion von Spenderblut auf den Organempfänger, 1 Woche vor der Organverpflanzung, zu einer Langzeitakzeptanz führt, während dieselbe Menge Blut subkutan verabreicht zu einer beschleunigten Abstoßung führt. Dieser Effekt ist immunologisch spezifisch, so daß Blut- und Nierenspender zumindest einige Antigene gemein haben müssen.

Der Effekt des aktiven Enhancements wird klinisch in Form von spenderspezifischen Transfusionen (DST) eingesetzt. Will z. B. ein Elternteil seinem Kind eine Niere spenden, so kann der Empfänger vor der Transplantation mit einer Elternbluttransfusion behandelt werden. Unglücklicherweise produzieren 20% der DST-empfangenden Patienten Antispenderantikörper, womit die geplante Übertragung der Niere wegen des Risikos einer hyperakuten Abstoßung obsolet wird. Bei den verbleibenden 80% jedoch liegt die Erfolgsrate zwischen 95 und 100%.

Der positive Effekt von prätransplantären Bluttransfusionen, auch bekannt als Bluttransfusionseffekt, wurde ebenso bei Patienten beobachtet, die eine unspezifische Bluttransfusion erhalten haben, wohl aufgrund von Kontakten mit Antigenen, die sich zufällig auf dem Transplantat befanden (Abb. 23.**28**). In der Tat nimmt der Bluttransfusionsfaktor mit der Anzahl von unspezifischen Bluttransfusionen zu, und die meisten Transplantationszentren haben es sich zur Strategie gemacht, voraussichtlichen Empfängern unspezifische Transfusionen zu verabreichen. Jedoch bleibt das Risiko der

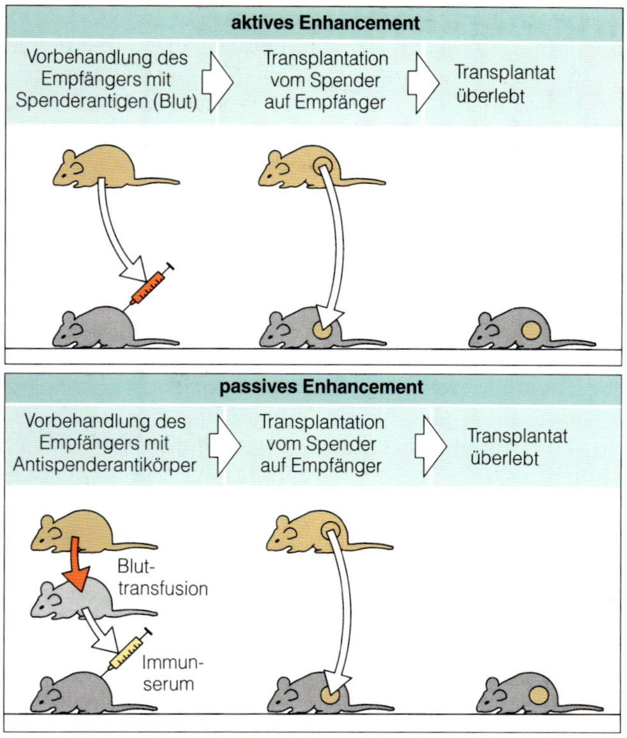

Abb. 23.**27** **Immunologisches Enhancement der Transplantatüberlebensrate.** Eine Vorbehandlung des Empfängers mit Spenderantigen kann das Überleben eines daraufolgend übertragenen Allotransplantats verlängern. Dieser Effekt wird als aktives Enhancement des Transplantatüberlebens bezeichnet, da eine aktive Immunantwort des Empfängers erforderlich ist. (Merke: Dieselbe Dosis Blut, aber unterschiedlich appliziert, kann eine schnelle Abstoßung hervorrufen.) Alternativ dazu können Antispenderantikörper, die während der Transplantation verabreicht werden, den Effekt des passiven Enhancements des Transplantatüberlebens hervorrufen. Sowohl aktives wie auch passives Enhancement sind immunologisch spezifisch, da nur eine Antwort auf den speziellen Spender unterdrückt wird und somit das Überleben eines Transplantats von dritter, nichtverwandter Seite nicht verlängert wird.

Sensibilisierung des Patienten, und Verbesserungen in der Verfügbarkeit und Anwendung von immunsuppressiven Medikamenten haben diese Prozedur weitgehendst überflüssig gemacht.

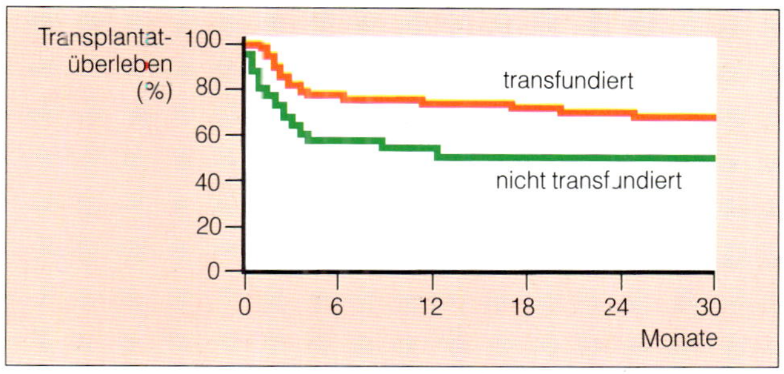

Abb. 23.**28** **Die Wirkung einer Bluttransfusion auf eine Nierenübertragung.** Diese Abbildung zeigt die Überlebensrate von Nierentransplantaten bei 102 transfundierten und 71 nicht transfundierten Patienten.

Aktives Enhancement erfordert eine aktive – daher der Name – Antwort des Empfängers auf das eingebrachte Spenderantigen. Der Mechanismus könnte entweder eine induzierte Anergie, selektive Aktivierung von T_H2-Zellen, oder die Aktivierung von Ts-Zellen durch die Bluttransfusion, wie schon bei der neonatal induzierten Toleranz beschrieben, sein. Alternativ dazu könnte der Mechanismus auch die Produktion von für das Spenderantigen spezifische „enhancing antibodies" mitbeinhalten und dadurch eingreifen in den Ablauf der Abstoßung durch das Maskieren der Antigene im Transplantat, um so die Erkennung durch T-Zellen zu verhindern, oder durch die Zerstörung von hoch immunogenen Leukozyten innerhalb des Transplantats. Diese „enhancing antibodies" können auch als Antigenrezeptoren agieren und auf diese Weise reaktive Spenderzellen vernichten oder die Präsentierung von Antigenen auf eine Weise beeinflussen, daß z. B. nach der Transplantation T_H2- und Ts-Zellen selektiv aktiviert werden.

Antikörper können auch eine Feedback-Rolle in transplantierten Individuen spielen. Bei der Ratte kann die Injektion von Antispenderantikörpern in einen Nierentransplantatempfänger während der Übertragung eine Langzeittransplantatakzeptanz hervorrufen (Abb. 23.**27**). (Merke: Ratten verfügen über ein schwaches Komplementsystem, und deshalb wird auch eine hyperakute Abstoßung selten beobachtet.) Das Phänomen des Transplantatschutzes durch die Injektion von Antispenderantikörpern wird passives Enhancement der Transplantatüberlebensrate genannt, da in diesem Fall das Produkt einer Immunantwort (Antikörper) übertragen wird und nicht das Antigen.

24 Autoimmunität und Autoimmunerkrankungen

Ivan Roitt

Wegen seiner enormen Diversität verfügt das Immunsystem über ein riesiges Repertoire von Spezifitäten, die von T- und B-Zellen exprimiert werden, in dieses Repertoire können auch Komponenten des „Selbst" aufgenommen werden. Die komplizierten Mechanismen zur Unterscheidung zwischen Selbst und Nichtselbst, mit denen Autoimmunreaktionen vermieden werden sollen, wurden bereits dargestellt (s. Kap. 10). Störungen sind überall möglich, und auch die Mechanismen der „Selbst"-Erkennung sind davon nicht ausgenommen. Es gibt daher eine Reihe von Erkrankungen, die von Autoantikörpern und autoreaktiven T-Zellen ausgelöst werden.

Eine der ersten Krankheiten, bei denen Autoantikörper gegen ein bestimmtes Organ entdeckt wurden, ist die Thyreoiditis Hashimoto. Diese Schilddrüsenerkrankung tritt am häufigsten bei Frauen mittleren Alters auf und führt oft zu Kropfbildung und Hypothyreose. Im Schilddrüsengewebe findet man eine Infiltration mit lymphoiden Entzündungszellen, die manchmal ein außergewöhnliches Ausmaß erreichen kann. In erster Linie besteht das Infiltrat aus mononukleären Phagozyten, Lymphozyten und Plasmazellen, auch sekundäre Lymphfollikel sind häufig (Abb. 24.**1**). Anders als bei einer verwandten Krankheit, dem primären Myxödem, tritt bei der Thyreoiditis Hashimoto oft eine Regeneration der Schilddrüsenfollikel auf. Beim primären Myxödem laufen vergleichbare immunologische Vorgänge ab, es kommt aber fast immer zur vollständigen Zerstörung und Schrumpfung der Schilddrüse.

Das Serum von Hashimoto-Patienten enthält in der Regel Antikörper gegen Thyreoglobulin, die mittels Immunfluoreszenz (Abb. 24.**2**) und, wenn sie in hohen Titern vorliegen, auch mit der Präzipitationsreaktion nach-

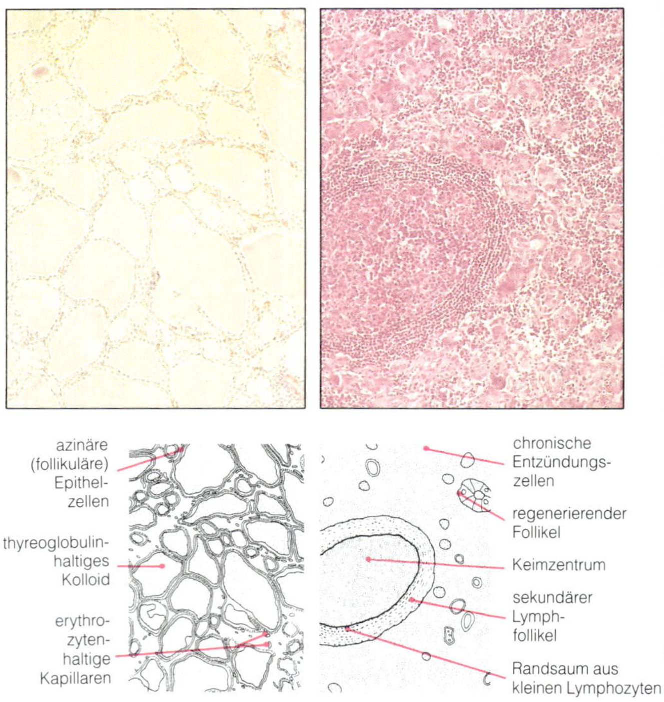

Abb. 24.**1** **Histologische Veränderungen bei Thyreoiditis Hashimoto.** In einer normalen Schilddrüse (links) säumen Follikelzellen den Kolloidraum, in den sie Thyreoglobulin sezernieren, das bei Bedarf zu Schilddrüsenhormon abgebaut wird. Bei der Hashimoto-Schilddrüse (rechts) ist die normale Architektur fast völlig zerstört; das Infiltrat besteht hauptsächlich aus Lymphozyten, Makrophagen und Plasmazellen. Ein sekundärer Lymphfollikel mit einem Keimzentrum und ein kleiner regenerierender Schilddrüsenfollikel sind zu erkennen. HE-Färbung, 80 ×.

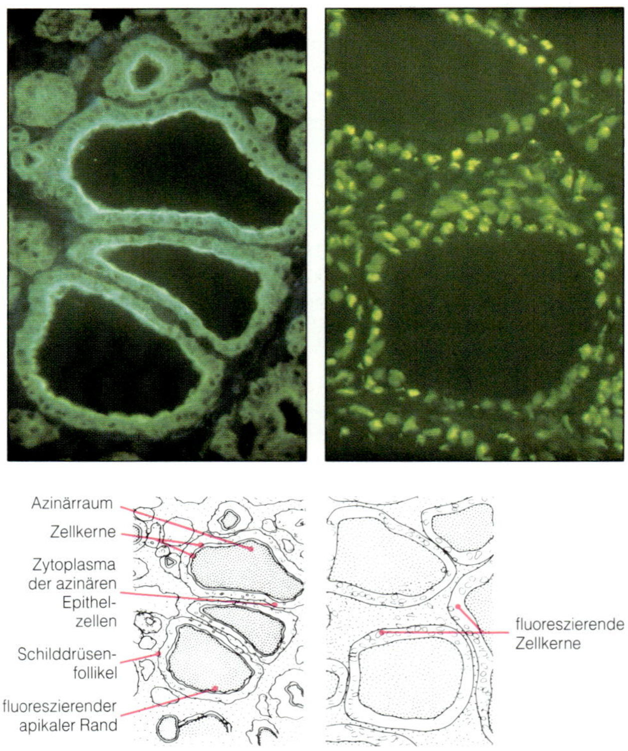

Abb. 24.**2** **Schilddrüsenautoantikörper.** Unfixierte Präparate einer gesunden menschlichen Schilddrüse wurden nacheinander mit Patientenserum und fluoresceinmarkiertem antihumanem Immunglobulin (vom Kaninchen) behandelt. Die azinären Epithelzellen werden durch Antikörper im Serum des Hashimoto-Patienten angefärbt, die mit dem Zytoplasma, nicht mit dem Zellkern reagieren (links). Da das unfixierte Präparat kein Kolloid enthält, ist keine Thyreoglobulinanfärbung zu sehen. Zum Vergleich wurde das Präparat (rechts) mit dem Serum eines SLE-Patienten behandelt, dessen Antikörper nur mit dem Zellkern der azinären Epithelzellen reagiert.

gewiesen werden können. Viele Patienten haben Antikörper gegen ein zytoplasmatisches oder mikrosomales Antigen, das auch auf der apikalen Oberfläche von Mikrovilli vorhanden ist; hierbei handelt es sich um die Schilddrüsenperoxidase.

Spektrum der Autoimmunerkrankungen

Die bei der Thyreoiditis Hashimoto und dem primären Myxödem vorkommenden Antikörper reagieren ausschließlich mit der Schilddrüse, so daß die Krankheit streng auf das Organ begrenzt ist. Im Gegensatz dazu reagieren Seren von Patienten mit Krankheiten wie dem systemischen Lupus erythematodes (SLE) mit vielen, wenn nicht sogar allen Körpergeweben. Einer der beim SLE vorherrschenden Antikörper ist als antinukleärer Antikörper gegen den Zellkern gerichtet (Abb. 24.**2**). Diese beiden Krankheiten repräsentieren die Extreme des autoimmunen Spektrums (Abb. 24.**3**).

Die hauptsächlichen Zielorgane organspezifischer Krankheiten sind Schilddrüse, Nebennieren, Magen und Pankreas. Bei den nichtorganspezifischen Erkrankungen, zu denen auch der sog. rheumatoide Formenkreis gezählt wird, sind Haut, Nieren, Gelenke und Muskulatur betroffen (Abb. 24.**4**).

Es ist interessant, daß es an beiden Enden des Spektrums deutliche Überschneidungen gibt. Zum Beispiel findet man bei Patienten mit perniziöser Anämie (einer Autoimmunerkrankung des Magens) häufig Antikörper gegen Schilddrüsengewebe; in dieser Patientenpopulation ist auch die Inzidenz von Autoimmunerkrankungen der Schilddrüse höher als in der Normalbevölkerung. Auf der anderen Seite kommen auch bei Patienten mit Schilddrüsenautoimmunerkrankungen häufiger Autoantikörper gegen Magenschleimhaut vor und – in geringerem Ausmaß – die perniziöse Anämie selbst.

Die Gruppe der rheumatischen Erkrankungen am anderen Ende des Spektrums zeigt ebenfalls beträchtliche Überlappungen. So findet man z. B. häufig typische Symptome der rheumatoiden Arthritis assoziiert mit dem klinischen Bild des SLE. Bei diesen Krankheiten liegt eine systemische Ablagerung von Immunkomplexen vor, besonders in Nieren, Gelenken und Haut, wodurch es zu einem disseminierten Krankheitsbild kommt. Im Gegensatz dazu sind Überschneidungen von Krankheiten beider Endpunkte des Spektrums relativ selten (Abb. 24.**5**).

Die immunpathologischen Mechanismen der Schädigung sind verschieden, je nachdem, wo im Spektrum die Krankheit angesiedelt ist. Wenn das Antigen in einem bestimmten Organ lokalisiert ist, herrschen Typ-II- und zellvermittelte Reaktionen vor (s. Kap. 20 u. 22). Bei der nichtorganspezifischen Autoimmunität löst die Ablagerung von Immunkomplexen über eine Reihe von Mechanismen, darunter Komplementaktivierung und Bereitstellung von Phagozyten, eine Entzündung aus (s. Kap. 21).

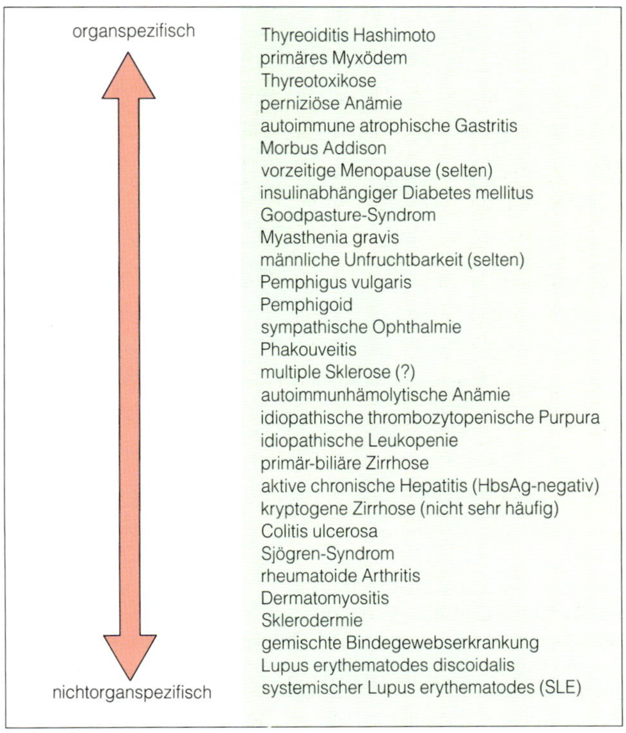

Abb. 24.**3** **Das Spektrum der Autoimmunkrankheiten.** Autoimmunkrankheiten können als organspezifisch oder nichtorganspezifisch klassifiziert werden, je nachdem, ob die Reaktion vor allem gegen Antigene in bestimmten Organen oder gegen im Organismus verstreute Antigene gerichtet ist.

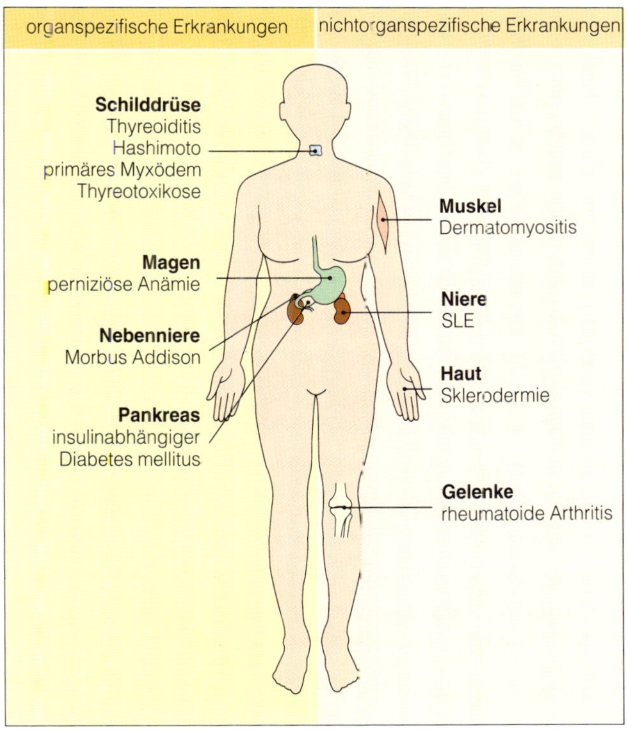

Abb. 24.**4** **Zwei Typen von Autoimmunkrankheiten.** Obwohl die nichtorganspezifischen Krankheiten typischerweise Symptome in verschiedenen Körpergeweben (Haut, Gelenke, Niere und Muskel) erzeugen, gibt es bestimmte bevorzugte Lokalisationen, z. B. die Niere beim SLE und die Gelenke bei der rheumatoiden Arthritis.

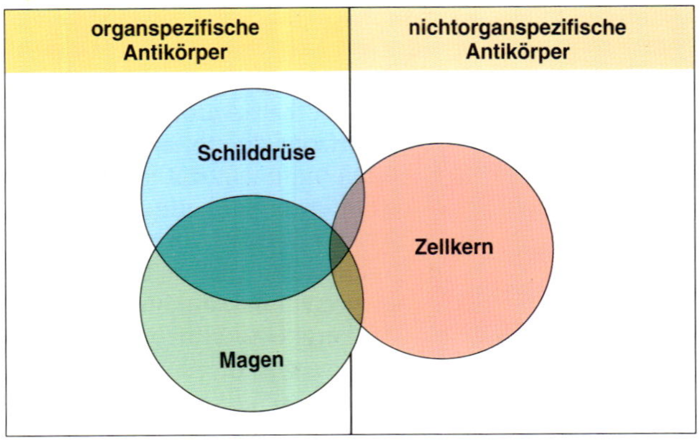

Abb. 24.**5** **Überschneidung von Autoantikörpern.** Organspezifische Autoantikörper gegen Schilddrüse und Magenschleimhaut kommen oft beim selben Individuum vor. Es gibt jedoch nur selten Überschneidungen mit nichtorganspezifischen Antikörpern (z. B. gegen DNA und gegen Nukleoproteine).

Genetik

Zweifelsohne treten Autoimmunkrankheiten familiär gehäuft auf; ein Beispiel hierfür zeigt Abb. 24.**6**. Diese Häufung ist hauptsächlich genetisch und nicht durch Umweltfaktoren bedingt, wie man aus Untersuchungen an ein- und zweieiigen Zwillingen sowie aus dem gemeinsamen Auftreten von z. B. Schilddrüsenautoantikörpern und X-chromosomalen Aberrationen schließen kann.

Innerhalb einer Familie zeigt die Autoimmunität oft eine Tendenz zu organspezifischen Reaktionen. Außer einer Prädisposition zur Entwicklung organspezifischer Antikörper gibt es natürlich noch andere genetische Faktoren, die die Auswahl des Manifestationsorgans beeinflussen. Bei Verwandten von Hashimoto-Patienten und von Patienten mit perniziöser Anämie treten Schilddrüsenautoantikörper öfter und in höheren Titern als in der Normalbevölkerung auf; doch die Perniziosapatienten weisen weitaus häufiger Autoantikörper gegen Magenschleimhaut auf (Abb. 24.**7**). Dies weist darauf hin, daß genetische Faktoren in dieser Gruppe speziell den Magen als Zielorgan auswählen.

Für eine Beteiligung genetischer Faktoren bei Autoimmunerkrankungen spricht auch, daß sie häufig mit bestimmten HLA-Spezifitäten assoziiert sind (Abb. 24.**8**). Bei organspezifischen Krankheiten findet man besonders häufig den Haplotyp B8, DR3, die Thyreoiditis Hashimoto ist allerdings mehr mit DR5 assoziiert. Für die rheumatoide Arthritis konnte keine Assoziation mit den HLA-A- und -B-Loci, jedoch mit HLA-DR4 nachgewiesen werden. Bemerkenswert ist, daß für DR3 und DR4 heterozygote Personen ein stark erhöhtes Risiko aufweisen, an insulinabhängigem (Typ I-)Diabetes zu erkranken. Das unterstützt weiter die Annahme, daß mehrere genetische Faktoren an der Entstehung von Autoimmunkrankheiten beteiligt sind, nämlich Gene, die zur Entwicklung einer organspezifischen oder nichtorganspezifischen Immunität prädisponieren, und andere, die die beteiligten Antigene bestimmen.

Bestätigt wird diese Theorie durch tierexperimentelle Modelle der Autoimmunität, die im nächsten Abschnitt besprochen werden.

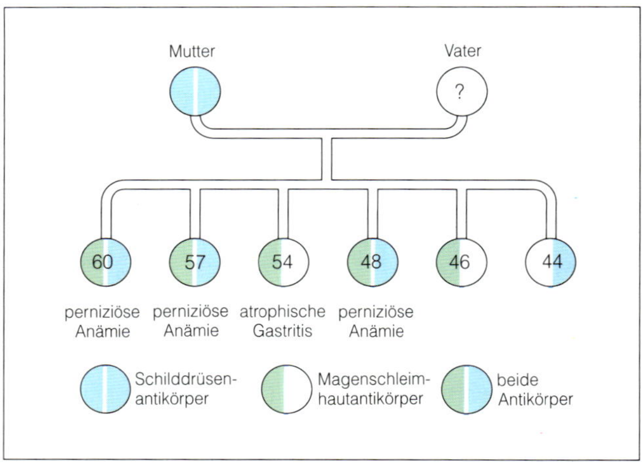

Abb. 24.**6** **Autoimmunität in einer Familie.** Der Stammbaum zeigt die Inzidenz von organspezifischen Autoimmunerkrankungen der Schilddrüse und des Magens. (Zum Zeitpunkt der Studie war der Vater verstorben, und sein Antikörperstatus war unbekannt). Die Mutter hatte ein primäres Myxödem. Bei den Geschwistern mit einer Autoimmunerkrankung des Magens besteht eine verblüffende Überlappung mit einer serologisch faßbaren Schilddrüsenautoimmunität, obwohl keine klinischen Symptome einer Schilddrüsenerkrankung aufgetreten sind. Die Prävalenz der Autoantikörper steigt mit zunehmendem Alter (es ist das Alter angegeben, in dem Autoantikörper entdeckt wurden).

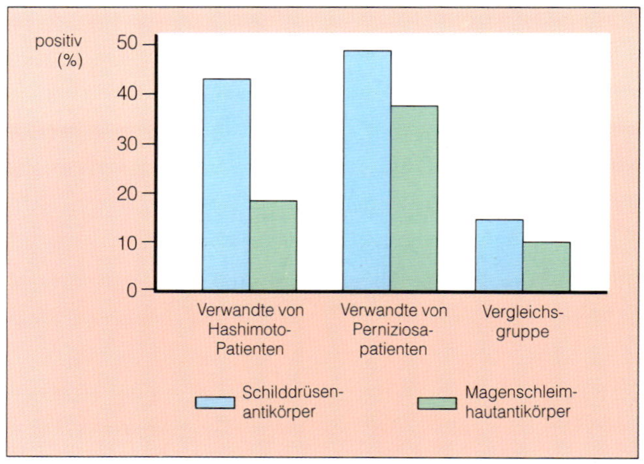

Abb. 24.**7** **Autoimmunität bei Verwandten von Hashimoto-Patienten.** Bei bemerkenswert vielen Verwandten ersten Grades von Hashimoto-Patienten liegen Schilddrüsenautoantikörper vor und in geringerem Umfang auch Autoantikörper gegen die Parietalzellen des Magens. Die Verwandten von Patienten mit perniziöser Anämie weisen wiederum sehr häufig eine Schilddrüsenautoimmunität auf, was auf eine Prädisposition zur Bildung organspezifischer Autoantikörper hinweist. Das Auftreten von Magenschleimhautautoantikörpern ist in dieser Gruppe sogar im Vergleich zu den Verwandten von Hashimoto-Patienten häufig, was eine erbliche Veranlagung des Immunsystems für die Reaktivität gegen bestimmte Organe vermuten läßt.

Pathogenese

Werden im Zusammenhang mit einer bestimmten Krankheit Autoantikörper gefunden, gibt es dafür drei mögliche Erklärungen:

1. Die Krankheit ist durch Autoimmunität bedingt.
2. Ein Krankheitsprozeß führt durch Gewebeschädigung zur Bildung von Autoantikörpern.
3. Ein Faktor verursacht beides: die Läsionen und die Ausbildung der Autoimmunität.

Sekundär nach einer Gewebeschädigung entstandene Autoantikörper (Möglichkeit 2) sind z. B. Autoantikörper gegen Herzgewebe nach einem Myokardinfarkt. Sonst werden nach der Freisetzung von Autoantigenen durch ein simples Trauma nur selten Autoantikörper gebildet. In den meisten mit Autoimmunität assoziierten Krankheiten scheint die erste Möglichkeit, nach der die Läsionen autoimmun bedingt sind, zuzutreffen.

Direkt läßt sich diese Annahme überprüfen, indem man im Tierversuch Autoimmunität induziert und beobachtet, ob die entsprechenden Läsionen auftreten. Autoimmunität kann beim Versuchstier durch die Injektion eines Selbstantigens zusammen mit komplettem Freund-Adjuvans ausgelöst werden; tatsächlich entstehen dadurch bestimmte organspezifische Krankheiten. Zum Beispiel kann die Injektion von Thyreoglobulin eine Thyreoiditis und die Injektion von basischem Myeloprotein eine Enzephalomyelitis verursachen. In ersterem Fall entstehen nicht nur Schilddrüsenautoantikörper, sondern die Schilddrüse wird auch von mononukleären Zellen infiltriert und verliert dadurch ihre azinäre Struktur (Abb. 24.**9**). Obwohl die so erzeugte Thyreoiditis nicht in jeder Beziehung mit der Thyreoiditis Hashimoto identisch ist, weist sie mit dieser doch in vielen Bereichen bemerkenswerte Ähnlichkeit auf.

Die experimentelle Erzeugung von Autoimmunkrankheiten gelingt nur in bestimmten Versuchstierstämmen. Beispielsweise hängt die Empfänglichkeit von Ratten und Mäusen für die durch basisches Myeloprotein induzierte Enzephalomyelitis von einigen wenigen Genloci ab, von denen die MHC-Klasse-II-Gene die größte Bedeutung haben. Eine autoallergische Enzephalomyelitis kann in empfänglichen Stämmen auch durch die Injektion von für basisches Myeloprotein spezifischen T-Zellen erzeugt werden. Diese T-Zellen sind $CD4^+$, und die Erkrankung kann durch Applikation von Anti-CD4-Antikörpern direkt vor dem erwarteten Krankheitsbeginn verhindert werden. Aus diesen Experimenten geht die Bedeutung des MHC und der Klasse-II-restringierten autoreaktiven T_H-Zellen bei der Entwicklung dieser Erkrankungen hervor.

Man kann vieles aus den spontan auftretenden Autoimmunerkrankungen von Tieren lernen. Ein bekanntes Beispiel ist das Fetthuhn (obese strain chicken, OS-

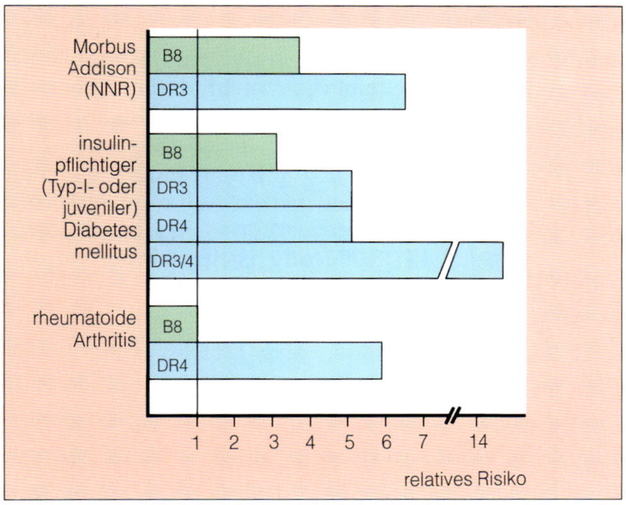

Abb. 24.**8** **HLA-Assoziationen bei Autoimmunkrankheiten.** Das relative Risiko ist das Maß für die erhöhte Wahrscheinlichkeit einer bestimmten Erkrankung bei Trägern des HLA-Antigens im Vergleich zu Personen, die dieses Antigen nicht haben. Nahezu alle untersuchten Autoimmunkrankheiten sind mit einer HLA-Spezifität assoziiert. Das erhöhte relative Risiko für die Addison-Krankheit ist mit DR3 stärker assoziiert als mit B8; das spricht dafür, daß DR3 mit dem „Suszeptibilitätsgen" eng gekoppelt oder sogar identisch ist. So überrascht es nicht, daß das relative Risiko für B8 größer als 1 ist, da es überzufällig oft zusammen mit DR3 auftritt: Es besteht ein sog. Kopplungsgleichgewicht. Sowohl DR3 als auch DR4 sind mit dem Diabetes mellitus Typ I assoziiert, und für den DR3/4-Heterozygoten besteht ein stark erhöhtes Risiko, was das Konzept multipler, additiver genetischer Faktoren unterstützt. Die rheumatoide Arthritis ist mit HLA-DR assoziiert, aber nicht mit einer der HLA-A- oder HLA-B-Spezifitäten.

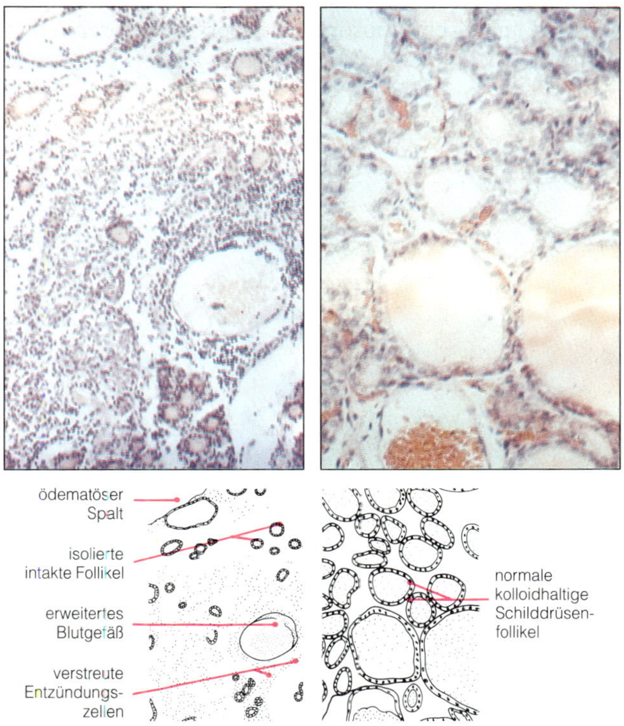

Abb. 24.**9** **Histologisches Bild einer experimentellen autoallergischen Thyreoiditis.** In dem Präparat der Schilddrüse eines Tieres, dem Thyreoglobulin injiziert wurde (links) ist die follikuläre Struktur weitgehend zerstört, das Gewebe ist mit mononukleären Entzündungszellen infiltriert und zeigt erweiterte Blutgefäße, Ödem und Fibrose. Rechts ist zum Vergleich ein Kontrollpräparat abgebildet. HE-Färbung, 200 ×.

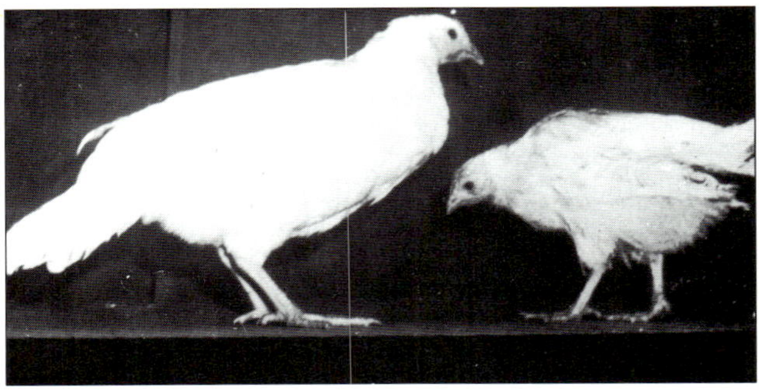

Abb. 24.**10** **Das „Obese strain"-(OS-)Huhn (Fetthuhn).** Das Fetthuhn ist ein Beispiel für spontan auftretende Autoimmunerkrankungen der Schilddrüse bei Tieren (rechts). Die zerstörte Schilddrüse kann kein Thyroxin produzieren; aufgrund des Thyroxinmangels kümmern die Vögel.

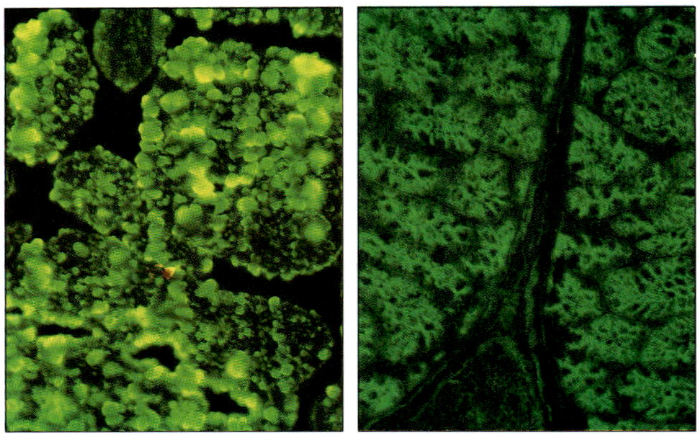

Abb. 24.**11** **Autoantikörper beim Fetthuhn.** Die Fluoreszenzfärbung eines fixierten Schilddrüsenpräparates zeigt eine Reaktion im Kolloidraum (links). Ca. 15% der Vögel haben Serumantikörper, die mit dem Magen reagieren, was zu der charakteristischen Färbung im Bild rechts führt; das gleiche Anfärbungsmuster entsteht, wenn das Magenpräparat mit menschlichem Serum, das Antikörper gegen Parietalzellen enthält, behandelt wird.

Huhn; Abb. 24.**10**), bei dem spontan Schilddrüsenautoantikörper und eine progressive Zerstörung der Schilddrüse durch eine chronische Entzündung auftreten (Abb. 24.**11**). Das Serum dieser Tiere enthält Thyreoglobulinautoantikörper; darüber hinaus reagieren im Immunfluoreszenztest etwa 15% der Seren auch mit dem Magengewebe (Proventrikulus) normaler Hühner. Eine ähnliche Reaktion zeigt auch das Serum von Perniziosapatienten, die Autoantikörper gegen Parietalzellen aufweisen.

Parallelen zu Autoimmunerkrankungen der Schilddrüse beim Menschen bestehen beim Fetthuhn-Modell in der Art der Drüsenläsion, in der Bildung von Antikörpern gegen verschiedene Strukturen der Schilddrüse und in der Überschneidung mit der Autoimmunität gegen die Magenschleimhaut. Durch die Beeinflussung des Immunstatus der Tiere kann der Krankheitsverlauf dramatisch verändert werden. Wird z. B. gleich nach dem Schlüpfen die Bursa Fabricii (dort findet die B-Zell-Reifung statt) entfernt, verläuft die Thyreoiditis viel milder, was auf die Rolle der Antikörper bei der Pathogenese dieser Krankheit hindeutet. Eine Thymektomie zum Zeitpunkt des Schlüpfens verschlimmert die Thyreoiditis; vermutlich wird der Krankheitsverlauf vom Thymus kontrolliert (Abb. 24.**12**). Paradoxerweise verhindert die vollständige Ausrottung der T-Zell-Population beim erwachsenen Tier (durch Injektion von Anti-[Hühner-]T-Zell-Serum) sowohl die Bildung von Autoantikörpern als auch den Angriff auf die Schilddrüse. T-Zellen sind bei dieser Erkrankung sicher in mehrfacher Hinsicht von Bedeutung.

Beim direkten Studium von Autoimmunkrankheiten des Menschen sind – im Gegensatz zum Tiermodell – solche Experimente natürlich nicht durchführbar, es gibt aber auch hier deutliche Hinweise dafür, daß Autoantikörper eine wichtige Rolle in der Pathogenese spielen. Man kennt eine Reihe von Krankheiten, bei denen gegen Hormonrezeptoren gerichtete Autoantikörper die Funktion des betreffenden normalen Hormons imitieren (Abb. 24.**13**). Eindeutig nachgewiesen wurden Antikörper gegen Rezeptoren zum ersten Mal bei der

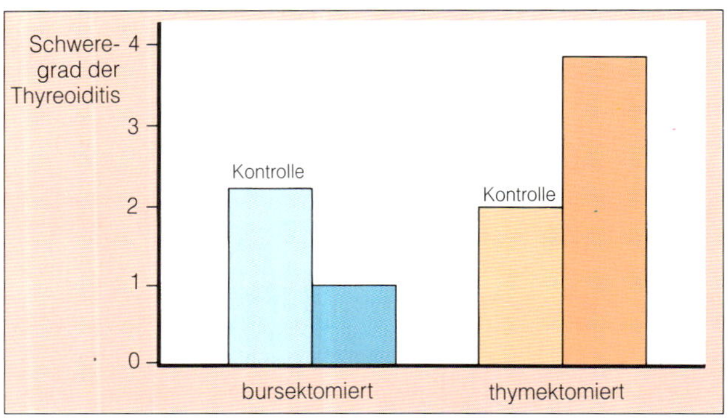

Abb. 24.**12** **Modifikation der Thyreoiditis beim Fetthuhn durch neonatale Bursektomie und Thymektomie.** Die neonatale Bursektomie reduziert den Schweregrad der Thyreoiditis, was auf eine wichtige Rolle der Antikörper in der Pathogenese hinweist. Eine Thymektomie kurz nach dem Schlüpfen verschlimmert das Krankheitsbild; dies läßt eine Kontrollfunktion der Ts-Zellen vermuten.

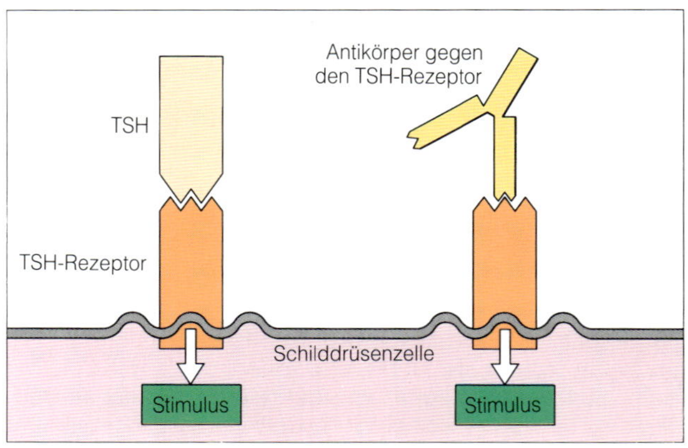

Abb. 24.**13** **Autoimmunität gegen Rezeptoren der Zelloberfläche.** Die Schilddrüsenzelle wird stimuliert, wenn TSH an ihre Rezeptoren bindet (links). Bei der Thyreotoxikose (Morbus Basedow oder Morbus Graves) binden Serumantikörper in ähnlicher Weise an den TSH-Rezeptor und imitieren dadurch den stimulierenden Effekt des TSH auf die Schilddrüsenzellen.

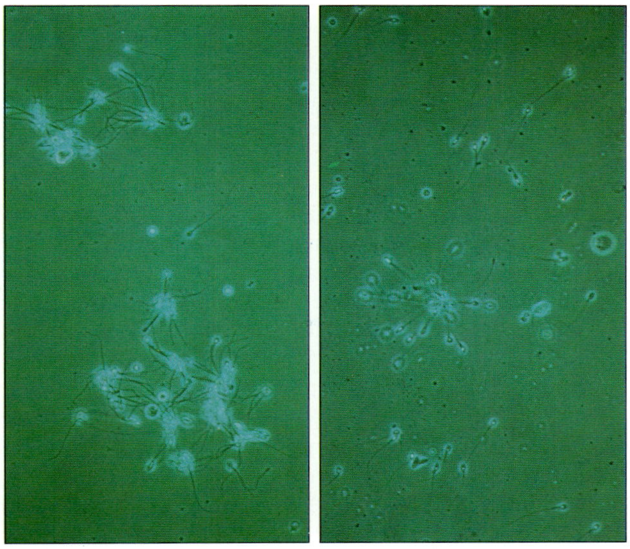

Abb. 24.**14** **Spermienagglutination.** In Gegenwart von Spermaautoagglutininen verklumpen die Samenfäden entweder an den Köpfen (links) oder an den Schwänzen (rechts) miteinander.

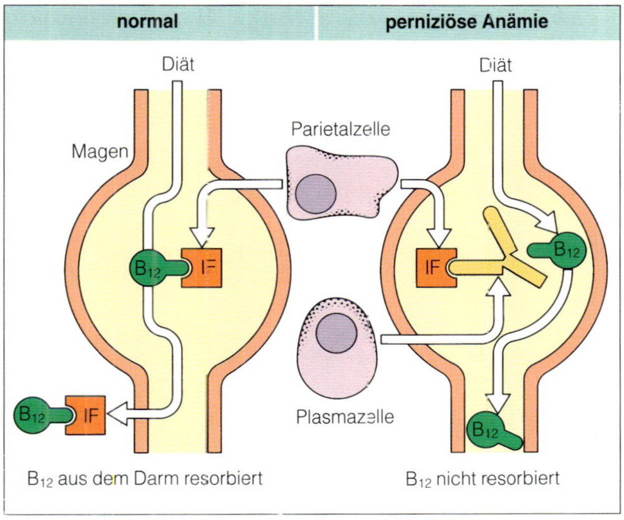

Abb. 24.**15** **Fehlende Vitamin-B_{12}-Resorption bei perniziöser Anämie.** Normalerweise wird mit der Nahrung zugeführtes Vitamin B_{12} im Dünndarm resorbiert, nachdem es mit dem Intrinsic factor (IF) aus den Parietalzellen der Magenschleimhaut einen Komplex gebildet hat. Bei der perniziösen Anämie verbinden sich lokal gebildete spezifische Antikörper mit dem Intrinsic factor, der so nicht mehr als Carrier für Vitamin B_{12} fungieren kann.

Thyreotoxikose. Das Phänomen der neonatalen Thyreotoxikose liefert uns ein natürliches Beispiel des „passiven Transfers", da maternale IgG-Antikörper diaplazentar übertragen werden. Tatsächlich zeigen viele Neugeborene von thyreotoxischen Müttern eine Schilddrüsenüberfunktion, die sich aber nach wenigen Wochen, wenn die mütterlichen Antikörper abgebaut worden sind, zurückbildet. Ein ähnliches Phänomen beobachtet man bei der neonatalen Myasthenia gravis, bei der maternale Antikörper gegen Acetylcholinrezeptoren die Plazenta passieren und beim Neugeborenen eine transiente Muskelschwäche auslösen. Ab und zu werden auch Autoantikörper gegen Insulin- und gegen β-adrenerge Rezeptoren gefunden, die letzteren sind mit Asthma assoziiert.

Ein weiteres Beispiel einer Autoimmunkrankheit ist in seltenen Fällen der Infertilität des Mannes zu sehen, bei der Antikörper gegen Spermatozoen zur Verklumpung der Spermien untereinander, entweder am Kopf oder am Schwanz, führen (Abb. 24.**14**).

Bei der perniziösen Anämie behindert ein Autoantikörper die normale Aufnahme von Vitamin B_{12}. Vitamin B_{12} wird nicht direkt resorbiert, sondern muß sich erst an ein Protein, den Intrinsic factor, anlagern; erst der Vitamin-Protein-Komplex wird durch die Darmmukosa transportiert. Schon früh wurde gezeigt, daß die B_{12}-Aufnahme bei Gesunden inhibiert werden konnte, wenn zusammen mit dem Intrinsic-factor-B_{12}-Komplex Serum eines Patienten mit perniziöser Anämie verabreicht wurde. In der Folge wurde der Serumfaktor, der die Vitaminaufnahme behindert, als Antikörper gegen den Intrinsic factor identifiziert, welcher von den Plasmazellen in der Magenschleimhaut von Perniziosapatienten in das Magenlumen sezerniert wird (Abb. 24.**15**).

Ein anderer passiver Übertragungsversuch wurde beim Goodpasture-Syndrom durchgeführt, bei dem sich Antikörper gegen die glomeruläre Basalmembran in vivo in der Niere ablagern (s. Abb. 21.**3**). Solche Anti-

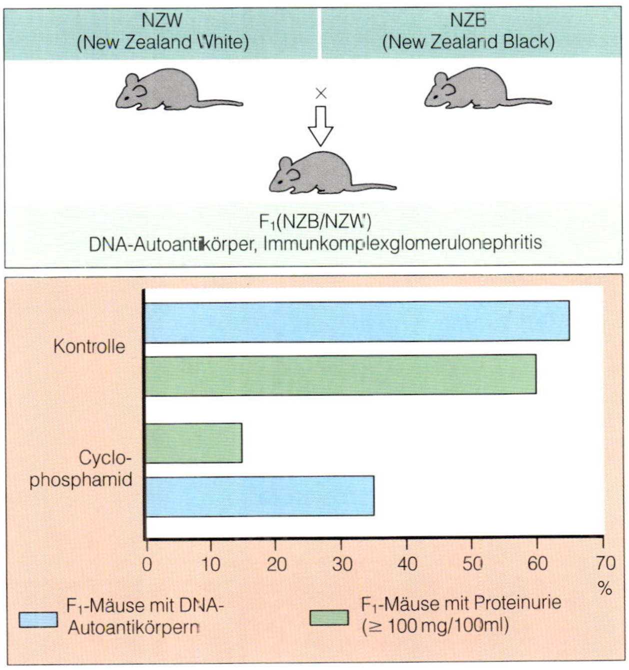

Abb. 24.**16** **Suppression von autoimmunen Prozessen bei NZB/NZW-Hybridmäusen.** Die NZB-Maus entwickelt spontan eine autoimmunhämolytische Anämie. Die Hybride zwischen diesem und dem NZW-Stamm bildet DNA-Autoantikörper und eine Immunkomplexglomerulonephritis, ähnlich wie Patienten mit SLE. Durch Immunsuppression mit Cyclophosphamid (ein Mitosehemmer) werden der Schweregrad der Glomerulonephritis und die Anzahl der DNA-Autoantikörper erheblich vermindert. Dies zeigt die Bedeutung von Immunprozessen bei der Entstehung dieser Krankheit.

körper wurden aus der Niere eines Patienten, der an der Krankheit gestorben war, eluiert und Primaten injiziert, deren Antigene in der Niere denen des Menschen ähnlich genug sind, um die Antikörper an die glomeruläre Basalmembran zu binden. Die so behandelten Affen starben an einer Glomerulonephritis.

Beim SLE sind die aus Autoantigen und Antikörper bestehenden Immunkomplexe, die in der Niere abgelagert werden, die Ursache für die in Kapitel 21 beschriebenen Überempfindlichkeitsreaktionen. Glomerulonephritis und Proteinurie können durch wiederholte Injektion hoher Antigendosen erzeugt werden, was zur chronischen Immunkomplexerkrankung und zur Ablagerung in der Niere führt. Schon eine einzelne hohe Antigendosis kann eine akute Schädigung verursachen.

Im Tiermodell kann bei Hybriden aus weißen und schwarzen Neuseeland-Mäusen spontan ein muriner SLE entstehen, dessen Hauptcharakteristika eine immunkomplexbedingte Glomerulonephritis und Anti-DNA-Antikörper sind (s. Kap. 9). Immunsuppressive Maßnahmen (z. B. die Gabe von Cyclophosphamid) unterdrücken bei diesen Tieren die Krankheitsentwicklung und verlängern die Überlebenszeit. Dies spricht zusammen mit den anderen Ergebnissen dafür, daß Autoimmunreaktionen in der Pathogenese solcher Krankheiten eine dominierende Rolle spielen (Abb. 24.**16**).

Ätiologie

Trotz der komplexen Mechanismen, die während der Lymphozytenentwicklung die Selbsttoleranz etablieren, gibt es im Körper eine große Anzahl potentiell autoreaktiver Lymphozyten.

Zum Beispiel lösen Autoantigene, wenn sie mit Adjuvanzien injiziert werden, bei normalen Versuchstieren die Bildung von Autoantikörpern aus, und man kann eine kleine Zahl autoreaktiver B-Zellen (z. B. Antithyreoglobulin) in der Normalbevölkerung nachweisen. Auch autoreaktive T-Zellen sind bei Gesunden vorhanden; durch die Stimulation normaler zirkulierender T-Zellen mit entsprechenden Antigenen (z. B. basisches Myeloprotein) und IL-2 ist es möglich, autoreaktive T-Zell-Linien zu erzeugen.

Vorausgesetzt, daß autoreaktive B-Zellen existieren, bleibt die Frage bestehen, ob sie durch Kontakt mit Selbstantigenen zur Proliferation und Autoantikörperbildung angeregt werden oder durch andere Faktoren wie unspezifische polyklonale Aktivatoren oder Idiotypeninteraktionen. Hinweise für die B-Zell-Selektion durch Antigene stammen aus der Beobachtung von somatischen Mutationen und der hohen Affinität der Autoantikörperantwort, einem Prozeß, für den sowohl T-Zellen als auch Autoantigen erforderlich sind. Zusätzlich treten Autoantikörper gegen Autoantigen-Cluster auf, die verschiedene Epitope auf demselben Molekül aufweisen. Es ist schwierig, sich außer der Präsenz des Autoantigens selbst, einen Mechanismus vorzustellen, der zur Koexistenz von Antikörperantworten gegen verschiedene Epitope auf demselben Molekül beiträgt. Ebenso können auch verschiedene molekulare Komponenten intrazellulärer Organellen (z. B. Nukleosomen) oder Antigene, die in einem Organ miteinander gekoppelt sind (z. B. Thyreoglobulin und Schilddrüsenperoxidase), die Bildung von Autoantikörpern auslösen.

Der stärkste Hinweis dafür, daß Autoimmunität ein antigengesteuerter Vorgang ist, stammt aus Experimenten mit dem Fetthuhn, das, wie schon beschrieben, eine gegen die Schilddrüse gerichtete Autoimmunität entwickelt. Wenn die Schilddrüse (die Antigenquelle) nach dem Schlüpfen entfernt wird, wachsen die Tiere auf, ohne Schilddrüsenautoantikörper zu bilden (Abb. 24.**17**). Darüber hinaus führt die Entfernung der Schild-

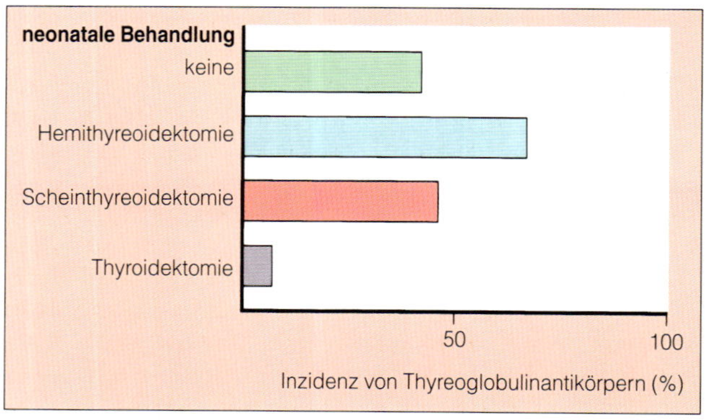

Abb. 24.**17** **Effekt der neonatalen Schilddrüsenentfernung beim Fetthuhn.** Die Entfernung der Schilddrüse nach der Geburt verhindert die Bildung von Schilddrüsenautoantikörpern. Es scheint daher, daß der Autoimmunprozeß durch die Autoantigene in der Schilddrüse gesteuert wird (nach Carvalho u. Mitarb.).

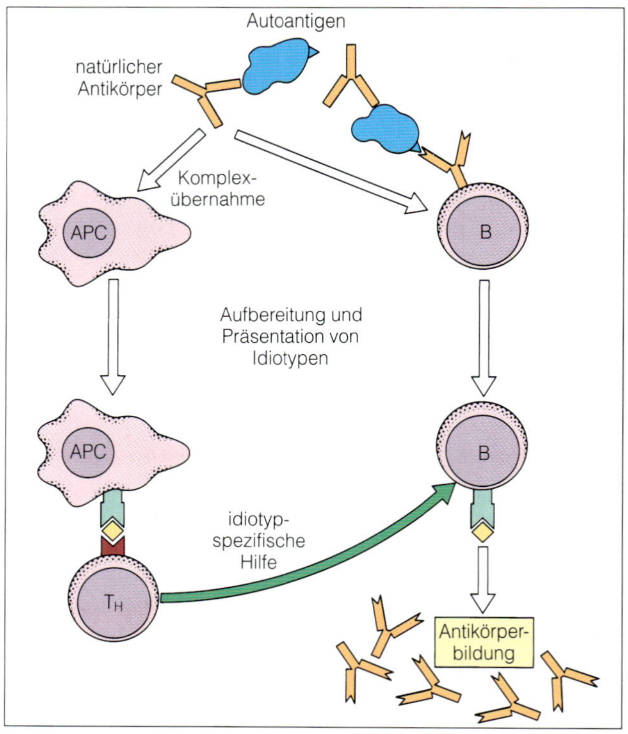

Abb. 24.**18** **T-Zell-Hilfe bei der Auslösung von Autoimmunität durch intermolekulare Komplexe.** Ein Immunkomplex aus Autoantigen und natürlich vorkommendem (Keimlinie) Autoantikörper wird von einer antigenpräsentierenden Zelle (APC) übernommen, und idiotypische Strukturen des Antikörpers (Id) werden einer T_H-Zelle präsentiert. Diese T-Zellen unterstützen dann Zellen in der Expression von Autoantikörpern, die den Komplex aufgreifen und den T_H-Zellen aufbereitete Idiotypen präsentieren.

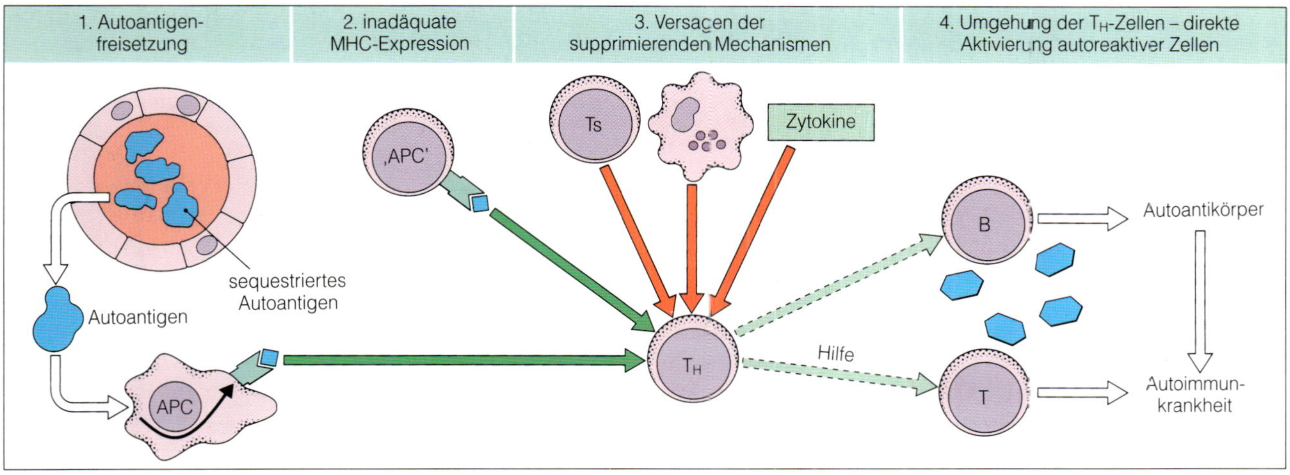

Abb. 24.**19** **Umgehung der Kontrollmechanismen der Autoreaktivität.** Normalerweise liegt eine funktionelle Deletion der autoreaktiven T_H-Zellen vor, die deshalb die autoreaktiven Effektor-T- und -B-Zellen (gestrichelte grüne Pfeile) nicht unterstützen können. Die Freisetzung eines unter normalen Umständen sequestrierten Autoantigens (1) kann zu seiner Übernahme durch antigenpräsentierende Zellen (APC) führen und so die T_H-Zellen stimulieren. Alternativ kann eine Zelle durch inadäquate MHC-Klasse-II-Expression (2) selbst als APC für ihre eigenen Moleküle fungieren. Das Versagen suppressiver Signalübermittlung zu den T_H-Zellen (3) kann ihre Aktivierung ermöglichen. Manche Antigene agieren als polyklonale Aktivatoren (4) und umgehen so die Kontrolle durch T_H-Zellen.

drüse nach dem Auftreten der Autoantikörper zum deutlichen Abfall des Antikörpertiters, in der Regel bis unter die Nachweisgrenze.

T-Zellen spielen eine zentrale Rolle in der Entwicklung von Autoimmunkrankheiten. Die für die IgG-Autoantikörper typische hohe Affinität und die somatischen Mutationen hängen vom Mitwirken der T-Helfer-Zellen ab. Hinweise für die Beteiligung der T-Zellen kommen aus Tiermodellen von Autoimmunkrankheiten (die schon im Abschnitt „Pathogenese“ besprochen wurden), sie sind jedoch viel schwieriger für solche Krankheiten des Menschen zu erhalten. Es konnten aber schilddrüsenspezifische T-Zell-Klone aus den Schilddrüsen von Patienten mit Thyreotoxikose isoliert werden, und man weiß, daß Anti-CD4-Therapie bei der rheumatoiden Arthritis erfolgreich ist (vgl. Autoimmunerkrankungen bei Tieren). Wahrscheinlich steht auch die Assoziation von Autoimmunkrankheiten mit bestimmten MHC-Typen in einem Bezug zur Rolle der MHC-Moleküle bei der Antigenpräsentation.

Bei den organspezifischen Krankheiten gibt es ausreichende Hinweise für eine Reaktion der T-Zellen mit Antigenen in den befallenen Organen, während bei den nichtorganspezifischen Autoimmunkrankheiten kaum eine Vorstellung darüber existiert, welche Antigene von den T-Zellen erkannt werden. Eine Möglichkeit ist die, daß T-Zellen konventionelle Peptidantigene überhaupt nicht wahrnehmen (das ist sicher richtig für Anti-DNA-Reaktionen), aber dafür Idiotypen erkennen. So gesehen ist z. B. SLE eine „Idiotyperkrankung“ (Abb. 24.**18**). Nach diesem Plan werden Autoantikörper normalerweise in geringen Mengen von B-Zellen unter Zuhilfenahme von Keimbahngenen produziert und bilden dann mit dem Autoantigen Komplexe. Die Komplexe werden von antigenpräsentierenden Zellen (einschließlich B-Zellen) übernommen, und Komponenten des Komplexes, darunter der Antikörperidiotyp, werden T-Zellen präsentiert. Idiotypspezifische T-Zellen könnten dann B-Zellen bei der Bildung von Autoantikörpern unterstützen.

Kontrollmechanismen

Die Stimulation autoreaktiver Lymphozyten, die bei den Autoimmunkrankheiten auftritt, muß beim Gesunden einer Kontrolle unterliegen; entweder findet keine Antigenpräsentation in entsprechender Konzentration statt, oder es werden andere Regulationsmechanismen wirksam. Abb. 24.**19** zeigt, wie solche Kontrollen umgangen werden können. In allen skizzierten Möglichkeiten wird die Kontrolle der Autoreaktivität über die Stimulierung autoreaktiver T_H-Zellen oder ihrer Umgehung ausgeschaltet. Ein spezifischer Weg, in dem autoreaktive T-Zellen umgangen werden, ist die Unterstützung der autoantikörperbildenden B-Zellen durch nicht selbstreaktive T-Zellen. Dieser Fall kann auftreten, wenn ein Selbstantigen und ein Fremdantigen ein gemeinsames Epitop aufweisen (molekulare Mimikry; Abb. 24.**20**).

Eine Krankheit, die durch molekulare Mimikry zustandekommt, ist das rheumatische Fieber. Hier können Autoantikörper gegen Herzklappengewebe auftreten, die bei einem kleinen Prozentsatz von Personen einige Wochen nach einer Streptokokkeninfektion des Rachens gebildet werden. Kohlenhydratantigene der Streptokokken kreuzreagieren mit einem Antigen des Herzklappengewebes; so kann durch die Infektion die Selbsttoleranz der T-Zellen für Herzklappenantigene ausgeschaltet werden. Es existieren auch Kreuzreaktivitäten zwischen HLA-B27 und bestimmten Klebsiellastämmen im Zusammenhang mit ankylosierender Spondylitis und zwischen DR4 und Proteus mirabilis bei rheumatoider Arthritis. Die starke Ähnlichkeit zwischen den hoch konservierten Hitzeschockproteinen von Mykobakterien und Menschen könnte ebenfalls zur Entwicklung der rheumatoiden Arthritis beitragen.

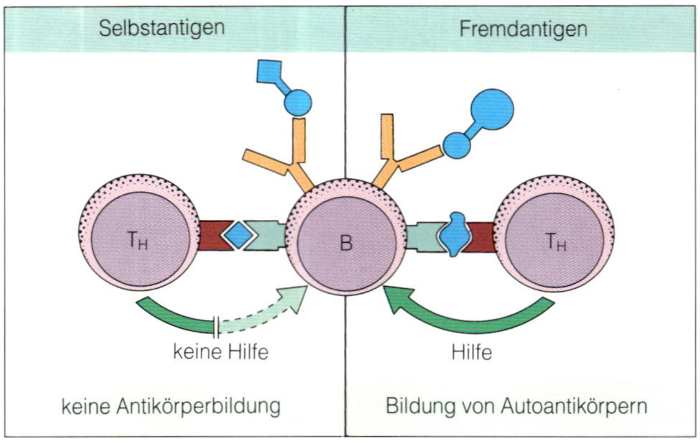

Abb. 24.**20** **Auslösung der Autoimmunität durch kreuzreagierende Antigene.** B-Zellen erkennen Epitope, die auf Autoantigenen, aber gleichzeitig auch auf Fremdantigenen vorkommen. Normalerweise präsentiert die B-Zelle das Autoantigen, wird jedoch nicht von autoreaktiven T_H-Zellen unterstützt, da bei diesen eine funktionelle Deletion besteht. Beim Zusammentreffen mit dem kreuzreagierenden Fremdantigen kann die B-Zelle dessen Peptide den nicht autoreaktiven T-Zellen präsentieren und so zur Proliferation, Differenzierung und Sekretion von Autoantikörpern veranlaßt werden.

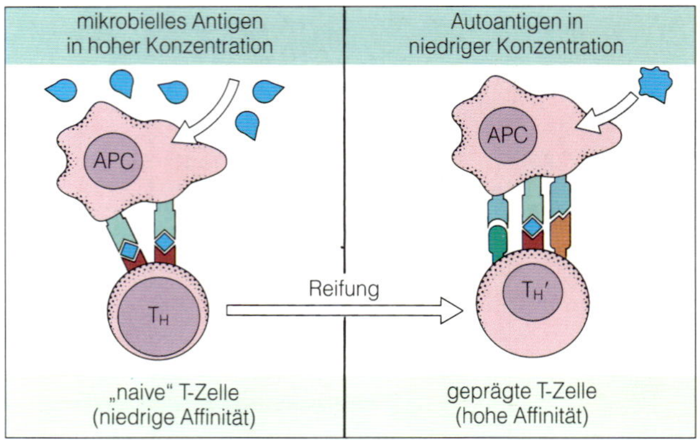

Abb. 24.**21** **Induktion autoimmuner T_H-Zellen durch kreuzreagierende Antigene.** Das Unvermögen „naiver" T_H-Zellen – aufgrund niedriger Konzentration oder niedriger Affinität – Autoantigene zu erkennen, kann von einem kreuzreagierenden mikrobiellen Antigen durch hohe Konzentrationen oder hohe Affinität umgangen werden (links); die T_H-Zellen werden geprägt. Aufgrund der verstärkten Expression akzessorischer Moleküle (z. B. LFA-1 und CD2) sind die T_H-Zellen hoch affin und können mit Autoantigenen interagieren und Autoimmunkrankheiten auslösen (rechts).

Kreuzreagierende Antigene können auch über eine Beeinflussung der T-Zellen eine Autoimmunität induzieren. Beispielsweise kann ein exogenes Antigen eine „naive" T-Zelle in der Weise stimulieren, daß sie plötzlich ein Selbstantigen erkennt, das bisher in zu niedrigen Konzentrationen vorlag oder nicht entsprechend präsentiert wurde (Abb. 24.**21**). Ein anderer Mechanismus zur Umgehung der toleranten autoreaktiven T_H-Zelle ist die direkte Stimulation der autoreaktiven Effektorzellen durch ein Antigen oder einen anderen Stimulus. Lipopolysaccharide oder Epstein-Barr-Virus stimulieren B-Zellen direkt, und einige Klone der aktivierten Zellen bilden Autoantikörper ohne die Unterstützung durch T-Zellen, allerdings nur von niedriger Affinität und in niedrigen Titern.

Zu den Kontrollfaktoren, die die Entwicklung von Autoimmunreaktionen unterdrücken, gehören Ts-Zellen und die suppressive Wirkung von Hormonen (z. B. Steroide), Zytokinen (z. B. TGF_β) und Makrophagenprodukten (Abb. 24.**22**; s. auch eine ausführliche Behandlung in Kap. 10). Wahrscheinlich muß mehr als ein Element des suppressiven Netzwerks versagen, damit eine Autoimmunreaktion entstehen kann. Bemerkenswert ist in diesem Zusammenhang, daß offensichtlich gesunde Verwandte von SLE-Patienten den gleichen Defekt in der Bildung unspezifischer Ts-Zellen aufweisen, wie die Patienten selbst, was die Vermutung nahelegt, daß dieser Defekt nur einer von mehreren Faktoren bei der Entstehung des SLE ist. Bei SLE-Patienten können weitere Anomalien der antigen- oder der idiotypspezifischen T-Zell-Regulation bestehen. Auch ein Mißverhältnis der Zytokine kann zur Dysregulation beitragen, und es ist interessant, daß TNF (via ein TNF-Transgen) die Autoimmunerkrankung der NZB/NZW-Hybridmäuse bessert.

Ein anderer wichtiger Faktor in der Aufrechterhaltung der Selbsttoleranz ist offenbar das Unvermögen autoreaktiver T_H-Zellen, potentielle Autoantigene auf Zellen zu entdecken, die normalerweise keine MHC-Klasse-II-Gene exprimieren. Diese Zellen sind „immunologisch stumm", sie können Antigen nur erkennen, wenn es zusammen mit MHC-Klasse-II-Molekülen präsentiert wird. Diese Nichtreaktivität kann durch eine inadäquate Expression von MHC-Klasse-II-Molekülen durchbrochen werden; deshalb war die Entdeckung,

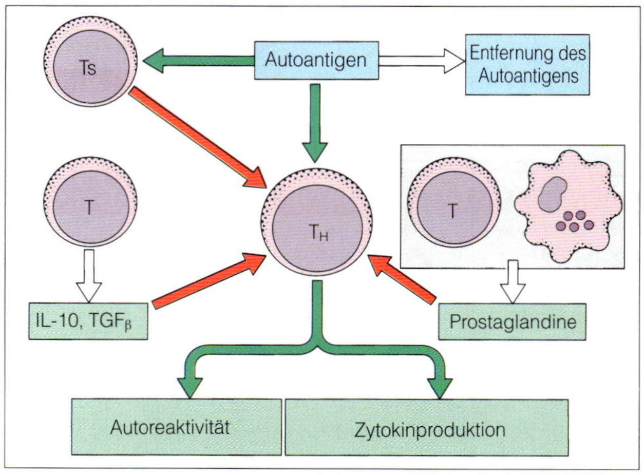

Abb. 24.**22** **Umgehung von Regulationsmechanismen.** Autoreaktive T_H-Zellen werden normalerweise durch ein Netzwerk suppressiver Signale in Schach gehalten. Dazu gehört die antigenspezifische Suppression durch T-Zellen, die direkt oder über supprimierende Zytokine wie IL-10 und TGF_β vermittelt wird. Die Entfernung des Autoantigens und die unspezifische Suppression (z. B. durch Prostaglandin vermittelt) begrenzen die Reaktionskapazität der T_H-Zellen ebenfalls. Falls die T_H-Zellen eine erhöhte Reaktionskapazität zeigen (z. B. durch vermehrte IL-2-Rezeptoren) oder die suppressiven Mechanismen versagen, wird das Gleichgewicht in Richtung Autoimmunkrankheit verschoben.

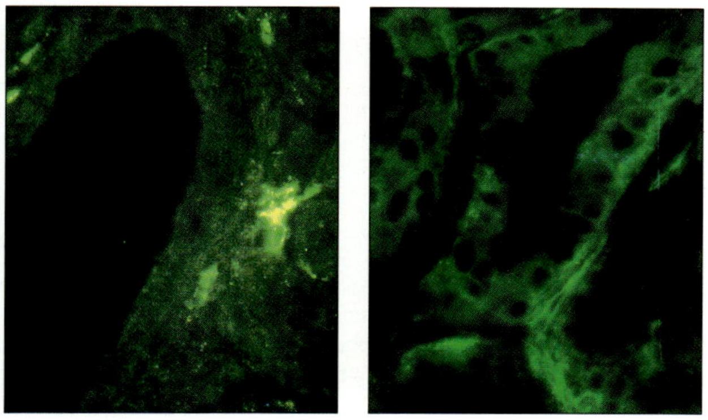

Abb. 24.**23** **MHC-Klasse-II-Nachweis in menschlichen Schilddrüsenpräparaten.** Links: Normales Schilddrüsengewebe mit ungefärbten Follikelzellen und einer isolierten dendritischen Zelle, die stark positiv für MHC-Klasse-II ist. Rechts: Schilddrüse bei Thyreotoxikose (Morbus Graves) mit einer großen Menge von MHC-Klasse-II-Molekülen im Zytoplasma; dies deutet auf die schnelle MHC-Klasse-II-Synthese hin. Mit freundlicher Genehmigung von Dr. R. Pujol-Borrel.

Inselzellen	Stimulation	Klasse-II-Expression auf: insulinbildende Zellen	somatostatinbildende Zellen	glucagonbildende Zellen
Diabetespatient (*in vivo*)	keine	++	–	–
Gesunder	IFN_γ	–	–	–
Gesunder	IFN_γ + TNF	++	++	++
BB-Ratte (diabetische Disposition)	IFN_γ	++	–	–
diabetes-resistente Ratte	IFN_γ	–	–	–

Abb. 24.**24** **MHC-Klasse-II-Expression und Diabetes.**

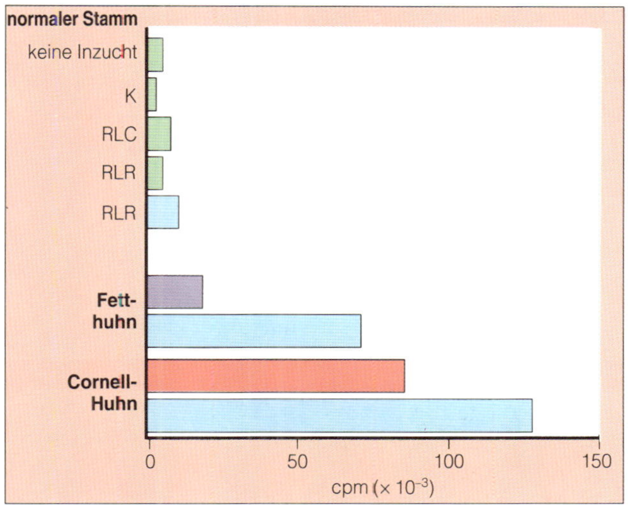

Abb. 24.**25** **^{131}J-Aufnahme in die Schilddrüse TSH-supprimierter Hühner.** Dargestellt ist die abnorme ^{131}J-Aufnahme in die Schilddrüse von OS-Hühnern und den mit ihnen verwandten Cornell-Hühnern im Vergleich zu normalen Stämmen. Zur Bestimmung der TSH-unabhängigen ^{131}J-Aufnahme wurde die endogene TSH-Produktion durch Thyroxinapplikation blockiert. Die Radiojodaufnahme überschritt bei den OS-Hühnern, die eine spontane Schilddrüsenautoimmunität entwickeln, bei weitem die der normalen Stämme, lag bei den Tieren des nicht autoimmunen Cornell-Stammes, aus dem das OS-Huhn gezüchtet worden war, jedoch noch höher. Diese Abnormität war nicht immunologisch bedingt, da Immunsuppression die ^{131}J-Aufnahme erhöhte (blaue Balken).

daß bei der thyreotoxischen Thyreoiditis Zellen vorkommen, die aktiv MHC-Klasse-II-Moleküle synthetisieren (Abb. 24.**23**) und deshalb von $CD4^+$-Zellen erkannt werden können, sehr überraschend.

Später wurde gezeigt, daß viele menschliche Zellen durch die Behandlung mit IFNγ dazu angeregt werden können, MHC-Klasse-II-Moleküle zu exprimieren. Hier stellt sich nun die ungelöste Frage, was zuerst da war. Wird Autoimmunität durch einen Faktor ausgelöst, der eine inadäquate Klasse-II-Expression verursacht, oder ist die Expression von MHC-Klasse-II-Molekülen die Folge einer bestehenden Autoimmunität? Auch in letzterem Fall könnte die Klasse-II-Expression zur Aufrechterhaltung des pathogenen Prozesses beitragen. In diesem Zusammenhang ist es auch bemerkenswert, daß etliche für Autoimmunreaktionen suszeptible Tierstämme auch leichter zur Expression von MHC-Klasse-II-Molekülen auf Zelltypen angeregt werden, die diese Moleküle normal nicht exprimieren. Dazu gehören die Lewis-Ratte (experimentelle autoimmune Enzephalomyelitis), das Fetthuhn (Thyreoiditis) und die BB-Ratte (autoimmuner Diabetes). Auffallend ist, daß bei der BB-Ratte deutliche Parallelen zu der Erkrankung beim Menschen bestehen. Die insulinbildenden und nicht die glucagon- und somatostatinbildenden Zellen des diabetischen Pankreas exprimieren Klasse-II-Moleküle. Obwohl normale menschliche Inselzellen nach Stimulation mit IFNγ keine Klasse-II-Moleküle exprimieren, führt die Kombination von IFNγ und TNF zur amplifizierten Expression der Klasse-II-Gene, aber hier ist der Effekt auf allen Zelltypen in den Langerhans-Inseln zu sehen (Abb. 24.**24**).

Es deutet einiges darauf hin, daß bereits ein Defekt im zukünftigen Zielorgan einer Autoimmunkrankheit bestehen könnte. Sundick u. Mitarb. konnten am Fetthuhn-Modell der spontanen autoimmunen Thyreoiditis (s. S. 337 f) zeigen, daß nach der Suppression des endogenen TSH durch Thyroxinbehandlung die Jodaufnahme in die Schilddrüse weitaus höher war, als bei einer Reihe von normalen Stämmen. Die Ursache für die erhöhte Jodaufnahme lag nicht an einem stimulierenden Effekt der Autoimmunreaktion, da bei immunsupprimierten Tieren die Radiojod-(^{131}J-)Aufnahme noch höher war (Abb. 24.**25**). Es ist interessant, daß die ^{131}J-Aufnahme bei Cornell-Hühnern, aus denen das Fetthuhn gezüchtet wurde, sogar noch höher war, die Tiere aber keine Thyreoiditis entwickeln. Dies könnte auf ein abnormales Verhalten der Schilddrüse hindeuten, das selbst zur Erzeugung einer Autoimmunität nicht ausreicht, aber zur Disposition für die Autoimmunkrankheit des Fetthuhns beiträgt. Experimente, in denen lymphoide Zellen älterer Fetthühner mit Thyreoiditis auf jüngere übertragen

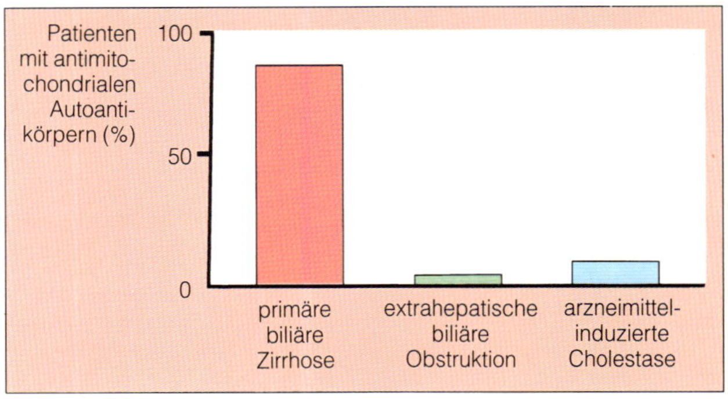

Abb. 24.**26** **Diagnostischer Wert von antimitochondrialen Antikörpern.** Die Bestimmung antimitochondrialer Antikörper (mit der direkten Immunfluoreszenz) kann in Verbindung mit der perkutanen Leberbiopsie zur Differentialdiagnose der in der Abbildung angegebenen Krankheiten herangezogen werden. Bei einem Großteil der Patienten mit primärer biliärer Zirrhose werden antimitochondriale Antikörper gefunden, die bei den anderen Erkrankungen nur selten auftreten.

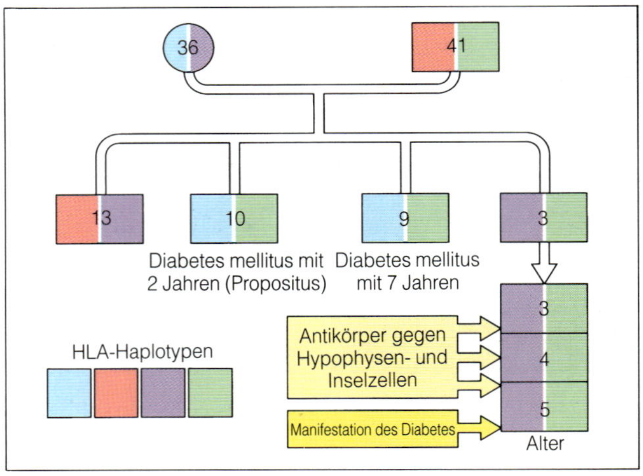

Abb. 24.**27** **Prädiktiver Wert von Autoantikörpern.** Prospektive Studie in einer Familie mit insulinpflichtigem Diabetes mellitus. Das Geschwister mit dem Haplotyp des Propositus und mit komplementbindenden Inselzellantikörpern wurde nach über 2 Jahren diabetisch.

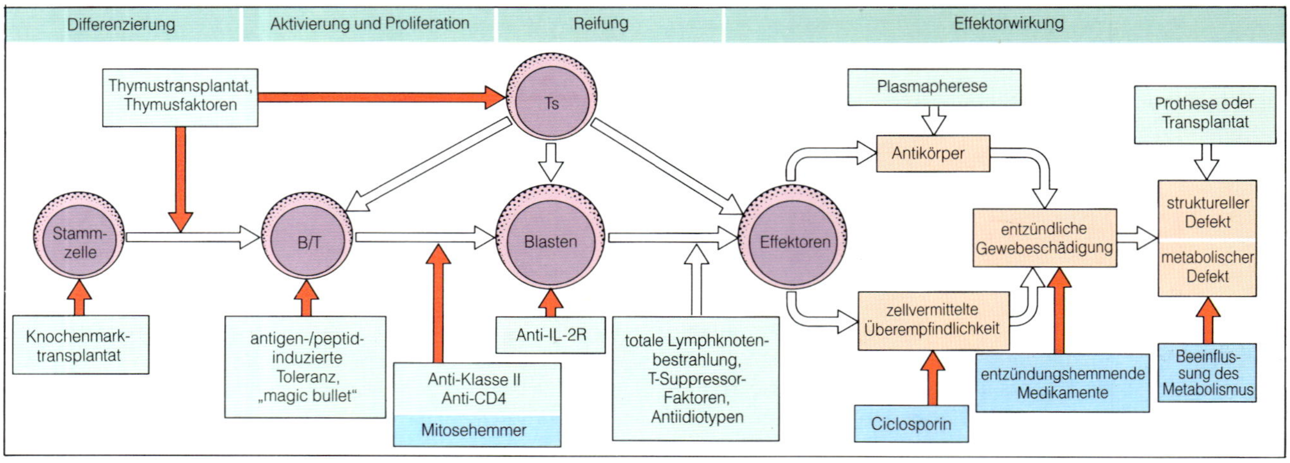

Abb. 24.**28** **Die Behandlung von Autoimmunerkrankungen.** Gängige Behandlungsmethoden, mit denen der pathologische Prozeß aufgehalten werden kann, sind hellblau, mögliche zukünftige hellgrün unterlegt. Mitosehemmer werden in schweren Fällen von SLE oder bei der chronisch aktiven Hepatitis gegeben, und entzündungshemmende Medikamente werden häufig bei der rheumatoiden Arthritis eingesetzt. Organspezifische Erkrankungen wie das primäre Myxödem oder die perniziöse Anämie werden gewöhnlich durch Substitution der fehlenden Komponente behandelt, in den angeführten Fällen mit Schilddrüsenhormon bzw. Vitamin B_{12}. Bei Transplantationen wird versucht, mit einer immunsuppressiven Therapie das Gewebe vor Schädigung zu schützen.

wurden, bestätigen diese Annahme. Die Zellen konnten bei jungen Fetthühnern und bei Cornell-Hühnern eine Thyreoiditis induzieren, nicht aber bei anderen histokompatiblen Stämmen. Dieses zeigt noch einmal die erhebliche Bedeutung des Konzepts einer multifaktoriellen Genese der langdauernden Autoimmunität.

Diagnostische und prognostische Aspekte

Autoantikörper sind für diagnostische Zwecke sehr wertvoll, in welcher Beziehung zum Krankheitsprozeß sie auch stehen. Ein gutes Beispiel hierfür ist der Test auf antimitochondriale Antikörper zur Diagnose der primären biliären Zirrhose (Abb. 24.**26**). Zur Diagnosesicherung war früher eine Probelaparotomie notwendig, die aufgrund des Alters und des Zustands der Patienten oft mit Gefahren verbunden war.

Autoantikörper können auch zur Beurteilung der Prognose herangezogen werden (Abb. 24.**27**).

Behandlung

Bei organspezifischen Autoimmunkrankheiten können die Symptome oft durch die Wiederherstellung des metabolischen Gleichgewichts behoben werden. Zum Beispiel wird bei einer Unterfunktion der Schilddrüse das fehlende Schilddrüsenhormon durch Thyroxin substituiert, und bei der Thyreotoxikose werden Antimetaboliten dieses Hormons gegeben. Bei perniziöser Anämie wird Vitamin B_{12} parenteral verabreicht, und bei Myasthenia gravis wird mit Cholinesterasehemmern behandelt. Bei vollständigem Funktionsverlust, der nicht durch Hormone substituiert werden kann, wie dies bei der Lupusnephritis oder der chronischen rheumatoiden Arthritis der Fall sein kann, können Organtransplantationen oder mechanische Hilfsmittel (z. B. Prothesen) in Erwägung gezogen werden. Bei Transplantationen kann eine immunsuppressive Behandlung notwendig werden, um eine Wiederholung des Krankheitsgeschehens zu verhindern.

Eine konventionelle immunsuppressive Therapie mit antimitotisch wirksamen Medikamenten kann zur Dämpfung der Immunantwort eingesetzt werden; wegen der damit verbundenen Gefahren bleibt sie jedoch vor allem lebensbedrohlichen Zuständen wie SLE und Dermatomyositis vorbehalten. Die Möglichkeiten von Ciclosporin und seinen Derivaten sind noch nicht vollkommen einzuschätzen, es wurde jedoch über sehr gute Ergebnisse in der Behandlung des Diabetes mellitus Typ I berichtet. Entzündungshemmende Medikamente werden bei rheumatischen Erkrankungen eingesetzt.

Je mehr wir die Defekte bei Autoimmunkrankheiten verstehen und je mehr der Immunstatus des Patienten beeinflußt werden kann, um so mehr können auch weniger etablierte Therapieverfahren eingesetzt werden (Abb. 24.**28**). Besonders einige experimentell erzeugte Autoimmunkrankheiten konnten erfolgreich mit einer „Vakzine" aus autoantigenspezifischen T-Zell-Klonen behandelt werden. Demnach könnte die Stimulation von physiologischen suppressiven Funktionen einschließlich des Idiotypennetzwerks einen vielversprechenden Ansatz darstellen.

25 Immunologische Testmethoden

Michael Steward und David Male

Die Immunologie hat eine Reihe von Labortechniken aus anderen biologischen Wissenschaftsbereichen übernommen. Die Methoden zur Darstellung von Antigenen und Antikörpern sind die gleichen, die der Biochemiker zur Fraktionierung von Proteinen verwendet; die Genstruktur von immunologisch wichtigen Molekülen wird mit Hilfe von molekularbiologischen Techniken entschlüsselt. Einige Techniken sind in der Immunologie entwickelt worden, insbesondere solche, die auf der Interaktion zwischen Antigen und Antikörper beruhen. Diese Methoden haben wiederum Eingang in viele biologische Disziplinen gefunden. Beispiele hierfür sind die Quantifizierung kleiner Konzentrationen von antigenen Molekülen mit dem Radioimmunoassay (RIA) und dem Enzyme-linked immunosorbent assay (ELISA), ferner der Nachweis von bestimmten Antigenen in Geweben mittels immunzytochemischer Methoden. Heute werden Hunderte von verschiedenen immunologischen Methoden verwendet; einige der gebräuchlichsten sollen in diesem Kapitel vorgestellt werden.

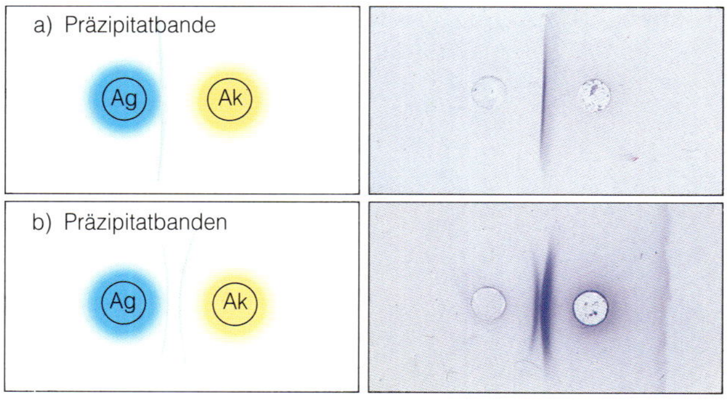

Abb. 25.**1** **Doppelimmundiffusion I.** 1- bis 2%ige Agargel (gepuffert bei pH 7–8,5) wird in Schalen ausgegossen und zum Erkalten gebracht. Die Testlösungen mit Antigen (Ag) und Antikörpern (Ak) werden in Vertiefungen eingebracht, die zuvor in das Gel eingedrückt worden sind. Die Lösungen diffundieren aufeinander zu, und wo eine Bindung zwischen Antigen und Antikörper stattfindet, bildet sich eine Präzipitatlinie (a). Befinden sich in der Lösung zwei Antigene, die von den Antikörpern erkannt werden, entstehen unabhängig voneinander zwei Präzipitatlinien (b). Die Präzipitatbanden können besser sichtbar gemacht werden, wenn lösliche Proteine vom Gel abgewaschen werden und danach die Präzipitatbögen durch eine Proteinfärbung, wie z. B. Coomassie-Blau, dargestellt werden (rechts).

Antigen-Antikörper-Interaktionen

Präzipitationsreaktionen in Gelen

Eine der ersten Beobachtungen über die Reaktion zwischen Antigen und Antikörper war, daß es zu einer Präzipitation kommt, wenn beide Reaktionspartner in annähernd äquivalentem Verhältnis vorliegen. In Agargel lassen sich verschiedene Antigen-Antikörper-Reaktionen differenzieren, die von unterschiedlichen Antikörperpopulationen aus dem Serum hervorgerufen werden – dies ist das Prinzip der Doppelimmundiffusion. Die Methode wird zur Bestimmung des Verwandtschaftsgrades verschiedener Antigene verwendet (Abb. 25.**1** u. 25.**2**).

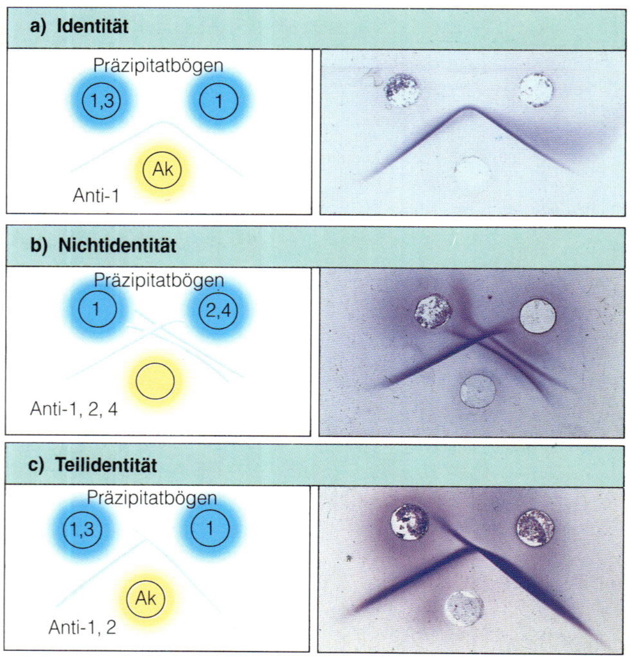

Abb. 25.**2** **Doppelimmundiffusion II.** Mit dieser Technik können Antigene (blau) einem bestimmten Testantikörper (gelb) zugeordnet werden. Es gibt drei Grundmuster. Die Nummern in den blauen Vertiefungen bezeichnen die Epitope im Testantigen. Bei a fließen die Präzipitatbögen zusammen, was bedeutet, daß der Antikörper identische Epitope der Antigenmischungen präzipitiert (Epitop 1). Die Antigene müssen nicht unbedingt identisch sein, sie besitzen lediglich gemeinsame Merkmale, die der Antikörper erkennt. In der Reaktion b unterscheidet der Antikörper drei verschiedene Antigene, und es bilden sich drei unabhängige Präzipitatbögen. In der Reaktion c besitzen die Antigene ein gemeinsames Epitop (1), eines der Antigene darüber hinaus ein zusätzliches Epitop (2). Die Antigene sind die gleichen wie in a, in diesem Fall kann sie der Antikörper jedoch unterscheiden, weil er gegen beide Epitope reagieren kann. Auf beiden Seiten ist eine identische Linie gegen das Epitop 1; dort, wo das Antiepitop 2 mit dem zweiten Epitop reagiert hat, ist ein „Sporn" entstanden. Eine Spornbildung weist auf eine partielle Identität der beiden Antigenproben hin.

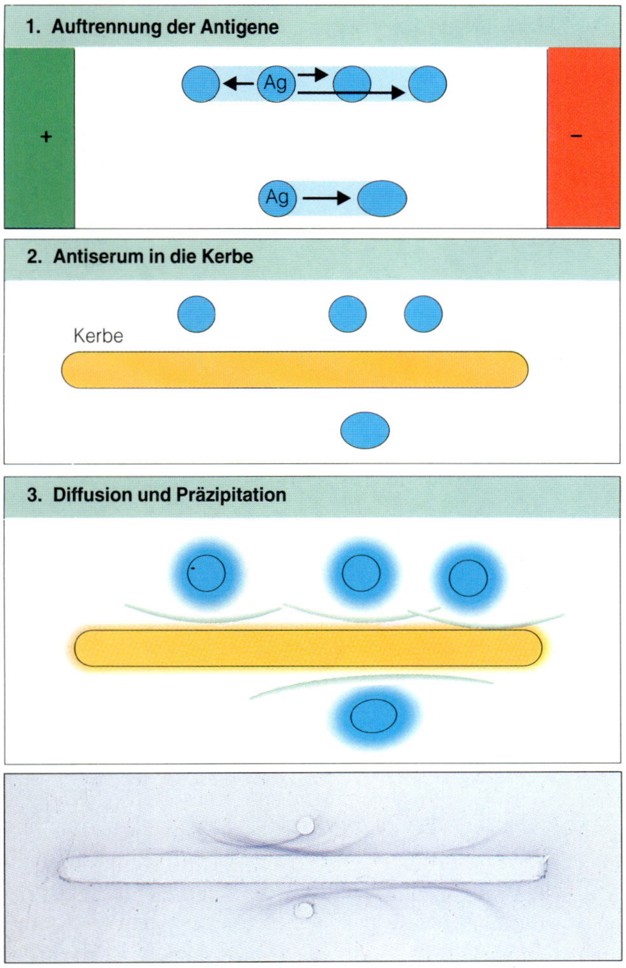

Abb. 25.**3** **Immunelektrophorese.** 1. Antigene werden in Agargel durch Anlegen einer elektrischen Ladung getrennt. Der pH-Wert wird so eingestellt, daß positiv geladene Proteine zur negativen Elektrode wandern und umgekehrt.
2. Zwischen die Vertiefungen wird eine Kerbe eingeritzt und mit Antikörperlösung aufgefüllt; danach wird die Platte stehengelassen, damit eine Diffusion stattfinden kann.
3. Antigen und Antikörper bilden Präzipitatbögen. Mit dieser Methode ist ein Vergleich zwischen komplizierten Antigenmischungen möglich, wie sie im Serum vorkommen.

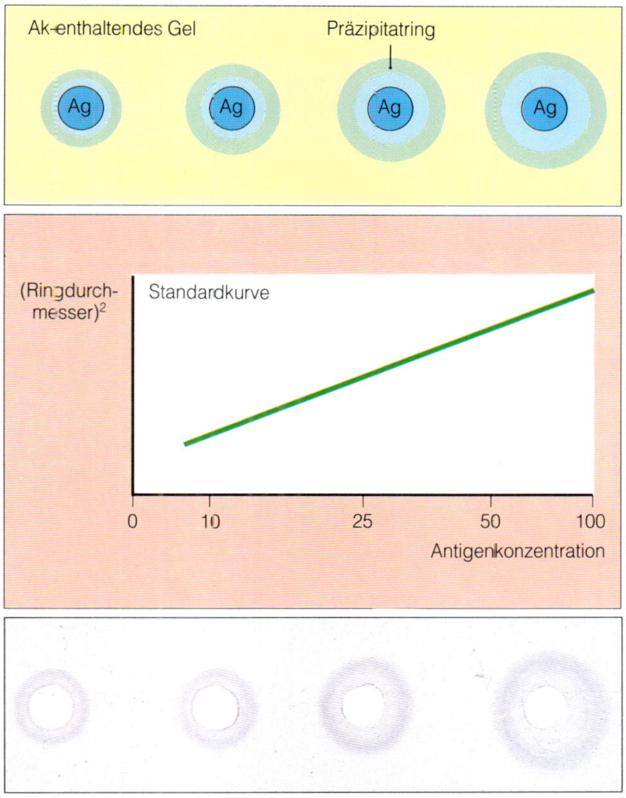

Abb. 25.**4** **Einfache radiale Immundiffusion.** Antikörper werden in Agargel gemischt, bevor es zum Erkalten in Platten ausgegossen wird. Standardvolumina mit verschiedenen Konzentrationen des Testantigens (Ag) werden in ausgestanzte Vertiefungen in den Agar pipettiert. Die Platten werden mindestens 24 Stunden stehengelassen; in dieser Zeit diffundiert Antigen aus den Vertiefungen und bildet (bei Antigenüberschuß) lösliche Komplexe mit dem Antikörper. Diese diffundieren weiter und binden weitere Antikörper, bis ein Gleichgewicht erreicht ist und die Komplexe in Form eines Ringes präzipitieren. Die Innenfläche des Präzipitatringes, gemessen als das Quadrat seines Durchmessers, ist proportional zur Antigenkonzentration. Unbekannte Konzentrationen können mit Hilfe der Standardkurve interpoliert werden. Mit dieser Methode können im umgekehrten Fall (bei Verwendung eines antigenenthaltenden Gels) auch unbekannte Konzentrationen von Antikörpern ermittelt werden.

Manche Antigenmischungen sind jedoch zu komplex, um durch einfache Diffusion und Präzipitation aufgetrennt zu werden; dafür wurde die Technik der Immunelektrophorese entwickelt, bei der Antigene aufgrund ihrer elektrischen Ladung getrennt werden, bevor sie durch Präzipitation sichtbar gemacht werden (Abb. 25.**3**).

Mit solchen Geltechniken werden Antigene und Antikörper nur qualitativ dargestellt, aber mit Hilfe der weiterentwickelten Technik der einfachen radialen Immundiffusion ist auch eine quantitative Bestimmung möglich geworden (Abb. 25.**4**).

Nach Anlegen eines elektrischen Feldes durch das Gel bewegen sich Antigen und Antikörper aufeinander zu, und so wird aus der Doppelimmundiffusion eine Gegenstromelektrophorese und aus der einfachen radialen Immundiffusion eine Raketenelektrophorese (die so heißt, weil die Immunpräzipitate an den Umriß einer Rakete erinnern) (Abb. 25.**5**). Diese Techniken arbeiten in einem Bereich zwischen 20 µg/ml bis 2 mg/ml Antigen oder Antikörper.

Hämagglutination und Komplementbindung

Bei niedrigen Konzentrationen (bei denen die Methoden der Gegenstrom- und Raketenelektrophorese nicht empfindlich genug sind) können Antikörper durch Hämagglutination nachgewiesen werden; diese beruht auf der Fähigkeit des Antikörpers, Erythrozyten über deren Oberflächenantigene zu vernetzen (Abb. 25.**6**).

Eigentlich ist der Hämagglutinationstest eine direkte Weiterentwicklung des Coombs-Tests, der in Kapitel 20 beschrieben wurde. Antigen-Antikörper-Reaktionen führen zur Bildung von Immunkomplexen, was

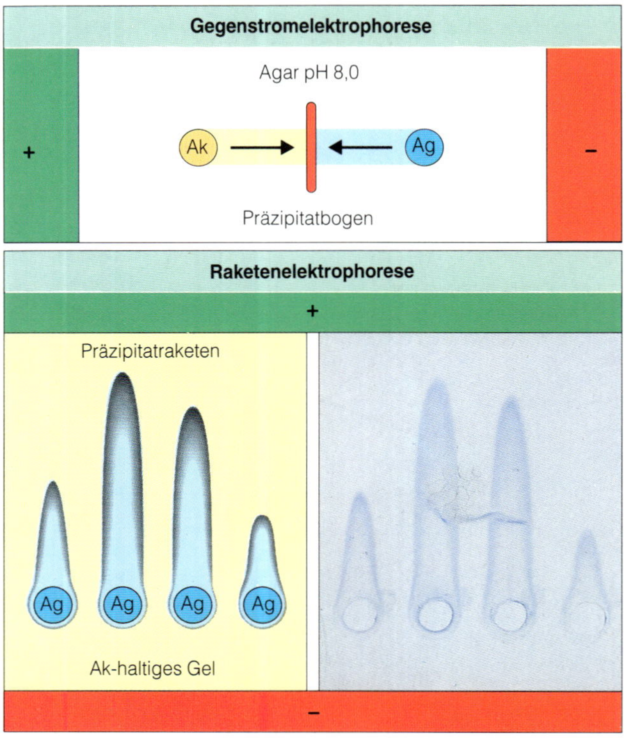

Abb. 25.**5** **Gegenstromelektrophorese und Raketenelektrophorese.** Die Gegenstromelektrophorese wird in Agargel durchgeführt, dessen pH so eingestellt ist, daß Antigen negativ und Antikörper positiv geladen sind. Bei Anlegen einer elektrischen Spannung wandern Antigen und Antikörper aufeinander zu und präzipitieren. Das Prinzip entspricht dem der Doppelimmundiffusion, die Empfindlichkeit ist allerdings um das 10- bis 20fache höher. Antigene können in einem antikörperhaltigen Gel mit der sog. Raketenelektrophorese quantifiziert werden. Der pH-Wert des Gels wird so gewählt, daß die Antikörper unbeweglich bleiben und das Antigen negativ geladen ist. Die Höhe der raketenförmigen Präzipitatsäulen ist der Antigenkonzentration proportional, und unbekannte Größen werden durch Interpolation gegenüber Standardgrößen ermittelt. Die Abbildung rechts zeigt gefärbte Raketensäulen. Beide Techniken beruhen darauf, daß Antigen und Antikörper im gewählten pH-Bereich unterschiedlich geladen sind; dies trifft bei den meisten Antigenen zu, da Antikörper einen relativ hohen isoelektrischen Punkt aufweisen (d. h., sie sind bei einem höheren pH-Wert als die meisten Antigene elektrisch neutral). Wenn die Ladungsunterschiede zu gering sind, können Antikörper oder Antigen chemisch so behandelt werden, daß der isoelektrische Punkt beeinflußt wird. Die Raketenelektrophorese kann umgekehrt zur Bestimmung der Antikörperkonzentration verwendet werden, wenn ein Gel mit dem entsprechenden pH-Wert gefunden werden kann, bei dem das Antigen immobilisiert ist (ohne daß es geschädigt wird und ohne die Antigen-Antikörper-Reaktion zu beeinflussen).

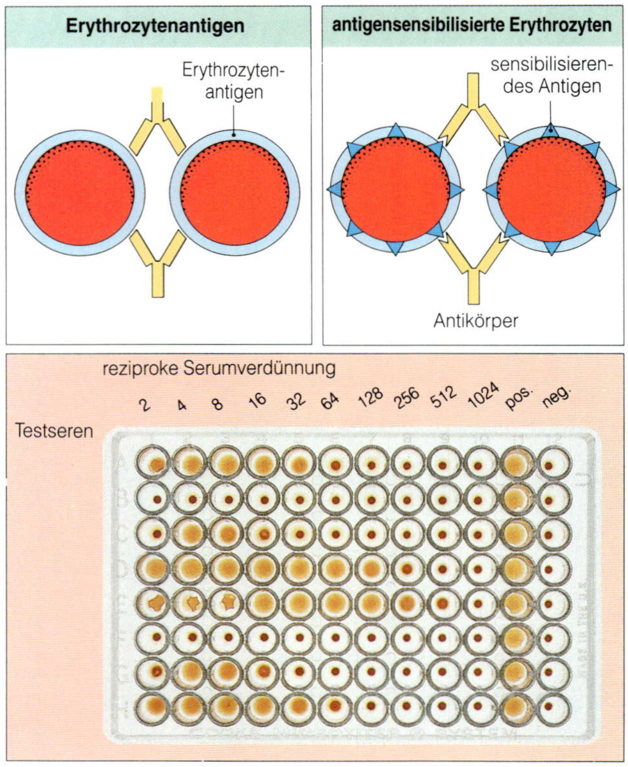

Abb. 25.**6** **Hämagglutination.** Mit dem aktiven Hämagglutinationstest (links) werden Antikörper gegen Antigene auf Erythrozyten nachgewiesen. In die Nähe einer Mikrotiterplatte werden Antikörper in einer Serienverdünnung (gewöhnlich in Zweierschritten) mit physiologischer Kochsalzlösung pipettiert (Reihe 1–10). In den Reihen 11 und 12 wird eine positive bzw. eine negative Kontrolle angesetzt. In jeden Napf wird eine Erythrozytensuspension (die ein Protein enthält, welches eine unspezifische Agglutination verhindert) bis zu einer Endkonzentration von etwa 1% Zellen zugegeben. Sind genügend Antikörper für eine Agglutination vorhanden, setzen sich die kreuzvernetzten Zellen mattenartig auf dem Boden der Näpfe ab (direkter Coombs-Test). Reicht die Menge der Antikörper nicht aus, gleiten die Zellen an der Außenwand herab und sind von unten lediglich als rotes punktförmiges Pellet zu erkennen. Einige Antikörper können Erythrozyten nicht effektiv agglutinieren; sie werden im indirekten Coombs-Test nachgewiesen, bei dem ein zweiter Antikörper zugegeben wird, der an den Antikörper auf dem Erythrozyten bindet. Durch kovalente oder nichtkovalente Bindung von verschiedenen Antigenen an die Oberfläche der Erythrozyten kann der Test erweitert werden und zum Nachweis von Antikörpern gegen solche Antigene benutzt werden, die normalerweise nicht auf Erythrozyten vorkommen (rechts). Chromchlorid, Gerbsäure, Glutaraldehyd und viele andere Substanzen können dazu verwendet werden, ein Antigen an die Zellen anzuheften.

eine Komplementbindung über den klassischen Reaktionsweg induziert; über diese Sekundärreaktion kann wiederum auf die Menge des anwesenden Antigens oder Antikörpers geschlossen werden (Abb. 25.**7**). Mit diesen beiden Methoden können Antikörper in einer Konzentration unter 1 µg/ml nachgewiesen werden.

Direkte und indirekte Immunfluoreszenz

Die Immunfluoreszenz ist eine häufig angewandte Methode zum Nachweis von Autoantikörpern, Gewebeantikörpern und zellulären Antigenen (Abb. 25.**8**). Diese Technik ist zwar wesentlich aufwendiger als die zuvor beschriebenen, für eine quantitative Messung von Anti-

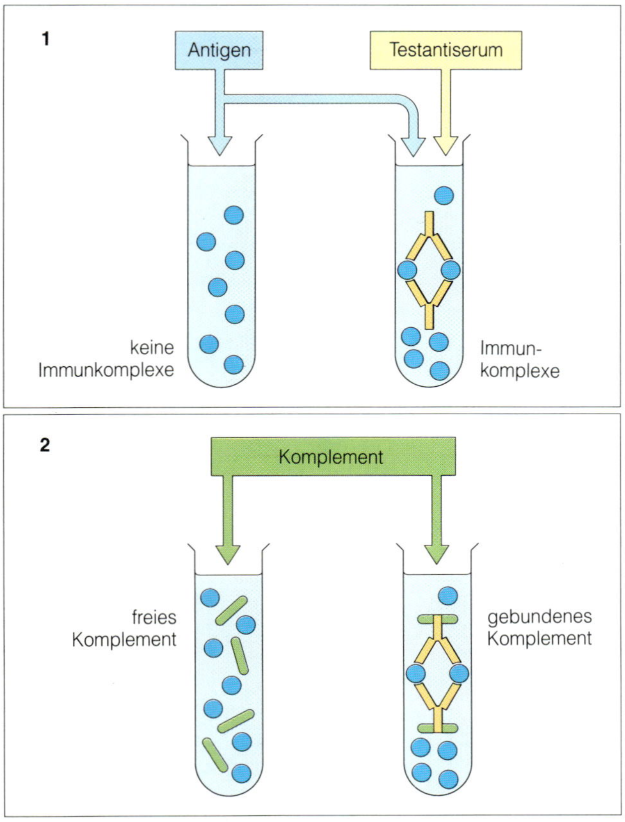

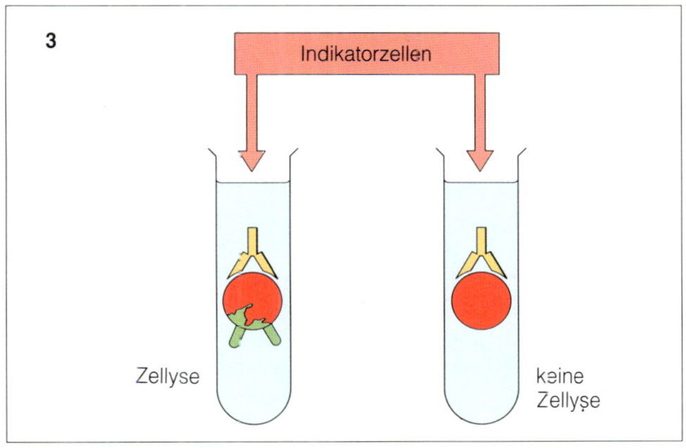

Abb. 25.**7** **Komplementbindungsreaktion.** Mit der Komplementbindungsreaktion können Antikörper nachgewiesen werden.
1. Das zu testende Serum wird in Zweierschritten verdünnt, wobei zu jeder Verdünnungsstufe die gleiche Menge an Antigen zugegeben wird. Wenn das Testserum Antikörper enthält, bilden sich Immunkomplexe.
2. Zugesetztes Komplement wird gebunden und verbraucht, falls die Suspension Immunkomplexe enthält.
3. Im letzten Schritt werden Indikatorzellen (Erythrozyten) zusammen mit einer subagglutinierenden Menge von Antikörpern (antierythrozytäre Ak) hinzugefügt. Ist noch genügend freies Komplement vorhanden, werden diese Zellen lysiert; ist das Komplement bereits verbraucht, tritt keine Zellyse ein. Die Menge des Komplements ist so bemessen, daß sie gerade zur Lyse der Indikatorzellen ausreicht. Der Test wird häufig in Plastikröhrchen durchgeführt. Bei Verwendung einer konstanten Antikörpermenge kann der Test auch zur Titration einer unbekannten Antigenmenge benutzt werden. Bei diesem Test sind sorgfältig angesetzte Kontrollen besonders wichtig; einige Antikörper verbrauchen nämlich Komplement auch ohne zusätzliches Antigen, z. B. wenn das Serum des Patienten bereits Immunkomplexe enthält. Einige Antigene können auch eine Aktivität entfalten, die dem Komplement entgegenwirkt. Die Kontrollen sollten deshalb mit Antikörpern und Antigen getrennt angesetzt werden, um eine spontane Komplementbindung auszuschließen.

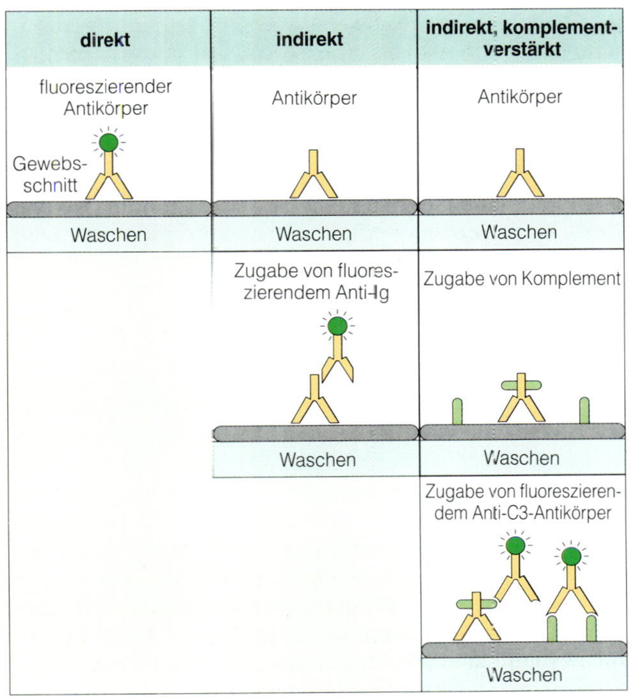

Abb. 25.**8** **Direkte und indirekte Immunfluoreszenz.** Das Präparat wird mit dem Kryostaten aus tiefgefrorenem Gewebe ausgeschnitten (dadurch wird verhindert, daß labile Antigene durch Fixiermittel geschädigt werden).
Direkt: Ein Tropfen der Testlösung, die fluoreszenzmarkierte Antikörper enthält, wird auf das Präparat aufgebracht und nach einer Inkubationszeit abgewaschen. Gebundene Antikörper sind dann unter dem Mikroskop sichtbar; unter UV-Licht fluoreszieren die gebundenen Antikörper grünlich. Jedes Gewebeantigen hat ein charakteristisches Fluoreszenzmuster.
Indirekt: Zugesetzte Antikörper werden mit fluoreszenzmarkiertem Anti-Ig sichtbar gemacht.
Indirekt, komplementverstärkt: Es handelt sich hierbei um eine Weiterentwicklung der indirekten Methode zum Nachweis von komplementbindenden Antikörpern. Im zweiten Arbeitsschritt wird Komplement zugegeben, welches sich in der Nähe der gebundenen Antikörper anreichert. Durch die Amplifikationskaskade im klassischen Reaktionsweg kann ein einziges Antikörpermolekül viele C3b-Moleküle an das Präparat binden; diese werden mit fluoreszenzmarkiertem Anti-C3 sichtbar gemacht.

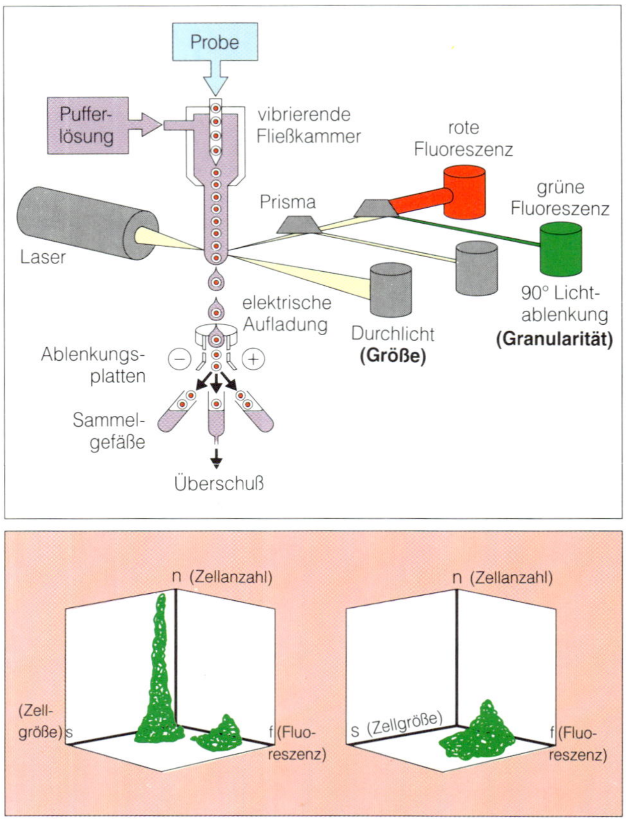

Abb. 25.**9** **Fluoreszenzaktivierter Zellsorter (FACS).** Die Oberflächenmoleküle der zu untersuchenden Zellen werden mit spezifischen fluoreszierenden Reagenzien versetzt und in eine vibrierende Fließkammer gegeben. Der Zellstrom wird in einer Pufferflüssigkeit an einem Laserstrahl vorbeigeleitet, wobei im Durchlicht die Größe jeder einzelnen Zelle, der Gehalt an Granula (Granularität) in einer 90°-Ablenkung des Lichtstrahls, ferner rote und grüne Fluoreszenz und damit zwei verschiedene Oberflächenmarker gemessen werden. Durch die Vibration wird der Zellstrom in feine Tröpfchen verteilt, die aufgeladen und unter Computerkontrolle durch Ablenkungsplatten nach den zu messenden Parametern sortiert werden. Das dreidimensionale Diagramm oben links zeigt eine gesamte Lymphozytenpopulation, oben rechts ist eine $CD8^+$-Population dargestellt, die mit Anti-CD8 aussortiert wurde.

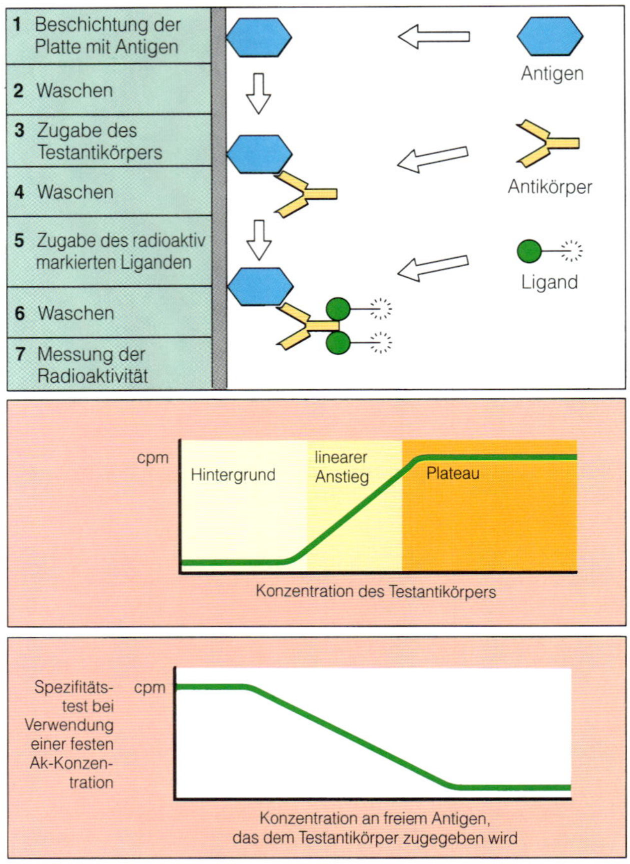

Abb. 25.**10** **Radioimmunassay (RIA).** Antigen in physiologischer Kochsalzlösung wird in ein Plastikgefäß gegeben (1). Nach einer Inkubationszeit hat sich ein Teil an die Plastikoberfläche angelagert, das restliche freie Antigen wird ausgewaschen (2) (durch Zugabe eines irrelevanten Antigens im Überschuß kann eine spätere unspezifische Proteinbindung verhindert werden). Der zu testende Antikörper wird hinzugegeben und bindet an das Antigen (3). Ungebundene Proteine werden ausgewaschen (4), und der Antikörper kann nach Kopplung an einen radioaktiv markierten Liganden (5) quantitativ dargestellt werden. Als Ligand kann z. B. das Staphylokokkenprotein A verwendet werden, welches an die Fc-Region von IgG bindet; häufiger noch benutzt man einen anderen Antikörper, der spezifisch an den Testantikörper bindet. Wenn der Ligand an bestimmte Klassen oder Subklassen des Testantikörpers bindet, können damit auch einzelne Isotypen unterschieden werden. Nach Auswaschen des überschüssigen Liganden wird die Radioaktivität der Testplatte im Gammazähler bestimmt (6, 7). Die obere Abbildung rechts zeigt eine typische Titrationskurve. Mit zunehmender Menge des Testantikörpers steigt die gemessene Radioaktivität (counts per minute, cpm) linear bis auf einen Plateauwert an. Der korrekte Titer kann nur im Bereich des linearen Anstiegs ermittelt werden. Im typischen Fall liegt der Plateauwert 20- bis 100mal höher als der Ausgangswert (Hintergrund). Die Empfindlichkeit (Sensitivität) des Tests beträgt gewöhnlich 1–50 ng spezifischer Antikörper/ml. Die Empfindlichkeit des Tests kann überprüft werden, indem bei Schritt 3 dem Testantikörper freies Testantigen in ansteigenden Konzentrationen zugegeben wird; dieses bindet an den Antikörper, der somit für das plattenständige Antigen nicht mehr verfügbar wird. Die untere Abbildung zeigt, wie freies Antigen in ansteigenden Konzentrationen die cpm vermindert.

körperkonzentrationen besitzt sie jedoch einige Vorteile. Bei der Untersuchung von Gewebeschnitten (welche viele verschiedene Antigene enthalten) hat man die Möglichkeit, in einem einzigen Test Antikörper gegen verschiedene Antigene zu erfassen. Die Antigene lassen sich aufgrund ihrer unterschiedlichen Anfärbbarkeit auseinanderhalten.

Außerdem lassen sich mit der Immunfluoreszenz bestimmte Zellen in einer Suspension selektiv nachweisen, indem die entsprechenden Antigene auf lebenden Zellen dargestellt werden. Schickt man eine Suspension aus angefärbten lebenden Zellen durch einen Zellsorter (fluorescent activated cell sorter, FACS), mißt dieses Gerät die Fluoreszenzintensität jeder einzelnen Zelle und sortiert sie nach diesem Kriterium. Diese Technik erlaubt die Isolierung von verschiedenen Zellpopulationen mit verschiedenen Oberflächenantigenen, die mit den entsprechenden fluoreszierenden Antikörpern angefärbt sind (Abb. 25.**9**).

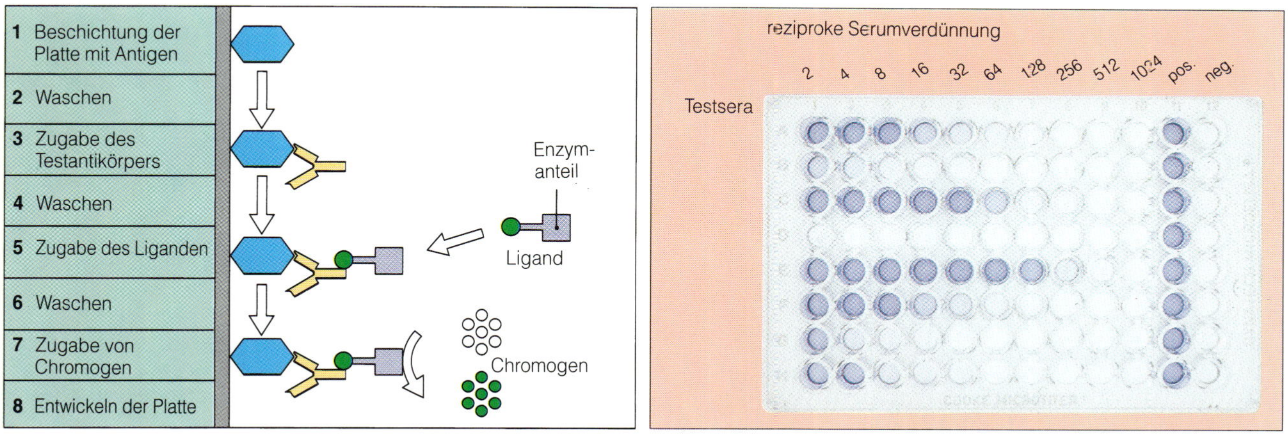

Abb. 25.**11** **ELISA (enzyme linked immunoabsorbent assay).** Die Testplatte wird bis zum Punkt 4 wie eine RIA-Platte vorbereitet. Im Unterschied zum RIA ist der verwendete Ligand kovalent an ein Enzym, wie z. B. Peroxidase, gebunden. Freie Liganden werden ausgewaschen (6), die an Antikörper gebundenen Liganden werden mit Chromogen sichtbar gemacht (7); Chromogen ist ein farbloses Substrat, welches durch den Enzymanteil des Liganden in ein farbiges Endprodukt umgesetzt wird. Die rechte Abbildung zeigt eine fertig entwickelte Platte. Die Menge des Testantikörpers wird über eine photometrische Bestimmung des angefärbten Enzym-Substrat-Komplexes gemessen.

Radioimmunologische und enzymimmunologische Testverfahren

Diese Nachweismethoden für Antigene und Antikörper haben eine sehr hohe Sensitivität und erfordern in der Durchführung einen geringen Aufwand an Reagenzien (Abb. 25.**10** u. 25.**11**).

RIA (Radioimmunassay) und ELISA (enzyme linked immunoabsorbent assay) sind wahrscheinlich die am weitesten verbreiteten immunologischen Nachweismethoden für Antikörper, da eine große Anzahl von Tests in relativ kurzer Zeit durchgeführt werden kann. Durch Modifizierung des Grundprinzips können mit dem RAST-Test (*r*adio*a*llergo*s*orbent *t*est) IgE-Antikörper, die nur in sehr geringen Konzentrationen im Serum vorhanden sind, identifiziert werden (Abb. 25.**12**). Der RIA kann auch in eine sog. kompetitive Methode umgewandelt werden und damit – z. B. als RIST-Test (*r*adio*i*mmuno*s*orbent *t*est) – eine sehr empfindliche Nachweismethode für Antigene abgeben (Abb. 25.**13**). Diese Form der kompetitiven Testmethode war der erste Typ des Radioimmunassays. Damit lassen sich auch Serumkonzentrationen von Medikamenten und Hormonen messen (beim RIST hat das ermittelte IgE die Rolle eines Antigens).

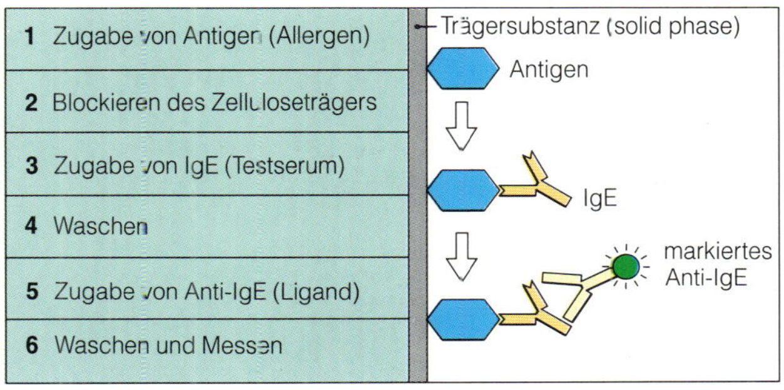

Abb. 25.**12** **RAST (Radioallergosorbent-Test).** Mit diesem Test kann nach dem Prinzip des Radioimmunassays antigenspezifisches IgE bestimmt werden, wobei als Ligand ein markierter Anti-IgE-Antikörper verwendet wird. Die Arbeitsschritte sind dieselben wie beim RIA, mit dem Unterschied, daß das Antigen (Allergen) kovalent an ein Celluloseplättchen gebunden ist (anstatt nichtkovalent an eine RIA-Platte). Auf der Celluloseplatte läßt sich sehr viel Antigen unterbringen, wodurch der Test eine hohe Sensitivität erlangt; es können damit sehr geringe IgE-Mengen in einem Serum nachgewiesen werden.

Immunblotting und Immunpräzipitation

Die bisher beschriebenen Methoden eignen sich besonders zur Quantifizierung von bekannten Antigenen oder Antikörpern. Jedoch erfordert die Fragestellung oft den Nachweis und eine biochemische Charakterisierung von unbekannten Antigenen, die in einem komplexen Gemisch vorliegen. In diesen Fällen ist die Technik des Immunblottings sehr hilfreich.

In diesem Verfahren wird das vorliegende Gemisch in einem Gel aufgetrennt, danach werden die Moleküle auf Membranen transferiert (blots), wo die verschiedenen Antigene durch spezifische Antisera identifiziert werden. Durch die Verwendung unterschiedlicher Gels (SDS, isoelektrische Fokussierung, Peptidkartierung) beim ersten Trennungsschritt können die untersuchten Antigene hinsichtlich der Größe, des isoelektrischen Punkts und der molekularen Verwandtschaftsbeziehungen zugeordnet werden (Abb. 25.**14**).

In einigen Fällen wird das Antigen durch die Gelauftrennung und die Transfermethoden so denaturiert, daß seine Epitope zerstört werden und bestimmte Antikörper nicht mehr gebunden werden können. Um herauszufinden, welches Antigen einen Antikörper bindet, muß dann anstelle des Immunblottings die Immunpräzipitation eingesetzt werden. Dieses Verfahren kann entweder bei löslichen Antigenen oder bei Antigenen auf Zelloberflächen verwendet werden (Abb. 25.**15**).

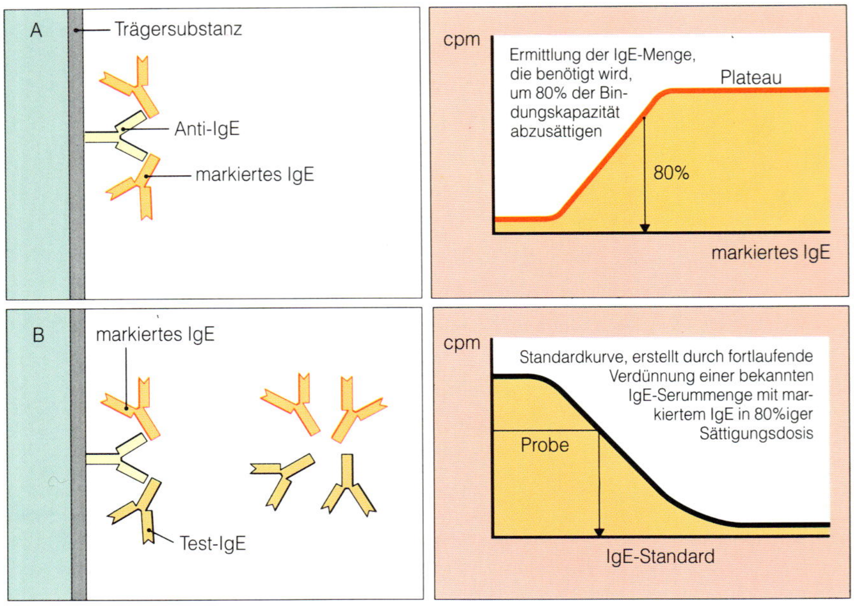

Abb. 25.**13** **RIST (Radioimmunosorbent-Test).** Der RIST ist ein kompetitiver Radioimmunassay zur Bestimmung des Gesamt-IgE im Serum. Auf einer mit Anti-IgE beschichteten Testplatte wird mit markiertem IgE in ansteigenden Mengen die maximale Bindungskapazität ermittelt (A). Für den Test werden so viele markierte IgE-Moleküle verwendet, bis die maximale Bindungskapazität zu etwa 80% abgesättigt ist. Das markierte IgE wird mit dem Serum vermischt, welches das zu testende IgE enthält. Das Test-IgE konkurriert mit dem markierten IgE um die Bindungsstellen auf der Platte (B). Je mehr IgE das Testserum enthält, desto *weniger* markiertes IgE wird gebunden. Mit Verdünnungen eines Serums, das eine bekannte Menge an IgE enthält, kann eine Standardkurve erstellt werden (rechts). Dieser Test wird sehr häufig zur Bestimmung von Hormonkonzentrationen im Serum verwendet.

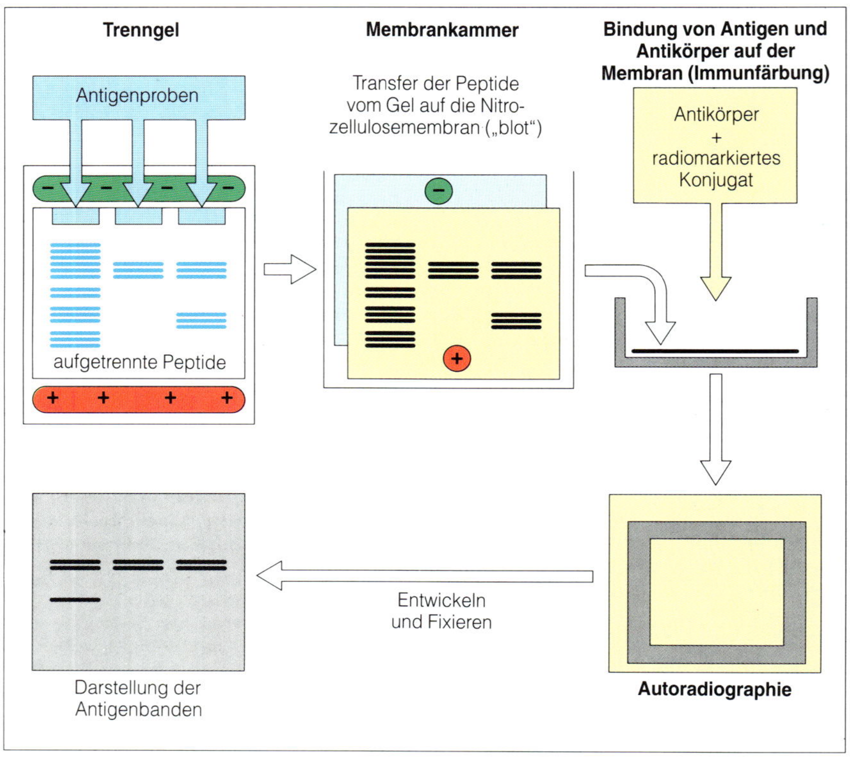

Abb. 25.**14** **Immunblotting.** Antigenproben werden in einem Gel aufgetrennt, z. B. in SDS-Polyacrylamidgel oder durch isoelektrische Fokussierung. Die separierten Moleküle werden in einer Kammer elektrophoretisch von dem Gel auf eine Nitrocellulosemembran transferiert. Danach werden sequentiell Antikörper gegen das jeweilige spezifische Antigen aufgetragen und wieder abgewaschen, schließlich werden die gebundenen Antikörper mit einem radioaktiv markierten Konjugat dargestellt. Das Prinzip ähnelt dem Radioimmunassay oder ELISA. Nach erneutem Waschen wird die Membran auf einen Röntgenfilm in eine Kassette eingelegt. Nach Entwicklung des Films sind die Antigenbanden sichtbar, die den Antikörper gebunden haben. Die Technik kann durch Verwendung eines enzymgebundenen Konjugats verändert werden, das gebundene Material kann dann durch Behandlung mit einem Chromogen als unlösliche Ablagerung direkt auf der Membran dargestellt werden.

Isolierung von reinen Antikörpern

Immunologen benötigen oft reine Antikörperpräparationen, d. h. antigenspezifisches oder nichtspezifisches Immunglobulin. Die Isolierung von nichtspezifischem Immunglobulin aus Serum geschieht meist durch sequentielle Proteinfraktionierung, die aus folgenden Schritten besteht:

1. Fällung der Gammaglobuline in 30- bis 50%igem Ammoniumsulfat,
2. Gelfiltration zur Gewinnung der gewünschten Molekülgröße,
3. Ionenaustauschchromatographie, mit der positiv geladene Moleküle bei neutralem pH isoliert werden,
4. Affinitätschromatographie natürlicher Liganden für Immunglobulin wie Protein A (Protein A ist ein Bestandteil der Zellwand von Staphylokokken, die an eine Region in $C\gamma2$ und $C\gamma3$ der meisten IgG-Subklassen bindet).

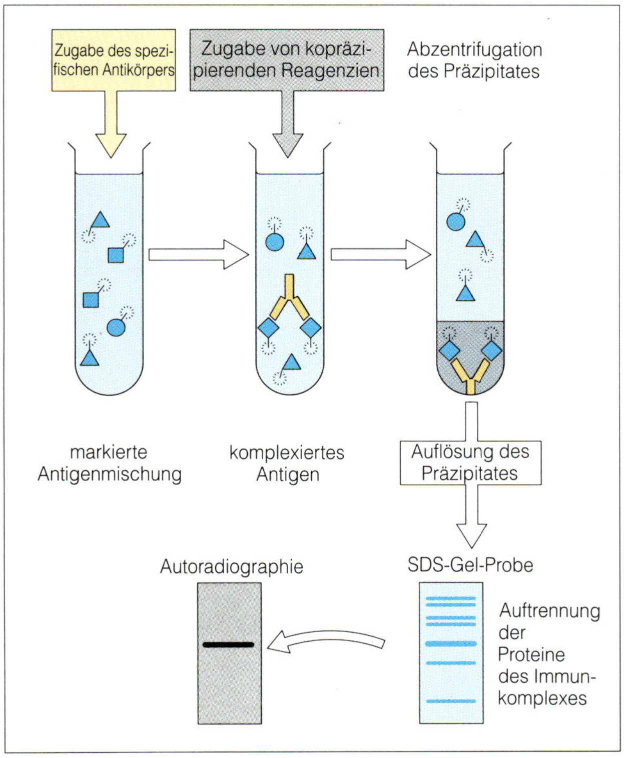

Abb. 25.**15** **Immunpräzipitation.** Antigene werden mit ^{125}J markiert, und ein Antikörper, der nur an sein spezifisches Antigen bindet, wird dazugegeben. Die entstehenden Komplexe werden durch Zugabe kopräzipitierender Agenzien, wie z. B. Antiimmunglobulinantikörper oder Staphylokokkenprotein A, präzipitiert. Die unlöslichen Komplexe werden abzentrifugiert und das Pellet gewaschen, um alle ungebundenen, markierten Antigene zu entfernen. Anschließend wird das Präzipitat wieder in Lösung gebracht, z. B. mit SDS, und die Komponenten werden auf analytischen Gelen aufgetrennt. Nach dem Lauf werden die fixierten Gele autoradiographiert, um die Positionen des spezifischen markierten Antigens darzustellen. Oft stammen die Antigene von der Oberfläche radioaktivmarkierter Zellen, die vor der Immunpräzipitation mit einem Detergenz aufgelöst worden sind. Es ist auch möglich, die Antigene mit Biotin zu markieren. Dann werden sie zum Schluß chromatographisch mit Streptavidin (bindet an Biotin), an das ein Enzym wie z. B. Peroxidase gekoppelt ist, dargestellt (s. ELISA).

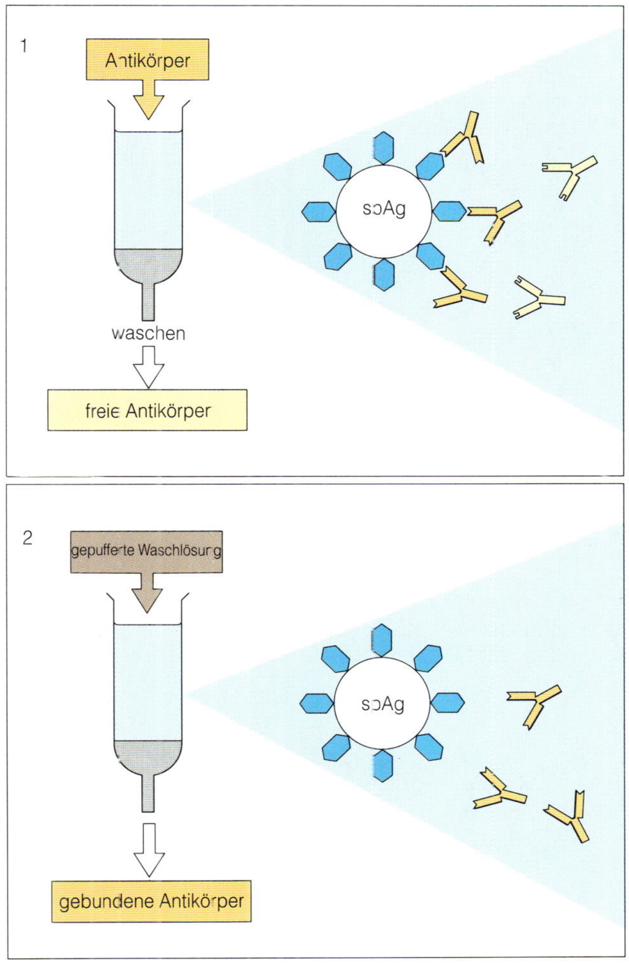

Abb. 25.**16** **Affinitätschromatographie.** Die Affinitätschromatographie kann zur Reindarstellung einer Antikörperpopulation verwendet werden. Die feste Phase (solid phase) besteht aus einer Säule aus kovalent an ein inertes Medium (z. B. kreuzvernetzte Dextrankügelchen) gebundenem Antigen (spAg). Durch diese Säule wird das Antikörpergemisch unter Einhaltung eines physiologischen Milieus gefiltert. An Antigen gebundene Antikörper verbleiben in der Säule ungebundene Antikörper verbleiben in der Säule, ungebundene Antikörper werden ausgewaschen (1). Im nächsten Schritt wird der gebundene Antikörper mit einer Pufferlösung (z. B. Acetat pH 3,0; Diäthylamin pH 11,5; 3 M Guanidin, HCl) eluiert, wodurch die Antigen-Antikörper-Bindungen aufgespalten werden (2). Der Prozeß kann zur Gewinnung von reinem Antigen umgekehrt werden, indem die Säule mit Antikörpern beschickt wird. Diese Technik kann auch zur Reindarstellung von anderen Molekültypen verwendet werden. Z. B. absorbiert eine Lectinsäule alle Moleküle mit einem bestimmten Zuckerrest; dieser Zuckerrest kann mit einem Puffer eluiert werden, der den freien Zucker enthält und mit dem gebundenen Protein um die Anheftungsstellen am Lectin konkurriert.

Zur Isolierung von antigenspezifischen Immunglobulinen wird eine Affinitätschromatographie unter Verwendung von an Sepharose gebundenem Antigen eingesetzt; der antigenspezifische reine Antikörper wird aus dem Immunabsorbent durch Auswaschen mit chaotropen Substanzen wie Natriumthiocyanat, Glycin-HCl-Puffer oder Diäthylaminpuffer gewonnen (Abb. 25.**16**).

Der moderne Zugang zu reinen Antikörpern einer definierten Spezifität ist die Herstellung von monoklonalen Antikörpern. Diese Technik bedient sich eines unsterblichen Zellklons, der unbegrenzt einen Antikörper mit definierter Spezifität herstellen kann; dadurch erspart man sich die Schwierigkeiten, die mit einer Produktion von Antiserum verbunden sind (Abb. 25.**17**). Monoklonale Antikörper werden mittlerweile in vielen biologischen Fachdisziplinen als sehr spezifische Probe verwendet.

Da jede einzelne B-Zelle einen monoklonalen Antikörper produziert, muß zur Herstellung eines bestimmten Antikörpers die entsprechende B-Zelle selektiert und „unsterblich" gemacht werden. Die meisten monoklonalen Antikörper werden durch Fusion von Milzzellen der Maus mit einem (keine Antikörper produzierenden) B-Zell-Tumor vom selben Stamm generiert. Es können auch Hybride aus verschiedenen Stämmen oder sogar verschiedenen Spezies gebildet werden, die jedoch oft instabil sind.

Eine andere Methode, B-Zellen für die Herstellung von monoklonalen Antikörpern zu immortalisieren, ist die Transformation; z. B. können menschliche B-Zellen durch Infektion mit Epstein-Barr-Virus immortalisiert werden.

Obwohl ein monoklonaler Antikörper sehr spezifisch definiert ist, besitzt er keine größere Spezifität als ein polyklonales Antiserum, welches das Antigen über mehrere unterschiedliche Epitope erkennt.

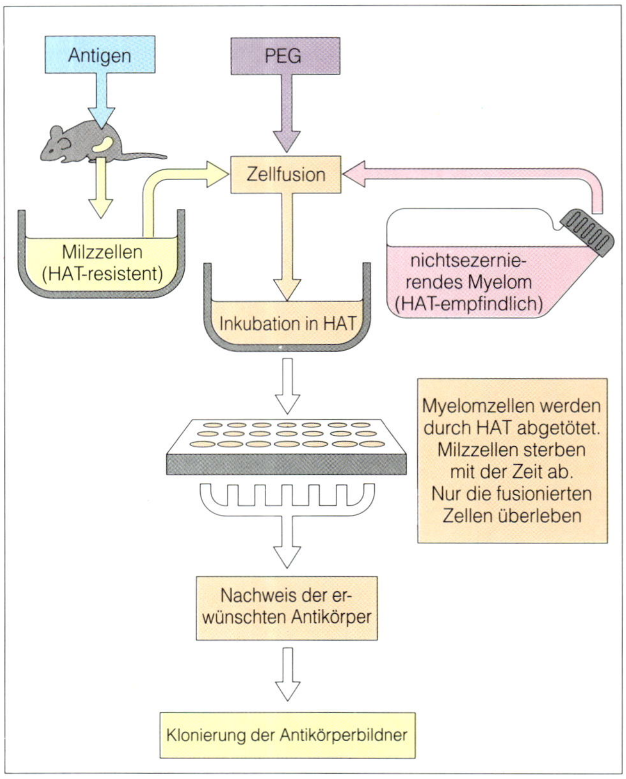

Abb. 25.**17** **Herstellung von monoklonalen Antikörpern.** Von Tieren (gewöhnlich Mäusen oder Ratten), die auf die Immunisierung mit einem Antigen mit einer guten Antikörperbildung reagieren, wird nach der Immunisierung eine Suspension von Milzzellen (es können auch Lymphknotenzellen verwendet werden) gewonnen. Diese Zellen werden mit einer Myelomzellinie fusioniert, wobei ein Zusatz von Polyäthylenglykol (PEG) die Verschmelzung der Zellmembranen erleichtert. Die Fusion glückt nur bei einem kleinen Teil der Zellen. Die fusionierten Zellen werden in einem Medium kultiviert, welches „HAT", eine Mischung aus Hypoxanthin, Aminopterin und Thymidin enthält. Aminopterin blockiert als potentes Toxin einen bestimmten Stoffwechselvorgang. In Anwesenheit der intermediären Stoffwechselmetaboliten Hypoxanthin und Thymidin können Milzzellen diesen Stoffwechselvorgang über eine Nebenreaktion nachvollziehen, während Myelomzellen wegen eines metabolischen Defekts dazu nicht in der Lage sind. Im HAT-Medium können also nur Milzzellen überleben. Wenn die Kultur im HAT-Medium angesetzt wird, enthält sie Milzzellen, Myelomzellen und fusionierte Zellen. Die Milzzellen sterben in der Kultur nach 1–2 Wochen eines natürlichen Todes; die Myelomzellen werden durch HAT abgetötet und übrig bleiben die fusionierten Zellen, die sowohl über die Unsterblichkeit des Myeloms als auch über die metabolische Nebenreaktion der Milzzellen verfügen. Einige von ihnen haben von den Milzzellen außerdem noch die Fähigkeit zur Antikörperbildung übernommen. Jeder einzelne Ansatz wird auf das Vorhandensein des erwünschten Antikörpers getestet (meist mit RIA oder ELISA) und bei positivem Ausfall kloniert, d. h. so verdünnt, daß in jedem Napf sich eine einzige Zelle befindet. So entstehen Zellklone aus einer einzigen Stammzelle, die sowohl unsterblich ist als auch monoklonale Antikörper produziert.

Komplementtests

Die einfachste Methode zur Messung von Komplementaktivität ist die Ermittlung der Serumkonzentration, mit der 50% einer standardisierten Menge von antikörpersensibilisierten Erythrozyten (EA) lysiert werden. Diese Untersuchungen erfolgen im Reagenzglas oder auf Mikrotiterplatten. Ein einfacheres System zur groben Bestimmung der Komplementaktivität ist die einfache

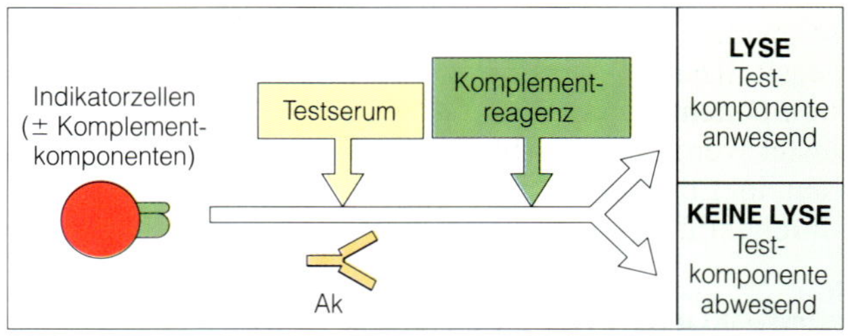

Test	Indikatorzellen	Komplementreagenz
C1	EAC4 (Meerschweinchen)	C1-Reagenz
C4	EA	C4-defizientes Meerschweinchenserum
C2	EAC4 (human) (antrypol)	C2-Reagenz
C3	EAC142 (Meerschweinchen)	C5-9 (NH_3-behandeltes Meerschweinchenserum)
C5	EAC14 oxy 23	C5-defizientes Mausserum
C6	EAC143 (human) (antrypol)	C6-defizientes Kaninchenserum
FB	EA + EGTA + Mg^{2+}	B-defizientes Serum (auf 50 °C erhitzt)
FD	EA + EGTA + Mg^{2+}	D-defizientes Serum (Sephadex-G-75-Ausschlußpeak)

Abb. 25.**18** **Nachweis von Komplementkomponenten.** Mit diesen Tests werden spezifische Komponenten des Komplementsystems in einem Testserum nachgewiesen. Das Prinzip besteht darin, daß sensibilisierte Erythrozyten mit einem „Komplementreagenz" vermischt werden, so daß die sensibilisierten Zellen zusammen mit dem Reagenz alle Komplementkomponenten enthalten, die zur Lyse der Erythrozyten notwendig sind, außer eben dieser einen Komponente, die getestet werden soll. Zum Nachweis von beispielsweise C4 werden mit Antikörpern sensibilisierte Erythrozyten (EA) mit Meerschweinchenserum versetzt, welches kein C4 enthält. Die Zellen werden nur dann lysiert, wenn C4 im Testserum vorhanden ist. In der Tabelle sind die verschiedenen Kombinationen von Reagenzien für jede Komponente aufgeführt. Die Erythrozyten werden so aufbereitet, daß die Reaktion von EA mit Komplement an einem bestimmten Punkt blockiert werden. Den verwendeten Testseren fehlt von vornherein oder nach entsprechender physikochemischer Behandlung eine einzige Komponente. In der Praxis wird der Test quantitativ durchgeführt, z. B. durch einfache radiale Hämolyse oder im Reagenzglas über die Bestimmung des Punktes der 50%igen Hämolyse.

radiale Hämolyse, eine ähnliche Technik wie die einfache radiale Immundiffusion (Abb. 25.**4**). Der Unterschied besteht lediglich darin, daß in den Näpfen der Mikrotiterplatten Testserum und im Gel EA enthalten sind. Wo aktives Komplement vorhanden ist, bildet sich ein Hämolysehof, der proportional zur Menge des Komplements ist. Diese Technik erfaßt die Gesamtaktivität sowohl des klassischen als auch des lytischen Reaktionswegs (C1–C9), kann im Fall einer verminderten Komplementaktivität jedoch nicht unterscheiden, welche Komponente dafür verantwortlich ist.

Einzelne Komponenten können getrennt gemessen werden, und zwar hinsichtlich der Gesamtmenge als auch der Funktion. Diese Unterscheidung ist wichtig, da eine Komponente in normaler Menge vorliegen, jedoch funktionell inaktiv sein kann. Die Gesamtmengen werden gewöhnlich im RIA oder ELISA unter Verwendung von komponentenspezifischen Antikörpern gemessen. Für Funktionsuntersuchungen werden maßgeschneiderte Assays verwendet, die einen Cocktail von sensibilisierten Erythrozyten mit allen Komplementkomponenten enthalten, außer der einen, die gerade getestet werden soll (Abb. 25.**18**). Auch diese Tests werden in Lösung oder über einfache radiale Hämolyse durchgeführt.

Isolierung von Lymphozyten

Bei immunologischen Experimenten werden oft bestimmte Populationen von Lymphozyten für In-vivo- oder In-vitro-Transferversuche benötigt. Meist stammen die Lymphozyten aus dem Thymus, der Milz oder aus peripheren Lymphknoten von Versuchstieren. Für spezielle Untersuchungen werden manchmal Zellen anderen Ursprungs, z. B. aus den Peyer-Plaques benötigt. Rezirkulierende Zellen können über eine Verweilsonde aus dem Ductus thoracicus gewonnen werden. Bei Untersuchungen am Menschen sind periphere Blutlymphozyten am leichtesten zugänglich, bei chirurgischen Eingriffen kann auch auf Material aus Lymphknoten, Milz oder den Tonsillen zurückgegriffen werden. Probleme können auftauchen, wenn das exstirpierte Material infektiöse Erreger oder Tumorzellen enthält. Es darf nicht vergessen werden, daß sich die aus den einzelnen Geweben isolierten Zellpopulationen in bezug auf den Reifezustand der Lymphozyten sowie in der Zusammensetzung aus verschiedenen Untergruppen sehr voneinander unterscheiden. Aus dem Thymus läßt sich einigermaßen reines T-Zell-Material gewinnen, die Zellen befinden sich allerdings in unterschiedlichen Reifungs- und Differenzierungsstadien. Werden Lymphozyten aus anderen Organen gewonnen, ist es oft notwendig, vor Beginn von Funktionsuntersuchungen die einzelnen Zellpopulationen zu separieren.

Der fluoreszenzaktivierte Zellsorter (FACS), mit dem Lymphozyten nach ihren Oberflächenmarkern sortiert werden können, wurde bereits erwähnt. Da bei diesem Verfahren jede einzelne Zelle separiert wird, ist die Kapazität durch die Durchflußrate des Geräts begrenzt. Mit anderen Methoden können Lymphozyten und spezifische Subpopulationen gruppenweise abgetrennt werden. Dazu gehören die Dichtegradientenseparation, die Rosettenmethode, das „Panning" sowie magnetische Trennverfahren.

Die Dichtegradientenseparation beruht auf den Dichteunterschieden von Lymphozten im Vergleich zu Erythrozyten und Granulozyten (Abb. 25.**19**) und wird meistens zur Darstellung von Lymphozyten aus dem Blut verwendet. Die Rosettenbildung und das „Panning" (oder Plattenmethode) werden zur Isolierung von Subpopulationen herangezogen (Abb. 25.**20** u. 25.**21**). Das „Panning" von Lymphozyten ist eine speziell auf Lymphozyten zugeschnittene Affinitätschromatographie. Bei einer verwandten Technik werden magnetische Kügelchen, an die spezifische Antikörper (z. B. Anti-CD4) gebunden sind, eingesetzt. Die Kügelchen werden mit der Zellpopulation gemischt und binden an die Zellen, die von dem Antikörper erkannt werden. Diese Zellen können dann durch Anlegung eines magnetischen Feldes entfernt oder isoliert werden.

Eine andere nützliche Methode zur Entfernung unerwünschter Zellpopulationen stützt sich auf Antikörper und Komplement. Wenn ein spezifischer Antikörper (z. B. Anti-CD8) einer Mischung von Zellen zugegeben

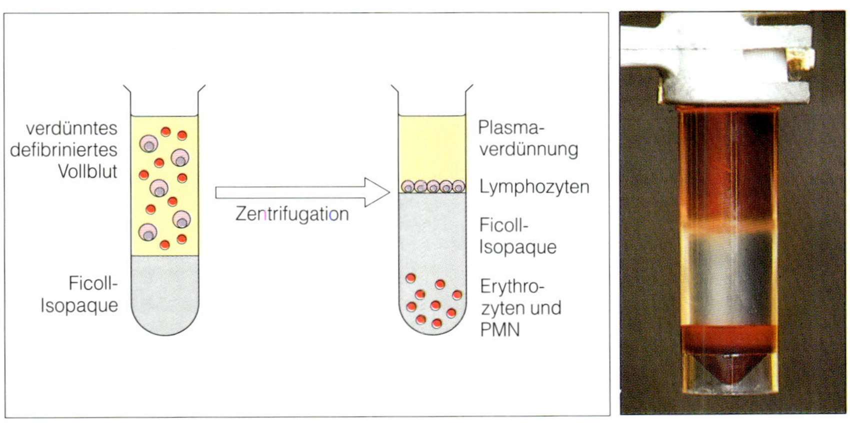

Abb. 25.**19** **Abtrennung von Lymphozyten mit Ficoll-Isopaque.** Vollblut wird durch Schütteln in einem mit Glaskügelchen gefüllten Reagenzglas zum Gerinnen gebracht, nach Entfernen des Gerinnsels in Kulturmedium verdünnt und auf eine Ficoll-Schicht aufgebracht, ohne daß eine Vermischung stattfindet. Die Dichte von Ficoll ist höher als die von Lymphozyten, jedoch geringer als die Dichte von Erythrozyten und Granulozyten (z. B. Neutrophile). Bei der Zentrifugation wandern die Erythrozyten und PMN durch die Ficoll-Schicht und setzen sich am Boden des Röhrchens ab, während sich die Lymphozyten in einer Schicht anreichern, die zwischen Medium und Ficoll zu liegen kommt. Eine weitere Reinigung wird durch den Zusatz von Eisenspänen erreicht: Diese werden von Phagozyten aufgenommen, die dann mit einem starken Magneten entfernt werden können. Als Alternative kann man die Zellsuspension in einer Plastikschale stehenlassen; die Makrophagen bleiben durch Adhärenz am Plastik hängen, während die Lymphozyten ausgewaschen werden können.

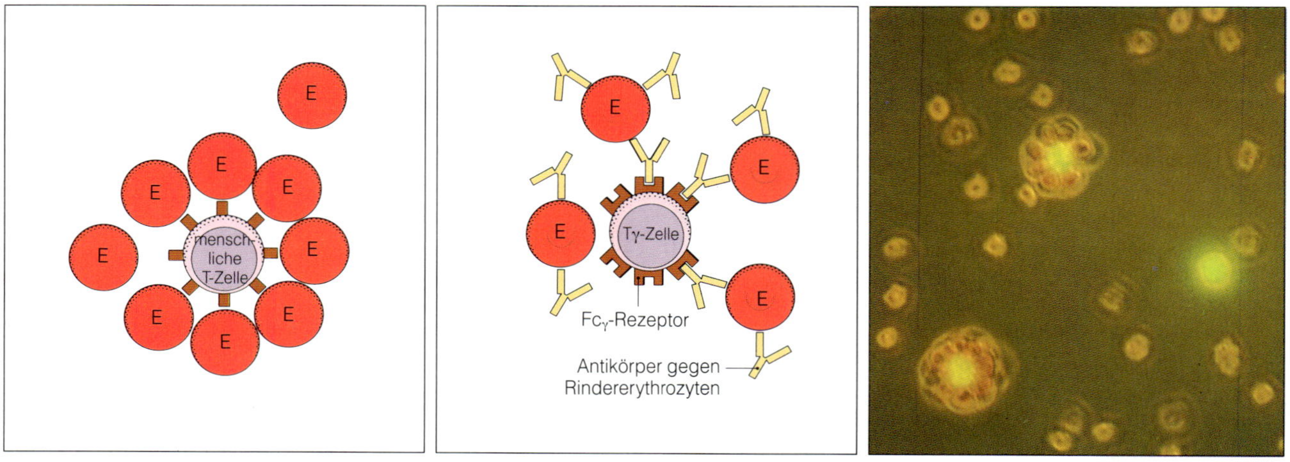

Abb. 25.**20** **Trennung von Lymphozytenpopulationen – Rosettenmethode.** Einige Zellen besitzen Rezeptoren für Erythrozyten. Menschliche T-Zellen haben z. B. Rezeptoren für Schaferythrozyten (E); es handelt sich dabei um CD2-Moleküle (links). T-Zellen von Mäusen besitzen solche Rezeptoren nicht. Werden T-Zellen mit Erythrozyten vermischt, bilden sich Rosetten; die T-Zellen können dadurch von den nichtrosettenbildenden B-Zellen getrennt werden.
Mit einer Modifikation dieser Technik können Zellen mit anderen Rezeptoren isoliert werden (Mitte). Beispielsweise besitzen einige T-Zellen einen Rezeptor für den Fc-Anteil von IgG (Fcγ). Diese Zellen können durch Rosettenbildung mit Rindererythrozyten identifiziert und isoliert werden, wenn die Erythrozyten mit einer subagglutinierenden Menge antierythrozytärer Antikörper sensibilisiert worden sind. Die Abbildung rechts zeigt die Rosettenbildung um einen Lymphozyten herum. Mit freundlicher Genehmigung von Dr. P. M. Lydyard.

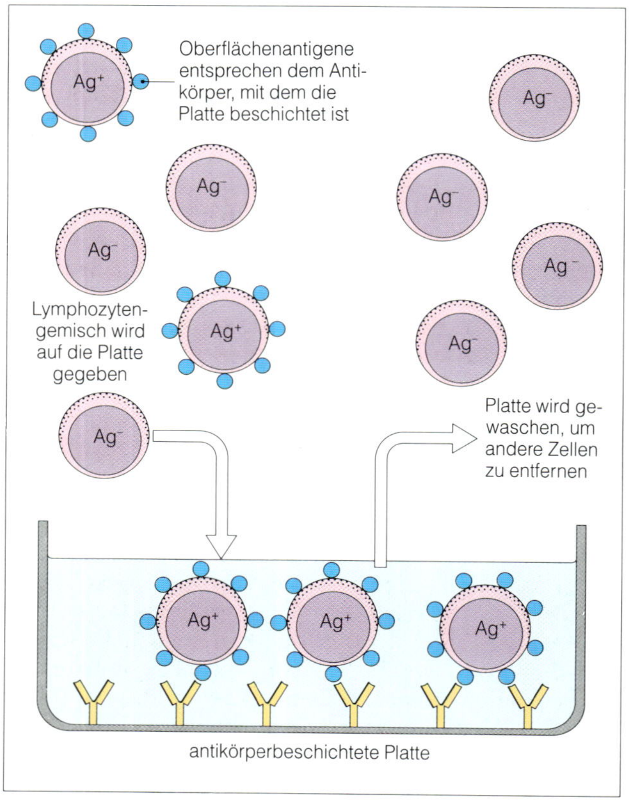

Abb. 25.**21** **Trennung von Lymphozytenpopulationen – „Panning“.** Zellpopulationen können auf antikörperbeschichteten Platten getrennt werden. Nachdem sich die Antikörper nichtkovalent an die Plastikplatte geheftet haben (wie beim Radioimmunassay), wird die Zellsuspension zugegeben. Antigenpositive Zellen (Ag^+) binden an die Antikörper, antigennegative Zellen (Ag^-) können vorsichtig ausgewaschen werden. Durch Veränderung des Kulturmediums oder durch enzymatische Verdauung lassen sich die Zellen manchmal von der Platte ablösen. Häufig sind die Zellen jedoch durch ihre Bindung an die Platte verändert, z. B. weil sie durch die Kreuzvernetzung von Antigenen aktiviert worden sind. Die Methode ist deshalb dann am sinnvollsten, wenn aus einem Gemisch eine Zellpopulation entfernt werden soll. Anwendungsbeispiele sind die Trennung von T_H- und Tc-Populationen mittels Antikörpern gegen CD4 oder CD8 und die Trennung von T- und B-Zellen mit Anti-Ig (welches an die Oberflächenantikörper der B-Zelle bindet). Mit antigenbeschichteten Platten können antigenbindende Zellen von nichtantigenbindenden Zellen getrennt werden.

wird, gefolgt von Komplement, dann wird die entsprechende Subpopulation (in diesem Fall CD8-positive Zellen) lysiert. Natürlich müssen die bei dieser Methode verwendeten Antikörper Komplement fixieren können und die Zellen der Zielpopulation müssen über eine genügend hohe Anzahl von Oberflächenantigenen zur Fixierung einer lytisch wirksamen Komplementkonzentration verfügen.

Ein anderer Zugang zur Darstellung von Lymphozyten ist die Herstellung von antigenspezifischen T-Zell-Linien, die über einen längeren Zeitraum gezüchtet werden können (Abb. 25.**22**). Damit umgeht man die Not-

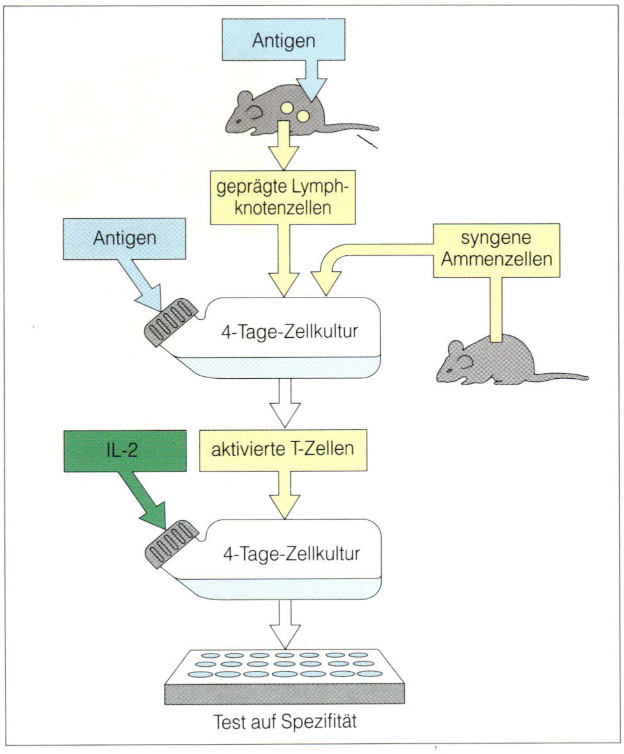

Abb. 25.**22** **T-Zell-Linien.** Die Abbildung zeigt eine der vielen verschiedenen Möglichkeiten, eine bestimmte T-Zell-Linie herzustellen. Mäuse werden mit einem Antigen geimpft (gewöhnlich subkutan in eine Hinterpfote); eine Woche später werden die entsprechenden abführenden Lymphknoten (in diesem Fall Nodi lymphatici popliteales und inguinales) entnommen und zusammen mit syngenen Zellen (z. B. normalen Thymozyten oder Milzzellen) und Antigen inkubiert. Nach 4 Tagen werden die Lymphoblasten isoliert und mit Interleukin 2 (IL-2) zur Proliferation gebracht. Nachdem die Zellpopulation genügend expandiert ist, wird sie in einem Lymphozytentransformationstest auf MHC- und Antigenspezifität untersucht. Die Zellkultur wird alternierend auf antigenbehandelten Ammenzellen und in IL-2-haltigem Medium weitergezüchtet.

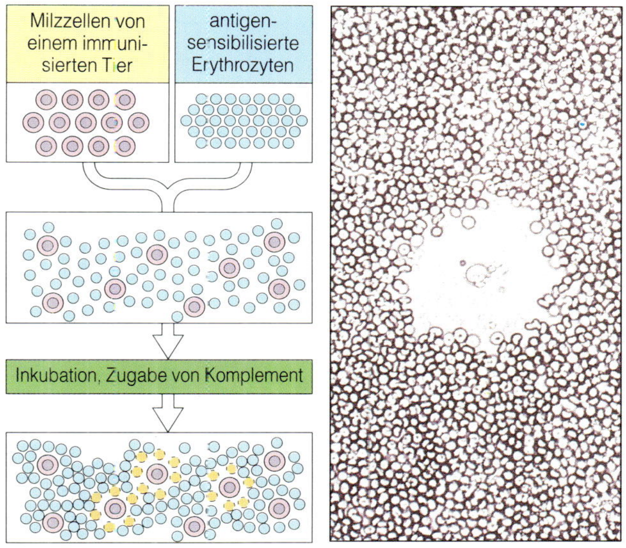

Abb. 25.**23** **Der Hämolyse-Plaque-Test I.** Antikörperbildende Zellen werden getestet, indem antigensensibilisierte Erythrozyten dazugegeben werden. Nach der Inkubation sind die Erythrozyten in der Umgebung von antikörpersezernierenden Zellen mit Antikörperschicht umhüllt und können durch Komplement lysiert werden.

wendigkeit, ständig neue Primärkulturen anlegen zu müssen.

Testverfahren für Effektorzellen

Die wichtigsten Effektorfunktionen von Lymphozyten sind Antikörperbildung, Zytotoxizität und T-Zell-vermittelte Hilfe bzw. Suppression.

Antikörperproduzierende Zellen werden im Hämolyse-Plaque-Test (plaque forming cell assay) gemessen (Abb. 25.**23**). Mit einer Modifikation des Hämolyse-Plaque-Tests können antigenspezifische IgG- und IgM-bildende Zellen getrennt identifiziert werden, ebenso wie die Gesamtheit der antikörperbildenden Zellen (Abb. 25.**24**). Antikörperproduzierende Zellen können alternativ dazu auch mit einem enzymatischen Test, der ELISPOT genannt wird, nachgewiesen werden (Abb. 25.**25**). Eine Weiterentwicklung dieser Testmethode ermöglicht den Nachweis funktioneller T-Zellen anhand der löslichen Mediatoren, die von ihnen freigesetzt werden, z. B. Zytokine. Bei diesem Test ist die Matrix mit einem gegen ein spezifisches Zytokin gerichteten Antikörper (z. B. Anti-IFNγ) beschichtet. Das spezifische Zytokin wird gebunden und kann als punktartige Fläche („spot") um die aktive T-Zelle nachgewiesen werden.

Antigenspezifische T-Zellen werden oft im Lymphozytenstimulationstest nachgewiesen, der sich der Tatsache bedient, daß diese Zellen als Reaktion auf einen antigenen Stimulus in den Zyklus eintreten und dabei Vorläufer der DNA-Synthese inkorporieren (s. Abb. 25.**19** und Abb. 25.**26**). Zytotoxische T-Zellen sind in der Lage, Zielzellen (z. B. virusinfizierte Zellen, Tumorzellen, allogene Gewebezellen) aufzulösen; die Zellyse kann durch den Chromfreisetzungstest (chromium release assay) quantifiziert werden (Abb. 25.**27**).

Experimente zum Nachweis der Lymphozytenwanderung in vivo werden normalerweise mit Hilfe markierter Lymphozyten durchgeführt, deren Wanderung in bestimmte Gewebe nach intravenöser Infusion verfolgt wird. Die Zellen werden entweder radiomarkiert oder tragen einen stabilen fluoreszierenden Farbstoff. Für die quantitative Bestimmung von Zellwanderungen werden radiomarkierte Zellen eingesetzt. Die Lokalisierung innerhalb der Organe kann entweder direkt durch Autoradiographie der markierten Zellen oder direkt durch ultraviolette Beleuchtung der fluoreszierenden Zellen unter dem Mikroskop sichtbar gemacht werden.

Antikörper, die gegen interzelluläre Adhäsionsmoleküle gerichtet sind, werden den Bindungsgrad reduzieren, vorausgesetzt, ihre Bindungsstelle an das Adhäsionsmolekül liegt nahe genug an den Aktivierungsstellen der Adhäsionsmoleküle. Die Adhäsion von Lymphozyten an eine einlagige Epithelzellschicht kann auch in vitro geblockt werden. Die Identität der Adhäsionsmoleküle kann dann durch markierte Lymphozyten oder Endothelzellen und durch den Einsatz von Antikörpern,

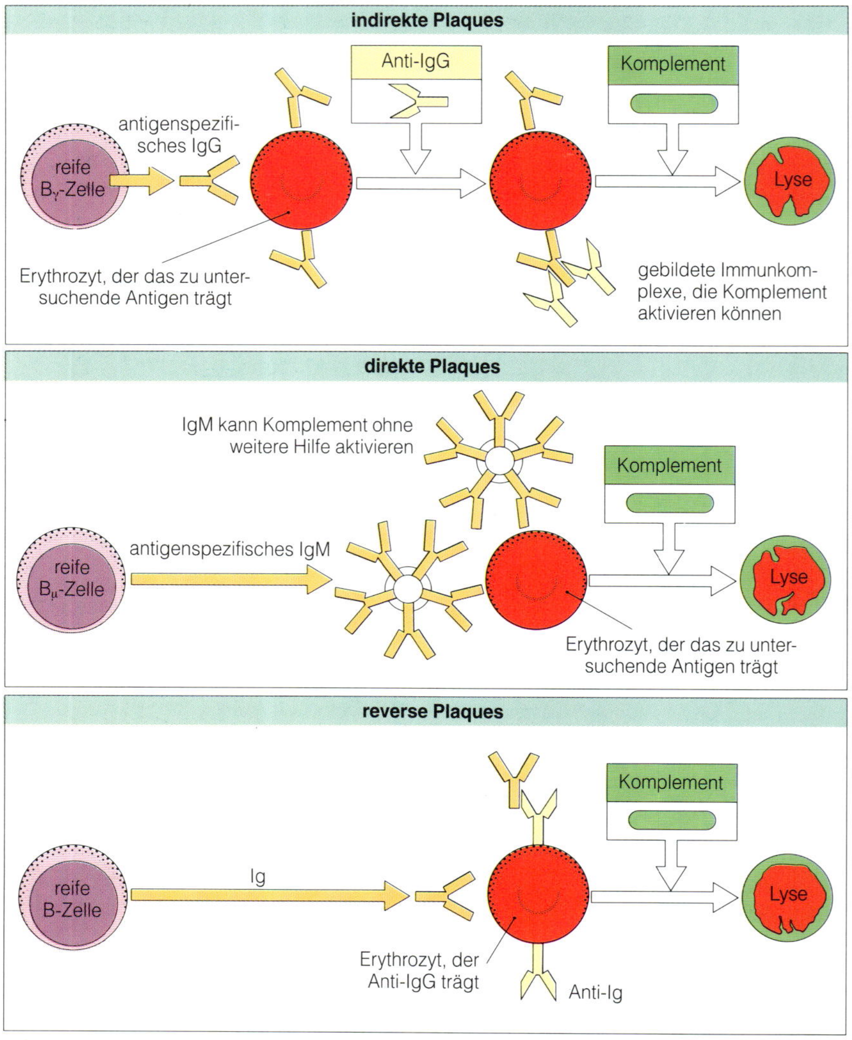

Abb. 25.**24** **Der Hämolyse-Plaque-Test II.** Mit dem Hämolyse-Plaque-Test werden antikörperbildende Zellen nachgewiesen. Es gibt drei Arten:
Indirekte Plaques: Nach dem Kontakt mit dem entsprechenden Antigen setzt die antikörperbildende Zelle Antikörper frei, welche nach außen diffundieren und an Antigene auf Erythrozyten binden. Dabei kann es sich um Oberflächenantigen der Erythrozyten handeln, oder die Zellen wurden – wie beim Hämagglutinationstest – mit einem anderen Antigen sensibilisiert. Damit die erythrozytengebundenen IgG-Antikörper nachgewiesen werden können, müssen zuerst Anti-IgG-Antikörper und danach Komplement zugegeben werden. Die auf der Zelle entstehenden Komplexe binden Komplement, und es entsteht eine hämolytische Zone um die B-Zelle herum.
Direkte Plaques: Antigenspezifische IgM-Antikörper können eine komplementvermittelte Lyse bewirken, ohne daß Antiimmunglobulin zugesetzt werden muß. So kann die Anzahl der antigenspezifischen IgM- und IgG-Plaques jeweils getrennt ermittelt werden.
Reverse Plaques: Mit dieser Methode werden alle Zellen erfaßt, die Immunglobuline bilden (nicht nur antigenspezifische Zellen). Das freigesetzte Ig bindet an Erythrozyten, die mit Anti-IgG sensibilisiert sind. Die entstehenden Komplexe binden Komplement und bewirken eine Zellyse. (Anti-Ig kann in diesem Test durch Protein A ersetzt werden, welches ebenfalls an IgG-Fc-Regionen bindet.)

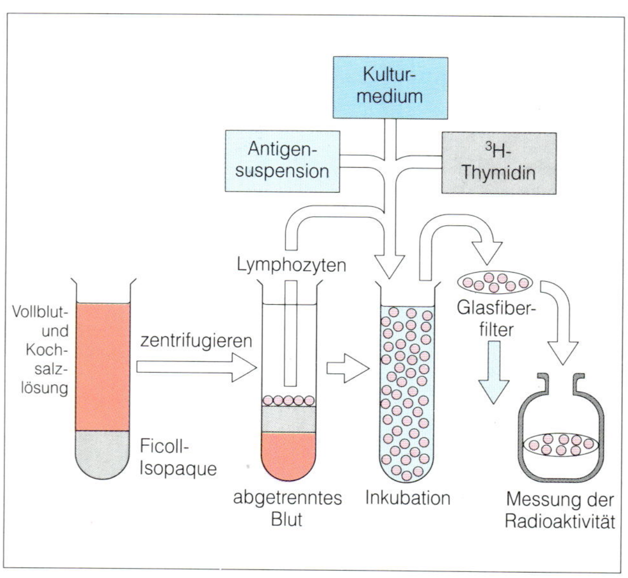

Abb. 25.**26** **Der Lymphozytenstimulationstest.** Vollblut wird mit Kochsalzlösung auf Ficoll-Isopaque (welches eine Dichte besitzt, die zwischen der von Leukozyten und Erythrozyten liegt und deshalb beide Zellfraktionen voneinander trennt) aufgetragen und bei 400 G zentrifugiert. Dadurch werden Lymphozyten von anderen Zellen und Serumbestandteilen getrennt. Die Zellen werden gewaschen (um Verunreinigungen wie z. B. Antigene zu beseitigen) und zusammen mit einer Suspension aus Antigen und Kulturmedium (Zellen aus lymphatischem Gewebe können auch verwendet werden) in Reagenzgläser gegeben. Tritiummarkiertes Thymidin (^{3}H-Thymidin) wird 16 Stunden vor der Zellernte dazugegeben. Die Zellen werden auf einer Filterscheibe aus Glasfiber abgeschöpft und ihre Radioaktivität in einem Szintillationszähler gemessen. Ein hoher Wert bedeutet, daß die Lymphozyten eine Transformation durchgemacht haben und bestätigt somit, daß sie auf das Antigen sensibilisiert waren.

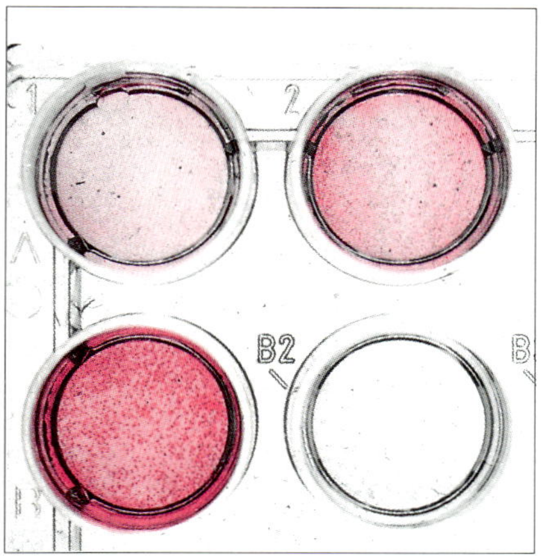

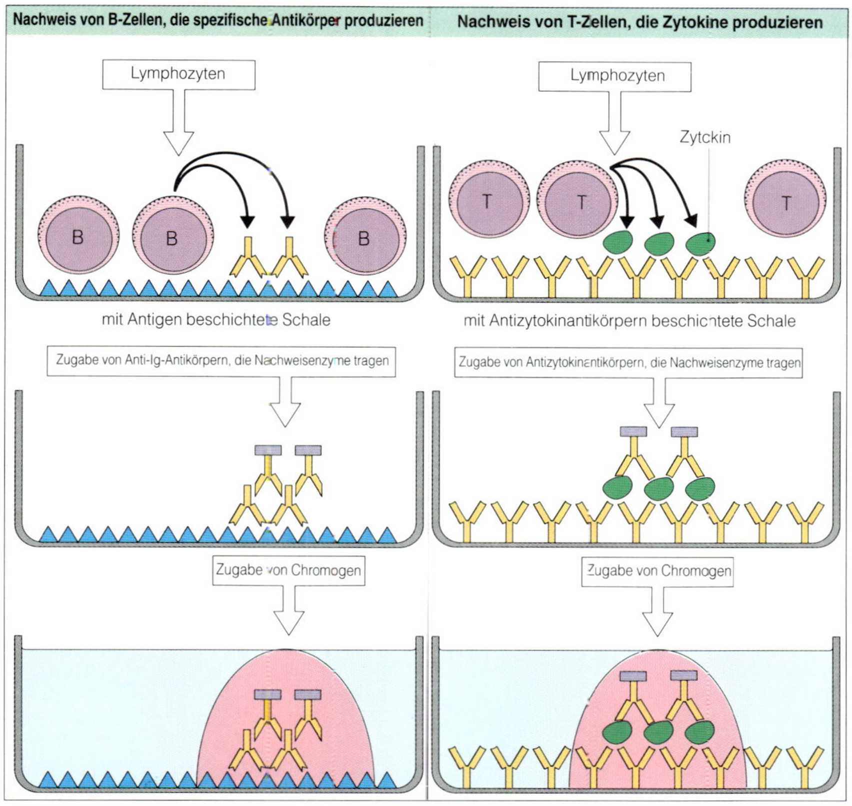

Abb. 25.**25** **ELISPOT-Testsysteme.** Mit dem ELISPOT-Test können einzelne B-Zellen, die spezifische Antikörper produzieren, oder individuelle T-Zellen, die bestimmte Zytokine sezernieren, nachgewiesen werden. Für den Nachweis antikörperproduzierender Zellen werden die Lymphozyten auf einer mit Antigen sensibilisierten Schale ausgestrichen. Die Antikörper binden an das Antigen in der unmittelbaren Nachbarschaft der Zellen, die die spezifischen Antikörper produzieren. Die punktförmigen Flächen („spots") der gebundenen Antikörper werden anschließend chromatographisch mit einem an ein Antiimmunglobulin gekoppelten Enzym und einem Chromogen nachgewiesen. Für den Nachweis von zytokinproduzierenden Zellen werden die Schalen mit Antizytokinantikörpern beschichtet und die gebundenen Zytokine mit einem enzymgekoppelten Antikörper, der gegen ein anderes Epitop auf dem Zytokin gerichtet ist, nachgewiesen. Das Foto oben links zeigt eine fertig entwickelte Schale. Foto mit freundlicher Genehmigung von P. Hutchings und Blackwell Scientific Press.

die die Adhäsion blockieren, für die Immunpräzipitation spezifischer Adhäsionsmoleküle bestätigt werden.

Diese Aufzählung der immunologischen Techniken ist bei weitem nicht vollständig, bildet aber ingesamt gesehen die Grundlage der immunologischen Forschungsarbeit. Komplizierte Verfahren, die in wissenschaftlichen Publikationen beschrieben werden, sind häufig nichts anderes als Kombinationen und Modifikationen dieser Basistechniken.

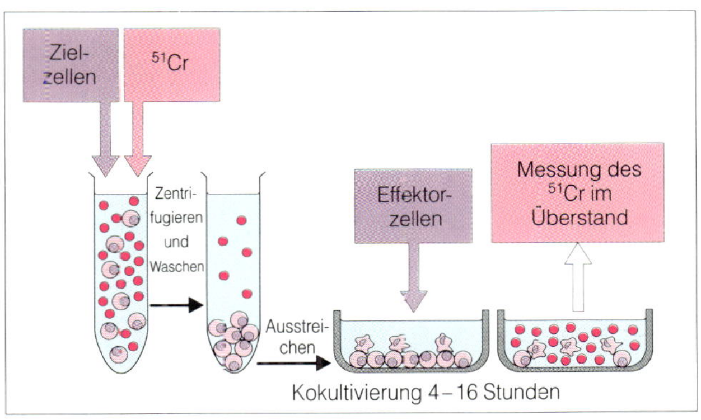

Abb. 25.**27** **Messung der Zytotoxizität über die Freisetzung von Chrom.** Zielzellen werden mit ^{51}Cr inkubiert, welches in die Zellen aufgenommen wird und an Protein bindet. Nach Inkubation und Auswaschen des freien ^{51}Cr werden die Zielzellen auf eine Platte ausgestrichen. Sie werden daraufhin zusammen mit den Effektorzellen über 4–16 Stunden kultiviert, danach wird der Überstand abgeschöpft und der Gehalt an Chrom bestimmt, der aus den lysierten Zielzellen stammt.

Anhang

Anhang I: HLA-Spezifikationen

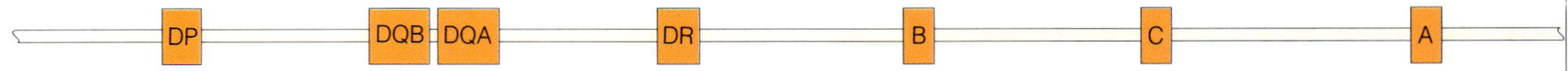

Allel	Spezifität	Allel	Spezifität	Allel	Spezifität	Allel	Spezifität	Allel	Spezifität	Allel	Spezifität
DPA1*0101	–	DQA1*0101	–	DRB1*0101	DR1	B*0701	B7	Cw*0101	Cw1	A*0101	A1
DPA1*0102	–	DQA1*0102	–	DRB1*0102	DR1	B*0702	B7	Cw*0201	Cw2	A*0201	A2
DPA1*0103	–	DQA1*0103	–	DRB1*0103	DR"BR"	B*0801	B8	Cw*0202	Cw2	A*0202	A2
DPA1*0201	–	DQA1*0201	–	DRB1*1501	DRw15(2)	B*1301	B13	Cw*0301	Cw3	A*0203	A2
		DQA1*0301	–	DRB1*0502	DRw15(2)	B*1302	B13	Cw*0501	Cw5	A*0204	A2
DPB1*0101	DPw1	DQA1*0401	–	DRB1*0601	DRw16(2)	B*1401	B14	Cw*0601	Cw6	A*0205	A2
DPB1*0201	DPw2	DQA1*0501	–	DRB1*0602	DRw16(2)	B*1402	Bw65(14)	Cw*0701	Cw7	A*0206	A2
DPB1*0202	DPw2	DQA1*0601	–	DRB1*0301	DRw17(3)	B*1501	Bw62(15)	Cw*1101	Cw11	A*0207	A2
DPB1*0301	DPw3			DRB1*0302	DRw18(3)	B*1801	B18	Cw*1201	–	A*0208	A2
DPB1*0401	DPw4			DRB1*0401	DR4	B*2701	B27	Cw*1301	–	A*0209	A2
DPB1*0402	DPw4			DRB1*0402	DR4	B*2702	B27	Cw*1401	–	A*0210	A2
DPB1*0501	DPw5			DRB1*0403	DR4	B*2703	B27			A*0301	A3
DPB1*0601	DPw6	DQB1*0501	DQw5(w1)	DRB1*0404	DR4	B*2704	B27			A*0302	A3
DPB1*0801	–	DQB1*0502	DQw5(w1)	DRB1*0405	DR4	B*2705	B27			A*1101	A11
DPB1*0901	DP"Cp63"	DQB1*0503	DQw5(w1)	DRB1*0406	DR4	B*2706	B27			A*2401	A24(9)
DPB1*1001	–	DQB1*0601	DQw6(w1)	DRB1*0407	DR4	B*3501	B35			A*2501	A25(10)
DPB1*1101	–	DQB1*0602	DQw6(w1)	DRB1*0407	DR4	B*3701	B37			A*2601	A26(10)
DPB1*1301	–	DQB1*0603	DQw6(w1)			B*3801	B38(16)			A*2901	A29(w19)
DPB1*1401	–	DQB1*0604	DQw6(w1)	DRB1*1101	DRw11(5)	B*3901	B39(16)			A*3001	A30(w19)
DPB1*1501	–	DQB1*0201	DQw2	DRB1*1102	DRw11(5)	B*4001	Bw60(40)			A*3101	A31(w19)
DPB1*1601	–			DRB1*1103	DRw11(5)	B*4002	Bw40			A*3201	A32(w19)
DPB1*1701	–			DRB1*1104	DRw11(5)	B*4101	Bw41			A*3301	Aw33(w19)
DPB1*1801	–	DQB1*0301	DQw7(w3)	DRB1*1201	DRw12(5)	B*4201	Bw42			A*6801	Aw68(28)
DPB1*1901	–			DRB1*1301	DRw13(w6)	B*4401	B44(12)			A*6802	Aw68(28)
		DQB1*0302	DQw8(w3)	DRB1*1302	DRw13(w6)	B*4402	B44(12)			A*6901	Aw69(28)
		DQB1*0303	DQw9(w3)	DRB1*1303	DRw13(w6)	B*4601	Bw46				
		DQB1*0401	DQw4	DRB1*1401	DRw14(w6)	B*4701	Bw47				
		DQB1*0402	DQw4			B*4901	B49(21)				
				DRB1*1402	DRw14(w6)	B*5101	B51(5)				
				DRB1*0701	DR7	B*5202	Bw52(5)				
				DRB1*0702	DR7	B*5701	Bw57(17)				
				DRB1*0801	DRw8	B*5801	Bw58(17)				
				DRB1*0802	DRw8						
				DRB1*0803	DRw8						
				DRB1*0901	DR9						
				DRB1*1001	DR1w10						
				DRB3*0101	DRw52a						
				DRB3*0201	DRw52b						
				DRB3*0202	DRw52b						
				DRB3*0301	DRw52c						
				DRB4*0101	DRw53						
				DRB5*0101	DRw15(2)						
				DRB5*0102	DRw15(2)						
				DRB5*0201	DRw16(2)						
				DRB5*0202	DRw16(2)						

Die rechte Spalte von jeder Unterregion listet die unterschiedlichen, serologisch identifizierten, antigenen Spezifitäten auf. HLA-D-Spezifitäten werden auch in der MLR identifiziert. Noch ungenügend definierte Spezifitäten sind durch ein „w" (workshop) gekennzeichnet.

Auch allele Varianten von MHC-Genen an allen Loci werden gezeigt (basierend auf Daten von Bodmer, J. G., S. G. E. Marsh, P. Parham u. Mitarb. Nomenklatur für Faktoren des HLA-Systems, 1989. Hum. Immunol. 28 [1990] 327).

Anhang II: CD-Marker

CD-Marker											
CD	Identität/Funktion	Molekulargewicht (× 1000)	T-Zellen	B-Zellen	NK-Zellen	Monozyt	Makrophage	Granulozyt	Thrombozyt	Langerhans-Zelle/dendritische Zelle	Stammzelle
CD1a		49	Thy	◢						■	
CD1b		45	Thy	◢						LC	
CD1c		43	Thy	◢						DC	
CD2	LFA-3-Rezeptor	50	■		◢						
CD2R		50	★								
CD3	TCR-Untereinheit (γ, δ, ε, ζ, η)	25, 20, 19, 16, 22	■								
CD4	MHC-Klasse-II-Rezeptor	55	◢			■					
CD5	CD72-Rezeptor	67	■	◢							
CD6		100	◢	◢							
CD7		40	◢		●				●		
CD8	MHC-Klasse-I-Rezeptor	36/32	◢		◢						
CD9		24		pre-B		■			■		
CD10	CALLA, neutrale Endopeptidase	100		pre-B				■			Lymph
CD11a	LFA-1 (α-Kette)	180	■	■	■	■	■	■			
CD11b	CR3 (α-Kette)	165			■	■		■			
CD11c	CR4 (α-Kette)	150		◢	■	■		■			
CDw12		90–120				■		■	●		
CD13	Aminopeptidase N	150				■		■			
CD14	LPS bindendes Protein	55				■		●		● (LC)	
CD15	ELAM-Rezeptor					●		■			
CD16	$Fc_{\gamma}RIII$	50–70			■	■		■			
CDw17	Lactosylceramide					■		■	■		
CD18	(β-Kette von CD11)	95	■	■	■	■	■	■			
CD19		95		■							
CD20	Ionenkanal?	37/35		■							
CD21	CR2	140		Mat						FDC	
CD22		135		■							
CD23	$Fc_{\varepsilon}RII$	45–50		Mat, ★		★		E			
CD24		41/38		■				■			
CD25	IL-2-Rezeptor (β)	55	★	★		★					
CD26	Dipeptidylpeptidase IV	120	★	■			■				
CD27		55	◢								
CD28		44	◢	★							
CD29	VLA (β-Kette)	130	■	■	■	■	■	■	■	■	
CD30		120	★	★							
CD31	PECAM-1	140		■		■		■	■		
CDw32	$Fc_{\gamma}RII$	40		■			■	■			
CD33		67				■					BM
CD34		105–120									BM
CD35	CR1	160–260		■	◢	■		■			
CD36		90		●		■			■		
CD37		40–52	●	Mat			●				
CD38		45	Thy, ★	PC							Lymph
CD39		70–100		Mat		●				FDC	
CD40		50		■						FDC	
CD41		120/25							■		
CD42a		23							■		

Fortsetzung und Erklärung s. S. 362.

Anhang II: CD-Marker

CD	Identität/Funktion	Molekulargewicht (× 1000)	T-Zellen	B-Zellen	NK-Zellen	Monozyt	Makrophage	Granulozyt	Thrombozyt	Langerhans-Zelle/ dendritische Zelle	Stammzelle
CD42b		135/25									
CD43	Leukosialin	95									
CD44		80–95									
CD45	Leucocyte common antigen (LCA)	T200									
CD45RA	Restricted LCA	220			●			●			
CD45RB	Restricted LCA	190/205/220									
CD45RO	Restricted LCA	190									
CD46	MCP (membrane cofactor protein)	66/65									
CD47		47–52									
CD48		41									
CDw49b	$VLA_{\alpha 2}$	165									
CDw49d	$VLA_{\alpha 4}$	150									
CD49f	$VLA_{\alpha 6}$	120/30	●								
CDw50		148/108									
CD51	Vitronectin-Rezeptor α	120/24									
CDw52	Campath-1	21–28									
CD53		32–40									BM
CD54	ICAM-1										
CD55	DAF (Decay accelerating factor)	70									
CD56	NKH1 = NCAM	220/135	●								
CD57		110		●							
CD58	LFA-3	40–65									
CD59	TAP, Protectin	18–20									
CDw60	NeuAc–NeuAc–Gal										
CD61	Vitronectin-Rezeptor β	105									
CD62	P-Selection	140									
CD63		53	●	●				●			
CD64	$Fc_{\gamma}RI$	70									
CDw65	Ceramid Dodecasaccharid										
CD66		180–200									
CD67		100									
CD68		110									
CD69		32/28	★	★							
CDw70			★	★							
CD71	Transferrin-Rezeptor	95	★	★	★	★					
CD72	CD5-Rezeptor	43/39									
CD73	Ecto-5′-Nucleotidase	69									
CD74	MHC-Klasse-II-invariante Kette	41/35/33									
CDw75	α 2,6 Sialyltransferase	53		Mat							
CD76		85/67		Mat							
CD77	Globotriaosylceramid										
CDw78											

Diese Übersicht zeigt die bekannten CD-Marker der hämatopoetischen Zellen und deren Verteilung. Thy Thymozyten; DC dendritische Zellen; LC Langerhans-Zellen; N Neutrophile; E Eosinophile; GC Keimzentrum-B-Zellen; FDC follikuläre dendritische Zellen; BM Knochenmarkszellen.

(Farbfeld) = vorhanden; (Keilfeld) = Subpopulation;
● = wird noch weiter analysiert; ★ = nur aktivierte Zellen; Rest = nur ruhende Zellen; Lymph = lymphoide Zellen; Mat = nur reife Zellen.

Literatur

Zellen der Immunantwort

Gordon, J. R., P. R. Burd, S. J. Galli: Mast cells as a source of multifunctional cytokines. Immunol. Today 11 (1990) 458

Lloyd, A. R., J. J. Oppenheim: Poly's lament: the neglected role of the polymorphonuclear neutrophil in the afferent limb of the immune response. Immunol. Today 13 (1992) 169

Playfair, J. H. L.: Immunology at a Glance, 5th ed. Blackwell, Oxford 1992

Reth, M., et al.: The B-cell antigen receptor complex. Immunol. Today 12 (1991) 201

Roitt, I. M.: Essential Immunology, 7th ed. Blackwell, Oxford 1991

Romagnini, S.: Human T_H1 and T_H2 subsets: doubt no more. Immunol. Today 11 (1991) 256

Silverstein, S., J. Unkeliss: Innate immunity. Curr. Opin. Immunol. 3 (1991) 47–97

Steinman, R. M.: The dendritic cell system and its role in immunogenicity. Ann. Rev. Immunol. 9 (1991) 271

Das lymphatische System

Bros, J. D., M. L. Kapsenberg: The skin immune system. Immunol. Today 7 (1986) 235

Kuby, J.: Cells and Organs of the Immune System. Freeman, New York 1992 (pp. 39–71)

Pardi, R., L. Inverardi, J. R. Bender: Regulatory mechanisms in leukocyte adhesion: flexible receptors for sophisticated travellers. Immunol. Today 13 (1992) 224

Playfair, J. H. L.: Immunology at a Glance, 7th ed. Blackwell, Oxford 1992

Roitt, I. M.: Essential Immunology, 7th ed. Blackwell, Oxford 1991 (pp. 85–100)

Rezeptormoleküle, die Antigene binden

Bjorkman, P. J., P. Parham: Structure, function and diversity of Class I major histocompatibility complex molecules. Ann. Rev. Biochem. 59 (1990) 253–288

Bjorkman, P. J., M. A. Saper, B. Samraoui, W. S. Bennett, J. L. Strominger, D. C. Wiley: The structure of the human Class I histocompatibility antigen HLA-A2. Nature 329 (1987) 506–512

Bjorkman, P. J., B. Samraoui, W. S. Bennett, J. L. Strominger, D. C. Wiley: The foreign antigen binding site and T-cell recognition regions of Class I histocompatibility antigens. Nature 329 (1987) 512–516

Bodmer, J. G., S. G. E. Marsh, P. Parham et al.: Nomenclature for factors of the HLA system, 1989. Hum. Immunol. 28 (1990) 327–342

Brenner, M. B., J. MacLean, D. P. Dialynas, et al.: Identification of a putative second T-cell receptor. Nature 322 (1986) 145–149

Brown, J. H., T. Jardetzky, M. A. Saper, B. Samraoui, P. J. Bjorkman, D. C. Wiley: A hypothetical model of the foreign antigen binding site of Class II histocompatibility molecules. Nature 332 (1988) 845–850

Burton, D. R.: Antibody: the flexible adaptor molecule. Trends biochem. Sci. 15 (1990) 64–69

Capra, D., A. B. Edmundson: The antibody-combining site. Sci. Amer. 236 (1977) 50

Clevers, H., B. Alarcon, T. Wileman, C. Terhorst: The T-cell receptor/CD3 complex: a dynamic protein ensemble. Ann. Rev. Immunol. 6 (1988) 629–662

Davies, D. R., H. Metzger: Structural basis of antibody function. Ann. Rev. Immunol. 1 (1983) 87–117

Davis, A. C., M. J. Schulman: IgM – molecular requirements for its assembly and function. Immunol. Today 10 (1989) 118–122, 127–128

Duncan, A. R., G. Winter: The binding site for Clq on IgG. Nature 332 (1988) 738–740

Duncan, A. R., J. M. Woof, L. J. Patridge, D. R. Burton, G. Winter: Localization of the binding site for the human high-affinity Fc receptor on IgG. Nature 332 (1988) 563–564

Feinstein, A., N. Richardson, M. J. Taussig: Immunoglobulin flexibility in complement activation. Immunol. Today 7 (1986) 169–173

Flanagan, B. F., M. J. Owen: T cell antigen receptor. In Farid, N. R.: The Immunogenetics of Autoimmune Diseases, vol. I. CRC Press, Oxford 1991 (pp. 19–42)

Garratt, T. P. J., M. A. Saper, P. J. Bjorkman, J. L. Strominger, D. C. Wiley: Specificity pockets for the side chains of peptide antigens in HLA-w68. Nature 342 (1989) 692–696

Germain, R. N.: The ins and outs of antigen processing and presentation. Nature 322 (1986) 687–689

Green, N. M.: The semiotics of charge. Nature 351 (1991) 349

Guillemot, F., C. Auffray, H. T. Orr, J. L. Strominger: MHC antigen genes. In Hames, B. D., D. M. Glover: Molecular Immunology. IRL Press, Oxford 1988 (pp. 88–143)

Hahn, G. S.: Antibody structure, function and active sites. In Ritzmann, S. E.: Physiology of Immunoglobulins: Diagnostic and Clinical Aspects. Liss, New York 1982

Hedrick, S. M., E. A. Nielsen, M. M. Davis: Sequence relationships between putative T-cell receptor polypeptides and immunoglobulin. Nature 308 (1984) 153–158

Helm, B., P. Marsh, D. Vercelli, E. Padlan, H. Gould, R. Geha: The mast cell binding site on human immunoglobulin E. Nature 331 (1988) 180–183

Kappes, D., J. L. Strominger: Human Class II major histocompatibility complex genes and proteins. Ann. Rev. Biochem. 57 (1988) 991–1028

Lefranc, M.-P., T. H. Rabbitts: The human T-cell receptor γ (TRG) genes. Trends biochem. Sci. 14 (1989) 214–218

Manolios, N., F. Letourneur, J. S. Bonifacino, R. D. Klausner: Pairwise cooperative and inhibitory interactions describe the assembly and probable structure of the T-cell antigen receptor. EMBO J. 10 (1991) 1643–1651

Mestecky, J., J. R. McGhee: Immunoglobulin A (IgA): molecular and cellular interactions involved in IgA biosynthesis and immune response. Advanc. Immunol. 40 (1987) 153–245

Möller, G.: Immunoglobulin D: structure, synthesis, membrane representation and function. Immunol. Rev. 37 (1977)

Möller, G.: Immunoglobulin E. Immunol. Rev. 41 (1978)

Nisonoff, S.: Introduction to Molecular Immunology, 2nd ed. Sinauer, Baltimore 1984

Parham, P.: Getting into the groove. Nature 342 (1984) 616–617

Shakib, F.: The Human IgG Subclasses: Molecular Analysis of Structure, Function, and Regulation. Pergamon, Oxford 1990

Townsend, A., H. Bodmer: Antigen recognition by Class I-restricted T lymphocytes. Ann. Rev. Immunol. 7 (1989) 601–624

Trowsdale, J., R. D. Campbell: Physical map of the human HLA region. Immunol. Today 9 (1988) 34–35

Turner, M. W.: Structure and function of immunoglobulins. In Glynn, L. E., M. W. Steward: Immunochemistry: An Advanced Textbook. Wiley, Chichester 1977

Turner, M. W.: Immunoglobulins. In Holborrow, E. J., W. G. Reeves: Immunology and Medicine. A Comprehensive Guide to Clinical Immunology. 2nd ed. Grune & Stratton, London 1983

Underdown, B. J., J. M. Schiff: Immunoglobulin A: strategic defence initiative at the mucosal surface. Ann. Rev. Immunol. 4 (1986) 389–417

Vercelli, D., B. Helm, P. Marsh, E. Padlan, R. S. Geha, H. Gould: The B cell binding site on human immunoglobulin E. Nature 338 (1989) 649–651

Weiss, A., J. Imbodan, K. Hardy, B. Manger, C. Terhorst, J. Stobo: The role of the T3/antigen receptor complex in T-cell activation. Ann. Rev. Immunol. 4 (1986) 593–619

Williams, A. F., A. N. Barclay: The immunoglobulin superfamily – domains for cell surface recognition. Ann. Rev. Immunol. 6 (1988) 381–405

Zÿlstra, M., M. Bix, N. E. Sinister, J. M. Loring, D. H. Raulet, R. Jaenisch: β_2-microglobulin deficient mice lack $CD4^-8^+$ cytolytic T cells. Nature 334 (1990) 742–746

Entstehung der Antikörperdiversität

Blackwell, T. K., F. W. Alt: Mechanism and developmental program of immunoglobulin gene rearrangement in mammals. Ann. Rev. Genet. 23 (1989) 605

Brack, C., M. Hirama, R. Lenhard-Schuller, S. Tonegawa: A complete immunoglobulin gene is created by somatic recombination. Cell 15 (1978) 1

Davis, M. M., P. J. Bjorkman: T-cell antigen receptor genes and T-cell recognition. Nature 334 (1988) 395

Hunkapiller, T., L. Hood: Diversity of the immunoglobulin gene superfamily. Advanc. Immunol. 44 (1990) 1

Owen, M. J., J. R. Lamb: Immune Recognition. IRL Press, Oxford 1988

Pascual, V., J. D. Capra: Human immunoglobulin heavy-chain variable region genes: organization, polymorphism and expression. Advanc. Immunol. 49 (1991) 1

Antigenerkennung

Allen, P. M., G. R. Matsueda, R. J. Evans, J. B. Dunbar jr., G. R. Marshall, E. R. Unanué: Identification of the T cell and Ia contact residues of a T-cell antigenic epitope. Nature 327 (1987) 713–715

Babbitt, B. P., P. M. Allen, G. Matsueda, E. Haber, E. R. Unanué: Binding of immunogenic peptides to Ia histocompatibility molecules. Nature 317 (1985) 359

Bierer, B. E., B. P. Sleckman, E. S. Ratnofsky, S. J. Burakoff: The biologic roles of CD2, CD4 and CD8 in T-cell activation. Ann. Rev. Immunol. 7 (1989) 579–599

Bjorkman, P. J., P. Parham: Structure, function, and diversity of class I major histocompatibility complex molecules. Ann. Rev. Biochem. 59 (1990) 253–288

Cresswell, P.: Questions of presentation. Nature 343 (1990) 593

Demotz, S., H. M. Grey, E. Appella, A. Sette: Characterization of a naturally processed MHC class II-restricted T-cell determinant of hen egg lysozyme. Nature 342 (1989) 682

Falk, K., O. Rötzschke, S. Stevanovic, G. Jung, H.-G. Rammensee: Allele-specific motifs revealed by sequencing of self-peptides eluted from MHC molecules. Nature 351 (1991) 290–296

Glynne, R., S. H. Powis, S. Beck, A. Kelly, L.-A. Kerr, J. Trowsdale: A proteasome-related gene between the two ABC transporter loci in the class II region of the human MHC. Nature 353 (1991) 357

Jardetzky, T. S., W. S. Lane, R. A. Robinson, D. R. Madden, D. C. Wiley: Identification of self peptides bound to purified HLA-B27. Nature 353 (1991) 326–329

Lanzavecchia, A.: Receptor-mediated antigen uptake and its effect on antigen presentation to class II-restricted T lymphocytes. Ann. Rev. Immunol. 8 (1990) 773

Neefijies, J. J., V. Stollorz, P. J. Peters, H. J. Geuze, H. L. Ploegh: The biosynthetic pathway of MHC class II but not class I molecules intersects the endocytic route. Cell 61 (1990) 171

Parham, P.: Transporters of delight. Nature 348 (1990) 674–675

Parham, P.: Half of a peptide pump. Nature 351 (1991) 271–272

Robertson, M.: Proteasomes in the pathway. Nature 353 (1991) 300

Roche, P. A., P. Cresswell: Invariant chain association with HLA-DR molecules inhibits immunogenic peptide binding. Nature 345 (1990) 615

Roy, S., M. T. Scherer, T. J. Briner, J. A. Smith, M. L. Gefter: Murine MHC polymorphism and T cell specificities. Science 244 (1989) 572–575

Schwartz, A. L.: Cell biology of intracellular protein trafficking. Ann. Rev. Immunol. 8 (1990) 195

Teyton, L., D. O'Sullivan, P. W. Dickson et al.: Invariant chain distinguishes between the exogenous and endogenous antigen presentation pathways. Nature 348 (1990) 39–44

Townsend, A., C. Öhlen, J. Bastin, H.-G. Ljunggren, L. Foster, K. Kärre: Association of class I major histocompatibility heavy and light chains induced by viral peptides. Nature 340 (1989) 443

Zellkooperation bei der Antikörperantwort

Balkwill, F. R.: Cytokines in Cancer Therapy. Oxford University Press, Oxford 1989

Cerottini, J.-C., H. Robson MacDonald: The cellular basis of T cell memory. Ann. Rev. Immunol. 7 (1989) 77

Chantry, D., M. Feldmann: The role of cytokines in autoimmunity. Biotech. Ther. I(4) (1991) 361–409

Feldmann, M., J. R. Lamb, M. J. Owen: T Cells. Wiley, Chichester 1989

Finkelman, F. D., J. Holmes, I. M. Katona et al.: Lymphokine control of in vivo immunoglobulin isotype selection. Ann. Rev. Immunol. 8 (1989) 303

Kupfer, A., S. J. Singer: Cell biology of cytotoxic and helper T cell functions. Ann. Rev. Immunol. 7 (1989) 309

Ullman, K., J. P. Northrop, C. L. Verweij, G. R. Crabtree: Transmission of signals from T lymphocyte antigen receptor to the genes responsible for cell proliferation and immune function. Ann. Rev. Immunol. 8 (1989) 421

Zellvermittelte Immunantwort

Adams, D.: Molecules, membranes, and macrophage activation. Immunol. Today 3 (1982) 285

Bloom, B. R., P. Salgame, B. Diamond: Revisiting and revising suppressor T cells. Immunol. Today 13 (1992) 131–136

Carrick, L., D. L. Boros: The artificial granuloma 1: in vitro lymphokine production by pulmonary artificial hypersensitivity granulomas. Clin. Immunol. Immunopathol. 17 (1980) 415

Cerami, A., B. Beutler: The role of cachectin/TNF in endotoxin shock and cachexia. Immunol. Today 9 (1988) 28

Eckels, D. D., P. Lamb, P. Lake, J. N. Woody, A. H. Johnson, R. Hartzman: Antigenspecific human T lymphocyte clones: genetic restriction of influenza virus-specific responses to HLA-D region genes. Hum. Immunol. 4 (1982) 313

Filley, E. A., G. A. Rook: Effect of mycobacteria on sensitivity to the cytotoxic effects of tumor necrosis factor. Infect. Immunol. 59 (1991) 2567–2572

Goldberg, A. L., K. L. Rock: Proteolysis, proteasomes and antigen presentation. Nature 357 (1992) 375–379

Janeway, C. A.: The imune system evolved to discriminate infectious self from noninfectious self. Immunol. Today 13 (1992) 11–16

Kohl, S., L. S. Loo: Protection of neonatal mice against herpes simplex virus infections: probable in vivo antibody-dependent cellular cytotoxicity. J. Immunol. 129 (1982) 370

McMichael, A. J., F. Gotch, G. R. Noble: Cytotoxic T cell immunity to influenza. New Engl. J. Med. 309 (1983) 13

Moretta, L., E. Ciccone, A. Moretta, P. Höglund, C. Öhlén, K. Kärre: Allorecognition by NK cells: nonself or no self. Immunol. Today 13 (1992) 300–306

Mosmann, T. R., R. L. Coffman: Different patterns of lymphokine secretion lead to different functional properties. Ann. Rev. Immunol. 7 (1989) 145–173

Nathan, C. F., H. W. Murray, M. E. Wiebe, B. Y. Rubin: Identification of interferon-γ as the lymphokine that activates human macrophage oxidative metabolism and antimicrobial activity. J. exp. Med. 158 (1983) 670

Oppenheim, J. J., I. Gery: Interleukin-1 is more than an interleukin. Immunol. Today 3 (1982) 113

Ritz, J., R. E. Schmidt, J. Michon, T. Hercend, Schlossman: Characterisation of functional surface structures on human natural killer cells. Advanc. Immunol. 42 (1988) 181

Romagnani, S.: Human T_H1 and T_H2 subsets: doubt no more. Immunol. Today 12 (1991) 256–257

Rook, G. A. W.: The role of activated macrophages in the immunopathology of tuberculosis. Brit. med. Bull. 44 (1988) 624

Rosenstein, M., F. J. Eberlein, S. A. Rosenberg: Adoptive immunotherapy of established syngeneic solid tumours: role of lymphoid subpopulations. J. Immunol. 132 (1984) 2117

Steinman, R. M., M. C. Nussenzweig: Dendritic cells: features and functions. Immunol. Rev. 53 (1980) 127

Unanue, E. R.: Cellular studies on antigen presentation by class II MHC molecules. Curr. Opin. Immunol. 4 (1992) 63–69

Vassalli, P.: The pathophysiology of tumour necrosis factor. Ann. Rev. Immunol. 10 (1992) 411–452

Warner, J. F., G. Dennert: Effects of a cloned cell line NK activity on bone marrow transplant, tumour development, and metastasis in vivo. Nature 300 (1982) 37

Young, J. D., C. Liu: Multiple mechanisms of lymphocyte mediated killing. Immunol. Today 9 (1988) 140–144

Zinkernagel, R. M., P. C. Doherty: MHC-restricted cytotoxic T cells: studies on the biological role of polymorphic major transplantation antigens determining T cell restriction specificity and responsiveness. Advanc. Immunol. 27 (1979) 51

Regulation der Immunantwort

Blalock, J. E., K. L. Bost: Neuroimmunoendocrinology. Allergy, vol. 43. Karger, Basel

Coffman, R. L., H. F. J. Savelkoul, D. A. Lebman: Cytokine regulation of immunoglobulin isotype switch and expression. Semin. Immunol. 1 (1989) 55

Cohen, P. L., R. A. Eisenberg: The Ipr and gld genes in systemic autoimmunity: life and death in the fas lane. Immunol. Today 13 (1992) 427

Gaulton, G. N., M. I. Greene: Idiotypic mimicry of biological receptors. Ann. Rev. Immunol. 4 (1986) 253

Gershon, R. K., K. Kondo: Infectious immunological tolerance. Immunology 21 (1972) 903

Goodnow, C. C., S. Adelstein, A. Basten: The need for central and peripheral tolerance in the B cell repertoire. Science 248 (1990) 1373

Herman, A., J. W. Kappler, P. Marrack, A. Pullen: Superantigens: mechanisms of T cell stimulation and role in immune responses. Ann. Rev. Immunol. 9 (1991) 745

Jerne, M. J.: Towards a network theory of the immune system. Ann. Immunol. 1235c (1974) 373

Mason, D., I. MacPhee, F. Antoni: The role of the neuroendocrine system in determining genetic susceptibility to experimental allergic encephalomyelitis in the rat. Immunology 70 (1990) 1–5

Schwartz, R. H.: A cell culture method for T cell clonal anergy. Science 248 (1990) 1349

Stein, K. E., T. Soderstrom: Neonatal administration of idiotype or anti-idiotype primes for protection against Escherichia coli K13 infection in mice. J. exp. Med. 160 (1984) 101

Wakelin, D., J. K. Blackwell: Genetic variations in immunity to parasite infection. In: Immunology and Molecular Biology of Parasitic Infections. Blackwell, Oxford 1991

Zinkernagel, R. M., H. P. Pircher, P. Ohashi et al.: T and B cell tolerance and responses to viral antigens in transgenic mice: implications for the pathogenesis of autoimmune versus immunopathological disease. Immunol. Rev. 122 (1991) 133

Immuntoleranz

Basten, A.: Self tolerance: the key to autoimmunity. Proc. roy. Soc., Ser. B 238 (1989) 1

Goodnow, C.: Ann. Rev. Immunol. 10 (1992)

Miller, J. F. A. P., G. Morahan: Peripheral T cell tolerance. Ann. Rev. Immunol. 10 (1992)

Möller, G.: Transgenic mice and immunological tolerance. Immunol. Rev. 122 (1991)

Nossal, G. J. V.: Cellular mechanisms of immunological tolerance. Ann. Rev. Immunol. 1 (1983) 33

Nossal, G. J. V.: Immunity versus tolerance: the cell biology of positive and negative signalling of B lymphocytes. Advanc. molec. cell. Biol. 6 (1992)

Waldmann, H.: Manipulation of T cell responses with monoclonal antibodies. Ann. Rev. Immunol. 7 (1989) 407

Die Entwicklung des Immunsystems

Gallagher, R. B., D. G. Osmond: To B, or not to B: that is the question. Immunol. Today 12 (1991) 1

Hannet, I. I., F. Erkeller-Yuksel, P. M. Lydyard, V. Denys, M. DeBruyère: Developmental and maturational changes in human blood lymphocyte subpopulations. Immunol. Today 13 (1992) 215

Rayewsky, K. H. von Boehmer: Lymphocyte development. Curr. Opin. Immunol. 4 (1992) 131–181

van Ewijk, W.: T-cell differentiation is influenced by thymic environment. Ann. Rev. Immunol. 9 (1991) 59

Welte, K., et al.: Recombinant human granulocyte colony stimulating factor: in vitro and in vivo effects on myelopoiesis. Blood Cells 13 (1–2) (1987) 17–30

Zouali, M., I. C. M. MacLennan: Molecular events in the development of the lymphocyte repertoire. Immunol. Today 13 (1992) 41

Komplement

Arlaud, G. J., M. G. Colomb, J. Gagnon: A functional model of the human C1 complex. Immunol. Today 8 (1987) 106–111

Atkinson, J. P., T. Farries: Separation of self from non-self in the complement system. Immunol. Today 8 (1987) 212–215

Bhakdi, S., J. Tranum-Jensen: Mechanism of complement cytolysis and the concept of channel-forming proteins. Phil. Trans. Ser. B 306 (1984) 311–324

Campbell, R. D., S. K. A. Law, K. B. M. Reid, R. B. Sim: Structure, organisation, and regulation of the complement genes. Ann. Rev. Immunol. 6 (1988) 161–195

Carrell, R. W., D. R. Boswell: Serpins: the superfamily of plasma serine proteinase inhibitors. In Barrett, A., G. Salveson: Proteinase Inhibitors. Elsevier, Amsterdam 1986 (pp. 403–420)

Colten, H. R., R. C. Strunk, D. H. Perlmutter, F. S. Cole: Regulation of complement protein biosynthesis in mononuclear phagocytes. In Evered, D., J. Nugent, M. O'Connor: Biochemistry of Macrophages. Ciba Symposium, vol. 118. Pitman, London 1986 (pp. 141–151)

Cooper, N. R.: The classical complement pathway: activation and regulation of the first complement component. Advanc. Immunol. 37 (1985) 151–216

Couser, W. G., P. J. Baker, S. Adler: Complement and the direkt mediation of immune glomerular injury: a new perspective. Kidney int. 28 (1985) 879–890

Fearon, D. T.: Cellular receptors for fragments of the third component of complement. Immunol. Today 5 (1984) 105–110

Gerard, N. P., C. Gerard: The chemotactic receptor for C5a anaphylatoxin. Nature 349 (1991) 614–617

Hourcade, D., V. M. Holers, J. P. Atkinson: The regulators of complement activation (RCA) gene cluster. Advanc. Immunol. 45 (1989) 381–416

Kishimoto, T. K., R. S. Larson, A. L. Corbi, M. L. Dustin, D. E. Staunton, T. A. Springer: The leukocyte integrins. Advanc. Immunol. 46 (1989) 149–182

Klaus, G. G. B., J. H. Humphrey: A re-evaluation of the role of C3 in B-cell activation. Immunol. Today 7 (1986) 163–165

Lachmann, P. J.: A common form of killing. Nature 321 (1986) 560

Lachmann, P. J., M. J. Walport: Deficiency of the effector mechanisms of the immune response and autoimmunity. In Whelan, J.: Autoimmunity and Autoimmune Diseases. Ciba Foundation Symposium, vol. 129. Wiley, Chichester 1987 (pp. 149–171)

Morgan, B. P.: Complement: Clinical Aspects and Relevance to Disease. Academic Press, London, New York 1990

Muller-Eberhard, H. J.: The membrane attack complex of complement. Ann. Rev. Immunol. 2 (1984) 503–528

Muller-Eberhard, H. J., R. D. Schreiber: Molecular biology and chemistry of the alternative pathway of complement. Advanc. Immunol. 29 (1980) 1–53

Porter, R. R., K. B. M. Reid: The biochemistry of complement. Nature 275 (1978) 699–704

Reid, K. B. M., A. J. Day: Structure-function relationships of the complement components. Immunol. Today 10 (1989) 177–180

Reid, K. B. M., R. R. Porter: The proteolytic activation systems of complement. Ann. Rev. Biochem. 50 (1981) 433–464

Ross, G. D.: Immunobiology of the Complement System. Academic Press, New York 1986

Ross, G. D., M. E. Medof: Membrane complement receptors specific for bound fragments of C3. Advanc. Immunol. 37 (1985) 217–267

Schifferli, J. A., Y. C. Ng, D. K. Peters: The role of complement and its receptor in the elimination of immune complexes. New Engl. J. Med. 315 (1986) 488–495

Whaley, K.: Complement in Health and Disease. MTP Press, Lancaster 1987

Zellmigration und Entzündung

Davies, P., P. J. Bailey, M. M. Goldenberg, A. W. Ford-Hutchinson: The role of arachidonic acid oxygenation products in pain and inflammations. Ann. Rev. Immunol. 2 (1984) 335–358

Dustin, M. L., T. A. Springer: Role of lymphocyte adhesion receptors in transient interactions and cell locomotion. Ann. Rev. Immunol. 9 (1991) 27–66

Hemler, M. E.: VLA proteins in the integrin family: structures, functions and their role on leukocytes. Ann. Rev. Immunol. 8 (1990) 365–400

Hynes, R. O.: Integrins: a family of cell surface receptors. Cell 48 (1987) 349–354

Male, D. K.: Cell traffic and inflammation. In Male, D. K., B. Champion, A. Cooke, M. Owen: Advanced Immunology, 2nd ed. Gower, London 1991 (chapt. 16)

Proud, D., A. P. Kaplan: Kinin formation: mechanism and role in inflammatory disorders. Ann. Rev. Immunol. 6 (1988) 49–83

Shimizu, Y., W. Newman, T. V. Gopal, et al.: Four molecular pathways of T cell adhesion to endothelial cells: roles of LFA-1, VCAM-1 and ELAM-1 and changes of pathway hierarchy under different activation conditions. J. Cell Biol. 113 (1991) 1203–1212

Springer, T. A.: Adhesion receptors in the immune system. Nature 346 (1990) 425–434

Evolution der Immunität

Beck, G., G. S. Habicht: Primitive cytokines: harbingers of vertebrate defence. Immunol. Today 12 (1991) 180

Brehelin, M.: Immunity in Invertebrates. Springer, Berlin 1986

Cohen, N.: First international symposium on the immunology of ectothermic vertebrates. Develop. comp. Immunol. 11 (1987) 435

Cohen, N., M. M. Sigel: The Reticuloendothelial System. Ontogeny and Phylogeny. Plenum, New York 1982

Cooper, E. L.: Developmental and Comparative Immunology. Pergamon, New York 1992

Cooper, E. L., C. Langlet, J. Bierne: Developmental and Comparative Immunology. Liss, New York 1987

Du Pasquier, L.: Evolution of the immune system. In Paul, W. E.: Fundamental Immunology, 2nd ed. Raven, New York 1989

Du Pasquier, L., J. Schwager, M. F. Flajnik: The immune system of Xenopus. Ann. Rev. Immunol. 7 (1989) 251

Ellis, A. E., M. F. Tatner: Fish and Shellfish Immunology. Academic Press, London 1992

Flajnik, M., E. Hsu, J. F. Kaufman, L. Du Pasquier: Changes in the immune system during metamorphosis of Xenopus. Immunol. Today 8 (1987) 58

Horton, J. D.: Immune system of Xenopus: T cell biology. In Tinsley, R. C., H. R. Kubel: The Biology of Xenopus. Oxford University Press, Oxford 1993

Lackie, A. M.: Immune mechanisms in invertebrate vectors. Zoological Society of London Symposia, 56. Oxford University Press, Oxford 1986

Litman, G. W., K. Hinds, F. Kobubu: The structure and organisation of immunoglobulin genes in lower vertebrates. In: Immunoglobulin Genes. Academic Press, London 1988

Manning, M. J., M. F. Tatner: Fish Immunology. Academic Press, London 1985

Manning, M. J., R. J. Turner: Comparative Immunobiology. Blackie, Glasgow 1976

Manning, M. J., M. F. Tatner, C. J. Secombes: Immunology and disease control mechanisms of fish. J. Fish Biol. 31 (A) (1987)

Ratcliffe, N. A., A. F. Rowley: Invertebrate Blood Cells, vol. I and II. Academic Press, London 1981

Ratcliffe, N. A., A. F. Rowley, S. W. Fitzgerald, C. P. Rhodes: Invertebrate immunity: basic concepts and recent advances. Int. Rev. Cytol. 97 (1985) 183

Rowley, A. F., N. A. Ratcliffe: Vertebrate Blood Cells. Cambridge University Press, Cambridge 1988

Smith, L. C., E. H. Davidson: The echinoid immune system and the phylogenetic occurrence of immune mechanisms in deuterostomes. Immunol. Today 13 (1992) 356

Solomon, J. B.: Invertebrate receptors and recognition molecules involved in immunity and determination of self and non-self. In: Receptors in Cellular Recognition and Developmental Processes. Academic Press, London 1986

Tournefier, A., J. Charlemagne: Evolution of the Vertebrate Immune System. Telford Press, 1992

Warr, G., N. Cohen: Phylogenesis of Immune Functions. CRC Press, Oxford 1991

Zapata, A. G., A. Varas, M. Torroba: Seasonal variations in the immune system of lower vertebrates. Immunol. Today 13 (1992) 142

Immunität gegen Viren, Bakterien und Pilze

Allgemein

Roitt, I. M., P. J. Delves: Encyclopedia of Immunology. Academic Press, London 1992

Viren

Bean, B.: Antiviral therapy: current concepts and practices. Clin. microbiol. Rev. 5 (1992) 146–182

Borden, E. G., I. B. Rosenzweig, G. I. Byrne: Interferons: from virus inhibitor to modular of amino acid and lipid metabolism. J. Interferon Res. 7 (1987) 591

Doherty, P. C., W. Allan, M. Eichelberger, S. R. Carding: Roles of α/β and γ/δ T cell subsets in viral immunity. Ann. Rev. Immunol. 10 (1992) 123–151

Mims, C. A., D. W. White: Viral Pathogenesis and Immunology. Blackwell, Oxford 1984

Moore, J. B., G. L. Smith: Steroid hormone synthesis by a vaccinia enzyme: a new type of virulence factor. EMBO J. 11 (1992) 1973–1980

Murray, K.: Application of recombinant DNA techniques in the development of viral vaccines. Vaccine 6 (1988) 164

Nash, A. A., A. Jayasuriya, J. Phelan, S. P. Cobbold, H. Waldman, T. Prospero: Different roles for $L3T4^+$ and $Lyt2^+$ T cell subsets in the control of an acute herpes simplex virus infection of the skin and nervous system. J. gen. Virol. 68 (1987) 825

Ray, C. A., R. A. Black, S. K. Kronheim, et al.: Viral inhibition of inflammation: cowpox virus encodes an inhibitor of the interleukin-1β converting enzyme. Cell 69 (1992) 597–604

Sissons, J. G., M. B. A. Oldstone: Antibody-mediated destruction of virus-infected cells. Advanc. Immunol. 31 (1980) 1

Stroop, W. G., J. R. Baringer: Persistent slow and latent viral infections. Progr. med. Virol. 28 (1982) 1

Wiley, D. C., I. A. Wilson, J. J. Skehel: Structural identification of the antibody binding sites of Hong Kong influenza haemagglutinin and their involvement in antigenic variation. Nature 289 (1981) 373

Wraith, D. C.: The recognition of influenza A virus-infected cells by cytotoxic T lymphocytes. Immunol. Today 8 (1987) 239

Zinkernagel, R. M., P. C. Doherty: MHC-restricted cytotoxic T cells: studies on the biological role of polymorphic major tansplantation antigens determining T cell restriction, specificity, function and responsiveness. Advanc. Immunol. 27 (1979) 51

Bakterien

Catterall, J. R., C. M. Black, J. P. Leventhal, N. W. Rizk, J. S. Wachtel, J. S. Remington: Nonoxidative microbicidal activity in normal human alveolar and peritoneal macrophages. Infect. and Immun. 55 (1987) 635

Chan, J., Y. Xing, R. S. Magliozzo, B. R. Bloom: Killing of virulent Mycobacterium tuberculosis by reactive nitrogen intermediates produced by activated murine macrophages. J. exp. Med. 175 (1992) 1111–1122

De Libero, G., S. H. E. Kaufmann: Antigen-specific $Lyt2^+$ cytolytic T lymphocytes from mice infected with the intracellular bacterium Listeria monocytogenes. J. Immunol. 137 (1986) 2688

Ganz, T., M. E. Selsted, D. Szklarek, et al.: Defensins: natural peptide antibiotics of human neutrophils. J. clin. Invest. 76 (1985) 1427

Joiner, K. A., E. F. Brown, M. M. Frank: Complement and bacteria: chemistry and biology in host defence. Ann. Rev. Immunol. 2 (1984) 461

Lynn, W. A., D. T. Golenbock: Lipopolysaccharide antagonists. Immunol. Today 13 (1992) 271–276

Mims, C. A.: The Pathogenesis of Infectious Disease, 3rd ed. Academic Press, London 1987

Mitchell, G. F.: The way ahead for vaccines and vaccination: symposium summary. Vaccine 6 (1988) 200

Ofek, I., N. Sharon: Lectinophagocytosis: a molecular mechanism of recognition between cell surfaces sugars and lectins in the phagocytosis of bacteria. Infect. and Immun. 56 (1988) 539

Rook, G. A. W., R. Al Attiyah: Cytokines and the Koch phenomenon. Tubercle 72 (1991) 13–20

Rothstein, J. L., H. Schreiber: Synergy between tumour necrosis factor and bacterial products causes haemorrhagic necrosis and lethal shock in normal mice. Proc. nat. Acad. Sci. 85 (1988) 607

Sibley, L. D., J. L. Krahenbuhl: Mycobacterium leprae-burdened macrophages are refractory to activation by gamma-interferon. Infect. and Immun. 55 (1987) 446

Yamamura, M., K. Uyemura, R. J. Deans, et al.: Defining protective responses to pathogens: cytokine profiles in leprosy lesions. Science 254 (1991) 277–279

Pilze

Bullock, W. E., S. D. Wright: Role of the adherence-promoting receptors CR3 LFA-1 and p150,95 in binding of Histoplasma capsulatum by human macrophages. J. exp. Med. 165 (1987) 195

Calderon, R. A., R. J. Hay: Cell-mediated immunity in experimental murine dermatophytosis: adoptive transfer of immunity to dermatophyte infection by lymphoid cells from donors with acute or chronic infections. Immunology 53 (1984) 4
Cox, R. A.: Immunologic studies of patients with histoplasmosis. Amer. Rev. resp. Dis. 120 (1979) 143
Murphy, J. W.: Mechanisms of natural resistance to human pathogenic fungi. Ann. Rev. Microbiol. 45 (1991) 509–538
Rogers, T. G., E. Balish: Immunity to Candida albicans. Microbiol. Rev. 44 (1980) 660

Immunität gegen Einzeller und Würmer

Brophy, P. M., D. I. Pritchard: Immunity to helminths: ready to tip the biochemical balance. Parasitol. Today 8 (1992) 419
Capron, A. R.: Immunity to schistosomes. Curr. Opin. Immunol. 4 (1992) 419
Colley, D. G., N. A. Nix: Do schistosomes exploit the host pro-inflammatory cytokine TNF-α for their own survival? Parasitol. Today 8 (1992) 355
Cox, F. E. G.: Vaccination against parasites. In Behnke, J. M.: Parasites: Immunity and Pathology. The Consequences of Parasitic Infection in Mammals. Taylor & Francis, London 1990 (pp. 396–416)
Cox, F. E. G., E. Y. Liew: T-cell subsets and cytokines in parasitic infections. Parasitol. Today 8 (1992) 371
James, S. L.: The effector functions of nitrogen oxides in host defense against parasites. Exp. Parasitol. 73 (1991) 223
Kwiatkowski, D.: Malaria: becoming more specific about non-specific immunity. Curr. Opin. Immunol. 4 (1992) 425
Locksley, R. M., J. A. Louis: Immunology of leishmaniasis. Curr. Opin. Immunol. 4 (1992) 413

Tumorimmunologie

Balkwill, F. R.: Cytokines in Cancer Therapy. Oxford University Press, Oxford 1989
Cancer immunotherapy update. Immunol. Today 11 (1990) 190–200
De Plaen, E., C. Lurquin, A. Van Pel, et al.: Tum-variants of mouse mastocytoma P815: cloning of the gene of tum-antigen O91A and identification of the tum-mutation. Proc. nat. Acad. Sci. 85 (1988) 2274–2278
Fanger, M. W., D. M. Segal, J.-L. Romet-Lemonne: Bispecific antibodies and targeted cellular cytotoxicity. Immunol. Today 12 (1991) 51–54
Franks, L. M., N. Teich: Introduction to the Cellular and Molecular Biology of Cancer. Oxford University Press, Oxford 1991
Herlyn, M., A. Menrad, H. Koprowski: Structure, function and clinical significance of human tumour antigens. J. nat. Cancer Inst. 82 (1990) 1883–1889
Koprowski, H., G. Rovera: Cancer. Curr. Opin. Cancer 2 (1990) 681–682
Perussia, B.: Lymphokine-activated killer cells, natural killer cells and cytokines. Curr. Opin. Immunol. 3 (1991) 49–55
Topalian, S. L., D. Solomon, S. A. Rosenberg: Tumour-specific cytolysis by lymphocytes infiltrating human melanomas. J. Immunol. 142 (1989) 3714–3725

Immundefizienz

Rosen, F. S., M. Seligman: Immunodeficiency Reviews. Vol. I–III. Gordon Breech, London 1988–1992

Überempfindlichkeit – Typ-I-Reaktion

Brostoff, J., S. J. Challacombe: Food Allergy and Intolerance. Baillière, Tindall, London 1987
Bruynzeel-Koomen, C., D. Wichen, J. Toonstra, S. L. Berren, P. L. B. Bruynzeel: The presence of IgE molecules on epidermal Langerhans' cells in patients with atopic dermatitis. Arch. dermatol. Res. 278 (1986) 199–205
Coca, A. F., R. A. Cooke: On the classification of the phenomenon of hypersensitiveness. J. Immunol. 8 (1923) 163
Cooke, R. A., A. Vander-Veer: Human sensitization. J. Immunol. 1 (1916) 201
Finkelman, F. D., J. Holmes, I. M. Katona, et al.: Lymphokine control of in vivo immunoglobulin isotype selection. Ann. Rev. Immunol. 8 (1990) 303–333
Galli, S. J.: New insights into 'The Riddle of the Mast Cells': environmental regulation of mast cell development and phenotypic heterogeneity. Lab. Invest. 62 (1990) 5–33
Gleich, G. J., N. A. Flanahan, T. Fujisawa, P. M. Vanhoutte: The eosinophil as a mediator of damage to respiratory epithelium: a model for bronchial hyperreactivity. J. Allergy 81 (1988) 776–781
Gordon, J. R , P. R. Burd, S. J. Galli: Mast cells as a source of multifunctional cytokines Immunol. Today 11 (1990) 458–464
Juto, P.: Elevated serum immunoglobulin E in T cell deficient infants fed cow's milk. J. Allergy 66 (1980) 402
Kaliner, M. A.: The late-phase reaction and its clinical implications. Hosp. Pract. 15 (1987) 73–83
Metzger, H.: IgE, mast cells and the allergic response. In: Ciba Foundation Symposium vol. 147. Wiley, Chichester 1989
Metzger, H., G. Alcaraz, R. Hoffman, J. P. Kinet, V. Pribluda, R. Quarto: The receptor with high affinity for immunoglobulin E. Ann. Rev. Immunol. 4 (1986) 419–470
Miller, J. S., L. B. Schwartz: Human mast cell proteases and mast cell heterogeneity. Curr. Opin. Immunol. 1 (1989) 637–642
Prausnitz, C., H. Küstner: In Gell, P. G. H., R. R. A. Coombes: Clinical Aspects of Immunology. Blackwell, Oxford 1962 (pp. 808–816) (Appendix)
Sedgwick, J. D., P. G. Holt: Induction of IgE-secreting cells in the lymphatic drainage of the lungs of rats following passive antigen inhalation. Int. Arch. Allergy appl. Immunol. 79 (1986) 329–331
Stanworth, D. R.: Immediate Hypersensitivity. North Holland Publications, Amsterdam 1973
Takafuji, S., S. Suzuki, K. Kolzumi, et al.: Diesel-exhaust particulates inoculated by the intranasal route have adjuvant activity for IgE production in mice. J. Allergy 79 (1987) 639–645
Vide, L., H. Bennich, S. G. O. Johansson: Diagnosis of allergy by an in vitro test for allergen antibodies. Lancet 1967/II, 1105
Yakota, A., H. Kikutani, T. Tanaka, et al.: Two species of human Fc_ϵ receptor (Fc_ϵRII/CD23): tissue-specific and IL-4-specific regulation of gene expression. Cell 55 (1988) 611–618

Überempfindlichkeit – Typ-II-Reaktion

Anstee, D. J.: Blood group active substances of the human red blood cell. Vox Sang. 58 (1990) 1
Bloy, C., D. Blanchard, P. Lambin, et al.: Characterization of the D, c, E and G antigens of the Rh blood group system with human monoclonal antibodies. Molec. Immunol. 25 (1988) 926–930
Burton, D. R.: Immunoglobulin G: functional sites. Molec. Immunol. 22 (1985) 161–206
Druet, P., D. Glotz: Experimental autoimmune nephropathies: induction and regulation. Advanc. Nephrol. 13 (1984) 115
Hughes-Jones, N. C.: Monoclonal antibodies as potential blood-typing reagents. Immunol. Today 9 (1987) 68
Lindstrom, J : Immunobiology of myasthenia gravis, experimental autoimmune myasthenia gravis and Lambert-Eaton syndrome. Ann. Rev. Immunol. 3 (1985) 109–131
Race, R., R. Sanger: Blood Groups in Man, 6th ed. Blackwell, Oxford 1975
Watkin, W. M.: Biochemical genetics of the blood group antigens: retrospect and prospect. Biochem. Soc. Trans. 13 (1987) 614–624
Yamamoto, F.-I., H. Clausen, T. White, J. Marhen, S.-I. Hakomori: Molecular genetic basis of the histo-blood group AB0 system. Nature 345 (1990) 229

Überempfindlichkeit – Typ-III-Reaktion

Agnello, V.: Immune complex assays in rheumatic diseases. Hum. Pathol. 14 (1983) 343
Arthus, M.: Injections repeté de serum de cheval chez le lapin. C. R. Soc. Biol. 55 (1903) 817
Birmingham, D. J., L. A. Herbert, F. G. Cosio, M. E. Van Aman: Immune complex erythrocyte complement receptor interactions in vivo during induction of glomerulonephritis in non-human primates. J. Lab. clin. Med. 116 (1990) 242
Cornacoff, J. B., L. A. Hobart, W. L. Smead, M. E. Vanaman, D. J. Birmingham, F. J. Waxman: Primate erythrocyte immune complex clearing mechanism. J. clin. Invest. 71 (1983) 236
Czop, J., V. Nussenzweig: Studies on the mechanism of solubilization of immune precipitates by serum. J. exp. Med. 143 (1976) 615
Davies, K. A., V. Hird, S. Stewart, et al.: A study of in vivo immune complex formation and clearing in man. J. Immunol. 144 (1990) 4613

Dixon, F. J., J. J. Vazquez, W. O. Weigle, C. G. Cochrane: Pathogenesis of serum sickness. Arch. Pathol. 65 (1958) 18
Dixon, F. J., J. D. Feldman, J. J. Vazquez: Experimental glomerulonephritis: the pathogenesis of a laboratory model resembling the spectrum of human glomerulonephritis. J. exp. Med. 113 (1961) 899
Emlen, W., M. Mannik: Clearance of circulating DNA-anti-DNA immune complexes in mice. J. exp. Med. 155 (1982) 1210
Finbloom, D. S., D. B. Magilvary, J. B. Harford, A. Rifai, P. H. Plotz: Influence of antigen on immune complex behaviour in mice. J. clin. Invest. 68 (1981) 214
Heidelberger, M.: Quantitative chemical studies on complement or alexin. J. exp. Med. 73 (1941) 681
Inman, R. D.: Immune complexes in SLE. Clin. Res. Dis. 8 (1982) 49
Kjilstra, H., L. A. Van Es, M. R. Daha: The role of complement in the binding and degradation of immunoglobulin aggregates by macrophages. J. Immunol. 123 (1979) 2488
Lachman, P. J.: Complement deficiency and the pathogenesis of autoimmune complex disease. Chem. Immunol. 49 (1980) 245
Medof, M. E., J. J.-F. Oger: Competition for immune complexes by red cells in human blood. J. clin. Lab. Immunol. 7 (1982) 7
Miller, G. W., V. Nussenzweig: A. new complement function: solubilization of antigen-antibody aggregates. Proc. nat. Acad. Sci. 72 (1975) 418
Schifferli, J. A., Y. C. Ng, D. K. Peters: The role of complement and its receptor in the elimination of immune complexes. New Engl. J. Med. 315 (1986) 488
Sedlacek, H. H., F. R. Seiler: Immune complexes. Behring Inst. Mitt. 64 (1979)
Takata, Y., N. Tamura, T. Fujita: Interaction of C3 with antigen-antibody complexes in the process of solubilization of immune precipitates. J. Immunol. 132 (1984) 2531
Theofilopoulos, A. N., F. J. Dixon: The biology and detection of immune complexes. Advanc. Immunol. 28 (1979) 89
Warren, J. S., K. R. Yabroff, D. G. Remick, et al.: Tumour necrosis factor participates in the pathogenesis of acute immune complex alveolitis in the rat. J. clin. Invest. 84 (1989) 1873
Waxman, F. J., L. E. Hebert, J. B. Cornacoff, M. E. Van Aman, et al.: Complement depletion accelerates the clearance of immune complexes from the circulation of primates. J. clin. Invest. 74 (1984) 1329
Whaley, K.: Complement and immune complex diseases. In Whaley, K.: Complement in Health and Disease. MTP Press, Lancaster 1987
Williams, R. C.: Immune Complexes in Clinical and Experimental Medicine. Harvard University Press, Massachusetts 1980
World Health Organization Scientific Group: Technical Report 606. The Role of Immune Complexes in Disease. WHO, Geneva 1977

Überempfindlichkeit – Typ-IV-Reaktion

Baadsgaard, O., T. Wang: Immune regulation in allergic and irritant skin reactions. Int. J. Dermatol. 30 (1991) 161–172
Bjune, G., R. St. C. Barnetson, D. S. Ridley, G. Kronvall: Lymphocyte transformation test in leprosy: correlation of the response with inflammation of lesions. Clin. exp. Immunol. 25 (1976) 85–94
Friedmann, P. S.: The immunology of allergic contact dermatitis: the DNCB story. Advanc. Dermatol. 5 (1991) 175–196
Gawkrodger, D. J., E. McVittie, M. M. Carr, J. A. Ross, J. A. A. Hunter: Phenotypic characterisation of the early cellular responses in allergic and irritant contact dermatitis. Clin. exp. Immunol. 66 (1986) 590–598
Gawkrodger, D. J., M. M. Carr, E. McVittie, K. Guy, J. A. A. Hunter: Keratinocyte expression of MHC class II antigens in allergic sensitisation and challenge reactions and in irritant contact dermatitis. J. invest. Dermatol. 88 (1987) 11
Kindler, V., A.-P. Sappino, G. E. Gran, P.-F. Pignet, P. Vassalli: The inducing role of tumour necrosis factor in the development of bactericidal granulomas during BCG infection. Cell 56 (1989) 731–740
Munro, C. S., D. A. Campbell, L. A. Collings, L. W. Poulter: Monoclonal antibodies distinguish macrophages and epithelioid cells in sarcoidosis and leprosy. Clin. exp. Immunol. 68 (1987) 282–287
Platt, J. L., B. W. Grant, A. A. Eddy, A. F. Michael: Immune cell populations in cutaneous delayed hypersensitivity. J. exp. Med. 158 (1983) 1227–1242
Poulter, L. W., G. J. Seymour, O. Duke, G. Janossy, G. Panayi: Immunohistochemical analysis of delayed-type hypersensitivity in man. Cell. Immunol. 74 (1982) 358–369
Sauder, D. N.: Allergic contact dermatitis. In Thiers, B. H., R. L. Dobson: Pathogenesis of Skin Disease. Churchill Livingstone, New York 1986 (pp. 3–12)
Turk, J. L.: Research Monographs in Immunology 1. Delayed Hypersensitivity 3e. Elsevier, Amsterdam 1980
Wolff, K., G. Stingl: The Langerhans cell. J. invest. Dermatol. 80, Suppl. (1983) 175–215

Transplantation und Abstoßung

Billingham, R. E., E. S. Silvers: The Immunobiology of Transplantation. Prentice Hall, New Jersey 1971
Cerilli, C. J.: Organ Transplantation and Replacement. Lippincott, Philadelphia 1988
Kahan, D.: Cyclosporin A – Biological Activity Applications. Grune & Stratton, New York 1984
Klein, J.: Natural History of the Major Histocompatibility Complex. Wiley, New York 1987

Autoimmunität und Autoimmunkrankheiten

Chapel, H. M., M. Haeney: Essentials of Clinical Immunology, 3rd ed. Blackwell, Oxford 1992
Lachmann, P. J., D. K. Peters, F. S. Rosen, M. J. Walport: Clinical Aspects of Immunology, 5th ed. Blackwell, Oxford 1992
McGregor, A. M.: Immmunology of Endocrine Diseases. MTP Press, Lancaster 1986
Morrow, J., D. A. Isenberg: Autoimmune Rheumatic Disease. Blackwell, Oxford 1987
Roitt, I. M., P. R. Hutchings, K. I. Dawe, N. Sumar, K. B. Bodman, A. J. Cooke: The forces driving autoimmune disease. J. Autoimmun. 5, Suppl. A (1992) 11–26
Schoenfeld, Y., D. Isenberg: The Mosaic of Autoimmunity (Factors Associated with Autoimmune Disease). Elsevier, Amsterdam 1989
Sites, D. P., A. I. Terr: Basic and Clinical Immunology, 7th ed. Lange, California 1991

Immunologische Testmethoden

Hudson, L., F. C. Hay: Practical Immunology, 3rd ed. Blackwell, Oxford 1989
Johnstone, A., R. Thorpe: Immunochemistry in Practice, 2nd ed. Blackwell Oxford 1987
Nairn, R. C.: Practical Methods in Clinical Immunology. Series. Churchill Livingstone, Edinburgh 1980–1984
Weir, D. M.: Handbook of Experimental Immunology, 4th ed., vol. I and II. Blackwell, Oxford 1986

Glossar und Abkürzungen

AA Adjuvansarthritis, auch adjuvansinduzierte Polyarthritis (AIP): Durch intradermale Injektion eines Adjuvans (z. B. abgetötete Mykobakterien) kann bei der Ratte, vor allem durch Aktivierung zytotoxischer T-Lymphozyten, eine experimentelle Entzündung der kleinen Extremitätengelenke provoziert werden. Die AA dient als experimentelles Modell für die rheumatoide Arthritis des Menschen.

AAk Autoantikörper: Körpereigene Substanzen, deren antigenes Profil aus irgendeiner Ursache „verfremdet" worden ist, können Antikörper induzieren. Dadurch kann unter Umständen die Selbsttoleranz durchbrochen werden, was zu einer Reihe von Autoimmunerkrankungen wie Autoimmunthyreoiditis, Lupus erythematodes, Postmyokardinfarkt-Syndrom u. a. führen kann. Funktionsdefekte von Suppressor-T-Zellen können die Entstehung von Autoantikörpern begünstigen.

AAT Alpha-1-Antitrypsin: Dieses Glykoprotein (58 kDa) gehört zu den Proteinaseinhibitoren des menschlichen Plasmas, die bei der Kontrolle von Entzündungen und bei der Begrenzung der Fibrinolyse eine Rolle spielen. Die normale Konzentration im Serum beträgt 180–320 mg/dl. Beim genetisch bedingten AAT-Mangel-Syndrom treten häufig Lungen- und Leberstörungen auf. Eine Erhöhung ist bei entzündlichen Prozessen (Akute-Phase-Reaktion), nach Operationen, bei Tumoren und auch am Ende der Gravidität zu beobachten.

Ab Antibody, siehe Ak: Antikörper.

ABC

1. Antigen binding cell, antigenbindende Zelle: B-Zellen, die Antigene spezifisch erkennen, treten in der individuellen Entwicklung in einer determinierten Reihenfolge auf. Die spätere Spezifität gegen weitere Antigene wird durch die verschiedenen Gene der hypervariablen Region, zusammen mit den Diversitätsgenen, festgelegt.
2. Antigen binding capacity: Mit dem Prinzip des Radioimmunassays wird die Fähigkeit eines Testserums gemessen, ein bestimmtes Antigen zu präzipitieren. Dieser Test kann z. B. bei der Diagnose und Verlaufskontrolle (Antikörper gegen DNA) des systemischen Lupus erythematodes verwendet werden.
3. Antibody coating test: Dieses Verfahren dient zur Lokalisation von Entzündungsherden, wobei die Antikörperbindung an Antigene des infektiösen Erregers gemessen wird. Dieser Test wird auch ACB-Test (antibody coated bacteria) genannt.

ACPA Autoantikörper gegen zytoplasmatische Antigene. Diese Autoantikörper in Granulozyten und Monozyten können zur Diagnostik verschiedener Krankheitsbilder, z. B. der Wegener-Granulomatose herangezogen werden. Der Titerverlauf der Autoantikörper korreliert mit dem klinischen Verlauf der Erkrankung.

ADCC Antibody-dependent cell-mediated cytotoxicity: antikörperabhängige zellvermittelte Zytotoxizität. Voraussetzung für die ADCC ist das Vorhandensein von spezifischen Antikörpern, die einerseits an Epitope der Zielzelle binden und andererseits von Effektorzellen erkannt werden, die Rezeptoren für den Fc-Teil des Antikörpers besitzen. Effektorzellen der ADCC sind z. B. K-Zellen, Lymphozyten, Makrophagen/Monozyten u. a. Durch das Zusammenwirken von Antikörper und Effektorzelle wird die Zielzelle lysiert. Dieser Vorgang dient der Abwehr von mikrobiellen Infektionen und wird auch bei der Überempfindlichkeit vom Typ II (z. B. Transplantatabstoßung) beobachtet.

Adjuvans Eine Substanz, welche nichtspezifisch die Immunantwort auf ein Antigen verstärkt.

ADLMC Antibody-dependent lymphocyte-mediated cytotoxicity: siehe ADCC.

AE Antitoxineinheit: Dieser von Paul Ehrlich für das Diphtherieantiserum eingeführte Begriff bezeichnet den Gehalt an neutralisierenden Antikörpern in einem Serum, der ausreicht, 100-Minimum-Letaldosen eines Toxins zu neutralisieren. Die 100-Minimum-Letaldosis ist als minimale hundertprozentige Letaldosis (Tod innerhalb von 4 Tagen) für 250 g schwere Meerschweinchen definiert.

AFC Antibody forming cell: antikörperbildende Zelle, entspricht funktionell der Plasmazelle.

AFC-P Antibody forming cell progenitor: Vorläuferzellen der B-Lymphozyten; hierbei handelt es sich um lymphoide Zellen, die intrazelluläres IgM enthalten, bei denen jedoch an der Oberfläche kein Immunglobulin nachweisbar ist. Vorkommen in der fetalen Leber und Milz, beim erwachsenen Individuum im Knochenmark.

Affinität Maß für die Bindungsstärke zwischen einer antigenen Determinante (Epitop) und einem Antikörperbindungsort (Paratop).

Affinitätsreifung Erhöhung der durchschnittlichen Antikörperaffinität während einer sekundären Immunantwort.

AFP Alphafetoprotein: normalerweise von der fetalen Leber produziertes Protein, das beim Erwachsenen im Verlauf von bestimmten Erkrankungen (z. B. Leberkarzinom) im Serum ansteigen kann und somit zu den onkofetalen Antigenen zählt.

Ag Siehe Antigen.

AgAkR Antigen-Antikörper-Reaktion.

AGKT Antiglobulinkonsumptionstest: Verfahren zum Nachweis von Autoantikörpern, die gegen nicht lösliche Zell- bzw. Bindegewebsantigene gerichtet sind.

Agretop Der Teil eines Antigens oder eines Antigenfragments, der mit einem MHC-Molekül interagiert.

AHG
1. Antihumanglobulin: Aus dem Serum von immunisierten Tieren gewonnene Antikörper gegen menschliches Globulin werden bei verschiedenen immunologischen Testmethoden verwendet.
2. Antihämophiles Globulin, synon.: Faktor VIII der Blutgerinnung: Durch Kryopräzipitation oder Glycinfällung gewonnene Konzentrate des AHG enthalten Fibrinogen und den Antiblutungsfaktor, der beim Willebrand-Jürgens-Syndrom fehlt.

AHLG Antihumanes Lymphozytenglobulin, auch ALG: Durch Immunisierung eines xenogenen Empfängers können speziesspezifische Gammaglobuline gegen die Lymphozyten des Spenders erzeugt werden. ALG wird therapeutisch zur Unterdrückung der Abstoßungsreaktion gegen Allotransplantate eingesetzt.

AICF Autoimmune complement fixation: Die Bindung und Aktivierung von Komplement spielt bei einer ganzen Reihe von Autoimmunerkrankungen eine wichtige Rolle.

AIDS Acquired immunodeficiency syndrome: Das durch HIV verursachte Immundefektsyndrom wird nach unterschiedlicher – zum Teil sehr langer – Latenzzeit durch das klinische Bild von opportunistischen Infektionen geprägt. Neben Helfer-T-Lymphozyten werden auch andere CD4-Membranmoleküle tragende Zellen von HIV befallen, so daß bei Beteiligung von Nervenzellen frühzeitig eine neurologische Symptomatik vorherrschen kann. Die Diagnose einer HIV-Infektion wird durch den Nachweis von spezifischen Antikörpern gestellt und ist nicht gleichbedeutend mit der klinischen Diagnose AIDS.

AIHA Autoimmunhämolytische Anämie: synon. AHA: Bei diesen Autoaggressionserkrankungen (vorwiegend vom Typ II der zytotoxischen Überempfindlichkeitsreaktion) werden Autoantikörper gegen Antigene von körpereigenen Erythrozyten gebildet, was zu deren Zerstörung führt. Die Ursachen dafür, warum Epitope auf der Erythrozytenmembran als fremd verkannt werden, sind weithin ungeklärt. Möglich sind Veränderungen der Oberflächenstruktur durch Arzneimittel und deren Metaboliten, durch virale oder bakterielle Infektionen oder die Entstehung von autoreaktiven Lymphozytenklonen durch Spontanmutation.

AIP
1. Adjuvansinduzierte Polyarthritis, siehe AA.
2. Automatische Immunpräzipitation: Automatisierte Nephelometrie zur quantitativen Messung von Antigen-Antikörper-Reaktionen. Diese Methode eignet sich zur Testung großer Probenserien.

AIT Autoimmunthyreoiditis: Autoimmunkrankheit der Schilddrüse, 1912 von Hashimoto beschrieben. Bei dieser chronischen Schilddrüsenentzündung sind sowohl humorale als auch zelluläre Immunreaktionen gegen Thyreoglobulin, Kolloidantigen und Mikrosomen von Schilddrüsenepithelzellen beteiligt. Morphologisch besteht eine Infiltration des Schilddrüsengewebes durch Lymphozyten, Plasmazellen und Makrophagen.

Ak Siehe Antikörper.

Akute-Phase-Proteine APP: Zu Beginn eines entzündlichen Prozesses können bestimmte Proteine der Alpha- und Betaglobulinklasse, z. B. α_1-Antitrypsin, C-reaktives Protein, vermehrt im Serum nachgewiesen werden.

ALA-1 Aktiviertes Lymphozytenantigen 1: Dieses Alloantigen wird nach Stimulation durch Mitogene von Mauslymphozyten exprimiert. Es ist ein Differenzierungsantigen auf B- und T-Effektorzellen der Maus.

ALFT Aluminiumformoltoxoid: zur aktiven Immunisierung abgeschwächtes Toxin, welches durch den Gehalt von Adjuvans eine verstärkte Bildung von antitoxischen Antikörpern induziert.

ALG Antilymphozytenglobulin, siehe AHLG.

Allele Varianz eines bestimmten Genlocus innerhalb einer Spezies.

Allergie Ursprünglich definiert als veränderte Reaktionslage beim Zweitkontakt mit einem Antigen; heute wird im allgemeinen unter Allergie die Überempfindlichkeit vom Typ I verstanden.

Allogen Die allogene Variation bezieht sich auf genetische Unterschiede innerhalb einer Spezies.

Allotyp Proteinprodukt eines Allels, welches von einem anderen Individuum derselben Spezies als Antigen erkannt wird.

ALS Antilymphozytenserum, siehe AHLG.

Alternativer Reaktionsweg Dieser Aktivierungsweg des Komplementsystems umfaßt die Faktoren C3, B, D, P, H und I, welche auf einer aktivierenden Oberfläche miteinander interagieren und die C3-Konvertase des alternativen Reaktionswegs bilden.

AMA Antimitochondriale Antikörper: Die klinische Bedeutung der AMA liegt in der Differentialdiagnostik der Cholestase zur Abgrenzung einer chronisch destruierenden nichteitrigen Cholangitis (primäre biliäre Zirrhose) von sekundären cholestatischen Formen. Cholestasen aufgrund extrahepatischer Gallengangsaffektionen sowie virusinduzierte akute und chronische Hepatitiden sind stets AMA-negativ. In 20–30% der Fälle von autoimmunen, chronisch aktiven Hepatitiden und kryptogenen Zirrhosen werden antimitochondriale Antikörper nachgewiesen.

AMLS Antimäuselymphozytenserum.

AMS
1. Antikörpermangelsyndrom: Hier liegt eine Störung der Antikörpersynthese vor. Der Organismus ist nicht in der Lage, auf Antigenkontakt mit einer ausreichenden Bildung von Antikörpern zu reagieren. Der Begriff bezeichnet nicht nur das Fehlen von Gammaglobulinen, sondern umfaßt auch Defekte anderer Immunglobulinklassen.
2. Antimakrophagenserum: Antikörper gegen Makrophagen werden zur Behandlung von entzündlichen Krankheiten sowie z. B. in der Transplantationschirurgie verwendet.

ANA Antinukleäre Antikörper: Autoantikörper gegen DNA in Zellkernen. ANA spielen bei der Diagnose rheumatischer Erkrankungen, speziell des Lupus erythematodes (LE), und anderen Bindegewebserkrankungen (z. B. chronische Polyarthritis) eine wichtige Rolle. Die Verlaufsbeobachtung der DNA-Antikörper eignet sich zur Therapieüberwachung, siehe auch ANF.

AN Ab Antinuclear antibody, siehe ANF.

ANAE Alphanaphtylacetatesterase: Mit dieser Färbemethode können T-Zellen mit guter Korrelation zum E-Rosettentest quantitativ erfaßt werden.

Anaphylatoxin Komplementpeptide (C3a und C5a), die eine Mastzelldegranulation und Kontraktion der glatten Muskulatur bewirken.

Anaphylaxie Antigenspezifische, primär IgE-vermittelte Immunreaktion, die mit Vasodilatation und Kontraktion der glatten Muskulatur (auch der Bronchien) einhergeht und tödlich verlaufen kann.

ANF Antinukleäre Faktoren: IgG-Antikörper gegen Proteine von körpereigenen Zellkernen. Der Nachweis von ANF ist von diagnostischem Wert bei Autoimmunerkrankungen wie z. B. Lupus erythematodes.

Antigen Jede Substanz, die eine spezifische Immunantwort auslösen bzw. mit Komponenten einer bereits ablaufenden Immunantwort reagieren kann (z. B. Kreuzreaktion mit Antikörpern), ist ein Antigen. Vor allem sind Proteine und andere großmolekularen Stoffe antigenwirksam; jedoch können auch kleinmolekulare Substanzen, die für sich allein nicht in der Lage sind, eine Immunantwort auszulösen, durch Bindung an körpereigene Proteine (Hapten-Carrier-Komplex) zu Vollantigenen werden und eine Immunantwort (auch in Form einer Überempfindlichkeitsreaktion) auslösen.

Antigen-präsentation Siehe antigenpräsentierende Zellen.

Antigen-prozessierung Die Umwandlung eines Antigens in eine Form, die von Lymphozyten erkannt werden kann.

Antikörper Moleküle, die als Reaktion auf den Kontakt mit einem Antigen gebildet werden und an dieses Antigen spezifisch binden können.

APC Antigen-presenting cells, antigen-processing cells: antigenpräsentierende Zellen. Makrophagen, dendritische Zellen, Langerhans-Zellen u. a. exprimieren Antigene von aufgenommenen z. B. Mikroorganismen auf ihrer Oberfläche und bieten sie zusammen mit MHC-Produkten den T-Lymphozyten an. Diese „mundgerechte" Präsentation ist die Voraussetzung für eine effektive Immunantwort.

APP Akute-Phase-Proteine, siehe dort.

ARC Aids related complex: Aufgrund des Immundefekts auftretende Symptomatik, umfaßt chronische Lymphknotenschwellungen über zwei Monate an mindestens zwei extrainguinalen Körperpartien, chronische Durchfälle, Müdigkeit, Leistungsabfall, Nachtschweiß, erhöhte Körpertemperatur, Gewichtsverlust von mehr als 10% des Körpergewichts. Für die Diagnose ARC ist zusätzlich der Nachweis von mindestens zwei für die HIV-Infektion typischen Laborbefunden notwendig.

ASE Antistreptolysineinheit: Begriff im Rahmen der Antistreptolysinreaktion (ASR, siehe dort).

ASL Antistreptolysin.

ASO Antistreptolysin-O (auch ASLO).

ASR Antistreptolysinreaktion: Antigen-Antikörper-Reaktion zum Nachweis von Antikörpern gegen β-hämolysierende Streptokokken der Gruppen A, C (humanus) und G. Durch spezifische Antikörper wird die hämolysierende Wirkung des Streptolysins neutralisiert. Die ASR ist ein Hilfsmittel bei der Diagnose des entzündlichen Rheumatismus, des Scharlachs und bei Nierenentzündungen. Falsch-positive Titererhöhungen sind bei Leberzirrhose, Pleuritis, Lungentuberkulose, Morbus Boeck und malignen Tumoren möglich.

AT Alttuberkulin: 1890 erstmals von Robert Koch hergestelltes zellfreies Filtrat von hitzeinaktiviertem Mycobacterium tuberculosis. Wird heute praktisch nur noch in der Veterinärmedizin verwendet.

AT III Antithrombin III: Der hereditäre AT-III-Mangel ist eine autosomal-dominant vererbte thrombophile Gerinnungsstörung, die unbehandelt bei mehr als 85% der betroffenen Patienten bis zum 50. Lebensjahr zumindest einmal zu einer venösen Thrombose führt. Die Substitution von AT III kann durch frisch gefrorenes Plasma oder AT-III-Konzentrate erfolgen.

ATG Antithymozytenglobulin: Ein gegen die in den Thymus eingewanderten und dort differenzierten Stammzellen (also bereits immunologisch kompetente Thymozyten) gerichtetes Globulin.

Atopie Die klinische Manifestation der Überempfindlichkeitsreaktion vom Typ I mit Ekzem, Asthma und Rhinitis.

ATP Autoimmunthrombozytopenie: siehe idiopathische thrombozytopenische Purpura (ITP).

ATS Antithymozytenserum, siehe ATG.

Autolog Von ein und demselben Individuum stammend.

Autosomen Alle Chromosomen ausschließlich der X- oder Y-Geschlechtschromosomen.

Avidität Das funktionelle Bindungspotential eines Antikörpers mit seinem Antigen; abhängig von der Affinität zwischen Epitopen und Paratopen sowie den Valenzen von Antikörper und Antigen.

B Abk. für Bursa: B-Lymphozyten der Säuger entstehen im Äquivalent der Bursa Fabricii des Vogels.

Balb/c Ein in der experimentellen Medizin häufig verwendeter Stamm von Inzuchtmäusen.

BALT Bronchus associated lymphoid tissue: Als sog. sekundäres lymphatisches Organ die Gesamtheit des peribronchialen, nicht in Lymphknoten organisierten lymphatischen Gewebes.

BCDF B cell differentiation factor: Dieser besser als IL-5 (Interleukin 5) bezeichnete Faktor wird von T-Lymphozyten freigesetzt und stimuliert die Differenzierung von B-Lymphozyten zu Plasmazellen.

BCG Bacille Calmette-Guérin: Ein Stamm des Erregers der Rindertuberkulose, Mycobacterium bovis, der durch Passagen auf einem Galle-Glycerol-Kartoffelnährboden attenuiert wurde. Diese Bakterien werden zur Tuberkuloseschutzimpfung verwendet.

BCGF B-Zell-Wachstumsfaktor, synon.: IL-4.

Bence Jones Protein Diese Gruppe von Proteinen läßt sich mit der Immunelektrophorese im Harn von Patienten mit Myelomen, primären Amyloidosen, seltener auch bei lymphoproliferativen Erkrankungen nachweisen. Es handelt sich um Syntheseprodukte von Plasmazellen, die vorwiegend nur Leichtketten (Kappa oder Lambda) bilden. Bei fortgeschrittener Niereninsuffizienz können in Einzelfällen isolierte leichte Ketten auch im Serum nachgewiesen werden.

BEP Basisches enzephalitogenes Protein (synon.: EF, enzephalitogener Faktor): Im experimentellen Modell kann durch Bestandteile von Gehirn- und Rückenmarksubstanz (z. B. das basische Protein aus der Myelinscheide) eine allergische Enzephalomyelitis provoziert werden; siehe EAE.

Beta-2-Mikroglobulin Polypeptidbestandteil einiger Membranproteine, wie z. B. von Klasse-I-Molekülen.

BF Blastogener Faktor; siehe LTF.

Biozzi-Maus Ein Mäusestamm, der selektiv unter dem Aspekt gezüchtet wurde, starke bzw. schwache Antikörperantworten auf verschiedene Antigene (ursprünglich Schaferythrozyten) zu liefern.

Bradykinin Dieses vasoaktive Nonapeptid ist der wichtigste Mediator im Kininsystem.

BRM Biological response modifiers: Substanzen, die das Muster der Immunantwort verändern können. Da die Immunregulation sehr komplexen Mechanismen unterliegt, kann eine als „Immunstimulator" eingesetzte Substanz auch eine nicht erwartete Abschwächung von bestimmten Immunfunktionen bewirken. BSA (bovines Serumalbumin): in der experimentellen Immunologie häufig verwendetes Antigen.

BSF B-Zellen-stimulierende Faktoren. Eine Gruppe von Substanzen, die an der Proliferation und Reifung von Lymphozyten beteiligt sind. Nach der neueren Nomenklatur werden sie vorwiegend dem System der Interleukine zugeordnet.

Bursa Fabricii Lymphoepitheliales Organ an der Kloake von Vögeln. Die B. F. ist der Ort der Reifung von B-Zellen.

Bystander-Lyse Komplementvermittelte Lyse von Zellen in der unmittelbaren Nachbarschaft einer Komplementaktivierung, wobei die betroffenen Zellen nicht für die Auslösung der Reaktion verantwortlich waren.

C1-C9 Komponenten des klassischen sowie des lytischen Reaktionswegs, die entzündliche Reaktionen, Opsonierung von Partikeln und die Lyse von Zellmembranen vermitteln.

CA 19-9 Ein Hapten der menschlichen Lewis-a-Blutgruppendeterminante, das als hybridomdefiniertes Antigen als Tumormarker beim Pankreaskarzinom, ferner auch für die ergänzende Diagnostik des kolorektalen Karzinoms und des Magenkarzinoms verwendet werden kann.

CA 125 Hybridomdefinierter Tumormarker (MG > 200 000), der als Differenzierungsantigen beim serösen Ovarialkarzinom sowie auch im normalen Epithel des weiblichen Genitaltrakts vorkommt. Oberer Normwert 35–65 U/ml.

CA 15-3 Ein im Serum zirkulierendes Mucinglykoprotein (MG 300–400 kDa). Hohe Sensitivität als Tumormarker beim Mammakarzinom und niedrigere Sensitivität beim Ovarialkarzinom und anderen Tumoren. Obere Normgrenze bei 30 U/ml.

Capping („Haubenbildung") Aggregation von Oberflächenmolekülen auf die Zellmembran (meist durch Antikörper).

Carrier Ein immunogenes Molekül (oder Teil eines Moleküls), welches bei der Immunantwort von T-Zellen erkannt wird.

CBH Cutaneous basophil hypersensitivity: Diese Form der verzögerten Überempfindlichkeit ist durch eine Infiltration des Reaktionsortes mit basophilen Leukozyten und Mastzellen gekennzeichnet. In diese Gruppe gehört die Jones-Mote-Reaktion.

CCA Chick cell agglutination: für die Einstellung der Viruskonzentration von Influenzaimpfstoffen verwendete standardisierte Einheit (CCA-unit), bei der die Fähigkeit der Impfstoffviren gemessen wird, Hühnerzellen zu agglutinieren.

CD Cluster of differentiation: international standardisierte Nomenklatur für Antigene auf Zelloberflächen. Mit Hilfe von monoklonalen Antikörpern gegen diese antigenen Determinanten können Zellpopulationen differenziert werden. Diese Klassifizierung hat andere, teilweise sehr uneinheitlich gebrauchte Bezeichnungen abgelöst.

CD-Marker Zelloberflächenmoleküle, welche sich durch monoklonale Antikörper unterscheiden lassen und zur Ausdifferenzierung verschiedener Zellpopulationen verwendet werden können.

CDE Nach Fisher und Race werden die Antigene des Rhesusblutgruppensystems mit C, c, D, d, E, e bezeichnet. Vor Einführung der Anti-D-Prophylaxe war die Blutgruppenunverträglichkeit zwischen Rh-negativer Mutter und Rh-positiven Vätern nicht selten die Ursache für den Morbus haemolyticus neonatorum.

C-Domänen Die konstanten Domänen von Antikörpern und T-Zell-Rezeptoren sind nicht am Antigenbindungsort beteiligt und zeigen bei den verschiedenen Rezeptormolekülen eine nur geringe Variabilität.

CDR Complementarity determining regions: hypervariable Regionen von Antikörpern oder T-Zell-Rezeptoren. Über die CDR wird der Kontakt mit Antigen aufgenommen.

CEA Karzinoembryonales Antigen: Tumormarker mit relativ hoher Sensitivität beim kolorektalen, Magen-, Mamma- und Bronchialkarzinom. MG 200 000. Konzentration im Serum meist bei 3 ng/ml.

CFA Complete Freund's adjuvant. Das komplette Freund-Adjuvans besteht aus Mineralöl, Emulgator und abgetöteten Mykobakterien. Das komplette F. A. steigert sowohl die zellvermittelte als auch die humorale Immunität, während das inkomplette F. A.

keine Mykobakterien enthält und hauptsächlich die humorale Immunantwort verstärkt. Für die Verwendung von Impfstoffen zur Anwendung am Menschen ist CFA nicht geeignet.

CFC Colony forming cells: koloniebildende Zellen. In vitro wachsen Stammzellen der verschiedenen hämatopoetischen Zellreihen zu makroskopisch sichtbaren Kolonien (CFU) aus. Nicht alle in der In-vitro-Kultur enthaltenen Stammzellen bilden Kolonien; einige der Zellen differenzieren zu einem reiferen Stadium und verlieren ihre Fähigkeit zur Selbstreplikation.

CFT Complement fixation test, siehe KBR.

CFU Colony forming unit: Damit werden Knochenmarkstammzellen bezeichnet, die nach weiterer Differenzierung zu reifen Blutzellen werden. CFU-GEMM bezeichnet beispielsweise noch weitgehend undifferenzierte Präkursoren für Granulozyten, Erythrozyten, Makrophagen und Megakaryozyten.

CFU-C Colony forming unit in culture, siehe CFU: Zum Nachweis granulopoetisch determinierter Stammzellen wird deren Fähigkeit verwendet, im Kulturmedium Kolonien zu bilden. Der Begriff CFU-C umfaßt somit nur jene Stammzellen, die in Kultur proliferieren.

CGD Chronic granulomatous disease, synon.: progressive septische Granulomatose: Dieses Krankheitsbild ist zwar schon seit langem bekannt, ist aber in seinen pathophysiologischen Zusammenhängen noch nicht zufriedenstellend geklärt. Es ist klinisch durch eine schwere Infektanfälligkeit mit granulomatösen Entzündungen charakterisiert. Es liegt wahrscheinlich ein Defekt der intrazellulären Abtötungsmechanismen von phagozytierenden Zellen vor.

C-Gene Die Gensegmente, welche die konstanten Regionen der schweren und leichten Immunglobulinketten und die α-, β-, γ- und δ-Ketten der T-Zell-Antigenrezeptoren kodieren.

Chemokinese Verstärkte (ungerichtete) Migrationsaktivität von Zellen.

Chemotaxis Gerichtete Bewegung von Zellen entlang eines Konzentrationsgradienten von bestimmten chemotaktischen Faktoren.

Chimärismus Das Vorhandensein von Zellen aus genetisch verschiedenen Individuen in einem Organismus.

CIP-F Classic interstitial pneumonitis fibrosis. Die idiopathische fibrosierende Alveolitis geht in 50% der Fälle mit immunologischen Veränderungen wie Hypergammaglobulinämie, positivem Rheumafaktor und antinukleären Faktoren einher.

CLL Chronische lymphatische Leukämie.

CMC Cell-mediated cytotoxicity, siehe CMI.

CMI Cell-mediated immunity. Die zellvermittelte Immunität ist hauptsächlich eine Leistung von Immunzellen, wobei die Beteiligung von Antikörpern keine oder eine nur untergeordnete Rolle spielt

CML Cell mediated lysis: Die zellvermittelte, antikörperunabhängige Zellyse kann man als Effektorphase der gemischten Lymphozytenreaktion ansehen. Im Test kann die Zerstörung der Zielzelle z. B. durch Messung von freigesetztem ^{51}Cr gemessen werden, mit dem die Zielzelle zuvor markiert wurde.

CMT Cardiolipinmikroflockungstest: Bei der Routineuntersuchung auf Syphilis wird als Antigen Cardiolipin oder ein mit Tolubalsam versetzter alkoholischer Gewebeextrakt (Meinicke-Klärungsreaktion) benutzt. Beide Methoden sind nicht spezifisch.

CMV Zytomegalievirus: zur Gruppe der Herpesviren des Menschen gehörendes DNS-haltiges, 150–200 nm großes Virus, das zu den häufigsten Infektionserregern beim Menschen zählt. Die klinischen Erscheinungen sind sehr vielfältig. Bedeutung als opportunistische Infektion bei Immunschwäche, Übertragung durch Bluttransfusion, Organtransplantation, Sexualkontakt sowie bei der Geburt (von der Mutter auf das Kind).

Cobra-venom-Faktor Eine Komplementkomponente bei der Kobra; entspricht dem C3b bei Säugern.

Combining site Antikörperhaftstelle bzw. Bindungsort bei der Antigen-Antikörper-Reaktion.

ConA Concanavalin A: Ein als Mitogen verwendetes Protein aus der Schwertbohne (Canavalia ensiformis). In geringen Konzentrationen stimuliert es selektiv die Transformation nur von T-Lymphozyten.

CR1, CR2, CR3 Rezeptoren für aktivierte C3-Fragmente bei der Komplementbindungsreaktion.

CRIE Crossed radio immuno electrophoresis: Bei der gekreuzten Radioimmunelektrophorese wird nach Auftrennung eines Serums eine senkrecht zur ersten verlaufenden Elektrophorese mit einem antiserumhaltigen Agarosegel durchgeführt. Durch Zusatz radioaktivmarkierter Antikörper oder Antigene wird die Empfindlichkeit des Tests erhöht.

Critical sites Orte auf der Virusoberfläche, die durch Antikörper angegriffen werden können (z. B. Hämagglutinin auf Influenzaviren).

CRL Komplementrezeptorlymphozyten: Durch das Vorhandensein von Rezeptoren für C3b kann ein Teil der Lymphozyten eine komplementvermittelte Lyse aktivieren.

CRP C-reaktives Protein: während akuten Entzündungen im Serum erhöht auftretendes Globulin, das zu den Akute-Phase-Proteinen gehört und beim Menschen in der Leber gebildet wird.

CSF Colony stimulating factors (koloniestimulierende Faktoren; Wachstumsfaktoren): Polypeptide, die z. B. von T-Lymphozyten produziert werden und Proliferation sowie Differenzierung von hämatopoetischen Stammzellen stimulieren. In vitro werden Stammzellen durch die Bildung von Kolonien bei Anwesenheit dieser Faktoren identifiziert (Namensgebung). Im Serum sind CSF in sehr geringen Konzentrationen (10^{-11}–10^{-13} molar) vorhanden. Deshalb ist deren Gewinnung nur mittels rekombinanter gentechnologischer Methoden möglich. Die Nomenklatur ist noch uneinheitlich; gewöhnlich werden CSF nach den jeweils stimulierten Zellinien (M-CSF für Makrophagen, GM-CSF für Granulozyten und Makrophagen usw.) bezeichnet.

CTMC Connective tissue mast cell: Im Bindegewebe vorkommende Zelle, die im Zytoplasma einige Hundert metachromatische Granula enthält. Bei Degranulation werden Mediatoren wie Histamin, Serotonin und Heparin freigesetzt, die zu einer Entzündungsreaktion führen.

CVID Common variable immunodeficiency syndrome: Unterschiedlich verlaufende Defizienz der humoralen und zellvermittelten Immunität. Das klinische Bild wird durch die erhöhte Permissivität für pathogene Erreger geprägt.

CyA Ciclosporin A: eine u. a. zur Unterdrükkung der GvHD verwendete immunsuppressive Substanz, die aus dem Pilz Tolypochladium inflatum gewonnen wird. Die immunsuppressive Wirkung beruht auf der Hemmung der Freisetzung von Mediatorsubstanzen, die zur Aktivierung der Zytotoxizität von T-Lymphozyten benötigt werden.

Cyclophosphamid Eine zytotoxische Substanz, die häufig als Immunsuppressivum verwendet wird.

Ciclosporin Ein Immunsuppressivum, welches vornehmlich zur Unterdrückung von Transplantatsabstoßungen verwendet wird.

DAGT Direkter Antiglobulintest (synon.: direkter Coombs-Test): Modifikation des Hämagglutinationstests, mit dem membrangebundenes IgG auf Erythrozyten nachgewiesen wird. Beim Nachweis eines Morbus haemolyticus neonatorum werden die vorhandenen Erythrozytenantikörper durch Zugabe eines antihumanen Immunglobulinserums vernetzt und führen zur Agglutination.

Degranulation Exozytose (Ausschleusung von Granula z. B. aus Mastzellen oder Basophilen).

Dendritische Zellen Antigenpräsentierende Zellen, die in der Haut als Langerhans-Zellen, in Lymphknoten als follikuläre dendritische Zellen oder interdigitierende Zellen, in Blut und Lymphe als Schleierzellen (veiled cells) auftreten.

Desetop Derjenige Anteil des MHC-Moleküls, der an Antigen bzw. prozessiertes Antigen bindet.

D-Gene Gensegmente der schweren Immunglobulinketten zwischen den V- und J-Regionen. Sie finden sich ebenfalls in den Genen der Beta- und Deltaketten von T-Zell-Rezeptoren und rekombinieren während der Ontogenese mit V- und J-Genen.

DIC Disseminated intravascular coagulation: z. B. nach einem Trauma disseminiert in kleinen Blutgefäßen ablaufende überschießende Gerinnung, die durch den Verbrauch von Gerinnungsfaktoren zur Koagulopathie führt.

DL-Ak Donath-Landsteiner-Antikörper: IgG-Antikörper gegen körpereigene Erythrozyten mit einem Bindungsoptimum bei einer Temperatur von 0–4 °C, die als Ursache für die paroxysmale Kältehämoglobinurie angesehen werden.

DNCB 2,4-Dinitrochlorbenzen: Substanz, mit der leicht eine Kontaktdermatitis erzeugt werden kann, was klinisch zur Testung der zellvermittelten Immunreaktivität eingesetzt wird.

DNCG Dinatriumchromoglycicum: ein Chromon (Enzypyron), welches prophylaktisch bei Asthma bronchiale, allergischer Rhinitis und bei Nahrungsmittelallergien eingesetzt wird. Der Wirkungsmechanismus besteht in einer Verhinderung der Degranulation sensibilisierter Mastzellen (nicht jedoch basophiler Granulozyten) und damit der Freisetzung von Entzündungsmediatoren. Die Wirkung von DNCG scheint – neben anderen postulierten Wirkmechanismen – auf einer Chelatbildung mit Calciumionen zu beruhen, was zur Blockade des Calciumeinstroms in die Zelle führt; weiterhin scheint durch Phosphorylierung eines spezifischen Membranproteins die Sekretion von Entzündungsmediatoren verhindert zu werden.

DNFB 2,4-Dinitrofluorbenzen: ebenso wie DNP und DNCB ein kreuzreaktives Hapten, das in der experimentellen Immunologie zur Auslösung einer Reaktion vom verzögerten Typ (Kontaktdermatitis) eingesetzt wird.

DNP Dinitrophenol: ein in der Allergologie häufig verwendetes Hapten.

Domäne Peptidregion mit einer kohärenten Tertiärstruktur. Sowohl MHC-Klasse-I- als auch Klasse-II-Moleküle weisen Domänen auf.

Dominante Idiotypen Individuelle Idiotypen, welche auf einem großen Teil der gegen spezielle Antigene produzierten Antikörper vorhanden sind.

dsDNS Zweiadrige DNS.

DTH Delayed-type hypersensitivity: Typ IV der Überempfindlichkeit nach der Einteilung von Coombs und Gell, die zu den antikörperunabhängigen, zellvermittelten Immunreaktionen zählt. An dieser Reaktion, die nach 24–48 Stunden ihr Maximum erreicht, sind spezialisierte T-Lymphozyten beteiligt. Bei der diagnostischen Injektion von Antigen in die Haut kommt es zu einer perivaskulären Infiltration mit Makrophagen und Lymphozyten.

EAA Exogen allergische Alveolitis, synon.: extrinsisch allergische Bronchioalveolitis, Hypersensitivitätspneumonitis: Diesem Krankheitsbild liegt eine Typ-III-Reaktion der Lunge auf Inhalation von Allergenen zugrunde und kann im Verlauf von Monaten und Jahren zu Lungenzirrhose, Lungenemphysem und Cor pulmonale führen. Voraussetzung für die Bildung von Immunkomplexen ist eine chronische Exposition gegenüber Inhalationsantigenen meist tierischer oder pflanzlicher Herkunft.

EAC-Rosette Erythrozyten-Antikörper-Komplementrosette: Rosettenbildung zwischen Lymphozyten und Schaferythrozyten, die mit Immungloublin und Komplement beladen wurden.

EAE Experimentelle allergische Enzephalomyelitis: Emulgiertes allogenes Nervengewebe mit komplettem Freundschem Adjuvans kann durch Aktivierung von zellvermittelten Immunmechanismen das Bild einer Enzephalomyelitis hervorrufen. Dieses Modell wird zur Erforschung von Autoimmunerkrankungen verwendet.

EAST Enzymallergosorbenttest, siehe RAST.

EAT Experimentelle autoimmune Thyreoiditis: Die Injektion von Schilddrüsenextrakt zusammen mit Adjuvans kann in Versuchstieren eine zellvermittelte Autoimmunerkrankung hervorrufen.

EBV Epstein-Barr-Virus, siehe dort.

ECF-A Eosinophile chemotaktische Faktoren der Anaphylaxie: in den Granula von basophilen Leukozyten und Mastzellen vorliegendes Tetrapeptid mit einer rel. Molekülmasse von 500, das bei anaphylaktischen Reaktionen eine Anlockung hauptsächlich von eosinophilen Granulozyten bewirkt.

ECF-C Eosinophil chemotactic factor C: ein aus dem Komplementsystem abgeleiteter Faktor (150 kDa), der hauptsächlich auf Eosinophile chemotaktisch wirkt.

ED 50 Die effektive Dosis eines Arzneimittels, mit der bei 50% der Anwendungen eine Wirkung erreicht wird.

EDI Eosinophil derived inhibitor: eine prostaglandinähnliche Substanz aus eosinophilen Leukozyten, die an entzündlichen Prozessen beteiligt ist.

Edukation „Schulung“ der Lymphozyten während ihrer Reifung im Thymus.

Effektorzellen Funktionelle Bezeichnung für Lymphozyten und Phagozyten, welche die eigentlichen Endeffekte der Immunantwort ausüben.

ENA Extractable nuclear antigen: Der Nachweis von Antikörpern gegen das aus Zellkernen extrahierbare Antigen dient als Hinweis für verschiedene Autoimmunerkrankungen.

Endogen Im Organismus entstanden, nicht von außen zugeführt.

Endothel Innere Auskleidung der Blut- und Lymphgefäßen.

Enhancement Verlängerung der Überlebenszeit eines Transplantats durch Antikörper, die sich an die Alloantigene des Spendergewebes anlagern und diese maskieren.

ELISA Enzyme-linked immunosorbent assay: Nachweisreaktion für Antigene bzw. Antikörper, wobei ein Enzym als „tracer“ verwendet wird.

Epitop Eine einzelne Determinante eines Antigens, an die das Paratop des Antikörpers bindet.

EPO Erythropoetin: hauptsächlich in der Niere gebildeter Wachstumsfaktor der Erythropoese, der die Differenzierung der myeloischen Stammzelle in Retikulozyten stimuliert. Durch rekombinante Techniken ist die Herstellung von EPO als Therapeutikum z. B. bei Dialysepatienten möglich geworden.

Epstein-Barr-Virus EBV: herpesartiges Virus, Erreger der infektiösen Mononukleose, wird auch häufig in Verbindung mit dem Burkitt-Lymphom gefunden. Unter bestimmten Umständen, z. B. bei gleichzeitig bestehender Malariainfektion, wird dieses Virus als potentiell onkogen angesehen. Menschliche B-Zellen können durch EBV zu stabilen Zelllinien transformiert werden.

ERID Einfache radiale Immundiffusion: Bei dieser auch Mancini-Technik genannten Methode zur quantitativen immunchemischen Bestimmung von Antigenen wird antikörperhaltiger Agar verwendet, in dem es nach Diffusion der Antigene zur Ausbildung von Präzipitatringen kommt.

ESP Eosinophil stimulation promotor: eine Mediatorsubstanz, die bei zellvermittelten Immunreaktionen die Beweglichkeit von Eosinophilen erhöhen kann.

Exon Ein proteinkodierendes Gensegment.

Fab Sitz des antigenbindenden Anteils im Antikörpermolekül. Besteht aus der leichten Kette und einem Teil der schweren Kette des Immunglobulins.

FACS Fluorescent activated cell sorter (Fluoreszenzzellsorter): Durch Markierung mit fluoreszierenden Antikörpern können bestimmte Zellen selektiv in einer entsprechenden Apparatur (Zellsorter) separiert werden. Mit dieser Technik ist es möglich geworden, Zellsubpopulationen in größerem Umfang diagnostisch zu bestimmen.

Faktoren B, P, D, H und I Komponenten des alternativen Reaktionsweges.

Fc „Fragment crystallizable“, Bestandteil des Immunglobulinmoleküls: Über den Fc-Anteil binden Antikörper an Zellrezeptoren (FcR) und an die C1q-Komponente des Komplements.

FcR Fc-Rezeptoren: Bindungsstellen, an die Antikörper mit ihrem Fc-Bereich binden können. Fc-Rezeptoren sind auf Makrophagen, Lymphozyten, Mastzellen, basophilen und neutrophilen Granulozyten sowie auf K-Zellen vorhanden.

FITC Fluoresceinisothiocyanat: wird zur Markierung von Antikörpern benutzt und kann durch Bestrahlung mit UV-Licht nachgewiesen werden.

Framework-Segmente Anteile der V-Regionen von Antikörpern, die zwischen den hypervariablen Regionen liegen.

Freund-Adjuvans Eine Emulsion von wasserlöslichem Antigen in Öl. Das komplette Freund-Adjuvans (CFA) enthält auch abgetötetes Mycobacterium tuberculosis. IFA (inkomplettes Freund-Adjuvans) siehe dort.

FSA Fetales Sulfoglykoproteinantigen: ein onkofetales Antigen, das beim Magenkarzinom auftritt.

FTA Fluoreszenztroponemenantikörper: werden bei der Diagnostik der Syphilis mit Antigen inkubiert und mit der indirekten Immunfluoreszenztechnik nachgewiesen.

FTA-ABS Fluoreszenztreponemenantikörper-Absorptionstest: zuverlässige serologische Untersuchungsmethode zur Diagnostik der Syphilis. Aussagekräftiger und spezifischer als die Wassermann-Reaktion und der Treponemenimmobilisationstest.

GALT Gut-associated lymphoid tissue: im Bereich des Darmes vorkommendes lymphatisches Gewebe, zu dem auch nicht organisierte Ansammlungen von lymphoiden Zellen gehören (sekundäres lymphatisches Organ).

Genetische Assoziation Das gehäufte Auftreten z. B. bestimmter Krankheiten bei einem bestimmten Genotypus.

Genetische Restriktion Durch die genetische Restriktion ist die Kooperation zwischen Lymphozyten und antigenpräsentierenden Zellen besonders effektiv, wenn beide bestimmte Haplotypen besitzen.

Genom Das gesamte genetische Material einer Zelle.

Genotyp Das ererbte genetische Material. Im Individuum muß nicht der gesamte Genotyp exprimiert werden.

GM-CFU Granulocyte-macrophage colony forming unit: Stammzelle oder Vorläuferzelle für Granulozyten oder Makrophagen, die in vitro zu einer Kolonie auswächst.

GM-CSF Granulocyte-macrophage colony stimulating factor: siehe CSF.

GRF Genetisch restringierter Faktor (aus Makrophagen), siehe IAC.

GT Gereinigtes Tuberkulin: Tuberkuloprotein, das durch fraktionierte Filtrierung aus Tuberkelbakterien gewonnen wird. Es ist weitgehend frei von Verunreinigungen und gilt als spezifisch für menschenpathogene Erreger vom Typ Mycobacterium tuberculosis humanum und bovinum.

GvHR Graft-versus-Host-Reaktion: Transplantat-gegen-Wirt-Reaktion. Bei der Organtransplantation von einem allogenen Spender kann eine zytotoxische Immunreaktion der übertragenden Spenderlymphozyten gegen Gewebe des Empfängers stattfinden. Bei Transplantationen wird der Empfänger in der Regel immunsuppressiv behandelt, damit die gegenläufige Reaktion (Wirt gegen Spender) unterdrückt wird.

H-2 Haupthistokompatibilitätskomplex der Maus, siehe auch MHC: Die Isoantigene des H-2-Genlocus sind bei der inkompatiblen Transplantation am meisten an der Abstoßung des Transplantats beteiligt.

HA Hämagglutination: Die sichtbare Verklumpung von Erythrozyten durch spezifische Antikörper wird für den Nachweis von Antigenen der Erythrozytenmembran benutzt. Es gibt zahlreiche Modifikationen dieses immunologischen Standardtests.

H-Ag
1. Geißelantigen auf bestimmten Bakterien, z. B. den gramnegativen Enterobakterien der Salmonellengruppe.
2. Histokompatibilitätsantigene: antigene Strukturen auf der Plasmamembran kernhaltiger Zellen, die unter Kontrolle des Major histocompatibility complex (MHC, s. dort) stehen. Diese Antigene sind für die Abstoßung von nicht verträglichen Transplantaten verantwortlich.
3. Ein Antigen des AB0-Blutgruppensystems (H Substanz).

HAE, HANE Hereditary angioneurotic edema: Dem hereditären Angioödem liegt ein funktioneller oder tatsächlicher Mangel des Inaktivators der C1-Komponente des Komplementsystems zugrunde. Innerhalb dieser Gruppe lassen sich drei verschiedene Krankheitstypen unterscheiden.

HANO Hereditäres angioneurotisches Ödem, siehe HAE.

Haplotypen Ein Satz von genetischen Determinanten auf einem einzelnen Chromosom.

Hapten Ein kleines Molekül, das die Funktion eines Epitops übernehmen kann, für sich allein jedoch keine Antikörperantwort hervorruft.

HAT Sektionsmedium, welches Hypoxanthin, Aminopterin und Thymidin enthält.

Hauttest Eine Hautreaktion, die auf den Kontakt mit einem Antigen/Allergen folgt.

HB Ag Hepatitis-B-Antigen: Das in die Blutbahn gelangte 42 nm große Virus der Hepatitis läßt sich durch im Serum auftretende Antikörper gegen antigene Determinanten der Oberfläche (surface) oder des Kerns (core) nachweisen (Anti-HBs, Anti-HBc). Diese Antigene werden in der Leberzelle synthetisiert; nach Ausschleusen des kompletten Virus in die Blutbahn entsteht ein neues Antigen, das HBe Ag (e = envelop, engl. für Hülle).

H-D (Ag bzw. Ak) Hanganutziu-Deicher: Patienten, die z. B. bei der passiven Immunisierung gegen Diphtherie Antitoxin aus Pferdeserum bekommen haben, können mit der Bildung der sog. H-D-Antikörper reagieren.

HDN Hemolytic disease of newborn, siehe MHN.

Helferzellen (T_H) Eine funktionelle Unterklasse von T-Zellen, welche die Produktion von zytotoxischen Zellen unterstützen und mit B-Zellen bei der Generierung einer Antikörperantwort zusammenarbeiten.

HEP Histamine equivalent prick. Einheit zur Standardisierung von Allergenextrakten zur Hyposensibilisierung. Ein HEP entspricht der Extraktkonzentration, die bei atopischen Kontrollpersonen die gleiche Reaktionsstärke im Prick-Test hervorruft wie Histamin.

Hereditäres Angioödem Folge eines angeborenen C1-INH-Mangels. Die Krankheit ist Ausdruck einer pathologisch gesteigerten Aktivität des klassischen Komplementreaktionsweges.

Heterolog Zu einer anderen Spezies gehörig.

HEV High endothelial venule: Austrittspforte für Lymphozyten durch das Endothel, von wo aus sie in den Lymphknoten einwandern. Hauptsächlich im Parakortex des Lymphknotens lokalisiert.

H-Gene Histokompatibilitätsgene: Gene, die Antigene des Histokompatibilitätskomplexes kodieren.

HHT Hämagglutinationshemmtest.

High responder Bezüglich eines bestimmten Antigen mit einer starken Immunantwort reagierendes Individuum (bzw. Zuchtstamm).

Hinge-Region („Türangelregion") Teil der schweren Kette eines Immunglobulins zwischen der Fc- und der Fab-Region. Durch dieses Verbindungsstück gewinnt das Molekül eine gewisse Flexibilität, die den beiden Bindungsorten erlaubt, unabhängig voneinander Bindungen einzugehen. Die Hinge-Region wird gewöhnlich durch ein eigenes Exon kodiert.

Histamin Ein wichtiges vasoaktives Amin aus Mastzellen und basophilen Granulozyten.

Histokompatibilität Die Eigenschaft der Transplantatakzeptanz unter Individuen.

HIV Humanes Immundefizienzvirus. Eine Gruppe von Retroviren, die als Erreger von AIDS identifiziert wurden. Früher gebräuchliche Synon.: HTLV III, LAV.

HLA Human leucocyte antigen: Das HLA-System ist der Haupthistokompatibilitätskomplex (MHC, siehe dort) des Menschen und wird von vier Genloci aus der HLA-Gen-Region kodiert. Bei Organtransplantationen wird eine weitgehende Übereinstimmung von HLA-Antigenen zwischen Spender und Empfänger angestrebt.

hnRNA Heteronukleäre RNA: diejenige Fraktion der nukleären RNA, die das primäre Transkript der DNA enthält, bevor diese zur Bildung von Messenger-RNA prozessiert wird.

Homolog Zur selben Spezies gehörig.

HRF Histamin releasing factor: hitzestabiles Protein, welches bei bestehender Sensibilisierung an der Histaminfreisetzung aus basophilen Leukozyten und Mastzellen bei der Immunreaktion auf einen Antigenkontakt beteiligt ist.

HTLA Human thymic lymphocyte antigen: ein Membranantigen auf bestimmten Subpopulationen von T-Lymphozyten.

HTLV Human T-cell leukemia virus, humanes T-lymphotropes Virus: Die eine Zeitlang gebräuchliche Bezeichnung HTLV III für den Erreger von AIDS wurde zugunsten der Bezeichnung HIV aufgegeben.

Humoral In extrazellulären Körperflüssigkeiten (Serum, Lymphe) vorhanden.

HVH Herpesvirus hominis. In der Familie Herpetoviridae sind 25 verschiedene Viren zusammengefaßt. Für den Menschen pathogen sind das Herpes-simplex-Virus Typ I und II, Varicella-Zoster-Virus, Epstein-Barr-Virus und Zytomegalievirus. Besonders bei einer vorliegenden Immunsuppression bzw. Immundefizienz kann eine Infektion mit diesen Viren zu einem schwerwiegenden Krankheitsverlauf führen.

Hybridoma In vitro hybridisierte Linien aus zwei Zelltypen (meist Lymphozyten), wobei ein Zelltyp aus einem Tumor stammt.

5-Hydroxytryptamin (5-HT) Dieses vasoaktive Amin wird von Thrombozyten freigesetzt und ist ein wichtiger Mediator von Entzündungsreaktionen bei Nagetieren.

Hypervariable Region Die drei am stärksten variablen Regionen der V-domänen von Immunglobulinen und T-Zell-Rezeptoren befinden sich auf dem distalen Anteil der V-Domäne und sind ein Teil des Antigenbindungsortes.

Ia-Antigen I-region associated antigen: Antigene bei der Maus, die durch Gene kodiert werden, die mit der H-21-Region assoziiert sind. Die entsprechenden Antigene werden beim Menschen D/DR (abgeleitet von HLA-D bzw. HLA-D related) genannt.

IBF Immunglobulinbindender Faktor: Nach Bindung von IgG an Fc-Rezeptoren von T-Lymphozyten läßt sich IBF nachweisen, was dafür spricht, daß es sich um die lösliche Form des membrangebundenen Fc-Rezeptors aus T-Lymphozyten handelt. Als Synonym wird deshalb auch die Bezeichnung „soluble" (löslicher) Fc-Rezeptor (sFcR) gebraucht.

ICA Immuno-cyto-adherence: Bei Vorhandensein von Membranrezeptoren können Immunzellen die entsprechenden Antigene binden, wodurch es zur Vernetzung und Verklumpung kommt.

ICAM-1 Intercellular adhesion molecule 1: Dieses Molekül findet sich auf der Oberfläche verschiedener Leukozyten und anderer Zellen. Es interagiert mit LFA-1 und ist am Zellverkehr beteiligt.

-id Mit der Nachsilbe -id werden allergische Fernreaktionen der Haut auf eine Infektion bezeichnet. Sie sind Ausdruck einer Antigen-Antikörper-Reaktion bei hyperergischer Reaktionslage des Patienten. Tritt eine solche Reaktion z. B. nach einem Virusinfekt auf, wird sie als Virusoid bezeichnet. Ein Virusoid wird meist 5–8 Tage nach Krankheitsausbruch als Erythem, makulopapulöse Läsionen, Urtikaria, Kokarden, Purpura oder erodierende Blasen manifest. Tritt eine -id-Reaktion nach Pilzinfektion mit Trychophyton auf, wird sie als Trychophytid bezeichnet.

IDC Interdigitierende Zelle: ein Typ der antigenpräsentierenden dendritischen Zelle; siehe unter DC.

IDDM Insuline dependent diabetes mellitus: Der Diabetes mellitus Typ I ist nach heutiger Auffassung als Autoimmunerkrankung mit Zerstörung der Pankreasinselzellen durch zytotoxische T-Lymphozyten zu verstehen.

Idiotop Eine einzelne antigene Determinante auf der V-Region eines Antikörpers.

Idiotyp Der Idiotyp eines Antikörpers umfaßt die Summe seiner Idiotope, die selbst Antigeneigenschaften besitzen. Deshalb können antiidiotypische Antikörper generiert werden, die mit dem Epitop des ursprünglichen Antigens identisch sind.

IE
1. Immunelektrophorese siehe IEP.
2. Internationale Einheit: internationales Einheitensystem für die Standardisierung von biologischen Wirkstoffen. Referenzpräparate für Hormone, Vitamine, Antibiotika und Arzneimittel werden beim National Institute for Medical Research in London aufbewahrt. Antitoxine, Antiseren, Blutgruppentestseren, Antigene usw. beim Staatl. Serum-Institut in Kopenhagen. Entsprechende Institutionen in Westdeutschland sind die Standard-Abteilung des Max-Planck-Instituts für experimentelle Medizin in Göttingen und das Paul-Ehrlich-Institut in Frankfurt.
   Unter einer IE versteht man eine definierte Gewichtsmenge bzw. diejenige kleinste Menge eines internationalen Standardpräparates, die unter genau festgelegten Bedingungen eine definierte Wirkung hervorrufen kann.

IEP Immunelektrophorese. Das Prinzip der immunelektrophoretischen Analyse besteht in einer Trennung eines Proteingemisches in einem gepufferten Agargel und einer anschließenden Präzipitation durch Immunserum parallel zur Wanderungsrichtung der aufgetrennten Proteine. Antigen und Antiserum diffundieren aufeinander zu, an den Berührungsstellen entstehen bogenförmige Präzipitationslinien, aus deren Anzahl und Verteilung auf die Zusammensetzung des Antigengemisches geschlossen werden kann.

IF Immunfluoreszenz. Mit der Fluoreszenzmikroskopie können Immunreaktionen im Zell- und Gewebebereich lokalisiert werden. Ein Partner der Immunreaktion (Antikörper oder Antigen) wird kovalent mit einem Fluoreszenzfarbstoff konjugiert, wodurch der Ort der Immunreaktion durch die abgegebene Fluoreszenzstrahlung sichtbar wird.

IFA Inkomplettes Freund-Adjuvans: Dieses Adjuvans enthält im Gegensatz zum kompletten Freund-Adjuvans (CFA, siehe dort) keine Mykobakterien und stimuliert deshalb vornehmlich die antikörpervermittelte (humorale) Immunantwort.

IFAR Indirekte Fluoreszenz-Antikörper-Reaktion: Bei der indirekten Immunfluoreszenz, auch Sandwich-Technik genannt, wird das zu untersuchende Gewebe zuerst mit einem unmarkierten Antikörper vorbehandelt, der gegen das zu untersuchende Antigen gerichtet ist. Danach wird die Probe mit fluorochrommarkierten Antikörpern gegen humanes IgG behandelt; bei einer positiven Reaktion wird der markierte Komplex aus Anti-human-IgG-Antikörper und menschlichem IgG sichtbar.

IFN Siehe Interferon.

Ig Siehe Immunglobulin.

IgA Immunglobulin A: Das Immunglobulin A ist der vorherrschende Antikörper in seromukösen Sekreten wie Speichel, Tracheobronchialsekret sowie im Kolostrum. Es repräsentiert 15–20% des menschlichen Immunglobulinpools im Serum. Sezerniertes IgA liegt hauptsächlich in der 11-S-dimeren Form vor und hat ein Molekulargewicht von 385 kDa. IgA spielt eine wichtige Rolle bei der Abwehr von infektiösen Erregern an den Schleimhäuten.

IgD Immunglobulin D: Dieses Immunglobulin befindet sich hauptsächlich auf den Membranen von zirkulierenden B-Lymphozyten. Seine genaue biologische Funktion ist nicht bekannt, es spielt aber wahrscheinlich eine Rolle bei der antigeninduzierten Differenzierung von Lymphozyten. Molekulargewicht 184 kDa.

IgE Immunglobulin E: Dieses Immunglobulin ist normalerweise im Serum nur in Spuren vorhanden. Es hat ein Molekulargewicht von 188 kDa und spielt wahrscheinlich eine Rolle bei der Immunität gegen Parasiten. In Ländern, in denen Parasitenbefall keine Rolle spielt, finden sich erhöhte IgE-Spiegel bei allergischen Reaktionen vom Soforttyp, wie etwa Asthma und Heuschnupfen.

IGF Insulinähnlicher Wachstumsfaktor (insulin-like growth factor).

IgG Immunglobulin G: 70–75% der gesamten Antikörper im normalen menschlichen Serum bestehen aus Immunglobulin G. Es ist ein monomeres Protein mit einem Sedimentationskoeffizienten von 7s und einem Molekulargewicht von 146 kDa. IgG ist im intra- und extravaskulären Pool gleichmäßig verteilt und ist der wichtigste Antikörper der sekundären Immunantwort.

IgM Immunglobulin M: Die Moleküle dieser Immunglobulinklasse besitzen eine pentamere Struktur und ein Molekulargewicht von 970 kDa. IgM findet sich hauptsächlich im intravaskulären Pool und ist die Klasse von Antikörpern, die vorwiegend in der initialen Phase einer Immunantwort im Serum nachzuweisen ist.

Immundiffusion Bei dieser von Oudin beschriebenen Methode wird Antigen in wäßriger Lösung über eine Agarsäule, in die das Antiserum zuvor gemischt wurde, geschichtet. Bei Diffusion der Lösung durch das Gel reagieren die Antigenkomponenten mit den sie erkennenden Antikörpern, und es entstehen Präzipitatringe. Der Abstand der Präzipitatringe von der Geloberfläche sowie die Diffusionszeit korrelieren mit der Konzentration des Antigens in der untersuchten Probe.

Immunfluoreszenz Technik zur mikroskopischen Identifizierung von speziellen Antigenen in Geweben oder auf Zellen durch die Anlagerung eines fluoreszierenden Antikörperkonjugats.

Immunglobulin Die Immunglobuline (Antikörper) sind ein Bestandteil des erworbenen Immunsystems aller Säuger. Die 5 verschiedenen Klassen dieser Glykoproteine unterscheiden sich in Größe, elektrischer Ladung, Zusammensetzung der Aminosäuren und im Kohlenhydratanteil. Die Grundstruktur besteht aus je 2 identischen leichten und schweren Polypeptidketten, die über Disulfidbrücken miteinander verbunden sind. Ein Teil des Moleküls (der Fab-Teil) bindet an Antigen, mit dem anderen Ende (dem Fc-Teil) wird die Bindung an verschiedene Immunzellen bzw. Komponenten des Komplementsystems vermittelt, wodurch eine antikörpervermittelte Immunreaktion eingeleitet werden kann.

Immunkomplex Produkt einer Antigen-Antikörper-Reaktion; kann auch Komponenten des Komplementsystems enthalten.

Interferon Interferone werden von einer Reihe verschiedener Zelltypen, hauptsächlich von T-Lymphozyten, synthetisiert. Sie spielen eine wichtige Rolle bei der „unspezifischen" Abwehr von viralen Infektionen, indem sie an der Lyse von befallenen Zellen beteiligt sind und auf diese Weise die Replikation des betreffenden Virus unterbrechen. Therapeutisch wird Interferon bei einigen wenigen Indikationen, wie z. B. Haarzell-Leukämie, eingesetzt.

Interleukine Diese Gruppe von Molekülen dient als Signalüberträger zwischen Zellen des Immunsystems. Bislang sind sieben Interleukine (IL-1 bis IL-7) gut charakterisiert. Mit gentechnologischen Methoden ist die Herstellung größerer Mengen und somit die therapeutische Anwendung dieser Substanzen möglich geworden.

Intron Gensegment zwischen zwei Exonen, die kein Protein kodieren.

InV-Allotyp Allotypische Determinante auf dem konstanten Teil der menschlichen Kappa-Kette, die sich auf IgA-, IgG- und IgM-Molekülen und auch auf dem Bence-Jones-Protein findet. Die Abkürzung steht für Inhibitory Virm, wobei Virm der Name des Spenders ist, bei dem dieser Serotyp als erstes gefunden wurde.

IPKA Inverse passive kutane Anaphylaxie: Bei dieser Modifikation der PKA (siehe dort) wird das Antigen in die Haut gespritzt und der Antikörper intravenös verabreicht. An der Stelle der Antigeninjektion kommt es zu einer Hautreaktion.

IPK-Test Inverser Prausnitz-Küstner-Test: Bei Vorhandensein von IgE-Antikörpern kann durch Injektion von Anti-IgE-Antikörpern in die Haut eine Prausnitz-Küstner-Reaktion mit Degranulation von IgE-tragenden Mastzellen ausgelöst werden. In diesem Fall übernimmt der Anti-IgE-Antikörper die Rolle des Antigens und führt durch Quervernetzung der IgE-Antikörper zur Degranulation der Mastzellen.

IPV Inaktiviertes Poliovirus: Die parenterale Polioimpfung nach Salk wird bei Vorliegen einer relativen Kontraindikation für eine Lebendimpfung (z. B. Immundefizienz) vorgenommen.

Ir-Gene Immune-response-Gene. Die sog. Immunantwort-(Ir-)Gene, die sich im Genom in enger Nachbarschaft mit Genen des Haupthistokompatibilitätskomplexes (MHC) finden, kodieren Produkte, die für die spezifische Antigenerkennung verantwortlich sind. Die Fähigkeit zur Immunantwort gegenüber einem bestimmten Antigen ist individuell unterschiedlich; sie ist nicht zuletzt durch die Ir-Gene erblich vorbestimmt.

Isoelektrofokussierung Trennung von Molekülen aufgrund ihrer elektrischen Ladungen. Jedes Molekül wandert innerhalb eines pH-Gradienten an den Ort, wo die Nettoladung Null ist.

Isolog Von identischer genetischer Konstitution.

Isotyp Von mehreren möglichen Varianten bestimmter Proteine oder Peptide sind die isotypisch im Genom verankerten Varianten bei allen Individuen einer Spezies gleich (z. B. Immunglobulinklassen).

ITL Inducer T-lymphocyte, Induktorzelle: Im Initialstadium einer zellulären Immunreaktion scheint diese Subpopulation der Helfer-T-Lymphozyten benötigt zu werden.

ITP Idiopathische thrombozytopenische Purpura: Bei dieser Erkrankung kommt es zur Blutungsneigung durch Zerstörung der Thrombozytenautoantikörper. Neben unbekannten Faktoren können auch Medikamente (z. B. Chinidin) durch Veränderung der antigenen Struktur auf der Thrombozytenmembran zur Bildung von Autoantikörpern und zur komplementvermittelten Lyse führen. Bei ITP-kranken Müttern kann durch Übertragung der plazentagängigen Antikörper eine transiente Thrombozytopenie beim Fetus manifest werden.

J-Gene Eine Anordnung von Gensegmenten innerhalb der Gene der schweren und leichten Ketten und der Gene für die Ketten des T-Zell-Rezeptors. Sie rekombinieren während der Ontogenese von Lymphozyten und sind an der Ausbildung der variablen Domänen beteiligt.

J-Kette Ein monomorphes Polypeptid, das an der Polymerisation von IgA und IgM beteiligt ist.

jRA Juvenile rheumatoide Arthritis: Unter dem Oberbegriff jRA werden die mit chronischem oder rezidivierendem Befall von Gelenken einhergehenden Erkrankungen im Kindesalter (unter 16 Jahren) zusammengefaßt. Es kann als erwiesen angesehen werden, daß der Pathogenese ein immunologischer Prozeß zugrunde liegt. Nicht nur bei Systemformen sondern auch bei rein artikulären Verläufen werden im Knochenmark Zellen gefunden, die transformierten Lymphozyten ähneln. Es wird vermutet, daß durch infektiöse Prozesse oder Traumata körpereigenes Eiweiß denaturiert und so zum Autoantigen wird, was einen Autoaggressionsprozeß einleitet.

Kappa-Kette Einer der beiden Isotypen der leichten Kette der Immunglobuline. Die andere Form ist die Lambda-Kette. Ein einzelnes Immunglobulinmolekül besitzt jeweils nur einen Typ.

Karyotyp Die chromosomale Ausstattung einer Zelle, die je nach Vorhandensein bestimmter Sexchromosomen oder Translokationen zwischen verschiedenen Chromosomen variieren kann.

KBR Komplementbindungsreaktion: Mit diesem Test können Antigene oder Antikörper bestimmt werden, falls die Ak-Ag-Bindung Komplement aktiviert. Aus dem Verbrauch des zugesetzten Komplements (über ein Indikatorsystem, meist Lyse von antikörperbeladenen Schaferythrozyten) kann das Ausmaß der Reaktion abgeschätzt werden. Eine bekannte KBR ist die Wassermann-Reaktion bei der Lues-Diagnostik.

Keimbahn Genetisches Material der Keimzellen, bevor es durch somatische Rekombination oder Mutation verändert wird.

Kinine Eine Gruppe von vasoaktiven Mediatorsubstanzen, die bei einer Gewebeschädigung freigesetzt werden.

Klasse-I/II/III-MHC-Moleküle Diese drei Molekülklassen werden innerhalb des MHC kodiert. Klasse-I-Moleküle besitzen ein MHC-Moleküle kodiertes, mit β2-Mikroglobulin assoziiertes Peptid. Klasse-II-Moleküle bestehen aus zwei nichtkovalent miteinander verbundenen MHC-kodierten Peptiden; Klasse-III-Moleküle sind z. B. Komplementkomponenten.

Klasse-I/II-Restriktion Immunologisch aktive Zellen können nur dann effektiv zusammenarbeiten, wenn sie gemeinsame MHC-Haplotypen an den Klasse-I- oder -II-Loci besitzen.

Klassenumschaltung Der Prozeß, während dessen eine einzelne B-Zelle C-Gene von schweren Immunoglobulinketten an seine rekombinierten V-Gene bindet und dadurch eine andere Antikörperklasse mit derselben Spezifität schafft.

Klassischer Reaktionsweg Bei diesem Mechanismus können Antigen-Antikörper-Komplexe über die Komponenten C1, C2 und C4 die Komplementkaskade aktivieren, wobei die C3-Konvertase des klassischen Reaktionswegs entsteht.

KLH Keyhole limpet hemocyanin: Dieses aus der Schlüssellochnapfschnecke (Mangathura crenulata) isolierte Chromoproteid wird wegen seiner Immunogenität oft bei immunologischen Experimenten verwendet.

Klon Eine Familie von Zellen oder Organismen mit identischer genetischer Ausstattung.

Klonale Selektion Nach diesem Grundprinzip der Aktivierung von Lymphozyten werden nur diejenigen Zellen durch Antigen zur Teilung und Differenzierung stimuliert, die entsprechende Rezeptoren für dieses Antigen besitzen.

Komplement Diese Gruppe von Serumproteinen ist an der Kontrolle von Entzündungen, der Aktivierung von Phagozyten und an der lytischen Zerstörung von Zellmembranen beteiligt. Das Komplementsystem wird durch Interaktion mit dem Immunsystem aktiviert.

Kongen Kongene Tiere, die so gezüchtet sind, daß sie sich lediglich in einem bestimmten Genlocus unterscheiden.

Konjugat Durch kovalente Bindung zweier Moleküle gebildetes Reagenz, z. B. an ein Immunglobulinmolekül gebundenes Fluorescein.

Konstante Regionen Relativ wenig variierende Anteile von schweren und leichten Ketten der Immunglobuline, ferner die Alpha-, Beta-, Gamma- und Delta-Ketten des T-Zell-Rezeptors.

Kontrasuppression Darunter wird die Funktion bestimmter T-Zellen verstanden, die T-Helferzellen unempfindlich gegen die Wirkung von T-Suppressorzellen machen.

Kopplungsungleichgewicht Ein K. besteht, wenn in einer Population zwei Gene häufiger gemeinsam auftreten, als nach dem Produkt ihrer einzelnen Genfrequenzen zu erwarten wäre.

Kryoglobulin Antikörper oder Immunkomplexe, welche bei 4 °C präzipitieren.

Kupffer-Sternzellen Phagozytierende Zellen in den Sinusoiden der Leber.

K-Zelle Killerzelle. Dieser Zelltyp besitzt keine Oberflächenantigene, die für Lymphozyten charakteristisch sind, und wird deshalb den Null-Zellen zugerechnet. K-Zellen besitzen Fc-Rezeptoren und können Zielzellen nur dann abtöten, wenn diese mit Antikörpern beladen sind. K-Zellen können bei einigen Virusinfektionen beteiligt sein und spielen wahrscheinlich eine Rolle bei der Tumorabwehr.

LAF Lymphocyte activating factor: lymphozytenaktivierender Faktor (identisch mit Interleukin 1).

LAI Leukozytenadhärenzinhibitionstest (ein Test auf Lymphokine).

LAK-Zellen Lymphokinaktivierte Killerzellen: Durch Inkubation mit Interleukinen können lymphoide Vorläuferzellen zu reifen Effektorzellen differenzieren, die ein hohes zytotoxisches Potential z. B. gegen Tumorzellen besitzen.

LALI Lymphocyte antibody lympholytic interaction: eine selten gebrauchte Bezeichnung für die antikörperabhängige zellvermittelte Zytotoxizität (ADCC).

Lambda-Kette Die leichten Ketten der Immunglobuline gehören entweder dem Kappa- oder Lambda-Isotyp an. Beim Menschen lassen sich sechs Subtypen der Lambda-Kette unterscheiden.

Langerhans-Zellen Antigenpräsentierende Zellen in der Haut, die nach Auswanderung in die lokalen Lymphknoten zu dendritischen Zellen werden und Antigen sehr wirkungsvoll an T-Zellen präsentieren können. Sie enthalten die charakteristischen Birbeck-Granula, die in Form eines Tennisschlägers angeordnet sind.

LAS Lymphadenopathiesyndrom: Erkrankung der Lymphdrüsen bzw. Lymphknoten mit Anschwellung des lymphatischen Gewebes. Das Syndrom der chronischen generalisierten Lymphknotenschwellungen kann u. a. bei der Prä-Aids-Symptomatik beobachtet werden.

LCM Lymphozytäre Choriomeningitis: eine abakterielle virale Meningitis.

LD-Antigene Lymphozytendefinierte Antigene; Histokompatibilitätsantigene, die bei Menschen vom D-Locus der HLA-Region bzw. bei der Maus vom I-Locus der H2-Region gebildet werden. LD-Antigene werden auch MLC-Antigene genannt, weil sie in der gemischten Lymphozytenkultur (mixed lymphocyte culture: MLC) eine blastoide Transformation von Lymphozyten hervorrufen, die nichtkompatible LD-Antigene tragen.

LDCF Lymphocyte derived chemotactic factor: Nach Kontakt mit einem spezifischen Antigen hauptsächlich von T-, manchmal auch von B-Lymphozyten sezernierte Mediatoren; synon.: Lymphokine.

LDCL Lectin-dependent cell mediated lysis: Pflanzliche oder tierische Lectine sind Glykoproteine, die einerseits als Mitogene die Immunreaktivität erhöhen können und andererseits durch ihre Strukturähnlichkeit mit Antikörpern zur Agglutination von Erythrozyten führen können. Durch Zugabe von Lectinen in das Kulturmedium kann die Zytotoxizität von Tc-Lymphozyten getestet werden.

LE Lupus erythematodes: Autoimmunerkrankung mit Auftreten von Antikörpern gegen Desoxyribonucleinsäure des Zellkerns. Befallen ist Bindegewebe von Blutgefäßen meist mehrerer Organe. Der Verlauf der Erkrankung wird durch die Lokalisation bestimmt; bei Befall der Niere ist die Entstehung einer Hypertonie und Urämie für ca. 50% der Todesfälle verantwortlich.

LE-Faktor Lupus-erythematodes-Faktor: Autoantikörper, der zur Diagnose des Lupus erythematodes herangezogen wird und der spezifisch gegen das Desoxyribonukleoproteid von körpereigenen Zellen gerichtet ist.

LE-Test Lupus-erythematodes-Test: In vitro-Diagnostik, bei der Serum eines LE-Patienten mit Leukozyten eines Spenders inkubiert wird und bei Vorhandensein von LE-Faktoren durch die Reaktion mit der Kernsubstanz die charakteristischen LE-Zellen entstehen.

LE-Zellen Bei Anwesenheit von LE-Faktor können Leukozyten charakteristische Veränderungen zeigen: Die polymorphnukleären Zellen weisen dann basophile und homogene zytoplasmatische Einschlüsse mit einer positiven Feulgen-Reaktion auf, die desintegrierte, phagozytierte Zellkerne darstellen.

LEM Lymphocyte effector molecule, englisches Synonym für Lymphokin.

Leukotriene Arachidonsäuremetaboliten mit starken pharmakologischen Wirkungen.

LFA Lymphocyte function-associated antigens: eine Gruppe von drei antigenen Glykoproteinen auf der Oberfläche von Leukozyten, die antigenunspezifisch bei der Adhärenz an Glasoberflächen und auch beim Zell-zu-Zell-Kontakt eine Rolle spielen.

LGL Larghe granular lymphocyte, großer Lymphozyt mit azurophilen Granula: Funktionell entspricht diese Population den K- und NK-Zellen und besitzt Fc-Rezeptoren für IgG. Diese Zellen exprimieren Marker, die sowohl auf Lymphozyten als auch auf Monozyten/Makrophagen gefunden werden.

LIF Leukozytenmigrationsinhibierender Faktor: Bei Stimulation mit einem Mitogen setzen Lymphozyten Mediatoren frei, die auf Leukozyten einen immobilisierenden Einfluß haben, wodurch diese am Ort des Geschehens bleiben.

Ligand Ein Molekül, das eine Verbindung bzw. Kopplung vermitteln kann.

LMIT Leukozytenmigrationsinhibitionstest: Bei diesem Test werden T-Lymphozyten mit einem spezifischen Antigen inkubiert, wodurch Mediatoren freigesetzt werden, welche die Motilität von Leukozyten hemmen. Durch das Ausmaß der Migrationshemmung läßt sich das Ausmaß der zellvermittelten Immunantwort in vitro abschätzen.

LNPF Lymph node permeability factor, Lymphknotenpermeabilitätsfaktor: von anderen Mediatoren wie Histamin und Serotonin zu unterscheidender Faktor mit einer relativen Molekülmasse von 100 kDa, der bei der zellulären Immunantwort die Gefäßpermeabilität für Zellen und Serumproteine erhöht.

Locus Die Position eines bestimmten Gens auf dem Chromosom.

Low responder Low responder: Ein Individuum oder Tierstamm mit einer schwachen Reaktionsbereitschaft gegen eines oder mehrere definierte Antigene.

LPR Lymphoproliferationsgen: ein bei der MRL-Maus vorkommendes Gen, das an der Entstehung der Autoimmunität beteiligt ist.

LPS Lipopolysaccharide: als Mitogen für B-Zellen und Adjuvans verwendete heteropolymere Substanzen, die aus den Zellwänden gramnegativer Bakterien isoliert werden können.

LSH Lymphocyte stimulating hormone: ein im Thymus von Rindern vorkommendes Hormon (ca. 80 kDa), mit welchem experimentell die humorale Immunantwort bei der Maus stimuliert werden kann.

LT Lymphozytentransformation. Durch unspezifische Mitogene (z. B. Phythämagglutinin) können normale Lymphozyten zur Transformation und Proliferation angeregt werden. Diese Fähigkeit ist bei einigen Erkrankungsbildern (z. B. lymphopenische Agammaglobulinämie, Di-GeorgeSyndrom, Wiskott-Aldrich-Syndrom) eingeschränkt (siehe auch LTT: Lymphozytentransformationstest).

LTF Lymphozytentransformierende Faktoren: Mediatoren, die Lymphozyten in der Kultur zur blastoiden Transformation anregen. In dieser Gruppe der Mediatoren können blastogene Faktoren BF (Stimulation der Blastenbildung), mitogene Faktoren MF (Steigerung der Zellteilungsrate) und potenzierende Faktoren (PF) unterschieden werden.

LTT Lymphozytentransformationstest: Bei diesem Test wird die Stimulierbarkeit kleiner B- und T-Lymphozyten zur blastoiden Transformation untersucht. Die erhöhte DNA-Synthese wird durch den vermehrten Einbau von radioaktiv markierten Substanzen (z. B. ^{3}H-Thymidin) gemessen.

Ly-Antigene Eine Gruppe von Oberflächenmarkern auf Mäuse-T-Lymphozyten, die zur Differenzierung von Subpopulationen herangezogen werden.

Lymphokine Unter diesem Begriff werden regulatorische Moleküle zusammengefaßt, die keine Antikörper sind, meist vom Lymphozyten produziert werden und als Signalstoffe zwischen den Zellen des Immunsystems vermitteln. Proliferation und Differenzierung von Immunzellen unterliegen der Kontrolle durch Lymphokine.

Lymphotoxine Lymphokine, die an der Zerstörung von bestimmten Zielzellen beteiligt sind. Unter dieser Sammelbezeichnung werden lösliche Zytotoxine aus kleinen Lymphozyten zusammengefaßt, die nicht nur nach Stimulation mit dem spezifischen Antigen, sondern auch auf unspezifische Reize, z. B. durch Mitogene, gebildet werden. Ihre zytotoxische Wirkung richtet sich gegen verschiedene Zielzellen, wobei der Effekt u. a. temperaturabhängig ist.

Lytischer Reaktionsweg Der durch die Komplementkomponenten C5–C9 vermittelte Teil der Reaktionskaskade ist für die Lyse von Plasmamembranen sensibilisierter Zellen veantwortlich.

MAK Monoklonale Antikörper: Durch Fusion von Plasmazellen mit „unsterblichen“ (Myelom-)Zellinien lassen sich monospezifische Hybridomantikörper herstellen. MAK werden hauptsächlich in der Diagnostik, teilweise auch therapeutisch verwendet.

MALT Mucosa associated lymphoid tissue: schleimhautassoziiertes lymphatisches Gewebe. Verstreute Ansammlungen von nicht organisiertem lymphatischem Gewebe kommen in der Submukosa von Organen des Gastrointestinal-, Respirations- und Urogenitaltraktes vor. Sie stellen einen Schutz gegen das Eindringen von fremden Mikroorganismen in den Körper dar. Die lymphatischen Zellen bilden entweder diffuse Aggregate oder liegen als lymphknotenähnliche Gebilde mit Keimzentren vor.

MaSF 2-Mercaptoethanol-activated serum factor: Mediator, der in vitro sowohl B-Lymphozyten (Antikörperproduktion) als auch T-Lymphozyten zur Proliferation anregt.

MBLA Mouse specific B-lymphocyte antigen: ein Differenzierungsantigen der Maus, das auf B-Lymphozyten und Plasmazellen nachgewiesen werden kann.

MBP Major basic protein: Es wird bei Parasiteninfektionen aus Eosinophilen freigesetzt. Parasiten, an die Antikörper bereits gebunden haben, werden durch dieses Protein zerstört. Beim Asthma bronchiale ist MBP an der Abschilferung des Bronchialepithels als Folge einer allergischen Reaktion beteiligt.

MCGF Mast cell growth factor; synon.: Interleukin 3.

MCIF Macrophage cytotoxicity-inducing factor: Mediator aus T-Lymphozyten, der die zytotoxische Aktivierung von Makrophagen unterstützt.

MDF
1. Macrophage disappearance factor: Bei intraperitonealer Injektion dieses Mediators kommt es zu einem vermehrten Anhaften von Makrophagen an das Peritoneum. Das Ausmaß der Abnahme von Makrophagen im Exsudat läßt auf die Stärke der zellvermittelten Immunreaktion schließen.
2. Macrophage deactivating factor: Von verschiedenen Maustumoren produzierter Mediator, der eine suppressive Wirkung auf die Funktion von Makrophagen hat.

2-ME 2-Merkaptoethanol: in der Immunchemie verwendete Substanz ($HSCH_2CH_2OH$), mit der durch Spaltung von Disulfidbrükken H- und L-Ketten von Antikörpern abgetrennt werden können.

MEM Makrophagen-Elektrophorese-Mobilitätstest: Nach Kontakt von Makrophagen mit dem aus T-Lymphozyten freigesetzten macrophage slowing factor (MSF, s. dort) ist die Wanderungsgeschwindigkeit der Makrophagen bei der Elektrophorese eingeschränkt. Diese Eigenschaft wird in vitro zum Nachweis der zellvermittelten Immunität nach spezifischer Antigenstimulation von T-Lymphozyten verwendet.

Membranangriffskomplex Aus den terminalen Komplementkomponenten C5b-C9 zusammengesetzter Komplex des lytischen Reaktionswegs. Dieser Komplex inseriert in der Zellmembran.

MF Mitogene Faktoren: zu den lymphozytentransformierenden Faktoren zählende lösliche Mediatoren der zellvermittelten Immunität, über die die Proliferation von Lymphozyten stimuliert wird.

MGF Macrophage growth factor: Makrophagenwachstumsfaktor: von T-Lymphozyten sezernierter Mediator, der die Proliferation von Makrophagen stimuliert. Synon.: makrophagenkoloniestimulierender Faktor (M-CSF).

MHC Major histocompatibility complex, Haupthistokompatibilitätskomplex: Beim Menschen besteht der MHC aus mindestens 3 Genklassen (I, II und III), die unter anderem Antigene kodieren, die für die Abstoßung von histoinkompatiblen Transplantaten verantwortlich sind (Namensgebung).

MHC-Restriktion Ein Merkmal von vielen Immunreaktionen, bei denen die Kooperation zwischen den Zellen am effektivsten ist, wenn diese einen gemeinsamen MHC-Haplotyp besitzen.

MHN Morbus haemolyticus neonatorum: hämolytische Anämie des Neugeborenen. Diese Krankheit tritt beim Neugeborenen auf, dessen Mutter IgG-Antikörper gegen die kindlichen Blutgruppenantigene besitzt. Die Antikörper passieren die Plazenta und zerstören die fetalen Erythrozyten, was zum klinischen Bild der Hämolyse führt. Meistens handelt es sich um eine Unverträglichkeit gegen das Rhesus-D-Blutgruppenantigen.

MIF Migrationsinhibitionsfaktor: von Lymphozyten freigesetzte Peptide, durch die die Beweglichkeit von Makrophagen eingeschränkt wird.

MIRF Macrophage Ia recruiting factor: Bei Kontakt mit Antigen können T-Lymphozyten diesen löslichen Faktor freisetzen, der die Expression von Ia-Antigenen auf Mausmakrophagen unterstützt.

Mitogen Eine Sustanz, die Zellen (hauptsächlich Lymphozyten) zur Transformation und Teilung anregt.

MLC Mixed lymphocyte culture, Lymphozytenmischkultur: In-vitro-Nachweismethode der Stimulierbarkeit von Lymphozyten durch Kultivierung von Zellen zweier histoinkompatibler Individuen.

MLR Mixed lymphocyte reaction, Lymphozytenmischreaktion, siehe MLC.

MLTI Mixed lymphocyte/target cell interaction assay: ein Test zur Messung der klonalen Expansion und Proliferation von T-Zellen.

MMHT Makrophagenmigrationshemmtest: Der Kontakt von sensibilisierten T-Lymphozyten mit dem spezifischen Antigen führt zu einer Freisetzung von Lymphokinen. Diese bewirken eine verminderte Auswanderung von Makrophagen aus Kapillaren (s. Migrationsinhibitionsfaktor MIF).

MMS Monozyten-Makrophagen-System. Das Konzept des MMS als morphologische und funktionelle Einheit hat den früher gebräuchlichen Begriff des retikuloendothelialen Systems (RES) abgelöst. Dieser zytogenetisch einheitliche Zellkomplex entsteht aus Promonozyten, die zu Histiozyten, Kupffer-Sternzellen, Alveolarmakrophagen der Lunge, Sinusendothelzellen der Milz, Lymphknotenmakrophagen, Sinusendothelzellen des Knochenmarks, peritonealen Makrophagen oder Osteoklasten differenzieren können.

Monoklonal Aus einem einzigen Klon entstanden. Monoklonale Antikörper werden von Zellen gebildet, die auf eine einzige antikörperbildende Zelle zurückgehen.

MOPC-315 Ein Antikörper-(M315-)sezernierendes, transplantierbares Plasmozytom von BALB-c-Mäusen (ein bestimmter Zuchtmäusestamm).

MPC Macrophage-mediated tumor cytotoxicity: Aktivierte Makrophagen können neoplastisch transformierte körpereigene Zellen erkennen und sie durch Freisetzung zytolytischer Mediatoren und anderer Mechanismen abtöten.

M-Protein Myelomprotein: von Plasmozytomzellen gebildetes Paraprotein, das in der Immunelektrophorese als charakteristische Bande (M-Bande) erscheint.

MPS Mononuclear phagocyte system: mononukleärphagozytäres System, siehe MMS.

MS Multiple Sklerose: chronisch fortschreitende oder in Schüben auftretende Nervenerkrankung mit Markscheidenzerfall und Zellinfiltration der perineuralen Gefäße. Im peripheren Blut findet sich beim akuten Schub ein verändertes Verhältnis zwischen T-Helfer- und T-Suppressorzellen. Weitere immunpathologische Veränderungen sind oligoklonale Immunglobulinbanden im Liquor sowie gegen Myelin gerichtete autoimmune T-Lymphozyten.

MSF Macrophage slowing factor: Bei Vorhandensein dieses Mediators ist die Wanderungsgeschwindigkeit von Makrophagen bei der Elektrophorese erniedrigt.

MSIF Macrophage spreading inhibitory factor: Dieser Mediator hemmt in vitro die amöboide Ausbreitung von Makrophagen nach einem antigenen Stimulus auf einer Glasoberfläche. Diese Eigenschaft kann in vitro zum Nachweis einer zellvermittelten Immunität verwendet werden.

MSLA Mouse specific lymphocyte antigen: Differenzierungsantigen auf T-Lymphozyten der Maus.

MSPCA Mausspezifisches Plasmazellantigen: auf reifen Plasmazellen vorkommendes Differenzierungsantigen der Maus.

Muramyldipeptid Glykopeptid aus der Zellwand von Mykobakterien, welches als Adjuvans verwendet werden kann.

Myasthenia gravis Die MG kann als Autoimmunerkrankung angesehen werden, da die Acetylcholinrezeptoren auf der motorischen Endplatte durch Autoantikörper blockiert sind. Dadurch ist freigesetztes Acetylcholin nicht in der Lage, den Muskel zu depolarisieren, was sich klinisch in einer fortschreitenden Muskelschwäche äußert.

Myelom Ein Lymphom aus der B-Zell-Reihe.

M-Zellen Darmepithelzellen auf Peyer-Plaques, die einerseits Stoffe aus dem Darmlumen aufnehmen und andererseits Immunglobuline in den Darm sezernieren können.

Nacktmaus Dieser Mutantenstamm besitzt keinen Thymus. Dieser genetische Defekt geht mit der Unfähigkeit zur Fellbildung einher.

NAD „Novel ADCC": Bei dieser Art der antikörperabhängigen zellvermittelten Zytotoxizität ist die Effektorzelle ein aktivierter Makrophage, wobei die Bindung der Zielzelle über IgG2a und IgG2b erfolgt.

NAD New antigen determinants: Bei Hapten-Carrier-Komplexen neu entstehende Antigendeterminanten, gegen die spezifische Antikörper gebildet werden.

NeF Nephritischer Faktor: ein Autoantikörper gegen die C3-Konvertase im alternativen Komplementreaktionsweg. Durch NeF wird C3 stabilisiert und die Komplementreaktion verstärkt.

Neoplasmen Synonym für kanzerogenes Gewebe.

Netzwerktheorie Ein ursprünglich von Jerne formulierter Vorschlag, wonach T- und B-Zellen sich gegenseitig regulieren, indem sie die jeweiligen Idiotope auf den Antigenrezeptoren erkennen.

NIP (4-Hydroxy,5-iodo,3-nitrophenylacetyl): ein in der experimentellen Immunologie gebräuchliches Hapten.

NK-Zellen „Natural-killer"-Zellen: Diese lymphoiden Zellen besitzen die Fähigkeit, einige virusinfizierte Zielzellen bzw. Tumorzellen zuerkennen und abzutöten, und sind nicht MHC-restringiert. Phänotypisch ist die Population der NK-Zellen heterogen. Mit Hilfe von monoklonalen Antikörpern lassen sich unterschiedliche Subpopulationen definieren, denen gemeinsam ist, daß sie kein CD3-Antigen exprimieren.

NP (4-Hydroxy,3-nitrophenylacetyl): Hapten, welches mit NIP kreuzreagiert.

NSE Neuronenspezifische Enolase, synon.: Gammaenolase. Eine Erhöhung dieses Enzyms (MG um 100 000) auf Serumwerte über 12,5 ng/ml kann in der begleitenden Diagnostik als Hinweis auf Tumorerkrankungen wie Neuroblastom, Seminom, kleinzelliges Bronchialkarzinom u. a. gewertet werden.

NT Neutralisationstest: Mit diesem In-vitro-Test werden Antigene mit Hilfe von spezifischen Antikörpern in ihrer biologischen Aktivität blockiert. Der Test eignet sich vor allem zum Nachweis von physiologisch aktiven Substanzen, Antitoxinen und antiviralen Antikörpern.

NZB/W New Zealand black/white (-Maus): Mäusestämme, die als Tiermodell zur Erforschung hauptsächlich von SLE und anderen Autoimmunerkrankungen verwendet werden.

OAF Osteoklastenaktivierender Faktor; ein aus Leukozyten freigesetztes Zytokin.

O-Ag Zellwandantigen (Abk. von „ohne Hauch") auf unbegeißelten Bakterien, siehe H-Ag.

OFA Onkofetale Antigene: Antigene, die während der Fetalperiode und auch bei manchen Tumorerkrankungen nachgewiesen werden können.

OKT Kommerziell verfügbare monoklonale Antikörper zur Identifizierung von Oberflächenmarkern auf Zellmembranen.

Opsonierung Durch Ablagerung von Opsoninen (z. B. Antikörper und C3b) auf dem Antigen wird dessen Phagozytose erleichtert.

OPV Orale Poliovirusvakzine: Der orale Polioimpfstoff enthält die abgeschwächten Sabin-Stämme Typ I, II und III. Gegenüber der parenteralen SALK-Impfung mit abgetöteten Erregern hat die Schluckimpfung den Vorteil einer besseren lokalen Immunogenität auf der Darmschleimhaut.

PA Perniziöse Anämie: Ca. 90% der Perniziosapatienten haben Autoantikörper gegen Parietalzellen der Magenschleimhaut und auch gegen den Intrinsic factor, der für die Resorption von Vitamin B_{12} notwendig ist. Der Krankheit scheint ein immunologischer Defekt zugrunde zu liegen, der familiär gehäuft auftritt.

PAF Platelet aggregating factor: thrombozytenaktivierender Faktor aus Basophilen, der eine Thrombozytenaggregation bewirkt.

PAL Products of activated lymphocytes; synon. für Lymphokine.

PALS Periarterioläre lymphatische Scheide: Areale von B- und T-Zellen in der Milz, Bestandteil der weißen Pulpa.

PAP Prostate acid phosphatase: Die saure Prostataphosphatase (MG 100 000, obere Normgrenze 2,5 ng/ml Serum) kann zusammen mit dem prostataspezifischen Antigen (siehe PSA) zur Diagnose und Verlaufskontrolle des Prostatakarzinoms herangezogen werden.

Paratop Derjenige Teil des Antikörpermoleküls, über den Kontakt mit der antigenen Determinante (Epitop) hergestellt wird.

Pathogen Krankmachender Organismus.

P-B-Antikörper Paul-Bunnell-Antikörper: IgM-Antikörper im Serum von Patienten mit infektiöser Mononukleose.

PBL Peripheral blood lymphocytes: periphere Blutlymphozyten.

PBS Phosphate buffered saline: mit Phosphat gepufferte Kochsalzlösung.

PB-Zellen Progenitors of B-cells: Plasmazellen sind die Vorläuferzellen der antikörperproduzierenden B-Lymphozyten.

PC Phosphorylcholin: ein gebräuchliches Hapten, das sich auch an der Oberfläche einiger Mikroorganismen findet.

PCA
1. Passive cutaneous anaphylaxis: passive kutane Anaphylaxie. Diese Reaktion wird zum klassischen Nachweis von antigenspezifischem IgE verwendet.
2. Plasmazellantigenkodierendes Gen.

PFC Plaque forming cells: Antikörperbildende Zellen können in vitro über ihre Fähigkeit nachgewiesen werden, antigensensibilisierte Erythrozyten in Anwesenheit von Komplement zu lysieren, wodurch Hämolysehöfe (Plaques) entstehen.

PFU Plaque forming unit: die Viruskonzentration in einer Suspension, die gerade einen einzigen Defekt auf einer Zellkultur verursacht.

PG Prostaglandine: ursprünglich aus dem Sekret der Prostata isolierte Derivate der Arachidonsäure, die bei vielen immunologischen Prozessen beteiligt sind. Durch die Aktivierung von cAMP oder cGMP („second messenger") werden die Mobilität und Aktivität von immunkompetenten Zellen gesteuert.

PHA Phythämagglutinin: ein T-Zell-Mitogen.

Phagozytose Der Vorgang, über den Zellen Material in ihr Zytoplasma (im Phagolysosom) aufnehmen können.

Phänotyp Summe aller äußeren Merkmale, die vom Genotyp exprimiert werden.

PIND Paraimmunitätsinducer: in der Tiermedizin verfügbares, für die Humanmedizin teilweise noch in Entwicklung befindliches Medikament, das aus attenuierten Avipoxviren besteht. Durch eine „unspezifische" Stimulation hauptsächlich der T-Zell-Reaktivität kann eine günstige Ausgangslage der körpereigenen Abwehr gegenüber akuten und chronischen Infekten erzielt werden. Die genauen Wirkmechanismen sind noch nicht aufgeklärt, die Feststellung der Wirksamkeit bleibt kontrollierten Studien vorbehalten.

Pinozytose Der Vorgang, über den flüssige Substanzen oder sehr kleine Partikel in eine Zelle aufgenommen werden.

Plasmazelle Vollständig ausdifferenzierte antikörperbildende (B-)Zelle.

PLT Primed lymphocyte test: Test für die Restimulationsfähigkeit von geprägten T-Helferzellen mit dem entsprechenden Antigen.

PMN Polymorphonuclear neutrophils: polymorphkernige neutrophile Granulozyten.

PNA Peanut agglutinin: ein nichtmitogenes Lectin, das vor allem in der Erforschung der Differenzierung von Lymphozyten verwendet wird.

Pokeweed-Mitogen PWM: Lectine aus Phytolacca americana. In der experimentellen Immunologie wird dieses Mitogen zur Stimulation von Lymphozyten und Makrophagen verwendet.

Polyklonal Von mehreren verschiedenen Zelltypen abstammend.

PPD Purified protein derivative of tuberculin: gereinigtes Proteinderivat des Tuberkulins, aus M. tuberculosis hergestellt. Kann als B-Zell-Mitogen eingesetzt werden.

Primäre lymphatische Organe In der fetalen Leber, im adulten Knochenmark und Thymus und in der Bursa Fabricii des Vogels durchlaufen die Lymphozyten ihre ersten Reifungsstadien.

Primärantwort Die erste Immunantwort (zellulär oder humoral) nach der ersten Auseinandersetzung mit einem bestimmten Antigen.

Priming Die erste Sensibilisierung einer Zelle auf ein bestimmtes Antigen. Dieser Ausdruck wird im deutschen Sprachgebrauch gern übernommen (oft wird das Wortgebilde „geprimed" verwendet) und ist wohl am ehesten mit „Prägung" zu übersetzen.

PRIST Papierscheibenradioimmunosorbent-Test. Nichtkompetitiver Festphasenassay zur Bestimmung von Gesamt-IgE.

Prostaglandine Pharmakologische Derivate der Arachidonsäure. Verschiedene Prostaglandine können Zellmobilität und Immunantwort modulieren.

PSA Prostataspezifisches Antigen: Dieses Enzym (MG 34 000, Normgrenze bei 2 ng/ml Serum, Werte ab 12 ng/ml sind als deutliche Erhöhung anzusehen) wird zusammen mit der PAP (siehe dort) als Marker für das Prostatakarzinom verwendet. Die PSA reagiert schneller und deutlicher als die PAP, hat jedoch eine geringere Spezifität hinsichtlich der Abgrenzung zur benignen Prostatahypertrophie.

Pseudoallele Tandemvarianten eines Gens, die nichthomologe Positionen auf dem Chromosom besetzen (z. B. C4).

Pseudogene Gene mit Strukturen, die homolog zu anderen Genen sind, jedoch nicht exprimiert werden können (z. B. $J_{\varkappa 3}$ der Maus).

PWM Pokeweed-Mitogen, siehe dort.

RA Rheumatoide Arthritis. Die chronisch fortschreitende Polyarthritis, bei der hauptsächlich die kleinen Gelenke befallen sind, ist wahrscheinlich Folge eines Autoimmunprozesses. In den Synovien finden sich Ablagerungen von Immunkomplexen, die über Komplementaktivierung zur Zerstörung der befallenen Gelenke führen. Häufig können Rheumafaktoren (siehe RF) im Serum nachgewiesen werden.

RAST Radioallergosorbenttest: Variante des Radioimmunassays, der bei der Diagnostik der Überempfindlichkeit vom Typ I eingesetzt wird. Das Allergen (z. B. Flugpollen) ist an die solide Phase gebunden, mit Hilfe von radioaktiv markiertem Anti-IgE können antigenspezifische IgE-Antikörper aus dem Patientenserum quantitativ dargestellt werden.

RA-Zellen Ragozyten: in der Synovialis von Patienten mit rheumatoider Arthritis vorkommende polymorphkernige Leukozyten, die durch Entzündungsprodukte (Fibrinspaltprodukte, Globulinaggregate) charakteristisch verändert sind.

RCS Rabbit aorta contracting substance: Diese Substanz läßt sich aus dem Lungengewebe von Meerschweinchen isolieren, die auf ein Antigen sensibilisiert und mit diesem Antigen belastet worden sind. RCS führt beim Kaninchen zu einer Verengerung der Aorta.

RDE Receptor destroying enzyme, synon.: Neuraminidase. RDE spaltet hydrolytisch die Glykosidbindung zwischen N-Acethylneuraminsäure und Zuckerrest. Diese Spaltung kann zur Demaskierung von Antigenen aus der Erythrozytenmembran und zur nachfolgenden Hämagglutination führen.

Rekombination Bei der Rekombination wird während der Meiose die genetische Information neu geordnet. Dieser Vorgang findet auch während des somatischen Rearrangements der DNA von Genen statt, die Antikörpermoleküle und Antigenrezeptoren von T-Zellen kodieren.

Rekurrenter Idiotyp Ein Idiotyp, der bei verschiedenen Tieren oder Stämmen an der Immunantwort auf ein bestimmtes Antigen beteiligt ist.

RES Retikuloendotheliales System: historischer Begriff für die Gesamtheit der endothelialen Strukturen und Zellen des phagozytären Systems mesenchymaler Herkunft; siehe RHS: retikulohistiozytäres System.

Respiratory burst Gesteigerte Sauerstoffaufnahme, Aktivierung des Hexosemonophosphatzyklus und Bildung von Sauerstoffmetaboliten durch Phagozyten nach Aufnahme von opsonierten Partikeln.

Rezeptor Ein Molekül auf der Zelloberfläche, das an bestimmte Proteine oder Peptide in löslicher Phase bindet.

RF
1. Rheumafaktor. Bei Vorliegen einer rheumatoiden Arthritis werden häufig Autoantikörper gegen IgG nachgewiesen. Der Nachweis dieser Faktoren hat hauptsächlich diagnostische Bedeutung, die genaue Pathogenese der Erkrankung ist nicht geklärt.
2. Rheumatisches Fieber. Nach einer Streptokokkeninfektion kann es zu einer persistierenden Bildung von Antikörpern gegen Komponenten des Erregers kommen. Durch Kreuzreaktion der Antikörper gegen körpereigenes Gewebe kann eine Autoimmunerkrankung mit Polyarthritis und Endokarditis entstehen. Die Therapie besteht in einer langdauernden Antibiotikagabe, um das persistierende Antigen vollständig zu eliminieren, ferner in der Gabe von Antiphlogistika.

RFC Rosette forming cell: rosettenbildende Zelle: diagnostisch verwendete Eigenschaft dieses Zelltyps, der nach vorangegangener Sensibilisierung Schaferythrozyten an seine Zelloberfläche binden kann. Die Rosettenbildung kann in Anwesenheit eines Antiimmunglobulinserums eingeschränkt sein.

RHS Retikulohistiozytäres System: Gesamtheit der mesenchymalen Zellen mit der Fähigkeit zur Phagozytose. Unter dem Begriff des RHS werden sowohl die geweblich organisierten Bestandteile (Sinusendothelzellen, Kupffer-Sternzellen der Leber, Histiozyten) als auch die frei beweglichen Zellen des mononukleären phagozytären Systems (MPS) zusammengefaßt.

RID Radiale Immundiffusion, synon. Mancini-Technik. Methode zur Messung der Serumkonzentration von Immunglobulinen und Komplementkomponenten.

Riesenzellen Große, vielkernige Zellen, welche manchmal bei granulomatösen Reaktionen gefunden werden. Sie entstammen wahrscheinlich der Fusion von Makrophagen.

RIA Radioimmunassay: Das Prinzip dieser Testmethode besteht in der radioaktiven Markierung entweder von Antigen oder von Antikörpern und erlaubt einen quantitativen Nachweis auch kleinster Substanzmengen.

RIST Radioimmunosorbenttest: Mit diesem Assay wird hauptsächlich der Gesamtgehalt an IgE in einem Testserum gemessen. Die solide Phase besteht aus Anti-IgE-Antikörpern; radioaktiv markiertes IgE und Patientenserum werden zugesetzt. Nach dem Auswaschen findet sich um so mehr freies markiertes IgE, je mehr IgE aus dem Patientenserum an die Testplatte gebunden wurde.

RLP Rezirkulierender Lymphozytenpool: Gesamtheit aller Lymphozyten, die zwischen den Geweben und den lymphatischen Organen (Lymphknoten, Milz, GALT, MALT usw.) rezirkulieren und auf die Konfrontation mit Antigenen reagieren. Von besonderer Bedeutung sind hierbei Gedächtniszellen, die bei Wiedererkennen eines bereits bekannten Antigens eine schnelle und effektive Immunantwort auslösen können.

Rosetting Mit der Rosettentechnik werden Zellen identifiziert oder isoliert, indem sie mit Partikeln oder Zellen vermischt werden, an die sie binden können (z. B. Schaferythrozyten und T-Zellen). Die Rosetten bestehen aus einer zentralen Zelle, die von gebundenen Zellen umgeben ist.

S Svedberg-Einheit: Maßeinheit für die Sedimentationsgeschwindigkeit eines Moleküls in einem Gravitationsfeld.

SAC Staphylococcus aureus Cowan Stamm I: SAC Bakterien binden an Immunglobulinrezeptoren auf menschlichen Zellen und können dadurch zu einer polyklonalen Aktivierung führen.

SARAH Skin activity reference allergen histamine: Einheit, die der Konzentration des Allergenextraktes entspricht, die bei Hautquaddelung eine äquivalente Reaktion hervorruft wie eine 1%ige Histaminlösung. Ein SARAH wird in 200 Allergeneinheiten unterteilt.

SAT Spontane autoimmune Thyreoiditis: eine Autoimmunerkrankung der Schilddrüse beim Fetthuhn, die als Modell zur Erforschung der Hashimoto-Thyreoiditis des Menschen dient.

SC Secretory component: sekretorische Komponente: Die SC ist ein Bestandteil des sezernierten IgA und dient dem Transport des Immunglobulins durch das Darmepithel sowie auch als Schutz gegen den proteolytischen Abbau durch Enzyme.

SCC-Ag Squamous cell carcinoma antigen: Dieses Glykoprotein (MG 48 000) kann als zirkulierender Tumormarker (Normgrenze 2 ng/ml) im Serum von Patienten mit Plattenepithelkarzinom der Zervix, des Ösophagus, der Lunge u. a. gemessen werden. Die Spezifität dieses Markers schwankt zwischen etwa 20 und 70 Prozent.

SCID Severe combined immunodeficiencies, schwere kombinierte Immundefekte: konnatale Defizienz sowohl des humoralen als auch des zellulären Immunsystems. Es besteht eine schwere Beeinträchtigung der Infektabwehr gegenüber pathogenen Mikroorganismen, das Krankheitsbild wird durch die jeweils vorherrschenden Infekte geprägt.

SCMC Spontaneous cell mediated cytotoxicity: spontane zellvermittelte Zytotoxizität: Damit wird die nicht antikörpervermittelte Abtötung von veränderten körpereigenen Zellen (virusinfizierte Zellen oder Tumorzellen) durch NK-Zellen bezeichnet.

SD Serologisch definiert: SD-Antigene sind Klasse-I-Histokompatibilitätsantigene.

SE Schaferythrozyten; synon.: SRBC (sheep red blood cells). In der Diagnostik werden Schaferythrozyten häufig für Hämagglutinationstests verwendet.

Segregation Verteilung der Gene auf die Gameten.

Sekretorische Komponente Einige Epithelien sezernieren ein Polypeptid mit der Eigenschaft, sezerniertes polymeres IgA durch Schleimhautzellen zu transportieren und es dabei vor der Verdauung im Gastrointestinaltrakt zu schützen.

Sekundärantwort Als Sekundärantwort wird die Immunreaktion auf eine zweite und jede weitere Begegnung mit einem bestimmten Antigen bezeichnet.

SFA Suppressorfaktor der Allergie (aus Lymphozyten); bewirkt eine antigenunspezifische Suppression von IgE, nicht jedoch von IgG.

sFcR Soluble Fc-Receptor, siehe IBF: immunglobulinbindender Faktor.

SFT Sabin-Feldman-Test: serologischer Nachweis von Antikörpern gegen Toxoplasmen. Der Toxoplasmoseimmunstatus sollte bei einer Gravidität bekannt sein.

SIRS Soluble immune response suppressor: ein Glykoprotein (ca. 50–60 kDa), das in vitro nach mitogener Stimulation von T-Lymphozyten freigesetzt wird und – wahrscheinlich über die Freisetzung eines weiteren Faktors aus Makrophagen – hemmend auf die humorale Immunantwort bei antigenen Reizen in vitro wirkt.

SIS Skin immune system: Dieser Ausdruck bezeichnet die Gesamtheit des Immunorgans Haut. Darunter fallen alle morphologischen und funktionellen Komponenten, die an einer Immunreaktion im Bereich der Haut beteiligt sind.

SLE Systemischer Lupus erythematodes, siehe LE.

SMAF Specific macrophage arming factor: ein von T-Lymphozyten produzierter löslicher Mediator, der zwischen Makrophagen und antigenen Strukturen spezifisch vermittelt, was die Zerstörung der angegriffenen Zielzelle einleitet.

SMLR Syngeneic mixed lymphocyte reaction: In-vitro-Immunreaktion von Lymphozyten in Anwesenheit von syngenen Zellen, die Klasse-II-Moleküle auf ihrer Oberfläche exprimieren.

Somatische Mutation Während der Reifung von B-Zellen finden Rearrangements der Antikörpergene statt, wodurch ein weites Spektrum von Antikörperspezifitäten entsteht.

SPF Spezifisch pathogenfrei: SPF-Tiere sind frei von definierten Erregern und werden in der experimentellen Medizin verwendet.

SRBC Sheep red blood cell: Schaferythrozyten, siehe SE.

SRF Skin reactive factor, hautreaktiver Faktor: ein bei der Induktion einer Entzündung beteiligtes Lymphokin.

SRS Slow reacting substances: von Mastzellen synthetisierte Mediatoren. Die SRS-A (A steht für Anaphylaxie) bewirkt wie Histamin eine Kontraktion der glatten Muskulatur und ist an der Ausbildung von allergischen Reaktionen vom Soforttyp beteiligt.

SS Systemische Sklerose: zu den Kollagenosen zählende Autoimmunerkrankung mit fortschreitender Fibrosierung des Gefäßbindegewebes. Beginn der Veränderungen meist an den Fingern, danach Ausbreitung nach proximal mit Beteiligung innerer Organe. Synon.: Sclerodermia diffusa/progressiva.

Suppressorzelle (Ts) Eine T-Zell-Subpopulation, die Immunantworten von anderen T- oder B-Zellen abschwächen kann. Die Suppression kann antigenspezifisch, idiotypspezifisch oder auch unspezifisch sein.

Synergismus Interaktion im Sinn einer verstärkenden Kooperation.

Syngen Tiere eines Inzuchtstammes sind syngen, wenn alle Autosomenpaare der Individuen identisch sind.

T Thymus (-abhängig), z. B. T-Zellen sind Lymphozyten, die ihren Ursprung im Thymus haben.

T15 Ein mit Antiphosphorylcholinantikörpern assoziierter Idiotyp, der nach der TEPC-15-Myelom-Prototypsequenz benannt ist.

TA Transplantationsantigene: Histokompatibilitätsantigene auf der Plasmamembran von Zellen sind verantwortlich für Unverträglichkeitsreaktionen nach Transplantationen. Diese Antigene werden über den Haupthistokompatibilitätskomplex (MHC) reguliert.

TAA Tumorassoziierte Antigene: Darunter werden Antigene verstanden, die überhaupt nicht oder nur in kleinen Mengen auf normalen Zellen vorkommen und erst bei maligner Entartung verstärkt exprimiert werden.

Tandemduplikate An einem Chromosom nahe beieinanderliegende Kopien von ähnlichen Genen.

TATA Tumorassoziierte Transplantatantigene; synon.: tumorspezifische Transplantationsantigene (TSTA). Bei diesen Molekülen handelt es sich um Antigene, die verstärkt auf Tumorzellen auftreten und zu einer Transplantatabstoßung führen, wenn der Tumor auf einen syngenen Empfänger übertragen wird.

Tc Zytotoxische T-Zelle.

TCF T-Zell-Faktor: antigenspezifischer Faktor, der Mastzellen stimuliert, Mediatoren freizusetzen.

TCGF T cell growth factor; synon.: TMP (thymocyte mitogenic protein), KHF (killer cell helper factor). Nach der heute gültigen Klassifizierung als IL-2 bezeichnet.

TCR T-Zell-Rezeptor (synon.: TCAR = T-Zell-Antigenrezeptor): Während die Antigenrezeptoren auf B-Lymphozyten aus membranständigem Immunglobulin bestehen, setzen sich Antigenrezeptoren auf T-Zellen entweder aus einer Alpha-/Beta-Kette oder aus einer Gamma-/Delta-Kette sowie dem Differenzierungsantigen CD3 zusammen. Im allgemeinen ist die Rezeptorendichte auf T-Lymphozyten um etwa $^1/_2$ bis $^1/_3$ geringer als auf B-Lymphozyten.

Td Kombiniertes Tetanus- und Diphtherietoxoid zur Impfung von Erwachsenen. Eine Dosis enthält 50 IE Tetanus- und nur 5 IE Diphtherieadsorbatimpfstoff (im Gegensatz zum Impfstoff für Kinder, der 50 IE Diphtherietoxoid enthält).

TDA Thymus dependent area, thymusabhängige Region: Gebiete im sekundären lymphatischen Gewebe, in denen es im Laufe einer Immunantwort zur Reaktion von T-Lymphozyten kommt. Anatomisch sind diese Regionen zum Parakortex der Lymphknoten, zur periarteriolären lymphatischen Scheide (PALS) der Milz und den Peyer-Plaques des Darmes zuzuordnen.

T-dep T-Zell-abhängige Antigene: Eine Antikörperantwort auf T-dep-Antigene kann nur stattfinden, wenn gleichzeitig die Hilfe von T-Zellen vorhanden ist, die wiederum einer MHC-Restriktion unterliegt.

TDF Thymusdifferenzierungsfaktor: eine aus Makrophagen stammende Substanz (ca. 40 kDa), die für die Differenzierung von Thymozyten zu reifen T-Lymphozyten notwendig ist.

TDL Thoracic duct lymphocytes: Diese Bezeichnung umfaßt weder eine funktionelle noch eine morphologische Einheit, sondern beschreibt alle Lymphozyten, die aus dem Ductus thoracicus isoliert werden können.

Tdth T-Zelle, die bei der verzögerten Reaktion (delayed type hypersensitivity) eine Rolle spielt.

TE Tuberkulineinheit: Die zur Diagnostik verwendeten Tuberkuline sind standardisiert. In 0,1 ml des lege artis gelösten Tuberkulin GT 1 ist eine internationale Einheit (IE) gereinigtes Tuberkulin enthalten.

TF Transferfaktor: Der Transferfaktor ist eine unklar definierte Substanz, die als Extrakt aus menschlichen Leukozyten eine bestehende zelluläre Immunität auf ein anderes Individuum übertragen kann (adoptiver Immuntransfer).

T_H T-Helferzelle: Menschliche Helfer-T-Lymphozyten tragen Antigenmarker der CD4-Subklasse. Sie nehmen eine zentrale Rolle in der Initiierung und Aufrechterhaltung von Immunreaktionen ein. Sie erkennen Antigen nur dann, wenn es in Verbindung mit einem Klasse-II-Molekül des Haupthistokompatibilitätskomplexes auftritt.

Thy Oberflächenantigene auf murinen T-Zellen; es gibt mehrere allotypische Varianten von Thy.

T-ind T-Zell-unabhängige Antigene: T-ind-Antigene können eine Immunantwort mit Antikörperproduktion stimulieren, ohne daß die Hilfe von T-Zellen benötigt wird.

TL Thymusleukämie: Das TL-Antigen kann auf Thymozyten verschiedener Mäusestämme und auf leukämisch veränderten Blutzellen von Mäusen nachgewiesen werden.

TNF Tumornekrosefaktor. Dieses Lymphokin wird von aktivierten Makrophagen freigesetzt und ähnelt in seiner Struktur dem von aktivierten T-Zellen freigesetzten Lymphotoxin.

Toleranz Zustand einer spezifischen immunologischen Nichtreaktivität.

TP Third population cells: Die Zellen der „dritten Population" besitzen keine Marker von T- oder B-Zellen, werden aber dennoch den Lymphozyten zugeordnet (synon.: Null-Zellen); ferner besteht eine weitgehende Übereinstimmung mit den großen granulierten Lymphozyten (LGL).

TPHA-Test Treponema-pallidum-Hämagglutinationstest: Gebräuchlicher diagnostischer Test, mit dem IgM- und IgG-Antikörper gegen Treponema pallidum (Erreger der Syphilis) nachgewiesen werden.

TPI Treponema-pallidum-Immobilisationstest: In Anwesenheit von Antikörpern gegen Syphilistreponemen wird in vitro die Beweglichkeit lebender Treponemen eingeschränkt. Mit dem TPI wird eine stattgehabte Syphilisinfektion nachgewiesen.

Transformation Morphologische Veränderungen in einem Lymphozyten bei Beginn der Zellteilung. Dieser Begriff wird auch für die autonome Entartung von Tumorzellen verwendet.

TRCHII Tanned red cell haemagglutination inhibition immunoassay: passiver Hämagglutinationstest, mit dem Antikörper gegen Protein nachgewiesen werden können. Proteinantigen wird an Erythrozyten adsorbiert, wodurch Antiproteinantikörper enthaltende Serumproben solche Erythrozyten agglutinieren können; synon.: Boyden-Test.

TRF T cell replacing factor: Nach der neuesten Nomenklatur wird dieser Zellwachstums- und Differenzierungsfaktor mit IL-5 (Interleukin 5) bezeichnet. Weitere – nicht mehr gebräuchliche – Synonyme: BCDF (B-Zell-Differenzierungsfaktor), BCGF II (B-Zell-Wachstumsfaktor II), EDF (eosinophil differentiation factor). Aus den verschiedenen Synonymen lassen sich die wesentlichen Aktivitäten dieses Zytokins ableiten.

T_S Suppressor-T-Zelle: Beim Menschen tragen T_S-Lymphozyten CD8-Marker. Sie haben einerseits zytotoxische Eigenschaften, auf der anderen Seite wirken sie hemmend auf den Ablauf humoraler und zellvermittelter Immunreaktionen. Somit sind sie wesentlich an der Vermeidung von allergischen Reaktionen und Autoimmunerkrankungen beteiligt.

TSA Tumorspezifisches Antigen: Bei der malignen Umwandlung von Zellen können neuartige Antigene auf der Membran, im Kern oder im Zytoplasma auftreten. Soweit sie sezerniert werden, kann ihre Bestimmung im Serum zur Diagnose und Verlaufskontrolle von Tumorerkrankungen herangezogen werden.

TSG Thyroid stimulating globulin: IgG-Autoantikörper, der im Serum von Patienten mit Thyreotoxikose nachweisbar ist.

TSSA Tumor specific surface antigens: Bei Zellen, die nach Virusinfektion zu Tumorzellen transformieren, können mehr oder weniger „spezifische" Neoantigene auf der Oberfläche nachgewiesen werden. Bei einer konstanten Ausprägung der TSSA kann in begrenztem Umfang auf das Ausmaß der Tumorerkrankung geschlossen werden.

TSTA Tumorspezifisches Transplantatantigen; siehe TATA.

Vasoaktive Amine Z. B. Histamin, 5-Hydroxytryptamin und andere Substanzen, die von Basophilen, Mastzellen und Thrombozyten freigesetzt werden und auf das Endothel sowie die glatte Muskulatur von lokalen Blutgefäßen einwirken.

VC Veiled cell: „verschleierte Zellen". In der Haut vorkommende, Klasse-II-Antigen enthaltende dendritische Zelle, wahrscheinlich identisch mit der Langerhans-Zelle der Haut, nachdem sie sich nach Antigenkontakt vom Gewebeverband gelöst hat.

V-Domänen Die N-terminalen Domänen der schweren und leichten Ketten von Antikörpern und die Alpha-/Beta- und Gamma-/Delta-Ketten der T-Zell-Rezeptoren unterscheiden sich von Klon zu Klon und bilden den Antigenbindungsort.

Verändertes „Selbst" Diesem Konzept liegt zugrunde, daß Antigene und MHC-„Selbst"-Moleküle mit dem Immunsystem genauso interagieren wie allogene MHC-Moleküle.

Verstärkungsschleife Wenn sich C3 in Anwesenheit einer Aktivatorenoberfläche aufteilt, agiert der alternative Reaktionsweg zur Komplementaktivierung als positive Rückkopplungsschleife.

V-Gene Gene, die schwere und leichte Ketten der variablen Region von Immunglobulinen kodieren sowie die Alpha-/Beta- und Gamma-/Delta-Ketten von T-Rezeptoren. Während der Ontogenese von Lymphozyten rekombinieren sie mit den entsprechenden D- und J-Genen.

V-Region Variable Region: Die variablen Regionen der schweren und leichten Ketten von Immunglobulinen sind Teil des antigenbindenden Fragments (Fab) von Immunglobulinen.

Weiße Pulpa Lymphatisches Gewebe der Milz, periarteriolär angeordnet.

Xenogen Antigene Unterschiede zwischen den Spezies betreffend.

Zellinie Zellen, die in vitro in einer definierten Zellkultur vermehrt werden können. Solche Zellinien enthalten gewöhnlich mehrere individuelle Zellklone.

Zellvermittelte Immunität Dieser Ausdruck wird bei Immunreaktionen verwendet, welche vorwiegend durch Zellen und nicht durch Antikörper oder andere humorale Faktoren vermittelt wurden.

Zellzyklus Der Prozeß der Zellteilung, der sich in 4 Phasen (G1, S, G2 und M) aufteilen läßt. DNS wird in der S-Phase kopiert, während sich die Zellteilung in der M-(Mitose-)Phase abspielt.

Zytokine Allgemeinname für lösliche Moleküle, welche Interaktionen zwischen Zellen vermitteln.

Zytophil Zur Zellanlagerung neigend.

Zytostatisch Hemmt das Zellwachstum.

Zytotoxisch Führt den Zelltod herbei.

Sachverzeichnis

Halbfette Zahlen verweisen auf die Abbildungen.

A

D

E

F

M

N

O

P

R

U

V